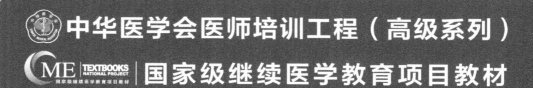

中华医学会医师培训工程（高级系列）

国家级继续医学教育项目教材

传染病学
高级教程

主 编 / 李兰娟

中华医学会组织编著

中华医学电子音像出版社

CHINESE MEDICAL MULTIMEDIA PRESS

北 京

图书在版编目（CIP）数据

传染病学高级教程 / 李兰娟主编. —北京：中华医学电子音像出版社，2021.5
ISBN 978-7-83005-246-1

Ⅰ．①传…　Ⅱ．①李…　Ⅲ．①传染病学—资格考试—教材　Ⅳ．① R51
中国版本图书馆 CIP 数据核字（2019）第 273321 号

传染病学高级教程
CHUANRANBINGXUE GAOJI JIAOCHENG

主　　编：李兰娟
策划编辑：裴　燕　史仲静
责任编辑：赵文羽
文字编辑：周寇扣
校　　对：朱士军
责任印刷：李振坤
出版发行：中华医学电子音像出版社
通信地址：北京市西城区东河沿街 69 号中华医学会 610 室
邮　　编：100052
E - mail：cma-cmc@cma.org.cn
购书热线：010-51322677
经　　销：新华书店
印　　刷：北京虎彩文化传播有限公司
开　　本：889 mm×1194 mm　1/16
印　　张：23
字　　数：663 千字
版　　次：2021 年 5 月第 1 版　2021 年 5 月第 1 次印刷
定价（含习题卡）：215.00 元

内 容 提 要

　　本书根据对高级卫生专业技术资格人员的要求，结合目前的学科发展状况，系统地介绍了传染病专业相关疾病的流行病学、发病机制、临床表现、辅助检查、诊断治疗等内容。全书共分 8 章，分别介绍了传染病学总论、病毒性疾病、立克次体感染、细菌性疾病、螺旋体病、深部真菌病、原虫病、螨虫病，涵盖了 51 类常见的传染病种，全面反映了传染病学的基本理论、相关疾病的发展变化、诊治预防的经典方法及临床最新进展现状。本书具有权威性、实用性和指导性，可作为传染病学医师专业知识的培训教程，也可作为相关专业医师提高临床诊疗水平的工具书和参考书。

《传染病学高级教程》

编委会

主　编　李兰娟

编　委　（以姓氏笔画为序）

万谟彬	上海长海医院
王建设	复旦大学附属儿科医院
王慧芬	解放军第三〇二医院
韦　嘉	昆明医学院第一附属医院
毛　青	第三军医大学
乌　云	内蒙古医学院第一附属医院
田德英	华中科技大学同济医学院同济医院
白雪帆	第四军医大学唐都医院
冯　萍	四川大学华西医院
刘　沛	中国医科大学附属第一医院
刘　娅	宁夏医科大学附属医院
阮　冰	浙江大学医学院附属第一医院
阴赪宏	首都医科大学附属北京友谊医院
苏林光	海南省人民医院
李　军	南京医科大学第一附属医院
李　佳	贵州省遵义医学院附属第一医院
李太生	中国医学科学院北京协和医院
李用国	哈尔滨医科大学附属第一医院
李兰娟	浙江大学医学院附属第一医院
李家斌	安徽医科大学第一附属医院
李智伟	中国医科大学附属盛京医院
肖永红	北京大学第一医院
张大志	重庆医科大学附属第二医院
张伦理	江西省南昌大学第一附属医院
张跃新	新疆医科大学第一附属医院
陈　红	兰州大学第一医院
陈士俊	济南市传染病医院
武淑环	郑州大学第一附属医院
范昕建	成都中医药大学
尚　佳	河南省人民医院
罗光汉	广西医科大学第一附属医院
孟庆华	首都医科大学附属北京佑安医院

序

我国现有的医师培养过程分为医学院校教育、毕业后医学教育和继续医学教育三个阶段。专科医师规范化培训是毕业后医学教育的重要组成部分，是在住院医师规范化培训的基础上，继续培养能够独立、规范地从事疾病专科诊疗工作临床医师的必经途径。2017年7月，国务院办公厅印发《关于深化医教协同进一步推进医学教育改革与发展的意见》（国办发〔2017〕63号），文件中提出把医学教育和人才培养摆在卫生与健康事业优先发展的战略地位，为建设健康中国提供坚实的人才保障……支持行业学（协）会参与学科专业设置、人才培养规划、标准制（修）订和考核评估等工作，相关公共服务逐步交由社会组织承担。2015年发布的《关于开展专科医师规范化培训制度试点的指导意见》（国卫科教发〔2015〕97号）中明确提出：探索建立有关行业协（学）会协助政府部门做好专科医师规范化培训制度试点的业务指导、组织实施与日常管理监督的工作机制。根据需要，可组建由有关专家和医疗卫生机构、高等医学院校、相关事业单位、行业组织和政府相关部门等多方面代表组成的专科医师规范化培训专家委员会，协助开展有关工作。

中华医学会成立于1915年，经过百年的励精图治，已经成为党和政府联系医学科技工作者的桥梁和纽带、中国科协学会的翘楚、全国医学科技工作者的家园，其宗旨是团结医务工作者，传播医学科学知识，弘扬医学道德，崇尚社会正义。由中华医学会第二十五届理事会第四次会议审议通过的《中华医学会章程》中明确将"参与开展毕业后医学教育及专科医师培训、考核等工作"作为学会的业务范围之一。鉴于我国适用于专科医师规范化培训的教材存在系统性较差、内容质量参差不齐、学科覆盖不全面等诸多不足，中华医学会所属中华医学电子音像出版社依托学会91个专科分会的千余名专家力量，配合出版社三十余年传统出版和数字出版相结合的出版经验，策划了《中华医学会医师培训工程（高级系列）丛书》，旨在通过本丛书引导医学教育健康

　　发展和卫生行业人才的规范化培养。本套丛书的内容不仅包括专科医师应该掌握的知识，更力求与时俱进，反映目前本学科发展的国际规范指南和前沿动态，巩固和提高专科医师的临床诊治、临床会诊、综合分析疑难病例及开展医疗先进技术的能力，同时还增加了测试题，作为考查专科医师对专业知识掌握情况的依据。除此之外，本丛书还充分利用新兴媒体技术，就部分内容配备了相应的多媒体视频，以加强医务人员对理论知识和实际操作技术的理解。

　　在 2016 年举办的"全国卫生与健康大会"上，习近平总书记发表重要讲话，强调"没有全民健康，就没有全面小康"；在第十八届中共中央政治局常委会同中外记者首次见面会上，习近平总书记表达出对人民健康福祉的密切关注：我们的人民热爱生活，期盼有更可靠的社会保障、更高水平的医疗卫生服务、更优美的环境……实现全民健康离不开高水平医疗卫生服务的保障，开展高水平的医疗卫生服务离不开一支高素质、高水平的医疗队伍，这也是中华医学会组织国内各学科学术带头人、知名专家编写本丛书的目的所在。

　　本丛书在编写过程中多次召开组稿会和定稿会，各位参编的专家、教授群策群力，在繁忙的临床和教学工作之余高效率、高质量地完成了编写工作，在此，我表示衷心的感谢和敬佩！

中华医学会副会长兼秘书长

出 版 说 明

　　为引导我国医学教育的健康发展，加强卫生人才培养工作，助力健康中国战略的实施，在中华医学会及所属 91 个专科分会的支持下，我们精心策划出版了《中华医学会医师培训工程（高级系列）丛书》暨《国家级继续医学教育项目教材》。

　　本套丛书的内容不仅包括医学各专业高年资从业者应该掌握的基本知识，更力求与时俱进，反映本学科发展的前沿动态，侧重医务人员临床诊治技能、疑难病例处理以及开展医疗先进技术能力的培养，具有专业性、权威性和实用性，因此既可作为正在试点推动的专科医师规范化培训的工具用书，又可作为医务人员或医疗行政管理部门开展继续医学教育的必备教材。同时，本套丛书在系统梳理专业知识的基础上均配备练习题库和模拟考试情境，有助于检验专业知识的掌握情况，亦可作为拟晋升高级职称应试者的考前复习参考用书。

　　限于编写时间紧迫、经验不足，本套教材会有很多不足之处，真诚希望广大读者谅解并提出宝贵意见，我们将于再版时加以改正。

目 录

第 1 章

总　　论

┌───┐
　　　　　　　　　　　　　学 习 要 求

　　1. 掌握传染病学的基本理论和基本知识。

　　2. 掌握常见传染病的发病机制、临床表现、诊断及治疗。

　　3. 熟悉常见传染病的病原学、流行病学、实验室检查、鉴别诊断和预防。
└───┘

传染病(communicable diseases)是指由病原微生物(如病毒、细菌、真菌、立克次体、衣原体、螺旋体、朊毒体等)和寄生虫(如原虫、蠕虫)感染人体后产生的具有传染性并在一定条件下可造成流行的疾病。传染病属于感染病(infectious diseases)的一部分。

历史上传染病曾对人类造成很大的灾难。新中国成立后,在"预防为主,防治结合"的卫生方针指导下,我国传染病防治工作取得了举世瞩目的成绩,消灭了天花,控制了鼠疫、霍乱、性病、麻风、斑疹伤寒和回归热的流行,疟疾、血吸虫病、丝虫病、钩虫病和黑热病五大寄生虫病的发病率大幅度下降。然而,随着全球化、经济一体化的快速发展,一方面,社会和环境因素(人口流动、不良行为方式、生态环境改变、全球性气候变暖、人口老龄化和免疫力低下人群的增多等)促进了病原体的扩散和致病过程;另一方面,微生物进化或变异导致新的病原体出现,对传染病的发生和流行产生了巨大影响,传染病防治依然面临许多新的问题和挑战。

当前我国传染病防治形势呈现以下特点:一是病毒性肝炎(乙型和丙型病毒性肝炎等)及其相关疾病仍是传染病的主流。二是新发传染病不断发生和流行。自 20 世纪 70 年代以来,全球已出现的新发传染病达 40 余种,其中有约半数已在我国出现;部分在国外出现的新发传染病如人类克雅病、埃博拉出血热、裂谷热、埃立克体感染、西尼罗热、

猴痘等亦有传入国内的可能。三是一些过去已经基本控制的传染病如结核病、血吸虫病、布鲁菌病、疟疾、梅毒等在许多地区死灰复燃,重新对人类构成威胁。尤其是耐多药结核病防治、结核菌/艾滋病病毒双重感染防治等问题正成为新的挑战。研究显示,受结核菌感染人群中有 10% 的人将发展成结核病,如果不采取有效控制措施,在未来 10 年内中国可能会有 3 000 万人发展成结核病。WHO 制定和推行全程督导短程化学治疗策略(DOTS)作为结核病规划的核心内容,目前我国的 DOTS 覆盖率已达 95%,此举对控制结核病疫情起到了积极作用。四是抗微生物药物(抗菌、抗病毒药物等)的过度使用和滥用,导致细菌耐药、病毒耐药及机会性感染增加,使临床治疗陷入困境。许多微生物对不同的抗微生物药物产生耐药,在有些病例中几乎对所有抗微生物药物均耐药。耐药菌感染可能是造成病死率增加的原因,特别是在基础疾病或免疫力低下的病人中。

传染病学是一门研究传染病在人体中发生、发展、传播、诊断、治疗和预防规律的学科。它与微生物学、寄生虫病学、感染微生态学、免疫学、分子生物学以及其他临床医学、药学等学科密切相关。学好传染病学有助于掌握传染病的基本理论、基本概念和基本方法,明悉传染病发生与发展的规律,并增强对突发或新发传染病的预警意识。

【感染与免疫】

(一)感染的概念

感染(infection)是病原体与人体之间相互作用、相互斗争的过程。微生态学认为,感染是机体微生态平衡与微生态失调相互转化的重要内容。引起感染的微生物不一定是致病菌或病原体,而是正常微生物群易位或易主的结果。各种原因,尤其在抗生素治疗期间引起的肠道菌群失调,均可导致细菌易位扩散。正常菌群在机体免疫功能低下,寄居部位改变或菌群失调等特定条件下可引起机会性感染(opportunistic infection)。医院内感染是指病人、医务人员、探视者在与医院接触中从医院获得的感染。其中医院内病人之间、病人与医务人员、探视者与病人间引起的感染称为交叉感染;微生物来自病人自身的感染称为内源性感染。机体感染了病原体后,经过传染过程,可表现出轻重不等的临床表现,即感染谱(infection spectrum)。

(二)感染过程的各种表现

病原体通过各种途径进入人体,就开始了感染过程。病原体是否被清除或定植、繁殖复制,进而引起组织损伤和炎症过程,与病原体的致病力、机体的免疫功能,以及肠道菌群屏障和定植抗力密切相关。定植抗力是指已在特定部位定植的正常菌群具有的抑制其他细菌再定植的能力。粪便双歧杆菌与肠杆菌的数量比值(B/E值)是反映肠道微生物定植抗力的可靠指标。

1.清除病原体(elimination of pathogen) 病原体进入人体后,可被处于机体防御第一线的非特异性免疫屏障如皮肤黏膜的屏障作用、胃酸的杀菌作用、组织细胞的吞噬及体液的溶菌作用所清除,也可以由事先存在于体内的特异性被动免疫(来自母体或人工注射的抗体)所中和,或特异性主动免疫(通过预防接种或感染后获得的免疫)所清除。

2.隐性感染(covert infection) 又称亚临床感染(subclinical infection),是指病原体侵入人体后,仅引起机体发生特异性的免疫应答,而不引起或只引起轻微的组织损伤,因而在临床上不显出任何症状、体征,甚至生化改变,只能通过免疫学检查才能发现。在大多数传染病(如脊髓灰质炎、乙型肝炎、流行性乙型脑炎及登革热等),隐性感染是最常见的表现,其数量远远超过显性感染(10倍以上)。隐性感染过程结束以后,大多数人获得不同程度的特异性主动免疫,病原体被清除。少数人转变为病原携带状态,病原体持续存在于体内,称为无症状携带者,如伤寒杆菌、志贺杆菌、乙型肝炎病毒等。

3.显性感染(overt infection) 又称临床感染(clinical infection),是指病原体侵入人体后,因免疫功能的改变,致使病原体不断繁殖,并产生毒素,不但引起机体发生免疫应答,而且通过病原体本身的作用或机体的变态反应而导致组织损伤,引起病理改变和临床表现。在大多数传染病中,显性感染只占全部受感染者的小部分。在少数传染病中(如麻疹、天花),大多数感染者表现为显性感染。显性过程结束后,病原体可被清除,而感染者获得持久性免疫。有些传染病如细菌性痢疾的感染者其病后免疫并不巩固,容易再受感染发病。小部分显性感染者则转变为慢性病原携带者。

4.病原携带状态(carrier state) 按病原体种类不同分为带病毒者、带菌者与带虫者等。所有病原携带者都有一个共同特点,即不显出临床症状而能排出病原体,因而在许多传染病中如伤寒、细菌性痢疾、霍乱、白喉、流行性脑脊髓膜炎和乙型肝炎等,成为重要的传染来源。但并非所有传染病都有病原携带者,如麻疹和流感,病原携带者极罕见。

5.潜伏性感染(latent infection) 病原体感染人体后寄生在机体中,由于机体免疫功能足以将病原体局限化而不引起显性感染,但又不足以将病原体清除时,病原体便可长期潜伏起来,等待机体免疫功能下降时才引起显性感染。常见的潜伏性感染有单纯疱疹、带状疱疹、疟疾、结核病等。潜伏性感染期间,病原体一般不排出体外,这是与病原携带者状态不同之点。潜伏性感染并不是在每个传染病中都存在。

上述感染的五种表现形式在不同传染病中各有侧重。一般来说,隐性感染最常见,病原携带状态次之,显性感染所占比重较低,一旦出现,则容易识别。而且,上述感染的五种表现形式不是一成不变的,在一定条件下可相互转变。

(三)感染过程中病原体的作用

病原体侵入人体后能否引起疾病,取决于病原体的致病能力(pathogenecity)和机体的免疫功能这两个因素。致病能力包括以下几方面:

1.侵袭力(invasiveness) 是指病原体侵入机体并在机体内扩散的能力。有些细菌如霍乱弧菌需要先黏附于肠黏膜表面才能定植下来生产肠毒素或引起感染。有些细菌的表面成分(如伤寒杆菌的Vi抗原)有抑制吞噬作用的能力而促进病原体的扩散。引起腹泻的大肠埃希菌能表达受体和小肠细胞结合,称为定植因子(colonization factor)。

病原体在体内的扩散通过三种形式。①直接扩散：病原由原入侵部位直接向近处或远处组织细胞扩散，如钩端螺旋体和钩虫丝状蚴。②血流扩散：大部分病原体侵入机体后通过血液扩散，脊髓灰质炎病毒先进入血流再经外周神经到达中枢神经系统；麻疹病毒、巨细胞病毒、单纯疱疹病毒通过吸附在白细胞或细胞内扩散；布氏杆菌进入单核细胞扩散；流感病毒吸附于红细胞表面；疟原虫侵入红细胞内。③淋巴管扩散：病原体侵入机体后借助淋巴液到达局部淋巴结，再由淋巴结进入血流，扩散于各组织细胞。绝大部分病原体通过此种形式。

2.毒力（virulence） 由毒素和其他毒力因子所组成。毒素包括外毒素（exotoxin）与内毒素（endotoxin）。前者以白喉、破伤风和肠毒素为代表。后者以革兰阴性杆菌的脂多糖为代表。外毒素通过与靶器官的受体结合，进入细胞内而起作用；内毒素通过激活单核-巨噬细胞释放细胞因子而起作用。其他毒力因子有穿透能力（钩虫丝状蚴）、侵袭能力（痢疾杆菌）、溶组织能力（溶组织内阿米巴）等。

3.数量（quantity） 病原体入侵和数量是重要的致病条件。在同一种传染病中，入侵病原体的数量一般与致病能力成正比。但在不同传染病中，能引发疾病发生的最低病原体数量差别很大，如在伤寒为10万个菌体，志贺菌仅为10个。

4.变异性（variability） 一般来说，在人工培养多次传代的环境下，可使病原体的致病力减弱，如卡介苗（BCG）；在宿主之间反复传播可使致病力增强，如肺鼠疫。病原体的抗原变异可逃避机体的特异性免疫作用而继续引起疾病（如流感病毒、丙肝病毒和HIV等）。

（四）感染过程中免疫应答的作用

机体的免疫应答对感染过程的表现和转归起着重要的作用。免疫应答可分为有利于机体抵抗病原体入侵与破坏的保护性免疫应答和促进病理生理过程及组织损伤的变态反应两大类。保护性免疫应答又分为非特异性免疫应答和特异性免疫应答两类。变态反应都是特异性免疫应答。

1.非特异性免疫（nonspecific immunity） 是机体对人体内的异物的一种清除机制，是先天就有的，非针对某一特定抗原物质的免疫反应应答。有种的差异，具有稳定性，可遗传给子代。它不牵涉对抗原的识别和二次免疫应答的增强。主要表现三方面的功能。①天然屏障：包括皮肤黏膜屏障、血-脑脊液屏障、胎盘屏障。②吞噬作用：在肝脏、脾、骨髓、淋巴结、肺泡及血管内皮有固定的吞噬细胞，称为巨噬细胞；在血液中游动的细胞称为单核细胞，以及血液中的中性粒细胞，均具有强大的非特异的吞噬作用，包括趋化、吞入、调理、杀灭等过程。结核杆菌、布鲁菌、伤寒杆菌等被吞入后可不被杀灭，可在细胞内存活和繁殖。③体液因子：包括存在于血液、各种分泌液与组织液中的补体，溶菌酶（lysozyme）、纤连蛋白（fibronectin）和各种细胞因子（cytoine）及细胞激素样肽类物质。这些体液因子能直接或通过免疫调节作用而清除病原体。与非特异性免疫应答有关的细胞因子有：白细胞介素（interleukin）、肿瘤坏死因子（TNF）、γ-干扰素、粒细胞-巨噬细胞集落刺激因子（G-M CSF）等。

2.特异性免疫（specific immunity） 又称获得性免疫，具有特异性，是指由于对抗原特异性识别而产生的免疫。由于不同病原体所具有的抗原绝大多数是不相同的，故特异性免疫通常只针对一种传染病。感染后的免疫都是特异性免疫，而且是主动免疫，通过细胞因子主要由单核吞噬细胞和淋巴细胞被激活以后释放的免疫和体液免疫的相互作用而产生免疫应答，分别由T淋巴细胞与B淋巴细胞来介导。

（1）细胞免疫：T细胞是参与细胞免疫的淋巴细胞，受到抗原刺激后，转化为致敏淋巴细胞，通过细胞毒性和淋巴因子来杀伤病原体及其所寄生的细胞，并表现出特异性免疫应答，免疫应答只能通过致敏淋巴细胞传递，故称细胞免疫。免疫过程通过感应、反应、效应三个阶段，在反应阶段致敏淋巴细胞再次与抗原接触时，便释放出多种淋巴因子（转移因子、移动抑制因子、激活因子、皮肤反应因子、淋巴毒、干扰素）与巨噬细胞、杀伤性T细胞协同发挥免疫功能。细胞免疫主要通过抗感染、免疫监视、移植排斥和参与迟发型变态反应起作用。在细胞内寄生的细菌（如结核杆菌、伤寒杆菌）、病毒（如麻疹病毒、疱疹病毒）、真菌（如念珠菌、隐球菌）和立克次体等感染中，细胞免疫起重要作用。其次辅助性T细胞与抑制性T细胞还参与体液免疫的调节。

（2）体液免疫：致敏B细胞受抗原刺激后，即转化为浆细胞并产生能与相应抗原结合的抗体，即免疫球蛋白（immunoglobulin，Ig）。由于不同抗原而产生不同免疫应答，抗体又可分为抗毒素、抗菌性抗体、中和（病毒的）抗体、调理素（opsonin），即促进吞噬作用的抗体,促进天然杀伤细胞(natural killer-cell)的抗体、抑制黏附作用的抗体等。抗体主要作用于细胞外的微生物。在化学结构上 Ig 可分为 5 类:IgG、IgA、IgM、IgD 和 IgE,各具不同功能。①IgG 是血清中含量最多的免疫球蛋白,唯一能通过胎盘的抗体,具有抗菌、抗病毒、抗毒素等特性,对毒性产物起中和、沉淀、补体结合作用,临床上所用丙种球蛋白即为 IgG。IgG 临近恢复期出现,并持续较长时期。②IgM 是分子量最大的免疫球蛋白,是个体发育中最先合成的抗体,因为它是一种巨球蛋白,故不能通过胎盘。血清中检出特异性 IgM,作为传染病早期诊断的标志,揭示新近感染或持续感染,具有调理、杀菌、凝集作用。③IgA 有两型,即分泌与血清型。分泌型 IgA 存在于鼻、支气管分泌物、唾液、胃肠液及初乳中。其作用是将病原体黏附于黏膜表面,阻止扩散。血清型 IgA,免疫功能尚不完全清楚。④IgE 主要作用于原虫和蠕虫,是出现最晚的免疫球蛋白,可致敏肥大细胞及嗜碱性粒细胞,使之脱颗粒,释放组胺。寄生虫感染,血清 IgE 含量增高。⑤IgD 的免疫功能不清。

(3)变态反应:子抗原抗体在体内的相互作用中,转变为对人体不利表现,出现异常免疫反应,即过敏反应。变态反应分为四型。①Ⅰ型变态反应(速发型):如血清过敏性休克、青霉素过敏反应、寄生虫感染时的过敏反应等。②Ⅱ型变态反应(细胞溶解型):如输血反应、药物过敏性血细胞减少等。③Ⅲ型变态反应(免疫复合物型):如流行性出血热、链球菌感染后肾小球肾炎等。④Ⅳ型变态反应(迟发型):细胞内寄生的细菌性疾病如结核病、布氏杆菌病、某些真菌感染等。

【传染病的发病机制】

(一)传染病的发生与发展

传染病的发生与发展都有一个共同的特征,就是疾病发展的阶段性。发病机制中的阶段性与临床表现的阶段性大多数是相互吻合的,但有时并不相符,例如在伤寒第一次菌血症时还未出现临床症状,第 4 周体温下降时患者肠壁溃疡尚未完全愈合。

1.入侵门户 病原体的入侵门户与发病机制有密切关系,入侵门户适当,病原体才能定居、繁殖及引起病变。如痢疾杆菌和霍乱弧菌都必须经口感染,破伤风杆菌必须经伤口感染,才能引起病变。

2.机体内定位 病原体入侵人体成功并立足后,或者在入侵部位直接引起病变(如菌痢及阿米巴痢疾),或者在入侵部位繁殖,分泌毒素,在远离入侵部位引起病变(如白喉和破伤风),或者进入血液循环,再定位与某一脏器(靶器官)引起该器官的病变(如流行性脑脊髓膜炎和病毒性肝炎),或者经过一系列的生活史阶段,最后在某脏器中定居(如蠕虫病),每一种传染病都各自有其规律性。

3.排出途径 排出病原体的途径称为排出途径,是病人、病原携带者和隐性感染者有传染性的重要因素。有些病原体的排出途径是单一的,如痢疾杆菌只通过粪便排出;有些是多个的,如脊髓灰质炎病毒既可通过粪便又通过飞沫排出;有些病原体则存在于血液中,待虫媒叮咬或输血注射才离开人体(如疟疾)。病原体排出体外持续时间有长有短,因而不同传染病有不同的传染期。

(二)组织损伤的发生机制

组织损伤及功能受损是疾病发生的基础。在传染病导致损伤发生的方式有下列 3 种。

1.直接侵犯 病原体借其机械运动及所分泌的酶(如溶组织内阿米巴原虫)可直接破坏组织,或通过细胞病变而使细胞溶解(如脊髓灰质病毒),或通过诱发炎症过程而引起组织坏死(如鼠疫)。

2.毒素作用 许多病原体能分泌毒力很强的外毒素,可选择性地损害靶器官(如肉毒杆菌的神经毒素)或引起功能紊乱如霍乱肠毒素。革兰阴性杆菌裂解后产生的内毒素则可激活单核-吞噬细胞分泌肿瘤坏死因子和其他细胞因子而导致发热、休克及弥散性血管内凝血等现象。

3.免疫机制 许多传染病的发病机制与免疫应答有关。有些传染病能抑制细胞免疫(如麻疹)或直接破坏 T 细胞(如艾滋病),更多的病原体通过变态反应而导致组织损伤,其中以Ⅲ型(免疫复合物)反应(见于流行性出血热等)及Ⅳ型(细胞介导)反应(见于结核病及血吸虫病)为常见。

(三)重要的生理病理变化

1.发热 常见于传染病,但并非传染病所特有。外源性致热原(病原体及其产物、免疫复合物、异性蛋白、大分子化合物、药物等)进入体内,激活单核-吞噬细胞、内皮细胞、B 淋巴细胞等,使后者释放内源性致热原如 IL-1、TNF、IL-6、干扰素等。内源性致热原通过血液循环刺激下丘脑体温调节中枢,使之释放前列腺素 E_2。后者把体温恒温点调高,使产热超过散热而引起体温上升。

2.急性期改变 感染、创伤、炎症等过程所引起的一系列急性期机体应答称为急性期改变。它出现于感染发生后几小时至几天，也可见于某些慢性疾病如类风湿关节炎、自身免疫性疾病和肿瘤。主要表现为蛋白、糖、水电解质代谢的改变，以及内分泌的改变。

【传染病的流行过程及影响因素】

传染病的流行过程就是传染病在人群中发生、发展和转归的过程。流行过程的发生需要有三个基本条件，即传染源、传播途径和人群易感性。这三个环节必须同时存在，方能构成传染病流行。流行过程本身又受社会因素和自然因素的影响。

(一)流行过程的基本条件

1. 传染源 是指病原体已在体内生长繁殖并能将其排出体外的人和(或)动物。传染源包括：①患者，尤其在发病初期其传染性最强；②病原携带者，如伤寒、细菌性痢疾；③隐性感染者，如流行性脑膜炎；④受感染的动物，如狂犬病、布鲁菌病等；野生动物为传染源的传染病，又称为自然疫源性传染病，如鼠疫、流行性出血热、钩端螺旋体病、血吸虫病、流行性乙型脑炎、狂犬病、布鲁菌病等。

2. 传播途径 病原体离开传染源后到达另一个易感者的途径，称为传播途径。分为五种传播方式。

(1)呼吸道传播：主要见于以呼吸道为进入门户的传染病，病原体由传染源通过咳嗽、喷嚏、谈话排出的分泌物和飞沫，使易感者吸入受染。如传染性非典型性肺炎、流脑、猩红热、百日咳、流感、麻疹等病，均通过此方式传播。

(2)消化道传播：主要见于以消化道为进入门户的传染病，病原体借粪便排出体外，污染水、食物和食具，易感者进食时受染。菌痢、伤寒、霍乱、甲型病毒性肝炎等病通过此方式传播。

(3)接触传播：又称日常生活接触传播，既可传播消化道传染病(如痢疾)，也可传播呼吸道传染病(如白喉)。有直接接触与间接接触两种传播方式，如皮肤炭疽、狂犬病等均为直接接触而受染，血吸虫病、钩端螺旋体病为接触疫水传播，均为直接接触传播。日常生活的密切接触也有可能获得感染，如乙型、丙型病毒性肝炎。

(4)虫媒传播：即通过吸血节肢动物传播。病原体在昆虫体内繁殖，完成其生活周期，通过不同的侵入方式使病原体进入易感者体内。蚊、蚤、蜱、恙虫、蝇等昆虫为重要传播媒介。如蚊传播疟疾、丝虫病和乙型脑炎，蜱传播回归热，虱传播斑疹伤寒，蚤传播鼠疫，恙虫传播恙虫病等。由于病原体在昆虫体内的繁殖周期中的某一阶段才能造成传播，故称生物传播。病原体通过蝇机械携带传播于易感者称机械传播，如菌痢、伤寒等。

(5)血液、体液传播：病原体存在于携带者或患者的血液或体液中，通过应用血制品、分娩或性交等传播，如乙型肝炎、丙型肝炎、艾滋病等。

有些传染病只有一种传播途径，如伤寒只通过消化道传播；有些传染病可有多个传播途径，如乙型、丙型肝炎可通过血液、性接触及母婴传播。母婴传播属于垂直传播的范畴，其他途径传播属于水平传播。婴儿出生前已从母亲或父亲获得感染称为先天性感染，常见于艾滋病、乙型肝炎。

3. 人群易感性 对某一传染病缺乏特异性免疫力的人称为易感者，易感者在某一特定人群中的比例决定该人群的易感性。如果易感者的比例在人群中达到一定水平(如新生人口增加、易感者进入疫区，部队的新兵入伍)，又有传染源和合适的传播途径时，则很容易发生传染病的流行。某些病后免疫力很巩固的传染病(如麻疹)，一次流行之后，经过几年时间，当易感者比例再次上升至一定水平，才会发生另一次流行，这种现象称为流行的周期性。

(二)影响流行过程的因素

1. 自然因素 自然环境中的各种因素，包括地理、气象和生态等条件对流行过程的发生和发展发挥着重要的影响。寄生虫病和虫媒传染病对自然条件的依赖性尤为明显。传染病的地区性和季节性与自然因素有密切关系，如我国北方有黑热病地方性流行区，南方有血吸虫地方性流行区，乙型脑炎有严格的季节发病分布，都与自然因素有关。自然因素可直接影响病原体在外环境中的生存能力，如钩虫病少见于干旱地区；也可通过降低机体的非特异性免疫力而促进流行过程的发展，如寒冷可减弱呼吸道抵抗力，炎热可减少胃酸的分泌等。某些自然环境为传染病在野生动物之间的传播创造良好条件，如鼠疫、恙虫病、钩端螺旋体病等，人类进入这些地区时亦可受感染，称为自然疫源性传染病或人畜共患疾病。

2. 社会因素 包括社会制度、经济和生活条件，以及文化水平等，对传染病流行过程有决定性的影响。生活水平低，工作与卫生条件差，可致机体抗病能力低下，无疑增加感染的机会，亦是构成传染病流行的条件之一。人口流动增加、生活方式及饮食习惯改变、环境污染也使某些传染病发病率增高,如结核病、艾滋病、乙型肝炎、丙型肝炎等,需要引起重视。

3.流行特征

(1)强度特征:传染病流行过程中可呈散发、暴发、流行及大流行。

(2)地区特征:某些传染病和寄生虫病只限于一定地区和范围内发生,自然疫源性疾病也只限于一定地区内发生,这种传染病因有其地区特征,均称地方性传染病。

(3)季节特征:是指传染病的发病率随季节的变化而升降,不同的传染病可有不同的季节性。季节性的发病率升高,与温度、湿度、传播媒介因素、人群流动有关。

(4)职业特征:某些传染病与所从事职业有关,如炭疽、布鲁菌病等。

(5)年龄特征:某些传染病,尤其是呼吸道传染病,儿童发生率较高。

【传染病的特征】

(一)基本特征

1.病原体(pathogen) 每种传染病都是由特定的病原体所引起的,包括微生物与寄生虫。

2.传染性(infectivity) 病原体从宿主排出体外,通过一定方式,到达新的易感染者体内,呈现出一定传染性,其传染强度与病原体种类、数量、毒力、易感者的免疫状态等有关。传染病人有传染性的时期称为传染期,在每一种传染病中都相当固定,可作为隔离病人的依据之一。

3.流行病学特征(epidemiologic feature) 传染病的流行过程在自然和社会因素的影响下,表现出各种特征。在质的方面有外来性和地方性之分,在量的方面有散发性、流行和大流行之分。散发性发病(sporadic occurrence)是指某传染病在某地近年来发病率的一般水平,当其发病率水平显著高于一般水平时称为流行(epidemic);某传染病的流行范围甚广,超出国界或洲界时称为大流行(pandemic);传染病病例的发病时间分布高度集中于一个短时间之内称为暴发流行(epidemic outbreak)。传染病发病率在时间上(季节分布)、空间上(地区分布)、不同人群(年龄、性别、职业)中的分布,也是流行病学特征。

4.感染后免疫(postinfection immunity) 人体感染病原体后,无论是显性还是隐性感染,都有针对病原体及其产物(如毒素)的特异性免疫。保护性免疫可通过抗体(抗毒素、中和抗体等)检测而获知。感染后免疫属于主动免疫,通过抗体转移而获得的免疫属于被动免疫。感染后免疫的持续时间在不同传染病中有很大差异,即不同的传染病,病后免疫状态有所不同,有的传染病患病一次后可终身免疫,有的还可再感染。一般来说,病毒性传染病(如麻疹、脊髓灰质炎、乙型脑炎等)感染后的免疫持续时间最长,往往保持终身,但有例外(如流感)。细菌、螺旋体、原虫性传染病(如菌痢、阿米巴病等)感染后的免疫持续时间通常较短,仅为数月至数年,也有例外(如伤寒)。蠕虫病感染后通常不产生保护性免疫,容易重复感染(如血吸虫病)。

以上情况主要有下列几种感染现象:

(1)再感染(reinfection):同一传染病在痊愈后,经过一定时间后,被同一种病原体再感染。

(2)重复感染(superinfection):某种疾病在发病中,被同一种病原体再度侵袭而受染。血吸虫病、丝虫病、疟疾、钩虫病、蛔虫病等最为常见。

(3)复发(relapse):发病过程已转入恢复期或接近痊愈,而该病原体再度出现并繁殖,原症状再度出现。伤寒、疟疾、菌痢最为常见。

(4)再燃(recrudescence):临床症状已缓解,但体温尚未正常而又上升、症状略见加重者。见于伤寒。

(二)临床特点

1.病程的发展阶段

(1)潜伏期(incubation period):从病原体侵入人体起,至开始出现临床症状为止的时期,称为潜伏期。每一种传染病的潜伏期都有一个范围,并呈常态分布,短至数小时,长至数月乃至数年;同一种传染病,不同病人之潜伏期长短也不尽相同。通常细菌潜伏期短于蠕虫病;细菌性食物中毒潜伏期短,短至数小时;狂犬病、艾滋病其潜伏期可长达数年。

推算潜伏期对传染病的诊断与检疫有重要意义,是检疫工作观察、留验接触者的重要依据。潜伏期通常相当于病原体在体内繁殖、转移、定位、引起组织损伤和功能改变导致临床症状出现之前的整个过程。因此,潜伏期的长短一般与病原体感染的量成反比。如果主要由毒素引起病理生理改变,则与毒素产生和播散所需时间有关。如细菌性食物中毒,毒素在食物中已预先生成,则潜伏期可短至数小时。狂犬病的潜伏期取决于病毒进入体内部位(伤口),与伤口至中枢神经系统的距离成正比。

（2）前驱期（prodromal period）：从起病至症状明显开始的时期称为前驱期。前驱期持续时间短暂，一般1～3d。其临床表现通常是非特异性的，如头痛、发热、疲乏、食欲缺乏、肌肉酸痛、皮疹等，为许多传染病所共有。起病急骤者，则无前驱期。

（3）症状明显期（period of apparent manifestation）：是各传染病的特有症状和体征，随病日发展陆续出现的时期。症状由轻而重，由少而多，逐渐或迅速达高峰。随机体免疫力之产生与提高趋向恢复。

急性传染病患者度过前驱期后，在某些传染病（如脊髓灰质炎、乙型脑炎等），大部分患者随即转入恢复期，临床上称为顿挫型（abortive type），仅少部分转入症状明显期。某些传染病（如麻疹）患者则绝大多数转入症状明显期。在此期间该传染病所特有的症状和体征通常都充分表现出来，如出现特征性皮疹，肝、脾大，脑膜刺激征和黄疸等。

（4）恢复期（convalescent）：机体免疫力增长至一定程度，体内病理生理过程基本终止，患者症状及体征基本消失，临床上称为恢复期。在此期间体内可能还有残余病理改变（如伤寒）或生理改变（如病毒性肝炎），病原体还未完全清除（如霍乱、痢疾）许多患者的传染性还要持续一段时间，但食欲和体力均逐渐恢复，血清中的抗体效价亦逐渐上升至最高水平。

传染病患者在恢复期结束后，机体功能仍长期未能恢复正常者称为后遗症（sequela），多见于中枢神经系统传染病如脊髓灰质炎、乙型脑炎等。

2.常见的症状和体征

（1）发热：为传染病的常见表现。发热可以由感染性的原因，也可以由非感染性（如肿瘤、风湿性疾病、血液病）原因所引起。在感染性发热中，急性传染病占重要地位。传染病的发热过程可分为3个阶段。①体温上升期：体温可骤然上升至39℃以上，通常伴有寒战，见于疟疾、登革热等；亦可缓慢上升，呈梯形曲线，见于伤寒、副伤寒等。②极期：体温上升至一定高度，然后持续数天至数周。③体温下降期：体温可缓慢下降，几天后降至正常，如伤寒、副伤寒；亦可在1d之内降至正常，如间日疟和败血症，此时多伴有大量出汗。

热型是传染病重要特征之一，具有鉴别诊断意义。常见热型有：①稽留热（sustained fever）：24h体温相差不超过1℃，见于伤寒、斑疹伤寒等。②弛张热（remittent fever）：24h体温相差超过1℃，但最低点未达正常，见于伤寒缓解期、流行性出血热等。③间歇热（intermittent fever）：24h内体温波动于高热与常温之下，见于疟疾、败血症等。④回归热（relapsing fever）：骤起高热，持续数日，高热重复出现，见于回归热、布氏杆菌病等；在多次重复出现，并持续数月之久时，称为波状热。⑤马鞍热（saddle type fever）：发热数日，退热1d，又再发热数日，见于登革热。

（2）皮疹：不同传染病有不同的疹形，常见出疹性传染病有猩红热、麻疹、水痘、斑疹伤寒、流行性脑脊髓膜炎、流行性出血热、败血症等。

许多传染病在发热的同时伴有皮疹，称为皮疹性传染病，为传染病特征之一。皮疹包括斑疹、丘疹、斑丘疹、红斑疹、玫瑰疹、瘀点、疱疹、脓疱疹、荨麻疹和黏膜疹等。皮疹出现的日期、部位、顺序和数目等，各种传染病不完全相同，这对于诊断和鉴别诊断有重要参考价值。如水痘、风疹多发生于病第1天，猩红热于第2天，天花于第3天，斑疹伤寒于第5天，伤寒于第6天等，但是都有例外。水痘的皮疹主要分布于躯干；天花的皮疹多分布于面部及四肢；麻疹有黏膜疹，皮疹先出现于耳后、面部，然后向躯干、四肢蔓延等。皮疹的形态可分为4大类。①斑丘疹：多见于麻疹，风疹，柯萨奇病毒、埃可病毒、EB病毒感染等病毒性传染病和伤寒、猩红热等。②出血疹：多见于流行性出血热、登革出血热等病毒性传染病；斑疹伤寒、恙虫病等立克次体病和流行性脑脊髓膜炎、败血症等细菌疾病。③疱疹或脓疱疹：多见于水痘、天花、单纯疱疹、带状疱疹等病毒性传染病，立克次体病及金黄色葡萄球菌败血症等。④荨麻疹：多见于血清病、病毒性肝炎等。

（3）中毒症状：病原体及其各种代谢产物，包括细菌毒素在内进入血液循环乃至扩散全身，可引起除发热以外的多种症状，如疲乏、全身不适、厌食、头痛，肌肉、关节、骨骼疼痛等。严重者可有意识障碍、谵妄、脑膜刺激征、中毒性脑病、呼吸及循环衰竭（感染性休克）等表现，有时还引起肝、肾损害，表现为肝、肾功能的改变。

（4）单核-吞噬细胞系统反应：在病原体及其代谢产物的作用下，单核-吞噬细胞系统可出现充血、增生反应，临床上表现为肝、脾和淋巴结的肿大。

3.临床类型　为有助于诊断，判断病情变化及传染病转归等，可将传染病分为各种临床类型。根据起病缓急及病程长短,分为急性、亚急性和慢性(包括迁延型);按病情轻重分为:轻型、普通型、重型及暴发型;按病情特点分为典型与非典型;非典型包括顿挫型及逍遥型,顿挫型的特征是指症状出现后,短时间内得到缓解或即行消失,如伤寒和脊髓灰质炎病人中的少数病例,逍遥型(ambulatory type)的特征是症状不明显,但病变仍在进行,突然出现并发症而加重病情,如此型的伤寒病人,常常在发生肠出血及肠穿孔时方被发现。

【传染病的诊断】

早期明确传染病的诊断有利于患者的隔离和治疗。特别是鼠疫、霍乱等烈性传染病以传染性非典型肺炎等,首例患者的正确诊断具有重要意义。传染病的诊断要综合分析下列三个方面的资料。

(一)临床资料

临床资料包括详尽的病史及全面的体格检查。根据其潜伏期长短、起病的缓急、发热特点、皮疹特点、中毒症状、特殊症状及体征可做出初步诊断。要注意发热伴皮疹,发热伴腹泻,发热伴脑炎等症状的诊断和鉴别诊断,进行体格检查时不要忽视有重要意义的体征,如玫瑰疹、结痂、口腔黏膜斑、皮肤瘀斑、出血点等。

(二)流行病学资料

流行病学资料包括发病地区、发病季节、既往传染病情况、接触史、预防接种史;还包括年龄、籍贯、职业、流行地区旅居史等,结合临床资料的归纳分析,有助于临床诊断。

(三)实验室检查及其他检查

实验室检查对传染病的诊断具有特殊的意义,尤其是病原体的检出可直接确定诊断,而免疫学检查也可以提供重要根据。对许多传染病来说,一般实验室检查对早期诊断也有很大帮助。

1.一般实验室检查

(1)血常规:白细胞总数及中性粒细胞增多可见于大部分细菌性传染病,如败血症等。革兰阴性杆菌感染时白细胞总数往往升高不明显甚至减少,如布鲁菌病、伤寒和副伤寒等。绝大多数病毒性传染病中白细胞数减少且淋巴细胞比例增高,如流行性感冒、病毒性肝炎等,但流行性出血热、流行性乙型脑炎患者白细胞总数往往升高。原虫感染时白细胞总数偏低或正常。血中出现异型淋巴细胞常见于流行性出血热。蠕虫感染时,嗜酸性粒细胞通常增多,如钩虫、血吸虫感染等。嗜酸性粒细胞减少则常见于伤寒、流行性脑脊髓膜炎等。

(2)尿常规:流行性出血热、钩端螺旋体病患者尿中常有蛋白、白细胞、红细胞,且前者尿中有膜状物。后者有黄疸时尿胆红素阳性。

(3)粪常规:菌痢、肠阿米巴病患者常伴黏液脓血便和果酱样便;细菌性肠道感染多呈水样便或血水样便或混有脓液及黏液。病毒性肠道感染多为水样便或有少量黏液。

(4)生化检查:有助于病毒性肝炎及流行性出血热等传染病的诊断。

2.病原体检查

(1)直接检出病原体:许多传染病可通过显微镜或肉眼检出病原体而确诊,如脑膜炎双球菌、疟原虫、微丝蚴、溶组织阿米巴原虫及包囊,血吸虫卵,螺旋体等病原体可在显微镜下检出,血吸虫毛蚴经孵化法可用肉眼检出。

(2)分离培养病原体:依不同疾病取血液、尿、粪、脑脊液、骨髓、鼻咽分泌物、渗出液,活检组织等进行培养与分离鉴定。细菌能在普通培养基或特殊培养基内生长,病毒及立克次体必须在活组织细胞内增殖,培养时根据不同的病原体,选择不同的组织与培养基或动物接种。

(3)检测特异性抗原:病原体特异性抗原的检测可较快地提供病原体存在的证据,其诊断价值往往较抗体检测更为可靠。常用的免疫学方法包括凝集试验、酶联免疫吸附试验(ELISA)、酶免疫试验(EIA)、酶联免疫斑点试验(ELISPOT)、放射免疫测定(RIA)、荧光抗体技术(FAT)和流式细胞检测(FCM)等。

(4)检测特异性核酸:可用分子生物学技术如DNA印迹法(southern blot)、RNA印迹法(northern blot)、聚合酶链反应技术(PCR)、逆转录多聚酶链反应(RT-PCR)、原位聚合酶链反应(in-situ PCR)、原位逆转录多聚酶链反应(IS-RT-PCR)、实时RT-PCR(real time RT-PCR)、荧光定量PCR、随机扩增多态性DNA(RAPD)、随机片段长度多态性(AFLP)、脉冲场凝胶电泳(PFGE)、多位点可变数衔接重复序列分析(MLVA)、DNA芯片技术等检查。

3.特异性抗体检测 在传染病早期,特异性抗体在血清中往往尚未出现或滴度很低,而在恢复期或后期则抗体滴度有明显升高,故在急性期及恢复期双份血清检测其抗体由阴性转为阳性或滴度超过病初滴度4倍才有诊断意义。特异性IgM抗体的检出有助于现存或近期感染的诊断。常用的技术方法同抗原检测。

4.其他检查 如气相色谱、内镜检查、活体组织检查、X线检查、超声波检查、同位素扫描检查、电子计算机体层扫描(CT)、磁共振(MRI)、正电子发射型电子计算机断层扫描(PET－CT)等检查。鲎试验检测血清中内毒素对革兰阴性菌感染的诊断有参考价值。

【传染病的治疗】

传染病治疗的目的除了治愈患者外,尚有消除病原体、防止疾病传播及流行的作用。传染病治疗方法包括一般治疗、对症治疗、病原治疗、并发症与后遗症治疗等。

(一)一般治疗

一般治疗是指用于保护和支持患者的各种生理功能的治疗,其重要意义不次于病原治疗,包括隔离、护理、饮食、补液及纠正电解质紊乱、氧疗等。

在恢复期和慢性期,病原体在疾病过程中已不再占重要地位时,一般治疗往往成为主要的治疗方法。

(二)对症治疗

对症治疗可以缓解患者症状、减少患者痛苦,是传染病治疗中不可缺少的组成部分。如高热患者可予降温,抽搐患者可予止痉药,心力衰竭患者可予以强心药,肝衰竭患者可给予人工肝支持系统治疗或肝脏移植,肠道微生态失衡的患者可给予微生态调节剂等。

(三)病原治疗

病原治疗是传染病治疗中的关键。早期应用可达到早期消灭病原体,使病情好转和控制疾病的传播。

1.抗病毒治疗 目前有效抗病毒药物尚不多,主要作用于病毒复制过程的不同靶位和特异性酶,而对宿主细胞毒性相对较低的一些药物。如奥司他韦、扎那米韦等对甲型流感病毒感染有效;阿糖腺苷单磷酸、阿昔洛韦、伐昔洛韦、索立夫定等对水痘-疱疹病毒、EB病毒、巨细胞病毒等感染有效;拉米夫定、阿德福韦、恩替卡韦、替比夫定等核苷/核苷酸类似物对 HBV-DNA 酶有显著抑制作用;利巴韦林为广谱抗病毒药,主要用于病毒性呼吸道感染、疱疹性角膜炎、肾综合征出血热及慢性丙型肝炎等,有一定疗效;抗艾滋病药物目前多主张联合疗法,即 HARRT,采用核苷类如齐多夫定、拉米夫定等加非核苷类如奈韦拉平等,或加用蛋白酶抑制药如印地那韦、利托那韦等,可抑制 HIV 复制;天

然型、基因重组型干扰素和治疗性疫苗抗乙肝病毒有一定疗效。

2.抗菌治疗 病原疗法中抗生素的应用最为广泛。正确合理应用抗菌药物是提高疗效、降低不良反应发生率以及减少或减缓细菌耐药性发生的关键。

抗菌药物临床应用须遵循以下基本原则:①诊断为细菌性感染者,方有指征应用抗菌药物;由真菌、支原体、衣原体、螺旋体、立克次体及部分原虫等病原微生物所致的感染亦有指征应用抗菌药物。②尽早查明感染病原,根据病原种类及细菌药物敏感试验结果选用抗菌药物。危重患者在未获知病原菌及药敏结果前,可根据患者的发病情况、发病场所、原发病灶、基础疾病等推断最可能的病原菌,并结合当地细菌耐药状况先给予抗菌药物经验治疗。③按照药物的抗菌作用特点,及其药效学(抗菌谱和抗菌活性)和人体药代动力学(吸收、分布、代谢和排出过程)特点选择用药。④应根据病原菌、感染部位、感染严重程度和患者的生理、病理情况制订抗菌药物治疗方案,包括抗菌药物的选用品种、剂量、给药次数、给药途径、疗程及联合用药等。

细菌的耐药和传播是抗菌药物选择性的结果,治疗性或预防性(包括局部应用)抗菌药物的过度使用和滥用促使了多重耐药菌株的出现。肺炎链球菌、葡萄球菌、肠球菌和结核杆菌的不少菌株现在对曾经有效的大多数(或所有)抗菌药物耐药,多重耐药菌如克雷伯菌和铜绿假单胞菌在不少医院流行。耐甲氧西林金黄色葡萄球菌(MRSA)除对耐酶青霉素和对头孢菌素类耐药外,常对多种抗生素耐药,有时仅对万古霉素和替考拉宁敏感。一旦发生 MRSA 流行,其菌株极易传播至地区或全国的许多医院。有些肠球菌现在对除万古霉素外的所有抗生素耐药。对青霉素和糖肽类联合耐药的粪肠球菌引起的感染不能被有效治疗。幸运的是,大多数耐万古霉素肠球菌(VRE)引起的是定植而不是感染。一旦发生感染,用抗生素治疗无效。

近年来新的抗革兰阳性菌感染药物取得了不少进展,新的糖肽类如替考拉宁、奥他万星、替拉万星,链阳霉素类如奎奴普丁、达福普汀,脂肽类如达托霉素,恶唑烷酮类如利奈唑胺、新一代氟喹诺酮类加替沙星、莫昔沙星、吉米沙星、西他沙星、普芦沙星,酮内酯类如替利霉素,甘氨酰环素类如替吉环素等抗菌药物不断问世,为人类与细菌的斗争提供了有力的武器。

新抗菌药物研究还包括抗菌肽、反义核酸等。新型抗菌肽都在实验中显示出与现有抗生素相当的抗菌活性,如酰基缩肽(α-cyldepsipeptide,ADEPs)具有抗葡萄球菌和抗链球菌的作用,菌丝霉素具有较强的抗革兰阳性菌作用,其抗肺炎链球菌感染的疗效与现有抗生素相当。抗菌肽与现有抗生素之间不存在交叉耐药性,故与现有抗生素合用时将有望提高感染性疾病的治疗效果。

3.抗寄生虫治疗 临床常用氯喹、伯氨喹治疗疟疾,近年来国内外开发了多种新的抗疟药,如甲氟喹、卤泛群(氯氟菲醇)、阿托泛醌、哌喹、青蒿素及其衍生物本芴醇等,其中青蒿素类包括青蒿琥酯、蒿甲酯及双氢青蒿素等口服制剂或注射剂应用较多。阿苯达唑和甲苯达唑是目前治疗肠道线虫病最有效的药物。治疗丝虫病除乙胺嗪及呋喃嘧酮外,近年来推出的伊维菌素对淋巴丝虫及盘尾丝虫感染均有效。吡喹酮对血吸虫病疗效明显,且对并殖吸虫、华支睾吸虫感染也相当有效。三氯苯达唑对肝片吸虫及并殖吸虫均有明显效果。

(四)免疫疗法

抗毒素可用于治疗白喉、破伤风、肉毒杆菌中毒等外毒素引起的疾病。其他免疫调节药,如白细胞介素、干扰素和胸腺肽等对某些病原体亦有一定的抑杀作用。

(五)中医中药治疗

中医的辨证论治对调整患者各系统的功能起着相当重要的作用。某些中药如黄连、鱼腥草、板蓝根和山豆根等有一定的抗微生物作用。针灸疗法对退热、止惊、肢体瘫痪等均有不同程度的效果。

(六)基因治疗

基因治疗主要有反义寡核苷酸、核酶和治疗性核酸疫苗等技术,对一些传染病尤其是难治性的病毒性疾病如艾滋病、乙型肝炎等可能会有一定效果。

【传染病的预防】

针对传染病流行的3个基本环节,以综合性防疫措施为基础,认真贯彻预防为主的方针。

(一)管理传染源

传染病报告制度是早期发现、控制传染病的重要措施。根据《传染病防治法》,将法定传染病分为甲类、乙类和丙类。

甲类包括鼠疫、霍乱。为强制管理的传染病,城镇要求发现后2h内通过传染病疫情监测信息系统上报,农村不超过6h。

乙类包括传染性非典型肺炎、艾滋病、病毒性肝炎、脊髓灰质炎、人感染高致病性禽流感、麻疹、流行性出血热、狂犬病、流行性乙型脑炎、登革热、炭疽、细菌性和阿米巴性痢疾、肺结核、伤寒和副伤寒、流行性脑脊髓膜炎、百日咳、白喉、新生儿破伤风、猩红热、布鲁菌病、淋病、梅毒、钩端螺旋体病、血吸虫病、疟疾。为严格管理的传染病,城镇要求发现后6h内上报,农村不超过12h。传染性非典型肺炎、炭疽中的肺炭疽、人感染高致病性禽流感和脊髓灰质炎,必须采取甲类传染病的报告、控制措施。

丙类包括流行性感冒、流行性腮腺炎、风疹、急性出血性结膜炎、麻风病、流行性和地方性斑疹伤寒、黑热病、包虫病、丝虫病,除霍乱、细菌性和阿米巴性痢疾、伤寒和副伤寒以外的感染性腹泻病。为监测管理的传染病,要求发现后24h内上报。

对传染病接触者,应分别按具体情况采取检疫措施,密切观察,必要时进行预防接种或药物预防。

对病原携带者进行管理与必要的治疗。对动物传染源,有经济价值的野生动物及家畜,应隔离治疗,必要时宰杀,并加以消毒,无经济价值者设法消灭。

(二)切断传播途径

对于各种传染病,尤其是消化道传染病、虫媒传染病和寄生虫病,切断传播途径是起主导作用的预防措施,其主要方法包括隔离和消毒。

(三)保护易感人群

保护易感人群的措施包括特异性和非特异性两个方面。非特异性措施有改善营养、锻炼身体和提高生活水平等,可一定程度提高机体免疫力。但其关键作用还是通过预防接种提高人群的主动或被动特异性免疫力。

(李兰娟)

■ 参考文献

[1] 马亦林主编.传染病学.4版.上海:上海科学技术出版社,2005:1-53.

[2] 李兰娟.传染病学.北京:高等教育出版社,2007.

[3] 杨绍基,任红.传染病学.7版.北京:人民卫生出版社,2008:1-15.

[4] 陈灏珠.实用内科学.12版.北京:人民卫生出版社,2005:291-297.

[5] 陈春雷,李兰娟.感染微生态学的研

究进展.国外医学.流行病学传染病学分册,2005,32(5):271-273.

[6] 中华医学会,中华医院管理学会药事管理专业委员会,中国药学会医院药

学专业委员会.抗菌药物临床应用指导原则.中华医学杂志,2005,88(22):1857-1862.

[7] 肖东楼.中国结核病防治工作进展与

成就.中国防痨杂志,2008,30(6):491-493.

[8] 肖永红.新型抗菌药物研究进展.传染病信息,2008,21(4):203-206.

第2章

病毒性疾病

第一节　流行性感冒

学习要求

1. 掌握流行性感冒的病原学和流行病学特点。
2. 掌握流行性感冒的临床表现和并发症。
3. 掌握流行性感冒的诊断和鉴别诊断。
4. 掌握流行性感冒的治疗，特别是抗病毒治疗。
5. 熟悉流行性感冒病毒的分型与变异。
6. 熟悉流行性感冒的发病机制和病理学特点。
7. 熟悉流行性感冒的病原学检测方法。

流行性感冒（influenza, Flu）即流感，是由流感病毒引起的、经飞沫传播的急性呼吸道传染病。本病传染性强，临床上具有急性起病、畏寒、高热、头痛、肌痛等感染中毒症状表现明显而呼吸道症状较轻的特点，病程短而自限。病原体为甲、乙、丙三型流感病毒，以甲型流感病毒为主。甲型流感病毒常以流行形式出现，能引起世界性流感大流行，能感染人、猪、马、海洋哺乳动物和禽类等，可以在动物中流行并造成大量动物死亡，禽流感病毒（avian influenza virus）属于甲型流感病毒。乙型流感病毒常引起局部小流行，不引起世界性流感大流行。丙型流感病毒主要以散在形式出现，主要侵袭婴幼儿和免疫力低下的人群，一般不引起流行。

【病原学】

流感病毒系包膜 RNA 病毒，属于正黏病毒科（Orthomyxoviridae），典型的病毒颗粒呈球形，直径 80~120nm。病毒包膜由内层的基质蛋白（matrix protien, MP）、外层的脂质双层膜和表面的糖蛋白刺突构成。基质蛋白有 M_1 和 M_2 两种。M_1 构成病毒包膜的内层，约占病毒总蛋白的 40%。M_2 为跨膜蛋白镶嵌于其中，属于离子通道蛋白，在病毒从宿主细胞内涵体进入胞质的过程中起重要作用，故 M_2 抑制药具有抗病毒作用。刺突为血凝素（hemagglutinin, HA）和神经氨酸酶（neuraminidase, NA），其抗原性极易变异，具有亚型和株的特异性，是划分流感病毒亚型的依据。HA 能与鸡、豚鼠、人等的红细胞表面受体结合，故能凝集红细胞，引起血凝现象。HA 是病毒的融合蛋白，借助 HA 病毒能吸附到宿主细胞上，构成感染宿主细胞的第一步。抗 HA 抗体为保护性抗体，能中和病毒。HA 抗体包括 IgM、IgG 和 SIgA，又以 SIgA 在抵抗病毒感染中最为重要。NA 能水解受感染细胞包膜表面的 N-乙酰神经氨酸，促进病毒释放。抗 NA 抗体虽不是中和抗体但能抑制病毒释放延缓病毒传播。包膜内部为病毒核衣壳，呈螺旋状对称，由病毒核酸、核蛋白（nucleoprotein, NP）和 RNA 聚合酶（PA、PB1、PB2）组成。病毒核酸为节段性单股负链 RNA（minus single stranded RNA, -ssRNA），基因组约 13.6kb。甲型和乙型流感病毒核酸由 8 个节段组成，1~6 节段分别编码 PB2、PB1、

PA、HA、NP、NA,第 7 节段编码 M1 和 M2,第 8 节段编码 NS1、NS2;丙型缺少编码 NA 的第 6 节段而由 7 个片段组成。由于流感病毒核酸呈节段性,故而在病毒复制过程中易发生基因重组形成新毒株。NP 是可溶性抗原,具有型特异性,其抗原性稳定。

病毒对干燥、日光、紫外线敏感;对乙醇、碘伏、碘酊等常用消毒剂敏感;不耐酸,在 pH6.5～7.9 最稳定;对热敏感,56℃ 30min 或 100℃ 1min 即可灭活(禽流感病毒 65℃ 30min 或 100℃ 2min 可灭活)。0～4℃可存活数周,－70℃可长期存活。

病毒分离一般用鸡胚,组织培养原代猴肾和人胚肾细胞,实验动物可用小鼠。

【分型与变异】

根据核蛋白 NP 和基质蛋白 M_1 抗原性的不同,可把流感病毒分为甲(A)、乙(B)、丙(C)三型。甲型流感病毒宿主广泛,是人类流感的主要病原体,可分为若干亚型(H1～H16,N1～N9),其中人流感病毒 HA 有 3 个亚型(H1、H2、H3),NA 有 2 个亚型(N1、N2),禽流感病毒包括全部亚型(16 个 HA 亚型,9 个 NA 亚型)。因此,禽类被认为是甲型流感病毒的基因储备库。甲型流感病毒抗原极易变异,可引起全球性大流行。乙型和丙型流感主要感染人类。乙型流感病毒根据抗原性的不同可分为 Victoria 和 Yamagata 两个种系,代表株分别为 B/Victoria/2/87 和 B/Yamagata/16/88。其抗原变异性小,引起局部小流行和季节性流感。丙型尚未发现亚型,抗原稳定,主要感染婴幼儿和免疫低下人群。

流感病毒抗原变异主要发生在 HA 和 NA,有两种形式:一种是抗原漂移(antigen drift),由一系列点突变累积而成,变异幅度小,为连续变异,属于量变,引起小规模流行。另一种是甲型流病毒所特有的抗原转换(antigen shift),由两种不同的病毒株发生病毒基因重组,形成新的病毒亚型,容易造成新型流感的大流行。这种病毒基因重组变异最容易发生在猪体内。

一般情况下,甲型流感病毒具有严格的宿主特异性,但自从 1997 年 5 月中国香港发现首例人感染高致病性禽流感之后,现已证实禽流感病毒 H5N1、H7N7、H9N2、H7N2、H7N3 等亚型可感染人类。其中 H5 和 H7 亚型为高致病型,又以 H5N1 致病性最强。

2009 年 3 月暴发于墨西哥的流感病原体为甲型 H1N1 流感病毒,与既往引起流感流行的 H1N1 亚型不同,是人、禽、猪流感病毒在猪体内重组后形成的新毒株,传染性更强。它的临床症状与普通的季节性流感类似。

【流行病学】

(一)传染源

患者是主要传染源,隐性感染者也具有传染性。传染性从潜伏末期开始至病后 7d。2009 年暴发于墨西哥的甲型 H1N1 流感主要传染源仍是患者。人禽流感的主要传染源是患 H5N1 禽流感和携带 H5N1 禽流感病毒的鸡、鸭、鹅等家禽,特别是鸡,目前尚无人际传播的确切证据。

(二)传播途径

主要通过飞沫经呼吸道传播,也可通过口、鼻、眼等处黏膜接触传播。接触患者的呼吸道分泌物、体液和被病毒污染的物品亦可能引起感染。传播速度与人群密度相关。禽类粪便是人禽流感传播的主要媒介。

(三)易感人群

人群对流感病毒普遍易感,感染后可获得一定免疫力。但甲、乙、丙三型之间以及各型流感病毒不同亚型之间无交叉免疫力,同一亚型的变种之间有一定免疫力。由于流感病毒不断变异,人群易反复感染而发病。新生儿对流感及其病毒的敏感性与成年人相同。

(四)高危人群

下列人群感染普通流感病毒或甲型 H1N1 流感病毒后较易发展为危重症病例:

(1)妊娠患者。

(2)有慢性呼吸系统疾病、慢性循环系统疾病(高血压除外)、肾病、肝病、血液病、神经肌肉疾病(如帕金森病)、代谢及内分泌系统疾病(如糖尿病)、免疫功能低下等慢性基础疾病患者。

(3)19 岁以下长期服用阿司匹林者。

(4)肥胖患者(体重指数≥40)。

(5)年龄<5 岁的儿童(年龄<2 岁更易发生严重并发症)。

(6)年龄>65 岁的老人。

就人感染高致病性禽流感而言,10～19 岁的患者病死率最高,50 岁以上患者病死率最低。

(五)流行特征

流感发病呈全球性分布,每年全球约 10% 人口即 6 亿人患病,一般多发于冬季,病原体以甲型 H1N1、H3N2 和乙型流感病毒为主。北半球温带地区,每年感染高峰在 1~2 月份;南半球温带地区感染高峰在 5~9 月份;热带地区多发于雨季。我国北方流感高峰一般在当年 11 月底至次年 2 月底,而南方除冬季高峰外,还有 5~8 月份的小高峰。大流行时季节性不明显,任何季节可发生。我国是流感高发区,20 世纪发生的 4 次世界性流感大流行,3 次起源于中国,主要流行毒株为 H1N1 和 H3N2 亚型,流行方式表现为人际传播,2009 年暴发于墨西哥的甲型 H1N1 流感也如此,但传播更快。

人感染禽流感的流行方式均为禽传人,尚无人际传播证据。虽然并非所有 H5 和 H7 病毒都是高致病性毒株,但都被认为具有潜在致病性。因为 H5 和 H7 的低致病性毒株传入家禽,在家禽中经过短期流行后便会变异为高致病性毒株。这就是家禽身上 H5 和 H7 病毒总是受到高度重视的原因。有证据认为候鸟在人禽流感的地区间传播中起着重要作用。截至 2010 年 6 月 8 日,全球累计报道 H5N1 亚型人禽流感 499 例,死亡 295 例,总病死率 59%,其中印尼患者病死率高达 82%(136/165)。其中 50% 患者<20 岁,90% 患者<40 岁。

流感大流行的发生,从现有资料来看每次大流行之间间隔均在 10 年以上。

【发病机制和病理解剖】

病毒在细胞内复制致细胞病变(cytopathic effect,CPE)是流感发病的主要机制。流感病毒进入呼吸道后,NA 破坏神经氨酸,使纤毛柱状上皮细胞表面的黏蛋白水解,HA 受体暴露。病毒通过 HA 与细胞黏附后,通过胞饮进入细胞内,随后在胞核中复制。最后,各种病毒成分在胞膜聚集,通过出芽方式形成新的病毒颗粒。NA 水解细胞表面糖蛋白末端的 N 乙酰神经氨酸,促进病毒颗粒释放。释放的病毒在感染邻近纤毛柱状上皮细胞,短期内使大量呼吸道上皮感染、变性、坏死脱落,引起炎症反应,临床上出现发热、肌肉痛、白细胞低等全身中毒症状,但一般不发生病毒血症。

单纯型流感病变主要发生在上、中呼吸道,表现为纤毛柱状上皮细胞的变性、坏死和脱落,黏膜充血、水肿和单核细胞浸润。流感病毒性肺炎的病理特征为肺充血、水肿,支气管黏膜坏死,气道内有血性分泌物,黏膜下层灶性出血,肺泡内含有渗出液,严重时有肺透明膜形成。

【临床表现】

普通流感的潜伏期为数小时至 4d,一般为 1~

3d。甲型 H1N1 流感(2009)的潜伏期为 1~7d,一般为 1~3d。

起病多急骤,主要以全身中毒症状为主,呼吸道症状轻微或不明显,发热通常持续 3~4d,疲乏虚弱可达 2~3 周。甲型 H1N1 流感(2009)的临床症状与季节性流感相似,病死率不高。流感根据临床表现可分为单纯型、肺炎型、中毒型、胃肠型。

(一)单纯型

急性起病,畏寒高热、头痛乏力、全身肌肉酸痛感染中毒症状明显而呼吸道症状轻微。高热持续 3d 左右渐退,全身症状好转,而上呼吸道症状更为显著,持续数日后消失。

(二)肺炎型

本型在普通流感和甲型 H1N1 流感(2009)中较少见,病死率约 50%,是大流行时的主要死因。在人禽流感(H5N1)中常表现为暴发性重症病毒性肺炎。本型多发生在 2 岁以下的小儿或原有慢性基础疾病者,特点是在发病后 24h 内出现持续高热、剧咳、痰中带血或咯血、呼吸困难和发绀等表现。体检发现呼吸音降低,满布哮鸣音,但无实变体征。继发细菌感染时,可满布湿啰音并出现实变体征。X 线检查双肺散布絮状阴影,继发细菌感染时有片状阴影。病程 1 周至 1 个月余,大部分患者可逐渐康复,也可因呼吸循环衰竭在 5~10d 死亡。

(三)胃肠型

少数病例有食欲减退,腹痛、腹胀、呕吐和腹泻等消化道症状为主。

(四)中毒型

此型比较少见,肺部体征不明显,往往高热不退,神志不清,在儿童可以发生抽搐,部分患者可以出现循环衰竭。

(五)并发症

(1)细菌性上呼吸道感染、支气管炎。

(2)细菌性肺炎。

(3)Reye 综合征:又称急性脑病-肝脂肪变性综合征,系甲、乙型流感的罕见并发症,也可见于带状疱疹病毒感染。患者多为 2~16 岁的儿童,病情凶险预后不良,有 30%~40% 的患者死于脑干功能障碍。这是一组异质性疾病,一般认为是在先天性代谢紊乱(如中链酰基辅酶 A 脱氢酶缺乏,medium-chain acyl coenzyme A dehydrogenase deficiency)的基础上由于外因(如服用阿司匹林等水杨酸制剂)的作用而发病。临床上表现为退热 3~5d 出现恶心、呕吐,继而嗜睡、昏迷、惊厥等神经系统症状,肝肿大、肝功能轻度损害,但无黄疸。

(4)中毒性休克。

(5)ARDS:人禽流感患者更易发生。

(6)横纹肌溶解(rhabdomyolysis):即骨骼肌坏死,表现为肌痛和肌无力,血清肌酸磷酸激酶显著升高(在 10 000U 以上),电解质紊乱,严重时引起急性肾衰竭。

【实验室检查】

(一)血液学检查

白细胞总数正常或偏低,淋巴细胞相对增加。合并细菌感染时,白细胞总数增加,中性粒细胞增多。部分病例出现低钾血症。少数病例肌酸激酶、天门冬氨酸氨基转移酶、丙氨酸氨基转移酶、乳酸脱氢酶升高。

(二)血清学检查

血清学检查是诊断病毒和鉴定病毒的重要手段,也是研究病毒的主要方法之一。目前常用的方法主要有红细胞凝集试验和红细胞凝集抑制试验等。用已知的流感病毒抗原同时检测患者急性期(发病 7d 内)和恢复期(间隔 2~3 周)的双份血清,如果恢复期血清中抗流感病毒抗体效价比急性期高 4 倍或 4 倍以上有诊断意义。需要注意的是进行血清抗体测定时,所用抗原最好采用当时当地的流行株加上代表株,并且 H5 亚型病毒株及高致病性禽流感病毒分离与传代需在生物安全防护三级实验室(biosafety level 3,BSL-3;protection level 3,P3)内进行。人群抗体水平的测定可以预测流感的流行。

(三)病毒蛋白和核酸检测

取患者呼吸道标本或肺标本,采用免疫荧光或酶联免疫法检测甲、乙型流感病毒型特异的核蛋白(NP)或基质蛋白(M1)及亚型特异的血凝素 HA 蛋白,如用单克隆抗体可以鉴定流感病毒的型别。还可用反转录聚合酶链反应(reverse transcription PCR,RT-PCR)法检测呼吸道分泌物中的病毒 RNA,该法直接、快速、灵敏,数小时即可得到实验结果,是甲型 H1N1 流感的主要确诊手段。

(四)病毒分离与鉴定

病毒分离与鉴定是诊断病毒感染公认的"金标准",也是唯一能发现新毒株的手段。将急性期患者呼吸道标本(如鼻咽分泌物、口腔含漱液、气管吸出物)或肺标本接种于鸡胚羊膜囊或尿囊液中进行病毒分离。

【影像学检查】

单纯型流感患者胸部 X 线检查可无异常。重症流感患者可显示单侧或双侧肺炎,少数可伴有胸腔积液等。

人禽流感表现具有肺炎的基本特点,病人早期的局限性片状影像与一般肺炎相似。肺部感染后,X 线胸片和肺 CT 检查可见肺内片状高密度影。对于严重病例者肺内片状影像弥漫分布、病变进展迅速,临床上较快发生急性呼吸窘迫综合征。

【诊断】

根据流行病史、临床表现及实验室检查可以作出初步诊断,尤其是短时间内出现较多数量的相似病人,结合流行病学资料及病原学检查基本可以确诊。但在流行初期,散发或轻型的病例诊断比较困难,确诊往往需要实验室检查,病毒分离、鉴定是主要确诊依据。主要诊断依据如下:

(一)流行病学史

在流行季节,一个单位或地区出现大量上呼吸道感染患者或医院门诊、急诊上呼吸道感染患者明显增加。

(二)临床症状

急性起病,畏寒、高热、头痛、头晕、全身酸痛、乏力等中毒症状,可伴有咽痛、流涕、流泪、咳嗽等呼吸道症状;部分患者快速出现持续高热、剧咳、痰中带血或咯血、呼吸困难和发绀等严重呼吸道表现;少数病例有食欲减退、腹痛、腹胀、呕吐和腹泻等消化道症状。婴儿流感的临床症状往往不典型,可见高热惊厥;部分患儿表现为喉-气管-支气管炎,严重者出现气道梗阻现象。

(三)辅助检查

外周血象、胸部影像学检查可提供重要线索。病毒特异性抗原及其基因检查、病毒分离与鉴定是确诊依据。

(四)诊断分类

1.疑似病例:具备流行病学史和临床症状。

2.确诊病例:满足疑似病例标准,同时实验室检查有病原学证据。

甲型 H1N1 流感(2009)的诊断

1.疑似病例 符合下列情况之一即可诊断为疑似病例:

(1)发病前 7d 内与传染期甲型 H1N1 流感确诊病例有密切接触,并出现流感样临床表现。密切接触是指在未采取有效防护的情况下,诊治、照看传染期甲型 H1N1 流感患者;与患者共同生活;接触过患者的呼吸道分泌物、体液等。

（2）发病前7d内曾到过甲型H1N1流感流行（出现病毒的持续人间传播和基于社区水平的流行和暴发）的地区，出现流感样临床表现。

（3）出现流感样临床表现，甲型流感病毒检测阳性，尚未进一步检测病毒亚型。

对上述3种情况，在条件允许的情况下，可安排甲型H1N1流感病原学检查。

2.临床诊断病例　仅限于以下情况作出临床诊断：同一起甲型H1N1流感暴发疫情中，未经实验室确诊的流感样症状病例，在排除其他致流感样症状疾病时，可诊断为临床诊断病例。

在条件允许的情况下，临床诊断病例可安排病原学检查。

3.确诊病例　出现流感样临床表现，同时有以下一种或几种病原学检测结果：

（1）甲型H1N1流感病毒核酸检测阳性。

（2）分离到甲型H1N1流感病毒。

（3）双份血清甲型H1N1流感病毒的特异性抗体水平呈4倍或4倍以上升高。

4.重症与危重病例

（1）出现以下情况之一者为重症病例：

①持续高热＞3d；

②剧烈咳嗽，咳脓痰、血痰，或胸痛；

③呼吸频率快，呼吸困难，口唇发绀；

④神志改变：反应迟钝、嗜睡、躁动、惊厥等；

⑤严重呕吐、腹泻，出现脱水表现；

⑥影像学检查有肺炎征象；

⑦肌酸激酶（CK）、肌酸激酶同工酶（CK-MB）等心肌酶水平迅速增高；

⑧原有基础疾病明显加重。

（2）出现以下情况之一者为危重病例：

①呼吸衰竭；

②感染中毒性休克；

③多脏器功能不全；

④出现其他需进行监护治疗的严重临床情况。

【鉴别诊断】

（一）普通感冒（common cold）

普通感冒可由多种呼吸道病毒感染引起。通常流感全身症状比普通感冒重，而普通感冒呼吸道局部症状更突出。病毒分离鉴定是唯一可靠的鉴别方法。

（二）严重急性呼吸综合征（severe acute respiratory syndrome，SARS）

SARS是由SARS冠状病毒引起的一种具有明显传染性，可累及多个脏器、系统的特殊肺炎，临床上以发热、乏力、头痛、肌肉关节疼痛等全身症状和干咳、胸闷、呼吸困难等呼吸道症状为主要表现。部分病例可有腹泻等消化道症状，胸部X线检查可见肺部炎性浸润影，实验室检查示外周血白细胞计数正常或降低，抗菌药物治疗无效。重症病例则表现为明显呼吸困难，并迅速发展成为急性呼吸窘迫综合征（ARDS）。根据流行病学史、临床症状和体征、实验室检查，胸部X线影像学变化，配合SARS病原学检测阳性，排除其他疾病，可做出SARS诊断。

（三）流行性脑脊髓膜炎（epidemic cerebrospinal meningitis）

流行性脑脊髓膜炎，简称流脑，是由脑膜炎双球菌引起的化脓性脑膜炎。流脑早期症状类似流感，但季节性明显，临床表现为发热、头痛、呕吐、皮肤黏膜瘀点、瘀斑及颈项强直等脑膜刺激征。血象白细胞总数明显增加，一般在（10～30）×10^9/L，中性粒细胞在80%～90%。皮肤瘀点和脑脊液病原学检查可明确诊断。

（四）肺炎支原体感染（pneumonia mycoplasma infection）

可出现发热、头痛、肌痛等类似流感的全身症状，但是较流感轻，呛咳症状较明显，或伴少量黏痰。胸部X线检查可见两肺纹理增深，并发肺炎时可见肺部斑片状阴影等间质肺炎表现。血清学检查对诊断有一定帮助，核酸探针或PCR有助于早期快速诊断，痰及咽拭子标本分离肺炎支原体可确诊。

（五）衣原体感染（chlamydophila infection）

发热、头痛、肌痛等全身症状较流感轻，可引起鼻窦炎、咽喉炎、中耳炎、气管-支气管炎和肺炎。实验室检查可帮助鉴别诊断，包括病原体分离、血清学检查和PCR检测。

【治疗】

早发现、早诊断是防控与有效治疗的关键。

（一）隔离消毒

按呼吸道隔离1周或者至主要症状消失；流行期间对公共场所加强通风和空气消毒。

（二）一般治疗

休息、多饮水、清淡营养饮食，保持鼻咽及口腔清洁。

(三)合理应用对症治疗药物

酌情应用解热药、缓解鼻黏膜充血药物、止咳祛痰药物等。儿童忌用阿司匹林或含阿司匹林药物以及其他水杨酸制药,避免 Reye 综合征。

(四)及早应用抗流感病毒药物

抗流感病毒治疗药物现有离子通道 M_2 阻滞药和神经氨酸酶抑制药两类,前者包括金刚烷胺和金刚乙胺,后者包括奥司他韦和扎那米韦。

抗流感病毒药物治疗早期使用,才能取得最佳疗效。对于发病时即病情严重、发病后病情呈动态恶化的病例、感染甲型 H1N1 流感的高危人群,开始给药时间应尽可能在发病 48h 以内(以 36h 内为最佳)。对于较易成为重症病例的高危人群,一旦出现流感样症状,不一定等待病毒核酸检测结果,即可开始抗病毒治疗。孕妇在出现流感样症状之后,宜尽早给予神经氨酸酶抑制药治疗(表 2-1)。

表 2-1 常用的抗流感病毒药物(流行性感冒临床诊断和治疗指南 2004)

抗病毒药物	甲型流感		乙型流感	
	治疗	预防	治疗	预防
奥司他韦(oseltamivir)	√	√	√	√
扎那米韦(zanamivir)	√		√	
金刚烷胺(amantadine)	√	√		
金刚乙胺(rimantadine)	√	√		

1. 离子通道 M_2 阻滞药 金刚烷胺(amantadine)和金刚乙胺(rimantadine)通过阻断 M_2 蛋白而阻止病毒脱壳及其 RNA 的释放,干扰病毒进入细胞质,使病毒早期复制被中断,从而发挥抗流感病毒作用。早期应用能够减轻患者的病情,缩短病程,减少病毒排出,防止病毒扩散,减少排毒量。金刚乙胺是金刚烷胺的 α 甲基衍生物,抗病毒活性较金刚烷胺强 4～10 倍。

由于 M_2 蛋白为甲型流感病毒所特有,金刚烷胺和金刚乙胺仅对甲型流感病毒有预防和治疗作用。但甲型流感病毒已有部分毒株对其耐药,例如甲型 H1N1 流感病毒(2009)。禽流感病毒对二者也有较高的耐药率。

(1)用法和剂量(表 2-2):疗程 5～7d。金刚烷胺在肌酐清除率≤50ml/min 时酌情减少用量,必要时停药。肌酐清除率<10ml/min 时金刚乙胺应减为 100mg/d;对老年和肾功能减退患者应监测不良反应。

(2)不良反应:主要为中枢神经系统反应和胃肠道反应,如焦虑、注意力不集中和头痛等,其发生率金刚烷胺高于金刚乙胺。这些不良反应一般较轻,停药后大多可迅速消失。由于金刚烷胺能促进多巴胺的释放,故禁用于精神病和癫痫患者,但对帕金森病有治疗作用。

2. 神经氨酸酶抑制药 主要包括奥司他韦(oseltamivir,商品名为达菲)和扎那米韦(zanamivir),1999 年被美国 FDA 批准用于流感治疗,我国目前只有奥司他韦被批准临床使用。奥司他韦与扎那米韦极少产生耐药性,且二者作用于神经氨酸酶的位点不同,也不易产生交叉耐药性。

(1)防治普通流感:奥司他韦是一种口服、高选择性流感病毒神经氨酸酶抑制药,奥司他韦及代谢活性成分可分布至所有流感病毒感染的部位,临床用于甲、乙型流感的预防和治疗,对甲型 H1N1 流感(2009)病毒亦敏感。对于普通人群和患有慢性心、肺基础疾病的高危人群,在流感发病 48h 内早期使用均可以明显缩短症状持续时间和减轻症状严重程度,降低并发症发生率,并显示明显减少家庭接触者流感二代发病率。

(2)防治禽流感:到目前为止,传播给人类的禽流感病毒,包括 H5N1、H7N7 和 H9N2,都属于甲型流感病毒的变异株,都有神经氨酸酶,因此神经氨酸酶抑制药可用于预防和治疗人类禽流感病毒感染。实践证明,过去用于预防和治疗人类禽流感病毒(特别是对甲型流感病毒)感染的有效措施,对于禽流感病毒感染的防治也有一定效果。但也发

表 2-2 金刚烷胺和金刚乙胺用法用量(流行性感冒临床诊断和治疗指南 2004)

药物	年龄(岁)			
	1～9	10～12	13～16	≥65
金刚烷胺	5mg/(kg·d)最高 150mg/d 分 2 次	100mg bid	100mg bid	≤10mg/d
金刚乙胺	不推荐使用	不推荐使用	100mg bid	100mg/d 或 200mg/d

现个例人感染禽流感 H5NI 病毒患者对奥司他韦耐药。扎那米韦对禽流感 H5N1 病毒亦敏感,尚未发现耐药报道。

(3)推荐使用对象:流感流行时的高危人群;严重流感患者,希望缩短流感病程的患者;高危人群中未接种流感疫苗者,免疫不全者,家庭中暴露于患者的无保护人群。

(4)用法和剂量

①奥司他韦:用于流感的预防(仅限于 13 岁以上青少年和成人)时,口服 75mg,每天 1 次,连续 7d 或以上。用于治疗时,青少年(13 岁以上)和成人,口服 75mg,每天 2 次,连服 5d,应在症状出现 2d 内开始用药;13 岁以下儿童按体重给药(体重≤15kg 者用 30mg;16～23kg 者用 45mg;24～40kg 者用 60mg;>40kg 者用 75mg);7 岁以下儿童不推荐使用。肾功能不全者肌酐清除率＜30ml/min 时,应减量至 75mg,每天 1 次。

②扎那米韦:7 岁及以上儿童及成人剂量均为每次吸入 10mg,每天 2 次,连用 5d,应在症状出现 2d 内开始用药。7 岁以下儿童不推荐使用。

(5)不良反应:奥司他韦不良反应少,一般为恶心、呕吐等消化道症状,也有腹痛、头痛、头晕、失眠、咳嗽、乏力等不良反应的报道。扎那米韦肝肾毒性小,患者耐受性好,吸入后最常见的不良反应有头痛、恶心、咽部不适、眩晕、鼻出血等。个别哮喘和慢性阻塞性肺疾病(COPD)患者使用后可出现支气管痉挛和肺功能恶化。

对于临床症状较轻且无并发症、病情趋于自限的甲型 H1N1 流感病例,无需积极应用神经氨酸酶抑制药。

(五)糖皮质激素

目前尚未证实应用糖皮质激素对人禽流感患者预后有任何有益的效果,尤其是大剂量激素还可诱发感染,故一般不推荐使用。

人禽流感患者如出现下列指征之一时,可考虑短期内给予适量糖皮质激素治疗:短期内肺病变进展迅速,出现氧合指数(PaO$_2$/FiO$_2$)＜300,并有迅速下降趋势;合并脓毒血症伴肾上腺皮质功能不全。

(六)抗细菌治疗

患者在病程后期继发细菌性感染时,应积极抗感染。应针对最常见的社区获得性肺炎常见病原体经验性使用抗生素治疗,重点针对肺炎球菌、金黄色葡萄球菌和其他化脓性葡萄球菌。对于缺乏临床和(或)微生物学支持的细菌感染,一般不用抗菌治疗。

(七)血浆支持治疗

对发病 2 周内的重症人禽流感患者,及时给予人禽流感恢复期患者血浆,有可能提高救治的成功率。

(八)氧疗和呼吸支持

对重症患者出现呼吸衰竭时应及时给予呼吸支持治疗,包括经鼻管或面罩吸氧、无创和有创正压通气治疗。实际上出现呼吸衰竭时,维持和保证恰当有效的氧合是治疗最重要的环节。

(九)中医中药

早期用药,辨证施治。可按辨证分别选择清热、解毒、化湿、扶正祛邪等不同治则和处方及中成药。

【预防】

(一)隔离、消毒

隔离患者,流行期间对公共场所加强通风和空气消毒。

(二)减少聚会和集体娱乐活动

流行期间减少大型聚会及集体活动,接触者应戴口罩。

(三)加强监测

当(禽)流感密切接触者出现流感样症状时,应立即进行流行病学调查,采集标本并检测,以进一步明确病原体,同时采取相应的防治措施。

(四)阻断传播途径

对公共场所、车间、教室、宿舍或病禽场所进行彻底消毒:乳酸 2～4ml/100m^3 或者过氧乙酸 2～4g/m^3 熏蒸,或用 1‰～2‰漂白粉或含氯消毒液喷洒。死禽或禽类废弃物销毁或深埋。

(五)接种疫苗

接种疫苗是预防流感的基本措施。

1.流感灭活疫苗　全病毒的 3 价疫苗,反应较轻。主要接种对象是老人、婴幼儿、孕妇、慢性心肺疾病患者、肿瘤患者、免疫低下者。基础免疫为注射 2 次,间隔 6～8 周。以后每年加强免疫 1 次。新的亚型流行时应重做基础免疫。目前,我国甲型 H1N1 流感(2009)疫苗为灭活疫苗。

2.流感减毒活疫苗　单价疫苗,接种反应类似轻症感染。主要接种对象是健康成人和少年儿童,禁用于流感灭活疫苗接种对象。接种方式为鼻腔喷雾接种。

(六)预防性治疗

抗病毒药物用于流感预防时,每日用药 1 次,疗程为:2 周,暴发流行时一般疗程;1 周,大流行时暴露后预防。

(七)加强管理

要加强检测标本和实验室禽流感病毒毒株的管理,严格执行操作规范,防止医院感染和实验室的感染及传播。

患者和他人戴口罩减少病毒进入呼吸道接触黏膜细胞,具有预防流感作用。

(范昕建　吴　疆)

第二节　流行性腮腺炎

学 习 要 点

1. 掌握流行性腮腺炎的临床表现。
2. 掌握流行性腮腺炎的诊断依据。
3. 掌握流行性腮腺炎的鉴别诊断。
4. 掌握流行性腮腺炎的治疗措施。
5. 熟悉流行性腮腺炎的发病机制、病理改变。
6. 熟悉流行性腮腺炎的病原学、流行病学。
7. 熟悉流行性腮腺炎的辅助检查、预防。

流行性腮腺炎(epidemic parotitis)是由腮腺炎病毒引起的急性、全身感染性呼吸道传染病,多见于儿童及青少年,成人也可发病。临床主要表现为腮腺的非化脓性肿胀、疼痛伴全身发热,也可累及其他腺组织、神经系统、头颅、心脏、肝、肾、生殖腺、关节等器官。脑膜脑炎、睾丸炎为常见合并症,偶也可无腮腺肿大。

【流行病学】

流行性腮腺炎是一种在全球范围内广泛流行的急性呼吸道传染病,但其流行程度在不同国家和地区存在差别,早期病人和隐性感染者是主要传染源。腮腺肿痛前 6d 至肿后 9d 均可自病人唾液中分离出腮腺炎病毒。该病毒通过直接接触、飞沫、唾液污染食具和玩具等途径传播,人群普遍易感,学龄及学龄前儿童往往是发病高峰人群,其中 5~9 岁的儿童更为多见。其易感性随年龄的增加而下降,青春期男性患者发病较女性多见。病后可获得持久免疫力。该病全年皆可发作,在温带地区以春、冬季最多,夏季较少,但也可发生流行;在热带无季节性差异,呈流行或散发。

腮腺炎疫苗使用以后,该病在全球范围内得到了有效的遏制,部分推广免疫接种的国家病例已呈散发状态,也无明显的季节特点。同时其发病人群也发生了改变。免疫接种后患者年龄逐步向 15 岁以上人群推移的趋势。从美国 1988—1993 年的疾病监测情况看,5~14 岁儿童病例数占总病例数的 52%,15 岁以上病例占 36%,所有年龄组的发病率均下降,但以 10~15 岁的发病率下降速度显著。但近年来我国流腮有持续上升趋势。

【病原学】

腮腺炎病毒属于副黏液病毒系核糖核酸型,1934 年自患者唾液中分离得到,并成功地感染猴及"志愿者"。病毒直径为 85~300nm,平均 140nm。对物理化学因素的作用均甚敏感 1% 来苏、乙醇、0.2% 甲醛溶液等可于 2~5min 将其灭活暴露于紫外线下迅速死亡,在 4℃ 时其活力可保持 2 个月,37℃ 时可保存 24h,加热至 55~60℃ 时经 10~20min 即失去活力。-65℃ 可存活数月至数年。该病毒只有人类中发现但可在猴、鸡胚羊膜和各种人和猴的组织培养中增殖,该病毒目前发现只有一种血清型。

腮腺炎病毒的核衣壳蛋白具有可溶性 S 抗原和病毒 V 抗原。S 抗原和 V 抗原各有其相应的抗体。S 抗体于起病后第 7 天出现并于 2 周内达高峰,以后逐渐降低,可保持 6~12 个月,S 抗体无保护性。V 抗体出现较晚,起病 2~3 周时才能测得,此后 1~2 周或以后达高峰,但存在时间长久,V 抗体有保护作用。感染腮腺炎病毒后无论发病与否都能产生免疫反应,再次感染发病者很少见。本病毒很少变异,各毒株间的抗原性均甚接近。

【发病机制及病理改变】

目前有观点认为本病毒首先侵入口腔黏膜和鼻黏膜,在上皮组织中大量增殖后进入血循环(第一次病毒血症),经血流累及腮腺及一些组织,并在其中增殖,再次进入血液循环(第二次病毒血症),可侵犯上次未受波及的一些脏器。病程早期时从口腔、呼吸道分泌物、血尿、乳汁、脑脊液及其他组织中可分离出腮腺炎病毒。也有人认为病毒对腮腺有特殊亲和性,因此入口腔后即经腮腺导管而侵入腮腺,在腺体内增殖后再进入血循环形成病毒血症累及其他组织。各种腺组织如睾丸、卵巢、胰腺、胸腺、甲状腺等均有受侵的机会,脑膜、肝及心肌也常被累及,因此流行性腮腺炎的临床表现变化多端。

腮腺非化脓性炎症为本病的主要特点。表现为腺体红肿,伴有渗出和出血。白细胞浸润腮腺导管时可有卡他性炎症,导管周围及腺体间质中有浆液纤维蛋白性渗出及淋巴细胞浸润,管内充塞破碎细胞残余及少量中性粒细胞;腺上皮水肿、坏死、腺泡间血管有充血现象;腮腺周围明显水肿,附近淋巴结充血肿胀;唾液成分的改变不多,但分泌量则较正常减少。由于腮腺导管的部分阻塞,使唾液排出受阻,故摄食酸性饮食时可因唾液分泌增加、唾液潴留而感胀痛;唾液中含有淀粉酶,可经淋巴系统进入血循环,引起血淀粉酶增高,并从尿中排出。本病毒易侵犯成熟的睾丸,幼年患者很少发生睾丸炎,睾丸曲精管的上皮显著充血,有出血斑点及淋巴细胞浸润,在间质中出现水肿及浆液纤维蛋白性渗出物。累及胰腺时,胰腺可有充血和水肿,胰岛可有轻度退化及脂肪性坏死现象。

【临床表现】

潜伏期8~30d,平均18d。起病大多较急,无前驱症状。临床表现为畏寒、发热、头痛、咽痛、食欲不佳、恶心呕吐、全身疼痛等,数小时腮腺肿痛逐渐明显,体温可达39℃以上。成人患者一般较严重。腮腺肿胀最具特征性,一般以耳垂为中心,向前、后下发展,状如梨形,边缘不清;局部皮肤肿胀,触之坚韧有弹性,有轻触痛;言语咀嚼(尤其进酸性饮食)时刺激唾液分泌,导致疼痛加剧;通常一侧腮腺肿胀后1~4d累及对侧,双侧肿胀者约占75%,颌下腺或舌下腺也可同时累及。重症者腮腺周围组织高度水肿,使容貌变形并可出现吞咽困难。腮

腺管开口处早期可有红肿,挤压腮腺始终无脓性分泌物自开口处溢出。腮腺肿胀大多于1~3d到达高峰,持续4~5d逐渐消退而恢复正常,无其他并发症时,该病病程10~14d。

流行性腮腺炎除了腮腺受累外,病毒经常累及中枢神经系统或其他腺体或器官而产生相应的症状。甚至某些并发症可不伴有腮腺肿大而单独出现。

(一)神经系统并发症

1.无菌性脑膜炎、脑膜脑炎、脑炎 为常见的并发症,尤多见于儿童患者,男孩多于女孩。腮腺炎时脑炎的发病率为0.3%~8.2%。脑膜脑炎症状可早在腮腺肿前6d或肿后2周内出现,一般多在肿后1周内出现。脑脊液和症状与其他病毒性脑炎相仿,头痛、呕吐等,急性脑水肿表现较明显。脑电图可有改变但不似其他病毒性脑炎明显,结合临床,以脑膜受累为主。预后多良好,个别脑炎病例也可导致死亡。部分腮腺炎脑炎患者可自始至终无腮腺肿痛表现。

2.偶有腮腺炎后1~3周出现多发性神经炎、脊髓炎,预后多良好。肿大的腮腺可能压迫神经引起暂时性面神经麻痹。有时出现平衡失调、三叉神经炎、偏瘫、截瘫、上升性麻痹等。偶有腮腺炎后因导水管狭窄而并发脑积水。

3.耳聋:为听神经受累所致。发病率虽不高(约1:15 000),但可成为永久性和完全性耳聋,75%为单侧性,故影响不大。

(二)生殖系统并发症

腮腺炎病毒好侵犯成熟的生殖腺体,故多见于青春期后期以后的患者,小儿少见。

1.睾丸炎 发病率占男性成人患者的14%~35%,一般13~14岁以后发病率明显增高。常发生在腮腺肿大1周左右开始消退时,突发高热、寒战、睾丸胀痛、伴剧烈触痛,症状轻重不一,一般约10d消退。阴囊皮肤水肿也显著,鞘膜腔内可有黄色积液。病变大多侵犯一侧,有1/3~1/2的病例发生不同程度的睾丸萎缩,由于病变常为单侧,即使双侧也仅部分曲精管受累,故很少引致不育症。附睾炎常合并发生。

2.卵巢炎 占成人女性患者的5%~7%。症状较轻,不影响受孕,偶可引起提前闭经。卵巢炎症状有下腰部酸痛,下腹部轻按痛,月经周期失调,严重者可扪及肿大的卵巢伴压痛。迄今尚未见因此导致不育的报道。

（三）胰腺炎

约见于 5% 成人患者，儿童中少见。常发生于腮腺肿胀后 3d 至 1 周，以中上腹剧痛和触痛为主要症状。伴呕吐、发热、腹胀、腹泻或便秘等，有时可扪及肿大的胰腺。胰腺炎症状多在 1 周内消失。血中淀粉酶不宜作诊断依据，血清脂肪酶值超过 1.5U/dl（正常为 0.2～0.7U/dl），提示最近发生过胰腺炎。脂肪酶通常在发病后 72h 升高，故早期诊断价值不大。近年来随着儿童患者病情越来越重，胰腺炎的并发症也随之增高。上海医科大学儿科医院 1982—1993 年因并发症住院的 1 763 例流行性腮腺为患儿中，并发胰腺炎者 43 例，占第 2 位，仅次于脑膜脑炎。

（四）肾炎

早期病例尿中绝大多数可分离出腮腺炎病毒，故认为该病毒可直接损害肾脏，轻者尿中有少量蛋白，重者尿常规及临床表现与肾炎相仿，个别严重者可发生急性肾衰竭而死亡。但大多数预后良好。

（五）心肌炎

有 4%～5% 患者并发心肌炎。多见于病程 5～10d，可与腮腺肿同时或恢复期发生。表现为面色苍白，心率增快或减慢，心音低钝，心律不齐，暂时性心脏扩大，收缩期杂音。心电图可见窦性停搏、房室传导阻滞、ST 段压低、T 波低平或倒置、期前收缩等。严重者可致死。大多数仅有心电图改变（3%～15%）而无明显临床症状，偶有心包炎。

（六）其他

乳腺炎（15 岁以上女性患者 31% 并发此症）、骨髓炎、肝炎、肺炎、前列腺炎、前庭大腺炎、甲状腺炎、胸腺炎、血小板减少、荨麻疹、急性滤泡性结膜炎等均少见。关节炎发病率约为 0.44%，主要累及肘膝等大关节，可持续 2d 至 3 个月，能完全恢复。多发生于腮腺肿后 1～2 周，也有无腮腺肿者。

【辅助检查】

（一）血常规检查

白细胞计数大多正常和稍增加，淋巴细胞相对增多。有并发症时白细胞计数可增高，偶有类白血病反应。

（二）尿常规检查

肾脏受累时可出现蛋白尿、红细胞和白细胞等，甚至类似肾炎的尿的改变。

（三）外周血生化检查

90% 患者的血清淀粉酶有轻至中度增高，尿中淀粉酶也增高。淀粉酶增高程度往往与腮腺肿胀程度成正比但其增高也可能与胰腺和小肠浆液造酶腺病变有关，一般情况下，淀粉酶升高正常值 2 倍以上有意义。部分患者可有心肌酶谱的升高和血清肌钙蛋白阳性。

（四）血清学检查

1. 中和抗体试验　低滴度如 1:2 即提示现症感染。近年来应用凝胶内溶血法（Hemolysis-in-Gel 法），与中和试验基本一致而比中和抗体的检测简便迅速，但方法上还需进一步改进。

2. 补体结合试验　对可疑病例有辅助诊断价值双份血清（病程早期及第 2～3 周）效价有 4 倍以上的增高，或一次血清效价达 1:64 者有诊断意义。如条件许可宜同时测定 S 抗体和 V 抗体。S 抗体增高表明新近感染，V 抗体增高而 S 抗体不增高时仅表示以往曾受过感染。

3. 血凝抑制试验　受病毒感染的鸡胚其羊水及尿囊液可使鸡的红细胞凝集，腮腺炎患者的恢复期血清有强大抑制凝集作用，而早期血清的抑制作用则较弱如 2 次测定效价相差 4 倍以上，即属阳性。

（五）病原学检查

早期病例唾液、尿、血脑脊液以及脑、甲状腺等其他组织中可分离出腮腺炎病毒，但病毒分离过程较繁，目前无条件普遍开展。

（六）其他

当病变累及颅内时，腰椎穿刺脑脊液检查、脑电图、头颅 CT 或 MRI 检查具有一定参考价值；同时病变累及心肌引起病毒性心肌炎时可行心电图、心脏超声等检查；累及胰腺时可行胰腺 B 超、CT 和 MRI 等检查帮助诊断。

【诊断】

诊断主要依靠流行病学史、腮腺和（或）其他唾液腺肿大等特征做出临床诊断，确诊须通过血清学及病原学检查。具体诊断标准如下：

（一）流行病学史

发病前 2～3 周有与流行性腮腺炎患者接触史或当地有本病流行。

（二）症状体征

1. 腮腺或其他唾液腺非化脓性肿胀。含食酸性食物胀痛加剧。

2. 剧烈头痛、嗜睡、呕吐、脑膜刺激征阳性。脑脊液呈非化脓性改变（与其他病毒性脑炎相似）。

3. 恶心呕吐、伴中上腹部疼痛与压痛，局部肌紧张。

4.睾丸肿痛(常为单侧)。

(三)实验室检测

1.1 个月内未接种过腮腺炎减毒活疫苗,血清中特异性 IgM 抗体阳性。

2.双份血清(间隔 2~4 周)IgG 抗体效价呈 4 倍或 4 倍以上增高。

3.唾液、尿、脑脊液、血中分离到腮腺炎病毒。

根据上述检查,诊断病例包括疑似病例、临床诊断病例和确诊病例。其中疑似病例诊断包括:具备四条症状的第 1 条或伴有其他症状中的任何一条或具备四条症状的第 2、3、4 条中的一条加上流行病学史。临床诊断病例包括疑似病例加上流行病学史。确诊病例包括疑似病例或临床诊断病例加实验室检测中的任一条。

【鉴别诊断】

(一)化脓性腮腺炎

常为一侧性局部红肿压痛明显,晚期有波动感,挤压时有脓液自腮腺管流出,血象中白细胞总数和中性粒细胞明显增高。

(二)颈部及耳前淋巴结炎

肿大不以耳垂为中心局限于颈部或耳前区,为核状体,较坚硬边缘清楚,压痛明显,表浅者活动可发现与颈部或耳前区淋巴结相关的组织有炎症,如咽峡炎、耳部疮疖等白细胞总数及中性粒细胞增高。

(三)症状性腮腺肿大

在糖尿病营养不良、慢性肝病中,或应用某些药物如碘化物羟保泰松、异丙肾上腺素等可引起腮腺肿大,为对称性无肿痛感,触之较软,组织检查主要为脂肪变性。

(四)其他病毒所引起的腮腺炎

已知 13 型副流感病毒、甲型流感病毒、A 型柯萨奇病毒、单纯疱疹病毒、淋巴脉络膜丛脑膜炎病毒、巨细胞病毒均可引起腮腺肿大和中枢神经系统症状需做病原学诊断。

(五)其他原因所致的腮腺肿大

过敏性腮腺炎腮腺导管阻塞,均有反复发作史,且肿大突然消肿迅速。单纯性腮腺肿大多见于青春期男性,系因功能性分泌增多代偿性腮腺肿大无其他症状。

(六)其他病毒所致的脑膜脑炎

腮腺炎脑膜脑炎可发生在腮腺肿大之前(有的始终无腮腺肿大)难与其他病毒所致者相鉴别,可借助于上述血清学检查、病毒分离以及流行病学调查来确诊。

【治疗】

(一)一般护理

隔离患者使之卧床休息直至腮腺肿胀完全消退。注意口腔清洁,饮食以流质或软食为宜,避免酸性食物,保证液体摄入量。

(二)对症治疗

目的是维持机体内环境的稳定与平衡,包括水、电解质、酸碱、能量和氮的平衡;注意口腔清洁,清淡饮食,忌酸性食物,多饮水保证入量。必要时内服索米痛片、阿司匹林等解热镇痛药。

重症并发脑膜脑炎、严重睾丸炎、心肌炎时,可短期使用肾上腺皮质激素。

睾丸炎治疗:成人患者在本病早期应用己烯雌酚,每次数 1mg,一日 3 次,有减轻肿痛之效。

脑膜脑炎治疗:可按乙型脑炎疗法处理。高热、头痛、呕吐时给予适量利尿药脱水。

胰腺炎治疗:禁饮食、输液、反复注射阿托品或山莨菪碱,早期应用皮质激素。

【预防】

首先是传染源的管理,早期发现患者,早期进行隔离,隔离期一般认为应从起病到腮肿完全消退为止,约 3 周。由于腮腺炎病毒对外界的各种物理因素抵抗力较低,故不需终末消毒,但被患者污染的饮、食具仍需煮沸消毒。合理使用口罩,也可作为切断传染途径的有效办法。对一般接触者可不检疫,但对集体儿童、学校、部队的接触者应检疫 3 周。腮腺炎病毒灭活疫苗对儿童有保护作用。美国应用腮腺炎减毒活疫苗后,自然感染保护作用达95%,保护性免疫至少持续 6 年。美国还应用麻疹-风疹-腮腺炎三联疫苗,效果良好。国内应用减毒活疫苗喷喉、喷鼻及气雾免疫,保护力达100%。孕妇应避免与腮腺炎病人接触,在腮腺炎流行季节应注意隔离。如孕妇在临产期或围生期患腮腺炎,婴儿应隔离,并停止哺乳。

(盛吉芳)

第三节　麻　疹

学习要求

1. 掌握其他类型麻疹的临床表现与并发症,尤其是成年麻疹合并肺炎和幼儿麻疹合并心功能不全的诊断和治疗。

2. 熟练掌握典型麻疹和重型麻疹的诊断要点、临床特点与治疗原则。

3. 熟悉麻疹的皮疹特点,出疹顺序,消退顺序,领会麻疹与其他常见出疹性疾病的鉴别与预防。

4. 了解麻疹的病原学、流行病学、发病机制与病理改变。

麻疹:是由麻疹病毒引起的急性呼吸道传染病,主要发生在小儿,近年成年麻疹发病率上升。临床上以发热、结膜炎、上呼吸道炎及口腔黏膜斑 (Koplik's spots)和皮肤出现红色斑丘疹为特征。

【病原学与流行病学】

麻疹病毒属副黏液病毒科,病毒抗原性稳定,只有一个血清型。病毒在人体外生活力不强,对日光、紫外线及一般消毒剂敏感。含病毒的飞沫在空气中的传染性约 2h,对干燥、寒冷有耐受力。

1. 传染源　病人是唯一传染源,自发病前 2d 至出疹后 5d 患者的眼结膜、鼻、咽和气管分泌物都含有病毒,具有传染性。

2. 传播途径　麻疹病毒通过喷嚏、咳嗽、讲话时借飞沫散布至周围空气中,易感者通过吸入飞沫而被传染。

3. 易感人群　凡未有麻疹病史而又未注射过麻疹疫苗者对麻疹普遍易感,90% 以上接触感染的人群发病。病后可获得持久免疫。

4. 流行病学特征　本病以 6 个月至 5 岁小儿发病率最高。由于麻疹疫苗的普遍接种,麻疹流行强度减弱,而发病年龄也有逐渐增大的趋势。本病常年均可发生,但以冬春季为最多。

【发病机制与病理改变】

目前认为麻疹的发病机制有两个方面:一是由于麻疹病毒侵入细胞直接引起细胞病变;另一方面是与全身性突发型超敏变态反应有关。麻疹的病理特征是病毒侵袭可能引起全身淋巴组织显著增生,如扁桃体、咽部组织,脾及阑尾等处的多核巨细胞(Warthin-Finkeldey 巨细胞即华-弗细胞)。

【临床表现】

潜伏期均为 8～12d,平均为 10d,应用主动或被动免疫者可延长至 3～4 周。

(一)典型麻疹

1. 前驱期(出疹前期)　一般 3～5d 主要表现为上呼吸道炎症,有发热、纳差、眼结膜充血、畏光、流泪、眼睑水肿、咳嗽及声音嘶哑等症状。有时出现呕吐及轻度腹泻。起病后 2d 在口腔内第一臼齿处颊黏膜上可见 0.5～1mm 大小白色小点,周围有红晕,即麻疹黏膜斑,具有早期诊断价值。斑点数量渐增多,且可融合或扩散至牙龈及口唇,有时在结膜、鼻黏膜及阴道黏膜亦可见此斑,持续至出疹后 2～3d 消失。

2. 出疹期　发热 3～5d,体温及全身毒血症状达到高峰时出疹,自耳后颈部开始,渐向前额、面、躯干、四肢发展,最后达鼻尖及掌心足底,3～4d 出齐。皮疹初呈淡红色,较稀,后逐渐增多,并可融合、颜色转深,疹间皮肤正常。皮疹初压褪色,后期疹密集、色转深者压之不褪色。在皮疹出齐前,体温上升可达 40℃,全身症状相应加重,卡他症状达高峰。患者神萎、剧咳、结膜充血、畏光明显,舌乳头呈红肿,甚至出现神志昏沉或谵妄。全身浅表淋巴结及肝脾均可轻度肿大,部分患者肺部可闻及少许啰音。

3. 恢复期　出疹 3～5d,全身皮疹逐渐出齐,患者一般情况明显改善,体温下降,全身症状及呼吸道卡他症状迅速减轻,皮疹开始消退,但咳嗽可持续数天。皮疹消退后,留有浅褐色色素沉着斑,此为麻疹恢复期的特征,经 1～2 周或以后逐渐消退。退疹时皮肤有细小糠麸状脱屑。

(二)非典型麻疹

1. 轻型麻疹　发生在留有部分母亲传递免疫力的婴儿,或近期内注射过被动免疫制剂,或过去注射过麻疹减毒活疫苗但未能完全受保护者。此型麻疹潜伏期长,全身症状轻,上呼吸道卡他症状不明显,有时未见费-柯斑,皮疹分布稀少、色淡,但皮疹退后仍可留有淡褐色色素沉着斑,并发症少。

2.重型麻疹 临床上不多见,但病死率高。重型麻疹根据临床表现又可分为中毒型麻疹、休克型麻疹以及出血性麻疹3种。中毒型麻疹的毒血症症状重,体温可高达40.5~41℃,伴谵妄、抽搐、昏迷、发绀,皮疹呈融合性、色暗;或出现循环衰竭,有面色苍白、心率快、心音钝、血压下降;皮疹则迟迟不出齐,色淡、稀少;或已出的皮疹突然隐退。休克型麻疹的患者以循环衰竭为显著,皮疹稀少,色淡,难以出齐或骤然隐退,面色苍白或青灰色,唇及肢端发绀、脉细弱、心率快和心音低钝。出血性麻疹,皮疹呈出血点状或紫癜样,常伴体部黏膜及肠道出血,全身中毒症状明显。

3.异型麻疹 前期的体温明显升高,发热2d即出皮疹,皮疹自四肢末端开始,渐向躯干或面部发展,皮疹呈多形性,口腔内无费-柯斑,检测血常规可见嗜酸粒细胞增多,可能是一种迟发型变态反应,临床上少见。近年来成人麻疹发生率上升,症状较小儿起病急,可无卡他症状。

【并发症】

(一)支气管肺炎

麻疹最常见的并发症,多见于5岁以下特别是2岁以下。在麻疹出疹期,可由麻疹病毒本身侵犯肺部引起肺炎,肺大多呈间质性改变;一般表现不重,无明显气急,肺部出现少许啰音或无体征。X线检查可见较淡的点状或条状阴影。当继发细菌、病毒、真菌或混合感染时,临床症状明显加重,有发热、气急、病程较长。其中以并发金黄色葡萄球菌肺炎最严重,易进一步发生纵隔气肿、脓胸或脓气胸,甚至肺脓肿及心包炎。麻疹肺炎迁延者,可发展为支气管扩张症。

(二)喉炎

多发生在年幼儿。轻度嘶哑及喉炎是麻疹本身症状之一。并发细菌性喉炎时有频咳、嘶哑、哮喘及呼吸困难,吸气时出现胸骨上凹陷。严重者可因重度喉梗阻而窒息死亡。

(三)心血管功能不全

由麻疹病毒性心肌炎或心肌营养不良变性所致,严重者可出现休克。

(四)脑炎

麻疹脑炎多见于儿童,发生率仅0.01%~0.5%,可发生于出疹后3周内,出疹后2~6d多见,与麻疹轻重类型无关。早期发病可由麻疹病毒直接侵入脑组织所致;发生在出疹期后,则认为是一种机体对麻疹病毒的免疫反应。少见的亚急性硬化性全脑炎在麻疹后3~23年发生,预后差,大多死亡。

【诊断与鉴别诊断】

(一)诊断要点

典型的病例诊断较容易。以下几点为典型病例诊断要点:①在流行期间有麻疹接触史而未患过本病的小儿;②有上呼吸道卡他症状;③病程中若出现麻疹黏膜斑及典型皮疹者基本诊断可以确立;④恢复期出现色素沉着及糠麸样皮肤脱屑也可作为诊断的依据;⑤对非典型病人须进行病毒分离及病毒抗原或特异性IgM抗体检测才能确诊。

(二)鉴别诊断

1.风疹 重点应与轻型麻疹相鉴别。风疹特点为:多见于幼儿及学龄前期小儿,成人少见。前驱期症状轻,无热或低热,轻咳、流鼻涕,较少发生眼结膜炎,无科氏斑。起病1d左右即出疹,迅速见于全身。皮疹为稀疏色淡斑、丘疹,2~4d即消退,不脱屑、不留痕,同时耳后、枕后、颈部淋巴结肿大明显。很少并发,预后好。测风疹病毒血清特异抗体可助鉴别。

2.幼儿急疹 多见于婴幼儿,1岁以内为主。骤起高热,持续3~5d,而突然下降,可伴发高热惊厥,轻度呼吸道卡他症状。热退后出现皮疹为其特征,呈散在玫瑰色斑丘疹,以躯干为多,1~2d即自动消退,疹退后一般不脱屑或留有色素沉着。发热时外周血白细胞总数下降,淋巴细胞相对增多。

3.猩红热 由A组β型溶血性链球菌感染引起。发病第2天全身出现针头大小红疹,疹间皮肤充血,呈现一片猩红,压之褪色,疹退后可发生大片脱皮,尤以手、足心为显著。患者咽部红肿疼痛,可见"杨梅舌"。血液白细胞总数及中性粒细胞增高显著,咽细菌培养为β型溶血性链球菌。

4.肠道病毒感染 柯萨奇病毒及埃可病毒等肠道病毒感染时常伴发各种类型皮疹。多发生于夏秋季。出疹前常有呼吸道症状,发热、咳嗽、腹泻等,偶见黏膜斑,常伴全身淋巴结肿大,继而出疹,也有热退方出疹者,出疹无顺序,半日至2~3d消退。皮疹多样,大多为斑丘疹,也可为小疱疹、荨麻疹样。皮疹消退后不脱屑、不留痕。外周血象无特殊变化,或可有白细胞轻度增加。

5.药物疹 有用药物史及其他过敏史,皮疹形态不一,痒感明显,停药后皮疹可逐渐消退,无上呼吸道卡他症状及麻疹黏膜斑。

【治疗】

(一)对症治疗和护理

促进病情顺利恢复有赖于合理的护理,保持口腔、眼、鼻、喉及皮肤等的清洁,保持室内空气流通及新鲜,供给足够的水分,给易消化的饮食,切不可"忌口"。发热时一般不用退热药,持续高热时给予小剂量的退热药,但应避免骤然退热而引起虚脱。咳嗽剧烈时给予镇咳药。烦躁时给予适当的镇静药如地西泮、苯巴比妥等。

(二)并发症的处理

1. 支气管肺炎 治疗同一般肺炎,疑细菌感染时应选用1～2种抗菌药物治疗,常选用青霉素 G,每日 10 万～20 万 U/kg,肌内注射或静脉滴注,以后再根据痰培养致病菌种类及药敏结果选择敏感抗生素。中毒症状严重者,可酌情给予氢化可的松每日 5～10mg/kg,静脉滴注,疗程 2～3d,进食少可静脉补液,总量及钠盐不宜过多,速度宜慢,以免增加心脏负担。

2. 急性喉炎 尽量使患者安静,烦躁者应尽早给予镇静药,室内湿度宜增高,可用雾化吸入,2/d 或 3/d,呼吸道梗阻缺氧者吸氧,可选用抗生素及地塞米松静脉滴注,喉梗阻明显者尽早考虑气管插管或切开。

3. 心血管功能不全 应及时应用快速洋地黄类药物,可用毒毛花苷 K 0.007～0.01mg/kg,加入到葡萄糖液 10ml 缓慢静脉推入,同时服用呋塞米(速尿)等利尿药,可缓解病情。心力衰竭时常并发

肺炎,故应同时积极治疗肺炎。心肌炎严重时可用肾上腺皮质激素。有外周循环衰竭者应按感染性休克处理。

4. 脑炎 处理基本同乙型脑炎,重点采用对症治疗,高热者设法降温,惊厥者止惊,昏迷、瘫痪者加强护理,防止压疮等。

(三)中医中药

传统医学对麻疹有独特疗效,可用透疹方煎熏及擦洗,使顺利出疹。透疹方中含西河柳 30g,紫浮萍 30g,生麻黄 30g,芫荽子 30g。亦可口服中药辛凉透疹,宣肺发表,清热解毒。前驱期可用鲜茅、芦根、薄荷、牛蒡子、杏仁、连翘、板蓝根及菊花等;出疹期可用金银花、连翘、紫草、蝉蜕、黄芩及菊花等;恢复期可用沙参、麦冬、地骨皮、天花粉及建曲等。

【预后】

麻疹预后与患者年龄大小、体质强弱、有无接种过麻疹疫苗,原先有无其他疾病和病程中有无并发症等有关。在医疗卫生条件较差的地区麻疹大流行时病死率可高达 10%～20%。自广泛接种麻疹疫苗后,不仅麻疹发病率大大下降,病死率也快速降低到 1% 以下。死亡者中婴幼儿占 80%,尤其是体弱、营养差、多病及免疫力低下者预后差,患重症麻疹或并发肺炎(特别是巨细胞肺炎)、急性喉炎、脑炎和心功能不全者预后更为严重。

【预防】

采取以预防接种为主的综合措施。

(侯金林)

第四节 带状疱疹

学 习 要 求

1. 掌握带状疱疹的病源、传染源、转播途径和易感人群。
2. 掌握带状疱疹的诊断、防治原则。
3. 熟悉临床表现特点(皮疹的形态、出诊的部位和分布等)。
4. 熟悉带状疱疹的病因病理要点。
5. 了解带状疱疹病毒如果侵犯神经系统或疱疹病损发生在某些特殊部位的严重后果。

带状疱疹是潜伏于人体感觉神经节的水痘-带状疱疹病毒,经再激活后所引起的皮肤感染,临床特征为沿身体单侧体表神经的相应皮肤出现呈带状的成簇水疱,常伴有局部神经疼痛。

【病原学】
带状疱疹与水痘同一病源。

【流行病学】
1. 传染源 水痘和带状疱疹患者是本病的传

染源。

2.传播途径　带状疱疹病毒很可能通过呼吸道或直接接触传播,但一般认为带状疱疹主要不是通过外源性感染,而是潜伏性感染的病毒再激活所致。

3.人群易感性　普遍易感,可见于任何年龄,但多见于成人,90%见于50岁以上的人。

4.流行特征　常年散发,发病率随年龄增长而增加,免疫功能低下者易发生带状疱疹。

【病因病理】

初次感染水痘-带状疱疹病毒后,引起原发感染水痘,然后病毒沿神经纤维进入感觉神经节,呈潜伏性感染,当免疫功能下降时,如恶性肿瘤,使用免疫抑制药、创伤、艾滋病,导致潜伏的病毒激活而复制,使受侵犯的神经节发生炎症,并累及神经,引起相应节段的皮肤出现疱疹,同时使受累神经分布区域产生疼痛。

主要病变部位在神经和皮肤,病理变化主要是受累神经节炎症。局部可见单核细胞浸润,神经细胞变性,核内可发现包涵体。病变严重者还可影响受染背根神经节的邻近神经组织。

【临床表现】

带状疱疹发病初期,可出现低热和全身不适,沿着神经节段的局部皮肤常有灼痒,疼痛,感觉异常等。1~3d沿着周围神经分布区域出现成簇的红色斑丘疹,很快发展为水疱,疱疹从米粒大至绿豆大,分批出现,沿神经支配的皮肤呈带状排列,故名"带状疱疹",伴有显著的神经痛系该病突出特征。

带状疱疹3d左右转为脓疱,10~12d结痂,脱痂后不留瘢痕,带状疱疹可发生于任何感觉神经分布区,但以脊神经胸段最常见,因此皮疹部位常见于胸部,其次为腰部,面部等,带状疱疹皮疹多为一侧性,很少超过躯体中线。

水痘-带状疱疹病毒可侵犯三叉神经眼支,发生眼带状疱疹,病后常发展呈角膜炎与虹膜睫状体炎,若发生角膜瘢痕可致失明。病毒侵犯脑神经,可出现面瘫,听力丧失,眩晕,咽喉麻痹等。

【实验室检查】

1.脑脊液　出现带状疱疹脑炎、脑膜炎、脊髓炎者,其脑脊液细胞及蛋白有轻度增加,糖和氯化物正常。

2.细胞学检查　将疱疹部刮取标本染色检查,可查见多核巨细胞和核内包涵体,但难以与单纯疱疹者相鉴别。

3.血清学检查　可采用酶免疫法,补体结合试验检测水痘-带状疱疹病毒的特异性抗体。测得IgM抗体或双份血清IgG抗体效价升高4倍以上,有诊断意义。

4.病原学检查　取疱疹液体接种于人胚肺纤维细胞,可分离出病毒。

5.PCR检查　采用PCR检测水痘-带状疱疹病毒核酸具有诊断意义。

【诊断及鉴别诊断】

根据成簇的水疱疹沿周围神经排列成带状,发疹前后发疹部位有明显的神经痛,带状疱疹的临床诊断并不困难。但若局部尚未出疹,患者以一侧神经痛症状就诊,而疼痛症状仅始于数日前,此时医师应想到带状疱疹,并须注意与胸膜炎、胆囊炎、肋软骨炎等相鉴别。黏膜带状疱疹累及眼、口腔、阴道及膀胱黏膜时,应与相应的疾病鉴别。该病有时需与单纯疱疹鉴别,后者反复发生,分布无规律,疼痛不明显。

【治疗】

治疗原则为止痛、抗病毒和预防继发感染。

1.抗病毒治疗　抗病毒治疗的适应证包括:患者年龄>50岁;病变部位在头颈部、躯干或四肢严重的疱疹;有免疫缺陷患者;出现严重的特异性皮炎或严重的湿疹等。可选用阿昔洛韦,400~800mg口服,每4h1次,疗程7~10d,或阿糖腺苷,15mg/(kg·d)静脉滴注,疗程10d。

2.对症治疗　疱疹局部可用阿昔洛韦溶液局部涂抹,可缩短病程。神经疼痛剧烈者,给镇痛药,如罗通定、阿米替林、奋乃静等。保持皮损处清洁,防止继发细菌感染。

【预后】

皮肤带状疱疹呈自限性,预后一般良好;预后一般可获得终身免疫,仅偶有复发。不过,若疱疹病损发生在某些特殊部位(例如角膜),则可能导致严重后果。

【案例分析】

患者男性,43岁,天津人。主诉:眼痛、头痛4d,右额、鼻尖起水疱3d。患者入院前4d无明显诱因出现右侧眼部疼痛不适、流泪,伴剧烈右侧持续性剧烈头痛、头晕,无鼻塞,就诊于外院眼科门诊,诊为结膜炎,给予左氧氟沙星眼药水外用,阿莫西林口服,无缓解,1d后右侧额部、发鬓、鼻尖出现多发红斑、簇集水疱、丘疱疹,无结痂,伴瘙痒,无发热,2d后因头晕、恶心加重就诊于外院急诊科,给予醒脑静、雷尼替丁治疗后无缓解,同时眼科会诊,考虑角膜炎,给予阿昔洛韦眼药水外用,仍未见好转,转来我院。

既往史:体健。否认食物及药物过敏史。

个人史:传染病病史不详。

入院查体

体温36.5℃,右侧额部、发髻、鼻尖多发红斑,表面簇集水疱、丘疱疹,无脓疱或血疱,右眼充血,右耳前、颌下淋巴结肿大,伴压痛。双眼视力:VOD 0.5小孔矫正至1.0,VOS 1.0。右眼球结膜混合性充血水肿,上下眼睑结膜充血,可见乳头增生及滤泡形成,结膜可见水样分泌物,角膜上可见散在性点状浸润,前房(一),瞳孔等大等圆,对光反射存在,晶体(一),眼底(一),眼球活动度大致到位,眼压及眶压正常。面部鼻窦区无压痛。颈软,无抵抗,心界不大,心前区无隆起,各瓣膜听诊区未闻及病理性杂音。脑膜刺激征阴性,病理征阴性。

入院时辅助检查

血常规:白细胞5.8×10^9,中性0.54,淋巴0.46。HSV Ⅰ、Ⅱ型抗体阴性,CMV抗体阴性,水痘抗体IgM阳性,肝功能正常,心功能及肾功能、尿常规均正常。腹部彩超均正常。

诊断及鉴别诊断

(1)初步诊断:患者剧烈右侧偏头痛,伴疱疹表现,右侧额部、发髻、鼻尖可见多发红斑,簇集水疱、丘疱疹,并伴右侧结膜炎及角膜炎表现,故考虑诊断带状疱疹,且为特殊类型眼带状疱疹。

(2)鉴别诊断:患者单侧结膜炎、角膜炎同时存在,应考虑到为感染因素所致,结合单侧疱疹且疱液清亮及血象以淋巴细胞为主,考虑病毒感染。病毒性疱疹并结膜炎、角膜炎除带状疱疹外,还可考虑到单疱病毒性睑皮炎、单纯疱疹性角膜炎等的可能。疱疹还可以见于:细菌感染如脓疱疮中,故应予鉴别。单侧头痛明显,应考虑到三叉神经痛的可能。

①可排除原发性三叉神经痛:右侧头痛也应与原发性三叉神经痛相鉴别。原发性三叉神经痛除局部疼痛外,少有疱疹、角膜炎、结膜炎表现,故此病可以排除。

②可排除脓疱疮:又称传染性脓痂疹,俗称黄水疮,本病多为球菌感染所致,多见于夏秋季,患者多为2~7岁儿童,好发于暴露部位如颜面、四肢等处皮肤,皮疹为成群分布的黄豆大或更大的脓疱,

或初为水疱迅即混浊化脓、疱液典型者成半月形混浊,周边炎症红晕、疱壁薄,易擦破糜烂,以后结密黄色痂,预后无瘢,有痒,少有疼痛。附近淋巴结肿大,较重者可伴发热等全身症状,个别反复发作可引起继发性肾炎,疱液细菌培养葡萄球菌或链球菌阳性。患者表现与之不符,故不考虑。

③可排除单疱病毒性睑皮炎:本病症状相对较轻,发病时有刺痒与烧灼感,神经痛不明显,可越过面中线双眼发病,病变多局限在黏膜与皮肤交界处如睑缘处,多发生于下睑,"水疱"较小、散在分布,"疱"内液体相对清亮透明,1周内干枯结痂,脱落后不留下痕迹,但易复发,多数患者并发滤泡性结膜炎,少数病人发展为慢性睑缘炎。患者表现与之不符,故不考虑。

④可排除单纯疱疹性角膜炎:本病一般不伴前额及上睑皮肤疱疹,皮肤无痛性敏感度增加,眼痛不剧烈,角膜浸润常位于中央,树枝细,末端膨大,有上皮缺损,故不考虑。

入院后治疗方案

应用阿昔洛韦抗病毒治疗,予维生素B_1、B_{12}营养神经治疗,予赛庚啶4mg,3/d止痛对症处理。

局部应用阿昔洛韦或肽丁胺软膏涂搽患处皮肤,皮肤红肿渗出的患者予以硫酸镁粉剂或3%硼酸冷湿敷于患处。

阿昔洛韦及左氧氟沙星眼液点眼治疗带状疱疹病毒性结膜炎、角膜炎。

治疗经过

在完善病史和查体的基础上做血常规以了解血象变化,从而辅助鉴别皮疹原因。因水疱多见于疱疹病毒感染,故需行疱疹病毒抗体检测及疱疹病灶刮片检查。感染存在可能损害脏器,故行心肝肾功能及腹部彩超。

患者皮疹单侧分布,红斑、簇集水疱及丘疱疹,伴疼痛,附近淋巴结肿大,可确诊为带状疱疹,皮疹分布于单侧额部、鼻尖,伴右侧角膜炎,考虑病毒累及三叉神经的眼支。患者头痛明显,故应警惕出现脑炎的可能,密切体温、神志及恶心、呕吐等表现。患者住院第2天出现嗜睡,考虑为赛庚啶所致,改为4mg,每晚1次,后即缓解。

出院时情况

入院后经治疗皮疹水疱变小,基地红斑变浅,原有皮损已干燥结痂脱落,右眼结膜充血减轻,但仍存在阵发性头皮痛,诉右眼视物模糊,伴畏光、流泪及异物感,故转外院眼科进一步诊治。

随访

外院眼科继续予局部滴眼抗病毒及抗炎等治疗,15d后好转出院,出院时右眼球结膜略充血,角膜透明可见小片状云翳。患者之女(16岁)在其出院后出现水痘。因无水痘病史者接触带状疱疹病人可能出现水痘,侧面提示患者带状疱疹诊断正确。

分析及体会

本病由水痘-带状疱疹病毒引起。初次感染表现为水痘,以后病毒可长期潜伏在脊髓后根神经节中,当机体抵抗力下降,免疫功能减弱或一些诱发因素的作用下,水痘-带状疱疹病毒可再度活动,生长繁殖,沿周围神经而波及皮肤,出现皮疹,即带状疱疹,以中老年人多见。本病出皮疹前1~2d往往先有感觉过敏和神经痛,皮疹初为红斑,继而出现成簇而不融合的粟粒至绿豆大丘疱疹,多沿某一周围神经分布,排列成带状,发生于身体一侧,不超过中线。眼带状疱疹为带状疱疹的特殊类型之一。病毒侵犯三叉神经时,眼支受累最为常见。患侧支配区的头皮、前额、眼睑可发生簇集性水疱,并伴有充血、肿胀和剧烈疼痛。若累及角膜,水疱破溃后形成溃疡性角膜炎,可因瘢痕形成导致失明。严重者可引起全眼球炎、脑炎,甚至死亡。当侵犯三叉神经眼支的鼻分支时,鼻梁侧及鼻尖常出现水疱,患者急性起病,以结膜炎、偏头痛为首发表现,其后右侧额部、发髻、鼻尖出现多发红斑、簇集水疱、丘疱疹,并发角膜炎,故临床考虑此诊断。疱疹性神经损害常见部位还有胸部及头颈部、腰部。胸部带状疱疹最为常见。约占60%。皮疹沿肋间神经分布,从后上方向前下方延伸,止于中线,多累及第2、3肋间神经分布区,出疹时刺痛或灼痛,状若胸膜炎。头颈、腰部带状疱疹约占20%。头部也可损害三叉神经,皮疹分布与脸颊、鼻、唇、口等部位,面神经受累则出现面瘫,可伴有皮肤损害,Ⅲ、Ⅳ、Ⅴ对脑神经麻痹,可致眼外肌瘫痪或眼睑下垂,颈、腰、骶部也可发生带状疱疹。腰部胸部带状疱疹出现腰腹部疼痛,应考虑到与肋间神经痛、胸膜炎、急性心肌梗死、心绞痛等疾病鉴别。

由于眼带状疱疹可合并角膜炎,角膜疱疹可破溃形成溃疡,引起视力障碍或失明,如继发细菌感染,则致全眼球炎、脑膜炎甚至死亡等严重情况,故应予高度重视,抗病毒等全身治疗同时,注意眼部局部治疗,予滴眼液(包括抗菌和抗病毒)。

(曹武奎)

第五节　水　　痘

学习要点

1. 掌握水痘的诊断和鉴别诊断。
2. 掌握水痘的临床表现特点(尤其指出疹期)、防治原则。
3. 熟悉水痘的病因病理特点。
4. 熟悉疾病早期不宜应用哪类药物治疗。
5. 了解水痘的潜伏期、隔离期及并发症。

水痘是由水痘-带状疱疹病毒感染所导致的表现不同的两种急性传染病。水痘为原发感染,临床特征是出现全身水疱疹。

【病原学】

水痘-带状疱疹病毒属疱疹病毒科,仅一个血清型。核心为双链DNA,核衣壳是由162个壳微粒排列成立体对称的二十面体,外有一层脂蛋白包膜。病毒呈球形,直径150~200nm。儿童初次感染时引起水痘,恢复后病毒可长期潜伏在脊髓后根神经节或脑神经的感觉神经节内,少数人在青春期或成年后,受冷、热、药物、创伤、恶性病或放射线等因素作用,病毒被激活导致带状疱疹。受感染的细胞可形成多核巨细胞,核内出现嗜酸性包涵体,病毒对外界抵抗力弱,不耐热,不耐酸,不能在痂皮中存活,能被乙醚灭活。人是已知的自然界唯一宿主。

【流行病学】

1. 传染源　病人是唯一传染源。自出疹前1d至皮疹完全结痂为止,均有传染性。

2. 传播途径　主要通过飞沫和直接接触传播,

亦可通过接触被污染的用具传播。

3. 人群易感性　本病传染性极强,人群普遍易感,6 个月以下婴儿较少见,孕妇患水痘时,胎儿可被感染。病人可获持久免疫,但以后可发生带状疱疹。本病一年四季均可发生,冬春季发病率为高。

【病因病理】

水痘-带状疱疹病毒经口、鼻侵入人体,首先在呼吸道黏膜内增殖,2～3d 后入血,产生毒血症,并在单核-吞噬细胞系统内增殖后再次入血,产生第二次毒血症,并向全身扩散,导致器官病变。其主要损害部位在皮肤,较少累及内脏。皮疹分批出现与间隙性病毒血症相一致。通常在皮疹出现后 1～4d,特异性抗体产生,病毒血症消失,症状也随之缓解。

水痘的皮肤病变主要在表皮棘细胞层,呈退行性和水肿,组织液渗入形成水痘疱疹,内含大量病毒。水疱液开始透明,继之上皮细胞脱落及炎性细胞浸润,疱内液体减少并变混浊。如有继发感染,可变为脓疱。最后上皮细胞再生,结痂后脱落,一般不留瘢痕。

【临床表现】

1. 潜伏期　一般为 14d 左右(10～20d)。

2. 前驱期　婴幼儿常无前驱症状或症状轻微,皮疹和全身表现多同时出现。年长儿可有畏寒、低热、头痛、乏力及咽痛等表现,持续 1～2d 出现皮疹。

3. 出疹期　发热数小时至 24h 出现皮疹。皮疹先于躯干和头部,后波及面部和四肢。初为红色斑疹,数小时变为丘疹,再数小时左右发展成疱疹。疱疹为单房性,疱液初清亮,呈珠状,后稍混浊,周围有红晕。1～2d 疱疹从中心开始干枯、结痂,红晕消失。1 周左右痂皮脱落,一般不留瘢痕。皮疹呈向心性分布,主要位于躯干,其次头面部,四肢相对较少,手掌、足底更少。皮疹分批出现,故可见丘疹、疱疹、痂疹同时存在。

水痘多为自限性疾病,10d 左右可自愈。除了上述的典型水痘外,可有疱疹内出血的出血型水痘,该型病情极严重,常因血小板减少或弥散性血管内出血所致。此外,若妊娠期感染水痘,可引起胎儿畸形、早产或死胎。

【实验室检查】

1. 血常规　白细胞总数正常或稍低。

2. 疱疹刮片刮取新鲜疱疹基底组织涂片,用瑞特或吉姆萨染色可发现多核巨细胞,用苏木素伊红染色可见核内包涵体。

3. 血清学检查补体结合抗体高滴度或双份血清抗体滴度 4 倍以上升高可明确病原。

4. 病毒分离将疱疹液直接接种于人胚纤维母细胞,分离出病毒再进一步鉴定。该方法仅用于非典型病例。

5. 核酸检测 PCR 检测患儿呼吸道上皮细胞和外周血白细胞中的特异性病毒 DNA,是敏感、快速的早期诊断方法。

【诊断及鉴别诊断】

一般的病例的临床症状典型,诊断多无困难。必要时可做下列实验室检查:血清学检查;PCR 方法检测病毒 DNA;取新鲜疱疹内液体做电镜检查;在起病 3d 内,取疱疹内液体接种人胚羊膜组织,病毒分离阳性率较高。

重症病人及并发细菌感染时,需与下列鉴别诊断:

1. 脓疱疮　好发于鼻唇周围或四肢暴露部位,初为疱疹,继成脓疱,然后结痂,无分批出现的特点,不见于黏膜处,无全身症状。

2. 丘疹样荨麻疹　系梭形水肿性红色丘疹,如花生米大小,中心有针尖或粟粒大小的丘疱疹或水疱,较硬,甚痒,分布于四肢或躯干,不结痂。

3. 带状疱疹　疱疹沿一定的神经干径路分布,不对称,不超过躯干的中线,局部有显著的灼痛。

4. 其他病毒感染,如单纯疱疹病毒感染可引起水痘样皮损,确诊需依赖病毒分离结果。

5. 近年来发现肠道病毒引起的手足口病常伴有疱疹,但多发生于口腔手掌、足底,皮疹较小,质稍硬。

【治疗】

无并发症的水痘不需特殊处理,仅需对症治疗:如剪短病儿指甲,戴连指手套,以防抓伤;勤换内衣,消毒水洗浴,减少继发感染;局部或全身使用止痒镇静药;因有报道使用水杨酸制剂后 Reye 综合征发生率增加,故可用其他退热药替代。

水痘肺炎或免疫功能受损者患水痘时可给阿昔洛韦静脉注射,8h 1 次,每 $500mg/m^2$。于 1h 内施入,可预防肺炎或其他内脏受累;口服每次 $20mg/kg$,每日 4 次、共 5d;在潜伏期服用可减轻病情。继发细菌感染时给予抗生素治疗。

【并发症】

1. 皮肤继发感染　最常见如脓疱疮、蜂窝织炎等。

2. 血小板减少　带有皮肤、黏膜出血,严重者有内脏出血,包括肾上腺出血,预后不良。

3. 水痘肺炎　儿童不常见,临床症状恢复迅速,X 线改变常持续 6～12 周,偶有死亡报道。

4. 心肌炎、心包炎、心内膜炎、肝炎、肾小球肾炎、关节炎及到睾丸炎等均有少数病例报道。喉部损伤可引起水肿,严重者导致呼吸窘迫。

5. 神经系统　脑炎常在出疹后数日出现,发病率<1‰,病死率为 5%～10%。呈现小脑症状者如共济失调、眼球震颤、颤抖等较出现惊厥及昏迷等脑症状者预后为好。存活者中 15% 有癫痫、智能低下和行为障碍等后遗症。其他神经系统并发症包括:吉兰-巴雷综合征、横断性脊髓炎、面神经瘫痪、伴暂时性视力丧失的视神经炎和下丘脑综合征等。Reye 综合征在水痘后发生者占 10%。

【预后】

只要未继发严重细菌感染,普通型水痘预后良好,预后局部也不会留下瘢痕。但是,免疫功能低下,继发严重细菌感染的水痘患者,新生儿水痘或播散性水痘肺炎、水痘脑炎等严重病例,病死率可高达 5%～25%。水痘脑炎的幸存者还可能会留下精神异常、智力迟钝、癫痫发作等后遗症。

【案例分析】

患者,男,12 岁,天津市武清县人。自述:发热、全身皮疹 7d。患者于 7d 前无明显诱因出现发热,体温波动在 38.5～39.5℃,颜面、前胸出现皮疹,初为斑疹似蚊虫叮咬,继之为丘疹、疱疹,伴轻度瘙痒,无疼痛,未引起重视,在当地个体诊所,给予青霉素、清开灵、利巴韦林治疗 4d,上述症状未减轻。又住当地县医院,给予双黄连、利巴韦林 3d,疗效不佳,皮疹日渐增多,密集分布于颜面、躯干及四肢,尤以颜面、躯干为著,伴腹泻,稀水便,每日 3～4 次,伴头痛、咳嗽、食欲下降,持续高热,遂转入我院。

既往史:体健,否认食物及药物过敏史。

流行病学史:患儿居住院内有散发水痘。

入院查体

体温 39.5℃,神志清楚,精神萎靡,抱入病房。查体合作,颜面、躯干、四肢布满疱疹,局部融合,顶端透亮,疱液清亮,上涂甲紫,颜面肿胀明显,尼氏征阴性,双眼不能睁开,睑结膜、口腔黏膜、外耳道、肛周、阴囊、会阴部可见到成簇之疱疹,心肺听诊无异常,肝脾肋下未触及,全腹无压痛,病理征未引出。

入院时辅助检查

血常规:白细胞 $7.0×10^9/L$,中性 0.87,淋巴 0.13。

诊断及鉴别诊断

1. 初步诊断　流行病学史患儿居住院内有散发水痘,急性起病,病史短,发热、全身遍布疱疹,黏膜及皮肤均可见疱疹,故首先考虑水痘。

2. 诊断思路提示　患者发热、皮疹,可见于感染性疾病及非感染性疾病。患儿出现丘疹及疱疹,故可考虑到可能非感染性疾病中的丘疹样荨麻疹。该患儿疱疹较多、较大,且临床症状较重,不符合典型水痘表现。需与非感染性疾病中的大疱性表皮松懈型药疹相鉴别。患儿皮疹表现较为特殊,虽斑疹、丘疹、疱疹均出现,但以疱疹为主,病毒感染中如水痘、单纯疱疹、天花、手足口病、带状疱疹均可出现疱疹表现,应予鉴别。

(1)可排除丘疹样荨麻疹:本病常见于儿童及青少年,多由于某些节肢动物如蚊、蚤、螨、蠓、臭虫等叮咬所致的变态反应,亦有由于消化障碍,对某些食物过敏而引起。皮疹特点为红色丘疹,顶端有小水疱,无红晕,分批出现,离心性分布,多见于腰背、腹部、双下肢,不累及头部和口腔,一般无发热等全身症状,患儿临床表现与之不符,所以不考虑。

(2)可排除大疱性表皮松懈型药疹:本病为严重的药疹,常由磺胺类、解热止痛药(水杨酸类、氨基比林等)、抗生素、巴比妥类等引起。起病急骤,全身中毒症状严重,皮疹表现为弥漫性紫红色或暗红色斑片,常起始于腋和腹股沟,迅速波及全身,触痛显著。旋即于红斑处起大小不等的松弛性水疱,稍一搓即成糜烂面,或形成大面积的表皮坏死松懈,尼氏征阳性。坏死表皮呈灰红色覆于糜烂面上,留下疼痛的剥露面,化验嗜酸粒细胞比例可增高。患儿曾使用过包括抗生素青霉素在内的多种药物,故考虑到本病,但患儿用药前即已出现发热及皮疹表现,且疱疹未见明显糜烂、破溃,尼氏征阴性,嗜酸粒细胞正常,不符合本病表现,故暂不予考虑。

(3)可排除天花:本病一般无种痘史,有天花接触史,也可有斑疹、丘疹、疱疹、结痂依次出现,但多在发热 3～4d 出疹,且分布为离心性,多见于头面、四肢,皮疹较密较大,多为圆形,中心凹陷,深藏皮内,触之坚实如小豆。多为高热,毒血症状较重。目前国内无天花病例,且患儿潜伏期较短,发热当天即出皮疹,向心性分布,表现与天花不符,故不考虑。

（4）可排除手足口病：本病多见于 4 岁以下小儿。引起手足口病的肠道病毒包括肠道病毒 71 型（EV71）和 A 组柯萨奇病毒（CoxA）、埃可病毒（Echo）的某些血清型。皮疹呈离心性分布，口腔黏膜出现散在疱疹，米粒大小，疼痛明显，手掌或脚掌部出现米粒大小疱疹，疱内液体较少，不结痂，患儿表现与之不符，故不考虑。

（5）可排除带状疱疹：本病一般多见于成人，既往曾患过水痘，疱疹呈成簇状排列，沿身体一侧的皮肤周围神经分布，不对称，有局部疼痛，患儿表现与之不符，故不考虑。

（6）考虑水痘：根据患儿发热及皮疹表现初步考虑临床诊断水痘。入院后拟行水痘抗体进一步明确。患儿疱疹多且密集，呈层状疱疹，疱浆透亮，渗出疱浆量多、壁厚、疹间几乎无正常皮肤，并见于口腔黏膜、眼结合膜、肛周、阴囊、会阴，临床表现极为危重，高热、咳嗽、腹泻、精神萎靡、食欲下降，实验室检查：中性粒细胞明显升高，表现为混合感染征象，结合以上表现考虑重症水痘。重症水痘多见于恶性病及免疫功能受损、长期应用各种抗癌药物和肾上腺皮质激素的患儿，应再次详细询问患儿病史以了解其患重症水痘的病因。重症水痘可发生水痘肝炎甚至急性肝功能衰竭、间质性心肌炎及肾炎，故入院后完善检查，拟行心肝肾功能、尿常规及胸片、心电图、腹部彩超等检查。水痘并发症包括原发性水痘肺炎、脑炎。水痘肺炎多见于成人，儿童少见，病情轻重不一，轻者 X 线检查仅轻度炎症且消退迅速，重者可致死，表现为高热、咳嗽、胸痛、咯血、气急及发绀，两肺可闻及干湿性啰音。X 线可发现肺部有明显炎变，继发细菌感染者，病情加重，有时可发生死亡，故应予重视，查房时应注意询问相应症状及详细进行肺部听诊，并行胸片检查以警惕其发生。水痘脑炎发病率低于 1‰，多见于 5～7 岁儿童，常发生在出疹第 1 周末至第 2 周。临床表现与脑脊液所见与一般病毒性脑炎相似，病死率约 5%，少数有中枢神经系统后遗症，查房时注意与患儿交谈及神经系统检查等。

入院时查房分析：

患者以发热、皮疹为主诉。发疹，许多传染病在发热的同时伴有发疹，称为发疹性感染。发疹包括皮疹（外疹）和黏膜疹（内疹）两大类。疹出现时间及先后顺序对诊断及鉴别诊断有重要的参考价值。如水痘、风疹多发生于起病第 1 天，猩红热于第 2 天，天花于第 3 天，斑疹伤寒于第 5 天，伤寒于第 6 天等。水痘的疹主要分布于躯干；天花的疹多分布于面部及四肢；麻疹有黏膜疹，皮疹先出现于耳后、面部，然后向躯干、四肢蔓延等，均有其特点，故应注意询问。皮疹的自觉症状也应询问，如有无瘙痒，程度如何，如为接触性皮炎、湿疹、荨麻疹等，则瘙痒感较重，有助于鉴别。查体时视诊注意描述疹子的形态、性质、大小、数目、颜色、边缘、界限、形状、表面、基地、内容、部位及分布、排列等。触诊时注意描述有无触痛、是否坚实或柔软、有无棘次松懈征或尼氏征等。疱常在外观正常的皮肤上发生，若以手指将疱轻轻加以推、压，可使疱壁扩展、水疱加大，或稍用力推擦外观正常的皮肤，亦可使表皮脱落或于搓后不久出现水疱，称尼氏征。临床上尼氏征阳性的皮肤病有大疱性表皮松懈萎缩型药疹、金葡菌性烫伤样皮肤综合征、天疱疮、大疱性表皮松懈症、家族性慢性良性天疱疮等。询问治疗的过程包括曾使用的药物、剂量、疗效等有助于判断发热、皮疹的病因。如抗生素效果欠佳则可考虑到细菌感染的可能性较小。如在服用某些药物后出现发热、皮疹表现，应考虑到药疹的可能。在传染病中流行病学资料在传染病的诊断中占有重要地位，对于任何疾病，首先询问的应该是流行病学史。预防接种史和既往史有助于了解患者免疫状况。过敏也可出现发热、皮疹表现。故应注意询问过敏史。

治疗经过

入院后隔离治疗，避免传染给他人。注意皮肤清洁，修剪指甲，避免抓破水疱，以防继发感染。

发热出疹期要卧床休息，给患儿多喝水，并供给营养丰富、容易消化的食物如牛奶、鸡蛋、水果、蔬菜等，忌吃辛辣鱼虾等食物。

治疗给予阿昔洛韦注射液 0.75g，每 8h 1 次，静点及干扰素 300 万 U/d 肌内注射抗病毒治疗，给予丙种球蛋白肌内注射提高免疫支持治疗，血象提示混合感染的可能，且患儿疱疹较大较多，应注意预防感染，故给予头孢曲松 2.0g/d 静脉滴注抗感染。

高热，且食欲下降，故注意补液，补充电解质，及时纠正水电解质平衡，给予氦氖激光照射局部治疗，局部给予干扰素外用喷剂抗病毒、止痒对症处理。

入院后化验回报：

HSV Ⅰ、Ⅱ型抗体阴性，CMV 抗体阴性，水痘抗体 IgM 阳性。

肝功能 ALT：65U/L，AST：56U/L，心功能及

肾功能、尿常规均正常。心电图、胸片、腹部彩超均正常。

出院时情况

经治疗,患儿体温正常,疱液渐吸收,第 7 天时停用阿昔洛韦,经综合治疗 8d,疱疹均已结痂,少量结痂已脱落,血常规及肝功能恢复正常,痊愈出院。

随访

2 周后复诊,患儿周身结痂均已脱落,未见瘢痕遗留,已复学。

分析及体会

当病原未明确,伴有出疹性疾病(麻疹、水痘早期)出现高热时,切记不可急于退热,盲目使用糖皮质激素,造成病情加重,谨以此为戒。关于水痘病人激素使用问题,在病程早期大剂量给药可能加重病情,于患者不利,特别是潜伏期内。病程后期,皮疹结痂不再出现新疹或治疗重症喉炎、水痘肺炎、水痘脑炎等危重病例时,仍可应用皮质激素,而无病变扩散的危险。为预防水痘传染,对患儿应隔离至皮疹全部结痂为止,对接触过水痘病人的孩子最好也要隔离观察 3 周,体弱者可在接触后 4d 内注射丙种球蛋白。

病人应呼吸道隔离至全部疱疹干燥结痂为止。在集体机构中,对接触病人的易感者应留检 3 周。被病人呼吸道分泌物或皮疹内容物污染的空气、被服和用具,应利用通风、紫外线照射、暴晒、煮沸等方法消毒。国外有报道对免疫缺陷、孕妇和母亲现患水痘的新生儿可应用水痘特异性免疫球蛋白预防。胎盘球蛋白或水痘痊愈期血清仅限于体弱者或原有慢性疾病人应用;胎盘球蛋白效果不肯定。易感小儿、孕妇与免疫低下者也尽量避免与患带状疱疹者接触。

(曹武奎)

第六节　传染性单核细胞增多症

学习要点

1. 掌握传染性单核细胞增多症的临床表现、实验室检查、诊断及鉴别诊断、治疗。

2. 熟悉传染性单核细胞增多症的发病机制和病理解剖。

3. 了解 EB 病毒的特点,传染性单核细胞增多症的流行特征、预后。

【概述】

传染性单核细胞增多症是一种由 Epstein-Barr virus(EBV)引起的急性-巨噬细胞系统增生性疾病。临床上表现为不规则发热、淋巴结肿大、咽痛;外周血液单个核细胞显著增多,并出现异型淋巴细胞;血清中可检测到嗜异性凝集抗体和抗 EBV 抗体;病程常呈自限性等。

【流行病学】

1. 概况　本病的分布呈世界性,多为散发,亦可引起流行。全年均有发病,以晚秋初冬为多。

2. 传染源　隐性感染者和患者是本病的传染源。EBV 在血液中的半寿期平均为 3d,但从唾液中可持续排毒 32 周以上(EBV DNA 水平≥10^4 拷贝/ml)。

3. 传播途径　经唾液传播,口-口传播(如接吻)是主要传播途径。飞沫和输血传播虽有可能,但并不重要。

4. 人群易感性　多发于儿童及青少年,6 岁以下多呈隐形或轻型感染。90％成年人已被 EBV 感染过,并有 EBV 抗体。一次得病后可获较持久的免疫力。

【分子生物学】

1. EBV 属于疱疹病毒科。

2. EBV 为 DNA 病毒,完整的病毒颗粒由核心部位的线性双链 DNA,核衣壳和包膜组成。

3. 基因组全序列平均长约 172kb,含 90 个以上读码框架。

4. EBV 在增殖性感染状态时,可产生早期抗原(EA)、病毒衣壳抗原(VCA)、膜抗原(MA)。VCA 和 MA 属于 EBV 的结构抗原。

5. 在潜伏感染状态时,可产生 6 种核抗原(EBNA)、3 种潜伏膜蛋白(LMP)。EBNA 和 LMP 参与细胞转化。

【病因、病理】

1. EBV 进入口腔后,可感染口咽部上皮细胞和唾液腺,并不断排出病毒。

2. 由于 B 细胞表面具有 EBV 的受体 CD21,故 EBV 容易感染 B 细胞,并在其中潜伏。

3. 病毒在淋巴细胞内进行复制,排出的病毒侵入血循环而致病毒血症,并进一步累及各组织脏器的淋巴系统。

4. 受染 B 细胞的增殖与 T 细胞反应性增加,导致淋巴组织增生。

5. 本病的基本病理特征是淋巴组织的良性增生。淋巴结肿大但并不化脓,肝、脾、心肌、肾、肾上腺、肺、中枢神经系统均可受累,主要为异形淋巴细胞浸润。

【临床表现】

潜伏期在儿童为 5～15d,大多数为 9d;成人通常为 4～7 周。婴幼儿感染常无明显症状,或仅有轻微症状。75% 的青少年原发性感染可表现为传染性单核细胞增多症(IM)。在出现典型临床症状前,近半数患者有乏力、头痛、鼻塞、恶心、食欲减退等前驱症状(1～2 周)。常见临床表现如下。

1. 发热　一般均有发热,多见于病程的最初 2 周。体温为 38.5～40℃,多数表现为低至中等程度的发热。热型可呈弛张、不规则或稽留型,热程自数日至数周。

2. 淋巴结肿大　95% 患者有浅表淋巴结肿大。全身淋巴结皆可被累及,以颈淋巴结肿大最为常见。直径为 1～4cm,呈中等硬度,分散而不粘连,无明显压痛,不化脓,两侧不对称。

3. 咽峡炎　约 82% 患者有咽、腭垂、扁桃体等充血及水肿或肿大,故咽痛较为常见和明显。

4. 肝、脾大　约 10% 病例有肝大,约一半病例有脾大。

5. 皮疹　约 10% 病例出现皮疹,呈多形性,有斑丘疹、猩红热样皮疹、结节性红斑、荨麻疹等,偶呈出血性。多见于躯干部及上肢,常在起病后 1～2 周出现,3～7d 消退,不留痕迹。比较典型者为黏膜疹,表现为多发性针尖样瘀点,见于软、硬腭的交界处。

6. 慢性活动性 EBV 感染　少数病例的病程可 >6 个月,甚至数年之久,称之为慢性活动性 EBV 感染。

【辅助检查】

1. 血象　病初时外周血白细胞计数可正常。此后白细胞计数逐渐升高,在发病后第 2～3 周可达峰值,高者可达(30～60)×10⁹/L。淋巴细胞增多明显,所占比例可在 60% 以上,异型淋巴细胞所占比例可达 10%～20% 或更多。中性粒细胞和血小板计数可减少。

2. 骨髓象　缺乏诊断意义,但可排除其他疾病,如血液病等。

3. 嗜异性凝集试验(HAT)　第 1 周的阳性率为 40%,到第 3 周,阳性率可达到 90%。

4. EBV 特异性抗体检测　适用于临床上怀疑本病、HAT 阴性患者的诊断。抗 VCA-IgM 对急性 IM 有很好的诊断价值。抗 VCA-IgG 抗体对于急性 IM 诊断则没有临床意义。

5. EBV DNA 检测　免疫低下的患者常不能产生抗体。临床上可检测 EBV DNA。

【诊断及鉴别诊断】

1. 诊断　临床上表现为发热、咽痛、淋巴结肿大、脾大,外周血淋巴细胞增多(>50%),并出现异型淋巴细胞(>10%～20%),HAT 阳性(>1:40)可以明确诊断为传染性单核细胞增多症。而 EBV 感染的诊断由于不同的病患临床表现各不相同,而其他病原体也可能产生类似的临床表现,因此确诊需要病原学的诊断。

2. 鉴别诊断　在临床上,其他病原或诱因可引起与 IM 类似的症状和体征,统称为"单核细胞增多症样疾病(MLI)",其病因包括 HIV、巨细胞病毒、人疱疹病毒-6、腺病毒、链球菌或淋球菌、弓形体等引起的感染,药物反应,非白血性白血病,淋巴瘤等。IM 应与这些临床情况鉴别。

巨细胞病毒感染的患者一般病程没有 IM 发病急,咽炎也不如 IM 常见。这些疾病的鉴别依赖于病因血清学检查和病原体的培养。

【治疗】

1. 一般治疗　大多数 EBV 感染者不需治疗,也不需隔离。在急性期注意休息,然后再慢慢恢复正常活动。

2. 糖皮质激素　对于无并发症的 IM 患者,无使用糖皮质激素的指征。糖皮质激素可用于有以下情况的患者:①伴有扁桃体显著肿大;②自身免疫性溶血性贫血;③严重血小板减少;④有神经系统并发症;⑤发热、不适等症状严重。

3. 阿昔洛韦及衍生物　对 IM 没有确切的疗效,目前不推荐用于 IM 的治疗。

4. 静脉用免疫球蛋白　对于少数用激素治疗无效的血小板减少患者,可用静脉用免疫球蛋白。

5. 对症治疗　对肝功能正常或轻度异常的患者,可以用对乙酰氨基酚以退热及减轻咽痛。

【并发症】

并发症并不常见。神经系统并发症包括吉兰-巴雷综合征、脑神经瘫痪、急性横断性脊髓炎等；血液系统并发症包括自身免疫性溶血性贫血、嗜血细胞综合征、红细胞再生障碍、严重的粒细胞减少、血小板减少等。其他并发症还有咽峡部继发细菌感染、心肌炎、心包炎、血管炎。

【预后】

本病系自限性疾病，预后大多良好。死亡病例极少见。死亡病例见于神经系统并发症，脾脏破裂等继发疾病。

（施光峰）

第七节　病毒性肝炎

学习要求

1. 掌握病毒性肝炎的发病机制，重点是肝衰竭的发病机制；病毒性肝炎的临床表现，重点是肝衰竭的临床表现；病毒性肝炎的治疗，包括慢性乙、丙型肝炎抗病毒治疗的适应证，核苷类似物耐药的处理；人工肝治疗适应证等。

2. 熟悉病毒性肝炎的病原学特点和各型病毒性肝炎的流行病学特征。

【流行病学】

目前已明确的病原有 5 种，即甲型、乙型、丙型、丁型和戊型肝炎病毒，有关己型、庚型肝炎病毒及输血传播病毒等研究仍在进行中。公认的 5 型肝炎病毒中，甲型肝炎病毒和戊型肝炎病毒主要引起急性肝炎或隐性感染，经粪-口传播，有季节性，可引起暴发流行。乙、丙、丁型肝炎病毒可引起急性肝炎、慢性肝炎或隐性感染，主要经血液传播，无季节性，多为散发，部分患者可发展为肝硬化和肝细胞癌（表 2-3）。

【发病机制】

本节简要介绍各型病毒性肝炎的发病机制。

1. 甲型肝炎　甲型肝炎病毒（HAV）进入消化道后，穿过肠道上皮，最后侵入靶器官肝进行复制。肝是 HAV 造成损害的靶器官，HAV 在感染肝细胞内在 RNAP 作用下进行基因组复制，产生的子代病毒经胆道进入肠腔，最后经粪便排出。

HAV 感染造成肝细胞损伤主要是免疫介导所致，而非病毒的直接作用。体外实验证实从急性期患者外周血获得的自然杀伤细胞（natural killer cell，NK 细胞）和肝活检组织内获得的 CD8$^+$ T 细胞克隆对肝细胞有杀伤作用。此外，HAV 感染时肝细胞损伤也可能与凋亡有关。部分急性 HAV 患者在发病后 5 个月内出现自身免疫性肝炎的表现。HAV 也可感染骨髓造血原始细胞，对骨髓的造血功能产生损伤。

2. 乙型肝炎　乙型肝炎病毒（HBV）感染可产生各种不同的临床征象，包括从无症状的隐性感染到症状明显的急慢性肝炎、重型肝炎、肝硬化和肝癌。我国一般人群 HBV 自然感染率高达 60%～80%，有 1/2～2/3 的为亚临床感染，仅少数表现出临床症状。成年人和婴幼儿感染 HBV 的转归存在

表 2-3　五型肝炎的流行病学特征

	甲型	乙型	丙型	丁型	戊型
传染源	急性病人 阴性感染者	急慢性病人 慢性病毒携带者	同乙型	同乙型	同甲型
传播途径	粪—口	体液血液（水平）传播； 母婴（垂直）传播	同乙型	同乙型	同甲型
易感性与免疫力	终身免疫	较持久（产生抗 HBs 者）	未明	未明	不持久
流行特征	可暴发 秋冬散发	散发 家庭聚集	散发 输血流行	散发	可暴发 秋冬散发

较大差别。成年人感染 HBV 后,只有约 10% 的患者病情迁延,转为慢性(持续性)感染;新生儿期获得的感染则绝大多数(90% 以上)由于机体免疫功能不全表现为对病毒的免疫耐受而形成持续性感染。

动物实验研究表明,HBV 在宿主细胞内复制繁殖并不导致宿主细胞破坏,HBV 是非致细胞病变病毒。一般认为 HBV 致组织细胞破坏是机体对 HBV 免疫应答的结果。针对 HBV 编码抗原的免疫应答在清除病毒的同时,也导致组织细胞的病理损害。其中,针对 HBV 表面抗原的体液免疫应答参与清除循环中的病毒颗粒,同时与乙型肝炎的某些肝外病变有关;针对病毒表面、核心和多聚酶抗原的细胞免疫应答参与清除细胞内感染的病毒并导致感染细胞的破坏。

对非致细胞病变病毒而言,要想长期在宿主细胞中存在,必须逃避宿主细胞免疫监视。急性和慢性乙型肝炎患者在抗病毒 T 细胞应答上的差异,说明发生免疫逃避的关键是宿主抗病毒 T 细胞应答,这种应答决定着病毒是被宿主清除还是在宿主内持续存在。在急性乙型肝炎患者中,抗病毒 T 细胞反应呈现强烈的、多克隆性应答,病毒得以清除;而在慢性乙型肝炎患者抗病毒 T 细胞反应较弱,且呈单克隆或寡克隆应答。目前,多数研究者认为 HBV 感染慢性化的主要机制是宿主对 HBV 各种抗原产生不同程度的特异性免疫无应答,即免疫耐受或选择性免疫抑制。

总之,HBV 抗原特异性无应答是 HBV 感染慢性化的主要机制,阐明病毒持续存在的免疫学和病毒学基础有利于形成有效的抗病毒策略及降低肝细胞损害的免疫治疗措施。

3.丙型肝炎　急性 HCV 感染引起的肝细胞损伤机制尚未阐明。有证据认为 HCV 直接致病作用可能是急性感染致肝损伤的主要原因。

HCV 的感染往往呈亚临床经过,绝大多数患者病情较轻,很少有严重肝病的表现。在急性丙型肝炎患者中至少有 80% 的病例发展为慢性感染,极高的慢性率是 HCV 感染的一个明显特征。

形成 HCV 持续感染的机制,主要与 HCV 本身特殊的生物学特性有关。HCV 包膜蛋白区在机体的免疫作用下出现快速选择性变异被认为是 HCV 持续感染形成重要机制之一。这种变异的结果,一是导致生物学上密切相关、免疫学上有明显差异的准种现象的产生以及优势株群的不断转换,

使得 HCV 能不断地逃避宿主的免疫清除作用;二是导致 HCV 缺陷颗粒的产生,这种缺陷颗粒能吸收可能的中和抗体,使得 HCV 复制(非缺陷)颗粒得以生存。除此之外,HCV 还具有负调节病毒复制的功能。这些机制或许还有其他机制一起使 HCV 能有效地逃避机体的免疫清除作用,形成持续感染状态。HCV 感染所致疾病的进展除与男性、老龄及大量病毒含量有关外,还与 HCV 的基因型、其他肝病的共存如 HBV 感染、酒精性肝病,α_1 抗胰蛋白酶缺陷等因素有关。

慢性 HCV 感染者中有关肝细胞的损伤机制仍然不清。

4.丁型肝炎　HDV 的复制效率很高,感染肝细胞后迅速复制,在 HBV 的辅助下产生大量病毒颗粒。HDAg 的抗原性较强,可能是 $CD8^+$ T 细胞攻击的靶抗原,宿主免疫在肝细胞损伤过程中起重要作用。也有学者认为 HDV 复制过程及其表达产物对肝细胞有直接损伤作用,有待于进一步证实。

5.戊型肝炎　HEV 在体内的定位以及感染过程尚未完全弄清,从灵长类动物实验模型及志愿者口服接种含病毒粪便悬液的研究结果推测,HEV 主要经口感染,侵入肠道内毛细血管,循血液循环侵入肝,在肝细胞内增殖后排入血液和胆汁,最后经粪便排出体外。

HEV 抗原在肝细胞胞质中的表达可呈胞质弥漫型、胞质包涵体型以及浆面聚集型,阳性细胞多为单个散在分布,在其相对集中区,肝细胞受损较明显,电镜观察可见淋巴细胞与受损肝细胞发生紧密连接,甚至侵入 HEV 抗原阳性肝细胞,进行"攻击"的细胞主要为细胞毒性 T 淋巴细胞,自然杀伤细胞也相对较多,表明戊型肝炎的肝细胞损害可能与细胞免疫反应有关。采用免疫电镜技术对实验动物肝组织进行病毒检测,偶可发现成熟的病毒颗粒,散在于肝细胞质中。含病毒颗粒的肝细胞有部分并未发生变性,因而认为 HEV 对细胞无直接致病作用。

6.重型肝炎肝衰竭　目前认为重型肝炎肝衰竭患者在 HBV 感染后,细胞免疫和体液免疫亢进,CTL 和 Th 细胞对大量 HBV 感染肝细胞引起强烈的免疫应答及肝细胞凋亡,产生大片肝细胞坏死。体液免疫亢进,早期产生大量 HBsAb,与 HBV 结合,形成免疫复合物,沉积于肝血窦内,激活补体,产生 Arthus 反应,并引起微循环障碍,局部微血栓

形成,使肝细胞缺血、缺氧,引起肝细胞变性及坏死。

由于 HBV 感染及继发细菌感染和肠源性内毒素吸收增多,血中内毒素明显升高,内毒素可刺激巨噬细胞和单核细胞产生肿瘤坏死因子 α(TNF-α)、白介素-1(IL-1)等炎性细胞因子,可在 HBV 感染引起肝细胞病变的基础上,发生"第二次"损伤,引起广泛肝细胞坏死。FNF-α 还能损害血管内皮细胞,引起微循环障碍,肝细胞缺血、缺氧,加重肝细胞坏死。

【临床表现】

(一)潜伏期

甲型肝炎潜伏期平均为 30d(5～45d);乙型肝炎潜伏期平均为 70d(30～180d);丙型肝炎潜伏期平均为 50d(15～150d);戊型肝炎潜伏期平均为 40d(10～70d);丁型肝炎的潜伏期可能相当于乙型肝炎的潜伏期。

(二)各型肝炎的临床表现

1. 急性肝炎

(1)急性黄疸型肝炎:甲型肝炎病毒(HAV)和戊型肝炎病毒(HEV)感染多见,乙型肝炎病毒(HBV)、丙型肝炎病毒(HCV)和丁型肝炎病毒(HDV)感染也有发生。病程分为 3 期,总病程 1～4 个月。

1)黄疸前期:主要症状有发热、疲乏、食欲下降、恶心、厌油、尿色加深,肝功能检查转氨酶水平升高。本期持续 5～7d。

2)黄疸期:皮肤巩膜黄染,肝大伴压痛,尿三胆阳性,转氨酶升高及血清胆红素升高。本期持续 2～6 周。

3)恢复期:症状消失,黄疸消退,肝回缩,肝功能恢复正常。本期大多持续 1～2 个月。

(2)急性无黄疸型肝炎:起病较缓,病程中不出现黄疸,其余症状与急性黄疸型的黄疸前期相似。可发生于 5 型病毒性肝炎中的任何一种,是一种轻型的肝炎,由于无黄疸不易被发现,而发生率则高于黄疸型,成为更重要的传染源。

急性乙型肝炎起病较慢,常无发热,临床表现与甲型肝炎相似,但在黄疸前期免疫复合物病(血清病)样表现如皮疹、关节痛等较急性甲型肝炎常见,部分病例可转变为慢性肝炎。

丙型肝炎表现与乙型肝炎相似而较轻,黄疸发生率及转氨酶升高程度较低,但慢性型发生率很高,至少有 50% 患者转为慢性。

急性丁型肝炎表现为两种形式:①与 HBV 同时感染。临床表现与急性乙型肝炎相似,恢复后仅 5% 以下转为慢性。②在 HBV 感染基础上重叠感染 HDV。急性 HDV 重叠 HBV 感染时则病情往往加重,容易转变为肝衰竭,恢复后约 70% 转为慢性。

急性戊型肝炎临床表现与甲型肝炎相似,但易造成淤胆,病情较重,尤其是妊娠后期合并戊型肝炎者,容易发展为肝衰竭。HBV 感染者重叠感染 HEV 或 HCV 时也容易发展为肝衰竭。

2. 慢性肝炎 常见于乙、丙、丁 3 型肝炎。

(1)轻度慢性肝炎:过去称为慢性迁延性肝炎。病情较轻,反复出现疲乏、纳差、厌油食、肝区不适、肝大、压痛,也可有轻度脾大。部分病例症状、体征缺如。肝功能指标仅 1 或 2 项轻度异常。病程迁延可达数年,只有少数转为中度慢性肝炎。

(2)中度慢性肝炎:症状、体征、实验室检查居于轻度和重度之间(表 2-4)。

(3)重度慢性肝炎:有明显或持续的肝炎症状,如乏力、纳差、腹胀、尿黄等,伴有肝病面容、肝掌、蜘蛛痣,进行性脾大,肝功能持续异常。除上述临床表现外,还具有早期肝硬化的肝活检病理改变与

表 2-4　慢性肝炎的实验室检查异常程度参考指标

项　　目	轻度	中度	重度
ALT 和(或)AST(U/L)	≤正常 3 倍	>正常 3 倍	>正常 3 倍
胆红素(μmol/L)	≤正常 2 倍	>正常 2～5 倍	>正常 5 倍
清蛋白(g/L)	≥35	35～32	≤32
A/G	≥1.4	1.4～1.0	≤1.0
电泳 γ 球蛋白(%)	≤21	21～26	≥26
凝血酶原活动度(PTA,%)	>70	60～70	60～40
胆碱酯酶(CHE,U/L)	>5 400	5 400～4 500	≤4 500

临床上代偿期肝硬化的表现。

3. 肝衰竭　是病毒性肝炎中最严重的一种类型,占全部病例的 0.2%～0.5%,病死率高。所有5 型肝炎病毒感染均可导致肝衰竭,但 HAV 和 HEV 感染导致的肝衰竭较少见。

(1)急性肝衰竭(又称急性重型肝炎):常有劳累、嗜酒、妊娠、服用损害肝的药物、合并感染等诱因,起病 2 周内黄疸迅速加深,肝迅速缩小,有出血倾向,中毒性鼓肠,腹水迅速增多,有肝臭、急性肾功能不全(肝肾综合征)及不同程度的肝性脑病。后者早期表现为嗜睡、性格改变、烦躁和谵妄,后期表现为不同程度的昏迷、抽搐、锥体束损害体征、脑水肿和脑疝等,体检可见扑翼样震颤。

(2)亚急性肝衰竭(又称亚急性重型肝炎):起病 15d 至 26 周出现极度乏力、纳差、频繁呕吐、腹胀等症状,黄疸进行性加深,胆红素每天上升≥17.1μmol/L。或大于正常值 10 倍,肝性脑病Ⅱ度以上,有明显出血现象,凝血酶原时间显著延长及凝血酶原活动度<40%。首先出现Ⅱ度以上肝性脑病(包括脑水肿、脑疝等)者,称脑病型;首先出现腹水及其相关症候(包括胸水等)者,称为腹水型。

(3)慢加急性肝衰竭(又称慢性重型肝炎):临床表现同亚急性肝衰竭,但有如下发病基础:①慢性肝炎或肝硬化病史;②慢性乙型肝炎病毒携带史;③无肝病史及无 HBsAg 携带史,但有慢性肝病体征(如肝掌、蜘蛛痣等)、影像学改变(如脾增厚等)及生化检测改变者(如丙种球蛋白升高,A/G比值下降或倒置);④肝组织病理学检查支持慢性肝炎。

(4)慢性肝衰竭:在肝硬化基础上,肝功能进行性减退和失代偿。其特点为可有腹水或其他门脉高压的表现;有肝性脑病表现;血清总胆红素升高,白蛋白明显降低;有凝血功能障碍,PTA≤40%。

4. 淤胆型肝炎　亦称毛细胆管炎型肝炎,起病类似急性黄疸型肝炎,但自觉症状较轻。主要表现为肝内淤胆、巩膜、皮肤黄染,皮肤瘙痒,粪便颜色变浅,肝大,肝功能检查血清胆红素明显升高,以直接胆红素为主。与肝外梗阻性黄疸不易鉴别。少数发展为胆汁性肝硬化。

5. 肝炎肝硬化　根据肝的炎症情况分为活动性与静止性两型。

(1)活动性肝硬化:有慢性肝炎活动的表现,如疲乏、恶心、纳差、黄疸,伴腹壁静脉曲张、腹水、肝缩小质地变硬、脾增大等表现,常有转氨酶升高、清蛋白下降。

(2)静止性肝硬化:无肝炎症活动的表现,症状轻或无特异性。

根据肝组织病理及临床表现分为代偿性和失代偿性两型。

代偿性肝硬化:指早期肝硬化,一般属 Child-Pugh A 级。虽可有轻度乏力、纳差、腹胀症状,但无明显肝功能衰竭表现。血清白蛋白降低,但仍≥35g/L,胆红素≤35μmol/L,凝血酶原活动度多>60%。血清 ALT 及 AST 轻度升高,AST 可高于ALT,γ-GT 可轻度升高。可有门脉高压症,如轻度食管静脉曲张,但无腹水、肝性脑病或上消化道出血。

失代偿性肝硬化:指中晚期肝硬化,一般属Child-Pugh B、C 级。有明显肝功能异常及失代偿征象,如血清蛋白<35g/L,A/G<1.0,明显黄疸,胆红素>35μmol/L。,ALT 和 AST 升高,凝血酶原活动度<60%。患者可出现腹水、肝性脑病及门脉高压症引起的食管、胃底静脉明显曲张或破裂出血。

【辅助检查】

(一)肝功能检查

1. 血清酶测定

(1)丙氨酸转氨酶(ALT):旧称谷丙转氨酶(GPT),是目前临床上反映肝细胞功能的最常用指标。此酶在肝细胞质内含量最丰富,肝细胞损伤时释放出细胞外。急性肝炎时 ALT 明显升高,黄疸出现后 ALT 开始下降。慢性肝炎和肝硬化时ALT 可持续或反复升高。肝衰竭患者可出现 ALT快速下降、胆红素不断升高的"疸酶分离"现象,提示肝细胞大量坏死。

(2)天冬氨酸转氨酶(AST):旧称谷草转氨酶(GOT),此酶存在于线粒体中,其意义与 ALT 相同,但其在心肌含量最高,然后依次为肝、骨骼肌、肾、胰,因此特异性较 ALT 为低。急性肝炎时如果AST 持续高水平,有转为慢性的可能。

(3)碱性磷酸酶(ALP,也有缩写为 AKP):其显著升高有助于肝外梗阻性黄疸的诊断,淤胆型肝炎患者血清 ALP 也可明显升高。儿童期 AKP 可明显高于成人,与骨骼发育生长有关。

(4)谷氨酰转肽酶(γ-GT):诊断价值基本同ALP,但不受骨骼系统疾病的影响。肝炎活动期时可升高,肝癌患者或胆管阻塞、药物性肝炎等患者中可显著升高。

（5）胆碱酯酶（CHE）：提示肝的储备能力，肝功能有明显损害时，CHE 可下降。CHE 明显下降提示预后不良。

2. 胆红素测定　黄疸型肝炎时血清胆红素升高，活动性肝硬化时可升高且消退缓慢，肝衰竭患者血清总胆红素常超过 $171\mu mol/L$。血清胆红素升高常与肝细胞坏死程度相关。

3. 血清蛋白测定　在急性肝炎时，由于清蛋白半衰期较长，且肝有代偿功能，血清清蛋白可在正常范围内。慢性肝炎中度以上、肝硬化、肝衰竭时肝合成血清清蛋白的功能下降，导致血清白蛋白浓度下降。而且由于来自门静脉的各种有抗原性物质通过滤过能力降低的肝进入体循环刺激免疫系统，后者产生大量免疫球蛋白而导致血清球蛋白浓度上升，从而清蛋白/球蛋白（A/G）比例下降甚至倒置。

4. 凝血酶原时间测定　凝血酶原主要由肝脏合成，其高低与肝损程度成正比。凝血酶原活动度 <40% 或凝血酶原时间比正常对照延长 1 倍以上时提示肝损害严重，凝血酶原活动度也是判断肝衰竭预后的敏感指标。

5. 血氨浓度测定　肝衰竭时清除氨的能力减退或丧失，导致血氨升高，常见于肝衰竭，肝性脑病患者。

6. 肝纤维化指标　肝纤维化的血清学指标主要有透明质酸（HA）、Ⅲ型前胶原（Pc-Ⅲ），Ⅳ型胶原（Ⅳ-C）、层黏蛋白（LN）等。HA 在判定肝纤维化或肝硬化病变活动中较为敏感。LN 可反映肝纤维化的进展与严重程度，在慢性肝炎、肝硬化及原发性肝癌时明显增高。PC-Ⅲ 和 Ⅳ-C 与肝纤维化形成的活动程度密切相关，但无特异性。慢性肝炎患者若 PC-Ⅲ 持续升高，提示病情可能会恶化并向肝硬化发展，而 PC-Ⅲ 降至正常可预示病情缓解。

（二）各型肝炎病毒标记物（表 2-5）。

（三）肝活体组织检查

对肝穿刺标本需做连续切片，急性肝炎以炎症、变性、坏死为主，慢性肝炎除了炎症、坏死外，有不同程度的纤维化，甚至发展为肝硬化。肝活检能准确判断慢性肝炎患者所处的病变阶段及预后，同时可进行原位杂交和原位 PCR 确定病原及病毒复制状态。

（四）其他实验室检查

1. 血常规检查　急性肝炎初期白细胞正常或略高，黄疸期白细胞减少，淋巴细胞相对增多，偶可见异型淋巴细胞。肝炎肝硬化伴脾功能亢进时可有红细胞、白细胞、血小板减少。

2. 尿常规检查　尿胆红素和尿胆原测定是早期发现肝炎的简易有效方法，同时有助于黄疸的鉴别诊断。肝细胞性黄疸时两者均阳性，溶血性黄疸时以尿胆原为主，梗阻性黄疸以尿胆红素为主。深度黄疸或发热患者，尿中还可出现蛋白质、红细胞、白细胞或管型。

3. 超声检查　B 型超声检查能动态地观察肝脾的形态、大小、血管分布情况，观察胆囊大小、形

表 2-5　肝炎病毒标记物

肝炎型别	血清标记物	临床意义
甲肝	抗-HAV IgM	现症感染
	抗-HAV IgG	既往感染，疫苗接种（保护性抗体）
乙肝	HbsAg	现症感染（急性/慢性）
	抗-HBs	既往感染，疫苗接种（保护性抗体）
	抗-HBc IgM	活动性复制（有传染性），高滴度是急性或近期感染指标，慢性肝炎活动期也可呈阳性，但一般滴度低
	抗 HBc IgG	低滴度提示既往感染，高滴度提示复制
	HBeAg	活动性复制（传染性大）
	抗-HBe	复制能力降低（持续阳性提示"整合"可能）
	HBV DNA	活动性复制（有 Dane 颗粒，传染性大）
丙肝	抗-HCV	现症感染/既往感染
	HCV RNA	活动性复制（传染性标记）
丁肝	抗-HDV IgM/IgG	似抗-HBc IgM/IgG
戊肝	抗-HEV IgM	现症感染
	抗-HEV IgG	现症感染、近期感染

态,胆囊壁的厚薄,探测有无腹水、有无肝硬化,显示肝门部及后腹膜淋巴结是否肿大等。

【治疗】

病毒性肝炎目前还缺乏理想的特效治疗,治疗原则是根据不同病原、不同临床类型及组织学损害区别对待。

(一)急性病毒性肝炎

应根据不同肝炎病毒引起者分别对待。

急性甲型肝炎和急性戊型肝炎的治疗 急性甲型肝炎和急性戊型肝炎是自愈性疾病,预后良好,不转慢性,所以治疗主要是对症及支持治疗。

卧床休息可减少体力消耗,减轻肝的生理负担,促进肝炎恢复,防止发生肝衰竭,饮食应以适合患者胃口的清淡饮食为宜,必要时可每日静脉滴注10%葡萄糖 500～1 000ml。

保肝护肝药物可选用清热利湿退黄的中草药或中成药为主,西药应用维生素类及有益人体代谢的药物,消化道症状严重者辅以对症治疗,应禁酒,禁用肝损害药物。

孕妇和老年人罹患急性戊型肝炎,较易发展为肝衰竭,应按较重肝炎处理,严密观察病情和生化指标的变化,绝对卧床休息,适量蛋白高维生素饮食,必要时尽早按肝衰竭处理。

急性乙型肝炎的治疗,一般预后良好,可按甲型肝炎处理,但需与慢性乙型肝炎和乙型肝炎病毒携带者急性发作相鉴别,后者可考虑抗病毒治疗。

急性丙型肝炎:IFNα 治疗能显著降低急性丙型肝炎的慢性化率,因此,如检测到 HCV RNA 阳性,即应开始抗病毒治疗。目前对急性丙型肝炎治疗尚无统一方案,建议给予普通 IFNα 3MU,隔日 1 次肌内或皮下注射,疗程为 24 周,同时服用利巴韦林 800～1 000 mg/d。

(二)轻度慢性肝炎

除一般及支持治疗以外,慢性肝炎的治疗应采取以抗病毒治疗为主的综合性治疗,包括抗病毒、减轻肝的炎症,保护肝细胞,防止肝纤维化,防止癌变等综合措施。

1. 一般治疗 患者无需绝对卧床休息,宜以动静结合的疗养措施。处于活动期的患者,应以静养为主;处于静止期的患者,可从事力所能及的轻工作。症状消失,肝功能正常 3 个月以上者,可恢复其原来的工作,但仍需随访 1～2 年。

应适当进食较多的蛋白质,避免过高热量饮食,以防止肝脂肪变性,也不宜进食过多的糖,以免

导致脂肪肝和糖尿病。

2. 对症治疗

(1)非特异性护肝药:主要包括维生素类(B族、C、E、K 等),促进解毒功能药物如还原型谷胱甘肽(glutathione)葡醛内酯(肝泰乐)、维丙胺等,促进能量代谢药三磷腺苷(ATP)等。

(2)降酶药:能降低血清转氨酶,常用的包括甘草甜素、联苯双酯、垂盆草、齐墩果酸等。部分患者停药后有 ALT 反跳现象,故在显效后应注意逐渐减量至停药。

(3)退黄药:如茵栀黄、苦黄、腺苷蛋氨酸、天冬氨酸钾镁等,改善微循环的药物如丹参、低分子右旋糖酐等也有退黄作用。

3. 抗病毒治疗

(1)慢性乙型病毒性肝炎适应证:

①HBeAg 阳性者 HBV DNA ≥10^5 拷贝/ml(HBeAg 阴性者为≥10^4 拷贝/ml)。

②ALT≥2×ULN,如用干扰素治疗,ALT 应≤10×ULN,总胆红素水平应<2×ULN。

③如 ALT<2×ULN,但肝组织学显示 Knodell HAI≥4,或≥G2 炎症坏死。

具有①并有②或③的患者应进行抗病毒治疗。

对达不到上述治疗标准者,应监测病情变化,如持续 HBV DNA 阳性,且 ALT 异常,也应考虑抗病毒治疗。

(2)代偿期乙型肝炎肝硬化患者

HBeAg 阳性者:HBV DNA ≥10^5 拷贝/ml,ALT 正常或升高。

HBeAg 阴性者:HBV DNA ≥10^4 拷贝/ml,ALT 正常或升高。

(3)慢性丙型肝炎适应证:根据中华医学会 2008 丙型肝炎防治指南,只有确诊为血清 HCV RNA 阳性的丙型肝炎患者才需要抗病毒治疗。

①ALT 或 AST 持续或反复升高,或肝组织学有明显炎症坏死(G≥2)或中度以上纤维化(S≥2)者,易进展为肝硬化,应给予积极治疗。

②ALT 持续正常者大多数肝的病变较轻,应根据肝活检病理学结果决定是否治疗。对已有明显纤维化(S$_2$、S$_3$)者,无论炎症坏死程度如何,均应给予抗病毒治疗;对轻微炎症坏死且无明显纤维化(S$_0$、S$_1$)者,可暂不治疗,但每隔 3～6 个月应检测肝功能。

③ALT 水平并不是预测患者对 IFNα 应答的重要指标。既往曾报道,用普通 IFNα 治疗 ALT

正常的丙型肝炎患者无明显效果,因而不主张应用 IFNα 治疗。但最近有研究发现,用 PEG-IFNα-2α 与利巴韦林联合治疗 ALT 正常的丙型肝炎患者,其病毒学应答率与 ALT 升高的丙型肝炎患者相似。因此,对于 ALT 正常或轻度升高的丙型肝炎患者,只要 HCV RNA 阳性,也可进行治疗,但尚须积累更多病例作进一步临床研究。

4. 抗病毒治疗的常用药物

(1)α 干扰素

1)适应证:α 干扰素治疗慢性乙、丙型肝炎的指征同上。

2)禁忌证:干扰素治疗的绝对禁忌证包括:妊娠、精神病史(如严重抑郁症)、未能控制的癫痫、未戒掉的酗酒/吸毒者、未经控制的自身免疫性疾病、失代偿期肝硬化、有症状的心脏病、治疗前中性粒细胞计数 $<1.0\times10^9$/L 和(或)血小板计数 $<50\times10^9$/L。

干扰素治疗的相对禁忌证包括:甲状腺疾病、视网膜病、银屑病、既往抑郁症史,未控制的糖尿病、高血压,总胆红素 $>51\mu$mol/L(特别是以间接胆红素为主者)。

3)剂量及疗程:HBeAg 阳性慢性乙型肝炎患者:

普通 IFN-α:3~5MU(可根据患者的耐受情况适当调整剂量),每周 3 次或隔日 1 次,皮下或肌内注射,一般疗程为 6 个月。如有应答,为提高疗效亦可延长疗程至 1 年或更长。应注意剂量及疗程的个体化;如治疗 6 个月仍无应答,可改用其他抗病毒药物。

聚乙二醇 IFN-α 2a 135~180μg,每周 1 次,皮下注射,疗程 1 年。具体剂量和疗程可根据患者耐受性等因素进行调整。

聚乙二醇 IFN-α 2b 1.0μg/kg,每周 1 次,皮下注射,疗程 1 年。具体剂量和疗程可根据患者耐受性等因素进行调整。

HBeAg 阴性慢性乙型肝炎患者:

普通 IFN-α:3~5MU,每周 3 次或隔日 1 次,皮下或肌内注射,疗程至少 1 年。

聚乙二醇 IFN-α 2a 135~180μg,每周 1 次,皮下注射,疗程至少 1 年。具体剂量和疗程可根据患者耐受性等因素进行调整。

聚乙二醇 IFN-α 2b.1.0μg/kg,每周 1 次,皮下注射,疗程至少 1 年。具体剂量和疗程可根据患者耐受性等因素进行调整。

慢性丙型肝炎治疗方案:治疗前应进行 HCV RNA 基因分型(1 型和非 1 型)和血冲 HCV RNA 定量,以决定抗病毒治疗的疗程和利巴韦林的剂量。

HCV RNA 基因为 1 型,和(或)HCV RNA 定量 $\geqslant2\times10^6$ 拷贝/ml 者,可选用下列方案之一:

①PEG-IFNα 联合利巴韦林治疗方案:PEG-IFNα-2a 180μg,每周 1 次皮下注射,联合口服利巴韦林 1 000mg/d,至 12 周时检测 HCV RNA;如 HCV RNA 下降幅度<2 个对数级,则考虑停药;如 HCV RNA 定性检测为阴转,或低于定量法的最低检测限,继续治疗至 48 周;如 HCV RNA 未转阴,但下降 $\geqslant2$ 个对数级,则继续治疗到 24 周。如 24 周时 HCVRNA 转阴,可继续治疗到 48 周;如果 24 周时仍未转阴,则停药观察。

②普通 IFNα 联合利巴韦林治疗方案:IFNα 3~5MU,隔日 1 次肌内或皮下注射,联合口服利巴韦林 1000mg/d,建议治疗 48 周。

③不能耐受利巴韦林不良反应者治疗方案:可单用普通 IFNα,复合 IFN 或 PEG-IFN,方法同上。

HCV RNA 基因为非 1 型,和(或)HCV RNA 定量<2×10^6 拷贝/ml 者,可采用以下治疗方案之一:

①PEG-IFNα 联合利巴韦林治疗方案:PEG-IFNα-2a 180μg,每周 1 次皮下注射,联合应用利巴韦林 800mg/d,治疗 24 周。

②普通 IFNα 联合利巴韦林治疗方案:IFNα 3MU 每周 3 次肌内或皮下注射,联合应用利巴韦林 800~1 000mg/d,治疗 24~48 周。

③不能耐受利巴韦林不良反应者治疗方案:可单用普通 IFNα 或 PEG-IFNα。

PEG-IFNα-2b(1.0~1.5μg/kg)与 PEG-IFNα-2a(180μg)每周 1 次皮下注射,联合利巴韦林口服 48 周,两法治疗丙型肝炎的 SVR 率相似。

4)疗效评定标准:干扰素治疗慢性乙型肝炎的疗效评定标准如下。①完全应答(显效):ALT 复常,HBV DNA、HBeAg、HBsAg 均阴转;②部分应答(有效):ALT 复常,HBV DNA 和 HBeAg 阴转,但 HBsAg 仍阳性;③无应答(无效):未达到上述指标者;④持续应答:完全应答(显效)或部分应答(有效)者,停药后 6~12 个月仍为显效或有效者;⑤复发:治疗结束时为显效和有效,停药 6~12 个月出现 ALT 异常及 HBV DNA 阳转者为复发。

5)干扰素的不良反应及其处理:①感冒样症

状,治疗初期常见,多在注射后 2～4h 出现。治疗 2～3 次后逐渐减轻,可对症处理,不必停药。②骨髓抑制:出现白细胞及血小板计数减少,一般停药后可自行恢复。如中性粒细胞绝对计数≤1.0×10^9/L 和(或)血小板<50×10^9/L,应降低 IFN-α剂量;1～2 周复查,如恢复,则逐渐增加至原量。如中性粒细胞绝对计数≤0.75×10^9/L 和(或)血小板<30×10^9/L,则应停药,并严密观察,对症治疗,注意出血倾向。血象恢复后可重新恢复治疗,但需密切观察。③神经系统症状:如焦虑、抑郁、兴奋、易怒、精神病。出现严重抑郁及精神病症状应停药。④出现失眠、轻度皮疹时对症治疗,可不停药。有时可出现脱发。⑤少见的不良反应:如癫痫、肾病综合征、间质性肺炎和心律失常等。出现这些疾病和症状时,应停药观察。⑥诱发自身免疫性疾病:如甲状腺炎、血小板减少性紫癜、溶血性贫血、风湿性关节炎、红斑狼疮综合征、血管炎综合征和 1 型糖尿病等,停药后可减轻。

(2)核苷类似物:适应证见抗病毒治疗的一般适应证,同时还包括肝硬化(包括代偿期和失代偿期)患者均可应用核苷类似物进行初始治疗。

1)拉米夫定(lamivudine,3TC,TM):主要通过抑制 HBV DNA 逆转录酶的活性及抑制共价闭合环状 DNA(covalently closed circle DNA,cccDNA)的合成而抑制 HBV DNA 的合成。能显著降低 HBV DNA 水平(4～5logs),并可使 ALT 正常化和肝组织学改善。长期(6 个月以上)用药可使部分患者体内的 HBV 在 DNAP 的保守区发生 YM-DD(Y. 酪氨酸;M. 蛋氨酸;D. 天冬氨酸)变异,出现 HBV DNA 反跳。目前认为变异的耐药机制是由 AA552 的蛋氨酸被缬氨酸或异亮氨酸替代(即 M552→I/U),发生空间结构的改变,与拉米夫定的结合力大为降低而导致耐药。

用法:对肾功能正常且无 HIV 协同感染的成人患者,拉米夫定的口服推荐剂量为 100mg/d。对于儿童,拉米夫定口服推荐剂量为 3mg/(kg·d),最大剂量为 100mg/d。

2)阿德福韦(adefovir):为嘌呤类核苷类似物,不需要磷酸化即有抗病毒作用。能抑制 HBV DNA 多聚酶,并能参入病毒的 DNA 中抑制病毒复制。体外药敏显示对拉米夫定耐药的 HBV YM-DD 变异株有很强的抑制作用。

用法:10mg/d,不良反应轻。

3)恩替卡韦(entecavir):为鸟嘌呤核苷酸类似物,通过磷酸化成为具有活性的三磷酸盐。通过与 HBV 多聚酶的天然底物三磷酸脱氧鸟嘌呤核苷竞争,恩替卡韦三磷酸盐能抑制 HBV DNA 多聚酶的所有三种活性:HBV 多聚酶的启动;前基因组 mR-NA 逆转录负链的形成;HBV DNA 正链的合成。

用法:对于无拉米夫定治疗史且肾功能正常的成人患者,恩替卡韦推荐剂量为 0.5mg/d,对于难治性或拉米夫定耐药的患者,推荐口服剂量为 1.0mg/d。

4)替比夫定(telbivudine):为天然胸腺嘧啶脱氧核苷的自然 L-对映体,在细胞激酶的作用下被磷酸化为有活性的代谢产物替比夫定 5′-腺苷,通过与 HBV 中自然底物胸腺嘧啶 5′-腺苷竞争,抑制 HBV DNA 多聚酶的活性;通过整和到 HBV DNA 中造成 HBV DNA 链延长终止,抑制乙肝病毒的复制。

用法:对于肾功能正常的成年患者,替比夫定推荐剂量为 600 mg/d。

核苷类似物的疗效评价:①完全应答为疗程结束时,ALT 复常、HBV DNA 下降到实时 PCR 检测下限、HBeAg/抗-HBe 血清转换者。②部分应答为 ALT 未复常、HBV DNA 未达完全应答标准但定量下降>1log 10U/ml、HBeAg 阴转但未出现抗-HBe 者。拉米夫定和替比夫定的病毒学应答评估时间为 24 周,阿德福韦酯、恩替卡韦和替诺福韦酯的评估时间为 48 周。③原发无应答为治疗 12 周(有些核苷类似物为 24 周)时,HBV DNA 从基线水平下降<1log 10U/ml。④病毒学突破及耐药:治疗过程中 HBV DNA 从最低水平升高>1log 10U/ml。常伴有以 ALT 水平升高为特征的生物化学突破。

在影响核苷(酸)类似物临床疗效的众多因素中,治疗早期病毒学应答情况能够预测其长期疗效和耐药发生率。Keeffe 等据此提出了核苷(酸)类似物治疗慢性乙型肝炎的路线图概念(roadmap),强调治疗早期病毒学应答的重要性,并提倡根据 HBV DNA 监测结果给予个体化治疗。但是,各个药物的抗病毒活性和耐药性不同,因而其最佳监测时间点和判断界值也可能有所不同。而且,对于应答不充分者用何种治疗策略和方法更有效,尚需前瞻性临床研究来验证。

疗程:①治疗前 HBeAg 阳性的慢性乙肝患者,一旦发生 HBeAg 血清学转换,应继续核苷类似物治疗 6～12 个月。这类患者在间隔 6 个月的 3 次

HBV DNA 检测均检测不出时可考虑停药。②治疗前 HBeAg 阴性的慢性乙肝者停药标准尚不确定。欧美治疗指南多主张在 PCR 方法不能检出 HBV DNA,并尽可能达到 HBsAg 消失时方可考虑停止治疗。而亚太肝病学会的停药标准是在间隔 6 个月的 3 次 HBV DNA 检测均检测不到时可考虑停药。③治疗前已出现肝硬化的慢性乙型肝炎患者,提倡应用核苷类似物进行终身治疗。

核苷类似物治疗中耐药的管理:大多数接受核苷类似物治疗的慢性乙型肝炎患者难以通过短期治疗实现持久应答,需长期治疗,这必将增加病毒耐药的风险,随着核苷类似物的增多,HBV 耐药变异的复杂性也大大增加。根据 2010 年我国慢性乙型肝炎抗病毒治疗专家共识意见中指出,目前耐药变异已包括三方面内容:耐药预防、耐药预测和挽救治疗。

耐药预防:选择强效、低耐药的药物,即所谓高耐药基因屏障和(或)低耐药发生率的药物,比如恩替卡韦或替诺福韦酯等。另一预防或延迟耐药发生的方法为联合治疗策略,抗病毒治疗起始即联合两种以上药物同时使用;但该方法尚未获得较多循证医学数据支持。

耐药预测:多种因素可能与核苷类似物的耐药发生相关,包括初始应用核苷类似物的种类、初始治疗时 HBV DNA 载量和 ALT 水平、有无肝纤维化/肝硬化基础、既往是否曾接受核苷类似物抗病毒治疗等。

挽救治疗:对绝大多数核苷类似物耐药的患者,尤其是失代偿期肝硬化患者,需及早进行挽救治疗。通常病毒学突破先于生物化学突破,在生物化学突破前进行挽救治疗可使患者免于发生肝炎突发、肝病恶化。

5. 免疫调节治疗　特异性免疫增强剂可试用特异性免疫核糖核酸,非特异性免疫增强剂可选用转移因子、胸腺素或胸腺肽等。胸腺肽是从猪或小牛胸腺中提取的多肽,每日 100～160mg,静脉滴注,3 个月为 1 个疗程。胸腺肽 α_1 为合成肽,每次 1.6mg,皮下注射,每周 2 次,疗程 6 个月。

6. 抗肝纤维化治疗　预防和减轻肝纤维化药物的疗效尚待进一步肯定。初步材料认为冬虫夏草菌丝及活血化瘀中草药(丹参等)可能有一定疗效。近年来发现促肝细胞生长素也有减少纤维化的作用。

(三)中度和重度慢性肝炎

除上述治疗以外,应加强护肝治疗,根据血清白蛋白水平定期输注人血清白蛋白和血浆。免疫调节药物也可适当选用。在其他疗法中,可试用猪苓多糖注射液(并用乙肝疫苗)、山豆根注射液、香菇多糖注射液等。

(四)肝衰竭

1. 一般和支持疗法　患者应绝对卧床休息,密切观察病情。尽可能减少饮食中的蛋白质,以控制肠内氨的来源。进食不足者,可静脉滴注 10%～25% 葡萄糖溶液,补充足量维生素 B、维生素 C 及维生素 K。静脉输入人血浆白蛋白或新鲜血浆。注意维持水和电解质平衡。

2. 针对病因的治疗　对 HBV DNA 阳性的肝衰竭患者,在知情同意基础上应该尽早选用核苷类似物进行抗病毒治疗,如拉米夫定、阿德福韦酯、恩替卡韦等。但应注意后续治疗中病毒变异和停药后病情加重的可能。

3. 并发症的防治

(1)出血的防治:使用足量止血药物,输入新鲜血浆、血液、血小板或凝血酶原复合物等。可用雷尼替丁、奥美拉唑防止消化道出血。如同时有门脉高压者可选用缩血管药物垂体后叶素或生长抑素(奥曲肽或施他宁)。如发生 DIC,可考虑静脉滴注丹参注射液或低分子右旋糖酐等以改善微循环。

(2)肝性脑病的防治

1)氨中毒的防治:低蛋白饮食;口服乳果糖 30～60ml/d,以酸化及保持大便通畅;口服诺氟沙星以抑制肠道细菌;静脉滴注乙酰谷酰胺以降低血氨。

2)恢复正常神经递质:左旋多巴在大脑转变为多巴胺后可取代羟苯乙醇胺等假性神经递质,从而促进苏醒。剂量 2～5g/d 鼻饲或灌肠,静脉滴注 200～600mg/d,有一定效果。

3)维持氨基酸平衡:含有多量支链氨基酸和少量芳香氨基酸的混合液(如肝安)静脉滴注,可促进支链氨基酸通过血-脑脊液屏障,而减少芳香氨基酸进入大脑。每日滴注肝安 250～500ml,疗程 14～21d,对慢性肝衰竭疗效较好。

4)防治脑水肿:应及早使用脱水药,如甘露醇和呋塞米(速尿),必要时可两者合用,以提高疗效,但需注意维持水和电解质平衡。

(3)继发感染的防治:继发胆系感染时应使用针对革兰阴性菌的抗生素,自发性腹膜炎多由革兰阴性杆菌和（或）厌氧菌引起，还应加用甲硝唑（metronidazole）或替硝唑（tinidazole）。可选用半合成青霉素如哌拉西林（piperacillin）、氯唑西林（cloxacillin）或替卡西林（ticarcillin）等；或二代头孢菌素如头孢呋辛（cefuroxime）等。严重感染时才使用三代头孢菌素如头孢噻肟（cefotaxime）、头孢他啶（ceftazidime）、头孢哌酮（cefoperazone）、头孢曲松（ceftriaxone）等。同时应警惕二重感染的发生。合并真菌感染时，应停用广谱抗生素，并改用抗真菌药物。

（4）急性肾功能不全的防治：避免引起血容量降低的各种因素。少尿时应采用扩张血容量的措施，如静脉滴注低分子右旋糖酐、血浆及血清白蛋白等，可并用多巴胺等增加肾血流量的药物，并可肌内或静脉注射呋塞米（速尿）。必要时也可采用人工肝支持系统进行血液滤过治疗。

4. 人工肝支持系统在肝衰竭中的应用　自1956 年 Sorrention 首次提出了"人工肝"的概念，人工肝历经半个世纪的发展已得到了长足的发展。人工肝的研究是基于肝细胞的强大再生能力，通过一个体外的机械或理化装置，担负起暂时辅助或代替严重病变的肝功能，清除各种有害物质，代偿肝的代谢功能，从而使肝细胞得以再生直至自体肝恢复或等待机会进行肝移植。由于肝功能复杂，目前的人工肝多数只能取代肝的部分功能，因此又被称为人工肝支持系统（artificial liver support system，ALSS），简称人工肝。目前较为公认的意见人工肝分为三型（表 2-6）。

（1）人工肝支持系统治疗的适应证

1）病毒性肝衰竭：包括急性、亚急性、慢加急性和慢性肝衰竭。原则上以早、中期为好，凝血酶原活动度在 20％～40％，血小板 $>5 \times 10^9$。晚期肝衰竭和凝血酶原活动度 $<20\%$ 者也可进行治疗，但并发症多见，应慎重。

2）其他原因引起的肝功能衰竭（包括药物、毒物、手术、创伤、过敏等）。

3）晚期肝病肝移植围手术期治疗。

4）各种原因引起的高胆红素血症（肝内胆汁淤积、术后高胆红素血症等），内科治疗无效者。

（2）人工肝支持系统治疗的禁忌证

1）有严重活动性出血情况、出现 DIC 者。

2）对治疗过程中所用药品如血浆、肝素、鱼精蛋白等高度过敏者。

3）循环功能衰竭者。

4）心脑梗死非稳定期者。

5）严重全身感染者。

（3）人工肝支持系统治疗并发症的防治

1）出血。①插管处出血：可予拔除留置管，加压包扎处理。②消化道出血：应正确估计出血量，及时予扩容、制酸剂、止血等治疗。③皮肤、黏膜出血：可表现为鼻出血、皮肤瘀点、瘀斑。④颅内出血：易出现脑疝而死亡。

2）凝血。①灌流器凝血：表现为跨膜压急剧上升，对血细胞造成机械性破坏或被迫中断治疗。②留置管凝血：表现为在进行人工肝治疗时血流不畅。故在留置管封管时，肝素用量要足量。

3）低血压。以突发性为主。发生机制：①有效血容量减少；②失血；③心源性；④药物或血浆过敏；⑤血液灌流综合征；⑥血管活性物质的影响等。预防及处理：①低蛋白血症患者在人工肝治疗术前或术中输血浆、白蛋白或其他胶体溶液，维持患者血浆渗透压。②严重贫血患者在人工肝治疗前要补充血液。③药物或血浆过敏者预先给予抗过敏治疗。④纠正酸碱平衡、水电解质紊乱。⑤治疗心律失常。⑥术中密切观察血压、心率变化，出现非心源性低血压应补充血容量，必要时使用升压药。如有心律失常则按心律失常处理。⑦血液灌流综合征可预先服用抗血小板聚集药物，或改用血浆灌流。

4）继发感染。①与人工肝治疗管路有关的感染：应做血培养及导管头培养。一般可采用针对革兰阳性菌的抗生素预防性用药。②血源性感染：应

表 2-6　人工肝支持系统的分型

分型	技术	功能
Ⅰ型（非生物型）	血液透析/滤过 血液/血浆灌流、置换	以解毒功能为主，补充有益物质
Ⅱ型（生物型）	体外生物反应装置、体外植入肝细胞	具有肝特异性解毒、生物合成及转化功能
Ⅲ型（混合型）	Ⅱ型与Ⅰ型混合组成	兼有Ⅰ、Ⅱ型功能

特别注意 HCV 和 HIV 感染。

5)失衡综合征。指透析过程中或透析结束后不久出现的以神经、精神系统为主症的症候群,常持续数小时至 24h 后逐渐消失。其发生主要与尿素等物质移除过多、过快,而造成血液与脑组织间浓度梯度差过大有关。一旦出现明显失衡症状时应停止透析,及时减轻脑水肿、解痉、降血压及纠正心律失常。

6)溶血。人工肝支持系统治疗中发生急性溶血是少见而严重的并发症,严重时可致命。发现溶血后应立即停止血泵,夹住血路导管。有贫血者应立即补充新鲜血液并给予纯氧吸入。有高血钾者给予相应处理,在纠正溶血原因后可再透析。

7)空气栓塞。空气栓塞是人工肝治疗致命并发症之一,在治疗中一旦发现空气进入人体,应立即阻断静脉回路,给予吸氧。患者取左侧卧及头低足高位,使空气聚集于右心房。症状严重者可心房抽气。心搏骤停者除进行心肺复苏外尽可能同时设法抽出右心房和右心室内空气,以免加重动脉栓塞。必要时可进行高压氧舱治疗。

8)过敏反应。包括对血浆、鱼精蛋白及其他血浆代用品的过敏,应停止治疗,给予抗过敏及对症治疗,糖皮质激素也可使用。

5. 肝移植 虽然肝移植的出现相对较晚(始于20 世纪 50 年代,至今才 40 余年),但发展迅速,疗效肯定,成绩斐然。目前已成为治疗终末期肝病的常规手术,大批的病例获得长期存活。相比之下,我国肝移植起步晚、发展慢、效果差、例数少。但从1999 年以来我国肝移植数量剧增,目前正掀起一个新的高峰,并逐渐形成了杭州、武汉、广州和天津4 个肝移植中心,但由于免疫抑制药的使用而容易复发。最近发现手术前、后使用拉米夫定治疗HBV 感染复发有较显著疗效,但需要长期应用。

6. 细胞移植 胚胎干细胞(ESC)自 1981 年Evans 等首次分离并成功地建立了人胚胎干细胞系,被认为是人类胚胎研究中的重大突破,是一个具有"里程碑式的革命",具有广阔的应用前景。胚胎干细胞,是具有无限增殖能力和全能分化潜能的干细胞,具有正常的二倍体核型,可从内细胞团或原始生殖细胞分离而来,可分化为成人的各种细胞。目前设想应用 ESC 进行临床组织移植的基本途径:"患者体细胞核→核移入去核的成熟受体卵母细胞→早期胚胎→分离人胚胎干细胞→基因修饰→定向分化→细胞移植给患者"。相信不久的将

来,ESC 一定会广泛应用于临床。

【预后】

(一)急性肝炎

甲型肝炎预后良好,多在 3 个月内临床康复。急性乙型肝炎大部分可完全康复,约 10% 转为慢性或病毒携带。急性丙型肝炎多转为慢性或病毒携带。急性丁型肝炎重叠 HBV 感染时约 70% 转为慢性。戊型肝炎病死率一般为 1%~2%,最高达12%。妊娠后期合并戊型肝炎病死率 10%~20%,最高达 39%。

(二)慢性肝炎

轻度慢性肝炎一般预后良好,仅少数转为肝硬化;中度慢性肝炎预后较差,其中较大部分转为肝硬化,小部分转为肝癌;重度慢性肝炎相当于早期肝硬化,容易发展为慢性肝衰竭或失代偿期肝硬化。

(三)肝衰竭

预后不良,病死率达 70% 以上。年龄较小、治疗及时、无并发症者病死率较低。急性肝衰竭存活者,远期预后较好,多不发展为慢性肝炎和肝硬化;亚急性肝衰竭存活者多数转为慢性肝炎或肝炎肝硬化;慢加急性肝衰竭病死率最高,可达 80% 以上,存活者病情可多次反复。

(四)淤胆型肝炎

急性淤胆型肝炎预后较好,一般都能康复。慢性淤胆型肝炎预后较差,容易发展为胆汁性肝硬化。

(五)肝炎肝硬化

静止性肝硬化可较长时间维持生命,活动性肝硬化预后不良。

【预防】

(一)控制传染源

1. 患者的隔离 执行急性患者隔离期管理,对甲型、戊型肝炎粪便,乙型、丙型、丁型患者分泌物,排泄物及血液污染物进行严格消毒处理。慢性乙型和丙型肝炎患者应分别按病毒携带者管理。

2. 携带者的管理 对无症状 HBV 和 HCV 携带者应进一步检测各项传染性指标,包括 HBeAg、HBV DNA、抗-HCV 和 HCV RNA,阳性者应禁止从事献血和从事托幼工作。

(二)切断传播途径

1. 甲型和戊型肝炎 搞好环境卫生和个人卫生,加强粪便、水源管理,贯彻食品卫生法,做好食品卫生、食具消毒等工作,养成良好个人卫生习惯,

不用他人饮食、洗漱用具,不饮生水,不吃未洗净的生菜、水果、食用贝类食品要煮熟,饭前便后要洗手,防止"病从口入"。

2.乙型、丙型和丁型肝炎　严格医疗器械消毒,做到一人一针一管注射;或一人一用一消毒器具。提倡一次性使用医疗器械。加强血制品管理。加强托幼保育单位和其他服务行业的监督管理。

(三)保护易感人群

1.主动免疫

(1)甲型肝炎:抗-HAV IgG 阴性者可通过接种甲型肝炎减毒活疫苗以获得主动免疫,主要用于幼儿、学龄前儿童及其他高危人群。

(2)乙型肝炎:凡新生儿(尤其是母亲 HBeAg 阳性者)出生后 24h 内都应该立即接种基因重组乙型肝炎疫苗,注射 3 次后保护率约为 85%。与 HBV 感染者密切接触者、医务工作者、同性恋者、药瘾者等高危人群及从事托幼保育、食品加工、饮食服务等职业人群也是主要的接种对象。现普遍采用 0 个月、1 个月、6 个月的接种程序,每次注射 $5\mu g$,高危人群可适量加大剂量。

2.被动免疫

(1)甲型肝炎:甲型肝炎患者的接触者可接种人血丙种球蛋白以防止发病,剂量为 0.02～0.05ml/kg,注射时间越早越好,最迟不宜超过接触后 14d。

(2)乙型肝炎:乙型肝炎免疫球蛋白(HBIG)主要用于暴露于 HBV 的易感者的免疫保护,应及早注射,保护期约 3 个月。新生儿接种乙型肝炎疫苗的同时,如联合注射高滴度 HBIG,可提高保护率。HBeAg 阳性孕妇在怀孕后 3 个月注射 HBIG,可能对母婴传播起预防作用。

目前对丙、丁、戊型肝炎尚缺乏特异性免疫预防措施。

(李兰娟)

第八节　肠道病毒感染

一、概　　述

学习要求

1.掌握肠道病毒感染的临床表现、诊断及治疗。

2.熟悉肠道病毒感染的流行病学特点、病原学特征、并发症。

3.了解肠道病毒感染的预防原则。

肠道病毒(enterovirus)是一种主要生长于肠道的 RNA 病毒,虽然名为肠道病毒,在人类却很少出现肠道的病症。常见的肠道病毒有柯萨奇病毒(Coxsackievirus groups A and B)A 群(有 23 个血清型)和 B 群(有 6 个血清型)、埃可病毒(Echovirus)有 31 个血清型、脊髓灰质炎病毒(poliovirus)有 3 个血清型、以及近年来新发现的肠道病毒 68～71 型。肠道病毒在世界各地散发或流行,波及人体各个系统,在儿童尤为多见。临床表现复杂多样,虽大多属轻症,但也可危及生命。发病后可引起无菌性脑膜炎、类脊髓灰质炎、心肌炎、流行性胸痛、出疹性疾病、疱疹性咽峡炎、呼吸道感染、婴儿腹泻以及流行性急性眼结膜炎等。

【流行病学】

肠道病毒感染在世界内广泛传播,没有严格的地区性,呈散发或流行发病。发生流行时其范围可大可小,严重程度也有不同。不同种类和型别的肠道病毒感染的流行季节不完全相同,但多发生在夏秋季节。人群普遍易感,但学龄前儿童患病的比例显著地高于青少年和成年人。

隐性感染者和患者是肠道病毒感染的主要传染源,感染者的咽部和肠道中有病毒存在,从粪便中排出病毒的时间较长,可持续几周。接触传播是肠道病毒感染的主要传播方式,包括口—口传播、粪—口传播,接触传播的关键媒介是易感者的手;水源和食品污染是导致肠道病毒感染流行的另一方式,主要是粪—口传播;肠道病毒感染也可通过飞沫传播,飞沫主要来自感染者的咳嗽和喷嚏。

【病原学】

肠道病毒呈球形,核衣壳呈二十面体立体外观,无包膜,直径 24～30nm ,不含类脂体。病毒衣壳由 60 个相同壳粒组成,排列为 12 个五聚体,每个壳粒由 VP1、VP2、VP3 和 VP4 四种多肽组成。核心有单股正链 RNA,长 7.2～8.4kb,两端为保守的非编码区,在肠道病毒中同源性非常高,中间为连续开放读码框架。病毒 RNA 编码病毒结构蛋白 VP1～VP4 和功能蛋白。VP1、VP2 和 VP3 均暴露在病毒衣壳的表面,带有中和抗原和型特异性抗原位点,VP4 位于衣壳内部,与病毒基因组脱壳有关。病毒与宿主细胞受体的特异性结合决定了肠道病毒感染的组织趋向性。不同种类和型别的肠道病毒,其特异性受体不完全相同。VP1 与宿主细胞受体结合后,病毒空间构型改变,VP4 即被释出,衣壳松动,病毒基因组脱壳穿入细胞质。

肠道病毒对外界环境的抵抗力较强。室温下可存活数日,污水和粪便中可存活数月,冷冻条件下可保存数年。在 pH3～9 的环境中稳定,不易被胃酸和胆汁灭活。耐乙醚、耐乙醇。对紫外线、干燥、热敏感,56℃ 30min 可被灭活。对各种氧化剂如高锰酸钾、过氧化氢溶液、漂白粉敏感。

【发病机制】

肠道病毒首先由眼部、呼吸道、口腔至消化道侵入黏膜,在局部上皮细胞以及咽部或肠壁淋巴组织居留和增殖,可由此从眼、口、鼻、咽分泌物或粪便中排出,并可以由原发病灶经淋巴通道扩散至局部淋巴组织以及经血液循环至其他器官,如中枢神经系统、皮肤黏膜、心脏等,在该处增殖,引起各种病变,出现相应的临床表现。因病毒侵犯部位的不同,组织的病理变化也不尽相同。如脑炎时脑部有局灶性细胞浸润,伴退行性病变;侵犯心脏时可有间质性心肌炎,伴局灶性坏死,心包炎等;肝脏病变也以局灶性细胞浸润为主。人体感染肠道病毒后可产生具有型特异性的血液中和抗体及补体结合抗体(IgA、IgG、IgM),并有肠道局部抗体(sIgA)上升,病后第 1 周即可出现,3～4 周后达高峰,以后渐降,但对同型病毒具有较持久的免疫力。孕妇感染后,其抗体可由母体传至胎儿。

【临床表现】

临床表现复杂多变,病情轻重差别甚大。同型病毒可引起不同的临床症候群,而不同型的病毒又可引起相似的临床表现。

(一)呼吸道感染

埃可病毒及柯萨奇病毒均可引起,以上呼吸道感染为常见,也可引起婴儿肺炎等下呼吸道感染。肠道病毒 68 型可引起小儿毛细支气管炎和肺炎。

(二)疱疹性咽峡炎

主要由柯萨奇 A 群及 B 群病毒引起,埃可病毒引起较少见。本病遍及世界各地,呈散发或流行,但以夏秋季多见。传染性很强。潜伏期平均 4d 左右,表现为发热、咽痛、咽部充血、可见散在灰白色丘疱疹,直径 1～2mm,四周有红晕,疱疹破溃后形成黄色溃疡,多见于扁桃体、软腭和悬雍垂。一般 4～6d 后自愈。

(三)出疹性疾病

又称流行性皮疹病(epidemic ixanthemata),柯萨奇病毒及埃可病毒均可引起。多见于婴儿及儿童,成人较少见。潜伏期 3～6d。出疹前多有上呼吸道症状如发热、咽痛等。皮疹于发热或热退时出现,呈多形性,有斑丘疹、斑疹、猩红热样皮疹、风疹样皮疹、疱疹及荨麻疹等。不同形态的皮疹可同时存在或分批出现。可伴有全身或颈部及枕后淋巴结肿大。

(四)手足口病

主要由柯萨奇病毒 A5、A9、A10、A16 型引起,尤以 A16 多见。多发生于 5 岁以下小儿,传染性强,可暴发流行或散发。初起低热、厌食等。口腔黏膜出现小疱疹,后破溃形成溃疡。多分布于后舌、颊及硬腭,亦可见于齿龈、扁桃体及咽部。多同时在手足皮肤出现斑丘疹,偶见于躯干、大腿及臀部。斑丘疹很快转为小疱疹,较水痘皮疹为小,2～3d 吸收,不留痂。预后良好,但可复发。个别可伴发无菌性脑膜炎、心肌炎等。

(五)脑膜炎、脑炎及瘫痪性疾病

柯萨奇病毒 A 群、B 群和埃可病毒的许多型以及肠道病毒 71 型均可引起此类疾病。肠道病毒脑膜炎的临床表现与其他病毒引起者差异不大,有发热、头痛、呕吐、腹痛,肌痛等症状,常伴发皮疹,1～2d 出现脑膜刺激征。脑脊液细胞数增加达 100～200/mm³,偶可高达 1 000/mm³ 以上,初期以中性粒细胞升高为主,后则以单核细胞升高为主。蛋白略高,糖和氯化物正常。病程一般 5～10d。

柯萨奇病毒 A2、A5、A7、A9 及 B2、B3、B4、均可引起脑炎,埃可病毒 4、6、9、11、30 型亦可引起脑炎,埃可病毒 9 型多见。临床表现与乙型脑炎相似,但部分病例常伴有皮疹、心肌炎等。柯萨奇 B 群可在新生儿和婴儿中引起病情危重的弥漫性脑炎,常伴心肌炎和肝炎。

肠道病毒引起的瘫痪临床表现与脊髓灰质炎相似,但瘫痪程度较轻,一般很快恢复,极少有后遗症。

(六)心脏疾患

主要由柯萨奇 B 群 2～5 型病毒引起,其他肠道病毒亦可引起。多见于新生儿及幼婴,年长儿童及成人也可发生,一般多先有短暂的发热、感冒症状,继而出现心脏症状。临床可分为以下几种类型:

1.急性心功能衰竭　起病突然,阵咳、面色苍白、发绀及呼吸困难,迅速出现心力衰竭。心电图可见严重的心肌损害。急性心包炎可伴随心肌炎发生或单独存在。

2.猝死　常在夜间发生,多因急性心肌缺血、梗死或坏死性炎症所致。

3.心律失常　可出现期前收缩,心动过速或各类传导阻滞,呈一过性或迁延不愈,甚至反复发作达数年之久。

4.慢性心肌病　柯萨奇 B 群病毒引起的亚急性或慢性心脏病变,可导致弹力纤维增生症、慢性心肌病、狭窄性心包炎等。胎儿期感染可引起先天性心脏病如先天性钙化性全心炎等。

(七)流行性肌痛或流行性胸痛

大多数由柯萨奇 B 群病毒引起。主要表现为发热和阵发性肌痛,可累及全身肌肉,而以胸腹部肌痛多见,尤以膈肌最易受累。肌痛轻重不一,活动时疼痛加剧。病程 1 周左右,多能自愈。

(八)急性流行性眼结膜炎

又称急性出血性结膜炎,为肠道病毒 70 型所致。本病传染性强,常发生暴发流行,人群普遍易感。潜伏期 24h 左右。临床主要表现为急性眼结膜炎,眼睑红肿,结膜充血、流泪、可有脓性分泌物及结膜下出血,但极少累及巩膜和虹膜,大多在 1～2 周自愈。

(九)其他

肠道病毒尚可侵犯腮腺、肝、胰腺、睾丸等器官,引起相应临床表现。近年来认为,肠道病毒感染与肾炎、溶血-尿毒综合征,Reye 综合征及糖尿病等也有一定关系。

【辅助检查】

(一)周围血象

白细胞计数大多正常,在某些肠道病毒感染时可增高,中性粒细胞也可增多。

(二)病毒分离与鉴定

收集疱疹液、脑脊液、咽拭子、粪便或组织标本,制备标本悬液,将标本悬液接种于 RD 细胞或 Vero 细胞进行培养。当出现细胞病变时,用型特异性血清鉴定。病毒分离是确定肠道病毒感染的金标准。

(三)血清学试验

取发病早期和恢复期双份血清进行中和试验,若血清特异性抗体有 4 倍及以上增长,则有诊断意义;亦可检测其特异性 IgM 抗体。血清学试验是

目前肠道病毒感染病原诊断的常用方法。

(四)免疫荧光快速诊断法

以荧光染色的免疫抗体来鉴定抗原可达到快速诊断的目的。但目前除在脊髓灰质炎病毒感染时应用外,在肠道病毒感染时采用不多。最近采用许多血清型共有的 VP3-ZC 抗原和一种与多血清型的 VP1 衣壳蛋白交叉反应的单克隆抗体,改进了免疫诊断方法,但目前仍停留于研究阶段。

(五)分子生物学检查

根据 VP1 基因序列设计引物检测肠道病毒具有型特异性。RT-PCR 法不仅快速、简便,而且有很高的灵敏度和特异度,有望成为检测肠道病毒感染病原体的主要方法。

【诊断与鉴别诊断】

临床表现复杂多样,因为健康人群粪便带病毒者很常见,因此诊断必须十分慎重。根据流行季节和临床表现,可以做出肠道病毒感染的初步诊断。病毒分离和血清学检查为重要的确诊方法。

(一)无菌性脑膜炎主要应与其他病毒引起的脑膜脑炎相鉴别

1.流行性腮腺炎伴脑膜脑炎　多流行于冬春,常伴腮腺肿大,血清淀粉酶可增高,但柯萨奇病毒 B3、埃可病毒 9、16 型也可引起腮腺肿大,则不易鉴别。

2.乙型脑炎　多发生在夏秋季节,起病急,多伴神志改变,周围血及脑脊液中白细胞计数增多明显,主要以中性粒细胞升高为其特点。

3.流行性脑脊髓膜炎及其他化脓性脑膜炎轻症或未经彻底治疗者尤需加以鉴别。起病急,脑膜刺激征明显,脑脊液检查一般以中性粒细胞增多为主,糖和氯化物降低,如能将脑脊液培养查到致病菌即可确诊。血常规白细胞总数及中性粒细胞均增多。

4.结核性脑膜炎　起病缓慢,有结核病灶及结核接触史,脑脊液糖和氯化物降低,有薄膜形成,可找到结核杆菌,皮肤结核菌素试验阳性。

5.婴儿脑型脚气病(维生素 B_1 缺乏症)以及其他原因引起的脑病(如中毒性脑炎)　均应注意勿与肠道病毒性脑炎相混淆。详细询问病史及体格检查最为重要。

肠道病毒引起的无菌性脑膜炎虽不易与其他病毒所致者进行临床鉴别,但如发生在夏秋季节、有流行趋势、伴发皮疹、肌痛、口、咽部疱疹、心肌炎等肠道病毒常见症候群时,则有助于诊断。

（二）流行性肌痛胸痛

显著时应与胸膜炎、心绞痛、心肌梗死等鉴别，胸透及心电图检查有助于诊断。腹部疼痛严重时似阑尾炎，在成人尚需除外胆囊炎、胆石症、胃溃疡穿孔、急性胰腺炎等。肌痛一般局限于浅表部位，无深部压痛或反跳痛。此外，腹部炎症常伴周围血白细胞计数和中性粒细胞增加。急性胰腺炎时，血清淀粉酶可增高。

（三）急性心肌炎、心包炎

新生儿心肌炎与其他急性感染、败血症、肺炎等不易鉴别，如迅速出现心功能衰竭症状或心律失常，应疑肠道病毒感染。伴有皮疹、血清转氨酶升高以及脑脊液改变者，更有助于诊断。年长儿及青年期发生心肌炎、心包炎者，应首先除外风湿症，后者常有关节炎症状，抗链球菌溶血素"O"试验、黏蛋白及 C 反应性蛋白增高有助鉴别。中年以上发生心肌炎需与冠心病相鉴别。

（四）疱疹性咽峡炎、手足口病

需与单纯疱疹引起的口腔炎鉴别。疱疹性咽峡炎常发生流行，其口腔疱疹常限于口腔后部。手足口病常在小范围内传播形成局部流行，其口腔前部疱疹易形成溃疡，并伴发手、足较小较硬的皮疹。单纯疱疹口腔炎多为散发病例，病变可在口腔任何部位发生，但以皮肤黏膜交界处为多见。

（五）出疹性疾病

多形性皮疹中的斑丘疹需与麻疹、风疹相鉴别。出疹性疾病一般很少伴耳后、枕后淋巴结肿，疹退后也无色素沉着或脱屑。埃可病毒 16 型感染皮疹在热退后出现，应与婴儿急疹鉴别。猩红热样皮疹需与猩红热相区别，一般症状及咽部炎症均较猩红热为轻。出现疱疹者应与水痘鉴别，如手足口病的皮疹形态较水痘为小，皮厚且较硬，多分布于手、足，少见于躯干。

【治疗】

除一般的卫生措施外，无特效的预防和治疗方法。对有感染性的病人应当隔离。治疗均应以注意休息、护理、加强支持疗法与对症处理为主。对急性出血性结膜炎可用 0.1% 羟苄唑或者 0.1% 利巴韦林滴眼剂滴眼，每小时 1～2 次。为预防混合感染，可合用抗生素眼药水滴眼。板蓝根冲剂及维生素为常用药物，呕吐腹泻者要注意水、电解质平衡，对惊厥及严重肌痛者，应适当给予镇静药和止痛药。出现急性心肌炎伴心力衰竭时，应及早应用快速洋地黄化疗法，吸氧和卧床休息。有瘫痪出现

时，则按照脊髓灰质炎的瘫痪期护理和治疗。此外，尚应注意预防继发感染。

【预防】

目前尚无特殊预防方法。注意环境卫生和个人卫生；接触患者的婴幼儿可注射丙种球蛋白预防感染；也可广泛服用脊髓灰质炎减毒活疫苗，使产生肠道干扰作用而控制其他肠道病毒感染的流行。特异性疫苗尚在研制之中。

（武淑环）

二、脊髓灰质炎

学习要求

1. 掌握脊髓灰质炎病毒感染的临床表现、诊断及治疗。

2. 熟悉脊髓灰质炎病毒感染的流行病学特点、病原学特征、并发症。

3. 了解脊髓灰质炎病毒感染的预防原则及预后。

脊髓灰质炎（poliomyelitis）是由脊髓灰质炎病毒（poliovirus）引起的急性传染病。该病毒主要损害脊髓前角运动神经细胞，引起肢体迟缓性瘫痪，因多见于儿童，故俗称"小儿麻痹症"。以隐性感染为主，占流行期感染者总数的 80%～90%，瘫痪型病例不足 1%。临床主要表现为发热、咽痛和肢体疼痛，少数病例发生肢体瘫痪，严重者因呼吸肌瘫痪而死亡。

【流行病学】

脊髓灰质炎曾是严重危害儿童健康和生命的古老的传染病，在世界和我国广泛流行。由于口服脊髓灰质炎疫苗广泛使用以来，脊髓灰质炎的发病率和死亡率迅速大幅度下降，随着 WHO 的 EPI 活动的深入开展，疫苗覆盖率不断增加，世界上已有连续多年无脊髓灰质炎病例报告的国家。我国从 1994 年 10 月至今没有发现由本土脊髓灰质炎野病毒引起的病例，2000 年 7 月中国政府致函 WHO 确认中国已经成功阻断了本土脊髓灰质炎野病毒的传播，实现了无脊髓灰质炎的目标。

（一）传染源

人是脊髓灰质炎病毒的唯一宿主，显性感染与隐性感染者都可成为传染源，后者不仅人数众多，又不易被发现和控制，因而是本病的主要传染源。在患者出现症状之前 3～5d 就可从咽部与粪便中

分离出病毒。粪便排出的病毒量最多,时间也长。发病 1 周内粪便中病毒检出率最高,1 周后排毒量逐渐减少,直至发病 6 周后消失,少数患者粪便排毒可持续 3～4 个月。

(二)传播途径

以消化道传播为主要途径,患者感染初期至症状出现之后 6 周内,排出的粪便含有大量病毒,可直接或间接污染水源、食物、玩具、衣物、被褥等,密切接触可导致感染或发病。由于感染早期咽部带有大量病毒,此期亦可通过飞沫传播。苍蝇和蟑螂亦有可能成为传播媒介。

(三)易感人群

人群普遍易感,随着减毒活疫苗的普遍应用,大年龄组儿童直至成人病例相对增多,病情较婴幼儿严重,瘫痪发生率与病死率较高。应用小儿麻痹糖丸减毒活疫苗完成基础免疫和加强免疫或感染后,可获得牢固而持久免疫。

(四)流行特征

本病遍及全球,终年可见,呈散发或流行。发病年龄以 6 个月至 5 岁发病率最高,占 90% 以上。6 个月以下儿童很少发病,成人少见。在应用减毒活疫苗预防的地区,发病率显著下降。Ⅰ 型病毒所致的瘫痪比 Ⅱ 型和 Ⅲ 型要多,年长儿、成人、男孩、孕妇发生瘫痪的比例较高。

目前世界上绝大多数地方野生株导致的脊髓灰质炎已被消灭,而疫苗来源的脊髓灰质炎仍时有发生。这促使我们研制更为安全、有效的疫苗。

【病原学】

脊髓灰质炎病毒(poliomyelitis virus)为小核糖核酸病毒科(picornaviridae)的肠道病毒属(enterovirus)。呈小的圆球形,直径为 24～30nm。内含单股 RNA,病毒核壳由 32 个壳粒组成,每个微粒含四种结构蛋白,即 VP1～VP4。VP1 与人细胞膜受体有特殊亲和力,与病毒的致病性和毒性有关。按其抗原不同可分为 Ⅰ、Ⅱ、Ⅲ 三个血清型。每一个血清型病毒都有两种特异性抗原,一种为 D(dense)抗原,存在于成熟病毒体中,含有 D 抗原的病毒具有充分的传染性及抗原性;另一种为 C(coreless)抗原,存在于病毒前壳体内,含 C 抗原的病毒为缺乏 RNA 的空壳颗粒,无传染性。不同血清型之间偶有交叉免疫,国内病例发病与流行多以 Ⅰ 型为主。该病毒能耐受一般浓度的化学消毒剂,如 70% 乙醇及 5% 煤酚皂液。0.3% 甲醛、0.1mmol/L 盐酸及 $(0.3～0.5)×10^{-6}$ 余氯可迅速

使之灭活。加热至 56℃ 30min 可使之完全灭活,在室温中可生存数日,在 4℃ 冰箱中可保存数周,在冷冻环境下可保存数年。对紫外线、干燥、热均敏感。在水、粪便和牛奶中可生存数月。

【发病机制】

脊髓灰质炎病毒自口、咽或肠道黏膜侵入人体后,1d 内即可到达局部淋巴组织,如扁桃体、咽壁淋巴组织、肠壁集合淋巴组织等处生长繁殖,并向局部排出病毒。若此时人体产生多量特异抗体,可将病毒控制在局部,形成隐性感染;否则病毒进一步侵入血流(第一次病毒血症),在第 3 天到达各处非神经组织,如呼吸道、肠道、皮肤黏膜、心、肾、肝、胰、肾上腺等处繁殖,在全身淋巴组织中尤多,并于第 4 日至第 7 日再次大量进入血液循环(第二次病毒血症),如果此时血液循环中的特异抗体已足够将病毒中和,则疾病终止,形成顿挫型,仅有上呼吸道及肠道症状,而不出现神经系统病变。少部分患者可因病毒毒力强或血中抗体不足以将其中和,病毒可随血流通过血脑屏障侵犯中枢神经系统,病变严重者可发生瘫痪。偶尔病毒也可沿外周神经传播到中枢神经系统。特异性中和抗体不易到达中枢神经系统和肠道,故脑脊液和粪便内病毒存留时间较长。因此,人体血液循环中是否有特异抗体,其出现的时间早晚和数量是决定病毒能否侵犯中枢神经系统的重要因素。

【病理改变】

脊髓灰质炎最突出的病理变化在中枢神经系统(本病毒具嗜神经毒性),病灶有散在和多发不对称的特点,可涉及大脑、中脑、延髓、小脑及脊髓,以脊髓损害为主,脑干次之,尤以运动神经细胞的病变最显著。脊髓以颈段及腰段的前角灰白质细胞损害为多,故临床上常见四肢瘫痪。大部分脑干中枢及脑神经运动神经核都可受损,以网状结构、前庭核及小脑盖核的病变为多见,大脑皮质则很少出现病变,运动区即使有病变也大多轻微。偶见交感神经节及周围神经节病变,软脑膜上可见散在炎性病灶,很少波及蛛网膜。脑脊液出现炎性改变。无瘫痪型的神经系统病变大多轻微。

早期镜检可见神经细胞质内染色体溶解,尼氏小体(Nissl's bodies)消失,出现嗜酸性包涵体,伴有周围组织充血、水肿和血管周围细胞浸润,初为中性粒细胞,后以单核细胞为主。严重者细胞核浓缩,细胞坏死,最后为吞噬细胞所清除。瘫痪主要由神经细胞不可逆性严重病变所致。神经细胞病

变的程度和分布决定临床上有无瘫痪、瘫痪轻重及其恢复程度。长期瘫痪部位的肌肉、肌腱及皮下组织均见萎缩，骨骼生长也可受影响。除神经系统病变外，可见肠壁集合淋巴组织及其他淋巴结有退行性及增生性改变，偶见局灶性心肌炎、间质性肺炎和肝、肾及其他脏器充血和混浊肿胀，大多因严重缺氧所致死。临床症状与神经系统病变有密切关系。

【临床分期】

潜伏期一般 5～14d（3～35d）。临床症状轻重不等，以轻者较多；多数可无症状，可从鼻咽分泌物及大便中排出病毒，并可产生特异抗体（称无症状型或隐匿型，或隐性感染）。少数病人可出现弛缓性瘫痪，按瘫痪病人的病情发展过程，临床分期如下：

（一）前驱期

起病缓急不一，大多有低热或中等热度，乏力不适，伴有咽痛、咳嗽等上呼吸道症状，或有食欲缺乏，恶心、呕吐、便秘、腹泻、腹痛等消化道症状。神经系统尚无明显异常。上述症状持续数小时至 3～4d，部分患者体温迅速下降而痊愈（称顿挫型），一部分患者进入瘫痪前期。

（二）瘫痪前期

可在发病时即出现本期症状，或前驱期后出现，或二期之间有短暂间歇（为 1～6d），体温再次上升（称双峰热见于 10%～30%，患者以小儿为多），出现神经系统症状如头痛、颈、背、四肢肌痛，感觉过敏。病儿拒抚抱，动之即哭，坐起时因颈背强直不能前俯，不能屈曲，以上肢向后支撑，呈特殊三角架体态。亦不能以下颌抵膝（吻膝征）。患儿面颊潮红，多汗，显示交感神经功能障碍，大多精神兴奋，易哭闹或焦虑不安，偶尔由兴奋转入萎靡、嗜睡。可因颈背肌痛而出现颈部阻力及阳性克氏征、布氏征，肌腱反向及浅反射后期减弱至消失，但无瘫痪。此时脑脊液大多已有改变。一般患者经 3～4d 热下降，症状消失而愈（无瘫痪型）。本期有时长达 10 余天。少数患者在本期末出现瘫痪而进入瘫痪期。

（三）瘫痪期

一般于起病后 3～4d（2～10d）出现肢体瘫痪，瘫痪可突然发生或先有短暂肌力减弱而后发生，腱反射先减弱或消失。在 5～10d 可相继出现不同部位的瘫痪，并逐渐加重；轻症则在 1～2d 就不再进展。瘫痪早期可伴发热和肌痛，大多患者体温下降

后瘫痪就不再发展。临床上分以下几类：

1. **脊髓型** 麻痹呈弛缓性瘫痪，肌张力低下，腱反射消失，分布不规则，亦不对称，可累及任何肌肉或肌群，因病变大多在颈、腰部脊髓，故常出现四肢瘫痪，尤以下肢为多。近端大肌群如三角肌、前胫肌等较远端手足小肌群受累为重，且出现早。躯干肌群瘫痪时头不能竖直，颈背乏力，不能坐起和翻身等。瘫痪程度可分为 6 级：0 级（全瘫痪）：肌肉刺激时无任何收缩现象；1 级（近全瘫痪）：肌腱或肌体略见收缩或触之有收缩感，但不引起动作；2 级（重度瘫痪）：肢体不能向上抬举，只能在平面上移动；3 级（中度瘫痪）：可以自动向上抬举，但不能承受任何压力；4 级（轻度瘫痪）：可以自动向上抬举，并能承受一定压力；5 级：肌力完全正常。

颈胸部脊髓病变严重时可因膈肌和肋间肌（呼吸肌）瘫痪而影响呼吸运动，临床表现呼吸浅速、声音低微、咳嗽无力、讲话断断续续等。体检可见胸廓扩张受限（肋肌瘫痪）及吸气时上腹内凹的反常动作（膈肌瘫痪）。若以双手紧束胸部观察膈肌动作或手按压上腹部观察肋间肌运动，可分辨其活动强弱。膈肌瘫痪时 X 线透视下可见吸气时横膈上抬的反常运动。偶见尿潴留或失禁（膀胱肌瘫痪）、便秘（肠肌或腹肌瘫痪），常与下肢瘫痪并存，多见于成人。很少发生感觉异常。

2. **延髓型麻痹（脑干型麻痹或球麻痹）** 病情多属严重，常与脊髓麻痹同时存在，可有以下表现。

（1）脑神经麻痹：多见第 7、9、10、12 对脑神经胺受损。第 7 对脑神经麻痹常单独引起面瘫，表现为歪嘴、眼睑下垂或闭合不严；软腭、咽部及声带麻痹则因第 9、10、12 对脑神经病变所致。出现发声带鼻音或嘶哑、饮水呛咳或自鼻反流、吞咽困难、痰液积潴咽部，随时有发生窒息的危险。体检可见软腭不能上提，悬雍垂歪向健侧，咽后壁反射消失，舌外伸偏向患侧。动眼障碍和眼睑下垂见于第 3、4、6 对脑神经受损；颈无力，肩下垂，头后倾则见于第 11 对脑神经受损。

（2）呼吸中枢损害：以延髓腹面外侧网状组织病变为主。出现呼吸浅弱而不规则，时有双吸气和屏气，呼吸间歇逐渐延长，甚至出现呼吸停顿、脉搏细速和血压升高（最后下降）。初起表现焦虑不安，继而神志模糊，进入昏迷，发生严重呼吸衰竭。

（3）血管舒缩中枢损害：以延髓腹面内侧网状组织病变为主。开始面颊潮红，脉细速不齐，而后转微弱，血压下降，皮肤发绀，四肢湿冷，循环衰竭，

患者由极度烦躁不安转入昏迷。

3. 脊髓延髓型 较多见,兼有上述两型的症状。

4. 脑型 极少见。可表现为烦躁不安、失眠或嗜睡,可出现惊厥、昏迷及痉挛性瘫痪,严重缺氧也可有神志改变。

(四)恢复期及后遗症期

急性期过后1～2周瘫痪肢体大多以远端起逐渐恢复,腱反射也逐渐复常。最初2～3个月恢复较快,以后速度减慢,1～2年后仍不恢复成为后遗症。若不积极治疗,则长期瘫痪的肢体可发生肌肉痉挛、萎缩和变形,如马蹄足内翻或外翻、脊柱畸形等。由于血液供应不良,局部皮肤可有水肿,骨骼发育受阻,严重影响活动能力。肠麻痹及膀胱麻痹大多急性期后就恢复,很少留有后遗症。呼吸肌麻痹一般在10d内开始恢复,最终完全恢复。极个别需长期依赖人工呼吸器,脑神经受损复原需要一定时期,但很少留有后遗症。

【并发症】

多见于延髓型呼吸麻痹患者,可继发支气管炎、肺炎、肺不张、急性肺水肿以及氮质血症、高血压等。急性期约1/4患者有心电图异常,提示心肌病变,可由病毒直接引起,或继发于严重缺氧。胃肠道麻痹可并发急性胃扩张、胃溃疡、肠麻痹。尿潴留易并发尿路感染。长期严重瘫痪、卧床不起者,骨骼萎缩脱钙,可并发高钙血症及尿路结石。

【辅助检查】

(一)脑脊液

大多于瘫痪前期细胞数增多,通常在(50～500)×10⁶/L。早期以中性粒细胞为多,后期则以淋巴细胞为主,糖可略增,氯化物大多正常,蛋白质稍增加。至瘫痪第3周,细胞数多已恢复正常,而蛋白量仍继续增高,4～10周方恢复正常。这种细胞蛋白分离现象对诊断有一定参考价值。

(二)周围血象

白细胞总数及中性粒细胞百分率大多正常,少数患者的白细胞数轻度增多,(10～15)×10⁹/L,中性粒细胞百分率也略见增高。1/3～1/2患者的血沉增快。

(三)病毒分离或抗原检测

起病1周内,可从鼻咽部及粪便中分离出病毒,粪便可持续阳性2～3周。早期从血液或脑脊液中分离出病毒的意义更大。一般用组织培养分离方法。近年采用PCR法,检测肠道病毒RNA,

较组织培养快速敏感。

(四)血清学检查

特异性免疫抗体效价在第1周末即可达高峰,尤以特异性IgM上升较IgG为快。可用中和试验、补体结合试验及酶标等方法进行检测特异抗体,其中以中和试验较常用,因其持续阳性时间较长。双份血清效价有4倍及4倍以上增长者可确诊。补体结合试验转阴较快,如其阴性而中和试验阳性,常提示既往感染;两者均为阳性,则提示近期感染。近来采用免疫荧光技术检测抗原及特异性IgM单克隆抗体酶标法检查有助于早期诊断。

【诊断】

流行季节如有易感者接触患者后发生多汗、烦躁、感觉过敏、咽痛、颈背肢体疼痛、强直、腱反射消失等现象,应疑及本病。前驱期应与一般上呼吸道感染、流行性感冒、胃肠炎等鉴别。瘫痪前期病人应与各种病毒性脑炎、化脓性脑膜炎、结核性脑膜炎及流行性乙型脑炎相鉴别。弛缓性瘫痪的出现有助于诊断。血清中特异性IgM阳性。有条件可做病毒分离,从鼻咽部及粪便中分离到病毒。从血液中或脑脊液中分离到病毒意义更大。

【鉴别诊断】

(一)顿挫型

应与流行性感冒和其他病毒引起的上呼吸道感染相鉴别。

(二)无瘫痪型

易与其他病毒如柯萨奇病毒、埃可病毒、EB病毒、流行性腮腺炎病毒所致的中枢神经系统感染相混淆,有时临床不易鉴别有条件者可做血清学检查或病毒分离,以资鉴别。

(三)瘫痪型

应与下列疾病鉴别。

1. 感染性多发性神经根炎(acute polyneuroradiculitis,Guillain-Barre syndrome) 本病好发于年长儿童或青壮年,常不发热,亦无上呼吸道感染症状。弛缓性瘫痪逐渐发生,呈对称性,由远端向近端蔓延,呈对称的袜子或手套式分布的感觉障碍,常伴有神经瘫痪,且可影响呼吸。恢复迅速而完全,少见后遗症。脑脊液早期即出现蛋白细胞分离现象。肌电图有鉴别意义。

2. 急性脊髓炎(acute myelitis) 病灶平面以下有明显的感觉和运动障碍,对称或不对称,可由脚、腿上升达躯干,感觉障碍平面与正常皮肤间有感觉过敏带。膀胱、直肠功能障碍明显,瘫痪早期呈弛缓性,后期可为痉挛性,病理反射阳性。脑脊液一般无变化或奎肯试验提示不同程度的梗阻。

3. 家族性周期性麻痹(familial periodic paralysis) 呈周期性发作的四肢软瘫,近端较重、左右对称,全瘫或轻瘫,1～2h达高峰。本病好发于成年男性,不发热,脑脊液正常,发作时血钾降低,补钾后迅速恢复。

4. 白喉后麻痹(post diphtheric patalysis) 数周前有明显白喉及重度中毒症状,先有眼肌、软腭和咽肌麻痹。而后渐及四肢。瘫痪进展缓慢,多为对称,脑脊液正常。

5. 其他肠道病毒感染 柯萨奇病毒和埃可病毒可引起弛缓性瘫痪,但一般瘫痪范围小、病变程度轻、无流行性、无后遗症。有赖于病原学和血清学鉴别。

6. 流行性乙型脑炎 与脑型脊髓灰质炎易混淆,根据流行特征、接触史、脑脊液检查,血清补体结合试验等协助鉴别。

7. 假性瘫痪 由于骨折、骨髓炎、关节炎、骨膜下血肿等所致肢体活动障碍,但无神经受损者,称为假性瘫痪。根据病史、查体及X线检查可鉴别。

【治疗】

(一)无瘫痪型

1. 卧床休息,至少至热退后1周,避免不必要的手术及注射。

2. 肌痛和四肢项背强直者局部给予湿热敷,以增进血液循环,口服镇静药,必要时服盐酸哌替啶及可待因,减轻疼痛和减少肌痉挛。

3. 静脉注射50%葡萄糖液加维生素C 1～3g,每日1～2次连续数日,以减轻神经水肿。

4. 对发热较高,病情进展迅速者,可采用丙种球蛋白肌注,以中和血液内可能存在的病毒。初量为9～12ml或更大,隔2～3d,每天1次,每次3～5ml。

5. 肾上腺皮质激素,如泼尼松、地塞米松等有降温、减轻炎症和水肿等作用。可应用严重病例,疗程3～5d。

6. 中药治疗常用方剂:葛根、勾藤各12g,黄芩、金银花、连翘、玄参、郁金、桑寄生各9g,淫羊藿、滑石各6g,3岁以下减半煎服。

(二)瘫痪型

1. 卧位 患者应躺在有床垫的硬板床上,注意瘫痪肢体的护理,避免外伤受压,置于舒适的功能

位置,以防产生垂腕垂足现象。有便秘和尿潴留时,要适当给予灌肠和导尿。

2. 促进神经传导功能的恢复 可选用:①地巴唑舒张血管,兴奋脊髓,成人为5～10mg,儿童为0.1～0.2mg/kg,顿服,10d为1个疗程。②加兰他敏有抗胆碱酯酶的作用,成人为2.5～5mg,儿童为0.05～0.1mg/kg,每日肌注1次,从小剂量开始,逐渐增大,20～40d为1个疗程。③新斯的明成人0.5～1mg/次,儿童为每次0.02～0.04mg/kg,每日肌内注射1次。7～10d为1个疗程。④其他维生素B_1、B_6、B_{12},谷氨酸等有促进神经细胞代谢的作用,可酌情选用。

3. 呼吸障碍及吞咽困难的处理 呼吸肌麻痹可采用人工呼吸器,必要时采用气管插管正压给氧或加压面罩给氧。呼吸中枢损害,可用膈神经电刺激方法治疗。咽肌麻痹致分泌物积聚咽部时,应予体位引流,并用吸引器吸出咽部积液,上气道阻塞时可行气管切开术。

4. 循环衰竭的防治 注意维持水、电解质平衡,采用有效抗生素,控制继发感染。休克发生后,应按感染性休克处理。

5. 排尿障碍时 指压关元穴或用氯化甲酰胆碱(卡巴可)0.25mg肌内注射,每天3～4次。必要时导尿。

6. 恢复期及后遗症期的治疗 可酌情采用:体育疗法、针刺疗法、推拿及按摩疗法,理疗及拔罐疗法,穴位刺激结扎疗法,中药熏洗及外敷疗法,必要时行矫形外科处理。

【预防】

脊髓灰质炎疫苗的免疫效果良好。

(一)自动免疫

早期采用灭活脊髓灰质炎疫苗(Salk疫苗),因不含活疫苗,故对免疫缺陷者也十分安全。但灭活疫苗引起的免疫力维持时间短,需反复注射,制备价格昂贵是其不足之处。但近年改进制剂,在第2个月、第4个月,第12～18个月接种3次,可使99%接种者产生3个型抗体,至少维持5年。

减毒活疫苗(Sabin疫苗,Oral polio-virus vaccine,OPV)目前应用较多,这种活疫苗病毒经组织培养多次传代,对人类神经系统已无或极少毒性,口服后可在易感者肠道组织中繁殖,使体内同型中和抗体迅速增长,同时因可产生分泌型IgA,肠道及咽部免疫力也增强,可消灭入侵的野毒株,切断其在人群中的传播,且活疫苗病毒可排出体外,感

染接触者使其间接获得免疫,故其免疫效果更好。2 个月至 7 岁的易感儿为主要服疫苗对象。口服疫苗后约 2 周体内即可产生特异抗体,1～2 个月达高峰,后渐减弱,3 年后半数小儿抗体已显著下降。口服疫苗后很少引起不良反应,偶有轻度发热、腹泻。患活动性结核病,严重佝偻病,慢性心、肝、肾病者,以及急性发热者,暂不宜服疫苗。

(二)被动免疫

未服过疫苗的年幼儿、孕妇、医务人员、免疫低下者、扁桃体摘除等局部手术后,若与患者密切接触,应及早肌注丙种球蛋白,小儿剂量为 0.2～0.5ml/kg,或胎盘球蛋白 6～9ml,每天 1 次,连续 2d。免疫力可维持 3～6 周。

(三)隔离患者

自起病日起至少隔离 40d。第 1 周应同时强调呼吸道和肠道隔离,排泄物以 20% 漂白粉掺和消毒,食具浸泡于 0.1% 漂白粉澄清液内或煮沸消毒,或日光下曝晒 2d,地面用石灰水消毒,接触者双手浸泡 0.1% 漂白粉澄清液内,或用 0.1% 过氧乙酸消毒,对密切接触的易感者应隔离观察 20d。

(四)做好日常卫生

经常搞好环境卫生,消灭苍蝇,培养卫生习惯等十分重要。本病流行期间,儿童应少去人群众多场所,避免过分疲劳和受凉,推迟各种预防注射和不急需的手术等,以免促使顿挫型感染变成瘫痪型。

【预后】

如果诊断及时,病死率为 5%～10%,延髓脊髓型的病死率较高,多死于呼吸肌麻痹。由于疫苗的广泛接种,使发病率、重症病例及病死率均随之降低。肢体瘫痪 1 年以上者常留下后遗症。

(武淑环)

三、手 足 口 病

学习要求

1. 掌握手足口病病毒感染的临床表现、诊断及治疗。

2. 熟悉手足口病病毒感染的流行病学特点、病原学特征、并发症。

3. 了解手足口病病毒感染的预防原则及预后。

手足口病是由肠道病毒[以柯萨奇 A 组 16 型(CoxA16)、肠道病毒 71 型(EV71)多见]引起的急性传染病,多发生于学龄前儿童,尤以 3 岁以下年龄组发病率最高。主要症状表现为手、足、口腔等部位的斑丘疹、疱疹,少数重症病例可出现脑膜炎、脑炎、脑脊髓炎、肺水肿、循环障碍等,多由 EV71 感染引起,致死原因主要为重症脑干脑炎及神经源性肺水肿。病人和隐性感染者均为传染源,主要通过消化道、呼吸道和密切接触等途径传播。

【流行病学】

(一)流行概况

手足口病是全球性传染病,世界大部分地区均有此病流行的报道。1957 年新西兰首次报道该病。1958 年分离出柯萨奇病毒,1959 年提出手足口病命名。早期发现的手足口病的病原体主要为 CoxA16 型,1969 年 EV71 在美国被首次确认。此后 EV71 感染与 Cox A16 感染交替出现,成为手足口病的主要病原体。

20 世纪 70 年代中期,保加利亚、匈牙利相继暴发以中枢神经系统为主要临床特征的 EV71 流行。20 世纪 90 年代后期,EV71 开始东亚地区流行。1997 年马来西亚发生了主要由 EV71 引起的手足口病流行。我国于 1981 年上海首次报道本病,此后,北京、河北、天津、福建、吉林、山东、湖北、青海和广东等十几个省市均有本病报道。1983 年天津发生 Cox A16 引起的手足口病暴发。1995 年武汉病毒研究所从手足口病人中分离出 EV71。1998 年,我国台湾地区发生 EV71 感染引起的手足口病和疱疹性咽峡炎流行。

手足口病流行无明显的地区性。一年四季均可发病,以夏秋季多见。该病流行期间,可发生幼儿园和托儿所集体感染和家庭聚集发病现象。传染性强、隐性感染者多、传播迅速、途径复杂,在短时间内可造成较大范围的流行,疫情控制难度大。

(二)传染源

手足口病的传染源是患者和隐性感染者。流行期间,患者是主要传染源。患者在发病 1～2 周自咽部排出病毒,3～5 周从粪便中排出病毒,疱疹液中含大量病毒,破溃时病毒即溢出。带毒者和轻型散发病例是主要传染源。

(三)传播途径

该病传播方式多样,以通过人群密切接触传播为主。病毒可通过唾液、疱疹液、粪便等污染的手、毛巾、手绢、牙杯、玩具、食具、奶具以及床上用品、内衣等引起间接接触传播;患者咽喉分泌物及唾液中的病毒可通过飞沫传播;水源污染,亦是传播途径之一;交叉感染和口腔器械消毒不合格亦是造成传播的原因之一。

(四)易感人群

人群普遍易感,感染后可获得免疫力。不同病原型之间无交叉免疫,人群可反复感染,成人大多已通过隐性感染获得免疫力,因此,发病者主要为学龄前儿童,以 3 岁以下年龄组发病率最高。据国外文献报道,每隔 2～3 年在人群中可流行 1 次。

【病原学】

引起手足口病的主要为小 RNA 病毒科肠道病毒属的柯萨奇病毒(Coxasckie virus)A 组 16、4、5、7、9、10 型,B 组 2、5、13 型;埃可病毒(ECHO viruses)和肠道病毒 71 型(EV71),其中以 EV71 及 Cox Al6 型最为常见。

该病毒适合在湿、热的环境下生存与传播,对乙醚、去氯胆酸盐等不敏感,75% 乙醇和 5% 来苏亦不能将其灭活,但对紫外线及干燥敏感。各种氧化剂(高锰酸钾、漂白粉等)、甲醛、碘酒都能灭活病毒。病毒在 50℃ 可被迅速灭活,在 4℃ 可存活 1 年,在 -20℃ 可长期保存,在外环境中病毒可长期存活。

【发病机制】

一般认为,病毒从呼吸道或消化道侵入,在局部黏膜上皮细胞或淋巴组织中增殖,继而病毒又侵入局部淋巴结,由此进入血液循环引起第一次病毒血症。随后,病毒经血液循环侵入带有病毒受体的靶组织,如网状内皮组织、深层淋巴结、肝、脾、骨髓等处大量繁殖,并再次进入血液循环导致第二次病毒血症。最终病毒可随血流播散至全身各器官,如皮肤黏膜、中枢神经系统、心脏、肺、肝、脾等处,在这些部位进一步繁殖并引起病变。

【临床表现】

(一)普通病例

急性起病,发热,口腔黏膜出现散在疱疹,手、足和臀部出现斑丘疹、疱疹,疱疹周围可有炎性红晕,疱内液体较少。可伴有咳嗽、流涕、食欲缺乏等症状。部分病例仅表现为皮疹或疱疹性咽峡炎。预后良好。

(二)重症病例

少数病例(尤其是 3 岁以下的幼儿)可出现脑膜炎、脑炎、脑脊髓炎、肺水肿、循环障碍等,病情凶险,可致死亡或留有后遗症。

1. 神经系统　精神差、嗜睡、易惊;头痛、呕吐;

肢体肌阵挛、眼震、共济失调、眼球运动障碍;无力或急性弛缓性麻痹;惊厥。查体可见脑膜刺激征、腱反射减弱或消失;危重病例可表现为昏迷、脑水肿、脑疝。

2. 呼吸系统　呼吸浅促、呼吸困难或节律改变,口唇发绀,口吐白色、粉红色或血性泡沫液(痰);肺部可闻及湿啰音或痰鸣音。

3. 循环系统　面色苍灰、皮肤发花、四肢发凉,指(趾)发绀;出冷汗;心率增快或减慢,脉搏细速或减弱甚至消失;血压升高或下降。

【并发症】

手足口病表现在皮肤和口腔上,但病毒会侵犯心、脑、肾等重要器官。本病流行时要加强对患者的临床监测,如出现高热、白细胞不明原因增高而查不出其他感染灶时,就要警惕暴发性心肌炎的发生。伴发无菌性脑膜炎时,其症状表现为发热、头痛、颈部僵硬、呕吐、易烦躁、睡眠不安稳等;身体偶尔可发现非特异性红丘疹,甚至点状出血点。合并有中枢神经系统症状的人,以 2 岁以内患儿多见。

【辅助检查】

(一)血常规

普通病例白细胞计数正常,重症病例白细胞计数可明显升高。

(二)血生化检查

部分病例可有轻度 ALT、AST、CK-MB 升高,重症病例可有肌钙蛋白(cTnI)、血糖升高。CRP 一般不升高。

(三)脑脊液检查

神经系统受累时可有以下异常:外观清亮,压力增高,白细胞增多,蛋白正常或轻度增多,糖和氯化物正常。

(四)病原学检查

肠道病毒(CoxA16、EV71 等)特异性核酸阳性或分离到肠道病毒。咽、气道分泌物、疱疹液、粪便阳性率较高。应及时、规范留取标本,并尽快送检。

(五)血清学检查

急性期与恢复期血清 EV71、CoxA16 或其他肠道病毒中和抗体有 4 倍以上的升高。

【诊断】

(一)临床诊断病例

急性起病,发热,手掌或脚掌部出现斑丘疹和疱疹,臀部或膝盖也可出现皮疹。皮疹周围有炎性红晕,疱内液体较少;口腔黏膜出现散在的疱疹,疼痛明显。部分患儿可伴有咳嗽、流涕、食欲缺乏、恶心、呕吐和头痛等症状。

重症病例：①有手足口病的临床表现的患者，同时伴有肌阵挛，或脑炎、急性迟缓性麻痹、心力衰竭、肺水肿等。②手足口病流行地区的婴幼儿虽无手足口病典型表现，但有发热伴肌阵挛，或脑炎、急性迟缓性麻痹、心肺衰竭、肺水肿等。

（二）实验室诊断病例

临床诊断病例符合下列条件之一，即为实验室诊断病例。

1. 病毒分离 自咽拭子或咽喉洗液、粪便或肛拭子、脑脊液或疱疹液以及脑、肺、脾、淋巴结等组织标本中分离到肠道病毒，并鉴定为EV71、Cox-A16或其他肠道病毒。

2. 核酸检测 自病人血清、咽拭子或咽喉洗液、粪便或肛拭子、脑脊液或疱疹液以及脑、肺、脾、淋巴结等组织标本中检测到肠道病毒核酸，并鉴定为EV71、CoxA16或其他肠道病毒。

3. 血清学检测 急性期与恢复期血清EV71、CoxA16或其他肠道病毒中和抗体有4倍或4倍以上的升高。

【鉴别诊断】

（一）普通病例

需要与其他儿童皮疹性疾病鉴别，如疱疹性荨麻疹、水痘、不典型麻疹、幼儿急疹以及风疹等鉴别。流行病学特点、皮疹形态、部位、出疹时间以及有无淋巴结肿大等可鉴别，以皮疹形态及部位最为重要。

（二）重症病例

1. 与其他中枢神经系统感染鉴别：①其他病毒所致中枢神经系统感染的表现可与重症手足口病相似，皮疹不典型者，应该尽快留取标本进行肠道病毒，尤其是EV71的病毒学检查，结合病原学或血清学检查做出诊断。同时参照手足口病重症病例的处置流程进行诊治、处理。②以迟缓性麻痹为主要症状者应该与脊髓灰质炎鉴别。

2. 与重症肺炎鉴别 重症手足口病可发生神经源性肺水肿，应与重症肺炎鉴别。前者咳嗽症状相对较轻，病情变化迅速，早期呼吸浅促，晚期呼吸困难，可出现白色、粉红色或血性泡沫痰，X线胸片为肺水肿表现。

3. 循环障碍为主要表现者，应与暴发性心肌炎、感染性休克等鉴别。

【治疗】

治疗原则主要以对症处理为主。在患病期间，应加强患儿护理，做好口腔卫生，饮食以流质及半流质等为宜。

（一）普通病例

1. 一般治疗 注意隔离，避免交叉感染。适当休息，清淡饮食，做好口腔和皮肤护理。

2. 对症治疗 发热等症状采用中西医结合治疗。

（二）重症病例

1. 神经系统受累治疗 ①控制颅内高压：限制入液量，给予甘露醇每次0.5～1.0g/kg，20～30min静脉注射，每4～8h 1次，根据病情调整给药间隔时间及剂量。必要时加用呋塞米。②静脉注射免疫球蛋白，总量2g/kg，分2～5d给予。③酌情应用糖皮质激素治疗，甲泼尼龙1～2mg/（kg·d）；氢化可的松3～5mg/（kg·d）；地塞米松0.2～0.5mg/（kg·d），病情稳定后，尽早减量或停用。个别病例进展快、病情凶险可考虑加大剂量，如在2～3d给予甲泼尼龙10～20mg/（kg·d）（单次最大剂量不超过1g）或地塞米松0.5～1.0mg/（kg·d）。④其他对症治疗：降温、镇静、止惊厥。⑤严密观察病情变化，密切监护。

2. 呼吸、循环衰竭治疗 ①保持呼吸道通畅，吸氧。②确保两条静脉通道通畅，监测呼吸、心率、血压和血氧饱和度。③呼吸功能障碍时，及时气管插管使用正压机械通气。④在维持血压稳定的情况下，限制液体入量（有条件者根据中心静脉压测定调整液量）。⑤头肩抬高15°～30°，保持中立位；留置胃管、导尿管。⑥药物应用：根据血压、循环的变化可选用米力农、多巴胺、多巴酚丁胺等药物；酌情应用利尿药物治疗。⑦有效抗生素防治继发肺部细菌感染。

3. 其他治疗 ①保护重要脏器功能，维持内环境的稳定。②监测血糖变化，严重高血糖时可应用胰岛素。③抑制胃酸分泌：可应用西咪替丁、奥美拉唑等。

4. 恢复期治疗 ①避免继发呼吸道等感染。②促进各脏器功能恢复。③功能康复治疗或中西医结合治疗。

【预防】

应注意在夏季此病流行时，尽可能少带孩子到公共场所，平日教育小儿要养成良好的卫生习惯，做到饭前、便后洗手；玩具、餐具要定期消毒。做到早发现、早治疗、早隔离。若此病在托儿所或幼儿园内流行时，首先应将患儿与健康儿童隔离，将玩具用消毒液消毒。

【预后】

一般经过良好,全病程为 5~10d,多数可自愈,

预后良好。

(武淑环)

第九节 流行性乙型脑炎

流行性乙型脑炎(epidemic encephalitis B)简称乙脑,是由乙脑病毒感染导致的中枢神经系统急性传染病,其主要病变为脑实质炎症;临床以高热、意识障碍、惊厥、呼吸衰竭和脑膜刺激征为特征。重症者常出现中枢性呼吸衰竭,病死率较高,存活者可有精神神经后遗症;该病经蚊虫叮咬传播,故多在夏季流行。

【流行病学】

(一)传染源

乙脑是人畜共患的自然疫源性疾病,自然界约60多种动物可感染乙脑病毒。人或动物(包括家畜如猪、牛、羊、马等和禽类如鸭、鹅、鸡等)受感染后出现病毒血症,是本病的传染源。但人感染后病毒血症期短(一般少于5d),而且血中病毒数量较少,故乙脑病人和隐性感染者不是本病的主要传染源。调查证明,猪的自然感染高峰比人乙脑流行高峰早3~4周。经过流行季节的幼猪,其感染率可达100%,猪感染后血中病毒数量较多,猪是本病的主要传染源。观察猪自然感染率可以预测当年本病的流行强度。鸟和蝙蝠也可能是重要的传染源,国内有从蝙蝠和家燕体内检测并分离到乙脑抗体的报道。

(二)传播途径

本病通过蚊虫叮咬传播。迄今,全球分离到乙脑病毒的蚊种有5属30余种,国内有20余种。主要传播蚊种是三带喙库蚊,其次是淡色库蚊和东方伊蚊等。另外,我国福建、广东等地区也从台湾蠛蠓和库蠓中分离到乙脑病毒,该种吸血节肢动物能否作为乙脑媒介还待进一步证实。蚊虫吸血后,病毒先在其肠道内增殖,然后移至蚊唾液腺,经叮咬传播给人或动物。再由动物感染更多蚊虫,蚊感染后并不发病但可带毒越冬或经卵传代,可成为乙脑病毒的

长期储存宿主,造成蚊-动物-蚊的不断循环。

(三)人群易感性

人对乙脑病毒普遍易感,但感染后多数呈隐性感染或亚临床感染。感染后可获得较持久的免疫力,故患病者大多为10岁以下儿童,尤以2~6岁儿童发病率最高。估计乙脑病人与隐性感染者之间的比例为1:1 000~2 000。近年由于儿童和青少年广泛接种乙脑疫苗,故成人和老年人的发病率相对增高。

(四)流行特征

乙脑流行于亚洲东部的热带、亚热带及温带地区,如中国、日本、朝鲜、越南、缅甸、印度、马来西亚、菲律宾等国家;在热带地区本病全年均可发生,在温带地区则呈季节性流行。

在南亚和东南亚,每年有3万~5万例乙脑报道,由于疾病监测系统的不完善,可能还有相当数量病例漏报。这些病例中,25%~30%死亡,50%导致永久性中枢神经系统后遗症。

我国除东北部地区、青海、新疆、西藏外均有本病流行和散发。流行季节为7~9月份3个月(图2-1),华南地区的流行高峰在6~7月份,华中、华东地区多在7~8月份,而华北地区为8~9月份。本病集中暴发少见,呈高度散发性,家庭成员中少有同时多人发病。我国自1976年广泛使用乙脑疫苗预防接种后,乙脑病例已逐年下降,自1996年以来乙脑病例控制年发病数在1万例以下。近年来,乙脑报告发病率基本控制在1/10万以下,但目前每年仍发生8 000~12 000乙脑病例,局部地区时有暴发或流行发生。2002年全国乙脑的报告发病率(发病例数)为0.65/10万(8187例),2002年全国乙脑的报告死亡率为0.02/10万。

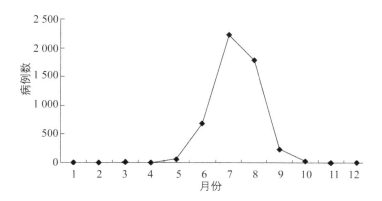

图 2-1　2005 年全国乙脑报告病例按月分布

【病原学】

乙型脑炎病毒属虫媒病毒 B 组,黄病毒科(Flaviviridae),1935 年由日本学者首先从日本乙型脑炎(Japanese B encephalitis)死亡患者脑组织中分离,故国际上将其命名为日本脑炎病毒(Japanese encephalitis virus,JEV)。电镜检查病毒颗粒呈球形,直径 20～30nm,壳体为对称的 20 面体,表面有糖蛋白突起,其中有血凝素。乙型脑炎病毒核内含单股正链 RNA,长约 11kb。乙脑病毒的基因结构为 5′端有 95 个核苷酸的非编码区接着一段 10 296 个核苷酸的编码区,随后是 585 个核苷酸的 3′端的非编码区。乙脑病毒的基因组只有一个开放读码框,其编码是由 3 个 432 个氨基酸组成的多聚蛋白前体,该多聚蛋白前体在宿主细胞内,在病毒自身编码的蛋白酶(ns3)及胞内其他酶类作用下,形成 3 个结构蛋白(c、prm 和 e)和 7 个非结构蛋白(ns1、ns2a、ns2b、ns3、ns4a、ns4b 和 ns5)。首先由 takegami(1982)将乙脑病毒分为 3 个血清型(ja gar、nakayama 和 mie 型),3 个血清型之间广泛交叉。近几年,普遍采用 Chen 等建立的基因分型法对乙脑病毒进行分型。根据核酸序列的同源性,Chen 等将乙脑病毒基因分型的 cut-off 值定为 12% 的差异度,从而得到进化关系上较为明显的 4 个型:泰国北部及柬埔寨地区分离的毒株属于基因Ⅰ型;来自泰国南部、马来西亚、印度尼西亚的毒株形成基因Ⅱ型;来自日本、中国等地区的毒株属于基因Ⅲ型;部分印度尼西亚的毒株独自形成了基因Ⅳ型。近几年,我国对不同来源的乙脑病毒进行了基因分型,发现分离自我国的乙脑病毒绝大多数是Ⅲ型,并广泛分布于各地乙脑疫区。也证实我国有Ⅰ型乙脑病毒的分布,最早分离到Ⅰ型病毒的时间为 1977 年,认为Ⅰ型病毒可能是输入的。

应用十二烷基磺酸钠聚丙烯酰胺法可将病毒分离出 3 种蛋白质,即核衣壳蛋白(C)、膜蛋白(PrM/M)、囊膜糖蛋白(E)。E 蛋白基因大小为 1 500bp,尤其编码的 E 蛋白是病毒粒子表面最重要的结构蛋白,其表面的抗原决定簇,具有血凝活性和中和活性。E 蛋白与病毒的毒力、宿主范围、组织嗜性、膜融合、保护性免疫、血凝反应和血清特异性有关。

乙型脑炎病毒的抵抗力不强,不耐热,56℃ 30min 可灭活,对各种常用消毒剂如乙醚和酸等都很敏感,但耐低温和干燥。乙脑病毒能在乳鼠脑组织中传代,亦能在地鼠肾细胞、猪肾细胞、鸡胚纤维母细胞等原代细胞和仓鼠肾细胞(BHK-21)、猴肾细胞(Vero)及 Hela 等传代细胞中生长增殖,并引起明显的细胞病变。病毒的抗原性较稳定。人与动物感染病毒后,不论发病或隐性感染,血中均可产生补体结合抗体、中和抗体及血凝抑制抗体,有助于临床诊断和流行病学调查。

【发病机制与病理解剖】

(一)发病机制

乙型脑炎病毒通过携带病毒的蚊虫叮咬之后进入人体,在单核-吞噬细胞内繁殖并随之进入血液,引起病毒血症。病毒若未侵入中枢神经系统则呈隐性感染或为轻型病例。机体防御功能降低时,病毒可通过血-脑脊液屏障进入中枢神经系统而导致脑炎。如注射百日咳疫苗后,或原有脑囊虫病或癫痫等,可降低血-脑脊液屏障功能,促使乙脑发病。病毒感染早期诱导产生的单核-吞噬细胞所分泌的某些细胞因子可以增加血-脑脊液的通透性,使病毒易于感染神经组织。未发育成熟的神经系统更易受到病毒的侵袭。

乙型脑炎的发病机制与病毒对神经组织的直接侵袭有关,病毒感染可以干扰细胞的代谢,导致神经细胞变性、凋亡、坏死和胶质细胞增生与炎症细胞浸润。研究表明,乙脑病毒对神经系统的亲嗜性和致病变作用与病毒的 NS2 和 NS5 蛋白有关。免疫介导性损伤也参与了乙脑的发病机制。免疫电镜检查在神经元的胞膜及神经纤维上都可发现病毒抗原。当机体特异性 IgM 与病毒抗原结合后,在脑实质和血管壁上沉积,激活补体系统及细胞免疫,引起免疫性攻击,导致脑组织损伤和坏死,以及血管壁破坏,产生附壁血栓,大量炎性细胞渗出血管壁。

(二)病理解剖

乙脑的病变范围较广,可累及脑及脊髓,但以大脑皮质、间脑和中脑最为严重,部位越低病变越轻。肉眼可见软脑膜充血水肿,脑沟变浅,脑回变粗;镜下病理变化主要有下列几方面:

1. 炎性细胞浸润和胶质细胞增生   脑实质中有淋巴细胞和大单核细胞浸润,这些细胞常聚集在血管周围,形成"血管套";胶质细胞增生(主要为小胶质细胞),如聚集成群则形成胶质小结,多位于小血管旁或坏死的神经细胞附近。若小胶质细胞、中性粒细胞侵入神经细胞内,形成噬神经细胞现象(neuronophagia)。

2. 血管病变   脑实质及脑膜血管充血、扩张,有大量浆液性渗出至血管周围的脑组织中,形成脑水肿。血管内皮细胞肿胀、坏死、脱落,可形成栓塞,血循环受阻,局部有淤血和出血,微动脉痉挛使脑组织微动脉供血障碍,引起神经细胞死亡。

3. 神经细胞病变   神经细胞变性、肿胀及坏死,尼氏小体消失,核可溶解,细胞腔内出现空泡。严重者在脑实质形成大小不等的坏死软化灶,逐渐形成空腔或有钙质沉着。神经细胞病变严重者常不能修复而引起后遗症。本病病理变化主要在中枢神经系统,严重病例常累及其他组织及器官,如肝、肾、肺间质及心肌。病变的轻重程度不一,出现相应的临床症状。

【临床表现】

潜伏期可长可短,长至 21d,短至 4d,一般为 10～14d。典型的临床经过分为下述四期:

(一)初期

起病急,体温在 1～2d 迅速上升达 39～40℃,伴头痛、恶心和呕吐。发热高低多与病情轻重及神经系统表现平行。多有嗜睡或精神倦怠,可有颈部强直及抽搐,病程 1～3d。

(二)极期

此期症状逐渐加重,主要表现为脑实质受损症状,病程 4～10d。

1. 持续高热   体温常高达 40℃以上,一般持续 7～10d,重者可达 3 周。发热越高,热程越长,病情越重。

2. 意识障碍   程度不等,包括嗜睡、谵妄、昏迷、定向力障碍等。昏迷越深,持续时间越长,病情越严重。神志不清最早可见于病程第 1～2 天,但多见于第 3～8 天,通常持续 1 周左右,重者可达 4 周以上。

3. 惊厥或抽搐   可由于高热、脑实质炎症及脑水肿所致。多于病程第 2～5 天,患者先见于面部、眼肌、口唇的小抽搐,随后呈肢体阵挛性抽搐,可为单肢或双肢,重者可出现全身抽搐,强直性痉挛,历时数分钟至数十分钟不等,均伴有意识障碍。频繁抽搐可导致发绀甚至呼吸暂停。

4. 呼吸衰竭   主要为中枢性呼吸衰竭,多见于重症患者,由于脑实质炎症,尤其是延脑呼吸中枢病变,脑水肿、脑疝、颅内高压和低血钠脑病等所致。表现为呼吸节律不规则及幅度不均,如呼吸表浅、双呼吸、叹息样呼吸、潮式呼吸及抽泣样呼吸等,最后呼吸停止。如出现脑疝,常见有颞叶钩回疝(压迫主要为中脑)及枕骨大孔疝(压迫延脑)。患者早期表现除以上呼吸异常外,尚有脑疝的其他临床表现,包括剧烈头痛、喷射性呕吐,昏迷加重或烦躁不安,血压异常,脉搏变慢,眼球震颤和落日样眼征。瞳孔忽大忽小或不对称,对光反应消失,肌张力增强,不易控制的反复抽搐。小儿可有前囟膨隆,视神经乳头边缘不清及水肿。

外周性呼吸衰竭多由于脊髓病变致呼吸肌麻痹,或因呼吸道痰阻、蛔虫阻塞、喉部并发肺部感染等所致。表现为呼吸先增快后变慢,胸式或腹式呼吸减弱,发绀,但呼吸节律整齐。中枢及外周呼吸衰竭可同时存在。

高热、抽搐和呼吸衰竭是乙脑极期的严重症状,三者相互影响,呼吸衰竭常为致死主要原因。循环衰竭少见,表现为休克、低血压和胃肠道出血,常同时有呼吸衰竭。产生原因多与脑水肿、脑疝(脑性休克)、心力衰竭、脱水过度、应激性溃疡所致出血有关。

5. 神经系统症状和体征   乙脑的神经系统症状多在病程 10d 内出现,是乙脑病人最危险的时期,第 2 周后渐少出现新的神经症状。常有浅反射消失或减弱,膝、跟腱反射等深反射先亢进后消失,病理性锥体束征如巴宾斯基征等可呈阳性,常出现脑膜刺激征。深昏迷者可有膀胱和直肠麻痹(大小便失禁或尿潴留),与自主神经受累有关。昏迷时除浅反射消失外,尚可有肢体强直性瘫痪,偏瘫较单瘫多见,或全瘫,伴肌张力增高。

此外,乙脑因病变损害部位不同,其表现的神经症状亦不同,如颞叶损害可致听觉障碍;若枕叶损害可有视力障碍,视物变形等;如病变累及间脑(丘脑及丘脑下部),因丘脑为上行传导束的总中继站,将会致严重的感觉障碍,若丘脑下部病变,该部位是自主神经的较高级中枢,又是体温调节中枢,可出现出汗、面红、心悸及心律失常等自主神经功能紊乱,还可出现超高热等体温调节障碍;若中脑双侧受损,致锥体束下行通路受损,可引起四肢强直性瘫痪,称去大脑强直;若单侧中脑受损,呈对侧瘫痪,中脑内含第Ⅲ、Ⅳ脑神经的核,故可致眼球运动障碍和瞳孔改变;若大脑皮质支配神经核的径路有病变,称假性球麻痹,其症状较轻,恢复较快,乙脑病人多属假球性麻痹,脑神经功能常能完全恢复(表 2-7)。

表 2-7　2005 年 19 例乙脑患者临床症状体征统计

症状	例数	构成比(%)
发热	19	100.00
头痛	3	15.79
呕吐	6	31.58
抽搐	16	84.21
惊厥	10	52.63
意识障碍	16	84.21
脑膜炎刺激征	2	10.53

(三)恢复期

极期过后,体温逐渐下降,精神神经症状逐日好转,一般于 2 周左右可完全恢复。个别重症病人可有神志迟钝、痴呆、失语、多汗、流涎、吞咽困难、颜面瘫痪、四肢强直性瘫痪或扭转痉挛等症状。但经过积极治疗后大多数病人于 6 个月内恢复。

(四)后遗症期

恢复期神经系统残存症状超过 6 个月尚未恢复则进入后遗症期。乙脑患者有 5%～20% 留有后遗症,与乙脑病变严重程度有密切关系。后遗症主要表现为失语、强直性痉挛、扭转性痉挛、去皮质综合征和精神异常等。昏迷后遗症患者长期卧床,可

并发肺炎、压疮、尿路感染,部分患者最后死亡。癫痫发作后遗症有时可持续终身。

(五)临床类型

1. 轻型　发热在 38～39℃,神志清,无抽搐,轻度嗜睡,脑膜刺激征不明显,病程 5～7d,无后遗症。往往依赖脑脊液和血清学检查确诊。

2. 普通型　发热在 39～40℃,持续 4～5d,头痛、呕吐,嗜睡或短暂浅昏迷,偶有抽搐及病理反射阳性,脑膜刺激征较明显,病程为 7～10d,多无恢复期症状。

3. 重型　发热在 40℃ 以上,持续 4～5d,烦躁、频繁呕吐,反复或持续抽搐,浅反射消失,深反射先亢进后消失,病理反射阳性。常有神经定位症状和体征。可有肢体瘫痪和呼吸衰竭。病程多在 2 周以上,恢复期常有精神异常、瘫痪、失语等症状,少数病人留有后遗症。该型在流行早期较多见。

脑干型脑炎为重型中的一种特殊类型。少数病人入院时神志清醒,属普通型,表现呛咳,咽喉分泌物增多,吞咽困难,软腭麻痹,病情迅速进展,呼吸浅而不规则,发绀,甚至呼吸突然停止,提示发病以脑干症状为主。临床称此类型为脑干型脑炎。

4. 极重型(包括暴发型)　起病急骤,体温在 1～2d 迅速上升到 40℃ 以上,反复或持续性强烈抽搐,伴深度昏迷,迅速出现中枢性呼吸衰竭及脑疝等。患者常在极重期中死亡,幸存者常有后遗症。

乙脑临床表现以轻型和普通型为多见,约占总病例数的 2/3,流行初期重型较多,后期则以轻型较多。

【并发症】

发生率约 10%,以支气管肺炎最常见,多见于重型患者,在咳嗽、吞咽反射减弱或消失及昏迷患者易发生肺炎,呼吸道分泌物不易咳出易引起肺不张;如不注意口腔卫生及不进行口腔护理的患者可发生口腔溃疡;其他感染常见有败血症或泌尿系统感染等;较长时间卧床的患者,如不注意经常变换体位,易在枕骨后及腰骶部位发生压疮;重型病人要警惕应激性溃疡致上消化道大出血。

【实验室检查】

(一)外周血象

白细胞总数轻度升高,常在(10～20)×10⁹/L。中性粒细胞在 0.80 以上,嗜酸性粒细胞减少。

(二)脑脊液检查

外观无色透明或微混,压力增高,白细胞计数多在(50～500)×10⁶/L,个别可高达 1 000×10⁶/

以上。白细胞的多少只反映炎症渗出性改变情况，与病情轻重及预后无关。分类早期以中性粒细胞较多，以后则淋巴细胞增多。蛋白轻度增高，氯化物正常，糖正常或偏高。少数病例于病初脑脊液检查可完全正常。

(三)病毒分离

乙型脑炎病毒主要存在于脑组织中，血及脑脊液中不易分离出病毒，在病初早期，死亡者的脑组织中可分离出乙型脑炎病毒。可用免疫荧光技术在脑组织或脑脊液中测出病毒抗原。

(四)特异性抗体检查

1. 特异性 IgM 抗体　方法有 IgM 抗体捕获酶联免疫法(ELISA)和间接免疫荧光法等，特异性 IgM 抗体一般在病后 3～4d 即可出现，脑脊液中最早在病程第 2 天测到，2 周达高峰，可作早期诊断用。轻、中型乙脑病人血清中检出率高(95.4%)，而重型或极重型病人血清中检出率较低，可能与病人免疫功能低下，产生抗体较晚有关。

2. 补体结合试验　补体结合抗体属特异性 IgG 抗体，出现较迟，一般在病程第 3～4 周出现，无早期诊断价值，一般用作回顾性诊断。因抗体效价 5 个月后明显下降，持续时间不长，亦可用于当年隐性感染率的流行病学调查。单份血清 1:4 为阳性，双份血清抗体效价增高 4 倍以上为阳性。

3. 血凝抑制试验　抗体出现较早，病程第 3～5 天出现阳性，第 2 周效价达高峰，持续时间长，阳性率高于补体结合试验，操作简便，可用于诊断和流行病学调查。但可出现假阳性，临床诊断需抗体效价大于 1:80 或双份血清效价呈 4 倍增高。

4. 反向血凝抑制试验　即以乙脑抗原和乙脑单克隆抗体分别致敏羊血细胞，与含乙脑抗体的被检血清混合可产生血凝抑制作用。该试验特异性及敏感性均较好，方法简便快速。

5. 中和试验　特异性较高，抗体出现迟，于 2 个月时效价最高，可持续 5～15 年。方法复杂，仅用于人群免疫水平的流行病学调查，不用作临床诊断。

(五)病毒核酸检测

应用反转录-聚合酶链式反应(RT-PCR)检测患者血液和脑脊液中乙脑病毒核酸，方法敏感、特异，适用于早期快速诊断。

【诊断和鉴别诊断】

(一)诊断依据

①流行病学资料：明显的季节性(夏秋季)，10

岁以下儿童多见。②主要症状和体征：包括起病急、高热、头痛、呕吐、意识障碍、抽搐、病理反射及脑膜刺激征阳性等。③试验室检查：白细胞数及中性粒细胞数均增高，脑脊液检查符合无菌性脑膜炎改变。血清学检查和病原学检查有助于确诊。

(二)鉴别诊断

1. 中毒性菌痢　起病较乙脑急，常在发病 24h 内出现高热、抽搐与昏迷，并有中毒性休克。一般无脑膜刺激征，脑脊液多呈正常。做肛拭或生理盐水灌肠镜检粪便，可见大量脓细胞。

2. 结核性脑膜炎　无季节性，起病较缓，病程长。以脑膜刺激征为主，常有结核病史。脑脊液中氯化物与糖均降低，蛋白增高较明显，涂片染色或培养可检出结核杆菌，X 线胸片及眼底检查可能发现结核病灶。

3. 化脓性脑膜炎　为脑膜炎球菌所致，多发生在冬春季，皮肤黏膜常出现瘀点，昏迷多发生在1～2d。其他化脓菌所致者多可找到原发病灶。脑脊液均呈细菌性脑膜炎改变，取涂片染色或培养可发现细菌。早期不典型病例需动态观察病情和复查脑脊液。

4. 其他病毒性脑炎　可由单纯疱疹病毒(多为 Ⅰ 型)、柯萨奇病毒、埃可病毒、脊髓灰质炎病毒、腮腺炎病毒和其他疱疹病毒引起。临床表现与乙脑相似。确诊有赖于血清特异性抗体检查和病毒分离。

【治疗】

目前尚无特效的抗病毒药物，可试用如利巴韦林、干扰素等药物。强调早期诊断和早期治疗。加强护理，采取以处理高热、惊厥和呼吸衰竭等危重症状为主的综合性治疗措施，是提高治愈率的关键，可降低病死率和防止后遗症的发生。

(一)一般治疗

病人应住院隔离，病室应有防蚊和降温设备。做好护理和病情检测工作，尤应注意保护呼吸道通畅。昏迷病人要注意口腔清洁。定时翻身、侧卧、拍背、吸痰，可以防止继发性肺部感染。保持皮肤清洁，防止压疮发生，注意保护角膜。昏迷抽搐病人应设床栏以防坠床，并防止舌头被咬伤。注意水及电解质平衡。重症者应输液，成人每日 1 500～2 000ml，小儿 50～80ml/kg，并酌情补充钾盐，纠正酸中毒，但输液量不宜过多，以防止脑水肿。昏迷者可予鼻饲，高热期以糖类为主，若发热期长，消耗较多,患者消化功能较好时,可改鼻饲高热量流质。

(二)对症治疗

高热、抽搐及呼吸衰竭是危及病人的三种主要临床表现,且可互为因果,形成恶性循环。高热增加耗氧量,加重脑水肿和神经细胞损伤,从而使抽搐加重,而抽搐又加重缺氧,致呼吸衰竭和加重脑部病变,体温升高。必须及时给予处理。

1. 高热　采用物理降温为主,药物降温为辅的综合性治疗措施,使体温控制在38℃左右。①使用空调或病房内放置冰块降低室温;②物理降温:将冰帽、冰枕冰袋置于头、枕部和体表大血管部位(腋下、颈部及腹股沟等),温水和酒精擦浴,冷盐水灌肠等;③药物降温:可适当使用安乃近等药物,但应注意避免过量退热药物致大量出汗而致虚脱。高热伴抽搐者可用亚冬眠疗法,以氯丙嗪和异丙嗪每次各0.5～1mg/kg肌内注射,或用乙酰丙嗪代替氯丙嗪,剂量为每次0.3～0.5mg/kg,每4～6h 1次,配合物理降温,疗程为3～5d,用药过程要注意呼吸道通畅。

2. 惊厥或抽搐　处理包括去除诱因及镇静止痉。①如脑水肿所致者以脱水为主,可用20%甘露醇静脉滴注或注射(20～30min),每次1～2g/kg,根据病情每4～6h重复应用,同时可合用肾上腺皮质激素、呋塞米、50%高渗葡萄糖注射,以减低血管通透性,防止脑水肿和脱水药用后的反跳。②如因呼吸道分泌物堵塞致脑细胞缺氧者,应以吸痰、给氧为主,保持呼吸道通畅,必要时行气管切开,加压呼吸。③如因高热所致者则以降温为主。④若因脑实质病变引起的抽搐,可使用镇静药。

常用镇静药有:首选地西泮,成人每次10～20mg,小儿每次0.1～0.3mg/kg(每次不超过10mg),肌内注射或缓慢静脉注射。或水合氯醛鼻饲或灌肠,成人每次1～2g,小儿每次100mg/岁(每次不超过1g)。必要时可用阿米妥钠,成人每次0.2～0.5g,小儿每次5～10mg/kg,稀释后肌内注射或缓慢静脉注射,该药作用快而强,排泄亦快,但有抑制呼吸中枢的不良反应,故慎用。也可用亚冬眠疗法(用法见前述)。肌注巴比妥钠可用以预防抽搐,成人每次0.1～0.2g,小儿每次5～8mg/kg,因有积蓄作用,不宜久用。

3. 呼吸衰竭　依引起的原因给予及时治疗,措施有:①呼吸道分泌物梗阻所致者,吸痰和加强翻身引流等,若痰液黏稠可雾化吸入 α-糜蛋白酶

5mg(小儿0.1mg/kg),伴有支气管痉挛可用异丙嗪肾上腺素0.25%～0.5%雾化吸入。并适当用抗菌药物防治细菌感染等。②由脑水肿所致者用脱水药治疗。③气管插管指征为突发呼吸衰竭或呼吸停止,可不急做气管切开或上呼吸道梗阻可望2～3d解除者。④气管切开指征为呼吸道阻塞短期内无法解除,或需用人工呼吸通气者。如脑干型呼吸衰竭或呼吸肌麻痹;深昏迷者经过一般吸痰、雾化吸入等不能改善通气状态者;假性球麻痹,吞咽功能不全,唾液不能排出者;年老体弱患者,有心血管功能不全,病情发展快,或有肺不张和缺氧时,应适当放宽气管切开的指征。⑤中枢性呼吸衰竭有呼吸表浅、节律不整或发绀时,可用呼吸兴奋药,如首选洛贝林,成人每次3～6mg,小儿每次0.15～0.2mg/kg,静脉注射或静脉滴注。亦可用尼可刹米、哌甲酯、二甲弗林等,可交替使用。若较明显缺氧时,可经鼻导管使用高频呼吸器治疗(送氧压力0.4～0.8kg/cm²,频率80～120次/min),临床和动物实验证明能明显改善缺氧。⑥改善微循环,减轻脑水肿,可用血管扩张药如东莨菪碱,成人每次0.3～0.5mg,小儿每次0.02～0.03mg/kg,稀释于葡萄糖液静脉注射或静脉滴注,能改善微循环,并有兴奋呼吸中枢和解痉作用,15～30min重复使用,用药1～5d。此外,尚有酚妥拉明,山莨菪碱等。

(三)中医中药治疗

乙脑相当于暑温、伏热等症候范围,辨证施治如白虎汤加减、清瘟败毒饮等清宫解毒、凉血息风。常用成药有安宫牛黄丸,行清热解毒、开窍安神,有抗昏迷和止痉作用。成人1丸,儿童酌减,每日2次鼻饲,疗程7～10d。

(四)并发症的防治

应预防和治疗继发感染,根据病原予以适当抗生素。对消化道出血者可采用输血、止血药物,奥美拉唑则有利于应激性溃疡的预防和愈合。

【预后】

轻型和普通型患者多能顺利恢复,重型患者病死率仍在20%以上,大多发生在极期。由于重度脑水肿、中枢性呼吸衰竭、脑疝等致死。大多幼儿及老年重型患者病死率较高,重型存活者有5%～20%发生后遗症。

【预防】

应采取以灭蚊、防蚊及预防接种为主的综合性预防措施。

（一）控制传染源

隔离病人至体温正常，但主要传染源是幼猪等易感家畜。在流行季节前给幼猪接种疫苗，减少猪群的病毒血症，可有效地控制人群乙脑的流行。

（二）防蚊和灭蚊

是控制乙脑流行的重要措施，消灭蚊子的滋生地，如填平洼地、除杂草、清除积水、翻缸倒罐等甚重要。喷灭蚊药能起到有效作用。此外，使用蚊帐、涂用防蚊剂及蚊香等防蚊措施，易被广泛采纳。

（三）预防接种

免疫接种是预防乙脑的有效措施，一般在流行前 1～2 个月进行，接种对象主要为流行区内 2 个月至 10 岁的儿童，以及从非流行区进入流行区的人群，保护率可达 76%～90%。疫苗的免疫力一般在第 2 次注射后 2～3 周开始，维持 4～6 个月，因此，疫苗接种至少须在流行前 1 个月完成。

目前，国内外应用的乙脑疫苗主要有灭活疫苗和减毒活疫苗两种。灭活疫苗主要是鼠脑纯化灭活疫苗和地鼠肾细胞灭活疫苗。鼠脑纯化灭活疫苗是从感染鼠脑培养制备的，由日本研制生产并得到国际广泛认可和使用的疫苗；地鼠肾细胞灭活疫苗为我国生产，病毒经原代地鼠肾细胞培养制备的疫苗，1998 年开始生产使用，随后在全国大面积使用。减毒活疫苗是我国自主研制的乙脑 sa14-14-2 株，为目前唯一获得认可和推广使用的乙脑活疫苗，自 1989 年获得新药证书以来，该疫苗产量不断增多，并在全国广泛使用已达 3 亿多人份。该疫苗具有接种针次少、不良反应小、免疫源性高、免疫效果好等优点，在国内得到广泛应用，并出口到韩国、尼泊尔和印度等亚洲国家使用。最近，我国学者对现行使用的减毒活疫苗 sa14-14-2 病毒进行了感染蚊虫实验及安全性评价，该研究首次证实我国自行开发的乙脑减毒活疫苗的应用不会引起该病毒的生态学改变，广泛使用该疫苗是安全的，对该疫苗安全性的证实将促进该疫苗在全世界的推广和使用。

接种疫苗时应注意：①不能与伤寒三联菌苗同时注射；②有中枢神经系统疾病和慢性酒精中毒者禁用。有报道乙脑疫苗注射后（约 2 周后）出现急性播散性脑脊髓炎，经口服泼尼松［2mg/（kg·d）］迅速恢复。

（孟庆华）

第十节　肾综合征出血热

学习要点

1. 掌握肾综合征出血热的分期、临床表现、并发症、实验室检查、鉴别诊断和预防；掌握肾综合征出血热血液净化的适应证和禁忌证。

2. 熟悉肾综合征出血热的病原学和流行病学特点。

3. 熟悉肾综合征出血热血液净化治疗的操作技能。

4. 了解肾综合征出血热的国内外研究进展。

肾综合征出血热（hemorrhagic fever with renal syndrome，HFRS）又称流行性出血热（epidemic hemorrhagic fever，EHF），是由汉坦病毒属（hantaviruses）中的若干型病毒引起的以啮齿类动物为主要传染源的自然疫源性疾病，临床特征主要有发热、出血、低血压休克和肾衰竭。

本病既往在我国、日本、朝鲜、韩国和俄罗斯远东地区称为流行性出血热，在欧洲国家称为流行性肾病（nephropathia epidemic）。1982 年 WHO 建议统称为肾综合征出血热，我国学术界于 20 世纪90 年代末统称为肾综合征出血热，但政府公文和新闻媒体至今仍沿用流行性出血热这一疾病名称。

【病原学】

（一）历史和分类

虽然肾综合征出血热的流行传播至少已有近百年的历史，但是对于其病原——汉坦病毒（hantavirus，HV）的系统研究直至第二次世界大战中后期才开始。20 世纪 40 年代研究证明本病病原体为一种滤过性病毒，但曾尝试过多种动物和细胞系进行接种分离均未成功。1976 年，韩国李镐汪教授等自韩国靠近三八线附近的汉坦河畔捕捉的黑线姬鼠肺中分离获得一种能与本病恢复期病人血清发生抗原反应的病毒,并能在未曾感染的黑线姬鼠连续传代,由此定名为汉坦病毒(Hantaan virus),现已归于布尼亚病毒科(Bunyaviridae)汉坦病毒属。

(二)形态和结构

该属病毒外观为球形或卵圆形,直径为 78~240nm(平均约 120nm),表面包有囊膜,内质在电镜下呈颗粒丝状结构。病毒基因组为单股负性RNA,含大(L)、中(M)、小(S)3 个片段,分别编码RNA 聚合酶、两种囊膜糖蛋白(glycoprotein 1、2,G1、G2)及核衣壳蛋白(nucleocapsid protein,NP)。不同型别毒株 L、M 和 S 片段的碱基数有一些差别,其中汉坦病毒 76-118 株分别由 6533 核苷酸(nt)、3616nt 和 1696nt 组成。目前已知病毒的中和抗原、血凝抗原和型特异性抗原位点主要存在于 G1 和 G2 上,而 NP 含有病毒的组特异性抗原(图 2-2,图 2-3)。

(三)生物学特性

汉坦病毒常用非洲绿猴肾(Vero)细胞及其克隆株 Vero-E6 细胞进行分离培养。此外,我国采用地鼠肾原代细胞(GHK)和长爪沙鼠原代细胞(MGK)分离培养病毒,并可用于制备疫苗的细胞株。病毒接种于 1~3d 龄小白鼠乳鼠脑内,可引起致死性感染,成年小鼠和其他动物接种病毒后多表现为隐性感染,大多数成年灵长类动物对本病毒不易感。近年报告用安第斯病毒(Andes virus,ANDV)接种成年金黄地鼠可以引起致死性的感染,其表现类似人类的汉坦病毒肺综合征(hantavirus pulmonary syndrome,HPS,详本节附录),接种病毒至感染地鼠发病死亡的平均时间约为11d。

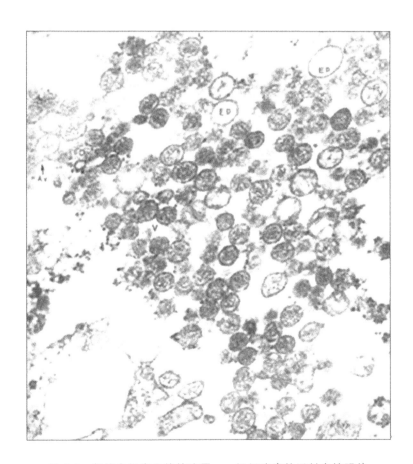

图 2-2　肾综合征出血热的病原——汉坦病毒的透射电镜照片

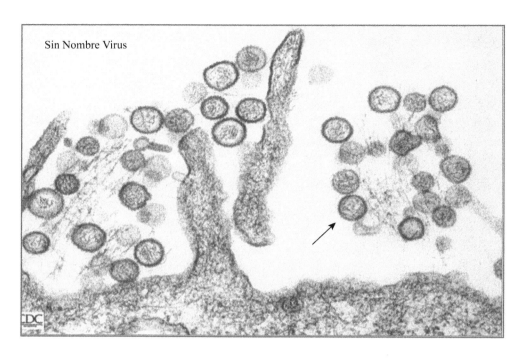

图 2-3　汉坦病毒肺综合征的病原——辛诺柏病毒的透射电镜照片

（四）抗原性和血清型

依据病毒抗原反应性和基因结构的不同,本属病毒可分为至少 20 余种抗原性明显不同的血清型和 40 多种基因结构不同的基因型,代表性的型别有汉坦病毒（Hantaan Virus,HTNV）,汉城/首尔病毒（Seoul Virus,SEOV）,普马拉病毒（Puumala Virus,PUUV）,希望山病毒（Prospect Hill Virus,PHV）,多布拉伐－贝尔格莱德病毒（Dobrava-Belgrade Virus,DOBV）,泰国病毒（Thailand Virus,THAIV）,索托帕拉亚病毒（Thottapalayam Virus,TPMV）及辛诺柏病毒（Sin Nombre Virus,SNV）等。每个型的汉坦病毒还可进一步分为不同的亚型。根据国际病毒分类委员会的意见,汉坦病毒基因或基因组的核苷酸组成和排列差异>25% 为不同型,在 5%～25% 为不同亚型,<5% 为同一亚型。各型汉坦病毒之间的同源性（即亲缘关系）也有一定的差别,根据各型病毒基因的核苷酸的同源性,利用分子生物学微机软件,可将它们之间的亲缘关系用图形的形式进行显示,即汉坦病毒的种系发生树。上述 8 个型别的病毒中,SNV 对人高度致病,感染后引起以呼吸衰竭为主要表现的汉坦病毒肺综合征（HPS）,病死率达 40% 以上；HTNV 和 DOBV 所致疾病重症较多,病死率为 3%～5%,有的疫区高达 10% 以上；SEOV 多致中、轻型病例,病死率不足 1%；PUUV 仅引起轻症病人,而其余 3 型病毒分布的地区目前尚未见有人间疫情。

我国的主要流行病毒型别为 HTNV（血清Ⅰ型）和 SEOV（血清Ⅱ型）,前者主要引起重型出血热,黑线姬鼠、大林姬鼠为疫区主要的宿主动物,代表性的毒株主要有 A9、陈株、A16、84-Fli、Z10 及 H8205。血清Ⅱ型病毒在我国主要引起轻型出血热,褐家鼠、实验用大白鼠为主要的宿主动物,代表性的毒株主要有 R22 和 L99 等。近年证实在我国吉林省也存在 PUU 型汉坦病毒。

（五）病毒受体

1998 年 Gavrilovskaya 等首次提出整合素 β3 能促进 HV 致病毒株如 HTNV、SEOV、PUUV 及 SNV 感染宿主细胞,抗整合素 β3 亚单位的抗体以及整合素 αvβ3 的配体可以明显抑制致病性 HV 对细胞的感染。HV 穿入敏感人类细胞需要有整合素 αvβ3 表达,缺乏人 β3 整合素的中国仓鼠卵巢（Chinese hamster overy,CHO）细胞原本对汉坦病毒不易感,在转染了人 β3 整合素后则变得对 HV 易感。致病性 HV 通过细胞膜上的 β3 整合素感染细胞,而非致病性 HV 则通过细胞膜上 β1 整合素感染细胞。以上研究表明,整合素 αvβ3 是 HV 致病株的重要黏附受体之一。

(六)理化特性

汉坦病毒为有囊膜病毒,用脂溶剂和一般消毒剂如氯仿、丙酮、β-丙内酯、乙醚、酸(pH<3.00)、苯酚、甲醛、70%的乙醇和0.5%的碘等均易将其灭活。此外,加热60℃ 10min,100℃ 1min,^{60}Co照射(>10^5拉德)及紫外线(10~15min)也可将其灭活。上述灭活方法除强酸、苯酚外均可保留病毒抗原性,但甲醛处理后病毒的血凝活性将明显减弱。

【流行病学】

(一)宿主动物和传染源

国内外已查明至少94种脊椎动物自然感染汉坦病毒,其中啮齿类动物为主要宿主动物,如鼠科姬鼠属的黑线姬鼠、大林姬鼠和黄喉姬鼠,家鼠属的褐家鼠和大白鼠,仓鼠科田鼠亚科林平属和欧洲棕背平等。其他类群动物多认为是继发(二次性)感染。

(二)传播途径

本病系多途径传播。

1. 接触传播　通过含病毒的鼠尿、粪、呕吐物及鼠血、组织液等经显性或不显性破损的皮肤黏膜侵入机体。

2. 呼吸道传播　带病毒动物的排泄物、分泌物在外界形成气溶胶,经呼吸道吸入感染。

3. 消化道传播　摄入污染的饮食、饮水可经破损的口腔黏膜和消化道感染。

4. 虫媒传播　国内研究认为带毒的恙螨和革螨可通过叮咬人体将本病传染给人,但尚未得到国际公认。

5. 人-人传播　虽然南美国家汉坦病毒肺综合征疫区曾报道发病患者家庭成员及参与诊治患者的医护人员可以感染罹患同类疾病,但是鲜有报道HFRS的人-人传播。

6. 母婴垂直传播　孕妇感染和母婴传播虽不多见,但可致孕妇死亡、胎儿早产、死胎或胎儿畸形。疫区带毒孕鼠的宫内母婴传播对于疫源地的维持具有重要意义。

(三)人群易感性与免疫性

人群对本病普遍易感,发病以男性青壮年为主。疫区人群的隐性感染率一般为0.9%~5.2%,家鼠型疫区高于姬鼠型疫区,二次发病者罕见。估计流行中隐性感染率要显著高于发病率。

发病后第3~5天便可从感染者外周血中检出抗汉坦病毒IgM抗体,第2周达高峰;IgG抗体多于病后第1周末方可检出,高峰在第2~3周后,以后滴度逐渐下降,部分患者可保持终身。

(四)流行历史和特征

本病呈世界性流行,全世界七大洲78个国家已报告本病发生或发现存在汉坦病毒。本病最早见于1913年前苏联海参崴地区,第一次世界大战期间英军在比利时北部的弗莱芒(Flanders)地区先后发生12 000多例"战争肾炎"可能系汉坦病毒病大规模流行的最早报道。1931—1932年在黑龙江流域中俄边境的侵华日军和俄国军队中先后报告HFRS发生。1935年日本士兵在东北森林草原地带发生的HFRS曾被误诊为"出血性紫斑""异型猩红热""急性肾炎""出血性斑疹伤寒"等。1938—1942年在东北绥芬河流域二道岗、孙吴、黑河和虎林地区训练演习的日军先后有300多人患病,死亡数十人,时称"二道岗热""孙吴热""黑河病"和"虎林热"。据文献报道,仅在当时侵驻中国东北的百万日军中,即先后有12 500人患HFRS,病死率高达15%~30%。1942年日本陆军军医部将上述不同名称的疾病,统称为"流行性出血热"。除此之外,二战期间前苏联远东地区的军队先后发生8 000多例流行性肾病/肾炎,病死率达10%~20%;驻扎北欧斯堪的那维亚半岛北端Lapland地区的德军和芬兰军队也先后发生10 000多例流行性肾病;因禁在前南斯拉夫的德国战俘营中也报道先后有6 000多例流行性肾病。1955年在我国内蒙古大兴安岭林区及陕西秦岭北坡山区暴发HFRS。20世纪80年代以来HFRS流行强度逐渐加大,全国年报告病例数逾10万,危害严重,当时除青海省缺乏疫情资料外,其余33个省、市、自治区包括台湾省和香港、澳门特区均已报告本病发生或流行。近80年我国累计发病人数已达165万,死亡4万余人。

本病为世界性分布,我国为疫情最为严重的国家,其次为俄罗斯欧洲部分、芬兰和朝鲜半岛,其他亚欧国家发病较少,非洲和美洲仅有个别病例报道。近年已发现世界五大洲近80个国家和地区自然栖息的鼠类携带汉坦病毒,当地部分人群体内可检出抗汉坦病毒抗体,表明本病疫源地的分布远比疫区广泛。

我国肾综合征出血热的疫源地和疫区的景观结构,具有地形、水文、气候、土壤、植被和动物等特点。本病好发于我国海拔500m以下的平原和丘陵地区,疫区主要分布于丰水带、多水带和过渡带的农业区(如山东、陕西、湖北、湖南、浙江、江苏、江西及安徽等省)及东北林区(如黑龙江省),这些地区耐湿性较强的黑线姬鼠、大林姬鼠和褐家鼠等是本病景观区域中繁盛的动物群、优势种和常见种,亦是本病疫区和疫源地的主要宿主动物和传染源。

本病在国内的流行类型主要有3种:①姬鼠型(乡村型、重型、野鼠型),主要分布于农作物区、垦区和林区,散发为主,局部地区还可呈点状暴发;流行季节为秋末和冬季,有些地区5~6个月有一次发病小高峰,呈双峰型。②家鼠型(城市型、轻型、褐家鼠型),主要分布在城镇和市郊居民区及近郊村镇,暴发为主,也有点状散发;流行季节主要为3~6月份。③混合型,同一疫区上述两型并存,具备两型的特点,一年有2次发病高峰(3~6月份和10月份至次年1月份)。

【发病机制与病理变化】

(一)发病机制

1. 免疫病理反应 近年的研究大多认为,免疫因素在本病的发病中可能具有相当重要的作用。临床观察和研究表明,汉坦病毒的感染可引发人体强烈而迅速的免疫应答,通常自发热期末即出现明显的免疫异常,主要表现为体液免疫反应亢进、补体激活、特异性细胞免疫增强、促炎因子和各类细胞因子大量释放及免疫调控功能明显异常和紊乱。

(1)固有免疫:已发现汉坦病毒(HTNV)可以在体外感染不同来源的树突状细胞(DC),感染的DC虽未出现任何细胞病变,也未诱导细胞坏死或凋亡,但可以向不成熟DC传递强烈的成熟刺激信号,使其表型和功能发生变化,上调MHC Ⅰ类和Ⅱ类分子、共刺激分子、黏附分子的表达,HTNV感染还能下调与DC内摄抗原作用相关的DC-SIGN分子,使DC摄取抗原的能力下降。推测汉坦病毒可伴随感染的不成熟DC向全身组织器官播散;在二级淋巴组织,经汉坦病毒感染后诱导成熟的DC可以有效地刺激T细胞活化,后者经由血流到达被感染的器官。在迁移过程中,CD8$^+$效应性T淋巴细胞可以牢固地结合并杀伤由于汉坦病毒感染而上调表达了ICAM-1和MHC Ⅰ类分子的内皮细胞;感染的DC释放的促炎因子TNF-α和IFN-α等也可加剧血管内皮细胞渗漏,导致内皮屏障的破坏和渗漏综合征(leakage syndrome)的发生。此外,已观察到非致病的汉坦病毒株和致病的毒株感染后与干扰素调节因子3(IRF3)活化相关的干扰素应答存在明显的差别,可能是致病毒株感染发病的重要原因。

(2)体液免疫:早期病人的微血管普遍扩张,血浆渗出,组织水肿,血清组织胺和IgE水平升高,肥大细胞脱颗粒试验阳性等,提示Ⅰ型变态反应参与早期发病过程。特异性IgM和IgG抗体在本病早期即已形成,且迅速增加,与病毒及其抗原形成大量的免疫复合物,后者广泛沉积于微血管壁、肾小球基底膜和肾小管,并附着于红细胞和血小板表面,激活补体,引起血管、肾脏和血小板损伤,从而导致血浆渗出、出血、休克和肾衰竭,血球聚集,血液黏滞度增加,并进而引发DIC等一系列中间病理环节。此外患者体内尚可检出抗肾小球基底膜抗体等,故认为Ⅱ型变态反应可能也参与发病。近年对汉坦病毒肺综合征患者病程中中和抗体的测定发现,轻症患者有较高滴度的血清抗病毒中和抗体,而大多数重症患者血清中和抗体滴度较低。

(3)细胞免疫:本病病程中细胞免疫功能有明显改变,其显著特点是异型淋巴细胞(其本质是活化增殖的免疫活性细胞如淋巴母细胞)在病程早期即大量出现,免疫细胞活化抗原的表达增强,细胞毒T细胞(CTL)数量增多,功能增强,CD4$^+$/CD8$^+$比值下降或倒置,一些细胞因子如Th1类细胞因子IFN-γ和IL-12,炎症因子TNF-α、IL-6、IL-8和PGE2等的释放增加,活性增高,而Th2类细胞因子中仅IL-10等有高水平表达。近年已鉴定出某些与汉坦病毒特异性CTL的TCR(T细胞受体)结合的T细胞抗原表位,且这种CTL应答具有明显的HLA遗传限制性,这可能是不同患者感染发病后病情轻重差异的重要原因。活化CTL识别病毒感染的靶细胞后,可通过新生成的穿孔素、颗粒酶等溶解、杀伤和破坏靶细胞,发挥其效应功能,达到防护感染、清除病毒的目的,同时也造成感染机体的损伤。有研究报告特异性CD8$^+$ T细胞产生的数量与急性HPS患者病情轻重相关,具有较高比率特异性CD8$^+$ T细胞的患者多为重症需要机械通气治疗的患者,而轻症患者的CD8$^+$ T细胞比率多低于9.8%。

2. 病毒直接作用 临床诊治中早已注意到,本病各主要临床病症如微血管损伤、血小板减少及肾脏损害等在发病早期(3病日前)甚至在发病时即已出现,且主要临床表现如微血管损伤、血小板减少、血尿素氮升高、尿蛋白及少尿等现象的出现,达高峰及消失时间等大多一致;绝大多数患者早期定度与最终分型相符,提示HFRS发病学机制的特点为原发性损伤,病程为自限性经过。此外起病早期临床病理表现已很明显，但免疫测定多无异常。病理研究也已证明，一些患者新鲜活检标本及急性期死亡患者的尸检标本可检出病毒抗原或核酸，同时伴有相应部位不同程度的病理改变如组织变性、坏死、出血等，且病毒抗原分布多的部位病理损伤也重。体外培养也已观察到，某些汉坦病毒毒株对常用传代细胞有致细胞病变效应。以上均表明，汉坦病毒的直接致病变作用可能是机体发病的始动环节或重要因素。

(二)病理生理

由于病毒的作用和免疫病理损伤造成全身小血管和毛细血管的广泛损伤，引起血管活性物质和炎性介质的释放，导致一系列的病理生理过程。

1. 有效循环血量减少及休克

(1)病程早期于热退前后常发生低血压休克，称为"原发性休克"，主要由于血管壁损伤，通透性增加，血浆大量渗出，血容量骤减所致，故本病有"渗漏综合征(leakage syndrome)"之称。近年研究结果显示致病性汉坦病毒可以提高内皮细胞对血管内皮生长因子(VEGF)的敏感性而促进血管内皮钙黏蛋白(VE-cadherin)的内吞和降解，从而破坏了内皮黏附连接的完整性，这可能是 HFRS 和 HPS 血管内皮通透性增加的重要原因。

(2)DIC 也是促发休克的重要原因：本病患者多不同程度发生 DIC，由于血管损伤及各种致病因子的作用，使凝血系统被激活，引起微血管内广泛纤维蛋白沉积及血小板凝集，形成弥散的微血栓，血栓形成中大量凝血因子消耗，纤溶系统激活引起严重出血，并由于微血栓的栓塞继发内脏损害及功能障碍等综合征。DIC 引起的病理生理学变化及主要临床特点是微小血管栓塞、低血压休克及出血。

(3)心肌损伤：汉坦病毒可以直接造成心肌损伤，此外病程中心肌缺血、酸中毒及神经体液的调节失衡等均可造成心肌收缩力下降，心排血量减少，加重低血压休克。

少尿期以后发生的休克称为"继发性休克"，其原因主要是大出血、继发感染和多尿期水与电解质补充不足，导致有效血容量不足等继发因素。

2. 出血　本病出血的原因比较复杂，依不同病期而异，且往往是多因素参与。

(1)全身小血管损伤：HFRS 基本的病理改变是患者全身微小血管的弥漫性损害，近年研究表明，位于血管内皮细胞和血小板表面的汉坦病毒受体——整合素对于维持毛细血管的完整性以及血小板参与血管壁的修复等十分重要；此外抗原抗体复合物对血管壁的沉积以及低血压休克和酸中毒对血管内皮细胞的影响均有可能造成血管壁的病变，而导致皮肤黏膜出血和腔道出血。

(2)血小板减少和功能障碍：HFRS 病程中普遍存在血小板数量减少，而且残存的血小板功能也有明显障碍。其原因可能为：①生成减少。汉坦病毒可直接损伤骨髓巨核细胞，使血小板成熟障碍。②消耗增多。血小板在修补血管内皮中被大量消耗。③破坏增加。与免疫复合物沉积于血小板表面，激活补体有关。④功能障碍。可能与汉坦病毒经血小板表面的病毒受体直接侵害血小板有关，免疫复合物(IC)沉积以及尿毒症时胍类及酚类物质抑制血小板第 3 因子的释放等也是血小板功能障碍的重要因素。

(3)凝血机制障碍：本病病程 5~7 病日时约有 20% 的患者可发生不同程度的 DIC，特别是低血压休克的患者，主要是病毒及 DIC 损伤血管内皮细胞，导致血管壁基底膜胶原的暴露和广泛组织细胞坏死，释放组织凝血酶，分别激活血浆 XII 因子和 VII 因子，各自启动内源性与外源性凝血系统所致。加上血液浓缩、血流缓慢、代谢性酸中毒以及脂质过氧化损伤，花生四烯酸代谢产物释放炎性介质(如 TXA2 增加，可使 PGF1α/TXB2 比例下降)，均可加重血管内皮和胃肠黏膜的损伤，促进 DIC 形成、广泛微血管栓塞、凝血因子大量消耗而出血。DIC 后期继发性纤维蛋白溶解亢进，以及血中类肝素物质增多，均可加重出血。

3. 急性肾衰竭　主要是因为有效循环血量减少、肾血流量不足，导致肾小球滤过率下降所致；肾素-血管紧张素增加、肾小球微血栓形成和抗原抗体复合物引起的基底膜损伤也是肾小球滤过率下降的重要原因。肾小管的变性坏死、肾间质出血、水肿的压迫和肾小管腔被肾脱落细胞、蛋白凝块和血凝块阻塞等可进一步加重少尿。

(三)病理改变特点

本病的基本病理改变为全身小血管和毛细血管的广泛损害、血管内皮细胞肿胀变性，重者管壁可发生纤维蛋白样坏死和破裂崩解。内脏毛细血管高度扩张，充血淤血，管腔内可见血栓形成，引起各组织器官的充血、出血、变性甚至坏死。上述病变在肾脏、脑垂体前叶、肾上腺皮质、右心房内膜下和皮肤黏膜等部位尤为显著。严重的渗出和水肿，各脏器和体腔都有不同程度的水肿和积液,以后腹膜、肺、眼眶、肾周围及其他组织疏松部最严重;少尿期可并发肺水肿和脑水肿。炎性细胞浸润以淋巴细胞、单核细胞和浆细胞为主,但不明显。

【临床表现】

潜伏期7～46d,一般为2周左右。典型病例表现发热、出血和肾脏损害三类主要症状及发热、低血压休克、少尿、多尿和恢复期五期经过。非典型和轻症病人临床表现差异较大,可无低血压休克、出血或肾脏衰竭,五期经过可不明显。重症病人五期中前二三期可以重叠。

(一)发热期

起病急,主要表现为感染中毒症状、小血管中毒及肾脏损伤的症状体征。

1. 感染中毒症状 典型病例表现高热、畏寒,可伴寒战,体温在39～40℃,热型以弛张热、稽留热和不规则热为多,一般持续4～6d。伴头痛、腰痛、眼眶痛(三痛)及全身四肢关节酸痛,困乏无力。头痛以两颞部和前额部为主,重者或为全头痛,性质以胀痛为主。腰痛轻者仅感两侧肾区胀痛及肾区叩击痛,重者剧痛不敢平卧和翻身,局部拒按。如在低血压休克期或少尿期突发剧烈腰痛应警惕有否并发肾破裂。眼眶痛以眼眶胀痛为主,眼球活动时尤甚。

大多数患者均有明显的消化道症状,表现为食欲减退,重者有恶心、呕吐、呃逆等。部分患者有腹痛、腹泻,个别腹痛剧烈者可出现腹肌紧张、腹部压痛和反跳痛,易误诊为外科急腹症。腹泻易误诊为急性肠炎和各类感染性腹泻。少数病人尚可出现兴奋、谵妄、烦躁不安和嗜睡等神经精神症状,极少数危重患者可出现抽搐、昏迷及脑膜刺激征。

2. 充血和出血 于第2～3病日,多数病人眼球结合膜及颜面部、颈部和上胸部皮肤出现显著的潮红充血(三红),似酒醉貌。黏膜出血多在软腭及眼球结合膜,前者多为网状、点状或为出血斑,后者多为点状或斑片状出血。皮肤出血好发于双侧腋下、前胸及背部,多为出血点或搔抓样、条索样出血斑点,静脉穿刺及肌内注射部位的皮肤也多有明显瘀斑。病人早期束臂试验可呈阳性。重症患者有鼻出血、咯血、呕血、便血及血尿等。

3. 渗出与水肿 水肿多见于眼球结膜,为本病早期特有的表现。轻者眼球转动或检查者用手挤压上、下眼睑时可见球结膜出现涟漪状波纹或皱褶,中度水肿球结膜呈水疱状,明显突出于角膜平面,重度水肿是指隆起的球结膜呈胶冻样或鲜荔枝肉样,突出于眼裂平面。中重度球结膜水肿常伴有眼睑和颜面部水肿,甚至出现渗出性腹水、渗出性胸水和心包积液。球结膜水肿不仅具有重要的诊断意义,而且提示毛细血管和小血管损伤严重,血浆明显渗出,发生低血压休克的可能性较大。

4. 肾脏损害 发热期的肾脏损害出现较早,第2～4病日即可出现,表现为蛋白尿、血尿和少尿倾向。早期蛋白尿为"＋～＋＋",至低血压休克期前多达"＋＋＋～＋＋＋＋"。重症病人尿中可排出膜状物,镜检可见透明管型、颗粒管型或蜡样管型。

5. 肝脏损害 部分患者尤其是家鼠型HFRS疫区的患者,可出现黄疸、肝脾大和肝功能异常。

发热期一般持续4～6d,超过10d者少见。临床病型轻重与此期的体温高低成正比,即体温越高,热程越长,病情越重,但个别暴发型患者发热期可≤3d。

(二)低血压休克期

发热4～6病日,体温徐退或骤退,但其他症状反而加重,部分病人出现低血压或休克。主要表现为:①血压下降与脉搏增快。根据血压和脉压水平分为低血压倾向、低血压和休克,其动脉收缩压分别≤13.3kPa(100mmHg)、≤12.0kPa(90mmHg)和≤9.3kPa(70mmHg);脉压分别≤4.0kPa(30mmHg)、≤3.5kPa(26mmHg)和≤2.7kPa(20mmHg)。心率增快,脉搏细速或扪不清,浅表静脉塌陷,伴呼吸浅快。②面色与口唇苍白或发绀,肢端发凉,皮肤发花。③意识障碍。初为烦躁不安,辗转不宁,继之可出现谵妄及嗜睡、昏睡、昏迷。④少尿或无尿。⑤中心静脉压(CVP)降低,<0.8kPa(6mmHg)。低血压休克期多不超过24h,短则十几分钟,长则48h以上。休克出现越早,持续时间越长,病情越重。当血压或脉搏测不到≥2h或救治后休克持续超过12～24h仍不能完全纠正,可视为"难治性休克";此时常并发心、肝、脑、肺和肾脏等重要脏器的衰竭或功能障碍,预后笃危。

此期患者的渗出体征特别突出,出血倾向也十分明显,常合并DIC和纤维蛋白溶解亢进。

(三)少尿期

少尿期为本病的极期,与低血压休克期常无明显界限,两期也可重叠发生或完全缺如。轻、中型病人常无低血压休克期而直接由发热期进入少尿期,部分轻型病人可直接越过低血压休克期和少尿期进入多尿期。本期一般出现于第5～8病日,持

续时间 3～5d,长者可达 2 周以上。主要表现为:

1. 少尿或无尿和氮质血症　少尿或无尿为本病急性肾衰竭最突出的表现。按照"全国流行性出血热防治方案",24h 尿量在 500～1 000ml 为少尿倾向,少于 500ml 为少尿,少于 50ml 为无尿。急性肾衰竭常伴发不同程度的尿毒症、酸中毒、水中毒和电解质平衡失调。临床可见厌食、恶心、呕吐、腹胀、口干舌燥,常出现顽固性呃逆,查体可见面部和下肢水肿,部分病人可伴肺水肿、胸水和腹水。此外血尿素氮(BUN)和肌酐(Cr)多明显升高。

2. 肾性脑病　为代谢性脑病之一,多见于 BUN>50mmol/L 或 Cr>1 500μmol/L 的肾衰竭患者。不同患者对高氮质血症的耐受不同,出现肾性脑病时的血 BUN 和 Cr 水平也明显不同。临床表现有头晕、头痛、嗜睡、烦躁、谵妄以致抽搐、昏迷。重者可出现锥体束征、踝阵挛和扑翼样震颤等体征。

3. 出血和贫血　进入少尿期几天后外周血血小板计数即明显回升,并可超过健康时的水平,但皮肤、黏膜出血在本期往往加重,伴呕血、咯血、便血和血尿。少尿期持续超过 1 周的患者多有轻重不等的贫血。

4. 高血容量综合征　高血容量综合征在本病患者出现率较高,可能与发热末期和低血压休克期外渗于组织间隙和浆膜腔内的液体大量回吸收于血管内有关,休克期救治时液体输入较多的患者更易出现高血容量。临床可见此类患者面容胀满、体表静脉充盈怒张,脉搏洪大,血压增高,脉压增大,心音亢进及血液稀释,严重者易合并心力衰竭、肺水肿和脑水肿。

5. 电解质和酸碱平衡障碍　相对于其他内外科疾病所致的急性肾衰竭,本病少尿期急性肾衰竭时较少合并代谢性酸中毒。酸中毒刺激呼吸中枢可使呼吸深大,重者呈 Kussmaul's 呼吸。酸中毒可使心肌收缩力下降,加重高血钾,诱发 DIC。电解质紊乱以低血钠和高血钾较为常见,但前者多为稀释性低钠,高血钾多不超过 6.5mmol/L,二者可有相应的临床、生化和心电图表现,应注意监测。

6. 并发症　此期易出现各种严重的并发症,如大出血、严重感染(特别是下呼吸道及肠道)、急性呼吸窘迫综合征(ARDS)、心力衰竭和呼吸衰竭、肺水肿和脑水肿等。

(四)多尿期

由于肾小管回吸收功能的恢复迟于肾小球滤过功能的修复,少尿期后尿量逐渐增多进入多尿期。24h 尿量多于 500～2 000ml 这一增尿阶段也称为移行阶段。每日尿量超过 3 000ml 为多尿,但尿量增至每日 2 000ml 即开始进入多尿期。重者 24h 尿量可达 5 000～10 000ml。本期多出现于病程第 2 周,大多持续 1～2 周,少数可长达数月之久。极少数病人特别是家鼠型病人可无多尿期。

尿量增多的形式不同,临床意义也不同。一是骤增型,24h 尿量突然增至 1 500ml 以上,对利尿药反应好,多为轻型经过,预后良好。二是渐增型,尿量逐渐增加,平均每日增加 200～500ml,此类型式临床较为常见,预后较好。三是停滞型,尿量增加至 500～1 500ml/24h 不再增加,有时需用利尿药诱导方有少量增加,此种情况可持续几周甚至几个月,多见于肾功能损害较重、年龄较大或原有肾脏基础病的患者,易于演变成非少尿型肾衰竭甚至慢性肾衰竭。

少尿期的各种临床表现在多尿早期仍可延续,特别是营养失衡、电解质紊乱、严重感染和出血等。大量排尿如不及时补充水和电解质极易发生脱水、低血钾和低血钠,甚至发生二次休克(失水性休克)而导致继发性肾衰竭,重者可危及患者生命。因此多尿期特别是危重患者的多尿期,监护和治疗仍需加强。

(五)恢复期

多数病人病后第 3～4 周开始恢复。肾脏的尿浓缩稀释功能渐好转,尿量逐渐减至每日 2 000ml 左右。精神、食欲和体力亦逐渐恢复。但少数重症病人恢复时间较长,需 1～3 个月或更久,病人仍感衰竭、无力、头晕、头痛、食欲缺乏、腰痛,遗留持续多尿及夜尿增多等,检查可见轻、中度蛋白尿,低比重尿,高血压,轻、中度贫血及肾功能检查(血尿素氮和肌酐化验)的异常。

家鼠型出血热临床表现较轻,发热期较短,腰痛、眼眶痛及球结膜水肿多不明显,低血压休克及肾脏损害轻或无,因此五期经过多不全,同时并发症少,病死率多在 1% 以下。

小儿出血热起病多急剧,热型不规则,热度较高。但全身中毒症状轻,可出现脑膜刺激症状;消化道症状明显;缺乏典型的"三红",头痛、腹痛为主,较少出血倾向和低血压休克,肾脏损害轻,病死率低。

老年出血热临床表现不典型,中低热多,少数病人无明显发热。低血压休克出现早,发生率高。

肾脏损害多严重,少尿及无尿发生率高。常合并消化道大出血、肺水肿、肺部感染和中枢神经系统并发症。重型及危重型病例多,病死率高。

本病按病情轻重可分为四型:①轻型。体温39℃以下,中毒症状轻,有皮肤黏膜出血点,尿蛋白＋～＋＋,无少尿和休克。②中型。体温39～40℃,中毒症状较重,球结膜水肿明显,皮肤黏膜有明显瘀斑,有低血压和少尿,尿蛋白＋＋～＋＋＋。③重型。体温40℃以上,有中毒症状和外渗症状或出现神经症状,可有皮肤瘀斑和腔道出血,有明显休克,少尿达5d或无尿2d以内。④危重型。在重型基础上出现顽固性休克、重要脏器出血、严重肾损害(少尿5d以上,无尿2d以上)或其他严重并发症如心力衰竭、呼吸衰竭、肺水肿、继发严重感染等。

【并发症】

随着临床经验的积累、血液透析术的普及和治疗技术的提高,近年 HFRS 的病死率已显著降低。目前除个别危重型特别是难治性休克的患者外,中重型患者多能顺利度过低血压休克期、少尿期和多尿期,临床救治的难点和重点已主要转向各种严重并发症的诊治,其中腔道大出血、颅内出血、心力衰竭、肺水肿、急性呼吸窘迫综合征(ARDS)和继发感染是本病病程中常见的并发症。

(一)继发感染

本病的继发感染属于院内感染或机会性感染的范畴,可发生于病程各期,但以少尿期和多尿期最为常见。感染部位以肺部为主,约占70%以上。其次为尿路感染、腹腔感染、皮肤软组织感染、深部脓肿和败血症等。感染病原以细菌和真菌为主,如金黄色葡萄球菌、大肠埃希菌、变形杆菌、铜绿假单胞菌或其他革兰阴性杆菌以及白色假丝酵母菌、热带假丝酵母菌等。

继发感染的临床表现主要为:①发热。发热期高热稽留10d以上或少尿多尿期出现原因不明体温升高均应考虑继发感染。②出现系统症状如咳嗽频繁、痰量增多、呼吸急促并肺部异常体征应考虑患有肺炎、肺脓肿等。排尿时尿道有烧灼感,出现尿频、尿急、尿痛,尿道有脓性分泌物排出,尿检有脓细胞、白细胞等异常成分,特别是曾行导尿的患者应考虑有尿道炎、膀胱炎、急性肾盂肾炎等泌尿系感染存在。出现原因不明的腹痛、腹胀、腹肌紧张、局部压痛或反跳痛,或伴有黄疸,有腹膜透析史者出现析出液混浊或有絮状物者应考虑有腹膜炎或脓肿等腹腔感染。③长期卧床的患者在褥疮、

伤口或注射部位及会阴、肛周及邻近皮肤软组织,出现红、肿、热、痛、脓性渗出物或静脉炎者,应考虑皮肤软组织感染或脓肿形成。④剧烈寒战、弛张高热、皮疹、关节疼痛、肝脾大、中毒性心肌炎或存在局部化脓灶,发生感染性休克或二次肾衰竭等均应考虑并发败血症的可能。⑤长期应用广谱抗生素及激素的患者应注意是否合并鹅口疮、真菌性肠炎或呼吸道感染。

(二)肺部并发症

肺损害是本病最常见的并发症之一,其总的发生率为60%左右,病死率为10.3%～18.8%。常见的肺部并发症有原发性肺水肿、尿毒症肺、急性呼吸窘迫综合征(ARDS)、继发性肺感染、心源性肺水肿和弥漫性肺泡出血。

尿毒症肺又名尿毒症间质性肺炎、尿毒症肺水肿,占本病肺部并发症的28%左右,常发生于少尿末期和多尿初期。多数患者无症状,约17%的病例表现咳嗽或胸闷气短,严重者出现不同程度呼吸困难。患者体温和外周血白细胞分类正常,Hb无急剧下降,肺部呼吸音可降低或闻及湿啰音。胸部X线片可见肺充血型、肺间质水肿型、肺泡水肿型、胸膜反应型或混合型,同时可伴心影增大。诊断应排除心源性肺水肿。本症的转归大多良好,进入多尿期后病变逐渐自行消散,持续时间3～15d,多为6～8d。

HFRS 并发 ARDS 占全部肺部并发症的9%。多见于低血压期或血压稳定后1～2d。1992年欧美等国提出急性肺损伤(ALI)的新概念,将重度 ALI 定义为 ARDS。ARDS 目前主要根据症状、体征、胸部X线和血气检查结果进行诊断。凡 HFRS 患者在低血压期或血压稳定后,呼吸急促,氧合指数(PaO_2/FiO_2)≤40kPa(即≤300mmHg),不管是否使用呼气末正压呼吸);正位X线胸片显示双肺均有斑片状渗出;肺动脉楔压(PAWP)≤2.4kPa,或无左心房压力增高的证据,可诊为 ALI。ARDS 的诊断除氧合指数≤26.7kPa 外,其余与 ALI 相同。

继发性肺部感染约占 HFRS 肺部并发症的10%。肺部感染多为院内感染,主要见于重型及危重型患者的少尿期。肺部感染常与其他类型肺并发症重叠,诊断有一定难度。应密切观察病人的体温、咳痰情况和外周血象的变化。急性期病人病程中如出现热程延长或体温复升,肺部叩诊浊音或闻有湿啰音,胸部X线检查显示新生或进展的浸润、

实变或胸膜渗出,外周血白细胞总数及中性粒细胞增高,且具备下列条件之一才可诊为肺部感染:①出现新的脓痰或痰液性状有变化。②自血中培养出病原体。③自气管抽吸物、刷检或活检标本中分离出病原体。肺部感染的病原菌在院外感染以肺炎双球菌为主,院内感染以克雷伯肺炎杆菌、铜绿假单胞菌、大肠埃希菌和金黄色葡萄球菌多见,近年真菌感染也逐渐增多。

心源性肺水肿主要见于少尿期,也可出现于低血压期及多尿期。早期患者自觉胸闷、胸部紧迫感,情绪紧张,有时烦躁不安、气急、呼吸困难,取坐位时好转。检查可发现血压升高,颈静脉充盈,心音亢进,肺部呼吸音粗糙,呼吸音延长,水泡音少见。中期呼吸困难加重,喘憋明显,不能平卧,病人烦躁紧张,头部多汗,口唇发绀,双肺闻及散在干湿啰音,咳嗽加重,有少量泡沫痰。晚期发绀严重,呈喘鸣呼吸,由口鼻咳出粉红色泡沫痰,患者意识障碍,心率加快,>120/min,血压下降,最终因呼吸衰竭死亡。心源性肺水肿病死率甚高,达 80% 以上,如早期发现,及时抢救,约半数可以逆转。

(三)大出血

是 HFRS 的主要临床特征,常见皮肤黏膜出血、鼻出血、尿血、胃肠道出血、肺出血及颅内出血等。实验室筛查包括血小板计数和血小板功能测定、各种凝血功能和凝血因子及其标志物的检测。

HFRS 并发 DIC 主要见于低血压休克期,DIC 诊断的初筛标准既往为血小板计数 $<50\times10^9/L$,凝血酶原时间比正常延长 3s 以上,纤维蛋白原 $<1.8g/L$。确诊标准为鱼精蛋白副凝固试验(3P)早、中期阳性(中期也可呈阴性,晚期为阴性),优球蛋白溶解时间 $<70min$(正常 120min),纤维蛋白原降解产物(FDP)$>20mg/L$。以上初筛检测全部阳性,加上确诊试验 1 项阳性即可考虑 DIC。近年专家建议改为在上述初筛检测基础上,如下列 3 项指标中有 2 项异常即可诊断 HFRS 并发 DIC,①血小板计数低于 $50\times10^9/L$ 或 1 周内进行性降低;②凝血因子激活分子标志之一(血浆凝血酶原片段 1+2、凝血酶抗凝血酶Ⅲ复合物或纤维蛋白肽 A)升高;③纤溶指标之一(3P 试验、纤维蛋白降解产物或 D-二聚体)异常。

若临床疑及肝素类物质增高可测定凝血酶凝固时间和甲苯胺蓝纠正试验,肝素类物质增加时,前者延长,后者能够全部或部分纠正前者;而当 FDP 增高时,凝血酶凝固时间同样延长,但不能被甲苯胺蓝纠正。

(四)心脏并发症

心脏损害是 HFRS 的常见并发症。中型以上患者几乎百分之百在病程的某一个时期检查心电图异常。不同临床类型患者和病程的不同期心脏受累的程度和范围不同,其临床表现迥异。轻型患者可无症状或仅表现为非特异性心前区不适、心悸、乏力、头晕等,容易被忽视。重症患者可出现心力衰竭。此外还可查见各种心律失常如频发期前收缩和多源性期前收缩、阵发性室上速或室速、窦性心动过缓或高等级房室传导阻滞。

【实验室检查】

(一)常规检查

血尿常规化验在本病的早期诊断中具有非常重要的价值。因为一方面本病常见于农村地区和城乡结合部,患者发病后的首诊单位多为乡村诊所或城镇的社区医疗站,常规化验在这些基层医疗单位均能开展,而汉坦病毒抗体的检测多不能进行。另一方面,患者病后 3～5 病日外周血象和尿常规已出现明显的变化,在疫区根据临床表现和化验结果多能做出初步的诊断。因此,掌握本病早期血尿常规化验的特点和要点,将有助于本病的早期排查和诊断。

1. 外周血象　不同病期变化不同,对诊断和预后的判定具有重要价值。外周血的白细胞总数自第 4 病日开始升高,低血压休克期及少尿期达高峰,多在 $(15～30)\times10^9/L$,少数重症病人达 $(50～100)\times10^9/L$;中性粒细胞同时增多,核左移,重型尚可见晚、中、早幼粒细胞,呈现类白血病反应。异型淋巴细胞在 1～2 病日即可出现,且逐日增多,至 4～5d 达高峰;一般为 5%～14%,15% 以上多属危重患者。红细胞和血红蛋白自发热期末开始上升,低血压休克期达高峰(血红蛋白多在 150g/L 以上),至少尿期下降,其动态变化可用于判断血液浓缩和稀释的情况,指导治疗。血小板第 2 病日即开始减少,在低血压休克期和少尿期开始阶段降至最低水平 $[(10～50)\times10^9/L]$,并有异型和巨大血小板出现。少尿中后期始恢复,往往有短期增多现象。

2. 尿常规　肾脏损害是本病的早期特征,在第 2～3 病日即开始出现蛋白尿,并迅速进展,可在 1d 内由＋突增至卌～卌,往往至多尿后期和恢复期方转为阴性。部分患者可见尿中红细胞或出现肉眼血尿,肾损比较严重的患者可查见尿透明管型、颗粒管型和膜状物。

(二)血液生化检查

1. 尿素氮和肌酐　血尿素氮和肌酐于低血压休克期即可升高,少尿期和多尿早期达高峰,以后逐渐下降,升高程度和速度与病情成正比。

2. 酸碱测定　本病动脉血的酸碱变化随各期而异,类型较为复杂。发热期和低血压早期以呼吸性碱中毒为主;休克和少尿期以代谢性酸中毒为主,有时可伴呼碱;多尿期以代谢性碱中毒为主,低钾性碱中毒尤为常见。

3. 电解质　发热期和低血压休克期血钾往往偏低,少尿期多上升为高血钾(程度比一般急性肾衰患者轻),多尿期又复降低。血钠和氯化物在全病程均降低,以休克和少尿期最显著。

(三)凝血功能检查

出现 DIC 时可见血小板减少(一般低于 $60 \times 10^9/L$),纤维蛋白原降低,凝血酶原时间延长,血浆鱼精蛋白副凝固试验(3P 试验)阳性;进一步检查凝血酶凝固时间、纤维蛋白原定量、纤维蛋白降解产物、D-二聚体测定等可判定继发性纤溶是否存在。同严重肝病不同的是,尽管病人呈现明显的出血或出血倾向,但其凝血酶原时间/凝血酶原活动度多在正常范围。

(四)免疫学检查

细胞免疫方面,外周血淋巴细胞亚群检测可见 CD4/CD8 比值下降或倒置。体液免疫方面,血清 IgM、IgG、IgA 和 IgE 普遍增高,总补体和分补体 C3 和 C4 下降,可检出特异性循环免疫复合物。

(五)特异性检查

1. 病毒抗体测定　由于本病特异性 IgM 和 IgG 抗体出现较早,特别是前者多于第 4~5 病日即可检出,持续时间长(IgM 抗体可保持 2 个月以上),为检测抗体特别是单份血清 IgM 抗体进行早期诊断提供了条件。单纯检测特异性 IgG 抗体须双份血清(第 1 份血样最好采自起病第 1 周内,第 2 份血样应间隔 1 周以上采集,最好于多尿/恢复期采血)阳性且效价递增 4 倍以上方有诊断价值。常用的检测方法有间接免疫荧光法和 IgM 抗体捕获 ELISA 法(MacELISA),近年已发展了胶体金或称为免疫滴金试验用于抗汉坦病毒 IgM 和 IgG 抗体的检测,据报道采用 IgM 捕获胶体金标记试纸条快速检测法 5min 即可判读结果,灵敏度与 ELISA 相当,但特异性略差。

2. 病毒核酸的检测　采用反转录聚合酶链反应技术(RT-PCR)可从早期病人外周血的血清、血浆、白细胞或血凝块研磨物中检出汉坦病毒 RNA,但技术方法较为复杂,且 10 病日后阳性率渐下降,国内尚未在临床常规应用。

【诊断】

(一)流行病学史

流行季节,在发病前 2 个月内,有疫区野外作业史及留宿史,或与鼠类等啮齿类动物或其排泄物的直接或间接接触史,或食用过未经充分加热过的鼠类污染的食物史。相当多的病人没有明确的鼠类直接或间接接触史。

(二)临床表现

主要依据发热期的三类症状体征和五期经过,即以短期发热和三痛为主的感染中毒症状,以充血(三红)、渗出和出血为主的体征及肾脏损害的表现。典型病人应具备发热期、低血压(休克)期、少尿期、多尿期和恢复期五期经过,一般出现低血压休克或少尿的病人多具有典型的发热期表现,诊断并不困难。非典型轻症病人应注意有无多尿期(尿量>3 000ml/d)。热退病重为本病急性期(发热期和低血压休克期)的特点,具有诊断价值。对于轻症或非典型病例的诊断常需借助于实验室检查。

(三)实验室检查

典型病例急性期应具备血、尿常规化验的"三高一低",即外周血白细胞总数、中性粒细胞分类计数和尿蛋白增高,血小板计数减低;少尿期血清尿素氮和肌酐多增高。发病 4~7d 检测血清抗汉坦病毒 IgM 抗体多阳性,或检测间隔 1 周以上的急性期和多尿及恢复期双份血清,抗汉坦病毒 IgG 抗体效价递增 4 倍以上具有诊断价值。若 HV-RNA 阳性也有助于本病的诊断,但须注意排除假阳性。

【鉴别诊断】

典型患者诊断并不困难,不典型病例,应与发热性疾病如上呼吸道感染、流行性感冒、流行性脑脊髓膜炎和败血症等,出血性疾病如急性白血病、过敏性紫癜和血小板减少性紫癜等,肾脏疾病如肾小球肾炎、肾盂肾炎等相鉴别,少数有剧烈腹痛者应排除急腹症。

(一)发热期应与下列疾病鉴别

1. 上呼吸道感染、流行性感冒(流感)　多有受凉史或流感接触史,或正值流感流行期。上呼吸道症状较突出,且全身疾病随热退而明显好转。除咽红外,少有其他阳性体征。合并下呼吸道感染时可有相应的表现。

2.流行性脑脊髓膜炎 该病多流行于冬春季,儿童多见,具有脑膜炎的特有症状与体征,如头痛显著,可有明显或喷射性呕吐,可查及颈项强直等脑膜刺激征;皮肤瘀点以下身为主,血象呈细菌感染象,脑脊液呈化脓性脑膜炎改变。

3.流行性斑疹伤寒 该病多发于卫生条件不良者,以发热伴头痛最为突出,自然热程多长于 2 周,可有一过性低血压,但无渗出体征。多于第 5 病日出皮疹,可有出血疹,伴较多充血疹,皮疹数量较多。肾损轻,仅有一过性蛋白尿。外斐(Weil-Felix)反应 OX19 效价 1:160 以上,或双份血清效价递增 4 倍以上可以确诊。高发于夏秋季的地方性斑疹伤寒与本病表现相似,也应注意鉴别。两种斑疹伤寒出血热 IgM 抗体的检测应为阴性。

4.伤寒 该病发热期长,多无低血压,少见出血及尿量变化,中毒症状以面色苍白、表情淡漠、相对缓脉为主。外周血 WBC 正常或减少,尤以嗜酸性粒细胞减少为著。肥达(Widal)反应,"O"与"H"抗体效价递增有诊断价值。血或骨髓培养出伤寒杆菌可以确诊。

5.钩端螺旋体病 该病多发于夏秋季节,有疫水接触史,高热、乏力显著,同时伴有腓肠肌压痛和全身淋巴结肿大,异型淋巴细胞少见。血液镜检查及钩体或培养阳性可以确诊。

6.败血症 该病常有原发病灶,寒战高热,全身中毒症状重,但无渗出体征。血象呈细菌感染象,异型淋巴细胞少见。血液培养阳性可确诊。

(二)低血压休克期应与下列疾病鉴别

1.急性中毒性菌痢 本病好发于夏秋季和儿童,多有不洁饮食史。起病急骤,以高热、畏寒、精神萎靡或惊厥为主,可迅即出现感染性休克、呼吸衰竭或昏迷。肛指或诊断性灌肠采集粪便标本进行检测有助于诊断。而出血热病程进展较为缓慢,罕见 24h 即发生休克者,且出血倾向和肾脏损害更为明显。

2.休克型肺炎 多有受凉史,病初有咳嗽、咳痰、胸痛、气急等呼吸道症状,多于第 2~3 病日即发生低血压休克,无明显渗出体征,也无异常淋巴细胞增高、血小板减少和严重蛋白尿。若能行 X 线胸片检查有助于确诊。

出血倾向严重者应与急性白血病、过敏性紫癜和血小板减少性紫癜等进行鉴别。肾损害为主的出血热应与肾疾病如原发性急性肾小球肾炎、急性肾盂肾炎及肾病等相鉴别。少数有剧烈腹痛伴明显腹膜刺激征者应排除外科急腹症。

【治疗】

本病目前尚无特效疗法,主要针对各期的病理生理变化,进行综合性预防性治疗。抓好"三早一就"(早发现、早休息、早治疗,就近在有条件的地方治疗),把好三关(休克、少尿及出血关),对减轻病情、缩短病程和改善预后具有重要意义。

(一)发热期治疗

1.一般治疗 早期卧床休息,避免搬运,给予营养丰富、易于消化的饮食。高热者可给予物理降温,慎用发汗退热药物。每日静脉补入 1 000~1 500ml 平衡盐和葡萄糖等液体,发热期末输液量可增至 1 500~2 500ml/d,并及时根据体温、血压、尿量及血液浓缩情况予以调整。

2.抗渗出和抗出血治疗 可给予维生素 C 2g,氢化可的松 100~200mg 或地塞米松 5~10mg 加入液体中静脉滴注,肾上腺糖皮质激素兼有抗毒素、抗过敏、抗炎及促进血小板生成等多种作用。还可酌情选用 20% 甘露醇 125ml 静脉滴注,每日 1~3 次;10% 葡萄糖酸钙 10~20ml,每日 1~2 次静脉滴注及酚磺乙胺、路丁等。为防止 DIC 的发生,改善血液流变性,尚可给予双嘧达莫 0.1g,每日 3 次,低(小)分子右旋糖酐 250~500ml/d。出现 DIC 时可根据化验结果酌用肝素等治疗。

3.抗病毒和免疫治疗 可早期给予利巴韦林(病毒唑)800~1 200mg(成人)或 15~30mg/kg 体重(儿童)溶于葡萄糖液内,每日 1 次或分 2 次静脉滴注,疗程 3~5d;也可选用 α 干扰素 300 万~500 万 U 肌注,每日 1 次,疗程同上。抗病毒治疗宜早期进行,最好在起病 3~5d 用药;进入少尿期后病毒血症多已消退,抗病毒治疗为时已晚。

(二)低血压休克期治疗

1.液体复苏(扩充血容量) 首选平衡盐液或生理盐水、糖盐水等晶体液和血浆、羟乙基淀粉(706 代血浆)或低分子右旋糖酐等胶体液多通道快速滴注,每分钟 150~200 滴。发生休克时首批 1 000ml 晶体液或 300~500ml 胶体液应在 30min 内滴(注)入,并继续快速输入 1 000ml,以后根据血压、脉压、心率、中心静脉压(CVP)、血红蛋白量、末梢循环、组织灌注及尿量的动态变化,决定滴速和用量。一般晶体液和胶体液的比例为 3~6:1,右旋糖酐 24h 用量不宜超过 1 000ml;有条件时胶体液的一部分或全部应补入血浆或酌情静脉滴注人血清蛋白,将有助于提高血浆渗透压,稳定血压,使休克逆转。

为了早期发现低血压休克并通过治疗中的实时监测评价疗效,应积极开展微创或有创的血流动力学监测,监测内容包括心脏前负荷与容量反应、心脏输出、微循环及组织氧合状况等,监测的方法包括放置中心静脉导管、肺动脉漂浮导管(Swan-Ganz导管)、脉搏引导连续性心输出测定(PiCCO)、经食管心动超声等。

根据国际和国内成人感染性休克血流动力学监测及支持治疗指南,早期积极的液体复苏应在救治 6h 内达到下列复苏目标:①CVP 恢复至 8～12mmHg;②平均动脉压(MAP,平均动脉压＝舒张压＋1/3 脉压)>65mmHg;③尿量>0.5ml/(kg·h);④中心静脉血氧饱和度($ScvO_2$)或混合静脉血氧饱和度(SvO_2,混合静脉血须经肺动脉漂浮导管于肺动脉末端采集)>70%。若液体复苏后 CVP 达 8～12mmHg,而 $ScvO_2$ 或 SvO_2 仍未达到 70%,应继续液体复苏,或者根据监测情况注意有否心输出不足,酌予正性肌力药物多巴酚丁胺等。

若不具备血流动力学监测条件时,也可以通过观察下列一些简易指标来判定血容量复苏是否充分:①收缩压达 90～100mmHg(12.0～13.3kPa);②脉压 30mmHg(4.0kPa)以上;③心率降至 100/min 左右;④尿量达 25ml/h 以上;⑤微循环障碍缓解;⑥红细胞、血红蛋白和血细胞比容接近正常。

2. 纠正酸中毒　有代谢性酸中毒时可选用 5%碳酸氢钠静脉滴注,用量可根据动脉血的酸碱和血气检测结果或经验确定,24h 不宜超过 600ml。

3. 调节血管张力和增强心收缩力(血管活性药物和正性肌力药物的应用)　经快速补液、纠酸、强心等处理血压回升仍不满意者,可酌情选用调节血管张力和正性肌力的药物,以提高和保持组织器官的灌注压。鉴于前负荷不足是感染性休克常见问题,血容量恢复正常或前负荷基本恢复是应用血管活性药物的前提。应用指征:①充分液体复苏,CVP 达到 8～12mmHg(1.064～1.596kPa)或肺动脉嵌顿压达到 15mmHg(2kPa),但平均动脉压仍<60mmHg(8kPa)。②尽管积极液体复苏,血容量难以迅速恢复,平均动脉压<60mmHg。③虽然血压正常,但仍存在内脏器官缺氧。既往血管张力调节药物首选多巴胺和(或)间羟胺静脉滴注,近年认为去甲肾上腺素联合多巴酚丁胺优于单用多巴胺,前二者是治疗感染性休克最理想的血管活性药物组合。已证实去甲肾上腺素可迅速改善感染性

休克患者血流动力学状态,改善胃肠道等内脏器官缺血,显著增加尿量和肌酐清除率,改善肾功能,但去甲肾上腺素强烈的缩血管作用,仍然有可能影响内脏的血流灌注,必须在血容量充分复苏的基础上使用,否则易引起或加重肾衰竭。联合应用多巴酚丁胺可进一步增强心肌收缩力,增加心排血量,改善内脏器官灌注。首选去甲肾上腺素(2～200μg/min);内脏灌注明显不足或心排血量降低者,联合应用去甲肾上腺素与多巴酚丁胺(2～20μg/kg·min);血压正常,但内脏灌注不足的患者,可用多巴酚丁胺。多巴胺尽管具有明显的升压和正性肌力效应,显著增加胃肠道血流量,但由于血液在肠壁内分流及肠道需氧增加,加重了肠道缺氧,宜慎重使用。

4. 强心药物的应用　对老幼患者和心功能不全的患者,可酌用强心苷类药物如毛花苷 C 0.2～0.4mg 或毒毛旋花子苷 K 0.125～0.25μg,加入葡萄糖液中静脉缓慢推注。

5. 其他　可酌用氢化可的松或地塞米松静滴,并予氧气吸入。伴 DIC 或继发性纤溶者应根据实验室检查给予抗凝和抗纤溶治疗。

(三)少尿期治疗

稳定机体内环境、积极防治严重并发症和促进肾功能恢复是本期的治疗原则。"稳、促、导、透"为本期基本的治疗措施。

1. 稳定机体内环境

(1)维持水、电解质和酸碱平衡:应限制进液量,每日入量为前一日尿量和吐泻量加 500～800ml,有透析条件时液体入量可以适当增加。液体的种类以高渗糖为主,并限制含钾药剂的应用。一般勿需补钠,重度酸血症可用碳酸氢钠。

(2)热量及氮质平衡:每日糖量不低于 150～200g,以保证所需的基本热量;酌用胰岛素、ATP和辅酶 A 等。

2. 促进利尿　一般应在血压稳定 12～24h 后开始。可首选 20%甘露醇 125ml 静推或快速静滴,若无效即选用呋塞米(速尿)等襻利尿药加入液体中静脉滴注或推注,每次 20～200mg,每日 2～4次。酚妥拉明等有扩张肾动脉改善肾血流的作用,也可试用。

3. 导泻　可给予 20%甘露醇口服,每次 100～150ml,2～4/d;50%硫酸镁、番泻叶等也可选用。

4. 透析疗法　有条件时可行血液净化治疗如血液透析、持续性肾脏替代治疗(CRRT)或腹膜透

析治疗,治疗指征包括:①少尿超过 5d 或无尿超过 2d 以上,经利尿等治疗无效,或尿量增加缓慢,尿毒症表现日趋严重,血尿素氮 15～30mmol/L 或肌酐≥600μmol/L。②高血容量综合征经保守治疗无效,伴肺水肿、脑水肿及肠道大出血者,可与药物治疗同时进行。③合并高血钾(6.5mmol/L),用一般方法不能缓解者。④进入少尿期后,病情进展迅速,早期出现严重意识障碍,持续性呕吐、大出血、尿素氮上升迅速,每日递增≥7.14mmol/L(高分解代谢型),可不拘泥于少尿天数及血液生化指标,尽早透析。

对于血压或血流动力学不稳定、心力衰竭或呼吸衰竭等不宜搬动的重危患者,CRRT 应列为首选。为避免和减少因透析时血液肝素化导致的出血,应尽量选用无肝素透析或应用小分子量肝素。

(四)多尿期治疗

移行阶段及多尿早期的治疗同少尿期,随尿量的增多应适时补足液体及电解质,补液量宜量出为入,鼓励经口摄入。同时加强支持治疗,防治出血、脱水、低钾、低钠和继发感染。

(五)恢复期治疗

逐渐增加活动量,加强营养,可选服参苓白术散、十全大补汤和六味地黄丸等补益中药。

【预防】

肾综合征出血热病毒疫苗已在国内疫区应用多年,有明确的预防效果。但目前国内部分疫区仍不能普遍按期接种,因此其他预防措施仍不可偏废。

(一)消灭传染源

啮齿类动物特别是鼠类是本病的主要传染源,减少和消灭鼠类是预防本病行之有效的措施,但是大范围大规模灭鼠成本过高,难以坚持和巩固,也不利于维护生态平衡,因此灭鼠仅适于部分重点疫区及特定地域(如军事训练区)和特定时期。应协助防疫部门查清疫区宿主动物的种类、鼠类密度和带毒率。机械、药物和生态灭鼠方法中应以药物毒杀为主。灭家鼠可用 0.02%～0.03% 的敌鼠钠盐或华法林,也可用 1% 磷化锌或 1%～2% 灭鼠优。灭野鼠可用 2% 磷化锌,0.5%～1.0% 敌鼠钠盐或0.2% 氯敌鼠。可在鼠类繁殖季节和本病流行季节前 1～2 个月进行,配合捕鼠、堵鼠洞等综合措施。

(二)切断传播途径

本病的传播途径尚未完全查清,可采用防鼠、灭螨防螨为主的综合措施。

1. **防鼠** 疫区流行季节应避免野外宿营,旅游、短期施工或部队野外住宿时应搭"介"字形工棚,高铺不靠墙,铺下不放食物。挖防鼠沟,做好食品的卫生消毒。应注意不用手接触鼠类及其排泄物。

2. **灭螨防螨** 灭螨可与灭鼠同时进行,主要采用杀虫剂,杀灭人群经常活动地区及鼠洞内的螨类,可用 1%～2% 敌敌畏、40% 乐果与 5% 马拉硫磷乳剂配成 1% 液喷洒地面,防螨应注意:①不坐卧野外草地或稻、麦、草堆上;②清除室内外柴草堆,铲除杂草;③进行林区、灌木区作业训练应避免皮肤暴露,为防止叮咬,可涂搽防护剂或穿戴防护服;④亦可用 5‰ 敌敌畏喷洒衣服开口处,可维持半日有效。

(三)保护易感人群

主要措施为接种汉坦病毒疫苗。国内 20 世纪 90 年代研制生产的疫苗主要有沙鼠肾细胞(MGKC)制备的单价汉坦型病毒灭活疫苗、金地鼠肾细胞(GHKC)制备的单价汉城型病毒灭活疫苗、乳鼠脑制备的单价汉坦型病毒灭活疫苗和 GHKC 或 MGKC 制备的双价汉坦和汉城型病毒灭活疫苗。近年新研制了由 GHKC、MGKC 和 Vero-E6 细胞制备的纯化精制双价(汉坦和汉城型病毒)疫苗,新型疫苗不仅接种后局部副反应轻微,而且仅需 2 针接种即可取得良好的免疫防护效果。今后仍需进一步改进疫苗的精制纯化工艺,努力提高疫苗接种后中和抗体的应答水平和保护效力,降低副反应发生率。针对已发现的新的流行病毒型别(如 PUUV),应着手研制新的多价疫苗,并深入研究疫苗免疫机制、建立新的疫苗效力检测方法和评价标准,同时继续开发新的疫苗品种如基因工程疫苗等。

除了新型疫苗的研发外,国家自 2000 年以来还通过包括转移支付在内的财政拨款,在国内重点流行省区(黑龙江、陕西、辽宁、山东、河北、浙江等)启动了扩大的疫苗接种计划,已在包括上述省区接种人群约 1 700 万,明显降低了本病的发病率。

附:汉坦病毒肺综合征

汉坦病毒肺综合征(hantavirus pulmonary syndrome,HPS)也称汉坦病毒心肺综合征(hantavirus cardial pulmonary syndrome,HCPS)是由汉坦病毒属中的辛诺柏病毒(Sin Nombre Virus,SNV,早期称为 Four Corner Virus)、纽约病毒(NYV)、长沼病毒(Bayou virus)和安第斯病毒

(Andes virus)等引起的以呼吸窘迫和非心源性肺水肿为主要临床特征的急性传染病,是汉坦病毒病的特殊临床类型。本病主要在南北美洲的美国、巴西、阿根廷等国家散在发生,主要宿主动物为当地的一些啮齿动物如鹿鼠等,吸入含病毒的气溶胶和密切接触可能为主要的传播途径。

HPS有一以流感样表现为主的前驱期,包括发热、头痛和全身肌肉疼痛、不适及恶心、呕吐、腹痛和腹泻等消化道症状,但无咽痛、流涕、结合膜充血及浅表淋巴结肿大等,有助于与各种病因所致的上呼吸道感染相鉴别。本病的典型表现为干咳、气短和进行性的呼吸窘迫,部分病人有眼结膜水肿。实验室血常规检查主要有白细胞总数明显增加,伴核左移,可见较多的异常淋巴细胞,血小板减少,血细胞比容增高。血液生化检查可见血清乳酸和乳酸脱氢酶增加,重症患者血清乳酸常>4.0mmol/L;血清清蛋白多低于30g/L,血气检查提示有严重的低氧血症。胸部 X 线片可见双肺下野云雾状的浸润影,表明肺间质水肿,但心影大小正常。确诊有赖特异性的血清抗体检测(如特异的 Western Blot 方法)、病毒 RNA 的检出(RT-PCR)及活检组织的免疫组织化学检查。

治疗主要为支持和对症治疗,包括生命体征的监测,吸氧,呼气末正压呼吸(PEEP)、体外静脉血氧合(人工肺)及输液。未确诊前可施以广谱抗生素,推荐三代头孢菌素与氨基糖苷类抗生素的联合应用,并可试以利巴韦林静脉滴注(剂量和方法同肾综合征出血热的治疗)。

(白雪帆)

第十一节　登革热及登革出血热

一、登　革　热

> **学习要求**
>
> 1. 掌握:登革热的临床表现;登革出血热分型及各型表现;登革热的诊断依据及鉴别诊断;登革出血热(或登革休克综合征)的诊断标准;登革热及登革出血热的治疗。
>
> 2. 熟悉:登革热发病机制;流行病学特点。
>
> 3. 了解:病原学特点;预防措施的重点。

登革热(dengue fever,DF)是由登革病毒(Dengue virus)引起,经伊蚊传播的急性传染病。其临床特征为突起高热、皮疹、头痛、全身肌肉、骨关节疼痛、淋巴结肿大、出血倾向和外周血白细胞计数减少等。

"登革"一词源于西班牙语,意为装腔作势,它形象地描绘了感染疾病的患者因高热、头痛、肌肉关节痛而表现出步履蹒跚的样子,犹如纨绔子弟走路时的夸张架势,故有"公子热"之称。

本病于1779年在印度尼西亚雅加达首先发现,随后在美国费城和埃及开罗发现,并据症状先后命名为关节热和骨折热。至1869年由英国伦敦皇家内科学会命名为登革热。登革热主要在热带、亚热带国家和地区流行,20世纪曾在世界各地发生过多次大流行,病例数百万计。在东南亚一直呈地方性流行。

我国最早于1873年在厦门发现登革热病例。1928年至1929年,广州、厦门、杭州、宁波、上海、台湾和香港等东南沿海地区出现流行。1942年至1945年同样在东南沿海及武汉等地大规模流行。1949年至1977年我国未发现登革热病例。1978年在广东佛山暴发登革热流行,其后每年都有不同程度的流行,多在广东、广西、福建、海南和台湾等地区流行。已分离出所有四型登革热病毒。

【病原学】

登革病毒归为黄病毒科(flaviviridae)中的黄病毒属(flavivirus)。成熟的登革病毒颗粒呈哑铃形、杆状或球形,直径为40~50nm。

病毒核衣壳为20面体对称,外有一层包膜,为双层脂质,占病毒重量的10%~20%,包膜上镶嵌着包膜糖蛋白 E(E 蛋白)和小分子非糖基化膜蛋白 M(M 蛋白),这两种蛋白构成病毒颗粒表面的突起。包膜蛋白 E 具有病毒颗粒的主要生物功能,如细胞嗜性及血细胞凝集抑制抗体、中和抗体和保护性抗体的诱导。

病毒基因组为单链正股 RNA,长约 11 kb,只含有一个长的开放读码框架,编码病毒 3 个结构蛋白(包括核衣壳蛋白 C、膜蛋白 M 和包膜蛋白 E)和7 个非结构蛋白(NS1~5)。基因顺序是 5′-C-PrM(M)-E-NS1-NS2A-NS2B-NS3-NS4A-NS4B-NS5-

$3'$。登革病毒 4 个血清型 RNA 的同源性为 $64\%\sim66\%$。

乳鼠是登革病毒最敏感的实验动物，$1\sim3$ 日龄新生小白鼠脑内接种病毒 1 周后发生以迟缓性麻痹为主的脑炎症状，并最终导致死亡，成鼠对登革病毒不敏感。接种登革病毒至黑猩猩、猕猴和长臂猿等灵长类动物可以诱导特异性免疫反应，但不会产生症状，可作为疫苗研究的动物模型。登革病毒在猴肾细胞株、地鼠肾细胞、Vero 细胞、伊蚊胸肌及 C6/36 细胞株内生长良好，并产生恒定的细胞病变，其中白蚊伊蚊 C6/36 细胞是最敏感和最常用的细胞。

登革病毒有Ⅰ、Ⅱ、Ⅲ、Ⅳ四个血清型，可用中和、补体结合、血凝抑制试验等方法分型，各型之间及与其他黄病毒属的病毒之间有部分交叉免疫反应，故应取病人双份血清，抗体效价递升 4 倍以上才有诊断价值。

登革病毒耐低温，在人血清中保存于 -20℃ 可存活 5 年，-70℃ 存活 8 年以上。登革病毒不耐热，50℃ 30min、54℃ 10min 或 100℃ 2min 即可灭活，不耐酸，在 pH7～9 时最稳定。用洗涤剂、乙醚、紫外线、0.65% 甲醛溶液、高锰酸钾、乳酸和甲紫等均可以灭活。

【流行病学】

（一）传染源

患者、隐性感染者和带病毒的动物为主要传染源和宿主，未发现健康病毒携带者。在城市感染循环中患者和隐性感染者是主要传染源，患者在发病前 1d 至病程第 6 天，具有明显的病毒血症，可使叮咬的伊蚊受感染。流行期间，轻型患者数量为典型患者的 10 倍，隐性感染者为人群的 1/3，是重要传染源。在丛林感染循环中，带病毒的动物是传染源，其中猴类是主要传染源。

（二）传染媒介

登革热的传播媒介是伊蚊，目前证实约有 13 种伊蚊可以传播登革热，其中主要是埃及伊蚊和白纹伊蚊。在登革热流行期间埃及伊蚊带毒率最高，是传播能力最强的蚊种。在东南亚和我国海南省，以埃及伊蚊为主，主要孳生在室内或住房周围的容器积水中，是嗜人血的"家蚊"，主要在白天叮咬人；在太平洋岛屿和我国广东、广西，则以白纹伊蚊为主，成蚊多在室外活动，白昼都会叮咬人。当伊蚊叮咬患者或隐性感染者后，病毒进入蚊体内，在蚊的唾液腺及神经细胞中大量复制，$8\sim12$d 当再叮咬健康人并吸血时，病毒随唾液排出进入人体内，造成感染。伊蚊可终身携带和传播病毒，并可经卵将病毒传给后代。

（三）易感性

在新流行区，人群不分种族、年龄、性别普遍易感，在从未发生登革热流行的非地方性流行区，所有年龄段都是易感人群，部分成年人可出现登革出血热。在曾发生过登革热流行的非地方性流行区，登革热以 20～40 岁成年人发病率高。在地方性流行区，发病以儿童为主，20 岁以上者血清中几乎都可检出抗登革病毒的中和抗体。感染后对同型病毒有稳固免疫力，并可维持多年，各血清型之间及与其他黄病毒属的病毒之间有不同程度的交叉免疫力。多数流行病学调查显示，登革热的发生在性别上无明显差异。

（四）流行特征

本病呈世界性分布，广泛流行于热带和亚热带，特别是东南亚、西太平洋及中南美洲、非洲等 100 多个国家和地区，其中以东南亚和西太平洋地区最为严重。在我国主要发生于海南、台湾、广东和广西等省自治区。登革病毒常先流行于市镇，后向农村蔓延。登革热流行与伊蚊滋生有关，主要发生于夏秋雨季。我国大陆大部分地区登革热的流行季节在 3～11 月份，7～9 月份是高峰，在广东省为 6～11 月份，福建省为 7～10 月份，海南省为 3～12 月份。在流行形式上有输入性流行、地方性流行和自然疫源性流行，在地方性流行区有隔年发病率升高的趋势。近年来登革热有扩大流行的趋势，全球气候变暖造成该病流行范围从热带、亚热带向温带地区扩展，受害人群增多，并使蚊子活动季节延长，活动区域扩大，病毒在蚊体内增殖活跃，病毒的毒力增强；此外，人口密集程度增高增加了病毒传播的机会，人口大量流动及现代化交通更促成登革热的远距离扩散。

【发病机制与病理解剖】

登革病毒通过伊蚊叮咬进入人体，在毛细血管内皮细胞和单核－吞噬细胞系统增殖后进入血液循环，形成第一次病毒血症。然后病毒定位于单核－吞噬细胞系统和淋巴组织中，并在其中复制到一定程度，再次释入血流形成第二次病毒血症，并引起临床症状。机体产生的抗登革病毒抗体与登革病毒形成免疫复合物，激活补体系统，损伤血管，导致血管通透性增加，血管扩张、充血，血浆外渗。体内各类 T 细胞的激活并释放细胞因子 IL-2、

IFN-γ、组胺、补体 C3a、C5a 等，产生一系列免疫反应。同时病毒可抑制骨髓中白细胞和血小板系统，导致白细胞、血小板减少和出血倾向，并可引起肝脏损害。

病理改变表现为：肝、肾、心和脑的退行性变，心内膜、心包、胸膜、腹膜、胃肠黏膜、肌肉、皮肤及中枢神经系统不同程度的出血，皮疹活检见小血管内皮细胞肿胀、血管周围水肿及单核细胞浸润，瘀斑中有广泛血管外溢血。脑型患者可见蛛网膜下腔和脑实质灶性出血，脑水肿及脑软化。重症患者可有肝小叶中央灶性坏死及淤胆、小叶性肺炎、肺小脓肿形成等。

【临床表现】

登革病毒感染人体后，大部分呈隐性感染，显性感染的潜伏期 3～15d，通常为 5～8d。世界卫生组织将登革热分为登革热和登革出血热，后者又分为无休克的登革出血热（dengue hemorrhagic fever，DHF）及登革休克综合征（dengue shock syndrome，DSS）。我国所见的登革热，临床上可分为典型、轻型与重型登革热三型。

（一）典型登革热

1. 发热　是登革热最常见的临床表现之一，发生率为 100%。起病急骤，寒战，高热，24h 内体温可达 40℃，持续 5～7d 后骤退至正常。发热的热型不一，多数为不规则热或弛张热，部分病例发热 3～5d 体温降至正常，1d 后再度上升，称为双峰热或马鞍热（saddle fever）。

2. 全身毒血症状　全身症状有严重头痛、背痛、眼球后痛及骨、肌肉和关节痛，极度乏力。头痛发生率在 70%～92%，疼痛部位不定，多表现为双侧颞部持续性钝痛，间有阵发性加剧，部分病例表现为偏头痛。剧烈头痛伴呕吐需注意可能系脑出血或脑炎引起的脑水肿所致。骨、肌肉及关节痛多同时在发热后早期出现，可持续至退热后，发生率在 40%～75%，少数患者因疼痛剧烈而行走困难。腹痛的发生率 6%～21%，多数疼痛部位不确定，少数患者可出现右下腹疼痛伴反跳痛，类似急性阑尾炎的表现。

早期体征有颜面潮红，结合膜充血，浅表淋巴结肿大，脉搏加速，后期可有相对缓脉。恢复期常因显著衰弱需数周后才能恢复健康。

3. 皮疹　于病程第 3～6 天出现，主要为充血性皮疹和出血性皮疹两类。

充血性皮疹呈多样性，多为红斑疹、斑丘疹或麻疹样皮疹，也有猩红热样疹，可同时有两种以上皮疹。红斑疹是最常见的皮疹，初起时在下肢近膝关节处或上肢近肘关节处对称出现，再迅速向周围蔓延，较少累及手掌及足底；皮疹初为小片状，迅速融合成大片，压之褪色，皮疹之间可见小片正常皮肤，有称"皮岛"。其他类型的皮疹也可分布于全身、四肢、躯干或头面部，多有痒感，皮疹持续 3～5d 消退，疹退后无脱屑及色素沉着。

出血性皮疹是登革热特征性表现之一，表现为密集的针尖样皮下出血点，皮疹多见于双下肢胫前皮肤，可累及四肢，但较少累及躯干，压之不褪色。与充血性皮疹共存时不会在"皮岛"内出现。少数严重的患者可出现瘀点、瘀斑或出血性紫癜。此型皮疹持续时间长，多在 2 周内消退，少数可持续 3～4 周。

4. 出血　25%～50% 病例有不同程度、不同部位出血现象。皮下出血表现为瘀点、瘀斑及紫癜，瘀点、瘀斑可见于四肢、躯干和注射部位，血小板减少明显者可出现束臂试验阳性。黏膜出血表现为眼结膜出血、口腔黏膜出血、牙龈出血和鼻出血。还可出现呕血或黑粪、咯血、血尿、阴道出血、腹腔或胸腔出血等，出血多发生在病程的 5～8d。

5. 其他系统表现　消化道症状可有食欲缺乏、恶心、呕吐、味觉异常、腹痛、腹泻或便秘等，食欲缺乏表现最为常见。有 7%～12% 的典型患者出现咽痛、咳嗽等呼吸系统表现。50% 以上的患者有肝脏损害的表现，丙氨酸氨基转移酶（ALT）和天冬氨酸氨基转移酶（AST）有轻到中度升高，约 1/4 病例有轻度肝大，个别病例有黄疸，脾大少见。

（二）轻型登革热

临床表现类似流行性感冒，发热较低，全身疼痛较轻，皮疹稀少或不出疹，无出血倾向，浅表淋巴结常肿大，病程 1～4d。流行期间此型病例较多，临床上容易误诊。

（三）重型登革热

重型登革热起病初期的临床表现与典型登革热类似，在发热 3～5d 病情突然加重，表现为剧烈头痛、呕吐、谵妄、狂躁、昏迷、抽搐、大量出汗、血压骤降、颈强直、瞳孔缩小等脑膜脑炎的表现。有些病例表现为消化道大出血和出血性休克。此型病情凶险，进展迅速，多于 24h 内死于中枢性呼吸衰竭或出血性休克。本型罕见，但死亡率很高。

（四）不同血清型病毒所致登革热的临床特点

在初次感染登革热时，Ⅱ型病毒引起器官损害多见,登革出血热和登革休克综合征的发生率高,病情最为严重。其次是Ⅲ型和Ⅰ型病毒,Ⅳ型病毒引起疾病程度最轻。

(五)儿童登革热的临床特点

儿童初次感染病例多表现为轻型,起病较慢,体温较低,毒血症较轻,恢复较快。但儿童二次感染容易出现登革出血热。婴幼儿患者具有以下特点:①登革热发生率低,但登革出血热发生率高;②消化道、呼吸道症状明显,超过50%会出现恶心、呕吐及咳嗽;③皮疹发生率超过80%。

【并发症】

1. 急性血管内溶血　最为常见,发生率为2%～6%,多发生于G6-PD缺乏的患者。表现为巩膜和皮肤黄染、排酱油样尿及贫血。

2. 神经系统损害和精神障碍　少数患者在病后3～5d会出现头痛、恶心、呕吐、抽搐及颈抵抗等脑膜脑炎的表现。还有少数患者可出现肌阵挛、截瘫等急性脊髓炎、吉兰-巴雷综合征和急性肢体障碍的表现。精神障碍者可有烦躁不安、兴奋、抑郁、妄想和幻觉等。

3. 心血管系统损害　常见于并发心肌损害的患者,表现为胸痛、心律失常(心动过缓和传导阻滞较为常见)、低血压等,严重的可出现心源性休克。

4. 眼部表现　少数患者可出现视物模糊、眩晕甚至失明等眼部症状。

5. 泌尿系统损害　表现为水肿、少尿、无尿等,少数可出现急性肾衰竭。

【实验室检查】

(一)一般检查

1. 血常规　白细胞总数发病第2天开始下降,第4～5天降至最低点(可达$2×10^9/L$,甚至更低),分类中性粒细胞比率减少,淋巴细胞相对增高,可见异形淋巴细胞;退热后1周白细胞总数和分类计数恢复正常。50%～75%患者有血小板计数减少。血细胞比容增加20%以上。

2. 尿常规　可有少量蛋白、红细胞、白细胞,有时有管型出现。

3. 生化检查　约半数病例ALT、AST升高,肝脏功能异常多见于女性患者和二次感染的患者,少数重症患者可出现血清总胆红素升高、清蛋白降低。绝大多数患者肾功能检查正常,少数并发肾损害者可出现血尿素氮升高。并发心肌损害者可出现磷酸肌酸激酶、乳酸脱氢酶及其同工酶的升高。凝血功能检查可见纤维蛋白原减少,凝血时间和部分凝血活酶时间延长。

4. 脑型病例脑脊液压力升高,白细胞和蛋白质正常或稍增加,糖和氯化物正常。

(二)影像学检查

部分患者胸部X线表现为一侧或双侧胸腔积液,脑型患者CT、MRI可见脑水肿、脑实质灶性损害等脑炎的表现。腹部B超可发现肝、脾大或腹水。

(三)血清学及分子生物学检查

常用补体结合试验、红细胞凝集抑制试验和中和试验监测特异性抗体。红细胞凝集抑制试验的灵敏度较高,补体结合试验特异性较高。恢复期单份血清补体结合试验效价达到1:32以上,血凝抑制试验效价达到1:1 280以上有诊断意义。双份血清恢复期抗体效价比急性期高4倍以上者可以确诊。中和试验特异性高,但操作困难,中和指数超过50者为阳性。

对于初次感染登革热的患者,从发热开始体内开始产生抗登革热病毒的中和抗体,为血清型特异性的lgM抗体和lgG抗体。lgM抗体在发热后几天即可检测到,2周后达高峰,2～3个月消失,少数可维持6个月。lgG抗体出现较晚,在起病2周内都处于低水平状态。近年有用ELISA法检测lgM抗体作为早期诊断。

对于再次感染的患者、或曾经感染过黄病毒的个体,中和抗体lgM和lgG与初次感染有本质区别,主要以产生大量的lgG抗体为特征,在出现症状的1～2d就可以检测到,并呈进行性升高,病后2周达高峰,3～6个月逐步降至既往感染的水平。lgM抗体产生的动态与初次感染相似,但滴度水平明显降低,个别患者在起病10d内都检测不到lgM抗体。

虽然我国不是登革热的地方流行区,但是黄病毒之一的乙脑病毒流行区,且大多数人接受过乙脑疫苗的接种,因此,登革热血清学诊断中要以二次感染对待,同时检测lgM和lgG抗体,避免仅以lgM抗体作为诊断依据,以免漏诊。

分子生物学诊断方法　有核酸杂交技术、反转录聚合酶链反应(RT-PCR)、实时荧光RT-PCR、基因芯片技术和基于核酸序列扩增试验(NASBA技术)等,这些技术具有高度敏感性和特异性,可用于早期快速诊断及血清型鉴别。但这些技术尚未常规应用于临床。

(四)病毒分离

病毒分离的方法有乳鼠分离、蚊子分离和细胞分离。前者因试验成本高,分离阳性率低已基本淘汰。

细胞分离　取急性期患者血液,接种于白纹伊蚊细胞株(C6/36)、恒河猴细胞、非洲绿猴肾细胞和金黄地鼠肾细胞,分离病毒后经型特异性中和试验或红细胞凝集抑制试验加以鉴定。白纹伊蚊细胞株(C6/36)在登革热细胞分离诊断中最常用。

蚊子分离　白纹伊蚊成蚊胸腔内亲代接种7d,华丽巨蚊或它的四龄幼虫的脑内接种,在2～5d可取得病毒分离结果。

【诊断与鉴别诊断】

(一)根据流行病学、临床表现及实验室检查等进行诊断

1. 流行病学资料　在登革热流行季节,凡是生活在流行区或15d内到过流行区,发病前5～9d有蚊虫叮咬史,发生高热时,应想到本病。

2. 临床表现　有突然起病、畏寒、发热(24～36h体温达39～40℃或有双峰热),伴有较剧烈的头痛、眼眶痛、剧烈肌肉和骨关节痛,颜面部潮红、结膜充血,多型性皮疹、有皮下出血、牙龈出血、鼻出血以及消化道和其他部位出血的表现,浅表淋巴结肿大、肝脾大,应考虑登革热的诊断。少数患者可有脑炎样症状和体征,严重者伴有休克。

3. 实验室检查　血象表现白细胞和血小板减少,血细胞比容增加20%以上者,要考虑登革热的诊断。初次感染者单份血清特异性 lgM 抗体和 lgG 抗体阳性,恢复期单份血清补体结合试验效价达到1:32以上,血凝抑制试验效价达到1:1 280以上可以诊断。

(二)鉴别诊断

登革热需与流行性感冒、肾综合征出血热、新疆出血热、钩端螺旋体病、疟疾、恙虫病、黄热病、基孔肯雅病等疾病鉴别。

1. 流行性感冒

(1)共同点:①起病急骤,以畏寒、发热、头痛,四肢酸痛、乏力等全身中毒症状为主要临床表现;②病情严重者可并发脑膜脑炎;③外周血白细胞计数减少。

(2)鉴别要点:①流感春冬季多见,大流行时无明显季节性,有流感患者接触史;②流感高热持续时间短,多为2～3d;③早期鼻塞、流涕、咳嗽等呼吸道症状不明显或无,但热退时呼吸道症状加重,多

在1周内消失;④虽然外周血白细胞计数减少,但血小板计数多正常;⑤起病3d内咽喉洗漱液或咽拭子可分离出病毒,恢复期血清血凝抑制试验或补体结合试验,抗体效价增长4倍以上。

2. 肾综合征流行性出血热

(1)共同点:①起病急骤,以发热、头痛,眼眶痛、颜面充血、结膜充血等症状为主要临床表现;②皮下瘀点、瘀斑等出血倾向明显;③尿常规有红、白细胞及管型;④外周血血小板计数减少。

(2)鉴别要点:①姬鼠型疫区肾综合征出血热秋、冬季多见,家鼠型或混合型疫区春、夏季高发,有明显的季节性;②临床表现以"三红"(颜面、颈部、上胸部皮肤充血)、"三痛"(头痛、腰痛、眼眶痛)为特点;③肾损害发生时间早,尿蛋白改变短时间内变化大;④典型病例有发热期、低血压休克期、少尿期、多尿期和恢复期共5个临床阶段;⑤虽然外周血小板计数减少,但血白细胞计数增加,早期出现异型淋巴细胞;⑥早期肾综合征出血热特异性 lgM 抗体阳性或恢复期血清 lgG 滴度增长4倍以上。

3. 新疆出血热

(1)共同点:①春、夏季节发病;②起病急骤,以发热、头痛,皮下出血等症状为主要临床表现;③发热可表现为双峰热;④可伴有恶心、呕吐等消化道症状;⑤有鼻出血、消化道出血等出血倾向;⑥有肝脾大;⑦可有外周血白细胞计数减少,血小板减少,大部分患者束臂试验阳性。

(2)鉴别要点:①有放牧史和蜱叮咬史;②临床表现中常伴有"三红"(颜面、颈部、上胸部皮肤充血)、"三痛"(头痛、腰痛、眼眶痛)的症状;③外周血白细胞有明显核左移现象,发病后期外周血可见幼稚粒细胞;④血清学检测、病毒分离以及 RT-PCR 可以鉴别。

4. 钩端螺旋体病

(1)共同点:①夏、秋季节发病;②起病急骤,以发热、头痛,肌肉酸痛、乏力、结膜充血、皮下出血等症状为主要临床表现;③可有脑膜脑炎表现;④可伴有恶心、呕吐等消化道症状;⑤有鼻出血、消化道出血等出血倾向;⑥有淋巴结肿大和肝脾大。

(2)鉴别要点:①流行病学上有职业特点,以农村青壮年劳力多发;②临床表现中腓肠肌痛及压痛为特征性症状;③肝脏损害明显,黄疸比较常见;④外周血常规检查白细胞计数多正常或升高,无血小板减少;⑤血清显微镜钩体凝溶试验阳性,血液、脑

脊液和尿液可分离出钩端螺旋体。

5.疟疾

(1)共同点:①夏、秋季节发病,有蚊虫叮咬史;②起病急骤,以发热、头痛,肌肉酸痛、乏力、恶心、呕吐等症状为主要临床表现;③可有谵妄、昏迷等脑膜脑炎表现;④体检有肝脾大。

(2)鉴别要点:①典型病例发热呈周期性;②反复发作的病例有贫血和明显脾大;③外周血常规白细胞正常或轻度增高,进行性贫血;④末梢血或骨髓涂片可找到疟原虫。

6.恙虫病

(1)共同点:①夏、秋季节发病;②起病急骤,以发热、头痛,肌肉酸痛、颜面潮红、结膜充血、皮疹等症状为主要临床表现;③可有烦躁、谵妄、嗜睡、昏迷等脑膜脑炎表现;④可伴有恶心、呕吐等消化道症状;⑤外周血白细胞常减少。

(2)鉴别要点:①流行病学上,患者多有野外活动史;②临床表现以焦痂、溃疡及其附近淋巴结肿大为特征;③肝脏损害明显,黄疸比较常见;④血清学外斐反应 OX_K 阳性,病原体分离有助确诊。

7.黄热病

(1)共同点:①夏、秋季节发病;②起病急骤,以发热、头痛,黄疸、皮疹等症状为主要临床表现;③可伴有恶心、呕吐等消化道症状;④外周血白细胞常减少、血小板减少。

(2)鉴别要点:①流行病学上,该病流行于非洲和中、南美洲,我国本土无病例发生;②肝脏损害明显,黄疸比较常见;③血清学检查和病毒分离有助确诊。

8.基孔肯雅病

(1)共同点:①在热带和亚热带流行,发病在高温、多雨季节;②起病急骤,以发热、头痛、关节痛、皮疹、结膜充血、淋巴结肿大等症状为主要临床表现;③外周血白细胞计数减少;④可伴有恶心、呕吐等消化道症状。

(2)鉴别要点:①关节疼痛可表现为一个或多个关节痛,活动受限,肌肉酸痛不明显;②无血小板减少;③血清学检测、病毒分离以及 RT-PCR 可以鉴别。

其他鉴别诊断尚需考虑的疾病有罗斯河病毒感染、西尼罗病毒感染、麻疹、风疹、猩红热、斑疹伤寒、阿根廷出血热、拉沙热和埃博拉病毒感染等,这些疾病均有发热、皮疹或皮下出血的表现,但在流行病学上,如发病季节或流行地区与登革热有明显区别。

【治疗】

本病尚无特效治疗方法。

(一)一般治疗

急性期应尽早卧床休息,给予流质或半流质饮食、食物应富含营养且容易消化,在有防蚊设备的病室中隔离到完全退热为止,恢复期时不宜过早活动,防止病情加重。保持皮肤和口腔清洁,避免继发细菌感染。

(二)对症治疗

1.高热应以物理降温为主。对皮肤出血症状明显的患者,应避免乙醇擦浴,可用温热海绵擦浴法降温。解热镇痛药对本病退热不理想,且可诱发 G-6PD 缺乏的患者发生急性血管内溶血,应谨慎使用。对于无 G-6PD 缺乏的患者,如果高热、有高热惊厥史的婴幼儿,可以给予乙酰氨基酚退热,婴幼儿 24h 内用药不超过 6 次,<1 岁者每次 60mg;1～3 岁者每次 60～120mg;3～6 岁每次 120mg;6～12 岁每次 240mg。对中毒症状严重的患者,可短期使用小剂量肾上腺皮质激素,如口服泼尼松 5mg,每天 3 次。

2.维持水和电解质平衡,对于大汗或腹泻者应鼓励患者口服补液,对频繁呕吐、不能进食或有脱水、血容量不足的患者,应及时静脉输液,但应高度警惕输液反应致使病情加重,及导致脑水肿、脑膜脑炎型病例发生。

3.有出血倾向者可选用卡巴克洛(安络血)、酚磺乙胺(止血敏)、维生素 C 及维生素 K 等止血药物。对大出血病例,应输入新鲜全血或血小板,大剂量维生素 K_1 静脉滴注,消化道出血可予口服云南白药等。

4.镇静止痛治疗。对于纠正血容量后仍然烦躁的患者可给予地西泮 5～10mg/次或苯巴比妥 50～100mg/次镇静,儿童可给予水合氯醛 12.5～50mg/次口服或直肠给药。明显全身疼痛者可给予吗啡控释片口服。

5.脑型病例应及时选用 20% 甘露醇,每次 5～10ml/kg,快速静脉注入,同时静脉滴注地塞米松,以降低颅内压,防止脑疝发生。呼吸中枢受抑制者应及时使用呼吸兴奋药及呼吸机辅助呼吸。

6.抗病毒治疗。抗病毒治疗是否有效尚存争议。可给予利巴韦林口服或静脉注射,成人 0.15～0.3g/次,每天 3 次,儿童 10～15mg/(kg·d),老人 10mg/(kg·d),分 2 次使用,应早期使用。

【预防】

1.控制传染源　地方性流行区或可能流行地区要做好登革热疫情监测预报工作,早发现,早诊断,及时隔离治疗。同时尽快进行特异性实验室检查,识别轻型患者。加强国境卫生检疫。

2.切断传播途径　防蚊灭蚊是预防本病的根本措施。改善卫生环境,消灭伊蚊滋生地。喷洒杀蚊剂消灭成蚊。

3.提高人群免疫力　疫苗预防接种处于研究试验阶段,随着感染性 cDNA 技术的成熟,采用DNA 重组技术,如能构成四型病毒的嵌合体,并产生对全部四型病毒的保护性免疫,将很有发展前景。

二、登革出血热

登革出血热是登革热病毒感染的一种严重类型。以发热、皮疹、出血、休克等为主要特征,病死率高。

1950 年在泰国首先发现登革出血热,以后在东南亚、太平洋岛屿及加勒比海地区相继发生本病流行。

【病原学】

4 个型登革热病毒均可引起登革出血热,而以第Ⅱ型最常见。1985 年在我国海南省出现的登革出血热也是由第Ⅱ型登革病毒所引起。

【流行病学特点】

登革出血热多发生于登革热地方性流行区的当地居民之中,外来人很少发生。可能由于多数当地居民曾经感染过登革热病毒,血液中存在促进性抗体(enhancing antibody)之故。在东南亚,本病好发于 1～4 岁儿童,在我国海南省则以 15～30 岁占多数。

【发病机制与病理解剖】

登革出血热发病机制尚未完全明确。二次感染学说的研究证据最多,即机体感染登革病毒后可产生特异性抗体,婴儿则可通过胎盘获得抗体,同型性抗体可以抵抗同型病毒的再感染,但对于不同血清型的感染病毒具有亚中和作用和强的感染促进作用,故称为促进性抗体。当再次感染登革热后,促进性抗体可促进登革病毒与单核细胞或吞噬细胞表面的 Fc 受体结合,使这些细胞释放活性因子,导致血管通透性增加,血浆蛋白从微血管中渗出,引起血液浓缩和低血容量性休克。凝血系统被激活则可引起 DIC,加重休克,并与血小板减少共

同导致全身多器官多系统的出血。其他发病机制的学说包括毒力变异学说、宿主基因背景学说、细胞因子与细胞免疫作用学说。

感染登革热后,患者主要出现两类病理生理变化:一是血管通透性增加致使血浆大量渗出进入血管外腔隙,血容量减少,引起血压下降;二是血管缺损、血小板减少和凝血、纤溶系统异常引起出血。

病理改变主要是全身毛细血管内皮损伤,引起通透性增加,导致出血和血浆蛋白渗出,表现有皮下、心内膜下、肝包膜下、胃肠道和软组织出血。微血管周围出血、水肿及淋巴细胞浸润,单核-吞噬细胞系统增生。脑组织炎症、水肿和出血;肝脏脂肪变性和灶性坏死;肺充血、出血;肾上腺毛细血管扩张、充血和灶性出血;骨髓检查巨核细胞成熟障碍等。

【临床表现】

世界卫生组织将登革出血热分为无休克的登革出血热(dengue hemorrhagic fever,DHF)及登革休克综合征(dengue shock syndrome,DSS)。

1.无休克的登革出血热　开始表现为典型登革热,有发热、头痛,肌痛、骨、关节痛不显著,但高热明显,体温超过 39℃,个别达 40～41℃,持续 2～7d。出血倾向严重,如鼻出血、呕血、便血、咯血、尿血等,常有两个以上器官大量出血,出血量＞100ml。有的病例出血量虽小,但出血部位位于脑、心脏、肾上腺等重要脏器而危及生命。

2.登革休克综合征　具有典型登革热的表现。在病程中或退热后,病情突然加重,有明显出血倾向伴周围循环衰竭。在休克早期,腹痛是常见的主诉,患者表现皮肤湿冷、脉快而弱、脉压进行性缩小、尿量减少。脉搏细速和脉压＜20mmHg 是登革休克综合征早期的特征性表现。到休克进展期,患者血压进行性下降,心搏无力、心音低钝,神志淡漠,逐渐出现嗜睡、烦躁不安,少数患者出现昏迷。进入休克晚期,血压下降至测不到,对升压药不敏感,出现循环衰竭。出现休克综合征的患者,如不及时抢救,可于 4～6h 死亡。

【实验室检查】

白细胞总数和中性粒细胞均增加,血小板减少,可低至 10×10^9/L 以下。束臂试验阳性。血液浓缩,血细胞比容增加。凝血因子减少,补体水平下降,纤维蛋白降解物升高。血浆蛋白降低,血清转氨酶升高,凝血酶原时间延长,纤维蛋白原下降。

血清学检查和病毒分离同登革热。

【诊断与鉴别诊断】

1.诊断

（1）登革出血热临床诊断标准为：①流行病学资料同典型登革热；②发热；③出血现象，至少包括一个束臂试验阳性结果和一个大的（胃肠道出血或大量的阴道出血）或小的出血（皮下瘀斑、紫癜或鼻出血等）现象；④肝大、胸腔积液；⑤血小板计数减少（≤100×10⁹/L）；⑥血液浓缩（血细胞比容增加≥20%）。若同时血细胞比容明显增高且血小板计数明显减少，有助于区分 DHF 与典型 DF。

（2）登革休克综合征的诊断：具有典型登革热的表现，在病程中或退热后，病情突然加重，有明显出血倾向伴周围循环衰竭（脉率高于 100/min 和脉压低至 20 mmHg 或更低，或低血压）。

病毒分离、登革病毒特异性抗体及分子生物学诊断方法等有助于确诊。

2.登革出血热主要应与肾综合征出血热和黄疸出血型钩端螺旋体病等疾病鉴别，有时要与败血症相鉴别。后者没有流行季节的特点，有原发病灶，血或骨髓培养常可获得阳性结果。

【治疗】

一般治疗同典型登革热。

登革出血热和登革休克综合征的病理生理变化以血浆外渗、血容量减少为主要表现，因此补液扩容治疗很重要。对于儿童患者，如果出汗较多或者腹泻宜鼓励口服补液为主，以电解质替代液为佳，开始 4～6h 补充 50ml/kg，脱水纠正后 80～100ml/（kg·d），母乳喂养期的婴幼儿不要停止哺乳。成人患者每天补液需 2.0～4.0L，同时注意水电解质平衡，纠正酸中毒。休克病例应尽快输液以扩张血容量，加用血浆或血浆代用品，但不宜输全血，以免加重血液浓缩，其他可参照感染性休克的处理方法。

有出血倾向者可选用卡巴克洛（安络血）、酚磺乙胺（止血敏）、凝血酶、维生素 C 及维生素 K 等止血药物。对大出血病例，除常规使用止血药物外，应予大剂量维生素 K₁ 静脉滴注，同时输注新鲜全血或血小板。

中毒症状严重及休克病例，可用肾上腺皮质激素静脉滴注。有 DIC 证据者按 DIC 治疗。

【预防】

同登革热。

【案例分析】

男，53 岁，广西容县人，入院日期 2006 年 10 月 16 日 11 时。主诉：发热、头痛、全身肌肉疼痛 4d，皮疹 1d。

现病史：患者于 10 月 12 日晚无明显诱因发热，当晚体温逐渐升高至 39.5℃，自觉畏寒、寒战，伴明显头痛、全身肌肉、骨、关节疼痛，自觉疲乏、食欲较差，有恶心、呕吐，进食后明显，呕吐物为胃内容物，无血性物或咖啡样物质。无鼻塞、流涕，无咽痛、咳嗽、咳痰，自服“感冒药”无好转。入院前 2d 出现腹泻，每天 5 次，黄色稀便，量中，无黑粪，伴腹部隐痛。次日早上刷牙时有少许牙龈出血，无鼻出血、无黑粪。昨晚起全身出现红色皮疹，伴痒。今早至我科就诊，门诊考虑“发热、皮疹查因”收入我科。起病以来无眼睛、皮肤黄染，无腹胀、无头晕、晕厥，无尿量减少，无浓茶样及酱油样小便。

流行病学史：广西人，来广州多年，无正式职业，现居住广州市芳村区，居住地环境较差，老鼠、蚊虫较多，有蚊虫叮咬史。本次发病地区有登革热流行。无草丛坐卧史，无被老鼠咬伤史。无输血史，无疫水接触史，无不洁饮食史。

既往史、个人史、婚育史、家族史无异常。

体格检查

体温 39.0℃，脉搏 98/min，呼吸 20/min，血压 126/82mmHg。神清，急性面容。球结膜稍充血，皮肤无黄染，颜面及胸前皮肤潮红，躯干、四肢近端可见密集分布直径为 1～2mm 的红色斑丘疹，压之褪色，无出血脱屑，全身皮肤未见焦痂、溃疡，在双侧小腿外侧可见散在分布如针尖大小的出血点。双侧腹股沟处可触及多个肿大淋巴结，直径 5～10mm，质硬，可活动，无压痛。心率 102/min，律齐，各瓣膜听诊区未闻及杂音和心包摩擦音。双肺呼吸音清，未闻及干、湿啰音。腹平软，无压痛和反跳痛，肝、脾肋下未触及，肝区、双肾区无叩击痛，移动性浊音（-）。神经系统体检未见异常。

辅助检查：10 月 16 日门诊查血常规：血细胞 1.4×10⁹/L，血小板 59×10⁹/L。

入院时查房分析

1.初步诊断：患者持续高热，伴全身中毒症状明显，发热 3d 后出现全身皮疹，目前原因不明，可诊断为“发热、皮疹待查（登革热？）”。

2.思维提示：临床诊断应围绕急性发热伴皮疹进行诊断及鉴别诊断。

（1）首先应区分是感染性疾病还是非感染性疾病，非感染性疾病中应与哪些疾病相鉴别。

根据患者起病较急,以发热、肌肉酸痛、皮疹、淋巴结肿大及全身中毒症状为临床特点,首先考虑该患者为感染性疾病。

在非感染性疾病中应注意风湿性疾病如系统性红斑狼疮也可能出现皮疹,但该类患者皮疹一般与发热同时出现,且中毒症状不重,且血象中一般不会有白细胞和血小板的减少。此外,患者在服用"感冒药"后出现皮疹,且有使用退热药的病史,应注意到药物过敏的可能,但药疹患者没有白细胞减少和血小板。另外,血液系统疾病中再生障碍性贫血患者有发热、皮下出血和外周血白细胞和血小板的减少,但全身中毒症状和消化道症状不明显,没有皮疹和充血表现。

(2)第二步常见感染性疾病中(传染性疾病)注意鉴别可引起发热伴皮疹疾病。如病毒性疾病中常见为登革热,麻疹,风疹,流行性出血热等;细菌性疾病如猩红热、伤寒、败血症等;立克次体性疾病:如流行性斑疹伤寒、地方性斑疹伤寒、恙虫病等。

(3)第三步对各类病原体引起的临床表现相似常见疾病进行排查。根据(发病年龄,发病季节,患者来自的地区等)流行病学资料,临床表现如发热、伴随症状,皮疹的特点,体征及初步的实验室检查进行仔细分析:

先排除依据不足,流行病学或临床表现相距甚远的疾病。

流行性斑疹伤寒、地方性斑疹伤寒在广州不是流行区,可以排出,风疹见于婴幼儿,不适合本例诊断。麻疹冬春季发病,多有明显的卡他症状,本例也不符合。猩红热多在北方、冬季发病,儿童发病率高,血象示白细胞及中性粒细胞比例升高,可予排除。

流行性脑脊髓膜炎多见于冬春季节,当地有本病流行或与病人有接触史,皮疹的特点为皮肤黏膜瘀点、瘀斑。神经系统症状表现突出,实验室检查可见血象白细胞和中性粒细胞显著升高,脑脊液呈化脓性改变。本例不支持流脑的诊断。

败血症亦可出现发热伴皮疹,皮疹多为出血性,以瘀点、瘀斑为多常见。但出现瘀点、瘀斑的败血症全身中毒症状更为严重,且以革兰染色阳性菌败血症多见,故白细胞多明显升高而本例白细胞数减少,无原发病灶,故不支持败血症。

伤寒发热呈阶梯样上升,皮疹多在发热后6～10d出现,特点为玫瑰疹数量少,色淡,可有白细胞减少,但不会出现血小板减少。本例临床表现与伤寒不相符。

钩端螺旋体病虽亦可出现发热伴皮疹表现,但其以肾损害为主,农村青壮年为高发人群,有疫水接触史,皮疹数量较少,多为瘀点、瘀斑较易鉴别,外周血象白细胞多正常,本例表现不支持。

流行性出血热秋、冬季多见,有明显的季节性;临床表现以"三红"(颜面、颈部、上胸部皮肤充血)、"三痛"(头痛、腰痛、眼眶痛)为特点;肾损害发生时间早,尿蛋白改变短时间内变化大;虽然外周血小板计数减少,但血白细胞计数增加,早期出现异形淋巴细胞。因此,本例不支持流行性出血热的诊断。

详细分析,诊断集中在几个可能性较大的疾病,并进行排位。

根据急起发热,皮疹数量较多,白细胞及血小板减少,季节符合等,本例感染性疾病主要考虑恙虫病和登革热。

恙虫病:广州是恙虫病的流行地区,恙虫病以皮疹、典型的溃疡、焦痂及淋巴结肿大为主要表现,但溃疡、焦痂不是见于每一例患者,皮疹多为充血性斑丘疹,不痒。外周血象白细胞轻度降低,除严重患者外血小板正常。本例患者如欲诊断恙虫病,尚缺典型的焦痂体征及外斐反应的支持。入院后应追踪外斐反应检查结果。必要时进行小白鼠接种并分离病原体。

登革热:广州地区夏秋季为登革热的流行季节,登革热病毒经伊蚊叮咬传播。临床表现有高热、畏寒、寒战伴头痛、全身肌肉、关节疼痛,极度疲乏,发热3～6d出现皮疹,皮疹为多样性,可呈麻疹样皮疹、猩红热样皮疹,伴有明显的痒感。病程5～8d可有出血现象,包括牙龈出血、鼻出血、咯血、消化道出血、泌尿道出血等。实验室检查示白细胞、血小板下降。登革热为病毒感染,对抗生素治疗无效,且一般解热镇痛药物反应差。

本例患者首先考虑登革热诊断,其诊断依据为。①流行病学资料:本例患者发病时间在10月,当时居住地区有其他登革热病例,患者有蚊虫叮咬史;②临床表现为急性发热,伴明显全身毒血症状;③有麻疹样皮疹和皮下出血;④有淋巴结肿大;⑤外周血象示白细胞、血小板减少。

根据上述分析,入院后需要重点进行以下检查,以进一步排除相关疾病:

入院后行 C 反应蛋白、血沉、PPD 皮试、伤寒肥达反应、外斐反应、抗核抗体全套（EAN 全套）、抗中性粒细胞抗体（ANCA）等检查，亦应进行钩体凝溶试验查钩体病抗体，出血热荧光抗体监测和登革热中和抗体检测。可做血或骨髓培养，必要时可做骨髓细胞学检查。

入院后 3d 血清学、免疫学和细菌学检查结果显示：

PPD 试验、肥达反应、外斐反应均为阴性，两次血培养：均未见细菌生长。

自身免疫抗体检查：全部阴性，流行性出血热抗体：阴性，钩端螺旋体试验阴性。

入院后（入院当天取血）查登革热抗体，18 日回报 IgM 阳性 1/40，为明确诊断再次送血标本做第二次抗体检查。

目前典型登革热诊断基本明确。

治疗经过

患者入院后给予防蚊隔离，予"维生素 C、酚磺乙胺（止血敏）、维生素 K 和头孢替唑钠等药物"以及补液等治疗处理，并给予利巴韦林抗病毒治疗。考虑到发病早期登革热与登革出血热表现相似，故密切监测血压、尿量、血小板、血球容积等，至退热后 24～48h，以早期发现登革出血热。入院当天（10 月 16 日）体温最高 39.3℃（因白细胞低，使用粒细胞集落刺激因子 150μg，并使用物理降温），入院后第 2 天患者未出现牙龈出血和鼻出血，但全身中毒症状仍然较重，给予补液，每日 2 500 ml。入院第 3 天开始体温逐渐下降，头痛、肌肉酸痛等症状减轻，精神胃纳好转，全身皮疹开始消退，无色素沉着或脱屑。辅助检查提示白细胞回升正常（使用了粒细胞集落刺激因子），但血小板仍低。入院第 3 天因发现心肌酶、转氨酶升高，诊断中毒性心肌炎、中毒性肝炎，予"门冬氨酸钾镁"对症处理，并停用

"头孢替唑钠"。

入院后血、尿常规及生化检查。

10 月 16 日：血常规 WBC 1.7×10^9/L，NEU 0.58×10^9/L，Hb143 g/L，PLT 76×10^9/L。

10 月 17 日：尿常规蛋白质（＋），酮体（＋＋），隐血（±），红细胞 2～3 个/HP。血常规 WBC 9.8×10^9/L，NEU 8.36×10^9/L，Hb139 g/L，PLT 61.6×10^9/L，EOS 0.01×10^9/L。肝功能：TB 14μmol/L，ALB 40g/L，ALT 48 U/L，AST 120 U/L，LDH 769 U/L，CK 792 U/L，CR 75.1μmol/L。电解质 K^+ 3.06mmol/L，胸片未见异常。心电图：完全性右束支传导阻滞，ST-T 改变，Q-T 间期延长。

10 月 21 日相关检查结果：WBC 5.8×10^9/L，NEU 1.22×10^9/L，Hb140 g/L，PLT 221×10^9/L，EOS 0.12×10^9/L，肝功能：ALB 44 g/L，ALT 118 U/L，AST 134 U/L，LDH 611 U/L，CK 97 U/L，CR 75.1μmol/L。尿常规无异常。

出院时情况（入院第 7 天）

患者无发热，头痛呕吐消失，全身皮疹已基本消退，但仍有轻度肌肉、骨、关节酸痛。入院后 7d 抽查血常规示：WBC 5.61×10^9/L，RBC 5.02×10^{12}/L，HGB 132g/L，NEUT% 65%，LYMPH% 35%，PLT 175×10^9/L；MONO% 3%。

生化 8 项示：AST 44 U/L，ALT 50U/L，LDH 231 U/L，CK240 U/L，K 3.5mmol/L，Cr 76.8μmol/L，BUN 4.31mmol/L。

入院后第 6 天血标本检查登革热抗体 IgM 阳性滴度为 1:160。

出院确定诊断为典型登革热并中毒性心肌炎、中毒性肝炎。

（高志良）

第十二节　狂　犬　病

学习要点

1. 掌握狂犬病流行病学特征与狂犬病暴露后处理。
2. 熟悉狂犬病的临床表现、诊断与鉴别诊断及治疗原则。
3. 了解狂犬病病原学特点、发病机制与病理改变。

狂犬病（rabies）又称恐水症（hydrophobia），为狂犬病毒所致，以侵犯中枢神经系统为主的急性传染病，也是人畜共患的自然疫源性疾病。人狂犬病通常由病兽以咬伤方式传给人，临床表现为特有的

恐水、恐声、怕风、恐惧不安、咽肌痉挛、进行性瘫痪等,病死率100%。

【病原学】

狂犬病病毒形似子弹,属弹状病毒科狂犬病毒属,大小约75nm×180nm,为闭合型单股RNA病毒,外部为蛋白质衣壳,表面有脂蛋白包膜。狂犬病毒属有7个型,Ⅰ型为典型狂犬病病毒株,其余6型为狂犬病相关病毒。从患者或动物体内分离出病毒致病力强,潜伏期长,被称野毒株或街毒株。经实验室传代培养后病毒毒力减弱,被称为固定毒株,固定毒株丧失致病力,但保留其抗原性而被应用于制作疫苗。

狂犬病病毒基因编码G、N、L、P和M 5种蛋白,即糖蛋白、核蛋白、聚合酶大蛋白、磷蛋白和基质蛋白。其中核蛋白是狂犬病毒重要抗原成分,具有种属特异性,能激活机体B细胞产生的相应抗体,具有重要的病原学诊断价值,而糖蛋白是狂犬病毒诱导产生中和抗体的唯一抗原。糖蛋白不仅使病毒吸附进入宿主细胞,刺激机体T细胞产生免疫应答,还能与乙酰胆碱受体结合,决定了狂犬病毒的嗜神经性,因而对神经组织有特殊的侵害能力。

狂犬病病毒在pH 3.0～11.0稳定,在－70℃或冻干0～4℃可存活多年,但对理化因子抵抗力差,强酸、强碱、甲醛、乙醚、乙醇、季铵类化合物、干燥、日光、紫外线、X线能迅速灭活狂犬病毒,加热100℃ 2min也能灭活病毒。

【流行病学】

据WHO公布,狂犬病主要发生在发展中国家,尤以东南亚、中非、北非、南美、及欧洲等地发病率高。全球每年死于狂犬病的患者有30 000～70 000人。我国狂犬病流行较为严重,发病数居世界第2位,发病率为0.4～1.58/10万,仅次于印度。20世纪50年代以来,我国狂犬病先后出现了3次流行高峰(图2-4)。第一次高峰出现在20世纪50年代中期,年报告死亡数最高达1 900多人。第二次高峰出现在20世纪80年代初期,1981年全国狂犬病报告死亡7 037人,为新中国成立以来报告死亡数最高的年份。整个80年代,全国狂犬病报告死亡数都维持在4 000人以上,年均报告死亡数5 537人。第三次高峰出现在21世纪初期,狂犬病疫情重新出现连续快速增长的趋势,2007年全国报告死亡数高达3 300人。

1. 传染源 携带狂犬病病毒的动物均是传染源,80%～90%的狂犬病是由病犬传播,其次为猫、狼、和吸血蝙蝠等。其他动物如猪、牛、马、狐狸、浣熊等也可传播,有些动物感染狂犬病病毒后不一定发病,以病原携带状态传播狂犬病。我国狂犬病传染源主要为病犬,一些貌似健康犬唾液中带有病毒,被无症状病毒携带犬咬伤发病致死比例近年在逐渐增高。

2. 传播途径 狂犬病可经过以下途径感染:①被带病毒动物咬伤、抓伤或舐触伤口感染;②在实验室或蝙蝠群居洞穴因吸入含病毒气溶胶经呼吸

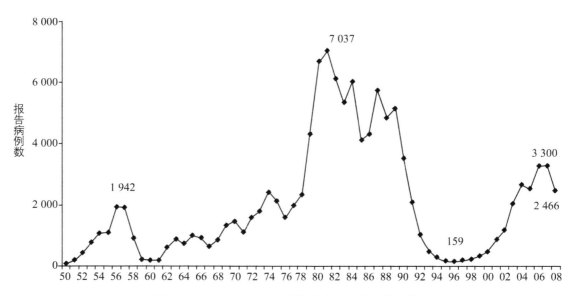

图2-4 1950—2008年中国狂犬病死亡数变化趋势

道感染;③宰杀或剥皮带病毒动物被感染;④潜伏期病人的器官移植感染狂犬病毒在国外也已经被报道。

3.易感人群 人群对狂犬病普遍易感,兽医、动物实验人员、动物饲养与屠宰人员、洞穴勘探人员属高危人群,在普通人群中,以 15 岁以下儿童发病率高,农村较城市多见。被病犬咬伤后发病率为 38%～57%,被咬伤后发病率高主要与下列因素有关:①头面部、颈、手被咬伤出血;②伤口深而大;③有免疫功能低下或缺陷;④伤后没有及时正确处理伤口;⑤未能及时、全程、足量注射狂犬疫苗;若伤后能及时、全程、足量注射狂犬疫苗,发病风险显著下降,发病率低于 1%。

【发病机制与病理】

狂犬病病毒对神经组织有强大亲和力,为严格的嗜神经病毒。致病过程分 3 个阶段:①病毒首先在感染部位组织内小量增殖。狂犬病病毒侵入人体后不形成病毒血症,只在伤口附件的肌组织细胞内少量增殖,之后选择性与神经肌肉接合部的乙酰胆碱受体结合,再侵入附近的末梢神经。②病毒侵入末梢神经后,沿神经的轴索向心性扩散侵入脊髓大脑中枢神经大量增殖,主要侵犯脑干和脑桥。③病毒沿传出神经离心性扩散至周围神经及其所支配组织器官,尤其是迷走、交感、舌咽、舌下神经及唾液腺受累及引起大量出汗、流涎、吞咽困难、心血管功能紊乱等。由于感染早期狂犬病毒不在血循环形成病毒血症,没能激发机体免疫系统产生抗体,在发病早期血中测不到狂犬病抗体或抗体水平很低。发病后血脑脊液屏障被破坏,病毒大量入血刺激机体免疫系统产生应答,晚期抗体水平迅速升高。

狂犬病病理变化:主要为急性弥漫性脑脊髓膜炎,以大脑基底面海马回和脑干(中脑、脑桥和延髓)及小脑损害为主。脑实质充血、水肿,脑组织和脑膜点状出血,有炎性细胞浸润,在神经细胞胞质内可见到嗜酸性包涵体,称内基小体(Negri body),是狂犬病的特征性病变,可作为狂犬病的诊断依据。

【临床表现】

1.潜伏期 长短不一,可在 5d 至 10 年或以上,一般 1～3 个月,潜伏期长短与伤口部位、伤口深浅、病毒入侵数量及毒力等因素有关,被咬伤的部位靠近头部、咬伤的部位广、伤口深,或者被病狼咬伤者潜伏期较短。

2.临床分期

(1)前驱期(持续 1～4d):表现复杂多样,大多有低热、乏力、恶心、周身不适、头痛等类似感冒症状,继而出现恐惧、烦躁不安,对风、声、光敏感,咽喉部有紧缩感,尤其是已愈合伤口周围有烧灼样刺痛、痒、麻及蚁走感等异样感觉对早期诊断具有重要意义。

(2)兴奋期(持续 1～3d):体温常升高(38～40℃)。患者处于高度兴奋状态,狂躁不安,极度恐惧,恐水、怕风是本期最具有特征性的临床表现,受风或水刺激时出现全身肌肉阵发性抽搐及咽喉肌痉挛,甚至看见水或听到水声都引起咽肌痉挛,以至极度干渴而拒饮水,因咽肌、呼吸肌痉挛而出现声嘶、呼吸困难、缺氧及发绀、语言含糊、吐字不清。光线刺激或触摸也能引起患者发生痉挛。由于交感神经兴奋,大量流涎、大汗淋漓,心率加快,血压升高。部分患者尚可伴有幻觉、幻听及幻视等精神症状。

(3)麻痹期(持续 6～18h):由狂躁渐变为安静,烦躁及恐惧症状消失,出现全身弛缓性瘫痪,呼吸减弱变慢及不规整,心律不齐,神志不清,逐渐进入昏迷,终因呼吸、循环衰竭而死亡。

发病后整个病程一般不超过 6d。

个别病例仅有前驱期表现,无兴奋期和恐水、怕风、惊恐不安、痉挛抽搐等症状,前驱期后即出现肢体无力、共济失调、肌肉麻痹等症状,大小便失禁,并最终因瘫痪、呼吸麻痹而死亡,被称为麻痹型狂犬病,但此型较为少见。

【辅助检查】

1.血常规 白细胞数增高,可达(10～20)×10^9/L,中性粒细胞多在 0.80 以上,伴有脱水时因血液浓缩白细胞可达 30×10^9/L。

2.脑脊液 改变多不明显,脑压正常或稍高,有核细胞数稍增多,以淋巴细胞为主,蛋白质正常或略高,糖和氯化物正常。

3.病原学检查 在发病第 1 周取患者唾液、角膜印片、脑组织用免疫荧光抗体染色检测病毒抗原,阳性率达 50%～90%,有助于早期诊断。

4.核酸测定 用反转录聚合酶链反应(RT-PCR)检测唾液、脑脊液或脑组织混悬液的核糖核酸(RNA),阳性率可达 100%。此法快速且阳性率高,可作为早期快速诊断的依据。

5.脑组织 用脑组织印压涂片病理染色或免疫荧光法检测到内基小体,阳性率为 70%～80%,属狂犬病特征性病变,可作为狂犬病确诊依据。

6. 病毒分离 小白鼠对狂犬病病毒十分敏感,取唾液、脑脊液、皮肤或脑组织接种小白鼠分离病毒经中和实验鉴定可确诊,但此法阳性率低,分离病毒需要时间长,难以为临床提供早期诊断。

【诊断】

1. 流行病学资料有被狂犬、其他病兽或可疑动物咬伤、抓伤或舔触伤口史。

2. 临床表现有典型狂犬病症状,如咬伤部位出现麻、痒、刺痛与蚁走感等异样感觉,有流涎、大汗,恐水、怕风、畏光,有抽搐和咽喉肌痉挛等可初步诊断。

3. 病毒抗原和(或)病毒 RNA 阳性有助于临床诊断,脑组织发现内基小体可以确诊。

【鉴别诊断】

1. 类狂犬癔症 被咬伤者表现恐水、怕风及高度兴奋,而当医师检查手法隐蔽时,患者无上述表现。临床观察不出现发热、流涎、大汗等症状,无麻痹期表现,经暗示与对症治疗后可恢复。

2. 病毒性脑炎 有发热、头痛、呕吐等颅压高表现,无恐水、怕风、流涎、大汗及咽肌痉挛,锥体束征阳性,脑脊液、血清学检查可鉴别。

3. 破伤风 有外伤史或新生儿旧法接生,患者对外界刺激敏感,有阵发性抽搐、角弓反张、苦笑面容、张口困难、腹肌紧张,无高度兴奋、恐水怕风、恐惧抽搐等表现。

4. 狂犬疫苗接种后脑炎 多在首剂疫苗注射2周后发生,有发热、关节酸痛、肢体麻木及各种瘫痪,无恐水、怕风等兴奋症状。停止疫苗接种后,予以糖皮质激素治疗,多数患者能完全恢复。国内曾有报道接种狂犬病疫苗后发生播散性脑炎致死的案例。

【治疗】

目前尚无有效特异性治疗,主要为对症支持治疗,包括:①单间隔离病人,减少或避免水、风、声及光线对病人的刺激,病人的分泌物、排泄物及其被污染物品须严格消毒;②补充足够营养,维持水、电解质及酸碱平衡;③对症处理,维持正常的心、肺功能,保持其重要器官功能稳定。狂躁、频发痉挛与抽搐者予以镇静药,如地西泮、苯巴比妥,甚至予以冬眠药物。有脑水肿颅内高压表现给予甘露醇脱水、利尿降颅压,有心律失常者抗心律失常治疗。用干扰素及大剂量狂犬病免疫球蛋白治疗均未能改变死亡率,仅能延长患者的病程。

有报道盐酸氯胺酮是 N-甲基-天门冬氨酸受体的非竞争性拮抗药,能抑制狂犬病病毒 mRNA 转录,在处理严重的犬咬伤抗狂犬病毒上具有一定效果,给予受狂犬病病毒感染的鼠大剂量的氯胺酮,可使不同脑组织中病毒的扩散受抑制,但尚无临床治疗经验。抗狂犬病单克隆抗体在实验室研究中发现有一定应用前景,但应用于人类还需进一步探索。

【预后】

狂犬病病死率极高,一旦发病即使使用大剂量狂犬病免疫球蛋白也不能改变预后,病死率几乎为100%。

【预防】

1. 管理传染源 重点加强对犬、猫的管理,捕杀野犬、流浪犬,对饲养的犬、猫进行登记、检疫和预防接种,在流行区要对家畜进行免疫。

2. 切断传播途径 避免与可疑猫、犬、家畜及其他野生动物接触。

3. 暴露前预防 给高危人群如兽医、动物加工业工人、动物实验人员进行常规狂犬疫苗接种,于0、7、21日各注射1次,2~3年加强1次。

4. 暴露后预防

(1)伤口处理:主要包括伤口的冲洗、清创、消毒等,原则上要求及时、彻底,以 3h 内处理效果最佳。①及时挤出污血,用 20% 肥皂水或大量流动的清水反复彻底冲洗伤口半小时以上,再用 75% 乙醇或 2% 碘酊反复涂擦;②深部伤口插管冲洗,但伤口一般不宜缝合包扎;③有条件尽早在伤口周围和底部用抗狂犬病免疫球蛋白浸润注射,一般主张即刻应用,超过 1 周使用失去意义。常用剂量为人源狂犬病免疫球蛋白 20U/kg,动物源狂犬病免疫球蛋白 40U/kg,可用一半在伤口周围浸润注射,一半作肌内注射。使用狂犬病免疫球蛋白要注意防止过敏反应,应用前应做皮试。酌情使用抗生素和破伤风抗毒素预防感染和破伤风。

(2)狂犬疫苗接种:若被咬伤后能及时、全程、足量注射狂犬疫苗,发病风险显著下降,发病率低于 1%,具有显著效果。目前国际上流行的细胞培养狂犬疫苗有:人二倍体细胞狂犬病疫苗(human diploid cell vaccine,HDCV)、纯化的 Vero 细胞狂犬病疫苗(purifield verocell vaccine,PVRV)、纯化鸡胚细胞狂犬病疫苗(purified chick embryocell vaccine,PCEC)和原代地鼠肾细胞狂犬病疫苗(primary hamster kidney tissue culture rabies vaccine,PHKC-RV),HDCV 是国际公认的金标准疫苗,但由于人二倍体细胞不太容易培养,疫苗价格非常昂贵。我国目前主要使用原代地鼠肾细胞培养的精制(纯化)疫苗。人用精制狂犬疫苗是用狂犬病毒固定毒接种原代地鼠肾细胞培养疫苗,经培养、收获病毒液后浓缩精制而成。经严格提纯后,非特异性抗原成分少,不良反应低。人用精制(纯化)狂犬疫苗抗体阳转率几乎高达100%,保证免疫的有效性。

对受种者每次 2ml 三角肌注射。于 0、3、7、14、30 日各注射 1 次,严重咬伤者于 0、1、2、3、4、5、6、10、14、30、90 日各注射 1 次。

狂犬病疫苗不良反应:注射部位疼痛、全身不适、发热、荨麻疹、过敏性紫癜、血管神经性水肿,个别出现休克,曾有报道狂犬病疫苗接种后发生脑炎致死的案例。

目前狂犬病仍然是不可治的致死性疾病,现阶段消灭狂犬病的重点仍放在预防,包括动物的疫苗接种、人暴露前的疫苗接种,暴露后的伤口处理、狂犬疫苗接种和免疫球蛋白的注射,早期进行暴露后预防治疗几乎 100%有效。因此,暴露后的伤口应及时冲洗、清创、消毒,尽早注射狂犬病疫苗。

(罗光汉)

第十三节　艾　滋　病

学习要点

1. 掌握艾滋病的实验室检查;艾滋病的分期;艾滋病的治疗;艾滋病相关并发症的诊断、治疗及预防。

2. 熟悉 HIV 感染的最近流行病学及流行特点;HIV 感染的发病机制及病毒学。

3. 了解艾滋病的预后。

【流行病学】

联合国艾滋病规划署(UNAIDS)和世界卫生组织(WHO)于 2009 年 11 月 24 日发布的"2009 年艾滋病流行报告":估计全球目前仍存活有 3 340(3 110～3 580)万 HIV 感染者,2008 年有 270(240～300)万人新感染 HIV,并约有 200(170～240)万人死于艾滋病。中国大陆至 2009 年 10 月 31 日,全国累计报告 HIV 感染者和艾滋病患者 319 877 名,其中艾滋病患者 102 323 名,死亡 49 845 名;卫生部和 WHO 估计我国目前实际存活的 HIV 感染者约 74 万,其中艾滋病患者约 10.5 万。目前,我国艾滋病疫情严峻,流行范围广,且逐渐由吸毒、暗娼等高危人群向一般人群扩散。当前我国的艾滋病流行有四大特点:①艾滋病疫情上升幅度进一步减缓,近年来艾滋病综合防治效果开始显现。②性传播持续成为主要传播途径,同性传播上升速度明显。③全国艾滋病疫情总体呈低流行态势,但部分地区仍疫情严重。④全国受艾滋病影响的人群增多,流行模式多样化。

【病原学】

HIV 属于反转录病毒科慢病毒属中的人类慢病毒组,为直径 100～120nm 球形颗粒,由核心和包膜两部分组成。核心包括两条单股 RNA 链、核心结构蛋白和病毒复制所必需的酶类,含有反转录酶(RT,P51/P66),整合酶(INT,P32)和蛋白酶(PI,P10)。核心外面为病毒衣壳蛋白(P24,P17)。病毒的最外层为包膜,其中嵌有外膜糖蛋白 gp120 和跨膜糖蛋白 gp41。

HIV 基因组全长约 9.8kb,含有 gag、pol、env 3 个结构基因、2 个调节基因(tat 反式激活因子、rev 毒粒蛋白表达调节子)和 4 个辅助基因(nef 负调控因子、vpr 病毒 r 蛋白、vpu 病毒 u 蛋白和 vif 病毒感染因子)。

HIV 是一种变异性很强的病毒,各基因的变异程度不同,env 基因变异率最高。HIV 发生变异的主要原因包括反转录酶无校正功能导致的随机变异;宿主的免疫选择压力;病毒 DNA 与宿主 DNA 之间的基因重组;以及药物选择压力,其中不规范的抗病毒治疗是导致耐药性的重要原因。

根据 HIV 基因差异,分为 HIV-1 型和 HIV-2 型,两型间氨基酸序列的同源性为 40%～60%。目前全球流行的主要是 HIV-1。HIV-1 可进一步分为不同的亚型,包括 M 亚型组(主要亚型组)、O 亚型组和 N 亚型组,其中 M 组有 A、B、C、D、E、F、G、H、I、J、K 11 个亚型。此外,近年来发现多个流行重组型。HIV-2 的生物学特性与 HIV-1 相似,但其传染性较低,引起的艾滋病临床进展较慢,症状较轻。HIV-2型至少有 A、B、C、D、E、F、G 7 个亚型。

我国以 HIV-1 为主要流行株,已发现的有 A、B(欧美 B)、B'(泰国 B)、C、D、E、F 和 G 8 个亚型,还有不同流行重组型。1999 年起在部分地区发现并证实我国有少数 HIV-2 型感染者。及时发现并鉴定 HIV 各种亚型对于追踪流行趋势、及时做出诊断、开发新的诊断试剂和新药研制、疫苗开发均具有重要意义。

HIV 需借助于易感细胞表面的受体进入细胞,包括第一受体(CD4,主要受体)和第二受体(CCR5 和 CXCR4 等辅助受体)。根据 HIV 对辅助受体利用的特性将 HIV 分为 X4 和 R5 毒株。R5 型病毒通常只利用 CCR5 受体,而 X4 型病毒常常同时利用 CXCR4、CCR5 和 CCR3 受体,有时还利用 CCR2b 受体。

HIV 在人体细胞内的感染过程包括:吸附及穿入:HIV-1 感染人体后,选择性地吸附于靶细胞的 CD4 受体上,在辅助受体的帮助下进入宿主细胞;环化及整合:病毒 RNA 在反转录酶作用下,形成 cDNA,在 DNA 聚合酶作用下形成双股 DNA,在整合酶的作用下,新形成的非共价结合的双股 DNA 整合入宿主细胞染色体 DNA 中。这种整合的病毒双股 DNA 即前病毒;转录及翻译:前病毒被活化而进行自身转录时,病毒 DNA 转录形成 RNA,一些 RNA 经加帽加尾成为病毒的子代基因组 RNA;另一些 RNA 经拼接而成为病毒 mRNA,在细胞核蛋白体上转译成病毒的结构蛋白和非结构蛋白,合成的病毒蛋白在内质网核糖体进行糖化和加工,在蛋白酶作用下裂解,产生子代病毒的蛋白和酶类;装配、成熟及出芽:Gag 蛋白与病毒 RNA 结合装配成核壳体,通过芽生从胞质膜释放时获得病毒体的包膜,形成成熟的病毒颗粒。

HIV 在外界环境中的生存能力较弱,对物理因素和化学因素的抵抗力较低。一般消毒剂如:碘酊、过氧乙酸、戊二醛、次氯酸钠等对乙型肝炎病毒有效的消毒剂,对 HIV 也都有良好的灭活作用。因此,对 HBV 有效的消毒和灭活方法均适用于 HIV。除此之外,75% 的乙醇也可灭活 HIV,但紫外线或 γ 射线不能灭活 HIV。

HIV 对热很敏感,对低温耐受性强于高温。56℃ 处理 30min 可使 HIV 在体外对人的 T 淋巴细胞失去感染性,但不能完全灭活血清中的 HIV;100℃ 20min 可将 HIV 完全灭活。

【发病机制】

HIV 主要侵犯人体的免疫系统,包括 CD4$^+$ T 淋巴细胞、巨噬细胞和树突状细胞等,主要表现为 CD4$^+$ T 淋巴细胞数量不断减少,最终导致人体细胞免疫功能缺陷,引起各种机会性感染和肿瘤的发生。

HIV 进入人体后,在 24～48h 到达局部淋巴结,5d 左右在外周血中可以检测到病毒成分。继而产生病毒血症,导致急性感染,以 CD4$^+$ T 淋巴细胞数量短期内一过性迅速减少为特点,大多数感染者未经特殊治疗,CD4$^+$ T 淋巴细胞数可自行恢复至正常水平或接近正常水平。由于机体的免疫系统不能完全清除病毒,形成慢性感染,包括无症状感染期和有症状感染期。无症状感染期持续时间变化较大(数月至数十年不等),平均为 8 年左右,表现为 CD4$^+$ T 淋巴细胞数量持续缓慢减少(多在 800～350/mm^3);进入有症状期后 CD4$^+$ T 淋巴细胞再次较快速的减少,多数感染者 CD4$^+$ T 淋巴细胞数在 350/mm^3 以下,部分晚期患者甚至降至 200/mm^3 以下,并快速减少。

HIV 引起的免疫异常除了 CD4$^+$ T 淋巴细胞数量的减少,还包括 CD4$^+$ T 淋巴细胞功能障碍和异常免疫激活。

在临床上可表现为典型进展者、快速进展者和长期不进展者三种转归。影响 HIV 感染临床转归的主要因素有病毒、宿主免疫和遗传背景等。

人体通过特异性免疫和非特异性免疫反应对抗 HIV 的感染,以特异性免疫反应为主。HIV 进入人体后 2～12 周,人体即产生针对 HIV 蛋白的各种特异性抗体,其中仅中和性抗体具有抗病毒作用。特异性细胞免疫主要有特异性 CD4$^+$ T 淋巴细胞免疫反应和特异性细胞毒性 T 淋巴细胞反应(CTL)。

经抗病毒治疗后,HIV 所引起的免疫异常改变能恢复至正常或接近正常水平,即免疫功能重建,包括 CD4$^+$ T 淋巴细胞数量和功能的恢复。

【临床表现及分期】

参照 2001 年制定的《HIV/AIDS 诊断标准及处理原则》中华人民共和国国家标准(试行),将艾滋病的全过程分为急性期、无症状期和艾滋病期。

(一)急性期

通常发生在初次感染 HIV 后 2～4 周。部分感染者出现 HIV 病毒血症和免疫系统急性损伤所产生的临床症状。大多数患者临床症状轻微,持续 1～3 周缓解。临床表现以发热最为常见,可伴有咽痛、盗汗、恶心、呕吐、腹泻、皮疹、关节痛、淋巴结肿大及神经系统症状。

此期在血液中可检出 HIV-RNA 和 P24 抗原，而 HIV 抗体则在感染后数周才出现。CD4$^+$ T 淋巴细胞计数一过性减少，同时 CD4/CD8 比率亦可倒置。部分患者可有轻度白细胞和血小板减少或肝功能异常。

（二）无症状期

可从急性期进入此期，或无明显的急性期症状而直接进入此期。

此期持续时间一般为 6～8 年。其时间长短与感染病毒的数量、型别，感染途径，机体免疫状况的个体差异，营养条件及生活习惯等因素有关。在无症状期，由于 HIV 在感染者体内不断复制，免疫系统受损，CD4$^+$ T 淋巴细胞计数逐渐下降，同时具有传染性。

（三）艾滋病期

为感染 HIV 后的最终阶段。患者 CD4$^+$ T 淋巴细胞计数明显下降，多<200/mm^3，HIV 血浆病毒载量明显升高。此期主要临床表现为 HIV 相关症状、各种机会性感染及肿瘤。HIV 相关症状：主要表现为持续 1 个月以上的发热、盗汗、腹泻；体重减轻 10% 以上。部分患者表现为神经精神症状，如记忆力减退、精神淡漠、性格改变、头痛、癫痫及痴呆等。各系统常见的机会性感染及肿瘤如下：呼吸系统：PCP、肺结核、复发性细菌性肺炎、真菌性肺炎；中枢神经系统：隐球菌脑膜炎、结核性脑膜炎、弓形虫脑病、各种病毒性脑膜脑炎、淋巴瘤和多灶性进展性脑白质病；消化系统：念珠菌（假丝酵母菌）食道炎，及巨细胞病毒性食管炎、肠炎；沙门菌、空肠弯曲菌及隐孢子虫性肠炎；口腔：鹅口疮、舌毛状白斑、复发性口腔溃疡、牙龈炎等；皮肤：带状疱疹、传染性软疣、尖锐湿疣、真菌性皮炎和甲癣；眼部：巨细胞病毒性及弓形虫性视网膜炎；肿瘤：恶性淋巴瘤、卡波肉瘤等。

【辅助检查】

HIV/AIDS 的实验室检测主要包括 HIV 抗体、HIV 核酸、CD4$^+$ T 淋巴细胞、HIV 基因型耐药检测等。HIV1/2 抗体检测是 HIV 感染诊断的金标准；HIV 核酸定量（病毒载量）检测和 CD4$^+$ T 淋巴细胞计数是判断疾病进展、临床用药、疗效和预后的两项重要指标；HIV 基因型耐药检测可为高效抗反转录病毒治疗方案的选择和更换提供科学指导。

（一）HIV1/2 抗体检测

包括筛查试验（含初筛和复检）和确证试验。HIV1/2 抗体筛查方法包括酶联免疫吸附试验（ELISA）、化学发光或免疫荧光试验、快速检测（斑点 ELISA 和斑点免疫胶体金或胶体硒快速试验、明胶颗粒凝集试验、免疫层析试验）等。确证试验常用的方法是免疫印迹法（WB）。

筛查试验呈阴性反应可出具 HIV1/2 抗体阴性报告，见于未被 HIV 感染的个体，但处于窗口期的新近感染者筛查试验也可呈阴性反应。若呈阳性反应，应用原有试剂和另外一种不同原理或不同厂家的试剂进行重复检测，或另外两种不同原理或不同厂家的试剂进行重复检测，如两种试剂复测均呈阴性反应，则为 HIV 抗体阴性；如有一种或两种试剂呈阳性反应，需进行 HIV 抗体确证试验。确证试验无 HIV 特异性条带产生，报告 HIV 抗体 1/2 阴性。确证试验出现 HIV1/2 抗体特异带，但不足以判定阳性，报告 HIV1/2 抗体不确定。不确定结果可能为非特异性反应或 HIV 感染早期样品，为明确诊断，结合流行病学资料，可在 4 周后随访，如带型没有进展或呈阴性反应，则报告阴性；如随访期间发生带型进展，符合 HIV 抗体阳性判定标准则为 HIV 抗体阳性，如带型仍不满足阳性标准，继续随访到 8 周。如带型没有进展或呈阴性反应则报告阴性；满足 HIV 阳性诊断标准则报告阳性，不满足阳性标准可视情况决定是否继续随访。经确证试验 HIV-1/2 抗体阳性者，出具 HIV-1/2 抗体阳性确认报告，并按规定做好咨询、保密和报告工作。

（二）病毒载量测定

病毒载量一般用血浆中每毫升 HIV RNA 的拷贝数（copies/ml）或每毫升国际单位（U/ml）来表示。

病毒载量测定的临床意义包括预测疾病进程、提供开始抗病毒治疗依据、评估治疗效果、指导治疗方案调整，也可作为 HIV 感染早期诊断的参考指标。<18 月龄的婴儿 HIV 感染诊断可以采用核酸检测方法，以 2 次核酸检测阳性结果作为诊断的参考依据，18 月龄以后再经抗体检测确认。

HIV 病毒载量检测结果低于检测限，报告本次实验结果低于检测限，见于没有感染 HIV 的个体、接受成功的抗病毒治疗或机体自身可有效抑制病毒复制的部分 HIV 感染者。HIV 病毒载量检测结果高于检测限，可作为诊断 HIV 感染的辅助指标，不能单独用于 HIV 感染的诊断。

推荐病毒载量检测频率：对于已接受 ART 6

个月以上、病毒持续抑制的患者,可每 6 个月检测 1 次。ART 6 个月内或病毒载量抑制不理想或需调整治疗方案时病毒载量的检测频率需根据患者的具体情况由临床医生决定。如条件允许,建议未治疗的无症状 HIV 感染者每年检测 1 次,ART 初始治疗或调整治疗方案前、初治或调整治疗方案初期每 4～8 周检测 1 次,以便尽早发现病毒学失败。病毒载量达到检测限后,每 3～4 个月检测 1 次,对于依从性好、病毒持续抑制达 2～3 年以上、临床和免疫学状态平稳的患者每 6 个月检测 1 次。

(三)CD4+ T 淋巴细胞检测

CD4+ T 淋巴细胞是 HIV 感染最主要的靶细胞,HIV 感染人体后,出现 CD4+ T 淋巴细胞进行性减少,CD4+/CD8+ T 细胞比值倒置现象,细胞免疫功能受损。如果进行 HAART 治疗,CD4+ T 淋巴细胞在病程的不同阶段可有不同程度的增加。

目前常用的 CD4+ T 淋巴细胞亚群检测方法为流式细胞术,可以直接获得 CD4+ T 淋巴细胞数绝对值,或通过白细胞分类计数后换算为 CD4+ T 淋巴细胞绝对数。

CD4+ T 淋巴细胞计数的临床意义是:了解机体的免疫状态和病程进展、确定疾病分期和治疗时机、判断治疗效果和 HIV 感染者的临床并发症。

CD4+ T 淋巴细胞计数的检测间隔时间需根据患者的具体情况由临床医生决定:一般建议对于 CD4+ T 淋巴细胞数＞350/mm³ 的 HIV 无症状感染者,每 6 个月应检测 1 次;对于已接受 ART 的患者在治疗的第 1 年内应每 3 个月进行 1 次 CD4+ T 淋巴细胞数检测,治疗 1 年以上且病情稳定的患者可改为每半年检测 1 次。

(四)HIV 基因型耐药检测

HIV 耐药检测结果可为艾滋病治疗方案的制定和调整提供重要参考,耐药测定方法有基因型和表型,目前国外及国内多用基因型。推荐在以下情况进行 HIV 基因型耐药检测:抗病毒治疗病毒载量下降不理想或抗病毒治疗失败需要改变治疗方案时;如条件允许,进行抗病毒治疗前,最好进行耐药性检测,以选择合适的抗病毒药物,取得最佳抗病毒效果。对于抗病毒治疗失败者,耐药检测需在病毒载量＞1 000 拷贝/ml 且未停用抗病毒药物时进行,如已停药需在停药 4 周内进行基因型耐药检测。

HIV 基因型检测出现 HIV 耐药,表示该感染者体内病毒可能耐药,同时需要密切结合临床,充分考虑 HIV 感染者的依从性,对药物的耐受性及药物的代谢吸收等因素综合进行评判。改变抗病毒治疗方案需要在有经验的医生指导下才能进行。HIV 耐药结果阴性,表示该份样品通过基因型耐药检测未检出耐药性,不能确定该感染者不存在耐药情况。

【诊断及鉴别诊断】

诊断原则:HIV/AIDS 的诊断需结合流行病学史(包括不安全性生活史、静脉注射毒品史、输入未经抗 HIV 抗体检测的血液或血液制品、HIV 抗体阳性者所生子女或职业暴露史等)、临床表现和实验室检查等进行综合分析,慎重做出诊断。诊断 HIV/AIDS 必须是 HIV 抗体阳性(经确认试验证实),而 HIV RNA 和 P24 抗原的检测有助于 HIV/AIDS 的诊断,尤其是能缩短抗体"窗口期"和帮助早期诊断新生儿的 HIV 感染。

(一)急性期

诊断标准:患者近期内有流行病学史和临床表现,结合实验室 HIV 抗体由阴性转为阳性即可诊断,或仅实验室检查 HIV 抗体由阴性转为阳性即可诊断。

(二)无症状期

诊断标准:有流行病学史,结合 HIV 抗体阳性即可诊断,或仅实验室检查 HIV 抗体阳性即可诊断。

(三)艾滋病期

1.原因不明的持续不规则发热 38℃以上,＞1 个月。

2.腹泻(大便次数多于 3/d),＞1 个月。

3.6 个月之内体重下降 10％以上。

4.反复发作的口腔白念珠菌感染。

5.反复发作的单纯疱疹病毒感染或带状疱疹病毒感染。

6.肺孢子菌肺炎(PCP)。

7.反复发生的细菌性肺炎。

8.活动性结核或非结核分枝杆菌病。

9.深部真菌感染。

10.中枢神经系统占位性病变。

11.中青年人出现痴呆。

12.活动性巨细胞病毒感染。

13.弓形虫脑病。

14.青霉菌感染。

15.反复发生的败血症。

16.皮肤黏膜或内脏的卡波肉瘤、淋巴瘤。

诊断标准:有流行病学史、实验室检查 HIV 抗体阳性,加上述各项中的任何一项,即可诊为艾滋病。或者 HIV 抗体阳性,而 CD4+ T 淋巴细胞数<200/mm³,也可诊断为艾滋病。

【治疗】

(一)HAART 的指征和时机(表 2-8,表 2-9)

在开始 HAART 前,如果患者存在严重的机会性感染,应控制感染后,再开始治疗。

(二)国内现有抗反转录病毒药物介绍

目前国际上共有六大类 30 多种药物(包括复合制剂),分为核苷类反转录酶抑制药(NRTIs)、非核苷类反转录酶抑制药(NNRTIs)、蛋白酶抑制药(PIs)、整合酶抑制药(raltegravir)、融合抑制药(FIs)及 CCR5 抑制药(maraviroc)。国内的抗反转录病毒治疗(ARV)药物有 NNRTIs、NRTIs、PIs 和整合酶抑制药四类,共 12 种(表 2-10)。

表 2-8　成人及青少年开始抗反转录病毒治疗的标准

临床及实验室指标	推荐意见
急性期	建议治疗
有症状	建议治疗
无症状	
CD4+ T 淋巴细胞数<350/mm³	建议治疗
CD4+ T 淋巴细胞数≥350/mm³	一般不推荐治疗;存在以下情况时可考虑治疗:高病毒载量(>10 000 拷贝/ml)、CD4+ T 淋巴细胞数下降较快(每年降低>100/mm³)、心血管疾病高风险、合并 HBV/HCV 感染、HIV 相关肾脏疾病

表 2-9　婴幼儿和儿童开始抗反转录病毒治疗的标准

免疫学指标	根据婴幼儿/儿童的年龄制定 HAART 指征和时机			
	<12 个月	12 至 35 个月	36 至 59 个月	>5 岁
CD4+ T 淋巴细胞百分比(%)	任何水平	<20	<15	<15
CD4+ T 淋巴细胞数(/mm³)	任何水平	<750	<350	<350

表 2-10　常用抗反转录病毒药物

药物名称	缩写	类别	用法与用量	主要毒副作用	ARV 药物间相互作用和注意事项	备注
Zidovudine 齐多夫定	AZT	核苷类	成人:300mg/次,2/d 新生儿/婴幼儿:2mg/kg,4/d 儿童:160mg/m² 体表面积,3/d	①骨髓抑制、严重的贫血或嗜中性粒细胞减少症 ②胃肠道不适:恶心、呕吐、腹泻等 ③CPK 和 ALT 升高;乳酸酸中毒和(或)肝脂肪变性	不能与 d4T 合用	已有国产药
Lamivudine 拉米夫定	3TC	核苷类	成人:150mg/次,2/d 或 300mg/次,1/d 新生儿:2mg/kg,2/d 儿童:4mg/kg,2/d	少,且较轻微。偶有头痛、恶心、腹泻等不适		
Didanosine 去羟肌苷(片)	ddI	核苷类	成人:体重 ≥ 60kg 200mg/次,2/d;体重 < 60kg 125mg/次,2/d	①胰腺炎 ②外周神经炎 ③消化道不适,如恶心、呕吐、腹泻等 ④乳酸酸中毒和(或)肝脂肪变性	与 IDV、RTV 合用应间隔 2h;与 d4T 合用会使二者的毒副作用叠加	已有国产和进口药

药物名称	缩写	类别	用法与用量	主要毒副作用	ARV 药物间相互作用和注意事项	备注
Stavudine 司坦夫定	d4T	核苷类	成人：30mg/次，2/d 儿童：1mg/kg，2/d（体重＞30kg 按 30kg 计算）	①外周神经炎 ②胰腺炎 ③乳酸酸中毒和（或）肝脂肪变性	不能与 AZT 合用；与 ddI 合用会使二者的毒副作用叠加	已有国产和进口药
Abacavir 阿巴卡韦	ABC	核苷类	成人：300mg/次，2/d 新生儿/婴幼儿：不建议用本药 儿童：8mg/kg，2/d，最大剂量 300mg，2/d	①高敏反应，一旦出现高敏反应应终身停用本药 ②恶心、呕吐、腹泻等	有条件时应在使用前查 HLA5701，如阳性不推荐使用	已注册
Emtricitabine 恩曲他滨	FTC	核苷类	成人：0.2g/次，1/d，可与食物同服	头痛、腹泻、恶心和皮疹，程度从轻到中等严重。皮肤色素沉着		已有国产药
Combivir （AZT＋3TC） 齐多夫定/拉米夫定		核苷类	成人：1 片/次，2/d	见 AZT 与 3TC	见 AZT 与 3TC	已有进口药
Trizivir （AZT＋3TC＋ABC） 齐多夫定/拉米夫定/阿巴那韦		核苷类	成人：1 片/次，2/d	见 AZT、3TC 和 ABC	见 AZT、3TC 和 ABC	已注册
Nevirapine 奈韦拉平	NVP	非核苷类	成人：200mg/次，2/d 新生儿/婴幼儿：5mg/kg，2/d 儿童：＜8 岁，4mg/kg，2/d；＞8 岁，7mg/kg，2/d 注意：奈韦拉平有导入期，即在开始治疗的最初 14d，需先从治疗量的一半开始（每日 1 次），如果无严重的副作用才可以增加到足量（每日 2 次）	①皮疹，出现严重的或可致命性的皮疹后应终身停用本药 ②肝损害。出现重症肝炎或肝功能不全时，应终身停用本药	引起 PI 类药物血浓度下降；与 IDV 合用时，IDV 剂量调整至 1 000mg 3/d	已有国产药
Efavirenz 依非韦伦	EFV	非核苷类	成人：600mg/次，1/d 儿童：体重 15～25kg：200～300mg 1/d；25～40kg：300～400mg 1/d；＞40kg：600mg 1/d 睡前服用	①中枢神经系统毒性，如头晕、头痛、失眠、非正常思维等 ②皮疹 ③肝损害 ④高脂血症和高三酰甘油血症	与 IDV 合用时，IDV 剂量调整到 1 000mg 3/d；不建议与 SQV 合用	已有进口药

药物名称	缩写	类别	用法与用量	主要毒副作用	ARV 药物间相互作用和注意事项	备注
Etravirine（TMC125，Intelence）依曲韦林	ETV	非核苷类	成人：200mg/次，每日 2 次，饭后服用	皮疹、恶心、腹泻、呕吐、乏力、周围神经病、头痛、血压升高等	不建议与 NVP、EFV、TPV/r 和未增强的 PIs 合用	已注册
Indinavir 茚地那韦	IDV	蛋白酶抑制药	成人：800mg/次，3/d 儿童：500mg/m² 体表面积，3/d 空腹服用	①肾结石 ②对血友病患者有可能加重出血倾向 ③腹泻、恶心、呕吐等 ④甲外翻、甲沟炎、脱发、溶血性贫血等 ⑤高胆红素血症 ⑥高脂血症、糖耐量异常、脂肪重新分布等 PI 类药物共性毒副作用	与 NVP、EFV 合用时，剂量增至 1 000mg 3/d；服药期间，每日均匀饮用 1.5～2L 水	已有国产药
Ritonavir 利托那韦	RTV	蛋白酶抑制药	成人：在服药初至少用 2 周的时间将服用量逐渐增加至 600mg/次，2/d。通常为：第 1～2 天，口服 300mg/次，2/d；第 3～5 天，口服 400 mg/次，2/d；第 6～13 天，口服 500/次，2/d	①恶心、呕吐、腹泻、头痛等 ②外周神经感觉异常 ③转氨酶和 γGT 的升高 ④血脂异常 ⑤糖耐量降低，但极少出现糖尿病 ⑥应用时间较长时可出现脂肪的重新分布	由于 RTV 可引起较重的胃肠道不适，大多数患者无法耐受本药。故多作为其他 PI 类药物的激动药，仅在极少的情况下单独使用	已注册
Lopinavir/Ritonavir 洛匹那韦/利托那韦	LPV/r	蛋白酶抑制药	成人：2 片/次，2/d（Kaletra 每粒含量：LPV 200mg，RTV 50mg）儿童：7～15kg，LPV 12mg/kg 和 RTV 3mg/kg，每天 2 次；LPV 15～40kg 10 mg/kg 和 RTV 2.5mg/kg，2/d	主要为：腹泻、恶心、血脂异常；也可出现 头痛和转氨酶升高	与 ddI 合用时，ddI 应在本药服用前 1h 或服用后 2h 再口服	已注册
Tipranavir（Aptivus）替拉那韦	TPV	蛋白酶抑制药	成人：500mg/次，每日 2 次。同时服用利托那韦 200mg，每日 2 次。与食物同服提高血药浓度	腹泻、恶心、呕吐、头痛、乏力、转氨酶升高，三酰甘油升高等	与 ddI 合用时，与本药服用要间隔 2h	已注册

（续　表）

药物名称	缩写	类别	用法与用量	主要毒副作用	ARV 药物间相互作用和注意事项	备注
Durunavir (Prezista) 地瑞拉韦	DRV	蛋白酶抑制药	成人：600mg/次，每日 2 次，同时服用利托那韦 100mg，每日 2 次。与食物同服提高血药浓度	肝损害	妊娠安全分类中被列为 B 类药物	已注册
Raltegravir (Isentress) 拉替拉韦	RAV	整合酶抑制药	成人：400mg/次，每日 2 次	①常见的有腹泻、恶心、头痛、发热等 ②少见的有腹痛、乏力、肝肾损害等		已注册

（三）成人及青少年推荐用药方案

初治患者推荐方案为 2 种 NRTIs＋ 1 种 NNRTIs 或 2 种 NRTIs＋ 1 种加强型 PIs（含利托那韦）。基于我国可获得的抗病毒药物，对于未接受过抗病毒治疗（服用单剂奈韦拉平预防母婴传播的妇女除外）的患者推荐一线方案，见表 2-11。

对于基线 CD4＞250/mm³ 的女性患者或基线 CD4＞400/mm³ 的男性患者要尽量避免使用含 NVP 的治疗方案。

（四）抗病毒治疗监测

在抗病毒治疗过程中要定期进行临床评估和实验室检测，以评价治疗的效果，及时发现抗病毒药物的副反应，以及病毒耐药性是否产生等，必要时更换药物以保证抗病毒治疗的成功。

1. 疗效评估　抗病毒治疗的有效性主要通过以下三方面进行评估：病毒学指标、免疫学指标和临床症状，病毒学的改变是最重要的指标。

（1）病毒学指标：大多数患者抗病毒治疗后血浆病毒载量 4 周内应下降 1 个 log 以上，在治疗后的 3～6 个月病毒载量应达到检测不到的水平。

（2）免疫学指标：在 HAART 后 3 个月，CD4⁺ T 淋巴细胞数与治疗前相比增加了 30% 或在治疗后 1 年 CD4⁺ T 淋巴细胞数增长 100/mm³，提示治疗有效。

（3）临床症状：反映抗病毒治疗效果的最敏感的一个指标是体重增加，对于儿童可观察身高、营养及发育改善情况。机会性感染的发病率和艾滋病的死亡率可以大大降低。在开始抗病毒治疗后最初的 3 个月出现的机会性感染应与免疫重建综合征相鉴别。

2. 病毒耐药性检测　病毒耐药是导致抗病毒治疗失败的主要原因之一，对抗病毒疗效不佳或失败者可行耐药检测。

3. 药物副作用观察　抗病毒药物的副作用及耐受性影响患者的服药依从性，进而影响抗病毒治疗的成败，所以适时监测并及时处理药物的副作用对于治疗效果至关重要。轻微的药物副作用可通过对症处理得到缓解，对于比较严重的副反应则需药物替换和方案调整，见表 2-12。

表 2-11　推荐成人及青少年初治患者抗病毒治疗方案

一线推荐方案	
基于 NNRTI：	TDF＋3TC
EFV 或 NVP 或 ETV	ABC＋3TC
基于 PI：	D4T＋3TC，6 个月后可改为 AZT＋3TC
LPV/r	AZT＋3TC
	TDF＋FTC
替代方案：	TDF＋3TC
ETV、DRV/r、ATV/r 或 RAV	ABC＋3TC
	D4T＋3TC，6 个月后改为 AZT＋3TC

表 2-12　抗病毒药物的毒副作用及可调整药物

一线药物	毒副作用	可更换药物
D4T/AZT/ddI	3 级以上外周神经炎、脂肪重新分布、高乳酸血症、胰腺炎	TDF(儿童 ABC)
	乳酸酸中毒	停用所有的 NRTI，换用 EFV＋克力芝，酸中毒纠正后半年可以使用含 TDF 的方案
AZT	严重骨髓抑制	D4T 或者 TDF(儿童 ABC)
NVP	超敏反应严重皮疹(3 级以上皮疹)肝炎(3～4 级肝功能受损)	更换 EFV 如果仍发生皮疹或者肝毒性可以更换 LPV/r
EFV	超敏反应严重皮疹(3 级以上皮疹)肝炎(3～4 级肝功能受损)	可以直接更换为 LPV/r
	持续而严重的中枢神经系统毒性	如果非合并结核患者或者非合并肝炎患者，可以更换为 NVP；否则如果合并肝炎者可以更换为 LPV/r，合并结核者要合理评估决定

4. 药物浓度检测　特殊人群用药在条件允许情况下可进行治疗药物浓度监测，如儿童、妊娠妇女及肾衰竭患者等。

【并发症】

(一)肺孢子菌肺炎(PCP)

1. 诊断　①起病隐匿或亚急性，干咳，气短和活动后加重，可有发热、发绀，严重者发生呼吸窘迫。②肺部阳性体征少，或可闻及少量散在的干湿啰音。体征与疾病症状的严重程度往往不成比例。③胸部 X 线检查可见双肺从肺门开始的弥漫性网状结节样间质浸润，有时呈毛玻璃状阴影。④血气分析低氧血症，严重病例动脉血氧分压(PaO_2)明显降低，常在 60mmHg 以下。⑤血乳酸脱氢酶常升高。⑥确诊依靠病原学检查如痰液或支气管肺泡灌洗/肺组织活检等发现肺孢子菌的包囊或滋养体。

2. 治疗

(1)对症治疗：卧床休息，给予吸氧，注意水和电解质平衡。

(2)病原治疗：首选复方磺胺甲噁唑(SMZ-TMP)，轻、中度患者口服 9～12 片/日，分 3～4 次用，疗程 2～3 周。重症患者给予静脉用药，剂量同口服。SMZ-TMP 过敏者可试行脱敏疗法。替代治疗：克林霉素 600～900mg，静注，每 6～8h 1 次，或 450mg 口服，每 6h 1 次；联合应用伯氨喹 15～30mg，口服，每日 1 次，疗程 21d。氨苯砜 100mg，口服，每日 1 次；联合应用甲氧苄啶 200～400mg，口服，每日 2～3 次，疗程 21d。或喷他脒，3～4mg/kg，每日 1 次，缓慢静滴(60min 以上)，疗程 21d。

(3)激素治疗：中重度患者(PaO_2＜70mmHg 或肺泡—动脉血氧分压差＞35mmHg)，早期可应用激素治疗，泼尼松 40mg 每日 2 次口服 5d，改 20mg 每日 2 次口服 5d，20mg 每日 1 次口服至疗程结束；静脉用甲泼尼龙剂量为上述泼尼松的 75％。

(4)人工辅助通气：如患者进行性呼吸困难明显，可给予人工辅助通气。

3. 预防

(1)预防指征：$CD4^+$ T 淋巴细胞计数＜200/mm³ 的成人和青少年，包括孕妇及接受 HAART 治疗者。

(2)药物选择：首选 SMZ-TMP，体重≥60kg 者，2 片/日，体重＜60kg 者，1 片/日。若患者对该药不能耐受，替代药品有氨苯砜。PCP 患者经 HAART 治疗使 $CD4^+$ T 淋巴细胞增加到＞200/mm³ 并持续≥6 个月时，可停止预防用药。如果 $CD4^+$ T 淋巴细胞计数又降低到＜200/mm³ 时，应重新开始预防用药。

(二)结核病

1. 诊断　结合患者临床表现、辅助检查以及影像学检查等证实有活动性结核即可确诊，但细胞免疫缺陷程度对患者的临床表现以及诊断方法的敏感性与特异性等方面存在一定影响，不能将一般结核病的诊断方法简单地套用于艾滋病合并结核病的诊断中。

2. 治疗　艾滋病患者结核病的治疗原则与非

艾滋病患者相同,抗结核药物使用时应注意与抗病毒药物之间的相互作用及配伍禁忌。

治疗药物:异烟肼(H)、丁胺卡那(A)、利福平(R)、利福喷汀(LP)、利福布汀(LB)、乙胺丁醇(E)、对氨基水杨酸钠(PAS)、吡嗪酰胺(Z)及链霉素(S)。化疗方案(列举 2 个初治常见化疗方案如下,更多治疗方案见国家结核病防治指南)。① 2HRZE/4HR。强化期:2 个月、H、R、Z、E、每日 1 次;巩固期:4 个月,H、R 每日 1 次。②2H3 R3 Z3 E3/4H3 R3。强化期:2 个月、H、R、Z、E、隔日 1 次;巩固期:4 个月,H、R、隔日 1 次。

3.预防 对于艾滋病患者,不主张对结核病进行一级预防。如患者结核潜伏感染相关检测结果为阳性且未曾接受过活动性或潜伏结核感染的治疗或具有未经治疗或未曾治愈的结核病病史(不论结核潜伏感染相关检测结果如何),可用以下方案进行干预:异烟肼 300mg,每日 1 次或 900mg 每周 2 次口服,共 9 个月,不能耐受异烟肼的患者可选择利福平 600mg,每日 1 次或利福布汀每日 1 次,共 4 个月。

(三)非结核分枝杆菌感染

艾滋病患者可并发非结核分枝杆菌感染,其中主要为鸟分枝杆菌(MAC)感染。

1.诊断 MAC 感染的临床症状同活动性结核病相似,但全身播散性病变更为常见。确诊有赖于从血液、淋巴结、骨髓以及其他无菌组织或体液中培养 MAC。

2.治疗 MAC 感染的治疗首选方案:克拉霉素 500mg/次,2/d 或(阿奇毒素 600mg/d)+乙胺丁醇 15mg/(kg·d)(分次服),重症患者可联合应用利福布汀(300～600mg/d)或阿米卡星(10mg/(kg·次)肌内注射,1/d),疗程 9～12 个月。替代治疗方案:利福布汀(300～600mg/d)+阿米卡星[10mg/(kg·次)肌内注射,1/d]+环丙沙星(750mg/次,2/d),疗程 9～12 个月。

其他分枝杆菌感染的治疗同结核病的治疗。

3.预防 不主张对 MAC 感染进行一级预防。已发生 MAC 感染者在完成治疗(12 个月以上)后,需要进行长期维持治疗直至患者 CD4$^+$ T 淋巴细胞数增加到>100/μl 并持续≥6 个月,方案是克拉霉素 500mg/次,2/d;或阿奇霉素,1200mg/周;或利福布汀 300mg(剂量根据合用的抗病毒药物不同需进行调整),每日 1 次。一旦患者 CD4$^+$ T 淋巴细胞数<100/μl,应再次给予预防性治疗。

(四)巨细胞病毒视网膜脉络膜炎

巨细胞病毒(CMV)感染是艾滋病患者最常见的疱疹病毒感染。CMV 可侵犯艾滋病患者的多个器官系统,包括眼睛、肺、消化系统、中枢神经系统等,其中巨细胞病毒视网膜脉络膜炎是艾滋病患者最常见的 CMV 感染。

1.诊断 临床常见的表现为快速视力下降,确诊有赖于检眼镜检查。

2.治疗 更昔洛韦 10～15mg/(kg·d),分 2 次静滴;2～3 周改为 5mg/(kg·d),每日 1 次静滴;或 20mg/(kg·d)(分 3 次口服)。或膦甲酸钠 180mg/(kg·d),分 2～3 次用(静脉应用需水化),2～3 周改为 90mg/(kg·d)静滴,每日 1 次。病情危重或单一药物治疗无效时可二者联用。CMV 视网膜炎可球后注射更昔洛韦。

3.预防 CMV 感染不主张进行一级预防。对于 CD4$^+$ T 淋巴细胞计数<200/mm^3 的患者,可定期检查眼底。一旦出现 CMV 病,应积极治疗,在疾病控制之后需序贯用药以预防复发。在经 HAART 治疗后 CD4$^+$ T 淋巴细胞计数≥100/mm^3 且持续 6 个月以上时可以考虑停止预防给药。

(五)弓形虫脑病

1.诊断 临床表现为局灶或弥漫性中枢神经系统损害。头颅 CT 呈单个或多个低密度病灶,增强扫描呈环状或结节样增强,周围一般有水肿带。MRI 表现为颅内多发长 T$_1$ 和长 T$_2$ 信号。确诊依赖脑活检。

2.治疗

(1)病原治疗:首选乙胺嘧啶(负荷量 100mg,口服,2/d,此后 50～75mg/d 维持)+磺胺嘧啶(1～1.5g,口服,4/d)。替代治疗:SMZ-TMP(3 片,每日 3 次口服)联合克林霉素(600mg/次,静脉给药,每 6h 给药 1 次)或阿奇霉素(0.5g,每日 1 次静脉给药)。疗程至少 6 周。

(2)对症治疗:降颅压、抗惊厥、抗癫痫等。

3.预防 对无弓形虫脑病病史但 CD4$^+$ T 淋巴细胞数<100/mm^3 且弓形虫抗体 IgG 阳性的患者应给予预防用药,一般采用 SMZ-TMP,每次 2 片,每日 1 次。对既往患过弓形虫脑病者要长期用乙胺嘧啶(25～50mg/d)联合磺胺嘧啶(2～4g/d)预防,直至 CD4$^+$ T 细胞增加到>200/mm^3 并持续≥6 个月。一旦 CD4$^+$ T 淋巴细胞数下降到<200/mm^3,需重新开始预防用药。

（六）真菌感染

1.诊断　临床上常见的是念珠菌感染和新型隐球菌感染。诊断依靠临床表现或感染部位发现病原体。血或脑脊液隐球菌乳胶凝胶实验可辅助诊断新型隐球菌感染。

2.治疗

（1）念珠菌感染

口腔念珠菌感染：首选制霉菌素局部涂抹加碳酸氢钠漱口水漱口,疗效不好可口服氟康唑,首剂200mg,后改为100mg/次,2/d,疗程7～14d。食管念珠菌感染：氟康唑首剂400mg静滴,后改为每日200mg静滴,应用14～21d。肺部念珠菌感染：首选氟康唑：首剂400mg,后改为200mg/次,2/d口服或静脉滴注,疗程根据治疗效果而定,至肺部病灶基本吸收停药。

重症患者氟康唑可增加剂量和延长疗程。非白念珠菌或耐药念珠菌感染可选用伊曲康唑、两性霉素B、卡泊芬净或伏立康唑。

（2）新型隐球菌感染

新型隐球菌脑膜炎治疗：①病原治疗。经典方案为两性霉素B+5-氟胞嘧啶。两性霉素B从每天0.02～0.1mg/kg开始,逐渐增加剂量至0.5～0.75mg/kg,最高剂量不超过50mg/d,静脉用药总剂量不应少于3g。两性霉素B不良反应较大,需严密观察。不能耐受者可用两性霉素B脂质体。5-氟胞嘧啶每天100～150mg/kg,分3～4次口服。急性期可选伏立康唑：第1天每次6mg/kg,每12h给药1次；之后每次4mg/kg,每12 h给药1次。替代方案：氟康唑(400mg/d,口服或静滴)+5-氟胞嘧啶。隐球菌性脑膜炎疗程一般需要3个月以上。脑脊液达到治愈标准后可改用氟康唑：200mg/次,1/d,或伊曲康唑：200mg/次,1/d,以预防复发。②降颅压治疗：首选甘露醇,颅压不易控制者可行腰椎穿刺术帮助降低颅压,重症者可行侧脑室外引流。

肺隐球菌感染：推荐使用氟康唑,首剂400mg,后改为200mg/次,2/d口服或静滴,疗程10周,之后改为200mg/次,1/d口服维持治疗。不能耐受者可选伊曲康唑,重症者可联合5-氟胞嘧啶或伏立康唑。

3.预防　一般不推荐一级预防。如患者反复出现念珠菌感染或感染的程度较重,可考虑预防用药,首选氟康唑：200mg/次,1/d口服。对于发生过隐球菌感染的患者需长期维持治疗以防止复发,首

选氟康唑：200mg/次,1/d口服,也可使用同剂量的伊曲康唑替代。当患者的CD4$^+$ T淋巴细胞数＞200/mm^{3}并持续至少6个月时,可停止预防用药。一旦CD4$^+$ T淋巴细胞数＜200/mm^{3}需再次给予预防性治疗。

（七）艾滋病相关肿瘤

主要有淋巴瘤和卡波西肉瘤。确诊依赖病理活检。治疗需根据患者的免疫状态给予个体化综合性治疗,包括手术、化疗和放疗,化疗药物或放射线的剂量应根据患者的免疫状态给予调整。

（八）免疫重建炎性反应综合征

1.诊断　免疫重建炎性反应综合征(immune reconstitution inflammatory syndrome, IRIS)是指艾滋病患者在经抗病毒治疗后免疫功能恢复过程中出现的一组临床综合征,主要表现为发热、潜伏感染的出现或原有感染的加重或恶化。多种潜伏或活动的机会性感染在抗病毒治疗后均可发生I-RIS,如结核病及非结核分枝杆菌感染、PCP、CMV感染、水痘-带状疱疹病毒感染、弓形虫病、新型隐球菌感染等,在合并HBV及HCV感染时IRIS可表现为病毒性肝炎的活动或加重。IRIS多出现在抗病毒治疗后3个月内,需与原发或新发的机会性感染相鉴别。

2.治疗　IRIS出现后应继续进行抗病毒治疗。表现为原有感染恶化的IRIS通常为自限性,不用特殊处理而自愈；而表现为潜伏感染出现的I-RIS,需要进行针对性的抗病原治疗；严重者可短期应用激素或非类固醇抗炎药控制。

3.预防　IRIS发生的高危因素有：首次进行抗病毒治疗、基线病毒载量高及基线CD4$^+$ T淋巴细胞数较低者。此类患者在抗病毒治疗后应警惕IRIS的发生。有效控制急性期机会性感染后再进行抗病毒治疗或抗病毒治疗前积极发现潜在的机会性感染可降低IRIS的发生率。

【预后】

部分感染者无症状期可达10年以上。进入艾滋病期后,如不进行抗病毒治疗,病死率很高,平均存活期12～18个月。规范的抗病毒治疗可以显著延长艾滋病患者的生存期。

【案例分析】

男性,69岁,因"发现HIV抗体阳性2年,间断咳嗽咳痰8个月"入院。

患者2005年因"双腮腺肿大"于外院行双侧腮腺切除术,术后化验发现HIV-Ab阳性,HIV抗体

确诊试验阳性。2006 年患者出现午后发热，平均体温 38.5℃，每周发作 1 次，可以自行降至正常，无明显伴随症状。2006 年 12 月在间断发热的基础上出现咳嗽、咳白色黏痰、拉丝，不易咳出，无咯血、胸痛、呼吸困难。于外院就诊，胸部 CT 见"左下肺斑片影，可见支气管充气征，左肺门处略增大，纵隔内可见数个小淋巴结"。曾给予青霉素、头孢菌素等药物治疗，午后发热、咳嗽、咳痰症状未见好转。2007 年 3 月 9 日首次于我院门诊就诊，CD4$^+$ T 淋巴细胞计数 70/μl，痰涂片提示抗酸染色阳性。诊断"获得性免疫缺陷综合征，左下肺继发性结核"。2007 年 3 月 12 日开始抗结核治疗：利福喷汀 0.45g，每周 2 次，异烟肼 0.3g 每天 1 次，乙胺丁醇 0.75g，每天 1 次，利复星 0.2g，每日 2 次，和复方磺胺甲噁唑 2 片，每天 1 次（预防 PCP）。其后多次痰抗酸染色阴性，咳嗽、咳痰症状好转，体温降至正常。2007 年 4 月 29 日开始给予抗逆转录病毒治疗，具体方案为奈韦拉平（起初 2 周为诱导期，为 200mg 每日 1 次，2 周后改为 200mg 每日 1 次），司坦夫定（d4T）30mg 每日 2 次，拉米夫定（3TC）300mg 每日 1 次。2007 年 7 月 25 日复查 CD4$^+$ T 淋巴细胞计数达 296/μl。2007 年 8 月患者再次出现咳嗽、咳痰加重，同时出现左颈部包块。为进一步诊治入我院。

既往史：2005 年行腮腺切除手术，术后病理回报"多发腮腺瘤（良性）"；外院曾检查发现 RPR 阳性，曾给予长效青霉素 240 万 U 1 次/周，共 3 周。年轻时发现肺内陈旧结核灶。曾于 2000 年发生同性性行为。

入院查体

左侧颈部可及一肿大浅表淋巴结，直径 2cm，质韧，无明显触痛，双肺呼吸音粗，未闻及干湿啰音，心音低钝，律齐，各瓣膜区未闻及病理性杂音，肝脾不大。双下肢不肿。

入院时查房分析

患者有高危同性性行为，HIV 抗体确证试验阳性，存在机会性感染，CD4$^+$ T 细胞<200/μl，考虑艾滋病诊断明确。

艾滋病患者易发生机会性感染，如巨细胞病毒感染、肺孢子菌肺炎、真菌感染、弓形虫感染、梅毒、结核感染等，因此临床需要判断是否存在机会性感染。本患者出现发热、咳嗽咳痰、痰拉丝，胸部 CT 见左下肺斑片影，纵隔内可见数个小淋巴结，需查痰病原学培养、巨细胞病毒抗体、血沉、蛋白电泳等进行鉴别诊断。痰抗酸染色阳性，肺结核诊断明确，经抗结核治疗后病情好转。

在开始 HAART 前，如果患者存在严重的机会性感染，应控制感染后，再开始治疗。

治疗经过

患者经抗结核治疗 6 周后加用抗反转录病毒治疗。注意向患者强调服药和随访依从性。检测免疫学指标和病毒学指标，注意药物不良反应，如 D4T 可引起外周神经炎、高乳酸血症、脂肪分布异常、胰腺炎等，NVP 可引起肝功能异常和皮疹等不良反应。

抗反转录病毒治疗 3 个月后患者出现病情加重，再次出现咳嗽，伴颈部淋巴结肿大，是出现免疫炎性重建综合征，还是出现了新的机会性感染或肿瘤，需鉴别诊断。

入院后检测 CD4$^+$ T 淋巴细胞计数 216/μl。胸部 CT 示双侧胸腔中等量积液，心包大量积液，纵隔淋巴结肿大，左下肺结节影较前无变化。胸腔积液及颈部包块抽取物病原学培养及涂片检查均为阴性。

多种潜伏或活动的机会性感染在抗病毒治疗后均可发生 IRIS，IRIS 多出现在抗病毒治疗后 3 个月内。IRIS 出现后应继续进行抗病毒治疗。表现为原有感染恶化的 IRIS 通常为自限性，不用特殊处理而自愈；而表现为潜伏感染出现的 IRIS，需要进行针对性的抗病原治疗；严重者可短期应用激素或非类固醇抗炎药控制。

患者于抗病毒治疗过程中出现病情的反复，CD4$^+$ T 细胞较前有所增高，考虑 IRIS 可能性大，诊断为颈部淋巴结结核、免疫炎性重建综合征，继续给予抗结核治疗和抗逆转录病毒治疗，并给予泼尼松 20mg 每日 1 次治疗。

患者颈部包块破溃，后逐渐缩小，同时咳嗽、咳痰症状好转，出院。

（李太生）

第十四节 传染性非典型肺炎

学习要点

1. 掌握传染性非典型肺炎(SARS)的流行病学特点;掌握 SARS 的影像学诊断、临床生物学和分子生物学诊断技术;掌握 SARS 的治疗和预防方法以及应用抗生素的原则。

2. 熟练掌握 SARS 的危重症的抢救治疗措施;熟练掌握 SARS 的诊断和鉴别诊断方法。

3. 熟悉 SARS 的国内外研究进展。

【流行病学】

流行病学调查发现,聚集性发病是传染性非典型肺炎(SARS)流行的一个重要特征,主要表现为医院内、家庭内、相对封闭空间内的聚集性发病,人口密度高、卫生条件差、不利于空气流通、不良的卫生习惯等均有利于 SARS 的流行。

(一)传染源

1.SARS 患者 在急性期患者咽拭子、痰标本中均可检出大量 SARS-CoV。其传染性随病程发展逐渐增强,一般于发病的第 2 周传染性最强。持续高热、频繁咳嗽、出现 ARDS 时的传染性较强。超级传播现象,老年人、患有其他脏器慢性基础性疾病的患者感染 SARS 后易成为超级传播者。

2.感染动物 目前尚无法确定是否存在动物-人的传播方式。我国最早的病例多是经常接触动物者,并在多种动物体内检测到阳性结果,有推测本病最初可能来源于动物,但到目前为止尚未发现有大批动物患病的情形,并从流行病学角度无法解释我国华南疫情初起时的疫源地多发的现象。

(二)传播途径

1.呼吸道飞沫传播 SARS 最重要的传播途径。

2.接触传播 接触患者的分泌物、排泄物和被其污染的物品也可被传播。

3.肠道传播 部分 SARS 患者恢复期的大便中可检出 SARS-CoV 的核酸,因此不排除经肠道传播的可能,但目前流行病学资料不支持。

(三)易感人群

有效暴露 SARS 病源的人群对 SARS 病毒普遍易感,但也有部分接触者无发病的报道。高危人群包括医护人员、患者的家属与亲友等与患者密切接触的人群。

【分子生物学】

(一)分类

SARS 冠状病毒(SARS-CoV)属于巢状病毒目,冠状病毒科,冠状病毒属。经研究发现,在已知的 SARS-CoV 基因片段中,和已知的经典冠状病毒均不相同,核酸水平的同源性不超过 50%,而氨基酸的同源性在 75% 左右。根据 RNA 多聚酶基因得到的冠状病毒进化树发现,SARS-CoV 与已知冠状病毒距离很远,无法归于现有的任何一个属,且在系统发生上与其他 3 个属的成员是等距离的,因此作为一种新的冠状病毒,将其归为冠状病毒第四群。

(二)形态学

SARS-CoV 作为冠状病毒属的一种,与经典冠状病毒相似,在成熟过程中可以出现很多形态,如肾形、鼓槌形、马蹄形、铃铛形等。成熟的病毒颗粒呈球形,直径从 60nm 到 120nm 不等,有包膜,上有放射状排列的花瓣样或纤毛样突起,长约 20nm 或更长,基底窄,酷似帝王王冠。

(三)生物学特性

SARS-CoV 利用 Vero-E6 或 Vero(绿猴肾细胞)细胞很容易进行培养。SARS-CoV 在细胞质内增殖,在成熟粒子中,不存在 RNA 病毒复制所需要的 RNA 聚合酶,因此,进入宿主细胞后,首先表达出病毒 RNA 聚合酶,然后利用该酶和宿主细胞材料完成 RNA 的复制和蛋白质合成。

SARS-CoV 在体外不同的基质生存时间不同,室温下,病毒在尿液里至少存活 10d,在痰液和腹泻患者的粪便里至少可存活 5d 以上,在血液中可存活 15d,在塑料、玻璃、马赛克、金属、布料、复印纸等多种物体表面均可存活 2~3d。病毒对理化因素的抵抗力较弱,随温度升高抵抗力下降,37℃可存活 4d、56℃加热 90min、75℃加热 30min 能够灭活病毒。紫外线照射 60min 可杀死病毒。有机溶剂,如乙醚 4℃ 24h、75% 乙醇 5min、含氯的消毒剂 5min 均可使病毒失去活力。

(四)分子生物学特性

SARS-CoV 基因组为单股正链 RNA,基因组 5′端约 2/3 的区域,编码病毒 RNA 聚合酶复合蛋白;后 1/3 的区域,编码病毒结构蛋白,按顺序依次为 S 蛋白、E 蛋白、M 蛋白、N 蛋白。S 蛋白是冠状病毒表面最重要的膜蛋白,主要负责细胞的黏附、膜融合及诱导中和抗体。M 蛋白是一种跨膜糖蛋白,它与 S 蛋白的结合,被认为是冠状病毒颗粒组装过程中的一个关键信号。E 蛋白是最小的结构蛋白,仅有 76 个氨基酸,主要分布在病毒膜上,在病毒的组装中有重要作用。N 蛋白是结构蛋白质区第二大的编码蛋白,长度为 423 个氨基酸,与单一分子的基因组 RNA 以及 M 蛋白的羧基末端组成长而弯曲的螺旋状核衣壳结构。

目前已报道了多株 SARS-CoV 全基因组序列,比较来自北京、多伦多、香港、河内的 5 个病毒株的全基因组中总共只有 31 个碱基替换点,总突变率为 0.10%,显示 SARS-CoV 变异程度不高,这对于病毒疫苗的研究有重要意义[6]。经研究表明,从绝对数量来讲,突变部位主要集中在 RNA 聚合酶区域,但考虑到突变 ORF 的长度,则结构蛋白编码区的突变率要大大高于聚合酶编码区,未知蛋白质编码区域的突变率高于结构蛋白。

【临床表现】

(一)潜伏期

潜伏期通常为 2 周,一般为 2～10d。

(二)临床特点

SARS 的临床表现通常是非特异性的。

1.发热 常以发热为首发症状,体温＞38.0℃,伴有寒战、头痛、关节酸痛和肌痛。病程初期应用退热药可控制体温,但随病情进展,则难以奏效。需注意的是,皮质激素的使用可对热型产生干扰。

2.呼吸道症状 干咳、胸闷,严重者出现呼吸困难,少有卡他症状。

3.消化道症状 少数病例可出现腹泻、恶心、呕吐等。

4.体征 肺基底部可闻及湿啰音,或有肺实变体征。出现胸腔积液,可出现局部叩诊浊音,呼吸音消失等。肺部体征通常与临床症状不符。

【辅助检查】

(一)实验室检查

1.血常规 白细胞总数正常或减少,淋巴细胞绝对记数减少较为明显,往往出现在病程早期,并随病情发展呈逐渐减少趋势,若<$0.9×10^9$/L 则诊断意义较大。血小板记数也可减少。中性粒细胞、单核细胞多正常。

2.血液生化 肝功能轻度异常,LDH 和 CK 升高较为常见,其中,LDH 的升高与病情严重程度有一定相关性,居高不下往往提示预后不良。

3.T 淋巴细胞亚群记数 发病早期即可见 $CD4^+$、$CD8^+$ 细胞记数减少,在重症病例表现尤为明显,T 细胞亚群水平越低,病情越重,可作为预测 SARS 患者病情轻重的指标,但随病情好转可逐渐恢复正常。

4.血气分析 PO_2 降低,发热或气促明显的患者可出现 $PaCO_2$ 下降和 pH 升高,严重者出现 I 型呼吸衰竭。

5.血清学检查 采用酶联免疫吸附试验(ELISA)和免疫荧光抗体法(IFA)检测 SARS-CoV 特异性抗体。血清学抗体由阴性转为阳性或进展期和恢复期抗体发现滴度 4 倍以上升高提示为现症感染。

国家 SARS 防治紧急科技行动北京组研究表明,在发病早期,血清抗体阳性率较低,不适于早期诊断。病程≥11d 时,SARS-CoV 特异性抗体显著升高,采用 ELISA 法,特异性 IgM 抗体的敏感度和特异度分别为 70.16% 和 97.9%,特异性 IgG 抗体的敏感度和特异度分别为 88.3% 和 99.0%,采用 IFA 法,特异性 IgM 抗体的敏感度和特异度分别为 65.6% 和 100.0%,特异性 IgG 抗体的敏感度和特异度分别为 91.1% 和 97.0%,对于发病 10d 以上的病例有助于确立诊断。

6.病原学检测

(1)RT-PCR:患者血、气道分泌物、尿、粪中 SARS-CoVRNA 有早期诊断意义,特异性较好,但灵敏性差,因此阴性结果不能排除 SARS。检测必须在 P3 实验室进行。应多次、多部位、多标本、多家实验室进行检测。

(2)病毒分离:诊断 SARS 的直接证据,可将标本接种于 Vero 细胞进行验证。病毒分离需要严格的实验室条件,在普通的临床实验室难以进行,且耗时长,阳性率低,不易作为常规的诊断检测项目。

(二)影像学检查

1.胸片 普通 X 线胸片是早期诊断的重要检

查方法。发病初期为单发或多发小片状影像,密度较低,以单发多见,部分病例由于病灶较小不易发现,或与心影重叠,在后前位X线片上难以显示。随病情发展,胸片变化较快,可于发病3~7d变为大片、多发或弥漫性病变,病变由单侧肺发展到双侧,由一个肺野发展到多个肺野,主要表现为大片状及广泛的磨玻璃密度和肺实变影像。有的阴影可呈团块状。动态观察X线胸片变化,对于估价病情、采取治疗措施有重要的指导意义,进展期复查间隔不超过2~3d,危重病人则为1~2d。

2.CT 病程初期为小片状磨玻璃密度影像,单发多见,多数为类圆形,有的为肺小叶的形态,小叶间隔增厚,构成病变的边缘,病变中心可见小叶核。少数病变为单发小片状肺实变,多发小片状或较大的片状阴影。磨玻璃密度病变内可见密度较高的血管影像。有的病灶周围血管增多,病变多为两肺下野及肺边缘部位。进展期CT改变呈逐渐加重趋势,病灶增多或扩大,表现以磨玻璃密度影像最为常见,可合并肺实变影像。

【诊断及鉴别诊断】

目前,对于SARS的诊断仍以临床诊断为主,2003年4月14日,国家卫生部结合SARS的流行病学、临床症状和体征、一般实验室检查、胸部X线影像学变化及对治疗的反应等制定了SARS的临床诊断标准。

(一)诊断标准

1.流行病学史

(1)与发病者有密切接触史,或属受传染的群体发病者之一,或有明确传染他人的证据。

(2)发病前2周内曾到过或居住于报告有传染性非典型肺炎病人并出现继发感染病人的城市。

2.症状与体征 起病急,以发热为首发症状,体温一般>38℃,偶有畏寒;可伴有头痛、关节酸痛、肌肉酸痛、乏力、腹泻;常无上呼吸道卡他症状;可有咳嗽,多为干咳、少痰,偶有血丝痰;可有胸闷,严重者出现呼吸加速,气促,或明显呼吸窘迫。肺部体征不明显,部分病人可闻少许湿啰音,或有肺实变体征。

3.实验室检查 外周血白细胞计数一般不升高,或降低;常有淋巴细胞计数减少。

4.胸部X线检查 肺部有不同程度的片状、斑片状浸润性阴影或呈网状改变,部分病人进展迅速,呈大片状阴影;常为双侧改变,阴影吸收消散较慢。肺部阴影与症状体征可不一致。若检查结果阴性,1~2d应予复查。

5.抗菌药物治疗无明显效果 疑似诊断标准:符合上述1.+2.+3.条或2.+3.+4.条。

临床诊断标准:符合上述1.(1)+2.+4.条及以上,或1.(2)+2.+3.+4.或1.(2)+2.+4.+5.条。

(二)重症SARS的诊断标准

凡符合以下标准中的1条即可诊断为重症病例:

1.呼吸困难,呼吸频率>30/min。

2.低氧血症,在吸氧3~5L/min条件下,动脉血氧分压(PaO_2)<70mmHg,或脉搏容积血氧饱和度(SpO_2)<93%;或已可诊为急性肺损伤(ALI)或急性呼吸窘迫综合征(ARDS)。

3.多叶病变且病变范围超过1/3或X线胸片显示48h内病灶进展>50%。

4.休克或多器官功能障碍综合征(MODS)。

5.具有严重基础性疾病或合并其他感染或年龄>50岁。

(三)鉴别诊断

临床上要注意排除上呼吸道感染、流行性感冒、细菌性或真菌性肺炎、艾滋病合并肺部感染、军团菌病、肺结核、流行性出血热、肺部肿瘤、非感染性间质性疾病、肺水肿、肺不张、肺栓塞、肺嗜酸性粒细胞浸润症、肺血管炎等临床表现类似的呼吸系统疾患。其鉴别要点主要依靠流行病学史、血清特异性抗体检测及病原学检测。

【治疗】

对于SARS的治疗,目前尚无特效治疗方法,以综合治疗为主,强调早发现、早隔离、早治疗,正确使用激素和呼吸机,积极防治并发症。

(一)严格呼吸道隔离

隔离期21d。疑似病人与确诊病人应分房间单住。患者应戴口罩,医护人员采取规范防护措施。

(二)密切监测病情变化

多数病人在发病后14d内多属于进展期,住院期间应动态监测症状、体温、呼吸频率、动脉血气分析、外周血象、胸片、心肝肾等重要脏器功能、T细胞亚群及血清铁等变化。

(三)一般对症治疗

卧床休息,避免劳累,避免用力和剧烈咳嗽,早期给予鼻导管,吸氧流量为3~5L/min,保持SaO_2>95%。加强营养,注意水、电解质平衡。适当补充液体及维生素。咳嗽、咳痰者给予镇咳、祛痰药,可使用复方桔梗片、可待因等。痰黏稠可用N乙酰半胱氨酸。高热者给予冰敷、酒精擦浴等物理降温措施,发热超过38.5℃者,可给予解热镇痛药,儿童患者禁用水杨酸类解热镇痛药。注意保护心、肝、肾功能。

(四)抗生素的应用

虽然目前研究表明SARS由冠状病毒引起,但抗生素的使用有其必然的一面。一方面,早期SARS发病不易与社区获得性肺炎相鉴别,且有可能合并其他细菌的感染,因此抗生素的应用对于疑似SARS的患者有鉴别诊断意义。另一方面,SARS患者机体免疫力低下,且在治疗过程中常使用大剂量激素,患者易出现继发感染,故抗生素可用于治疗和控制继发细菌、真菌感染。

抗生素可选用喹诺酮类和大环内酯类(如阿奇霉素),因为喹诺酮类和阿奇霉素不但对常见的呼吸道细菌感染有效,而且对肺炎支原体、衣原体、军团菌疗效确切,可覆盖常见呼吸道感染。

注意事项:抗生素应用超过5d,特别在并用糖皮质激素的情况下,应密切观察有无合并真菌感染的可能性。当肾功能损害时,要忌用氨基糖苷类抗生素。如痰培养或临床表现提示有耐药球菌感染,可选用万古霉素、泰能等。

(五)抗病毒药物的应用

理论上讲,抗病毒治疗是针对病原的特效疗法,但目前尚未发现有效的抗SARS-CoV特异性药物。临床上应用的主要有利巴韦林、磷酸奥司他韦胶囊(达菲胶囊)以及其他蛋白酶抑制药。但回顾性资料显示,利巴韦林对SARS没有明显疗效,其他抗病毒药物尚有待临床进一步验证。

(六)免疫调节剂的应用

由于研究表明,SARS患者在发病早期即存在显著的甚至是严重的免疫抑制,而且$CD4^+$和$CD8^+$ T淋巴细胞都有明显的减低,因此有学者提出应给予免疫增强剂,如胸腺肽、丙种球蛋白等。但其疗效目前尚未肯定,不推荐常规使用。

(七)糖皮质激素的应用

激素对减轻肺损伤和预防肺间质纤维化,防止或减轻低氧血症、ARDS以及多器官功能障碍综合征有非常有利的一面,但SARS病毒本身损伤机体的免疫系统,而激素的应用有可能加重这种损伤,进一步削弱机体免疫功能,导致耐药细菌和(或)真菌的感染,可见在SARS治疗中激素是一把"双刃剑",因此,掌握激素的使用指征、剂量和疗程非常重要。

我国卫生部最新修订的《传染性非典型肺炎推荐治疗方案》对于激素使用的指征进行了明确的规定,推荐出现以下三种情况时使用糖皮质激素:①有严重中毒症状,高热3d不退;②48h内肺部阴影进展超过50%;③出现急性肺损伤(ALI)或急性呼吸窘迫综合征(ARDS)。

激素推荐选用甲泼尼龙等半衰期较短、抗炎作用强的药物,关于其用量尚无循证医学肯定的结论。目前推荐的使用剂量为甲泼尼龙80～320mg/d,分2次静脉滴注,但具体的用药剂量还应根据病情决定,个别重症患者用量有达500～1 000mg/d,病情才得到改善。

当临床症状改善或胸片提示肺内阴影有所吸收时可逐渐减少激素用量致停用,开始阶段可快速减量,后期适当减慢。较大剂量冲击时,可连用2～3d,当临床表现出现好转时,即可减量。一般每2～4d为一个阶梯,通常静脉给药1～2周改为口服泼尼松或泼尼松龙,一般不超过4周,不易过大剂量或过长疗程。但应注意的是,剂量和疗程均应个体化。

在激素的使用过程中,需密切注意其副作用,如消化道出血、二重感染、精神错乱、低钾血症、高血糖、高血压及骨质疏松等。大剂量使用时可同时应用制酸剂和胃黏膜保护剂。

(八)恢复期血清疗法

从理论上讲,此种疗法是特异的,对于诊断明确的高危患者,可在严密观测下使用。

(九)心理治疗

患者由于对疾病的认识不足,多具有恐怖心理,医务人员在治病同时,要加强医患沟通,帮助患者克服恐惧心理,调整好心态,这对于疾病的顺利恢复是极其重要的。

(十)重症SARS的治疗

强调严密动态观察病情变化,加强监护,合理使用糖皮质激素,加强营养支持和器官功能保护,注意水电解质和酸碱平衡,预防和治疗继发感染,及时处理并发症。此外,及早进行人工通气呼吸支持,改善缺氧,救治呼吸衰竭,对于缓解病情,提高治愈率,降低病死率有极其重要的作用。

1.鼻导管或面罩吸氧 维持SpO_2在93%以上,尽量避免脱离氧疗的活动。

2.无创正压机械通气(NIPPV) SARS患者大多神志清楚,气道分泌物少,应首选NIPPV。应用指征:呼吸频率≥30/min,吸氧3～5L/min条件下,PaO_2≤70mmHg或SpO_2≤93%。通气模式常选用CPAP或PSV＋PEEP。CPAP压力水平一般维持在4～10cmH$_2$O,使用PSV＋PEEP时,PEEP水平一般为4～10cmH$_2$O,吸气压力水平一般为10～20cmH$_2$O。

注意事项:应向患者讲明治疗的目的,指导患者有规律地放松呼吸,消除恐惧,争取配合。全天持续应用(包括睡眠),每次暂停时间不宜超过30min。如患者咳嗽剧烈,无明显呼吸抑制,可给予镇咳药。辅助通气的压力应从较低的CPAP或PSV水平开始,压力水平不宜过高。加强对病情的动态监护,如应用2h未达到预期效果(SpO_2＞93%,气促改善),可考虑改用有创通气。

3.有创正压机械通气　能够维持适当和有效的通气。应用指征:使用NIPPV治疗不能耐受或氧饱和度改善不满意;有危及生命的临床表现或多器官功能障碍,需要紧急进行气管插管抢救者。可选择的通气模式有:A/C＋PEEP,PSV＋PEEP,BIPAP,APRV等。通气参数的设定应根据"肺保护性通气策略"的原则来设置,选择恰当的PEEP。

注意事项:在通气过程中,对呼吸不协调及焦虑的患者,可给予充分镇静,必要时给予肌松药,并积极防治气压伤、氧中毒、低血压以及心排血量下降等机械通气的并发症。

(十一)中医治疗

我国中医药工作者在SARS预防和治疗方面做了许多有益的尝试,在理论和临床治疗上初步取得了一些成绩。中医认为SARS的基本病机为邪毒壅肺、湿痰瘀肺、肺气郁闭、气阴亏虚。治疗原则为早治疗、重祛邪、早扶正、防传变。

【案例分析】

于某,女性,27岁,山西太原人。因"发热、乏力12d,咳嗽、气促7d"入院。患者于2003年2月21日下午开始出现发热、乏力,未测体温,无寒战,无咳痰,无鼻塞、流涕,23日返回太原,体温最高升至39℃,在当地医院给予"阿奇霉素、利巴韦林"治疗,病情无缓解,26日出现气短、憋喘,以坐位为明显,平卧后有所缓解,查嗜肺军团菌抗体、肺炎衣原体抗体、肺炎支原体抗体均阴性,3月2日胸片检查示"双下肺炎症",3月3日给予静滴"头孢曲松、亚胺培南西司他丁",症状无减轻,4日改用"左氧氟沙星、米诺环素",体温略有下降,于3月5日转来我院。患者既往体健,无"心、肺"等慢性病史,否认

放射性物质、毒物接触史,否认药物过敏史,否认疫水接触史。发病前曾去广州出差[当时广州有严重急性呼吸综合征(SARS)流行]。否认家族传染病史及遗传病史。入院查体:体温38℃,脉搏96/min,呼吸20/min,血压14/9kPa。精神差,全身皮肤无黄染、无皮疹,全身淋巴结未触及肿大,口腔黏膜完整,未见白斑,扁桃体无肿大。胸廓无畸形,双肺叩诊呈清音,听诊双肺中、下部呼吸音粗,未闻及干湿性啰音及胸膜摩擦音。心脏、腹部、神经系统查体未见异常。

入院时辅助检查

入院后查血常规:白细胞5.3×10^9/L,中性0.75,嗜酸性粒细胞正常,血红蛋白111g/L,血小板276×10^9/L,异常淋巴细胞:0。肝功、肾功、尿便常规正常。血沉:93mm/h,柯萨奇、EBV、CMV抗体IgM均为阴性,冷凝集试验阴性。动脉血气分析:PO_2 84.2mmHg,PCO_2 39.9mmHg,SaO_2 98%。X线胸片:双侧肺中野内均可见大片状模糊影,边缘清晰,肺门影无明显增大,纵隔心影未见异常,双膈面光滑,两侧肋膈角锐利。

诊断与鉴别诊断

患者临床表现主要为发热、气促等肺部病症,在外院胸片检查提示"双下肺炎症",因此,可初步诊断为肺部炎症,病因待查。对于急性肺部炎症,病因主要包括感染和非感染因素。本例患者根据无导致肺损伤的相关物质接触史,无肺外其他器官脏器的损伤表现,影像学检查均未见占位性病变,可排除化学、物理因素导致的肺部炎症、结缔组织病、变态反应性肺部炎症以及肿瘤。因此考虑为感染性因素,但仍需进一步分析其病原。

(1)细菌:病原菌多为肺炎双球菌、葡萄球菌、链球菌、肺炎杆菌以及结核菌等。本病例无寒战,无咳痰,在病程中曾使用多种不同种类抗生素治疗(包括碳青酶烯类)无效,不支持细菌感染。但为进一步排除,尤其对于非特异性感染的排除,可进一步化验C反应蛋白、结核抗体、PPD试验以及动态观察胸片,本病例查C反应蛋白无明显增高,多次查结核抗体及PPD试验均阴性,因此可排除细菌感染。但在下一步继续治疗中,应警惕会出现细菌的重叠感染。

(2)真菌:本病例患者在病程中使用多种抗生素,因此要考虑到真菌感染。真菌性肺炎有发热,可有咳嗽、咳白色、锈色黏痰,胸片可为斑片状、棉花团样阴影以及间质性肺炎改变等,本病例无咳

痰,且既往无免疫力低下表现,因此不考虑,但在治疗过程中,应严密观察,警惕出现二重感染。

(3)螺旋体:主要为肺出血型钩端螺旋体病,可有发热、肺部症状,可无黄疸,肝肾损害不显著等表现。该病多发与夏秋季节,且对青霉素、头孢菌素类抗生素敏感。本病例无疫水接触史,院外使用抗生素治疗无效,可以排除。

(4)支原体、衣原体:衣原体、支原体引起的肺部感染临床表现无太多特征性,病情可轻可重,胸部体征少,而X线表现相对较重,且多变化,肺外症状相对多见,外周血白细胞不高,起病后血清特性行IgM抗体阳性,冷凝集试验在部分患者中可为阳性。从临床症状上来看,本例患者不能完全排除支原体、衣原体表现,但因支原体、衣原体对阿奇霉素、喹诺酮类抗生素敏感,本例患者在使用该类抗生素后,病情并未见好转,且查肺炎衣原体抗体、支原体抗体、冷凝集试验均阴性,因此,基本可以排除。

(5)病毒:可引起肺炎的病毒种类较多,主要有流行性感冒病毒、副流感病毒、巨细胞病毒、腺病毒、冠状病毒、某些肠道病毒如柯萨奇、埃可病毒等,以及单纯疱疹、麻疹、风疹病毒等。以及近十余年间发现的汉坦病毒、SARS冠状病毒等。各种病毒引起肺部炎症表现各异,有的起病缓慢,有的急性起病,肺炎进展迅速,但体征往往却如,X线表现也多样化。化验外周血白细胞可减少、正常或增多,其诊断主要依靠各病毒感染后的特征性表现以及排除细菌性和其他病原体感染引起的肺炎。本病例以发热起病,伴有肺部症状,肺部体征缺如,外周血白细胞不多,多种抗生素治疗无效,因此,病毒感染不能排除。

在初步考虑为病毒感染后,何种病毒感染成为诊断中的重要问题,入院后查柯萨奇、EBV、CMV-

IgM均为阴性,不支持常见肠道病毒以及EBV、CMV的诊断,但在判断此结果时,应注意在免疫力缺陷的患者,即使抗体阴性,也不能完全排除该病毒的感染,因此,如有条件应进行病毒分离或病毒的抗原检查。此时流行期间的暴露史对于诊断则极为重要。本病例在发病前曾去SARS流行疫区出差,根据国家卫生部公布SARS病例诊断标准,本病例符合临床诊断标准。如要再进一步的确诊,则有赖于病原学的检查,包括病毒的分离、血清学的检查以及病毒和病毒抗原的监测。因此,SARS冠状病毒(SARS-CoV)RNA的检测和血清特异性抗体的快速检测将可进一步明确诊断。

治疗经过

入院后吸氧,给予生长因子注射液、丙种球蛋白、胸腺五肽提高机体免疫力,并给予IFNα抗病毒、左氧氟沙星预防感染以及补充能量等对症治疗,患者入院后第3天体温恢复正常,咳嗽、气促等症状明显缓解,间隔2d动态X线胸片检查示双肺片状模糊影逐渐吸收,3月11日X线胸片:左中肺野和右中下肺野见浅淡小片状影,炎症较入院时明显吸收。血常规、动脉血气分析已恢复正常。以临床治愈出院。

对于SARS的治疗,目前无特效疗法,从理论上讲,抗病毒治疗是针对病原的特效疗法,但目前尚未发现有效的抗SARS-CoV特异性药物。因此,以综合治疗为主,注意保护心、肝、肾等重要脏器功能,防治继发感染。对于重症患者,应正确使用激素和呼吸机。本病例未达到重症SARS诊断标准,且给予综合治疗后,病情呈逐渐好转趋势,因此未使用激素。

（王慧芬　苏海滨）

第十五节　人感染高致病性禽流感

学习要点

1.掌握人感染高致病性禽流感的临床表现,危重症的早期识别;人禽流感的诊断标准;人禽流感的治疗,呼吸机应用指征。

2.熟悉禽流感病毒的特点;人禽流感的鉴别诊断;人禽流感的病原学检测方法。

禽类流行性感冒简称禽流感,是甲型流感病毒的亚型所引起的一种禽类传染性疾病综合征。禽

流感病毒可分为高致病性、低致病性和非致病性三大类,其中高致病性禽流感是由H5和H7亚毒株

（以 H5N1 和 H7N7 为代表）引起的疾病。高致病性禽流感因其在禽类中传播快、危害大、病死率高，被世界动物卫生组织列为 A 类动物疫病，我国将其列为一类动物疫病。

由高致病性禽流感病毒（H5N1）感染人类所致疾病称为人感染高致病性禽流感，简称人禽流感。由于人类对禽流感病毒普遍缺乏免疫力、人类感染 H5N1 型禽流感病毒后的高病死率以及可能出现的病毒变异等，世界卫生组织（WHO）认为该疾病可能是对人类存在潜在威胁最大的疾病之一。

【流行病学】

1981 年，美国即有禽流感病毒 H7N7 感染人类引起结膜炎的报道。近年，已认识到人感染高致病性流感 H5N1 病毒可以导致严重，甚至是致死性的疾病。1997 年 5 月，香港地区发生家禽的 H5N1 暴发流行后，一名 3 岁患儿因急性呼吸窘迫综合征和 Reye 综合征而死亡，并从患儿体内分离出 H5N1 流感病毒。同年底，香港又相继出现了 17 例 H5N1 病毒感染患者，其中 5 患者死亡。2003 年香港地区出现 1 例疑似 H5N1 感染病例死亡后，其父亲和兄弟被证实为 H5N1 流感病毒感染。2004 年越南和泰国首先报道了人禽流感的暴发，随后荷兰、越南、泰国、柬埔寨、印尼及我国相继出现了人禽流感病例，并有较高的死亡率。至 2010 年 6 月 8 日，全球累计发生人禽流感确认病例 499 例，死亡 265 例。

此外，人们又先后获得了 H9N2、H7N2、H7N3 亚型禽流感病毒感染人类的证据，在世界范围内引起了广泛关注。我国《传染病防治法》中规定人感染高致病性禽流感是按甲类传染病采取预防、控制措施的乙类传染病。

1.传染源　　主要为患禽流感或携带禽流感病毒的鸡、鸭、鹅等禽类。野禽在禽流感的自然流传中扮演了重要角色。

虽然通过监测和严格限制家禽能够较为有效地控制 H5N1 流感病毒的传播，但 H5N1 病毒在一些亚洲国家的家禽和水栖鸟类中已经流行。这些国家中连续发生的由鸟传至人的禽流感病毒感染，增加了该病毒适应人类的能力。同时，病毒长期在鸟类和人类之间共同循环，以及栖息环境中人类、家禽和猪之间的密切接触，增加了鸟类和人类流感病毒重配，并使之能够适应在人类和其他哺乳动物宿主中传播流行。近期已有研究在中国猪分离到 H5N1 流感病毒，越南猪体内检测出 H5N1 的抗体。

2.传播途径　　经呼吸道传播，也可通过密切接触传染的家禽分泌物和排泄物、受病毒污染的物品和水等被传播，直接接触病毒毒株也可被传染。

3.易感人群　　人类对禽流感病毒并不易感。从事家禽养殖业者及其同地居住的家属、在发病前 1 周内到过家禽饲养及宰杀等场所者、接触禽流感病毒传染材料的实验室事情人员、与禽流感患者有密切接触的人员为高危人群。

尽管任何年龄都可被传染，但在已经发现的 H5N1 传染病例中，13 岁以下儿童所占比例较高，病情较重。

【病因】

禽流感病毒属正黏病毒科甲型流感病毒。禽甲型流感病毒呈多形性，其中球形直径 80～120nm，有包膜；基因组为分节段单股负链 RNA。依据其外膜血凝素（H）和神经氨酸酶（N）蛋白抗原性的不同，目前可分为 16 个 H 亚型（H1～H16）和 9 个 N 亚型（N1～N9）。

病毒对热以及乙醚、氯仿、丙酮等有机溶剂均敏感，裸露的病毒在直射阳光下 40～48h 便可灭活，紫外线直接照射也可迅速破坏其活性。65℃加热 30min 或煮沸（100℃）2min 以上可灭活。常用消毒剂也容易将其灭活，如氧化剂、稀酸、卤素化合物（漂白剂和碘剂）等都能迅速破坏其活性。对酸性环境有一定抵抗力，对低温抵抗力较强，4℃水中可存活 1 个月。

禽甲型流感病毒除传染禽外，还可传染人、猪、马、水貂和海洋哺乳动物。目前已经证实能够人感染的禽流感病毒亚型为 H5N1、H9N2、H7N7、H7N2、H7N3 等，以感染 H5N1 的患者病情重，病死率高。

【发病机制和病理生理】

小样本的研究结果显示与人流感病毒不同，人感染 H5N1 后临床谱更趋向进展为肺炎和严重疾病，在 H5N1 感染的高危人群罕见有无症状和亚临床感染的现象。

为什么禽流感 H5N1 病毒感染更容易引起肺炎和严重疾病？宿主细胞病毒受体分布的差异可能是其机制之一。唾液酸受体是流感病毒感染宿主细胞所需的受体，禽流感病毒偏好与 2,3 唾液酸受体结合，而人流感病毒则偏好与 2,6 唾液酸受体结合。禽类的胃肠道和呼吸道上皮细胞带有 2,3 唾液酸受体，人类的 2,3 唾液酸受体存在于人的肺泡和细支气管上皮细胞,而不是气管和上呼吸道细胞。体外培养的上呼吸道上皮,虽然缺乏2,3唾液酸受体其H5N1病毒也能够复制,但下呼吸道细胞中病毒能够更有效复制,这一特性可能是H5N1感染后肺炎高发的危险因素。虽然人下呼吸道也遍布2,6唾液酸受体,但季节性流感病毒感染所致肺炎的危险性并不高,可见唾液酸受体分布的差异仅是H5N1病毒所致严重疾病的因素之一。

H5N1病毒的高复制效率和播散能力也是导致严重病变的重要因素。体外和动物实验研究显示现流行的H5N1病毒比1997年分离出的H5N1病毒有更高的致病毒力和复制效率。H5N1病毒感染的患者咽喉部的病毒量显著高于人类流感病毒亚型感染患者的病毒量,尤其是H5N1重症患者的病毒量最高,提示呼吸道病毒复制的水平与感染预后有关。H5N1病毒不仅在呼吸道高度复制,还可以播散到机体其他器官,致使H5N1感染患者出现肺外的症状和体征。感染H5N1病毒患者的血浆、脑脊液和粪便中均可以分离到病毒。肠道组织、肝、淋巴结和脑组织,以及尸解的妊娠胎盘组织和胎儿肺组织中都可以检测到病毒抗原和病毒复制中间体RNA(即正链RNA)。这些证据显示H5N1病毒能够在患者体内广泛播散,并产生严重疾病进展。16例H5N1病毒感染的越南患者,半数患者死亡,而仅在死亡患者检测到H5N1病毒的复制中间体RNA。

H5N1病毒感染后不仅病毒可以直接损伤肺部以及其他器官,病毒所诱导机体产生的炎症反应对疾病的进展也有重要作用。有限的尸解资料显示感染者的多个器官组织呈现反应性嗜血细胞综合征的病理特征,这是细胞因子所诱导的病理状态。实验研究显示H5N1病毒诱导呼吸道上皮细胞和巨噬细胞表达细胞因子和趋化因子的能力显著高于人流感病毒亚型。H5N1感染患者的血浆中趋化因子如IP-10、MCP-1、MIG、IL-8和细胞因子如IL-6,IFN-γ,IL-10的水平显著高于人流感病毒感染的患者,尤其是H5N1感染致死的患者,提示细胞因子失调是H5N1感染的重要致病机制。同时,患者的趋化因子和细胞因子水平与其上呼吸道的高病毒载量相一致,可见高细胞因子血症也反映了体内病毒的大量复制。

【临床表现】

根据对H5N1亚型感染病例的调查结果显示,人禽流感的潜伏期一般为1~7d,通常为2~4d。

绝大多数H5N1感染的患者都表现为严重的流感综合征,如急性起病,有发热、咳嗽、呼吸急促等症状,体温大多持续在39℃以上,可伴有流涕、鼻塞、咳嗽、咽痛、头痛、肌肉酸痛和全身不适。部分患者,尤其是儿童患者可以有腹泻、呕吐和腹痛等症状,有些患者腹泻是最先出现的症状。也有病例报告人感染H5N1流感病毒的临床表现主要为肺外症状和体征。如越南一例患儿感染后表现为腹泻伴有中枢神经系统受损,继之昏迷而死亡。该患者的血液、咽喉部、直肠和脑脊液样本中均分离到H5N1流感病毒,显示病毒广泛播散并复制。该患儿的姐姐先于患儿2周死于相似的疾病,但没有获得病原诊断样本。虽然在哺乳动物如猫和鼠,高毒力H5N1流感病毒有嗜神经性的现象,但是人流感病毒致使中枢神经系统受损的类似表现还是很罕见的。宿主的遗传特征可能是中枢神经系统受损害的一个重要因素。

人感染H5N1流感病毒后常常病情快速进展和发生严重的病毒性肺炎,甚至发展为急性呼吸窘迫综合征。重症病人可表现高热不退,病情迅速发展而出现急性肺损伤、急性呼吸窘迫综合征(ARDS)、肺出血、胸腔积液、全血细胞减少、肾衰竭、多脏器功能衰竭、休克及Reye综合征等多种并发症。也可继发细菌感染,发生败血症。现有病例报告数据显示人感染H5N1病毒致病后死亡率30%~60%。

此外,还可以出现一些肺外的症状和体征,如肝炎、肾功能异常、腹泻、神经系统症状、休克样综合征、淋巴细胞减少和血小板减少等。H5N1病毒感染与H7和H9流感病毒感染的患者不同,结膜炎的发生率并不突出。半数病人可有肺部实变体征,少数伴胸腔积液。

感染H9N2亚型的患者通常仅有轻微的上呼吸道感染症状,部分患者甚至没有任何症状;感染H7N7亚型的患者主要表现为结膜炎。

【辅助检查】

1. 常规检查 白细胞总数一般不高或降低。重症患者多有白细胞总数及淋巴细胞减少,并有血小板降低。

2. 病原学检查

(1)取呼吸道标本采用免疫荧光法(或酶联免疫法)检测甲型流感病毒核蛋白抗原(NP)或基质蛋白(M1)、禽流感病毒H亚型抗原。

(2)用RT-PCR法检测禽流感病毒亚型特异性

H抗原基因。

（3）从鼻咽分泌物、口腔含漱液、气管吸出物或呼吸道上皮细胞等标本中分离禽流感病毒。

（4）发病初期和恢复期双份血清禽流感病毒亚型毒株抗体滴度4倍或以上升高，有助于回顾性诊断。

3.其他检查

（1）胸部影像学检查：H5N1亚型病毒感染者可出现肺部浸润。胸部影像学检查显示肺炎的改变，表现为肺内片状影。重症病人肺内病变进展迅速，呈大片状毛玻璃样影及肺实变影像，病变后期为双肺弥漫性实变影，可合并胸腔积液。幸存者肺损伤的X线影像改变可以持续病后数月。

（2）部分患者ALT、LDH等升高。

【诊断及鉴别诊断】

（一）诊断步骤

基本诊断步骤见图2-5。

（二）诊断标准

1.医学观察病例

（1）有流行病学接触史：发病前1周内曾到过疫点；有病死禽接触史；与被感染的禽或其分泌物、排泄物等有密切接触；与禽流感患者有密切接触；实验室从事有关禽流感病毒研究。

（2）1周内出现流感样临床表现者：对于被诊断为医学观察病例者，医疗机构应当及时报告当地疾病预防控制机构，并对其进行7d医学观察。

2.疑似病例　有与医学观察病例类似的流行病学接触史和临床表现，呼吸道分泌物或相关组织标本甲型流感病毒M1或NP抗原检测阳性或编码它们的核酸检测阳性者。

3.临床诊断病例　被诊断为疑似病例，但无法进一步取得临床检验标本或实验室检查证据，而与其有共同接触史的人被诊断为确诊病例，并能够排除其他诊断者。

4.确诊病例　有流行病学接触史和临床表现，从患者呼吸道分泌物标本或相关组织标本中分离出特定病毒，或采用其他方法，禽流感病毒亚型特异抗原或核酸检查阳性，或发病初期和恢复期双份血清禽流感病毒亚型毒株抗体滴度4倍或以上升高者。

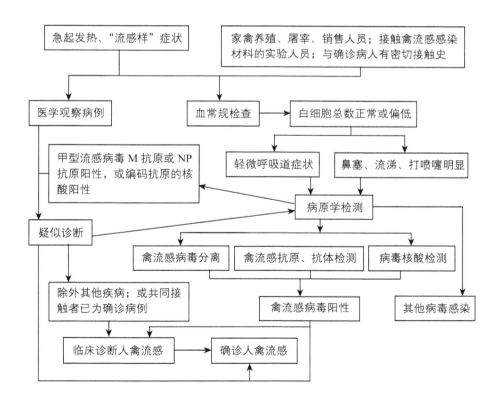

图2-5　禽流感诊断思路

流行病学史不详的情况下,根据临床表现、辅助检查和实验室检查结果,特别是从患者呼吸道分泌物或相关组织标本中分离出特定病毒,或采用其他方法,禽流感病毒亚型特异抗原或核酸检查阳性,或发病初期和恢复期双份血清禽流感病毒亚型毒株抗体滴度 4 倍或以上升高,可以诊断为确诊病例。

(三)鉴别诊断

临床上应注意与流感、普通感冒、传染性非典型肺炎(SARS)、传染性单核细胞增多症、巨细胞病毒感染、细菌性肺炎、衣原体肺炎、支原体肺炎、军团菌病、肺炎型流行性出血热等疾病进行鉴别诊断。鉴别诊断主要依靠病原学检查。

1. 细菌性肺炎 细菌性肺炎占成人各类病原体肺炎的 80%。随着抗菌药物的广泛应用,细菌性肺炎出现了一些新特点,包括病原谱变迁,医院内肺炎革兰阴性杆菌比率显著上升,社区获得性肺炎病原体中肺炎链球菌仍占主导地位,但临床表现多趋于不典型。细菌耐药率增高,所谓"难治性"肺炎屡见不鲜,尤其在儿童、老年人和免疫抑制患者中病死率极高。

发热、咳嗽、咳痰及胸痛为其临床特点。痰液性状对病原判别有参考,通常典型肺炎链球菌肺炎咳铁锈色痰,金黄色葡萄球菌肺炎咳脓血痰,铜绿假单胞菌肺炎咳翠绿色脓痰,肺炎克雷伯杆菌肺炎咳砖红色胶胨状痰。

2. 病毒性肺炎 大多数病人有头痛,发热,肌痛和咳嗽,痰液多呈黏液脓性。胸部 X 线检查的最常见发现是间质性肺炎或周围支气管壁增厚。血常规白细胞计数常低下或正常;痰涂片发现细菌稀少而有大量单核细胞,或找不到可能的细菌性病原体,则支持病毒性肺炎的诊断。

3. 支原体肺炎 约占各种肺炎的 10%,是"原发性非典型肺炎"的病原体中最为常见的。临床起病多缓慢,病初有乏力、头痛、咽痛、发热、肌肉酸痛、食欲减退等,头痛较显著。2～3d 后出现明显呼吸道症状,为阵发性刺激性咳嗽,有少量黏痰或黏液脓痰,有时痰中带血。肺部病变 X 线表现多样化,早期肺部显示纹理增加及网织状阴影,后发展为斑点片状或均匀的模糊阴影,近肺门较深,下叶较多。

4. 军团菌肺炎 大多数病人起病有"流感样"症状,周身不适、发热、头痛和肌痛。继之出现咳嗽,咳嗽初期无痰,后为黏液样痰。持续高热为其特征,可伴有相对缓脉,腹泻也较常见。疾病早期胸部 X 线检查可见单侧斑片状肺段或大叶性肺泡浸润,随病情的进展可出现双侧病变,胸腔积液较常见。外周血白细胞中度增高,血清生化多见低血钠和低血磷酸盐,可有肝功能试验异常和肾功能受损。

【治疗】

治疗流程见图 2-6。

1. 一般治疗 对疑似病例、临床诊断病例和确诊病例应进行隔离治疗。密切观察病情,及时发现和处理各种并发症。轻症患者只要注意多休息,多饮水,清淡饮食即可。重症病人应给予补充适当的液体、人血清蛋白、氨基酸或进行静脉高营养治疗。

对症治疗可应用解热药、缓解鼻黏膜充血药、止咳祛痰药等。儿童忌用阿司匹林或含阿司匹林以及其他水杨酸制剂的药物,避免引起儿童 Reye 综合征。

2. 药物治疗 抗流感病毒药物治疗应在发病 48h 内使用。目前抗流感病毒治疗药物主要有离子通道 M_2 阻滞药和神经氨酸酶抑制药两类。神经氨酸酶抑制药奥司他韦为新型抗流感病毒药物,实验室研究表明对禽流感病毒 H5N1 和 H9N2 有抑制作用。离子通道 M_2 阻滞药金刚烷胺(Amantadine)和金刚乙胺(Rimantadine)可抑制禽流感病毒株的复制,早期应用可能有助于阻止病情发展,减轻病情,改善预后,但某些毒株可能对金刚烷胺和金刚乙胺有耐药性,应用中应根据具体情况选择。

常用药物及方法:

(1)磷酸奥司他韦:奥司他韦成人口服 75mg,每日 2 次,共 5d。1～12 岁儿童剂量根据体重计算每次给药剂量,每日 2 次,共 5d。15kg 以内的儿童每次给药 30mg,16～23kg 每次给药 45mg,24～40kg 每次给药 60mg,或 40kg 以上及 13 岁以上儿童剂量同成人。

(2)金刚烷胺和金刚乙胺:成人剂量每日 100～200mg,儿童每日 5mg/kg,分 2 次口服,疗程 5d。肾功能受损者酌减剂量。治疗过程中应注意中枢神经系统和胃肠道不良反应。老年患者及孕妇应慎用,哺乳期妇女、新生儿和 1 岁以内的婴儿禁用。金刚乙胺的不良反应相对较轻。

虽然奥司他韦抗病毒是人感染 H5N1 病毒的主要治疗措施,但对其死亡率并没有显著降低,可能与多数病例未能早期接受抗病毒治疗有关。目

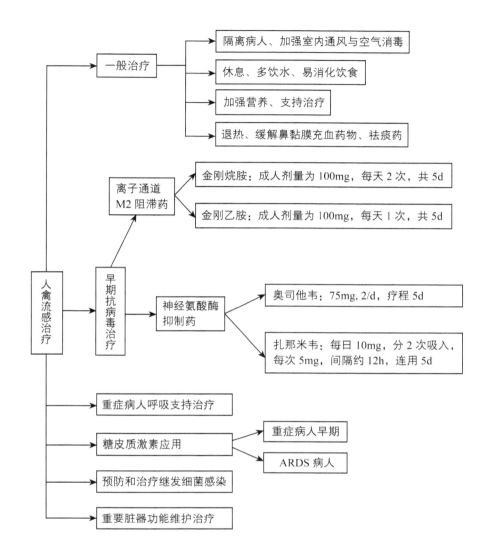

图 2-6　人禽流感治疗流程

前大多数感染 H5N1 患者源自医疗设施不很便利的农村地区,多数患者常在病程 5d 后确定诊断和接受抗病毒治疗。此时,不论是病毒直接损害,还是炎症反应继发的组织器官损害已进入不可逆阶段,故只有早期诊断和治疗才有可能改善预后。

药物剂量和给药途径也对疗效有一定影响。奥司他韦的标准用量(75mg,每日 2 次)是源自于没有并发症的人季节性流感病毒感染的治疗剂量,但缺乏对人流感重症患者治疗剂量的使用经验,更没有对 H5N1 病毒感染的有效治疗剂量的研究。在鼠和雪貂的实验研究显示,高剂量的奥司他韦能够更有效防止当前的 H5N1 病毒。因此,迫切需要开展重症流感,包括 H5N1 病毒感染,治疗药物的

有效剂量的探索研究。重症患者,尤其是气管插管病人,口服给药方式是否能够保证全身获得有效血药水平也是值得关注的问题,因此也期待着非口服制剂以及新的抗流感病毒的药物问世。

奥司他韦治疗失败的原因还可能是由于病毒产生耐药所致。病毒的高复制以及不理想的药物浓度同时存在将有利于病毒产生耐药变异,出现少数奥司他韦耐药病毒株的报道也就不足为奇了。与人流感病毒亚型不同,奥司他韦耐药的 H5N1 病毒仍然保持着高复制效率和致病力。因此,H5N1 病毒感染患者治疗期间发生病毒耐药变异将会导致更为严重的临床后果,而耐药病毒的传播流行则将可能给人类带来更为严重的灾难。

3.其他治疗

（1）呼吸支持治疗：人类禽流感病毒 H5N1 感染者中半数以上有肺部并发症，应加强血氧饱和度和血氧分压的监测，重症患者的治疗应当送入 ICU 病房进行救治。有呼吸困难者应给予氧疗，保证患者血氧分压＞60mmHg。在吸氧的情况下，血氧饱和度仍低于 92% 者应考虑使用辅助呼吸通气治疗。按照急性呼吸窘迫综合征（ARDS）的治疗原则，可采取低潮气量（6ml/kg）并加用适当呼气末正压（PEEP）的保护性肺通气策略。同时加强呼吸道管理，防止机械通气的相关并发症。机械通气过程中应注意室内通风、空气流向和医护人员防护，防止交叉感染。

（2）预防和治疗细菌感染：使用抗菌药物的目的主要是预防重症病人并发败血症和细菌性肺炎，尤其是并发肺出血的患者，抗菌药物的选择应注意以抗球菌为主的广谱抗菌药物或联合应用。

（3）保护心、肝、肾功能：重症病人应注意保护心、肝、肾等重要脏器的功能。重症病人应记录每日的出入量，注意维持水电解质和酸碱的平衡。有肝功能损害的病人给予保肝药物治疗。对老年人或并发心肌炎的儿童，应注意防止心力衰竭。出现多脏器功能衰竭时，应当采取相应的治疗措施。

（4）肾上腺皮质激素的应用：虽然炎症反应在致病机制中的作用提示免疫调节制剂治疗可能有一定益处，但尚需要更多的认识来评估免疫调节治疗的益处和风险。

不倡导广泛使用肾上腺皮质激素治疗，但对中毒症状较重、并发急性呼吸窘迫综合征（ARDS）、休克、脑水肿等病人可采用短期冲击治疗。

【并发症的诊断、治疗和预防】

Reye 综合征又称为急性脑病合并内脏脂肪变性综合征，是一种以急性脑病和肝脏脂肪变性为主要临床特征的综合征，由澳大利亚小儿病理学家 Reye 等于 1963 年首先报道。

本病的发生与流感、水痘等病毒感染及服用水杨酸类药物有关。主要病理改变是内脏细胞线粒体损害，脂肪变性，使机体内糖类，脂肪，氨基酸及尿素代谢障碍，致使出现高氨血症，低血糖及低酮血症，导致昏迷。常表现为病毒感染后急性颅内压增高、意识障碍和惊厥等脑病症状，伴有严重脑水肿以及肝功能异常和代谢紊乱。多数病例因严重颅内压增高及脑疝致死，或遗留严重的神经系统后遗症。

对于该病目前国内外尚乏特效疗法，以病情监护以及维持内环境稳定、降低颅内压、止惊、控制低血糖和凝血障碍等对症治疗为主。必要时可补充左旋肉碱。

儿童忌用阿司匹林或含阿司匹林以及其他水杨酸制剂的药物，避免引起 Reye 综合征。

【预后和预防】

人禽流感的预后与感染的病毒亚型有关。感染 H9N2、H7N7、H7N2、H7N3 者大多预后良好，而感染 H5N1 者预后较差，病死率超过 30%。

目前尚缺乏有效的疫苗预防人禽流感，高危人群的保护宜采取综合预防措施。

1. 尽可能减少人，特别是少年儿童与禽、鸟类的不必要的接触，尤其是与病、死禽类的接触。

2. 因职业关系必须接触者，工作期间应戴口罩、穿工作服。

3. 加强禽类疾病的监测。动物防疫部门一旦发现疑似禽流感疫情，应立即通报当地疾病预防控制机构，指导职业暴露人员做好防护工作。

4. 加强对密切接触禽类或人禽流感患者人员的监测，一旦出现流感样症状，应立即进行流行病学调查，采集病人标本并送至指定实验室检测，以进一步明确病原。有条件者可在 48h 以内口服神经氨酸酶抑制药。

5. 严格规范收治人禽流感患者医疗单位的院内感染控制措施。接触人禽流感患者应戴口罩、戴手套、戴防护镜、穿隔离衣。接触后应规范洗手。

6. 加强检测标本和实验室禽流感病毒毒株的管理，严格执行操作规范，防止实验室的感染及传播。

7. 注意饮食卫生，不喝生水，不吃未熟的肉类及蛋类等食品；勤洗手，养成良好的个人卫生习惯。

8. 可采用中医药方法辨证施防。应用中药预防本病的基本原则：益气解毒，宣肺化湿。适用于高危人群，应在医生指导下使用。

（李　军）

第十六节　风　疹

学习要点

1. 掌握风疹的临床表现和辅助检查特点；风疹的诊断、鉴别诊断和预防方法。
2. 熟悉风疹病原学和血清学诊断技术，并对检验结果做出正确分析。
3. 熟悉风疹的流行病学、病理学和分子生物学等。

风疹(rubella)在 18 世纪末被发现，最初考虑为一种变异的麻疹或猩红热，称为"第三种病"。1814 年，一位德国医生首次把该病与其他出疹性疾病区分开来，描述此病为一个独立的疾病，并称为德国麻疹。1914 年赫斯根据猴实验提出了病毒病原假说，1938 年发现通过使用急性病例的鼻分泌物滤过液将此病传给儿童，并证实病毒是其病原。1962 年 Parkman 等成功地从非洲绿猴肾细胞中分离出风疹病毒(rubella virus，RV)，同年 Weller 及 Neva 成功地在人羊膜细胞中分离出 RV，从而使风疹的预防控制工作取得突破性进展。

【流行病学】

1. 传染源　人是唯一宿主。患者、无症状带毒者和先天性感染者均为本病的传染源。患者从出疹前 5d 到出疹后 1 周具有传染性。约有 2/3 的感染者为隐性感染，也是不可忽视的传染源。先天性风疹患儿出生后即能从鼻咽部和大小便排出病毒，且排毒时间可长达 6 个月或更久，亦可造成易感人群的感染。从先天性白内障儿童的晶状体抽吸物中发现风疹病毒可达数年之久。

2. 传播途径　空气飞沫传播是主要的传播途径，亦可通过患者粪便及尿污染的食具、衣物及生活用品等发生接触感染。通过母乳和胎盘也可传播。

3. 易感人群　人类普遍易感。但由于母传抗体存在，1 岁以内很少发病，发病年龄主要在 5～9 岁。感染后或接种疫苗后通常可获得持久免疫力，偶有再感染，且偶可导致先天性风疹。随着疫苗的应用，风疹的发病年龄逐渐后移。由于没有接种疫苗者仍易感，导致风疹常在大中学校或成人中暴发流行。

4. 流行特征　疫苗前时代，风疹的流行季节为冬季和初春，在全世界广泛流行。流行周期一般为 6～9 年。1962—1965 年的全球风疹流行中，美国约有 1 250 万风疹病例，导致了 2 000 例脑炎，11 250 例治疗性或自然性流产，2 100 例新生儿死亡，以及 2 万例先天性风疹综合征(congenital rubella syndrome，CRS)的患儿出生。美国 1966—2003 年报告的风疹与 CRS 流行趋势显示，每次风疹流行之后会出现一次 CRS 的流行。进入疫苗时代，由于疫苗的广泛接种，与疫苗前时代相比发达国家风疹的发病率下降了 99%，但目前仍有 10%的青年人为易感人群。妊娠前 20 周尤其是前 12 周，如果感染了风疹病毒会导致胎儿的多系统病变，即发生 CRS。CRS 发病率在流行期为活产儿的 1‰～4‰。我国自 2004 年将风疹纳入疾病监测信息报告管理系统以来，风疹报告发病率呈现逐年上升趋势，2008 年为 9.11/10 万。每年的 4～5 月份为风疹发病高峰期；而 15～35 岁人群发病构成比呈快速上升趋势，CRS 发生的危险性大大增加。据估算，中国 CRS 的发生率为 2‰～3‰，每年约发生 4 万例 CRS。

【分子生物学】

风疹病毒属披膜病毒科(Togaviridae)，风疹病毒属，为单股正链 RNA 病毒，呈不规则球形，直径为 50～70nm，表面有包膜。其结构蛋白包括外膜糖蛋白 E1、E2 和核衣壳蛋白 C 等，其中 E1 和 E2 具有良好的免疫原性，能刺激机体产生中和抗体和血凝抑制抗体。风疹病毒在体外细胞培养中生长良好，可在受染细胞内形成嗜酸性包涵体。风疹病毒能凝集鸡、鸽、鹅和人"O"型红细胞，对外界环境抵抗力较弱，不耐热，能被紫外线和多种消毒剂灭活，但对寒冷及干燥环境有一定耐受力，−60℃可长期保存。

风疹病毒只有一个血清型，但有多个基因型。世界卫生组织(WHO)将 E1 基因的 739 个核苷酸作为基因型划分和常规分子流行病学研究的标准靶核苷酸，并将全球流行的 RV 分为两个进化支共

13个基因型,其中分支1包括6个基因型(1B、1C、1D、1E、1F、1G)和4个临时基因型(1a、1h、1i、1j),分支2包括3个基因型(2A、2B、2C)。两个进化支在核苷酸水平上差异为8%～10%。迄今为止,全世界有40个国家和地区已在过去10年里开展了分子流行病学监测,有了RV的基线基因数据,不同RV基因型具有各自的地理分布特征;不同地区有本土的流行株或优势流行株,同时RV流行也和年代有一定的相关性。我国于1999年初步建立了RV毒株库和基因数据库,随后在1999—2002年对RV进行的分子流行病学研究发现,至少有4个基因型(1E、1F、2A、2B)曾在中国流行;而近5年的研究表明,1E基因型已取代其他基因型逐渐成为RV优势流行基因型。

【病因病理】

病毒侵入上呼吸道后,先在局部黏膜,继之在颈部、颏下和耳后淋巴结增殖,此时可表现为淋巴结肿大,然后进入血流引起第1次病毒血症。病毒通过白细胞到达单核系统复制后再次进入血流引起第2次病毒血症,播散至全身,引起发热、皮疹、结膜炎和关节炎;播散至脑组织,引起脑炎、脑组织水肿、血管周围浸润、神经细胞变性及轻度脑膜反应,感染10余年后也可呈慢性持续性病变的慢性全脑炎,病理可见全脑炎伴脑实质钙化。皮疹的发生除风疹病毒直接损伤血管内皮细胞外,风疹抗原抗体复合物亦可引起真皮上层的毛细血管炎症。此外,细胞介导免疫在引起皮疹和关节炎中也起到了一定作用。

孕妇感染风疹病毒后,风疹病毒可于病毒血症阶段经血流感染胎盘,最后感染胎儿,感染后的胎儿缺乏细胞免疫功能及不能产生干扰素等,使风疹病毒在体内长期广泛存在,形成持续地多器官的全身感染,并由此产生多样的先天性缺陷症状,即CRS。病理改变因侵犯不同的脏器而有所不同,神经系统受损可表现为小脑畸形、脑膜炎;眼部病理改变有白内障、小眼球、视网膜炎;心脏病理改变可表现为心肌坏死、室中隔缺损、肺动脉瓣狭窄及动脉导管未闭;其他的病理表现有耳聋、肝炎、胰腺炎、甲状腺炎及骨骼畸形等。

【临床表现】

1.后天获得性风疹 潜伏期一般为14～21d。在青少年和成人常有前驱期,表现为持续1～2d的低热、结合膜炎、头痛、咽痛、淋巴结炎、肌痛和恶心。儿童多无明显前驱期,部分可表现为咳嗽、喷嚏、淋巴结炎和腹泻。部分病人可在软腭及咽部附近见到玫瑰色或出血性斑疹,大小如针头或稍大。

皮疹为本病的特征性表现,通常于发热第1～2天出现,为小的淡红色充血性斑丘疹。皮疹先出现于面部,1d内由颈部、躯干波及四肢,但手掌和足趾大都无疹。皮疹初似麻疹,融合后似猩红热疹。皮疹可持续1～5d,典型皮疹持续3d消退,因此曾被称为"三日麻疹"。皮疹消退后无色素沉着,亦不脱屑。但皮疹严重者,疹退后可有细小脱屑。出疹期可伴轻至中度发热及上呼吸道感染症状,随疹退而消退。体温持续不退或退而复升,应考虑并发症或继发感染。风疹患者均有淋巴结炎,在出疹前7d部分病人已有淋巴结肿胀和触痛,在出疹后的第1天最为严重,主要分布于耳后、枕部、颏下和颈部。成人患者常伴持续性头痛,眼痛和全身瘙痒,可有结膜炎和上腭黏膜疹。在儿童罕见一过性多发性关节疼痛和多关节炎,但在青少年或成人特别是女性中比较常见。无皮疹者常见于较大儿童及成人,可只有轻度发热、咽充血、淋巴结肿大。

2.先天性风疹综合征 孕妇在妊娠早期感染风疹病毒所致的婴儿先天性疾病,常发生在妊娠前4个月内。母体感染越早,则病毒穿过胎盘而感染胎儿的可能性越大。先天感染风疹后可发生早产、流产、死产,活产者可为基本正常的新生儿,也可有一种或多种畸形。新生儿在出生时最常见的异常包括宫内发育迟缓、白内障、视网膜病变、感觉神经性耳聋、小脑畸形、心血管畸形(动脉导管未闭和肺动脉发育不良等)及肝脾大;也可出现活动性脑膜脑炎、先天性青光眼、小眼球、心肌炎、间质性肺炎、肝炎、血小板减少性紫癜及小头畸形;出生后感染可持续存在,继续引起器官损害。远期并发症包括智力衰退、发育迟缓、运动障碍、内分泌疾病(糖尿病和甲状腺疾病等)和少见的进行性风疹全脑炎。根据宫内感染的时期不同,妊娠最初期感染多见先天性心脏畸形、白内障及青光眼,较晚期(孕8周后)感染多见失听和中枢神经病变。

【辅助检查】

1.血常规 白细胞总数正常或减少,分类淋巴细胞在最初1～4d减少,其后增多,可见异型淋巴细胞和浆细胞。

2.血清学检查 ELISA或间接免疫荧光检测特异性IgM抗体,一般患者在出现皮疹时就可检测到,疹后6～25d检测最佳。IgM抗体检测可有假阳性或假阴性存在。风疹患者测出IgM抗体的同时几乎均可检出 IgG 抗体。IgG 抗体持续时间可达数年至数十年，甚至终身。如恢复期血清比急性期血清的 IgG 抗体滴度有 4 倍或 4 倍以上升高，或由阴性转为阳性可做出近期风疹感染的诊断。

3. 病毒分离　取出疹前 7d 至疹后 1 周内的咽拭子可用于病毒分离，尤其出疹前 4～5d 至疹后 1～2d 阳性率更高。由于病毒血症时间较短，故血液中分离病毒阳性率很低。先天性风疹患儿，除咽拭子外，还可采集尿液、眼泪、脑脊液及各种脏器标本分离病毒。病毒分离株的分子学分型对确定暴发的源头有用。

4. 病毒核酸检查　用 PCR 检测病毒 RNA 方便、快捷、灵敏度高、结果可靠，但要求较高的设备和实验室条件，否则易有假阴性或假阳性。

【诊断及鉴别诊断】

(一)诊断

1. 先天性风疹

(1)典型先天性缺陷:先天性白内障/先天性青光眼、先天性心脏病、听力缺损、色素性视网膜病、唇裂腭裂、头小畸形、X 线骨质异常等。

(2)患儿母亲在妊娠早期有风疹病毒感染史。

(3)病原学证据:婴儿血清风疹 IgM 抗体阳性;在生后数月内特异性 IgG 抗体持续高滴度或滴度继续升高;婴儿咽拭子、血、尿、脑脊液或脏器活检标本分离到风疹病毒。对于 1 岁以上的儿童，血清学方法诊断价值有限，因此婴儿期后诊断先天性风疹是非常困难的。

2. 后天性风疹

(1)流行病学史:有与风疹患儿接触史或风疹流行史。

(2)临床表现:既往无风疹史，亦无接种过风疹疫苗者，出现发热，1～2d 出现红色斑丘疹和耳后、枕部淋巴结肿大，皮疹在 24h 内遍及全身可临床诊断本病。

(3)确诊有赖于病毒分离、血清学检查，或病毒核酸检测。

(二)鉴别诊断

1. 麻疹　典型麻疹有明显的上呼吸道卡他症状，早期有口腔黏膜斑。皮疹一般在发热第 4 天始按顺序出现，大小不等，形状不一，呈暗红色斑丘疹，皮疹之间有正常皮肤，面部皮疹特别多，疹退后有色素沉着和糠麸样脱屑。麻疹特异性 IgM 检查可进一步明确。

2. 猩红热　多见于学龄前或学龄儿童，呈急起发热，咽痛明显,伴扁桃体红肿，有时有脓性分泌物。1～2d 全身出现针尖大小的猩红色丘疹，针尖大小，高出皮面，奇痒。疹间皮肤充血，压之褪色，面部无皮疹，但可有杨梅舌和口周苍白圈，皮疹持续 4～5d 随热降而消退，出现大片脱皮。外周血白细胞总数及中性粒细胞增高显著可资鉴别。

3. 幼儿急疹　多见于婴幼儿，突起高热，持续 3～5d，伴轻微的上呼吸道症状。小儿一般情况良好，热骤降后出现皮疹，皮疹散在呈玫瑰色，多位于躯干，1～3d 皮疹完全消退。热退疹出为其特点。

【治疗】

无特殊治疗方法,主要是对症及支持治疗。急性期应注意休息，多饮水。给予维生素及富有营养、易消化的食物，防止搔破皮肤及继发感染。发热、头痛者可用解热镇痛剂对症处理。若并发脑炎则按病毒性脑炎处理。中医中药治疗可选用板蓝根冲剂等。

先天性风疹患儿的治疗主要取决于良好的护理及教育,密切观察患儿生长发育情况和矫治畸形。

【并发症】

并发症少见,偶见扁桃体炎、中耳炎和支气管炎。出疹后 1～6d,偶见并发脑炎，发病率约 1/5 000，表现与其他病毒性脑炎类似，个别有暴发性肝炎报道。发疹后数周，偶见肾小球肾炎、关节炎和血小板减少。成人患者可并发心肌炎、多形性红斑及先天性风疹综合征。

【预后】

生后风疹病毒感染一般预后良好，个别有并发症者取决于并发症的处理。先天性风疹患儿的预后取决于宫内感染的时间、脏器受累的严重程度以及生后的护理和矫治畸形情况等。

【预防】

(一)控制传染源

出疹前 3～5d 至出疹后 1 周的后天性感染者应予呼吸道飞沫隔离措施;确诊或可疑的先天性风疹患儿应予接触隔离至 1 岁，或接触隔离至 3 月龄后连续 2 次鼻咽部及尿液病毒分离均阴性。

(二)切断传播途径

由于本病主要通过空气飞沫传播，故在流行期间应少去公共场所，特别是妊娠早期的孕妇，无论以往曾否发生过风疹或接种过风疹疫苗，均应尽量避免与风疹病人接触。未患过风疹的小儿如与病人接触，一般不进行检疫。孕妇一旦接触风疹，应尽快采血检测血清风疹 IgG 和 IgM 抗体,并冻存部分血清供以后重复检验。此时如存在特异性 IgG,多提示有免疫力存在。如果阴性,应在接触 2～3 周再次采血,和第 1 次冻存的标本一起检验;如果仍阴性,在接触后 6 周第 3 次采血,和第 1 次冻存的标本一起检验。结果均阴性,提示未受到感染;如果第 2 份或第 3 份标本阳性,第 1 份阴性,提示近期感染。如经病毒及血清学检查证实在妊娠 4 个月内确已感染风疹应考虑终止妊娠。

(三)保护易感人群

易感者的保护主要通过主动免疫而实现,在一些特殊的情况下也可考虑被动免疫。

1. **主动免疫** 风疹减毒活疫苗(rubella attenuated live Vaccine,RubV)目前国际上使用的大多是 RA27/3 株 RubV,在人二倍体细胞中传代,对热较稳定,安全有效。我国于 1979 年开展对风疹病毒分离、检定及血清学的研究,国产的 BRDⅡ株与国际公认的 RA27/3 株疫苗具有同样的免疫效果。在临床试验中,95% 以上的 >12 月龄儿童接种单剂次 RubV 后产生血清风疹抗体,>90% 的 RubV 受种者产生的免疫保护至少持续 15 年,但与自然感染仍有差异,而且随着时间推移免疫力逐渐减弱。接种 RubV 后不良反应发生率极低,最常见的是发生一过性关节炎和关节肿大。RubV 病毒无传染性,但可感染胎儿,因为在易感孕妇接种 RubV 的流产物中发现疫苗病毒,但宫内感染疫苗病毒对胎儿极少或无真正的危险。为了慎重起见,在妊娠期以不接种 RubV 为宜。

目前常用的是含有风疹减毒活疫苗的联合疫苗,包括麻疹-流行性腮腺炎-风疹(measles-mumps-rubella,MMR)联合疫苗和麻疹-流行性腮腺炎-风疹-水痘(measles-mumps-rubella-varicella,MMRV)联合疫苗,两类疫苗的预防效果相似。为预防麻疹,上述疫苗推荐接种 2 剂,一般 12～15 月龄时接种第 1 剂疫苗,4～6 岁时接种第 2 剂,如 4～6 岁时没有接种应保证 12 岁前接种。2 剂接种可为预防风疹提供额外的保证。青少年及成人易感者尤其是育龄妇女也应接种,但妇女接种后 1 个月内要避免受孕。哺乳期妇女也可接种,不影响母乳喂养。孕妇、伴严重疾病的发热、免疫力严重低下、3～6 个月用过血制品或免疫球蛋白(以用量而定)及对新霉素过敏者禁用。癫痫、血小板减少及对鸡蛋蛋白过敏者慎用。

在接种 MMR 或 MMRV 疫苗的易感儿童中,常见轻度淋巴结肿大,5%～15% 在接种后 6～12d 可有发热,5% 可有皮疹。大约 0.5% 的幼儿可发生小关节疼痛;分别 25% 和 10% 青春期后女性于接种后 7～21d 发生短暂的关节痛和暂时性关节炎。接种疫苗后关节症状的发生率低于相应年龄组自然感染时关节症状的发生率。也有报道接种疫苗后手臂和腿部会出现短暂的麻木和疼痛。虽然有报道中枢神经系统表现,但与风疹疫苗的因果关系尚不能确认。

虽缺乏临床试验证据,但一般认为接触后 3d 内接种疫苗理论上可预防发病。对接触风疹的易感者(除孕妇外),可接种风疹减毒活疫苗,因为即使此次接触未导致感染,疫苗的接种也可在将来起到预防作用。目前处于潜伏期的病人,或有免疫力的个体接种该疫苗并不会增加不良反应。

2. **被动免疫** 免疫球蛋白的被动免疫资料有限。妊娠期妇女如风疹 IgG 阴性,又与风疹病人有了接触,可考虑肌注免疫球蛋白,0.55ml/kg。接触后立即注射免疫球蛋白的孕妇可无风疹的临床表现,但婴儿仍可能先天性感染。接受免疫球蛋白注射后,血清特异性 IgG 抗体不再对孕妇是否感染有诊断价值,但 IgM 抗体仍可用于检验目前孕妇是否受到感染。

(王建设)

■ **参考文献**

[1] 中华人民共和国卫生部.甲型 H1N1 流感诊疗方案.3 版.2009.

[2] 陈灏珠.实用内科学.13 版.北京:人民卫生出版社,2009;354-358.

[3] 中华医学会呼吸病学分会.流行性感冒临床诊断和治疗指南(2004 年修订稿).中华结核和呼吸杂志,2005,28(1):5-9.

[4] Vijaykrishna D, Poon LL, Zhu HC, et al. Reassortment of pandemic H1N1/2009 influenza A virus in swine. Science,2010,328(5985):1529.

[5] Barrett N, Armstrong-James D, Edgeworth J, et al. Novel H1N1 influenza and Panton-Valentine leukocidin Staphylococcus aureus necrotizing pneumonia. Br J Hosp Med(Lond),2010,71(6):350-351.

[6] Harms PW, Schmidt LA, Smith LB, et al. Autopsy Findings in Eight Patients With Fatal H1N1 Influenza. Am J Clin Pathol,2010,134(1):27-35.

[7] World Health Organization. Update: WHO-confirmed human cases of avian influenza A(H5N1)infection, 25 November 2003-24 November 2006. Weekly Epidemiological Record,

2007,82；41-48.

[8] World Health Organization. Epidemiology of WHO-confirmed human cases of avian A（H5N1）infection. Weekly Epidemiological Record, 2006, 81（26）：249-260.

[9] Lugovtsev VY, Smith DF, Weir JP. Changes of the receptor-binding properties of influenza B virus B/Victoria/504/2000 during adaptation in chicken eggs. Virology 2009 Nov 25, 394（2）：218-226.

[10] Camilloni B, Neri M, Lepri E, et al. Cross-reactive antibodies in middle-aged and elderly volunteers after MF59-adjuvanted subunit trivalent influenza vaccine against B viruses of the B/Victoria or B/Yamagata lineages. Vaccine, 2009 Jun 24, 27（31）：4099-4103.

[11] Nunes B, Pechirra P, Coelho A, et al. Heterogeneous selective pressure acting on influenza B Victoria-and Yamagata-like hemagglutinins. J Mol Evol 2008 Oct, 67（4）：427-435.

[12] Hite LK, Glezen WP, Demmler GJ, et al. Medically attended pediatric influenza during the resurgence of the Victoria lineage of influenza B virus. Int J Infect Dis 2007 Jan, 11（1）：40-47.

[13] Chen JM, Guo YJ, Wu KY, et al. Exploration of the emergence of the Victoria lineage of influenza B virus. Arch Virol 2007 Feb, 152（2）：415-422.

[14] Nakagawa N, Suzuoki J, Kubota R, et al. Discovery of the neutralizing epitope common to influenza B virus victoria group isolates in Japan. J Clin Microbiol 2006 Apr, 44（4）：1564-1566.

[15] Motta FC, Siqueira MM, Lugon AK, et al. The reappearance of Victoria lineage influenza B virus in Brazil, antigenic and molecular analysis. J Clin Virol 2006 Jul, 36（3）：208-214.

[16] D'Silva D, Hewagama S, Doherty R, et al. Melting muscles：novel H1N1 influenza A associated rhabdomyolysis. Pediatr Infect Dis J 2009 Dec, 28（12）：1138-1139.

[17] Poon LL, Mak PW, Li OT, et al. Rapid Detection of Reassortment of Pandem-

ic H1N1/2009 Influenza Virus. Clin Chem Jun 21.

[18] World Health Organization. Avian influenza（"bird flu"）. February 2006. http：//www. who. int/mediacentre/factsheets/avian＿influenza/en accessed June 2010.

[19] World Health Organization. Confirmed human cases of avian influenza（H5N1）. June 11, 2010http：//www. who. int/csr/disease/avian＿influenza/country/cases＿table＿2010＿06＿08/en/index. html accessed June 2010.

[20] van Loon FP, Holmes SJ, Sirotkin BI, et al. Mumps surveillance-United States, 1988-1993. MMWR CDC Surveill Summ 1995；44：1-14.

[21] Ihara T.［Epidemic parotitis（mumps）］. Nippon Rinsho 2007；65 Suppl 3；380-383.

[22] Goleva OV, Kharit SM, Cherniaeva TV, et al.［A virological description of serous meningitis in children immunized with vaccine against epidemic parotitis］. Vopr Virusol 2004, 49；28-32.

[23] Iuminova NV, Aleksander SK, Liashchenko VA, et al.［Efficiency of revaccination against epidemic parotitis and immunological safety］. Vopr Virusol 2002, 47；44-45.

[24] 翁心华, 张婴元. 传染病学. 4版. 上海：复旦大学出版社, 2009；93-98.

[25] 翁心华, 施光峰. 传染病学. 医学试题精编丛书. 上海：复旦大学出版社, 2008.

[26] 李兰娟. 传染病学. 北京：高等教育出版社, 2004；30-55.

[27] 马亦林. 传染病学. 4版. 上海：上海科学技术出版社, 2005；289-333.

[28] 中华医学会肝病学分会和中华医学会感染病学分会. 慢性乙型肝炎防治指南, 2005.

[29] 中华医学会感染病学分会肝衰竭与人工肝学组, 中华医学会肝病学分会重型肝病与人工肝学组. 肝衰竭诊疗指南, 2006.

[30] Liaw YF, et al. Hepatol Int. 2008, 2：263-283.

[31] EASL. J Hepatol 2009, 50；227-242.

[32] 乙型肝炎病毒耐药专家共识：2009

年更新. 乙型肝炎病毒耐药专家委员会. 中华实验和临床感染病杂志（电子版）, 2009, 3；72-79.

[33] 慢性乙型肝炎抗病毒治疗专家共识. 慢性乙型肝炎抗病毒治疗专家委员会. 中华实验和临床感染病杂志（电子版）, 2010, 4（1）；82-91.

[34] 杨绍基. 传染病学. 北京：人民卫生出版社, 2005；39-45.

[35] 李兰娟. 传染病学. 北京：高等教育出版社, 2004；55-58.

[36] 刘克洲. 人类病毒性疾病. 2版. 北京：人民卫生出版社. 2001.

[37] Mandell G L, Bennett J E, Dolin R. Principles and Practice of Infectious Diseases. 5th ed. New York：Churchill Livingstone, 2000.

[38] 李晓雯, 古金君, 李庆彦. 常见传染病预防与控制. 北京：军事医学科学出版社, 2008.

[39] 杨绍基. 传染病学. 北京：人民卫生出版社, 2005；45-50.

[40] Kew OM, wright PE, Agol VI, et al. Circulating Vaccine-derived polioviruses：Current state of knowledge. Bull WHO, 2004, 82（1）；16-23.

[41] Dowdle WR, De Gourville E, Kew OM, et al. Polio eradication：the OPV paradox. Rev Med Virol, 2003, 13（5）；277-291.

[42] 李晓雯, 古金君, 李庆彦. 常见传染病预防与控制. 北京：军事医学科学出版社, 2008；420-428.

[43] 江元森. 传染病学考试常见错误与对策. 北京：中国协和医科大学出版社, 2003；62-65.

[44] 手足口病诊疗指南（2008年）. 医药导报, 2009, 28（3）；404-405.

[45] 医疗机构手足口病诊疗技术指南（试行）. 中华临床感染病杂志, 2008, 1（2）；118.

[46] 刘益民. 手足口病防治手册. 北京：科技文献出版社, 2009；45-67.

[47] 周伯平. 肠道病毒71型手足口病. 北京：人民卫生出版社, 2009；5-15.

[48] Kuhn RJ, Zhang W, Rossmann MG, et al. Structure of dengue virus：implications for flavivirus organization, maturation, and fusion［J］. Cell, 2002, 108（5）；717-725.

[49] LiuH, Chiou SS, Chen WJ. Diferential binding eficiency between the enve-

lope protein of Japanese encephalitis virus variants and heparan su1fat on the cell surface[J]. J Med Virol,2004, 72(4):618-624.

[50] 李艺星,尹遵栋,杨俊峰,等.2005 年流行性乙型脑炎疫情分析.中华实验和临床病毒学杂志,2005,20(3):216-218.

[51] 陈园生,梁晓峰,王晓军,等.中国2000－2004 年流行性乙型脑炎流行病学特征分析.中国计划免疫杂志,2006,12(3):196-198.

[52] 怀有为.传染病学.上海:复旦大学出版社,2003:59-67.

[53] 黄向阳,袁伟珍.泉州地区小儿流行性乙型脑炎的临床特点.江西医药杂志,1995,30(4):254.

[54] 朱顺强,许青田,李蒙军,等.流行性乙型脑炎 603 例流行病学分析.实用神经疾病杂志,2005,8(5):26-27.

[55] 张海林,张云智,等.蝙蝠作为流行性乙型脑炎病毒宿主的研究[J].动物医学进展,2002,23(5):58-61.

[56] 方美玉,林立辉,刘建伟.虫媒传染病[M].北京:军事医学科学出版社,2005.

[57] Solomon T, Winter PM. Neurovirulence and host factors in fla-vivirus encephalitis-evidence from clinical epidemiology [J]. Arch Virol Suppl,2004,(18):161-170.

[58] Solomon T, Vaughn DW. Pathogenesis and clinical features of Japanese encephalitis and West Nile virus infections [J]. Curr Top Microbiol Immunol,2002,267:171-194.

[59] McCormack JG, Allworth AM. Emerging viral infectious in aus-tralia[J]. Med J Aust,2002,177(1):45-49.

[60] Chen wr, tesh rb, rico-hesse r. genetic variation of japanes encephalitis virus in nature [J]. j gen virol, 1990, 71(pt12):2915-2922.

[61] Chen wr, rico-hesse r, tesh rb. a new genotype of japanes encephalitis virus from indonesia[J]. am j trop med hyg, 1992,47(1):61-69.

[62] Solomon t, ni h, beasley dwc, et al. originan evolution of japanese encephalitis virus in south east asian [J], 2003,77:3091-3098.

[63] 王环宇,付士红,李晓宇,等.我国首

次分离到基因型 i 乙型脑炎病毒[J].中华微生物学和免疫学杂志,2004,24(11):843-849.

[64] 王环宇,潘晓玲,付士红,等.我国新分离乙脑病毒 02276 株的全基因序列特征[J].中华实验和临床病毒学杂志,2006(3):203-208.

[65] 李晓宇,宋宏,付士红,等.中国流行性乙型脑炎病毒分子生物学特性研究[J].病毒学报,2004,20(3):200-209.

[66] Wang hy, takasaki t, fu sh, et al. molecular epidemiological analysis of japanese encephalitis virus in china [J].j gen virol,2007,88:885-894.

[67] 孙肖红,付士红,张海林,等.云南省虫媒病毒的分离鉴定[J].中华实验和临床病毒学杂志,2005,19(4):319-324.

[68] 俞永新.流行性乙型脑炎减毒活疫苗(sa14-14-2)弱毒株的表型和基因型特性及其稳定性[J].中国计划免疫,2002,8(5):283-287.

[69] 俞永新.流行性乙型脑炎减毒活疫苗的发展和应用[J].上海预防医学杂志,2006,18(3):110-112.

[70] 宋干.流行性出血热防治手册.2 版.北京:人民卫生出版社,1996.

[71] 杨为松.肾综合征出血热.北京:人民军医出版社,1999.

[72] Moolenaar RL, Breiman RF & Peters CJ. Hantavirus pulmonary syndrome. Semin Respir Infect, 1997, 12(1):31-39.

[73] Schmaljohn CS, Hjelle B. Hantaviruses:A Global diseases problem. Emerg Infect Dis, 1997,3(2):95-104.

[74] Schmaljohn CS. Vaccines for hantaviruses. Vaccine,2007,27:61-64.

[75] Lee HW. Hantavirus Hunting, Forty years of battling Hantaviruses around the world. Sigongsa, Seoul, Republic of Korea,2004:26-42.

[76] Maes P,Clement J,Gavrilovskaya I,et al. Hantaviruses:Immunology, Treatment, and Prevention. Viral Immunol, 2004,17(4):481-497.

[77] Dellinger RP, Levy MM, Carlet JM, et al. Surviving Sepsis Campaign:International Guidelines for management of sever sepsis and septic shock;2008. Intens Care Med,2008,34:17-60.

[78] 王宇明.新发传染病.北京:北京科学技术文献出版社,2006:571-580.

[79] 彭颖,余光开.抗狂犬病病毒的初步研究.中国人兽共患病学报,2008,24(8):757-759.

[80] 车进,王国珍,孙美璇.接种狂犬疫苗致播散性脑炎分析.中国卫生工程学,2005,5(3):146-147.

[81] Jackson AC, Warrell MJ, Rupprecht CE,et al. Management of rabies in humans [J]. Clin Infect Dis, 2003, 36(1):60-63.

[82] 彭文伟.传染病学.北京:人民卫生出版社,2007:69-72.

[83] Drosten C,Gunther S,Preiser W,et al. Identification of a novel coronavirus in patients with Severe Acute Respiratory Syndrome. N Engl J Med, 2003, 348:1967-1976.

[84] 王忠芳,李金明.严重急性呼吸综合征病因及其检测的研究进展.中华医学杂志,2003,83:720-721.

[85] Wang H, Rao S, Jiang C. Molecular pathogenesis of severe acute respiratory syndrome. Microbes Infect,2007, 9:119-126.

[86] Kuhn JH,Li W,Radoshitzky SR,et al. Severe acute respiratory syndrome coronavirus entry as a target of antiviral therapies. Antivir Ther,2007,12(4 Pt B):639-650.

[87] Gu J, Korteweg C. Pathology and Pathogenesis of Severe Acute Respiratory Syndrome. *Am j Pathology*, 2007,170:1136-1147.

[88] 赵子文,张复春,许敏,等.广州地区2003 年春季传染性非典型肺炎 190 例临床分析.中华医学杂志,2003, 83:713-718.

[89] 尹炽标,张复春,唐小平,等.93 例传染性非典型肺炎患者外周血 T 淋巴细胞亚群变化及临床意义.中华结核和呼吸杂志,2003,26:343-346.

[90] 中华人民共和国卫生部.传染性非典型肺炎病例临床诊断标准.推荐治疗方案.出院参考标准,2003 年 5 月 3日.

[91] 林江涛.传染性非典型肺炎治疗中糖皮质激素应用的几个问题.中华结核和呼吸杂志,2003,26:326-327.

[92] 郭雁宾.严重急性呼吸道综合征糖皮质激素的应用.中华传染病杂志,

2003,21:192.

[93] Oba Y. The use of corticosteroids in SARS. N Engl J Med,2003,348:2034-2035.

[94] Feng Y,Gao GF. Towards our understanding of SARS-CoV, an emerging and devastating but quickly. Comp Immunol Microbiol Infect Dis, 2007, 30:309-327.

[95] 中华人民共和国卫生部.人禽流感诊疗方案,2005 版修订版.

[96] Chan PK. Outbreak of avian influenza A(H5N1) virus infection in Hong Kong in 1997. Clin Infect Dis,2002,34(Suppl.2):S58-64.

[97] Beare AS,Webster RG. Replication of avian influenza viruses in humans Arch Virol,1991,119:37-42.

[98] Apisarnthanarak A,Erb S,Stephenson I,et al. Seroprevalence of anti-H5 antibody among Thai health care workers after exposure to Avian influenza (H5N1) in a tertiary care center Clin Infect Dis,2005,40:e16-18.

[99] de Jong MD,Bach VC,Phan TQ,et al. Fatal avian influenza A (H5N1) in a child presenting with diarrhea followed by coma. N Engl J Med, 2005, 352: 686-691.

[100] Couceiro JN,Paulson JC,Baum LG. Influenza virus strains selectively recognize sialyloligosaccharides on human respiratory epithelium: the role of the host cell in selection of hemagglutinin receptor specificity Virus Res,1993,29:155-165.

[101] Claas EC,Osterhaus AD,van Beek R,et al. Human influenza A H5N1 virus related to a highly pathogenic avian influenza virus Lancet, 1998, 351:472-477.

[102] Cheung CY,Poon LL,Lau AS,et al. Induction of proinflammatory cytokines in human macrophages by influenza A(H5N1) viruses: a mechanism for the unusual severity of human disease? Lancet, 2002, 360: 1831-1837.

[103] Matrosovich MN, Matrosovich TY, Gray T,et al. Human and avian influenza viruses target different cell types in cultures of human airway epithelium Proc Natl Acad Sci USA, 2004,101:4620-4624.

[104] WHO. Cumulative number of confirmed human cases of avian influenza A/(H5N1) reported to WHO: 2010. http://www. who. int/csr/ disease/avian_influenza/country/ cases_table_2010_06_08/en/index. html accessed 8 June 2010.

[105] Lu Yao, Christine Korteweg, Wei Hsueh,et al. Avian influenza receptor expression in H5N1-infected and noninfected human tissues FASEB J, 2008,22:733-740.

[106] Ka-Fai To, Paul K. S. Chan, Kui-Fat Chan et al. Pathology of Fatal Human Infection Associated With Avian Influenza A H5N1 Virus J. Med. Virol, 2001,63:242-246.

[107] American Academy of Pediatrics. Rubella. In: Pickering LK, Baker CJ, Long SS, Mcmillan JA, eds. Red book:2006 report of the committee on infectious diseases. 27th ed. Elk Grove Village, IL: American Academy of Pediatrics,2006:574-579.

[108] 陈永红.儿科疾病诊断与疗效标准.上海:上海中医药大学出版社,2006:25-26.

[109] 贝正平,李毅,王莹,等.儿科疾病诊断标准.第 2 版.北京:科学出版社,2007:467-468.

[110] 朱贞,许文波,毛乃颖,等.2003 - 2007 年中国风疹病毒基因特征分析.病毒学报,2008,24(1):7-16.

第3章

立克次体感染

第一节　流行性和地方性斑疹伤寒

一、流行性斑疹伤寒

流行性斑疹伤寒(epidemic typhus)又称虱传斑疹伤寒(louse-borne typhus),是由普氏立克次体(Rickettsia prowazeki)引起,以人虱为传播媒介所致的急性传染病。本病全身感染症状比较严重,临床上以急性起病、稽留高热、剧烈头痛、皮疹及中枢神经系统症状为主要特征。

【病原学】

普氏立克次体呈 $1\mu m$ 左右的微小球杆状或丝状,在人虱肠壁细胞内呈多形性。Gram 染色阴性,Giemsa 染色淡紫红色。通常寄生于人体小血管内皮细胞胞质内和体虱肠壁上皮细胞内。病原体的化学组成和代谢物有蛋白质、糖、脂肪、磷脂、DNA、RNA、内毒素样物质、各种酶等,其胞壁组成近似革兰阴性杆菌的细胞壁,有内毒素样作用。普氏立克次体具有两种抗原,一是可溶性耐热型特异性抗原,可与斑疹伤寒以外的立克次体病相鉴别;二是不耐热型特异性颗粒抗原,可区分两型斑疹伤寒。与变形杆菌 OX_{19} 有部分共同抗原,故可与病人血清发生凝集反应而用于诊断。

在体外只能在活细胞培养基上生长,可用鸡胚卵黄囊做组织培养。当接种雄性豚鼠腹腔,可引起发热和血管炎,但不引起阴囊的明显肿胀而与莫氏立克次体相鉴别。

病原体对热、紫外线及一般消毒剂均敏感。$56℃$ $30min$ 或 $37℃$ $5\sim7h$ 均可灭活。耐低温和干燥,$-20℃$ 以下可长期保存,在干燥的虱粪中能存活数月。

【流行病学】

(一)传染源

患者是唯一传染源,潜伏期末即有传染性,病后第 1 周传染性最强,一般不超过 3 周。普氏立克次体可长期隐伏于单核吞噬细胞系统,当人体免疫力低下时引起复发。国外有报道自鼯鼠以及牛、羊、猪等家畜中分离到普氏立克次体,其生物学和生化特性与自病人分离到的普氏立克次体基本相同,但尚未证实为传染源。

(二)传播途径

人虱是本病的传播媒介,主要为体虱,头虱次之。立克次体因人虱叮咬被感染的人体,而进入虱体,增殖后由虱粪排出。虱不论何时叮咬人,同时排出粪便。搔抓被咬处,使得排泄在虱粪中的立克次体进入皮肤。因此普氏立克次体因虱叮咬而直接传播至人体。因虱喜生活于 $29℃$ 左右的环境,故虱可离开高热患者或死亡者而另觅新宿主,致使本病在人群中传播。

(三)人群易感性

人群普遍易感,病后可获相当持久的免疫力。

(四)流行特征

多发生于寒冷地区的冬春季节,但近年来非洲热带地区也有本病的发生。战争、荒灾和群体个人卫生差,增加人虱繁殖的机会,以往世界各地多次流行性斑疹伤寒的流行与此有关。从 20 世纪 80 年代起,虽然我国流行性斑疹伤寒发病率一直呈下降趋势,但到 90 年代中期疫情又开始回升,从统计结果看各省市发病情况存在明显差异,其中河北、山东、云南、辽宁、山西始终保持较高的发病状况。

【发病机制与病理解剖】

（一）发病机制

本病的发生是由病原体直接引起的血管病变、毒素引起的毒血症及变态反应所致。普氏立克次体侵入人体后,主要在小血管和毛细血管内皮细胞内繁殖,引起血管病变,并播散至邻近内皮细胞,产生小的感染灶;进入血流播散至远处的小动脉和小静脉及内脏内皮细胞。普氏立克次体可引起潜伏感染,在淋巴组织中存在持续存在,是引起 Brill-Zinsser 病的原因。

（二）病理解剖

小血管炎是本病的基本病变,典型时形成斑疹伤寒结节,即增生性血栓坏死性血管炎及其周围的炎性细胞浸润而形成的肉芽肿。该病变遍及全身,尤以皮肤、心脏、脑及脑膜、骨骼肌、肺、肾、肾上腺及睾丸明显。非特征性改变有支气管肺炎、间质性肾炎、间质性心肌炎、间质性肝炎。肾上腺有出血、水肿。中枢神经系统病变广泛,出现大脑灰质到脊髓的病变。脾可因单核-吞噬细胞增生而呈急性肿大。

【临床表现】

潜伏期为 5～23d,通常 10～14d。

（一）典型斑疹伤寒

1.发热　发热持续 2 周左右。起病多急骤,体温在 1～2d 迅速上升至 39℃ 以上,第 1 周呈稽留热,第 2 周起有弛张热趋势。可伴寒战、乏力、剧烈头痛、面部及眼结膜充血等全身毒血症状。若无并发症且未做病原治疗,发热持续 2～3 周,于 3～4d 降至正常。

2.皮疹　90% 以上病例出现皮疹,为本病重要体征。多数于病后 4～5d 开始出疹,初见于胸背部,1～2d 遍及全身,但面部通常无疹。开始为鲜红色充血性斑丘疹,压之褪色,继而变为暗红色或瘀点,多孤立存在。1 周左右消退,瘀点样疹可持续 2 周。常遗留色素沉着或脱屑。

3.中枢神经系统症状　早期出现持续剧烈头痛是本病突出的症状。伴头晕、失眠、耳鸣及听力下降,也可出现反应迟钝或惊恐、谵妄,偶有脑膜刺激征,手、舌震颤,甚至二便失禁、昏迷。

4.肝脾大　约 90% 病人出现脾大,少数病人肝脏轻度肿大。

5.心血管系统症状　可有脉搏加快,合并心肌炎时可有心音低钝、心律失常、奔马律、低血压甚至循环衰竭。

6.其他　还可出现呼吸道、消化道症状以及急性肾衰竭。

（二）轻型

近年来国内多见此型散发病例。其特点为:热程短,一般 8～9d;热度低,体温多在 39℃ 以下;全身毒血症状较轻,有明显的头痛和全身疼痛,但很少出现意识障碍和其他神经系统症状;无皮疹或仅有少量充血性皮疹,常于出疹后 1～2d 消退;肝脾大者少见。

（三）复发型斑疹伤寒

复发型斑疹伤寒又称 Brill-Zinsser 病,是指初次感染流行性斑疹伤寒后因复发所引起的疾病。原发性感染后,普氏立克次体在人体淋巴结中能够存在多年,且无任何临床表现。一旦出现机体的免疫功能下降、外科手术和免疫抑制药的应用使其再度繁殖而致疾病复发。Brill-Zinsser 病既可发生在斑疹伤寒流行地区的当地人中,也可发生在自流行区移民到非流行区的人中;目前散在的病例主要见于东欧以及东欧移居美国、加拿大者,国内很少有该病的报道。Brill-Zinsser 病的临床表现同流行性斑疹伤寒,但病情轻、病程短、病死率低。免疫学检查可以鉴别本病和原发性感染。原发性感染后的抗体为 IgM 型抗体,而 Brill-Zinsser 病的特异性抗体出现早,发病后 10d 达高峰,为 IgG 型抗体。

【实验室检查】

（一）血、尿常规

白细胞计数多在正常范围内,中性粒细胞常升高,嗜酸性粒细胞显著减少或消失;血小板常减少。尿蛋白常阳性。

（二）脑脊液检查

有脑膜刺激征者脑脊液白细胞和蛋白稍增高,糖一般正常。

（三）血清学检测

1.外-斐反应（Weil-Felix agglutination test,变形杆菌 OX_{19} 凝聚试验）　发病后第 1 周出现阳性,第 2～3 周达高峰,持续数周至 3 个月。效价＞1:160 或病程中有 4 倍以上增高者有诊断价值。阳性率为 70%～80%,因操作简便而常用于诊断。但特异性差,既不能与地方性斑疹伤寒鉴别,也因与其他疾病如回归热、伤寒、布鲁杆菌和结核杆菌等发生交叉凝集而出现假阳性。

2.补体结合试验 用普氏立克次体与患者血清做补体结合试验,效价≥1:32有诊断意义。第1周阳性率约为64%,第2周达高峰,阳性率90%~100%,低效价可维持10~30年,故可用于流行病学调查。本试验特异性强,可用于与地方性斑疹伤寒鉴别。

3.立克次体凝集反应 用普氏立克次体颗粒抗原与患者血清做凝集反应,阳性率高,特异性强。效价1:40即为阳性,且阳性反应出现时间早,第5天阳性率为85%,第2~3周可达100%,其消失早于补体结合试验。

4.间接血凝试验 用患者血清与被红细胞致敏物质(普氏立克次体抗原中的成分)所致敏的绵羊红细胞进行凝集反应,阳性反应出现早。仅用与其他群立克次体感染鉴别,便于流行病学调查及早期诊断。但不能区分流行性和地方性斑疹伤寒。

5.间接免疫荧光试验 检测血清中特异性IgM抗体,可用于早期诊断,特异性强,灵敏度高,可鉴别流行性斑疹伤寒与地方性斑疹伤寒。检测特异性IgG抗体可鉴别初次感染和复发型。

6.DNA探针杂交与PCR基因扩增技术 有研究显示,采用新型TaqMan-MGB探针建立检测普氏立克次体DNA的实时荧光定量PCR方法具有很高的特异性和敏感性,适合于快速检测样本中微量普氏立克次体DNA,可用做临床实验室快速确诊流行性斑疹伤寒。

(四)病原体分离

不适用于一般实验室,一般不用于临床诊断。取急性发热期尚未用抗生素治疗的患者血液3~5ml,接种与雄性豚鼠腹腔内,7~10d豚鼠发热,阴囊无明显红肿,取其脑、肾上腺、脾、睾丸鞘膜或腹腔做涂片或刮片及染色,可检出大量立克次体。通过动物接种分离立克次体费时费力,且可引起实验人员和其他实验动物感染。胚鸡卵黄囊培养曾广泛被应用,但往往难以及时获得胚鸡卵黄囊,且有时需要盲传数代才能得到分离株。结合离心的壳状瓶(shell vial)培养技术已普遍用于病毒和胞内寄生菌的分离,近来成功用于立克次体的分离,既快速又简便。

【并发症】

支气管肺炎、心肌炎、中耳炎及腮腺炎,也可并发感染性精神病及指、趾、鼻尖等坏疽等,现已少见。

【诊断与鉴别诊断】

(一)诊断

流行性斑疹伤寒患者缺乏特异性临床表现,流行病学资料有重要参考价值,如为流行区居民或1个月内去过流行区,有虱叮咬史或与带虱者接触史。实验室检查对诊断是必需的,外-斐反应的滴度较高(1:160以上)或呈4倍以上升高即可诊断,有条件也可加做其他血清学试验。

(二)鉴别诊断

1.其他立克次体病 恙虫病患者恙螨叮咬处可有焦痂和淋巴结肿大,变形杆菌OX_K凝集试验阳性。Q热无皮疹,主要表现为间质性肺炎,外-斐试验阴性,贝纳柯克斯体的血清学试验阳性。与地方性斑疹伤寒鉴别见表3-1。

2.伤寒 多见于夏秋季节,起病较缓,全身中毒症状较轻,相对缓脉已少见,起病第6天出现皮疹,为稀少的充血性斑丘疹。诊断依赖血(或胆汁、骨髓)培养出伤寒杆菌,肥达反应阳性。

表 3-1 流行性斑疹伤寒和地方性斑疹伤寒的鉴别

	流行性斑疹伤寒	地方性斑疹伤寒
病原体	普氏立克次体	莫氏立克次体
疾病性质	中度至重度	轻度至中度
流行特点	流行性,多发生于冬春	地方散发性,一年四季都可发生,更多见于夏秋
皮疹	斑丘疹,瘀点/瘀斑常见;多遍及全身	斑丘疹;稀少
血小板减少	常见	不常见
外-斐试验	强阳性,1:320~1:5 120	1:160~1:640
接种试验	病原体不引起豚鼠睾丸肿胀;偶可引起但其轻	病原体引起豚鼠睾丸严重肿胀
病死率	6%~30%	<1

3.回归热　也由虱传播,该病可与流行性斑疹伤寒发生于同一患者。起病急、发热、全身疼痛、中毒症状及肝脾大。退热数日后可再发热,血液和骨髓涂片可见螺旋体。

4.流行性出血热　以发热、出血、休克和肾损害为主要表现,典型病人有发热期、低血压休克期、少尿期、多尿期和恢复期 5 期经过。血清检测特异性 IgM 抗体而确诊。

【预后】

本病预后取决于年龄大小、病情轻重、有无并发症、治疗早晚等。未经治疗的典型斑疹伤寒患者死亡率为 10%～60%,60 岁以上患者死亡率最高。早期诊断、及时应用有效抗生素治疗,多可治愈,病死率约 1.5% 以下。预防接种后发病,则病程较短,病情较轻。

【治疗】

1.一般治疗　卧床休息,供给足量水分和热能,做好护理防止并发症。

2.病原治疗　四环素和多西环素治疗有效,但需早期使用。常规剂量给药,热退后再用 3～4d。严重病例,首剂可静脉给药。氯霉素也有效,因具骨髓抑制而不首选。成人患者也可选择喹诺酮类药物进行治疗。

如病人在 24～72h 高热得到缓解,对诊断具有重要意义,而病人发热不退,则基本排除立克次体疾病。这是目前美国疾病预防控制中心及欧联盟立克次体病诊断与处置纲要中规定的诊治原则。

3.对症治疗　剧烈头痛等神经系统症状明显者予以止痛镇静药。毒血症症状明显者可用肾上腺皮质激素,但应慎用。因抗生素只能抑制立克次体的生长,不能彻底清除,疾病的恢复部分依赖于病人的免疫功能。

【预防】

讲究个人卫生,灭虱是控制流行和预防本病的关键措施。

1.管理传染源　早期隔离病人,并对其予以灭虱处理。密切接触者医学观察 21d。

2.切断传播途径　加强卫生宣教,勤沐浴更衣。有虱时对衣、被进行灭虱。

3.保护易感者　对疫区居民及新入疫区人员进行疫苗接种,国内常用鸡胚或鼠肺灭活疫苗。第 1 年注射 3 次,以后每年加强 1 次,6 次以上可获较持久的免疫力。减毒 E 株活疫苗在国外已广泛使用,1 次接种免疫效果持续 5 年以上。人工免疫接种只能减轻病情,而发病率无明显降低,因此无法代替灭虱。

二、地方性斑疹伤寒

地方性斑疹伤寒(endemic typhus)又称蚤传斑疹伤寒(flea-borne typhus),或鼠型斑疹伤寒(murine typhus),是由莫氏立克次体(Rickettsia mooseri,也称 Rickettsia Typhi)引起,以鼠蚤为传播媒介的急性传染病。其临床表现与流行性斑疹伤寒相似,但症状轻、病程短、病死率低。近年来,我国西安、河北等地有本病流行。

【病原学】

莫氏立克次体的形态特征、理化性质与普氏立克次体相似,但 DNA 同源性的比较研究结果显示,二者无密切关系,且具有以下不同点:①形态上多形性不明显,多为短丝状;②两者有相同的耐热可溶性抗原而有交叉反应,而具不同的不耐热型颗粒抗原,可藉补体结合试验或立克次体凝聚试验区别;③接种雄性豚鼠可引起阴囊及睾丸明显肿胀;④除豚鼠外,对大鼠和小鼠均有明显的致病性,亦可用于分离及保存病原体。

【流行病学】

1.传染源　家鼠为本病的主要传染源,莫氏立克次体以鼠→鼠蚤→鼠的循环形式在鼠间传播。鼠感染后不立即死亡,而鼠蚤只在鼠死后才叮咬人而使人受感染。有资料显示,患者及牛、羊、猪、马、骡等也可能作为传染源。更有研究发现,家猫能携带莫氏立克次体,并能传染给人。

2.传播途径　主要通过鼠蚤的叮咬传播。立克次体寄生在蚤肠壁细胞内大量繁殖,鼠蚤叮咬人时不能直接将莫氏立克次体注入人体内,但可排出含病原体的粪便和呕吐物在皮肤上,或蚤被压碎后,立克次体经皮肤抓破处进入人体。进食被病鼠排泄物污染的食物也可患病。蚤干粪内的病原体偶可形成气溶胶,经呼吸道和眼结膜使人受染。如有虱寄生人体,亦可作为传播媒介,此时患者为传染源。

3.易感性　人群普遍易感,感染后可获强而持久的免疫力,与流行性斑疹伤寒有交叉免疫。

4.流行特征　本病全球散发,多见于热带和亚热带地区,属自然疫源性疾病。我国河南、河北、云南、山东、辽宁和北京等地发病较高。以晚夏和秋季时多见,可与流行性斑疹伤寒同时存在于同一地区。此外,随着郊区开发、经济旅游业发展,人群集结移动引发的生态环境变化,使传染病远距离传播危险增加,疫源地和流动人群感染概率增高。

【发病机制与病理解剖】

与流行性斑疹伤寒相似,但病情较轻,毛细血管的血栓形成较少见。

【临床表现】

潜伏期1～2周,临床表现与流行性斑疹伤寒相似,但症状轻,病程短。

1.发热　起病较急,体温多在39℃左右,热程一般9～14d,伴发冷、全身酸痛、显著头痛及结膜充血等。

2.皮疹　50％～80％患者有皮疹,出疹时间及特点均与流行性斑疹伤寒相似,皮疹数目少,多为充血性,出血性皮疹极少见。皮疹常于数日内消退,且不留痕迹。

3.中枢神经系统症状　多数患者可以表现出头痛、头晕、失眠等神经系统症状,意识障碍、脑膜刺激征及大、小便失禁等偶见。

4.其他　多数患者会出现恶心、呕吐、腹痛、便秘等症状。约50％患者轻度脾大,肝大少见。心肌很少受累,偶可出现心动过缓。并发症以支气管炎最多见,支气管肺炎偶有发生。其他并发症有肾衰竭。

有临床观察发现,经外斐反应确诊病例早期临床主要表现为发热、头痛或头晕、皮肤及眼结膜充血、肝功及心肌酶异常、尿蛋白阳性,上述5项指标阳性率分别为100％,95.3％,79.8％,96.4％,85.7％。

儿童感染后,临床症状与成人基本相似,以持续高热、伴多脏器受累、其中以肝脾大为主,但总的症状较成人轻,恢复亦快。

【实验室检查】

1.血象　白细胞总数及分类多正常,少数在病程早期可出现血小板减少。

2.生化检查　约90％病人血清AST、ALT、ALP和LDH轻度升高。

3.免疫学检测　外斐反应变形杆菌OX_{19}凝集试验呈阳性,效价为1:160～1:640,滴度较低。用莫氏立克次体特异性抗原作补体结合试验、乳胶凝集试验、固相免疫测定及间接免疫荧光抗体检测等均较为敏感和特异。间接荧光抗体效价在发病后1周内升高者达50％,15d内升高者几乎达100％。

4.病原体分离　同流行性斑疹伤寒,不适用于一般实验室。

5.其他　DNA探针杂交与PCR基因扩增技术可用于检测血标本中的莫氏立克次体特异性核酸。

【诊断与鉴别诊断】

1.诊断　本病临床表现无特异性,需结合流行病学资料对诊断有帮助。对流行区发热病人或发病前1个月内去过疫区者,应警惕本病的可能,有鼠及被蚤叮咬史更重要。

2.鉴别诊断　本病需与流行性斑疹伤寒鉴别,见流行性斑疹伤寒一节。

【治疗】

与流行性斑疹伤寒基本相同,国内报道多西环素疗效较佳,近来使用氟喹诺酮类抗生素对本病治疗也有效。病人的体温常于开始治疗后1～3d降至正常;体温正常后再继续用药3～4d。

【预防】

1.主要是灭鼠灭蚤,对病人早发现、早隔离、早治疗。

2.本病为散发性疾病,一般不用预防注射。但对灭鼠工作人员及有相关接触的实验室工作人员可进行疫苗接种。

3.国内外近几年均有因猫、狗感染立克次体而导致人群感染的报道,因此,加强对宠物的监管力度,搞好环境卫生对预防本病有一定积极作用。

(赵龙凤)

第二节　恙虫病

学习要点

1.掌握恙虫病的临床表现、诊断和病原治疗。

2.熟悉恙虫病的病原学、实验室检查、发病机制、病理和并发症。

3.了解恙虫病的流行病学、鉴别诊断、预后和预防措施。

恙虫病（tsutsugamushi disease）又称丛林斑疹伤寒（scrub typhus），是由恙虫病东方体（Orientia tsutsugamushi）所致的急性自然疫源性传染病，因通过恙螨幼虫叮咬传播而得名。临床上以发热、皮疹、焦痂或溃疡形成、淋巴结肿大等为特征。

【病原学】

恙虫病东方体呈双球状，长 0.3～0.5μm，革兰染色呈阴性，吉姆萨染色呈紫蓝色。寄生于细胞质内，在小白鼠腹腔、鸡胚卵黄囊或 HeLa 细胞中生长良好，但不耐热，加热 56℃ 10min 可将其杀灭，能耐寒，－20℃ 可存活 5 周，对一般消毒剂极为敏感。

恙虫病病原体是在 1930 年日本学者首先分离出来，并命名为恙虫病立克次体，也称东方立克次体。我国于 1948 年在广州首次分离出恙虫病病原体。经研究发现东方立克次体生物学特征与立克次体属有所不同，于 1995 年起另立东方体一属，并将东方立克次体改称为恙虫病东方体。

根据恙虫病东方体的抗原性不同将其分为 10 个血清型，即 Karp、Gilliam、Kato、Kawasaki、Kuroki、TA678、TA686、TA716、TA763 和 TH1817，我国大陆约 50% 为 Gilliam 型，其次为 Karp 型。利用病原体具有与变形杆菌 OXk 的交叉免疫原性作外-斐反应，以测定患者血清的恙虫病东方体抗体，有助于临床诊断。

【流行病学】

本病主要流行于亚洲太平洋地区，以东南亚国家、日本、印度洋各岛屿多见。全球每年大约有 100 万人发病。我国 1 600 余年前古代医籍记载的沙虱热与本病类似，目前恙虫病主要见于长江以南地区，以海南省多见，但长江以北地区也不断有病例报道。

1. 传染源　鼠类是主要传染源。鼠类感染后，病原体在其内脏中能长期存在，是本病的主要储存宿主，此外，兔、猪、家禽、鸟类等也因被感染而作为传染源。

2. 传播途径　恙螨是本病的传播媒介。恙螨幼虫因叮咬感染病原体的鼠类而受感染，且病原体在幼虫体内繁殖，幼虫发育成虫，产卵后孵育出第二代幼虫携带病原体，当人体被第二代幼虫叮咬时，病原体从叮咬处侵入人体而发病。恙螨生活在温度较高、湿度较大的田野草地和丛林地区，这些地区也是鼠类的活动场所，鼠类因被恙螨幼虫叮咬而受染成为传染源，恙螨既是本病的传播媒介，也

是恙虫病东方体的原始储存宿主，恙螨、鼠类与田野草地和丛林地区形成自然疫源地。

3. 人群易感性　人类对本病普通易感。以农民和从事野外工作者发病率较高，尤其是较多接触丛林杂草的人员。病后可获得对同株病原体的持久免疫，对异株的免疫力仅能维持数月，故可再次感染发病。

4. 流行病学特征　本病一般为散发，但也可发生流行。我国南方地区多发生于夏秋季，以 5～10 月份多见，6～8 月份为高峰，北方地区多发生于秋冬季，以 9～12 月份多见，10 月份为高峰。发病季节与恙螨和野鼠的密度有关。

【发病机制与病理】

病原体从恙螨叮咬处侵入人体，先在被叮咬处组织细胞内繁殖，然后直接或经淋巴系统进入血液循环，并且在血管内皮细胞和单核细胞内生长繁殖，产生毒素，引起全身毒血症状和各脏器的炎症病变。

基本病理改变为全身小血管炎、血管周围炎及单核吞噬细胞增生。恙螨叮咬的局部皮肤充血、水肿、形成小丘疹，继而出现小水疱，水疱中央坏死、出血，形成黑色痂皮，称为焦痂，痂皮脱落后皮肤溃疡形成，并且出现全身淋巴结肿大，尤其是在焦痂或溃疡附件的淋巴结肿大最为明显。肝脾因充血和单核吞噬细胞增生而肿大，并出现局灶性或弥漫性心肌炎、出血性肺炎、间质性肾炎和淋巴细胞性脑膜炎，胃肠道广泛充血。

【临床表现】

潜伏期 4～21d，一般为 10～14d。

1. 毒血症状　起病急骤，体温迅速上升至 39℃ 以上，多呈弛张热，常伴有头痛、全身酸痛、食欲缺乏，偶有畏寒。严重者体温持续升高，中枢神经系统出现嗜睡、谵妄、昏迷、脑膜刺激征等脑膜炎表现；循环系统可出现心率快、心音弱、心律失常等心肌炎表现；呼吸系统可出现咳嗽、气促、胸痛、肺部啰音等肺炎表现；少数病人出现广泛的出血现象；也可因多器官衰竭而死亡。

2. 焦痂及溃疡　焦痂对诊断具有重要价值，可见于 36.9%～98% 的患者，呈圆形或椭圆形，直径多在 4～10mm，黑色痂皮，边缘稍隆起，周围有红晕，不痛不痒，无渗液，常为 1 个，多见于潮湿、有异味及较隐蔽的部位，如腹股沟、会阴、肛周及腋窝等处。痂皮脱落后，中央凹陷形成溃疡，边缘整齐，底部平坦呈淡红色肉芽创面。

3. 淋巴结肿大 全身浅表淋巴肿大,但以焦痂或溃疡附件的淋巴结肿大最为明显,可借此体征作为寻找焦痂和溃疡的线索。肿大的淋巴结有压痛,但不化脓。

4. 皮疹 多见于病程第 4~6 天,常为暗红色斑丘疹,直径为 2~5mm,压之不褪色,散在于躯干和四肢,面部少见,手掌及足底部无疹,疹退后无脱屑。轻症者多无皮疹。

5. 肝脾大 部分患者出现轻度的肝脾大,脾大较肝大多见。

【实验室检查】

1. 血象 周围血白细胞减少或正常,如并发感染时血白细胞增多。

2. 血清学检查

(1)变形杆菌 OXk 凝集反应(外-斐反应) 凝集效价≥1:80 有诊断价值,阳性率约 80%,最早于发病第 4 天出现阳性,第 3~4 周阳性率最高,第 4 周以后下降,第 8~9 周多数转为阴性,病程中隔周检查外斐反应如效价升高 4 倍以上则诊断价值更大。

(2)间接免疫荧光试验和斑点酶标法:检测患者血清特异性抗体 IgM 或 IgG,IgM 检测有早期诊断价值。

(3)补体结合试验:特异性高,持续阳性 5 年左右,选择当地代表毒株作为抗原。

(4)分子生物学检查:用聚合酶链反应(PCR)检测血标本中的恙虫病东方体 DNA,对本病诊断和恙虫病东方体株鉴定有意义。

3. 病原体检查

(1)取高热患者血清 0.5ml 接种于小白鼠腹腔内,小白鼠常于 2~3 周死亡,取其肝、脾或腹膜涂片或印片,吉姆萨染色后可在单核细胞内查出恙虫病东方体。如小白鼠具有免疫力而不发病,可用强毒株接种证实其免疫力。

(2)发热期的溃疡分泌物或淋巴结穿刺涂片染色查找恙虫病东方体。

【并发症】

恙虫病患者因器官急性炎症、血管炎和血管周围炎而并发肺炎、胸膜炎、肾炎、心肌炎、脑炎、腮腺炎、胰腺炎、血栓性静脉炎、弥散性血管内凝血(DIC)、感染性休克等。

1. 肺炎 表现为发热、咳嗽、咳痰、咯血、胸痛、呼吸困难、发绀,重者发展为呼吸窘迫综合征。肺部干湿性啰音。X 线显示肺部斑片状、小片状、大片状密度均匀边缘模糊阴影等渗出性病变,部分为肺间质性改变。常误诊为细菌性肺炎。

2. 胸膜炎 咳嗽、胸痛,体检发现胸膜摩擦音或胸腔积液体征。X 线显示胸膜增厚、胸腔积液。

3. 肾炎 发热后出现眼睑水肿、双下肢水肿、双肾区叩击痛、急性肾衰竭等。实验室检查显示蛋白尿、颗粒管型尿、血尿、血肌酐和尿素氮增高,B 超显示双肾大。

4. 心肌炎 表现为发热、胸闷、心悸、气促、心力衰竭等。心电图显示频发性室性期前收缩、阵发性室上性心动过速、窦性心动过速或过缓、房室传导阻滞等心律失常,ST 段压低,心肌酶检查发现血清肌酸激酶及同工酶(CK-MB)、谷草转氨酶(AST)、乳酸脱氢酶(LDH)增高。

5. 脑炎 表现为发热、头痛、恶心、呕吐、嗜睡、谵妄、昏迷等,合并脑膜炎时脑膜刺激征明显,脑脊液显示压力增高,细胞数和蛋白轻度增高,糖和氯化物正常。

【诊断与鉴别诊断】

1. 诊断依据

(1)流行病学资料:发病前 3 周内是否到过流行地区,是否从事户外工作、露天宿营和接触草地等。

(2)临床表现:起病急,发热、焦痂或溃疡、皮疹、淋巴结肿大和肝脾大。焦痂或溃疡对诊断具有重要价值。

(3)实验室检查:外斐反应 OXk 凝集效价≥1:80 有辅助诊断价值。检测患者血清特异性抗体 IgM 有早期诊断价值。PCR 检测血标本中的恙虫病东方体 DNA 对鉴定恙虫病东方体株有意义。小白鼠腹腔接种可分离病原体。

2. 鉴别诊断

(1)伤寒:起病较缓,表情淡漠,皮疹为玫瑰疹,无焦痂和溃疡,周围血象嗜酸性粒细胞减少,肥达试验阳性,血培养有伤寒杆菌生长。

(2)斑疹伤寒:有虱子或鼠蚤叮咬史,临床表现与恙虫病相似,但无焦痂和溃疡,外斐反应 OX₁₉ 阳性而 OXk 阴性。

(3)钩端螺旋体病:有疫水接触史,常有显著的腓肠肌疼痛,无皮疹、焦痂或溃疡,周围血象白细胞轻度增高,血清特异性钩体显凝试验阳性。

【预后】

早期诊断,及时应用抗生素治疗,绝大多数患者预后良好,未用抗生素治疗则病死率较高(9%~

60％），应用抗生素治疗后病死率为 1％～5％。

【治疗】

1. 一般治疗　卧床休息，进食易于消化的食物，注意口腔卫生，保持皮肤清洁，补充足量水分。高热可用物理降温，酌情使用解热药，重病患者可给予糖皮质激素，以减轻毒血症状。

2. 病原治疗　多西环素有特效，每日 0.2g，连服 5～7d。四环素同样有效。氯霉素也有特效，成人剂量每日 2g，儿童每日 25～40mg/kg，分 4 次口服，大多数在服药 1～3d 体温下降至正常，热退后剂量减半，再服 7～10d。孕妇可选用阿奇霉素。其他药物如罗红霉素、红霉素也具有一定疗效。

【预防】

1. 消灭传染源　灭鼠是主要措施，患者不必隔离，接触者不检疫。

2. 切断传播途径　消灭恙螨及其孳生地，喷洒杀虫剂，除杂草，改善环境卫生。

3. 个人防护　在流行季节避免在草地上坐、卧、晾晒衣被。在野外活动时，应束紧衣领、袖口、裤脚口，以防止恙螨叮咬，也可在外露皮肤上涂抹 5％邻苯二甲酸二甲酯等。目前尚无确切有效的恙虫病疫苗。

（苏林光）

第三节　人粒细胞无形体病

学习要求

1. 熟练掌握人粒细胞无形体病的诊断与鉴别诊断，治疗原则。

2. 熟悉人粒细胞无形体病国内外研究进展，熟悉细菌培养，分子生物学诊断技术，并对检验结果做出正确分析。

3. 了解人粒细胞无形体病的病原学和流行特点。

人粒细胞无形体病（human granulocytic anaplasmosis，HGA）是由嗜吞噬细胞无形体（Anaplasma phagocytophilum，曾称为人粒细胞埃立克体（Human granulocytic ehrlichiae）侵染人末梢血中性粒细胞引起的，以发热伴白细胞、血小板减少和多脏器功能损害为主要临床表现的蜱传疾病。

【病原学】

嗜吞噬细胞无形体属于立克次体目、无形体科、无形体属。无形体科是一类主要感染白细胞的专性细胞内寄生革兰阴性小球杆菌，其中对人致病的病原体主要包括无形体属（Anaplasma）的嗜吞噬细胞无形体、埃立克体属（Ehrlichia）的查菲埃立克体（E. chaffeensis）和埃文埃立克体（E. ewingii）、新立克次体属（Neorickettsia）的腺热新立克次体（N. sennetsu），分别引起人粒细胞无形体病、人单核细胞埃立克体病（Human monocytic ehrlichiosis，HME）、埃文埃立克体感染、腺热新立克次体病。

（一）形态结构及培养特性

嗜吞噬细胞无形体呈球状多型性，革兰染色阴性，主要寄生在粒细胞的胞质空泡内，以膜包裹的包涵体形式繁殖。用 Giemsa 法染色，嗜吞噬细胞无形体包涵在胞质内染成紫色，呈桑葚状。

嗜吞噬细胞无形体为专性细胞内寄生菌，缺乏经典糖代谢途径，依赖宿主酶系统进行代谢及生长繁殖，主要侵染人中性粒细胞。嗜吞噬细胞无形体的体外分离培养使用人粒细胞白血病细胞系（HL-60），主要存在于 HL-60 细胞内与膜结构相连的空泡内，生长繁殖迅速。其感染的空泡内无查菲埃立克体感染所形成的纤维样结构。嗜吞噬细胞无形体早期的形态多为圆形、密度较大的网状体，后期菌体变小且密度增大。嗜吞噬细胞无形体的外膜比查菲埃立克体外膜有更多的皱褶。

（二）遗传及表型特征

嗜吞噬细胞无形体的基因组为 1 471 282 个碱基对，G＋C 含量为 41.6％，1 369 个编码框（ORF）。特征性基因为 msp2 以及 AnkA 基因，100％的菌株具有 msp2，70％菌株具有 AnkA 基因。

【流行病学】

自 1994 年美国报道首例人粒细胞无形体病病例以来，近年来美国每年报告的病例为 600～800

人。2006年,我国在安徽省发现首例人粒细胞无形体病例,其他部份省份也有疑似病例发生。该病临床症状与某些病毒性疾病相似,容易发生误诊,严重者可导致死亡。

(一)宿主动物与传播媒介

动物宿主持续感染是病原体维持自然循环的基本条件。国外报道,嗜吞噬细胞无形体的储存宿主包括白足鼠等野鼠类以及其他动物。在欧洲,红鹿、牛、山羊均可持续感染嗜吞噬细胞无形体。嗜吞噬细胞无形体的传播媒介主要是硬蜱属的某些种(如肩突硬蜱、篦子硬蜱等)。我国曾在黑龙江、内蒙古及新疆等地的全沟硬蜱中检测到嗜吞噬细胞无形体核酸,但是储存宿主、媒介种类及其分布尚需做进一步调查。

(二)传播途径

1.主要通过蜱叮咬传播。蜱叮咬携带病原体的宿主动物后,再叮咬人时,病原体可随之进入人体引起发病。

2.直接接触危重病人或带菌动物的血液等体液,有可能会导致传播,但具体传播机制尚需进一步研究证实。国外曾有屠宰场工人因接触鹿血经伤口感染该病的报道。

(三)人群易感性

人对嗜吞噬细胞无形体普遍易感,各年龄组均可感染发病。高危人群主要为接触蜱等传播媒介的人群,如疫源地(主要为森林、丘陵地区)的居民、劳动者及旅游者等。与人粒细胞无形体病危重患者密切接触、直接接触病人血液等体液的医务人员或其陪护者,如不注意防护,也有感染的可能。

(四)流行特征

从美国11个州已有的病例报告看,主要集中在东北部,在中西部和西海岸加利福尼亚亦有病人存在。从瑞士41例病例分析,男性占78%,发病多为中青年,一年四季均有发病,高峰在6~7月份。血清学和PCR检测证明,我国的新疆、内蒙古、广东、广西、福建和云南等地均有埃立克体感染。我国安徽省2006年有暴发疫情。目前,包括中国在内的许多国家已证实有HME和HGA的存在,因此,该病可能呈世界性分布。

【发病机制】

①经微血管或淋巴道进入血流,寄生在中性粒细胞内;②在吞噬细胞内生长繁殖,可直接引起宿主细胞的裂解;③通过免疫机制攻击宿主细胞,免疫细胞释放的某些细胞因子和其他有关炎性介质

可导致机体组织损伤、局灶性坏死等。

【主要病理改变】

病理改变包括多脏器周围血管淋巴组织炎症浸润、坏死性肝炎、脾及淋巴结单核吞噬系统增生等,主要与免疫损伤有关。嗜吞噬细胞无形体感染中性粒细胞后,可影响宿主细胞基因转录、细胞凋亡,细胞因子产生紊乱、吞噬功能缺陷,进而造成免疫病理损伤。

【临床表现】

潜伏期一般为7~14d(平均9d)。

临床表现:①急性起病,主要症状为发热(多为持续性高热,可高达40℃以上),同时有寒战头痛、全身不适、乏力等类流感症状,肌痛常见且较重,多呈弥漫性,有时局限于腰背等部位。②有恶心、呕吐、厌食、腹泻等消化道症状,厌食普遍且持续时间长。部分患者有咳嗽和肺炎等呼吸道症状。③重症可有间质性肺炎、肺水肿、急性呼吸窘迫综合征。严重病例可出现心、肺、肝、肾、DIC等多脏器功能损害。④中枢神经系统损害可表现为剧烈头痛、嗜睡、视物模糊、神志不清、头面部神经麻痹、癫痫样发作、反射亢进、颈项强直或共济失调等。⑤少数严重的血小板减少及凝血异常,导致皮肤、肺、消化道、颅内等出血。

体格检查体检:①表情淡漠,相对缓脉,少数可有浅表淋巴结肿大。②四肢可出现瘀斑或瘀点样皮疹,多在1周后出现。③老年、免疫缺陷患者及激素治疗者,易继发病毒、真菌和结核杆菌感染,病情加重甚至死亡。

【实验室检查】

实验室检查外周血象白细胞、血小板降低,异型淋巴细胞增多。合并脏器损害的患者,心、肝、肾功能检测异常。病原学和血清学检查阳性。

1.血常规 白细胞减少,血小板减少,异形淋巴细胞增多,可出现轻度贫血[发病第1周即表现,白细胞多在(1.0~3.0)×10⁹/L,血小板多为(30~50)×10⁹/L,10~14d可恢复到正常]。

2.尿常规 蛋白尿、血尿、管型尿。

3.血生化检查 肝肾功能异常、心肌酶谱升高;少数患者出现血、尿淀粉酶、血糖升高。部分患者凝血酶原时间延长,纤维蛋白原降解产物升高。可有血电解质紊乱,如低钠、低氯、低钙等。少数病人还有胆红素及血清蛋白降低。

4.血清及病原学检测

(1)间接荧光抗体检测无形体IgM抗体阳性。

（2）恢复期血清无形体 IgG 抗体滴度较急性期 IgG 抗体滴度有 4 倍及 4 倍以上升高,或单份血清 IgG 抗体滴度＞1∶256。

（3）血样 PCR 检测核酸阳性。

（4）免疫组化染色阳性。

（5）分离到病原体。

【并发症】

如延误治疗,患者可出现机会性感染、败血症、中毒性休克、中毒性心肌炎、急性肾衰竭、呼吸窘迫综合征、弥散性血管内凝血及多脏器功能衰竭等,直接影响病情和预后。

【诊断】

依据流行病学史、临床表现和实验室检测结果等进行诊断。

（一）诊断

1.流行病学史。

（1）发病前 2 周内有被蜱叮咬史。

（2）在有蜱活动的丘陵、山区(林区)工作或生活史。

（3）有同类病例密切接触史。

2.临床表现　早期表现类似病毒感染的症状:持续性发热(稽留热型)、头痛、肌痛、全身不适和乏力,部分病例出现胃肠道症状如厌食、腹痛、腹泻等。部分重症病例可出现出血、皮肤瘀斑,伴多脏器损伤、DIC。

3.临床实验室检测

（1）早期外周血象白细胞降低,血小板降低,严重者呈现进行性减少,异淋巴细胞增多。

（2）末梢血涂片镜检查到包涵体。

（3）尿蛋白阳性,或隐血试验阳性。

（4）谷丙和(或)谷草转氨酶、心肌酶和胰酶升高。

4.血清及病原学检测

（1）间接荧光抗体检测无形体 IgM 抗体阳性。

（2）恢复期血清无形体 IgG 抗体滴度较急性期 IgG 抗体滴度有 4 倍及 4 倍以上升高,或单份血清 IgG 抗体滴度＞1∶256。

（3）血样 PCR 检测核酸阳性。

（4）免疫组化染色阳性。

（5）分离到病原体。

（二）诊断标准

疑似病例:第 1、2 项和第 3 项中的(1)、(4)或(1)、(3)。

临床诊断病例:疑似病例加第 3 项中的(2),或

加单份血清 IgG 抗体阳性。

实验室确诊病例:疑似病例或临床诊断病例加第 4 项中的任一项。

【鉴别诊断】

1.与其他蜱传疾病、立克次体病的鉴别　人单核细胞埃立克体病(HME)、斑疹伤寒、恙虫病、斑点热以及莱姆病等。

2.与发热、出血及酶学指标升高的感染性疾病的鉴别　主要是病毒性出血性疾病,如流行性出血热、登革热等。

3.与发热、血白细胞、血小板降低的胃肠道疾病的鉴别　伤寒、急性胃肠炎、病毒性肝炎。

4.与发热及血白细胞、血小板降低或有出血倾向的内科疾病的鉴别　主要是血液系统疾病,如血小板减少性紫癜,粒细胞减少、骨髓异常增生综合征。可通过骨髓穿刺及相应病原体检测进行鉴别。

5.与发热伴多项酶学指标升高的内科疾病鉴别　主要是免疫系统疾病,如皮肌炎、系统性红斑狼疮、风湿热。可通过自身抗体等免疫学指标进行鉴别。

6.其他　如支原体感染、钩端螺旋体病、鼠咬热、药物反应等。

【治疗】

及早使用抗生素,避免出现并发症。对疑似病例可进行经验性治疗。一般慎用激素类药物,以免加重病情。

（一）病原治疗

1.四环素类抗生素

（1）多西环素:为首选药物,应早期、足量使用。成人口服:0.1g/次,1d 2 次,必要时首剂可加倍。8 岁以上儿童常用量:首剂 4mg/kg;之后,每次 2mg/kg,1d 2 次。一般病例口服即可,重症患者可考虑静脉给药。

（2）四环素:500mg,每日 4 次。口服或静脉使用均可。住院患者主张静脉给药。一般使用后可迅速改善症状,多认为可在 24～48h 退热。用药疗程一般在退热后应继续服用至少 3d,或白细胞和血小板计数回升,各种酶学基本恢复正常,症状完全改善后停药。四环素不良反应较多,在孕妇和儿童慎用。

由于无形体病临床表现无特异性,尚缺乏快速的实验室诊断方法,一旦怀疑此病,可尽快进行经验性治疗,而不应等待血清学检测结果(常常需要数周),以免延误治疗导致病情加重。

2.其他抗菌药物

(1)利福平:儿童、对多西环素过敏或不宜使用四环素类抗生素者,选用利福平。成人 450～600mg,儿童 10mg/kg,每日 1 次口服。

(2)喹诺酮类:如左氧氟沙星等。

(3)磺胺类药有促进病原体繁殖作用,应禁用。

(二)一般治疗

1.患者应卧床休息,高热量、适量维生素、流食或半流食,多饮水,注意口腔卫生,保持皮肤清洁。

2.对病情较重患者,应补充足够的液体和电解质,以保持水、电解质和酸碱平衡;体弱或营养不良、低蛋白血症者可给予胃肠营养、新鲜血浆、清蛋白、丙种球蛋白等治疗,以改善全身功能状态、提高机体抵抗力。

(三)对症支持治疗

1.对高热者可物理降温,必要时使用药物退热。

2.对有明显出血者,可输血小板、血浆。

3.对合并有弥漫性血管内凝血者,可早期使用肝素。

4.对粒细胞严重低下患者,可用粒细胞集落刺激因子。

5.对少尿患者,应碱化尿液,注意监测血压和血容量变化。对足量补液后仍少尿者,可用利尿药。如出现急性肾衰竭时,可进行相应处理。

6.心功能不全者,应绝对卧床休息,可用强心药、利尿药控制心力衰竭。

7.应慎用激素。国外有文献报道,人粒细胞无形体病患者使用糖皮质激素后可能会加重病情并增强疾病的传染性,故应慎用。对中毒症状明显的重症患者,在使用有效抗生素进行治疗的情况下,可适当使用糖皮质激素。

(四)隔离及防护

对于一般病例,按照虫媒传染病进行常规防护。在治疗或护理危重病人时,尤其病人有出血现象时,医务人员及陪护人员应加强个人防护。做好病人血液、分泌物、排泄物及其污染环境和物品的消毒处理。

(五)预后

据国外报道,病死率低于 1%。如能及时处理,绝大多数患者预后良好。如出现败血症、中毒性休克、中毒性心肌炎、急性肾衰竭、呼吸窘迫综合征、弥散性血管内凝血及多脏器功能衰竭等严重并发症的患者,易导致死亡。

【预防】

1.控制传染源 对病人的血液、分泌物、排泄物及被其污染的环境和物品,应进行消毒处理。一般不需要对病人实施隔离。

2.切断传播途径 应采取灭杀蜱、鼠和环境清理等措施,降低环境中蜱和鼠的密度。

3.保护易感人群 人对嗜吞噬细胞无形体普遍易感,各年龄组均可感染发病。预防该病的主要策略是指导公众、特别是高危人群减少或避免蜱的暴露。有蜱叮咬史或野外活动史者,一旦出现疑似症状或体征,应及早就医,并告知医生相关暴露史。

(李家斌)

■ 参考文献

[1] 张丽娟,付秀萍,贺金荣.我国近十年斑疹伤寒疫情概况及分析.中国预防医学杂志,2005,6(5):415-418.

[2] 王文,张俭,王伟,等.84 例地方性斑疹伤寒早期临床表现的分析.中国实用乡村医生杂志,2006,13(1):27.

[3] 张丽娟.中国立克次体病监测及防治现状与展望.疾病监测,2007,22(9):577-579.

[4] 杨晓,陈梅玲,温博海,等.实时荧光定量 PCR 检测普氏立克次体.中华流行病学杂志,2006,27(11):963-967.

[5] Chapman AS,Bakken JS,Folk SM,et al.Diagnosis and management of tick-borne rickettsial diseases:Roch Mountain spotted fever,ehrlichioses,and anaplasmosis-United States[S].MMWR Recomm Rep,2006,55(RR-4):1-27.

[6] 乐原,殷忠玲.儿童斑疹伤寒的临床特点.中华传染病杂志,2002,20(6):368-369.

[7] Matthew man L,Kelly P,Hayter D,et al.Domestic cats as indicators of the presence of spotted fever and typhus group rickettsiae.Eur J Epidemiol,1997,13,109-111.

[8] Seong SY,Choi MS,Kim IS.Orientia tsutsugamushi infection:overview and immune responses.Microbes and Infection,2001,3(1):11-21.

[9] Park HS,Lee JH,Jeong EJ,et al.Rapid and simple identification of Orientia tsutsugamushi from other group rickettsiae by duplex PCR assay using groEL gene.Microbiology and immunology,2005,49(6):545-549.

[10] 黄会,郑小英,詹希美.恙虫病的实验室诊断技术及新进展.国外医学寄生虫病分册,2005,32(4):162-166.

[11] Oteo JA,Brouqui P.Ehrlichiosis and human anaplasmosis.Enferm Infecc Microbiol Clin,2005,23:375-380.

[12] 曹务春.人埃立克体病的发现与研究进展.中国人兽共患病杂志,1997,13:57-60.

[13] 高东旗,曹务春,张习坦,等.大兴安岭地区人群埃立克体感染的调查.中

华流行病学杂志,2001,22:137-141.

[14] 人粒细胞无形体病预防控制技术指南(试行).卫生部办公厅,2008 年 2 月.

[15] Bakken JS,Dumler JS.Clinical diagnosis and treatment of human granulocy-

totropic anaplasmosis.Ann N Y Acad Sci,2006,1078:236-247.

[16] 刘增加,刘博玉.埃立克体病的研究进展.中国寄生虫病防治杂志,2003,16:316-319.

[17] 赫兢,辛绍杰.埃立克体病.传染病信

息,2006,19:58-60.

[18] 程周祥,杨小祥,李群,等.皖南地区 2006 年一起人传"粒细胞无形体病"疫情的流行病学特征.中华疾病控制杂志,2009:134-137.

细菌性疾病

第一节 猩 红 热

猩红热属乙类传染病,是由 A 组乙型(β)溶血性链球菌引起的、小儿常见的急性呼吸道传染病。该病多在冬春季节流行。其临床特点为发热、咽峡炎、全身弥漫性鲜红色皮疹,疹退后脱屑;少数患者恢复期可出现变态反应引起的风湿热、急性肾小球肾炎、关节炎及心肌炎等并发症。

A 组链球菌中产生红疹毒素者均可引起猩红热,近年来发现 C 组链球菌也有产生红疹毒素株的,可致猩红热。该菌在体外的生活力较强。在痰液、脓液和渗出物中能生存数周。在 60℃ 30min、碘酊中 15min 可以灭活。

【流行病学】

(一)传染源

猩红热的传染源主要为猩红热患者和咽部乙型链球菌携带者。其他 β 溶血性链球菌感染的疾病,如扁桃体炎、咽峡炎、中耳炎或丹毒等病人,也可以成为猩红热的传染源,但其传染性不强。带菌者为重要传染源。猩红热患者自发病前 1 日至出疹期传染性最强,恢复期传染性消失。

(二)传播途径

猩红热主要通过空气飞沫传播,尤其是在人群密集的家庭、学校、幼儿园更易传播,患者的咽、鼻部和涎液中的细菌,通过谈话、咳嗽和喷嚏等方式

传染易感者。少数患者也可通过被污染的水、食物、衣物、玩具、书籍和日用品等经口传染,或通过皮肤伤口及产道引起"外科型"及"产褥型"猩红热。患者后期脱皮时皮屑无传染性。

(三)人群易感性

人对猩红热都有易感性。感染后可以获得抗菌免疫和抗毒免疫。

1.抗菌免疫力 抗菌免疫力产生缓慢,较弱,持续时间短暂,具有型特异性。因 A 组乙型链球菌中各型 M 蛋白的抗原性不同,产生不同的抗体,故只对同型菌株具有免疫力。遇有其他型别菌株,仍可反复感染.可致咽峡炎、扁桃体炎或皮肤感染。

2.抗毒免疫力 抗毒免疫产生快而持久,婴儿的抗毒免疫来自母体,生后 1 年即消失,而感染后的自动抗毒免疫可以持续终生。主要由红疹毒素刺激机体产生抗毒抗体。以往认为不同型链球菌所产生的红疹毒素是相同的,因此认为猩红热很少再患。近年来证明,引起猩红热症状的红疹毒素有 5 种不同血清型,相互无交叉免疫,故患猩红热后再感染不同型红疹毒素的菌株仍可再患猩红热。近年由于青霉素的早期应用,猩红热的临床表现轻,机体产生的免疫力弱,使猩红热的再感染机会增多。乙型链球菌所产生的其他毒素如溶血素等亦

能刺激机体产生抗体,检测这些抗体可判明是否为新近乙型链球菌感染。

3.流行特征

(1)流行地区:多流行于温带、热带,寒带较少见。我国北方地区发病较多,南方较少。近年来,似乎本病流行区域有南移趋势。

(2)季节:全年均可发生,冬春季较多,夏秋季较少。

(3)年龄:学龄儿童发病率最高。1岁以下、50岁以上少见。

(4)流行菌型和病情变迁:据近年流行病学调查表明,不同年代,不同地区流行菌型不尽相同,病情有日趋缓和的倾向,轻型病例增多,中毒型少见,病死率显著下降。

【分子生物学】

病原

A组乙型溶血性链球菌(group A st reptococcus pyo2gens,GAS)是链球菌中致病性最强的一种,广泛存在于自然界和人及动物粪便和健康人的鼻咽部,引起各种化脓性炎症、猩红热、丹毒、新生儿败血症、脑膜炎、产褥热以及链球菌变态反应性疾病等,需要快速有效的治疗,以及早根除化脓性伤害和避免带来严重的后遗症。目前,通过对GAS的一些致病性的菌体成分和分泌的多种蛋白质的研究,了解如下。

1.具有致病性的菌体成分

(1)M蛋白:是GAS的重要致病因子,位于细胞壁上,纤丝状结构,氨基端伸出壁外,羧基端黏附于壁上,具有抗吞噬作用,M蛋白抗原的变异是M分型的基础,根据M蛋白抗原特异性可将GAS分为100多个血清型。M蛋白与链球菌致热原,是妨碍吞噬作用的毒力因子,可与很多血浆蛋白结合,诱导交叉反应性自身免疫抗体的形成。野生型GAS的M蛋白分子的分子量大约58kD,呈螺旋盘绕结构,氨基酸序列与人体心肌的原肌球蛋白和肌凝蛋白有显著的同源性,解释了GAS与人体存在免疫学交叉反应的物质基础。

(2)黏附素:细胞壁的脂磷壁酸(L TA)及M蛋白是两种黏附素,介导它们自身黏附于宿主组织的胞外基质(ECM)。L TA是GAS主要抗原,带负电荷的多聚体,介导GAS的黏附。M蛋白可与血纤维蛋白原中的D区结合,每个链球菌有(8～10)×10³个血纤维蛋白原结合位点。化脓性链球菌表面结合血纤维蛋白原后,即可抑制补体的结合,赋予M蛋白的抗吞噬活性。

(3)胞壁多糖:A组链球菌胞壁多糖(PS)和牛心瓣膜糖蛋白(VSGP)有交叉抗原存在。A组链球菌壁多糖由4部分组成,分子量分别为15 000Da、37 000Da、66 000Da、150 000Da。其中最具抗原性的部分是37 000Da,37 000Da的多糖部分和牛心瓣膜糖蛋白能同时与风湿性心瓣膜炎的血清发生免疫反应。

(4)透明质酸荚膜(HAC)在体外能保护GAS抵抗吞噬细胞吞噬。最近证明,HAC能调节M蛋白介导的黏附作用。HAC通常能增强GAS的咽部定居,它在附着于角质形成细胞表面的CD44中起配体作用。HAC基因存在于所有的GAS株中。

2.致病性的胞外分泌物 链球菌还能分泌多种链球菌和多种胞外酶,主要包括溶血素O和S、链球菌致热外毒素(st reptococcal pyrogenicexotoxin 2,Spe)、链激酶(st reptokinase)、透明质酸酶(hyaluroni2dase)等。链球菌分泌的这些酶可在人体引起抗体反应,对这些抗体进行检测,是GSA感染的证据。

(1)链球菌DNA酶(DNase):亦称链道酶(SDB)或MF,主要由A、C、G群链球菌产生,能降解脓液中具高度黏稠性的DNA,使脓液稀释,促进病菌扩散。DNases还可以诱导TNF2α的产生。而在A族链球菌中,DNsae B分布最广,具有较强的抗原性,当机体感染GAS后,能产生大量的DNase B抗体。DNase B基因包含813个核苷酸,其蛋白前体包含271个氨基酸,含有43肽的前导肽,成熟蛋白228个氨基酸,分子量约为26kD。无论是核苷酸还是氨基酸序列,DNase B序列等同于SDBⅡ,与SDBⅠ相比,少一个N端Arg与链球菌超抗原Spe2A、Spe2B、Spe2C都没有同源性。DNase B具有耐热的脱氧核糖核酸酶活性。

(2)链球菌溶血素(SL):GAS分泌的溶血素有两种,一种是溶血素O(SLO),另外一种是溶血素S(SLS)。SLO对氧不稳定,具有巯基活性的溶细胞素(TAC),有较强的抗原性,分子量为(110 000±1 000)Da,由两个(55 000±1 000)Da的亚基组成,能引起某些变态反应性疾病如风湿热及急性肾小球肾炎。TAC毒素与真核细胞膜的胆固醇结合,产生毒素2胆固醇聚合物,通过胶态渗透机制产生细胞溶解。在SLO和其他TAC毒素间有显著的氨基酸同源性。组织内高浓度SLO可破坏吞噬细胞,在感染灶远处,较低浓度SLO刺激多形核白细胞(PMN)粘着于内皮细胞,有效阻止粒细胞移入并促进血管损伤。人体一般感染链球菌后的 $2\sim3$ 周出现抗溶血素"O"抗体,并且维持数周。因此抗溶血素"O"在临床上用于 GAS 感染的实验室诊断。SLS 是小分子多肽,对氧稳定,无抗原性。提纯和鉴定此蛋白较困难,在致病机制中的唯一作用是直接或接触毒性。

(3)透明质酸酶(HAase):又称扩散因子,能分解细胞间质的透明质酸,利于病菌在组织中扩散。化脓性链球菌的 HAase 分子量为 3 915kD。在酸性条件下稳定,在碱性条件下易失活。最适 pH 一般为酸性,在 $315\sim615$。HAase 主要水解透明质酸,促进结缔组织分解,增加组织坏死程度,并有助于毒素的吸收和扩散。

(4)链激酶(st reptokinase,SK):又称链球菌溶纤维蛋白酶,具有激活纤维蛋白酶原导致血栓溶解的活性,能使血液中纤维蛋白酶原变成纤维蛋白酶,可溶解血块或阻止血浆凝固,有利于细菌在组织中扩散。SK 是单链蛋白,由 414 个氨基酸残基组成,分子量约 47 000Da,等电点 $410\sim610$。其 N 端 245 个氨基酸残基与丝氨酸蛋白酶具有同源性,但没有丝氨酸蛋白酶活性。只有致病性的 A、C、G 族链球菌染色体上才有 SK 基因。它的存在可能与链球菌的致病性有关。

(5)Spe:是致热源物质,因与猩红热特征性皮疹的形成有关,曾称红疹毒素(erythrogenictioxin,ET)。现知这一大类蛋白质属于链球菌超抗原(SAg),是链球菌外毒素。

链球菌表面 M 蛋白也是一种超抗原。从链球菌提取的 M 蛋白肽(PePM)可作为超抗原,可刺激人 T 细胞 Vβ2、Vβ4 和 Vβ8 位点。Spe 和某些 M 蛋白片段的共同特征是其在缺乏有抗原递呈的细胞所加工的初级抗原情况下,能与 T 细胞受体的特定 Vβ 区相互作用,可导致 T 淋巴细胞多克隆繁殖,这是自身抗体产生的基础。

【病因病理】

病原菌主要通过 M 蛋白,红疹毒素,透明质酸酶,溶血素"O""S"、黏肽等生物致病因子作用于易感者机体,引起 3 种病变,即感染性、中毒性和变态反应性。

(一)感染性病变病

病原菌侵入咽部或其他部位,由于 A 组菌的 M 蛋白能抵抗机体白细胞的吞噬作用,因而可在局部产生化脓性炎症反应,引起化脓性咽峡炎、扁桃

体炎及邻近器官并发症,如中耳炎、乳突炎、颈淋巴结炎等;若细菌侵入血液循环可致败血症。

(二)中毒性病变

病原菌产生的各种生物因子。进入血液循环后,引起发热、头痛、咽痛等毒血症状。红疹毒素使皮肤和黏膜血管弥漫性充血、真皮层充血水肿、上皮细胞增生,白细胞浸润以毛囊周围最明显,形成典型的猩红热样皮疹。严重者血液渗出,形成出血性皮疹。恢复期表皮细胞角化、坏死而脱落,形成脱屑和脱皮。肝、脾、淋巴组织等有充血、水肿、变性和单核细胞浸润。并发心、肾疾病时,心肌可有浑浊肿胀及变性,重者可坏死。肾脏常呈间质性炎症。

(三)变态反应性病变

病后 $1\sim3$ 周,个别病人可出现变态反应性病变。主要表现在心、肾及关节滑膜等部位。病理表现为心肌浑浊肿胀和脂肪变性,以及心内膜炎、肾小球肾炎及关节滑膜的非化脓性炎症。风湿热患者一般发生于咽部乙链菌感染;肾小球肾炎大多由 M-12 型乙链菌引起,伴随脓皮病的肾炎则多发生于 M-49 型乙链菌感染。

【临床表现】

(一)潜伏期

猩红热的潜伏期为 $1\sim7d$,大多数为 $2\sim4d$。外科型猩红热潜伏期为 $1\sim2d$。

(二)临床分型

由于细菌毒力的强弱,侵入部位的差异,年龄和机体反应性不同,本病临床表现差异较大。一般可分下列几型。

1.普通型(典型猩红热)　流行期间 90% 以上属此型,根据病程可分为 3 期。

(1)前驱期(疹前期):急性发病,体温骤升,发病第 2 天可在 39℃ 以上。幼儿可有惊厥;年长儿可出现寒战。应用青霉素治疗,体温可在 1d 内降至正常。还可以有头痛、恶心、呕吐和咽部肿痛,出现肠系膜淋巴结炎的可有腹痛。发病 2d 内,舌苔白,舌尖及边缘发红,咽部充血水肿,软腭有细小密集的红疹或细小出血点;颈前淋巴结肿大、有压痛。

(2)出疹期:皮疹一般出现在发病后 $12\sim24h$。先见于耳后、颈部、颌下和上胸部,$12\sim24h$ 遍布全身。典型皮疹是在全身弥漫性充血潮红的基础上,散布着针头大小、密集而均匀的点状充血性细小斑疹,并与毛囊一致,隆起突出的"鸡皮疹",少数表现为带小脓头的粟粒疹或出血疹。患者常感瘙痒,手

指按压皮肤,红疹可暂时消退,出现苍白指印,数秒后恢复原状,称为贫血性划痕。面颊部充血潮红,但口鼻周围常无充血,形成相对苍白,称为"口周苍白圈"。在肘前、腋部、腹股沟、腘部等易受摩擦的褶缝部位疹子密而多,且可有皮下出血,形成紫红色线条样折痕,称为帕氏线(pastia)。这些都是猩红热的特征,有重要的诊断价值。患儿咽痛明显,咽部充血,扁桃体充血水肿,可有黄白色点片状渗出物,颈部及颌下淋巴结肿大和压痛。病初舌面披以白苔,舌乳头充血肿胀而突起白苔之外,称为草莓舌。至第3、4病日,白苔开始脱落,显出红肿的乳头,呈杨梅刺状,称为杨梅舌。随后乳头肿胀消退,舌面充血平滑,称覆盆子舌,亦为猩红热的特征之一。

(3)恢复期:皮疹出现后48h内达高峰,依发疹先后顺序消退,一般在2～4d消失。病程的第1周末或第2周开始脱皮,常为糠屑样脱皮,手掌和足底可见大片脱皮,但近年较为少见。脱皮的程度与发疹的轻重有关,脱皮时间最长者可达6周。

2.轻型 最为多见,发热短,体温不高,中毒症状轻或缺如,皮疹少而色淡,出疹期短,无脱皮或仅呈落屑状脱屑,病程持续2～3d。近年来此型病例增多,易于误诊,且后期仍可发生变态反应性并发症,应予以注意。

3.重型

(1)中毒型:已不常见。中毒型为严重的红疹毒素引起,病势凶险,发展快。体温在40℃以上,头痛、呕吐严重,烦躁、惊厥,可出现意识不清,并可发生中毒性休克及中毒性心肌炎,皮疹明显,皮疹多为出血性,色泽暗红。病程短于3d,多数患者死亡。

(2)脓毒型:此型现已少见,多见于营养不良的儿童。主要表现为发热40℃以上,头痛、咽痛、呕吐等中毒症状,皮疹密布,咽部充血明显,扁桃体常形成脓性分泌物,呈大片假膜。常引起附近组织发炎,如化脓性中耳炎、鼻窦炎、颈淋巴结炎、乳突炎、颈部软组织炎。如治疗不及时,可发展成败血症,病死率也较高。

4.成人型猩红热特点 临床表现不典型,易被忽视,发热均呈高热,持续2～4d。皮疹大多数为红色斑丘疹,大小不等,以面部出疹为首发,极少数有杨梅舌、口周苍白圈、帕氏线。伴咳嗽占大多数,咽峡炎占1/2,易与麻疹相混淆。临床上应注意猩红热恢复期疹退脱屑无遗留褐色斑痕,结合流行病史

及疹型特点等鉴别。对猩红热发病治疗的早与晚及治疗是否恰当和彻底,对疾病的发展和转归都有很大影响。早期明确诊断尤其重要。

5.外科型 此型系病原菌侵入皮肤和黏膜伤口所致,极为少见。皮疹首先在伤口周围出现而且较为明显,然后波及全身。邻近淋巴结炎症显著。患者常无咽峡炎,一般症状轻,预后较好,不需要隔离。

【辅助检查】

(一)血象

白细胞总数在 $10 \times 10^9 / L$ 以上,中性粒细胞超过80%,细胞质中可有中毒颗粒及空泡,出疹后有5%～10%患者嗜酸粒细胞可增多。

(二)分泌物培养和涂片

咽拭子、脓液培养及伤口分泌物可获得A组链球菌。用免疫荧光法检查咽拭子涂片可发现乙型链球菌。

(三)尿常规

尿常规检查有少量蛋白,并发肾炎时蛋白增加,并有红细胞、白细胞及管型。一般可有少量蛋白,多为一过性。并发肾炎时,蛋白增加,并出现红、白细胞和脊型。

(四)抗链球菌溶血素O试验

很少出现假阳性。虽然对A组链球菌并非特异,但它对链球菌疾病的诊断不失为有价值的辅助手段。早期抗菌治疗可使其反应消失。患风湿热时有很高的滴度,肾炎者反应不一。

【诊断及鉴别诊断】

(一)诊断

根据典型的临床表现,如发热、咽痛、典型皮疹和脱皮、草莓样舌,结合末梢血象,诊断不难。部分轻型或重型病例,缺乏典型症状、体征,一时难以作出诊断,可详细询问病史和接触史,仔细观察本病特征性表现,有助于诊断。免疫荧光法检查咽拭子涂片可进行快速诊断,此外抗链球菌溶血素(ASL-O)"O"试验。抗链激酶(ASK)试验、抗脱氧核糖核酸酶B(anti-DNaseB)试验、抗透明质酸酶(AH)试验等血清学检查,可使阳性诊断率提高到80%～90%。咽拭子培养阳性则可确诊。

(二)鉴别诊断

1.金黄色葡萄球菌感染 金黄色葡萄球菌感染也可产生红疹毒素而引起猩红热样皮疹和咽炎等改变,但皮疹多在起病3～5d出现,皮疹持续时间短暂,无皮肤脱屑;全身中毒症状重,皮疹消退后

全身症状不减轻,且常有局部或迁徙性病灶。两者鉴别主要依靠细菌培养。

2. 风疹　发病 1～2d 先于面部出疹,1d 内波及全身。皮疹初为稀疏的红色斑丘疹,以后在面部和四肢有融合,出疹 1d 后皮疹呈现猩红热样,一般在 3d 内消失。耳后、颈部及枕部淋巴结肿大、白细胞降低、咽培养阴性等可以鉴别。

3. 麻疹　麻疹为较大的斑丘疹,有时有融合,但其疹间有健康皮肤,发病 3～4d 才出疹,疹后有色素沉着。前驱期口腔黏膜有麻疹斑,白细胞计数正常或降低。

4. 病毒性发疹　传染性单核细胞增多症也有轻度发疹和轻度咽炎,但其周身淋巴结肿大、脾大及白细胞中可见非典型淋巴细胞。有些肠道病毒感染和腺病毒等某些血清型也可有猩红热样皮疹,本病皮疹多在病程 2～6d 出现,皮疹基本形态为"风疹样"斑丘疹,周围血白细胞总数偏低,中性不高,咽拭子培养无乙型链球菌生长。必要时做病毒血清学检查和病毒分离以确诊。

5. 药物疹　皮疹呈现多形性,出疹无一定顺序,分布不规律,多对称,全身症状轻,有用药史,一般无发热和咽峡炎,停药后皮疹很快消退。

6. 川崎病　好发于 4 岁以下儿童,主要表现为急性高热,持续 1～2 周,眼结膜充血,口唇皲裂,猩红热样草莓舌,淋巴结肿大,不化脓,不粘连,手背及指(趾)头末端对称性水肿,皮疹主要为分布于躯干部的猩红热样疹,不痒或有轻度瘙痒,恢复期指趾端片状脱皮、本病常常伴有心血管病变、消化道病变、泌尿系统病变。实验室检查周围白细胞及中粒细胞增多,有时血小板增高,ESR 增快。抗生素治疗无效,阿司匹林治疗有效,静脉注射丙种球蛋白可预防冠状动脉扩张和动脉瘤的发生。

7. 类猩红热　在猩红热日趋轻症化的同时,国内在 20 世纪 90 年代江苏无锡地区发生的红热病流行中,分离出新病原—缓症链球菌,属国际首次报道,该菌属绿色链球菌,其临床病情重,特点为:发病以青、中年为主;全身中毒症状重,胃肠道症状明显,可引起电解质紊乱,且咽峡炎常不明显;常有非典型皮疹,早期以躯干下部、下肢为主,或上胸部充血性皮疹,偶见痱子样或风团样皮疹及颈、上胸部潮红或腋窝、肘窝处对称性潮红,少数有软腭针尖大小或片状出血;可出现低血压休克及多脏器损害等。经病原体培养和抗体测定可确诊。

8. 传染性红斑、幼儿急疹、严重晒伤

【治疗】

(一)一般治疗

急性出疹期应卧床休息,隔离 6～7d,供应流质或半流质饮食.摄入量不足或中毒症状严重者,可给予静脉补液。

(二)抗菌治疗

首选青霉素。目前链球菌对青霉素仍大都敏感,很少耐药,约 80% 的病人经青霉素治疗后 24h 可退热,95% 的病人治疗 24h 后咽拭子培养可阴转,咽峡炎、皮疹消退也快。临床观察表明,青霉素早期应用可明显缩短病程,减少并发症。用量:儿童 2 万～4 万 U/(kg·d),成人 120 万～240 万 U/d,分 2～3 次肌内注射;疗程为 7～10d。对青霉素过敏者,可改用红霉素。儿童 20～40mg/(kg·d),成人 1～2g/d,1/8h,与等量碳酸氢钠同服。重症者可静脉滴注。7～10d 为 1 个疗程。亦有用头孢菌素、利福平、羧氧苄青霉素、洁霉素等治疗猩红热,取得满意效果。

(三)对症治疗

中毒症状重,有脱水征候者应及时补充液体;伴中毒性休克者,除积极足量应用抗生素治疗同时,应按休克处理原则,补充血容量,纠正酸中毒,必要时输注新鲜血等。超高热者亦可点滴少量肾上腺皮质激素。

(四)并发症治疗

化脓性并发症在青霉素的治疗前,可加大青霉素剂量,若发生在青霉素治疗后,则应考虑改用其他抗生素,并发风湿热者可抗风湿治疗。如并发急性肾小球肾炎,按急性肾炎处理。

【并发症】

治疗越早,并发症越少。常见并发症有以下几种:

(一)化脓性并发症

可由 A 组乙型溶血性链球菌本身直接侵袭附近的组织器官引起,亦可由其他细菌感染引起。一般前者多发生在起病 1 周以内,而后者较晚。化脓性并发常见有颈部及颌下化脓性淋巴结炎、化脓性中耳炎、化脓性乳突炎、鼻窦炎、颈部软组织、肺炎等。目前此类并发症已少见。但对婴儿需要特别注意耳道的检查,因为婴儿出现中耳炎时,往往无显著症状(当然有时有抓挠耳朵的动作,此不易被发现),很容易继发乳突炎。

(二)中毒性并发症

常发生在疾病早期,由链球菌毒素引起的非化脓性病变,多见于毒型患者,表现为中毒性关节炎、胃肠炎、肝炎或心肌炎等,此类并发症多为一过性,持续时间较短,预后较好。

(三)变态反应性并发症

1.急性肾小球肾炎　此并发症较多见,多发生在病期的第 3 周左右。与猩红热病情轻重的关系至今看法不一。疾病大多持续 1 个月左右,大部分病期较轻可完全恢复,有少数病人迁延成慢性肾炎。近年来研究证明,这与 A 组链球菌的型别有关,一般 1、4、12、18 和 25 型,尤其 12 型感染后容易发生肾炎。另外,近年报道除 A 组外,C 组和 G 组链球菌感染后也有发生急性小球肾炎者。故应注意定时检查尿常规,及时发现,及时治疗。

2.风湿病　一般与链球菌菌型无关,常在病期的 2～3 周,有 2%～4% 的患者可出现风湿性关节炎。大关节均可累及,关节有红肿,关节腔有炎性渗出液。另外,有一部分病人可发生风湿性心肌炎、心瓣膜炎和心包炎,急性期后可出现瓣膜的损害。

【预后】

青霉素问世以来,本病预后大大改观。只要及早发现,及早治疗,绝大多数病人能很快治愈。严重并发症、脓毒败血症等极少见。并发心肌炎者亦不多,并发肾炎似与猩红热轻重无关,与风湿热的关系亦无一定规律。中毒性猩红热虽少,但可危及生命,应予以注意。

【预防】

(一)控制传染源

酌情决定在家或住院隔离治疗 6～7d,直至临床症状消失,咽培养连续 3 次阴性,无并发症出现,可以解除隔离。与患者有密切接触且咽培养阳性者,可以口服或肌内注射青霉素类药物。对于托儿机构的流行也可以采取相同的措施,并且进行隔离。同时,向当地疾病预防控制中心报告。

(三)切断传播途径

接触患者时戴口罩,随时消毒患者的分泌物和污染物。流行期间避免到人群密集的公共场所,并随时戴口罩。

(三)保护易感者

在儿童机构有猩红热流行时,可用黄连素(1:1 000)喷咽部。如出现咽炎或扁桃体炎时,应该隔离患儿,应用青霉素治疗 3～5d。

(闻　炜)

第二节　流行性脑脊髓膜炎

学习要点

1.掌握流行性脑脊髓膜炎的临床表现和分型分期;掌握流行性脑脊髓膜炎的治疗,尤其是危重病例的治疗和抗感染原则。

2.掌握流行性脑脊髓膜炎的诊断和鉴别诊断。

3.熟悉流行性脑脊髓膜炎的实验室检查。

4.了解流行性脑脊髓膜炎新的流行趋势和预防进展。

流行性脑脊髓膜炎是由脑膜炎奈瑟菌通过呼吸道传播所致的急性化脓性脑膜炎。其主要临床表现为突发高热、剧烈头痛、频繁呕吐、皮肤瘀点、瘀斑及脑膜刺激征,脑脊液呈化脓性改变,严重者可有败血症休克和脑实质损害,甚至死亡。

【流行病学】

脑膜炎球菌属奈瑟菌属,革兰染色阴性,肾形或豆形,常成双排列,多位于中性粒细胞内,按荚膜多糖特异性抗原不同将脑膜炎球菌分为 13 个血清群,以 A、B、C 群最常见,占流行病例的 90% 以上。A 群可以引起全球性大流行,B 和 C 群可以引起地区性流行。我国流行一直以 A 群为主,近年来逐渐向 C 群变迁。多在冬春季节流行,人群普遍易感,5 岁以下儿童,尤其是 6 个月至 2 岁儿童发病最高。由于疫苗的广泛使用,近年来成人的发病率逐渐上升。

人是该细菌唯一的天然宿主,流脑患者和带菌者为流脑流行的重要传染源,但后者因数量众多而更为重要。病原菌借飞沫经空气传播。人受感染后多数成为带菌者,只少数发展为患者。细菌毒力和宿主间的相互作用最终决定是否发病以及病情的轻重。若人体免疫力强,则可迅速将其杀灭,或成为带菌状态;若体内缺乏特异性杀菌抗体,或细菌毒力较强时,则病原体可从鼻咽部进入血液,发展成败血症,继而累及脑脊液膜,形成脑膜炎。

【发病机制】

病原菌自鼻咽部侵入人体,细菌释放的内毒素是本病致病的重要因素,可引起全身小血管痉挛和微循环障碍。

【病理学】

败血症期主要病变是血管内皮损害,血管壁炎症、坏死和血栓形成,血管周围出血。皮肤黏膜局灶出血,肺、心、胃肠道及肾上腺皮质也可有广泛出血。也常见心肌炎和肺水肿。脑膜炎期主要病变部位在软脑膜和蛛网膜,表现为血管充血、出血、炎症和水肿;大量纤维蛋白、中性粒细胞及血浆外渗,引起脑脊液浑浊。颅底部由于化脓性炎症的直接侵袭和炎症后粘连引起脑神经损害。暴发型脑膜脑炎病变主要在脑实质,引起脑组织坏死、充血、出血及水肿。

【临床表现】

潜伏期1～7d。分为普通型、暴发型、轻型和慢性型四型。

(一)普通型

占全部流脑患者的90%左右。按其发病过程分为四期:

1. 上呼吸道感染期 脑膜炎双球菌在鼻咽部繁殖,大多数人无症状。少数人觉咽喉疼痛、流涕等。大多数患者此期间能自愈,但此时传染性很强。

2. 败血症期 病菌侵入了机体,当侵入血液循环发生全身感染时称败血症。此期间患者高热、头痛、呕吐、乏力、全身及关节疼痛、食欲缺乏、表情呆滞或烦躁不安等毒血症症状。全身皮肤黏膜出现瘀点或瘀斑为本期特征性表现。

3. 脑膜炎期 病菌随血流到脑脊髓膜引起炎症反应。除败血症期的表现外,脑膜充血水肿,头痛剧烈,呕吐频繁,颈项强直。进一步严重就会神志不清,抽搐。

4. 恢复期 体温逐渐降至正常,皮疹停止发展并大部分被吸收,神经系统体征逐渐消失。

(二)暴发型流脑

多见于儿童,起病急骤、发展迅猛。几乎没有上呼吸道感染症状,或短时间内即出现败血症或(和)脑膜炎表现,很快进入重症期,危及生命。暴发型流脑又分为三型。

1. 败血症休克型 以迅速出现循环衰竭为特征,表现为突发高热、寒战、面色苍白,四肢厥冷,唇指端发绀,脉细速,血压明显下降或不能测出,少尿或无尿。皮肤瘀点、瘀斑迅速增多融合成片;内脏甚至肾上腺也有出血病变,发生广泛的播散性血管内凝血,病人很快衰竭。脑膜刺激征可以阴性,仅细胞数轻度升高。

2. 脑膜脑炎型 脑实质损害明显,以严重颅内高压为本型特征,表现为剧烈头痛,频繁而剧烈地呕吐,血压升高,脉搏缓慢有力,反复或持续惊厥,迅速陷入昏迷。肌张力增高或全身强直,甚至角弓反张。脑膜刺激征及病理反射阳性,眼底可见视盘水肿。部分患者可发展为脑疝。

3. 混合型 兼有上述两型的表现,是病情最重的一型,病死率极高。即使应用抗生素,该型病死率仍在10%以上。

(三)轻型

仅表现为皮肤黏膜出血点,或伴低热、鼻咽部症状,为暂时性菌血症表现。出血点涂片染色、咽拭子和瘀点培养可阳性结果。儿童多见,可不治而愈。

(四)慢性败血症型

病程可迁延数月。间歇出现寒战、发热,伴有皮肤瘀点的瘀斑,多发性大关节疼痛,少数伴脾大。

【并发症】

少数可因脑及其周围组织因炎症或粘连可引起脑神经损害,发生脑积水、硬膜下积水、肢体运动障碍。化脓性迁延性病变有结合膜炎、全眼炎、中耳炎、关节炎、肺炎、脓胸、心内膜炎、心包炎、睾丸炎等。

由免疫复合物反应所引起的一些临床表现多见于病后7～14d,以关节炎较明显,多侵犯膝、腕、肘或踝关节,可同时出现发热,亦可伴有心包炎。关节积液或心包积液,多为无菌性,关节积液有时可检出IgM、C3或脑膜炎球菌抗原。

【辅助检查】

(一)血象

白细胞数显著增高,最高可达40×10^9/L,中性粒细胞在80%～90%或以上。

(二)脑脊液检查

脑脊液压力常增高;外观浑浊如米汤样甚或脓

样;白细胞数增多,可达每升数亿,以多形核细胞为主;蛋白质显著增高,可达 $1\sim5g/L$;糖量常低于 $2.22mmol/L$,氯化物也稍降低。脑脊液涂片可在中性粒细胞内找到革兰阴性双球菌。首次腰穿检查往往仅发现脑脊液压力升高或无任何异常,但勿轻易否定诊断,24h 后重复腰穿很重要。临床颅内压增高体征明显者(如肌张力明显增高、颈项强直等),务必先静滴甘露醇 30min 后,再行腰椎穿刺术,而且腰穿针的针芯不要完全拔出,脑脊液标本不可留取过多,以免形成脑疝危及生命。

(三)细菌学检查

用针尖刺破皮肤瘀点瘀斑处挤出少许血液及组织液涂片染色后,镜检阳性率高达 80% 以上,此方法简便快捷,首先推荐使用。脑脊液沉淀涂片的阳性率为 60%～70%,但标本不宜搁置太久,因脑膜炎球菌在体外能产生自溶酶而自溶,从而影响检出。病人脑脊液或急性期血液或皮肤瘀点瘀斑处进行细菌培养可获得病原学依据,但阳性率较低。血培养对普通型流脑败血症期、暴发型败血症及慢性脑膜炎球菌败血症诊断甚为重要,故必须注意在应用抗菌药物前做细菌培养,并宜多次送验,脑脊液应于无菌试管内离心取沉渣直接接种于巧克力琼脂上,同时注入葡萄糖肉汤中,在 5%～10% 二氧化碳环境下培养。鼻、咽拭子培养阳性对诊断仅有参考价值。

(四)免疫学试验

1. 从病人急性期血清或尿或脑脊液中检测到脑膜炎球菌群特异性多糖抗原,简便快速,敏感性和特异性均高,阳性率可达 90%,适用于早期诊断。

2. 检测病人恢复期血清抗体效价较急性期呈 4 倍或 4 倍以上升高,不能作早期诊断。

3. 以 PCR 检测到病人急性期血清或脑脊液中脑膜炎球菌的 DNA 特异片段,具有高度的特异性和敏感性,且不受抗菌治疗的影响,是诊断流脑简便快速、敏感特异的方法。

(五)影像学检查

早期脑部 CT 无异常发现,随着病情进展,基底池及脑沟显影模糊,脑水肿时表现为不规则的低密度区,局部脑实质可增强。脑膜、蛛网膜可见线形强化。并发脑积水时脑室系统变形与扩大,侧脑室前角周围因 CSF 渗出可出现低密度影。硬脑膜下积液或积脓表现为一侧或双侧颅骨内板下新月形低密度区,形成的包膜可强化。

【诊断及鉴别诊断】

(一)诊断

1. **疑似病例**　发生在冬春季节和流行地区,在发病前 1 周与流脑病人有明显的密切接触史,尤其是儿童突然出现寒战与发热、呕吐和上呼吸道感染症状或神志改变者。

2. **临床诊断病例**　上述疑似病例出现下列一项及以上表现者:颈项强直;皮肤或黏膜出血点或瘀斑,尤其是在病程中出血点迅速扩大者;脑膜刺激征(克氏征、布氏征、角弓反张);婴儿前卤隆起;脑脊液浑浊。

3. **确诊病例**　上述疑似病例和临床诊断病例,具有下列一项及以上实验室检查阳性者:病人脑脊液或血液或出血点挤出液培养脑膜炎球菌;病人脑脊液或血清或尿液以胶乳凝集试验检查脑膜炎球菌特异抗原或 PCR 扩增脑膜炎球菌特异的 DNA 片段;ELISA 检查病人急性期和恢复期的血清,当恢复期血清中抗脑膜炎球菌的抗体滴度比急性期血清的滴度升高 4 倍或 4 倍以上。

(二)鉴别诊断

1. **流行性乙型脑炎**　发病多集中于 7、8、9 月份,有严格的季节性。以高热、惊厥、意识障碍等脑实质损害表现为主,无皮肤瘀点,休克罕见。脑脊液外观清,白细胞数多在 $(50\sim500)\times10^6/L$,很少超过 $1\,000\times10^6/L$。初期(2～5d)中性多核细胞占多数,以后淋巴细胞占多数;糖及氯化物正常或稍增加。血液补体结合试验有诊断价值,血液中特异性 IgM 抗体阳性亦可诊断。

2. **中毒型细菌性痢疾**　主要见于儿童,发病季节主要在夏秋季。发病更急,短期内有高热、惊厥、昏迷、休克、呼吸衰竭等症状,但无瘀点,脑脊液检查正常。有些患者伴脓血便,如无大便,生理盐水灌肠及排出液或肛拭检查可有坏死黏膜组织,镜检有成堆或大量脓细胞和红细胞。确诊依靠粪便细菌培养。

3. **结核性脑膜炎**　多有结核病史或密切接触史。起病缓慢,病史较长;有低热、盗汗、消瘦等症状,之后才出现神经系统症状;皮肤黏膜无瘀点瘀斑;可能发现肺部结核病灶,结核菌素试验阳性;脑脊液外观呈毛玻璃样,放置后可有薄膜形成,白细胞多在 $50\times10^6/L$ 以下,以淋巴细胞为主,糖及氯化物降低,蛋白含量高,有时涂片抗酸染色可检出结核菌。

4. **其他化脓性脑膜炎**　患者身体其他部分可

同时存在化脓病灶或出血点,如肺炎球菌脑膜炎多在肺炎、中耳炎等基础病上继发;流感杆菌脑膜炎多发生于婴幼儿。革兰阴性杆菌脑膜炎多发生在颅脑手术后。葡萄球菌脑膜炎多发生在葡萄球菌败血症过程中。大肠埃希菌脑膜炎多发生于新生儿。铜绿假单胞菌脑膜炎常继发于腰穿、腰麻、造影或手术后。这些化脓性脑膜炎发病无明显季节性,无流行性,脑脊液浑浊或脓性,白细胞数多在 2×10^9/L 以上,有大量脓细胞,涂片或细菌培养检查可发现致病菌。

5. 流行性腮腺炎脑膜脑炎　多有接触腮腺炎患者的病史,多发生在冬春季节,注意检查腮腺是否肿胀。临床上有先发生脑膜脑炎后出现腮腺肿大的,如腮腺肿胀不明显,可做血和尿淀粉酶测定。

6. 流行性出血热　每年 11～12 月为流行高峰,但终年均有散发。以成人为主,病前 1 个月内可有疫区野外作业史。病初出血现象较轻,皮肤上有线条状出血点,主要见于腋下。有酒醉貌。结膜有充血水肿。周围血出现异常淋巴细胞。尿常规有大量蛋白尿和红、白细胞。随体温下降,患者病情加重,可进入休克期和少尿期,此时出血现象加重,肾功能明显受损。脑膜刺激征不明显,脑脊液检查亦阴性。确诊有赖于病人血液中的抗体检查。

7. 虚性脑膜炎败血症(继发性脑膜炎)　伤寒、肺炎、恶性疟、斑疹伤寒等严重全身性感染常因有高度毒血症而发生脑膜刺激征,但脑脊液检查除压力增高外,一般正常,且以上各病均有其独特的症状、体征和实验室检查,可和流脑相鉴别。

8. 其他病原菌导致的感染性休克　如肺炎球菌、金黄色葡萄球菌、铜绿假单胞菌等所致的感染性休克,有时类似暴发性流脑的败血症休克型,但这些疾病无明显的季节性,各年龄段均可发病,有原发化脓感染病灶。

【治疗】

(一)普通型流脑的治疗

1. 一般治疗　呼吸道隔离。卧床休息,保持病室安静、空气流通。给予流质饮食,昏迷者宜鼻饲,并补充足量液体,使每日尿量在 1 000ml 以上。密切观察病情。保持口腔、皮肤清洁,防止角膜溃疡形成。经常变换体位以防压疮发生。防止呕吐物吸入。必要时给氧。

2. 对症治疗　高热时可用乙醇擦浴,头痛剧烈者可予镇痛或高渗葡萄糖,用脱水药脱水。惊厥时可用 10% 水合氯醛灌肠,或用氯丙嗪、地西泮等镇静药。

3. 病原治疗　根据经验选择对脑膜炎球菌敏感且能透过血脑屏障的抗生素,有条件者最好根据当地脑膜炎双球菌的药物敏感性试验用药。近年脑膜炎球菌出现耐药趋势。

(1)磺胺:磺胺嘧啶在脑脊液中的浓度可达血液浓度的 50%～80%。成人每日 4g,儿童 100～200mg/(kg·d),分 4 次口服,首剂加倍,与等量碳酸氢钠合用。对于呕吐严重或昏迷者可用 20% 磺胺嘧啶钠适当稀释后静注或静滴,病情好转后改为口服,静注量为口服量的 2/3。儿童量为 0.1～0.15g/(kg·d),分次给予。其次,可考虑选用磺胺甲基嘧啶、磺胺二甲基嘧啶或磺胺甲基异噁唑,疗程 5d,重症适当延长。停药以临床症状消失为指标,不必重复腰穿。用磺胺药时应给予足量液体,每日保证尿量在 1 200～1 500ml 或以上,注意血尿、粒细胞减少、药物疹及其他毒性反应的发生。如菌株对磺胺敏感,患者于 1～2d 体温降至正常,神志转为清醒,脑膜刺激征于 2～3d 减轻而逐渐消失。如用磺胺药后一般情况和脑膜刺激征于 1～2d 不见好转或加重者,均应考虑是否为耐磺胺药株引起,停用磺胺药,改用其他抗生素,必要时重复腰穿,再次脑脊液常规培养、做药物敏感试验。

(2)青霉素 G:青霉素在脑脊液中的浓度为血液浓度的 10%～30%,大剂量注射使脑脊液达到有效杀菌浓度。青霉素 G 剂量儿童为 15 万～20 万 U/(kg·d),成人每日 1 000 万～1 200 万 U,分 3 次静滴或肌注,疗程 5～7d,每次剂量不能超过 800 万 U。不宜做鞘内注射。

(3)氯霉素:脑膜炎双球菌对氯霉素很敏感,且其在脑脊液中的浓度为血液浓度的 30%～50%,剂量成人 50mg/(kg·d),儿童 50～75mg/(kg·d),分次口服、肌注或静滴。疗程 3～5 日。使用氯霉素应密切注意其不良反应,尤其对骨髓的抑制,新生儿、老人慎用。

(4)氨苄西林:对脑膜炎双球菌、流感杆菌和肺炎球菌均有较强的抗菌作用,故适用于病原菌尚未明确的 5 岁以下患儿。剂量为 200mg/(kg·d),分 4 次口服、肌注或静推。

(5)头孢噻肟(cefotaxime)肌注(静脉滴注),成人 2～8g/d,儿童 50～200mg/(kg·d),分 2～4 次给药,或头孢三嗪(ceftriaxone)每日用药 1 次,成人 2～4g 加到 5% 葡萄糖溶液 50～100ml 静脉滴注。儿童肌注 15～200mg(平均 46mg)/kg。此两种抗

生素仅适用于不能应用青霉素和氯霉素的重症患者。

(二)暴发型败血症的治疗

1. 抗菌治疗 大剂量青霉素钠盐静脉滴注,剂量为 20 万～40 万 U/(kg·d),用法同前。借以迅速控制败血症。亦可应用氯霉素,但不宜应用磺胺。

2. 抗休克治疗

(1)扩充血容量:静脉快速滴注低分子右旋糖酐、平衡盐液、生理盐水或葡萄糖液以扩充血容量,改善微循环。

(2)纠正酸中毒:休克时常伴有酸中毒,合并高热更为严重。酸中毒可进一步加重血管内皮细胞损害,使心肌收缩力减弱及毛细胞血管扩张,使休克不易纠正。成人患者可首先补充 5% 碳酸氢钠 200～250ml,小儿每次 5ml/kg,然后根据血气分析结果再酌情补充。

(3)血管活性药物的应用:经扩容和纠酸后,如果休克仍未纠正,可应用血管活性药物。凡病人面色苍灰、肢端发绀,皮肤呈现花纹,眼底动脉痉挛者,应选用舒张血管药物:①山莨菪碱 10～20mg/次静推。儿童每次 0.5～1mg/kg,每 15～30min 1 次,直至血压上升,面色红润,四肢转暖,眼底动脉痉挛缓解后可延长至半小时至 1h 1 次。若血压稳定,病情好转可改为 1～4h 1 次。②东莨菪碱儿童每次为 0.01～0.02mg/kg 静推,10～30min 1 次,减量同上。③阿托品每次 0.03～0.05mg/kg(不超过 2mg)以生理盐水稀释静脉推注,每 10～30min 1 次,减量同上,以上药物有抗交感胺、直接舒张血管、稳定神经细胞膜、解除支气管痉挛、减少支气管分泌物等作用,极少引起中枢兴奋症状。不良反应为面红、躁动、心率加快、尿潴留等。同时可辅以冬眠疗法。如上述药物效果不佳时,可改用异丙肾上腺素或多巴胺,或二者联合应用。异丙肾上腺素为β-受体兴奋药,可使用周围血管扩张,增强心肌收缩力,增加心排血量,改善微循环,同时扩张肾血管。通常用 0.2mg 加入 100ml 葡萄糖中静滴。使用以上药物治疗后,动脉痉挛有所缓解,但血压仍维持较低水平或不稳定,可考虑应用间羟胺 20～30mg 静滴或与多巴胺联合应用。

(4)强心药物:心功能不全亦是休克的原因之一,加上大量快速静脉补液,更加重了心脏的负荷,可快速给予毛地黄类强心药如毛花强心苷 C(西地兰)或毒毛旋花子苷 K 等。

(5)肾上腺皮质激素:激素可增强心肌收缩力,减轻血管外周阻力,稳定细胞内溶酶体膜。以大剂量应用为好,氢化可的松每日 300～500mg,儿童 5～8mg/kg,分次静滴。休克纠正后迅速减量停药。用药不得超过 3d。早期应用效果更好。

3. 抗凝治疗 鉴于本病的休克及出血与血栓形成有关,凡疑有 DIC,不必等待实验室检查结果,可用肝素治疗。成人首剂 1～2mg/kg,加入 10% 葡萄糖液内推注。根据情况每 4～6h 重复 1 次,多数 1～2 次即可见效,重者 3～4 次。用肝素时应做试管法凝血时间测定,使凝血时间控制在正常 2 倍左右(15～30min)。用肝素后可输新鲜血液以补充被消耗的凝血因子。如果有继发纤溶症状,可试用 6-氨基己酸,剂量为 4～6g 加入 10% 葡萄糖液 100ml 滴注,或氨甲苯酸 0.1～0.2g 加入葡萄液内静滴或静推。

(三)暴发型脑膜炎的治疗

抗生素的应用同暴发型休克的治疗。此外,应以减轻脑水肿、防止脑疝和呼吸衰竭为重点。

1. 脱水药的应用 下列药物应交替或反复应用:①20% 甘露醇每次 1～2g/kg。②25% 山梨醇每次 1～2g/kg。③50% 葡萄糖 40～60ml/次。④30% 尿素 0.5～1.0g/(kg·次)。以上药物按具体情况每隔 4～6h 静脉快速滴注或静推 1 次,至血压恢复正常,两侧瞳孔大小相等,呼吸平稳。用脱水药后适当补液,使患者维持轻度脱水状态。肾上腺皮质激素亦可同时应用,以减轻毒血症,降低颅内压。

2. 亚冬眠疗法 主要用于高热,频繁惊厥及有明显脑水肿者,以降低脑含水量和耗氧量,保护中枢神经系统。氯丙嗪和异丙嗪各 1～2mg/kg,肌注或静推,安静后置冰袋于枕后、颈部、腋下或腹股沟,使体温下降至 36℃ 左右。以后每 4～6h 再肌注 1 次,共 3～4 次。

3. 呼吸衰竭的处理 应以预防脑水肿为主。如已发生呼吸衰竭,除脱水外则应给予洛贝林、尼可刹米、二甲弗林等中枢神经兴奋药。亦可用氢溴酸东莨菪碱,每次 0.02～0.04mg/kg,每 20～30min 静注 1 次,可改善脑循环,有兴奋呼吸和镇静作用。必要时做气管插管,吸出痰液和分泌物,辅以人工辅助呼吸,直至患者恢复自动呼吸。

(四)慢性败血症的治疗

以抗菌治疗为主,可结合药敏选用或联合应用抗生素治疗。

【预后】

病死率低于5%。一般死亡病例多为暴发型，短期内死于严重休克或脑疝。以下因素与预后有关：①暴发型患者预后较差。②年龄以2岁以下及高龄的病人预后差。③在流行高峰时发病的预后差，末期较佳。④有反复惊厥、持续昏迷者预后差。⑤治疗较晚或治疗不彻底者预后不良，并且易有并发症及后遗症发生。

【预防】

1. 对病人早期发现、及时进行隔离和治疗，应隔离至症状消失后3d或不少于病后7d。对接触者医学观察7d。

2. 流行期间注意环境和个人卫生。勤晒衣服，保持室内空气流通。尽量避免集会，不带儿童到公共场所。外出戴口罩。

3. 对易感人群包括儿童、入伍新兵及免疫缺陷者等进行免疫接种。国内多年来应用脑膜炎球菌A群多糖菌苗，近年开始接种A＋C结合菌苗。我国2008年开始实施的《扩大国家免疫规划实施方案》为：脑膜炎球菌多糖疫苗（MPV）应接种4剂，A群MPV接种2剂，接种时间为6～18月龄，2剂间隔时间≥3个月。第3、4剂接种A＋C群MPV，即3岁时接种第3剂，6岁时接种第4剂，第4剂与第3剂接种间隔≥3年。

4. 药物预防 对密切接触者、健康带菌者或疑似病人，可口服SD，成人4～6g/d，儿童0.1g/（kg·d），分两次服用，首剂加倍。连服3～5d，均需同时服用等量苏打。亦可口服利福平，成人600mg/12h，儿童10mg/（kg·12h），服用2d。但利福平易产生耐药。

（郑瑞英　万谟彬）

第三节　白　　喉

学习要点

1. 掌握白喉毒素的生物学特征、白喉假膜的病理特点、咽白喉的临床表现及其并发症、白喉的诊断、鉴别诊断、病原治疗要点。

2. 熟悉白喉的传染源、传播途径、易感人群及流行特征、发病机制、潜伏期、临床分型、治疗原则、预防原则。

3. 了解白喉杆菌的病原学特点、当前白喉的流行现状、近年来实验室诊断进展、影响预后的因素。

白喉（diphtheria）是由白喉棒状杆菌（简称白喉杆菌）引起的急性呼吸道传染病，以咽、喉等处黏膜充血、肿胀并有灰白色伪膜形成和全身毒血症状为突出临床特征，严重者可引起心肌炎与末梢神经麻痹。白喉属中医学温病范畴，中医文献中的"喉痹""喉风""锁喉风""白蚁疮""白缠喉""白喉风"等包括本病。本病呈世界性分布，四季均可发病，以冬春季较多。我国广泛推行白喉类毒素接种，发病率、病死率显著降低。现仅在未进行免疫接种或免疫不完全的人群中偶然散发。

【流行病学】

（一）传染源

患者和带菌者为传染源。潜伏期末即有传染性。健康带菌者占0.1%～5%，流行期间带菌率可达10%～20%，恢复期带菌率10%左右。白喉主动免疫可保护机体免于患病，但不能清除病原体。因此，隐性感染、轻症、不典型患者（鼻白喉和皮肤白喉）在传播中具有重要意义。

（二）传播途径

以呼吸道飞沫传播为主，亦可经被污染的手、玩具、衣物、用具间接传播，或通过污染的牛奶和食物引起暴发流行，偶可经破损的皮肤和黏膜而感染。

（三）易感人群

人群对白喉普遍易感，儿童的易感性最高，但不同年龄组差异较大。6个月以下婴儿有来自母体的抗体，较少发病。2～10岁发病率最高，但近年因计划免疫发病年龄推迟，成人发病明显增多。成人因多年来白喉发病甚少，几乎无隐性感染，又缺乏人工免疫机会，故对白喉的免疫水平低，易感染而发病。

病后有较持久免疫力,可依锡克(Schick)试验判定,阴性者有免疫力,阳性者易感。由于该法烦琐,已被灵敏、简便的间接血凝试验及 ELISA 法所取代。

(四)流行特征

白喉通常为散发,也可发生流行或暴发。目前世界各地均有白喉发生,主要以温带为多,热带少见。全年均可发病,以冬春季为常见。20 世纪 30 年代,白喉类毒素主动免疫逐渐开展起来,使白喉的发病率显著下降,1978 年 WHO 开始推行扩大规划免疫,全球白喉发病率进一步下降。目前,有些国家如美国已无白喉病例,但在部分非洲国家还存在白喉病例及暴发、流行。居住拥挤,卫生条件差容易发生流行。

【病原学】

白喉杆菌属棒状杆菌属,长 1～8μm,宽 0.3～0.8μm,无芽胞、荚膜和鞭毛,细长稍弯,棒状,排列不规则,常呈 L、V、X、T 等字形或排成栅栏状。革兰染色阳性;用亚甲蓝(美兰)液染色菌体着色不均匀,常呈着色深的颗粒;用奈瑟染色菌体染成黄褐色,一端或二端染成蓝色或深蓝色颗粒,称为异染颗粒(Metachromatic granules),是本菌形态特征之一,为形态学诊断的重要依据。白喉杆菌为需氧菌或兼性厌氧菌,最适温度为 37℃,最适 pH 为 7.2～7.8,在含血液、血清或鸡蛋的培养基上生长良好。菌落呈灰白色、光滑、圆形凸起,在含有 0.033% 亚碲酸钾血清培养基上生长繁殖能吸收碲盐,并还原为金属碲,使菌落呈黑色,为本属其他棒状杆菌共同特点。且亚碲酸钾能抑制标本中其他细菌的生长,故亚碲酸钾血琼脂平板可作为棒状选择培养基。根据在此培养基上白喉杆菌落的特点及生化反应,可将白喉杆菌区分为重型(Gravis)、中间型(Intermedus)和轻型(Mitis)三型,三型白喉杆菌的分布有所不同,常随地区和年份有别,有流行病学意义。

白喉杆菌对热、化学药品抵抗力弱,对干燥、寒冷的抵抗力较强,在日常物品上可存活数日;在干燥的假膜中可生存 3 个月,加热 58℃ 10min 或直射阳光下数小时即可灭活。

本菌的致病物质主要是白喉毒素。白喉毒素是含有两个二硫键的多肽链,分子量为 62 000 单位。经蛋白酶水解后,可分为 A 和 B 两个片段,中间仍由二硫键连接。B 片段,无酶活性,但能与宿主易感细胞表面特异性受体结合,并通过易位作用使 A 片段进入细胞。A 片段具有酶活性,能将氧化型烟酰胺腺嘌呤二核苷(NAD+)水解为烟酰胺及腺嘌呤二磷酸核糖(ADPR)两部分,并催化延伸因子-2(Elongation factor-2,EF-2)与 ADPR 共价结合,使 EF-2 失去转位活性,从而中止肽-tRNA 及 mRNA 在核糖体上由受位转移至供位,肽链不能延长,细胞蛋白质合成受阻,细胞死亡,病变产生。仅携带 β-棒状杆菌噬菌体的溶源性白喉杆菌才能产生外毒素,因为白喉毒素就是 β 棒状杆菌噬菌体毒素基因(tox+)编码的蛋白质。tox+ 基因的表达与菌体无机铁含量密切相关,铁含量适量时,tox+ 基因表达,否则不表达。白喉杆菌尚产生一些侵袭性物质,如类似于结核杆菌的索状因子(Cord factor),能破坏细胞的线粒体膜,导致呼吸和氧化磷酸化作用受到抑制。

【病机病理】

白喉杆菌侵袭力较弱,侵入上呼吸道黏膜后仅在表层组织内繁殖,常不侵入深部组织和血流,一般不引起菌血症。当局部黏膜受损伤时,可分泌外毒素,使局部和周围组织坏死,黏膜血管扩张充血,纤维蛋白渗出,形成急性假膜性炎症。渗出液富含易凝固的纤维蛋白,将炎症细胞、坏死黏膜组织和白喉杆菌凝固在一起,形成本病的特征性损害-假膜。假膜呈灰白色,有混合感染时呈黄色,伴出血时呈黑色。假膜多见于扁桃腺、咽、喉、鼻腔,可下延至气管和支气管,发生在咽部的假膜质地致密,与黏膜下组织紧密粘连,不易剥离,勉强剥离可致出血。假膜如果发生在喉、气管和支气管黏膜上,则与组织连结疏松,假膜脱落亦能使气管、支气管发生梗阻,但毒素吸收少。

白喉外毒素自局部吸收后,经淋巴和血液到达全身各组织并与组织细胞结合,引起全身毒血症状和多脏器病理变化。外毒素吸收量与假膜部位和广泛程度有关。喉及气管黏膜上皮有纤毛,毒素吸收少,全身症状轻;鼻白喉毒素吸收量最大,症状重。病理变化以中毒性心肌炎和白喉性神经炎最显著。其中以心肌、末梢神经最敏感,肾及肾上腺等处病变也较显著。心肌损害是造成死亡的主要原因。心肌早期是浊肿及脂肪变性,继而有多发性灶性坏死、炎性细胞浸润及肌纤维断裂,心肌传导组织亦可受累。末梢神经呈中毒性神经炎改变、神经髓鞘呈脂肪变性,随之神经轴断裂,以眼、腭、咽、喉及心脏等神经受损最常见。肾呈浊肿等间质性肾炎改变,肾上腺浑浊肿胀、充血、退行性变,偶可见小出血点。肝可呈脂肪变性及肝细胞坏死。

【临床分期】

（一）潜伏期

1～7d，一般为2～4d。

（二）临床分型

按其假膜部位不同可分为四种临床类型：咽白喉、喉白喉、鼻白喉、其他部位白喉。

【临床表现】

（一）咽白喉

此型最为常见，多见于成人和年长儿童，约占发病人数的80%。根据假膜大小与毒血症症状可分为四型。

1.轻型　有轻微发热及全身症状，局部有轻微咽痛，扁桃体稍红，假膜呈点状及小片状，局限于扁桃体，但白喉杆菌培养阳性。此类病人在白喉流行时多见，易误诊和漏诊。

2.普通型　起病缓慢，有轻至中度发热及全身不适、乏力、食欲下降、恶心、呕吐、头痛、咽痛等毒血症症状。婴幼儿表现为烦躁、爱哭闹、流涎等。咽部充血，扁桃体中度红肿，扁桃体、腭弓及悬雍垂上有乳白色或灰色片状假膜，边缘清楚，不易剥脱，强行擦去有小量出血。常有颌下淋巴结肿大及压痛，无周围软组织肿胀。

3.重型　全身中毒症状严重，有高热、面色苍白、极度无力、恶心呕吐、脉搏增快，严重者有血压下降。局部假膜可迅速扩延到腭弓、上腭、悬雍垂、咽后壁、鼻咽部及喉头，甚至口腔黏膜等处。假膜呈大片状，由薄变厚，呈灰白色，也可为黄色、污秽灰色或黑色。假膜周围黏膜红肿及扁桃体肿大明显，口有腐臭味，颈淋巴结肿大，有压痛，周围组织可有水肿。

4.极重型　起病急，毒血症症状迅速出现，假膜范围广泛，多因出血呈黑色，扁桃体及咽部高度肿胀，可致咽门阻塞，影响呼吸和吞咽，或有坏死、溃疡，口有特殊腐臭味。颈淋巴结肿大，出现淋巴结周围炎，颈部直至锁骨上窝软组织明显水肿，呈现"牛颈"。全身中毒症状极为严重，可有高热或体温不升、烦躁不安、呼吸急促、面色苍白、呕吐频繁、唇指发绀、脉快细弱、血压下降。可出现心脏扩大、心律失常或奔马律等，也可见出血及血小板减少等危重表现。未得到及时治疗者，可2周左右死亡。

（二）喉白喉

占发病人数的20%，多为咽白喉向下扩散所致，少数为原发性，幼儿多见。原发性者外毒素吸收少，中毒症状轻，但由于喉头、气管等处假膜存在可致不同程度呼吸困难。起病时呈犬吠样咳嗽，声

音嘶哑，甚至失音，吸气性呼吸困难，进行性加重，可见鼻翼扇动，三凹征，口唇发绀，烦躁不安。

（三）鼻白喉

继发者多，由咽白喉扩展而来。原发性鼻白喉少见，因病变范围小，外毒素吸收少，故全身症状轻，可有张口呼吸，哺乳困难等。局部表现为鼻塞、流浆液血性鼻涕，鼻孔周围皮肤受浸而发红、糜烂或结痂，鼻前庭处可见假膜。

（四）其他部位白喉

其他部位白喉少见，但偶可发生在眼结膜、耳、口腔、外阴、新生儿脐带、皮肤损伤、食管等处，均有局部炎症、假膜形成，但全身症状轻。

【并发症】

多为白喉杆菌外毒素引起。

（一）中毒性心肌炎

最常见，发病率为10%～25%，是导致患者死亡的主要原因。心肌炎发病的严重程度与白喉的严重程度密切相关，毒血症越重，心肌炎发生越早越重。早期可发生在第3～5天，系严重毒血症引起，可于数分钟或数小时内突然死亡；晚期可发生于第5～14天，系心肌病变继而影响周围循环，表现为极度苍白后出现发绀，腹痛，多见脉搏细弱、脉率减慢、第一心音不清楚甚至消失，心律可完全不规则，血压下降等。

（二）周围神经麻痹

发生率为10%～20%，多发于病程3～4周，以软腭麻痹最常见，出现鼻音声重、进食呛咳及腭垂反射消失等症状。其次为眼肌、颜面肌、四肢肌及全身任何肌群麻痹。一般在数周内恢复，多无后遗症。

（三）其他

支气管肺炎、其他化脓性感染、中毒性肾病、中毒性脑病等。

【辅助检查】

（一）血常规

白细胞总数多为$(10\sim20)\times10^9$/L，中性粒细胞增加，并有核左移。重症患者可出现血小板减少。

（二）细菌学检查

1.标本采集　用无菌棉拭子吸附新鲜配制的亚碲酸钾、甘油氯化钠溶液保存液，在患者的咽喉部、鼻腔或皮肤的病变部位用棉拭子充分涂抹获取标本。如已发现假膜，应在假膜边缘下取样于假膜与黏膜交界处取材，取样后迅速放入灭菌试管内送检。临床标本应在24h内进行培养，可直接接种于亚碲酸钾培养基进行筛选鉴定。如果运输时间＞

24h,拭子应保存于干燥剂如硅胶包装袋内,或保存于运输培养基中,4℃储存运输。

2.细菌涂片 可直接涂片染色后镜检,但需与非致病的类白喉杆菌鉴别。用 2% 亚碲酸钾涂于患者假膜上,10～20min 后,若假膜变黑或深灰色则为阳性,阳性率可达 92%。

3.细菌培养与毒力实验 白喉杆菌的培养条件是 37℃、5%CO,培养用的培养基包括亚碲酸钾培养基、哥伦比亚血培养基、吕氏血清斜面及普通血平板。其中亚碲酸钾培养基用于白喉杆菌的筛选鉴别,是目前国际上通用的棒状杆菌筛选鉴别培养基。检测白喉外毒素的白喉毒力试验是病原菌鉴定的重要试验。

白喉毒力试验包括体外和体内试验。

体内试验主要指豚鼠皮内接种试验,取体重 250g 豚鼠 2 只,其中一只试验前 12h,由腹腔注射白喉抗毒素 250～500U,供做对照。然后各于皮下注射 48h 的培养液 2ml,若于 2～4d 注射抗毒素的豚鼠死亡,而对照豚鼠存活,便证明所试验菌株为有毒白喉杆菌。

体外试验方法包括聚合酶链反应(PCR)扩增白喉外毒素基因以及 Elek 平板试验等。E 平板试验将浸有白喉抗毒素的无菌滤纸条贴在含 20% 马血清的琼脂平板上,然后沿滤纸条垂直方向划线接种待测细菌,同时也接种已知产毒株和不产毒株作为对照。37℃培养 48h 后,若待检菌株产生白喉外毒素,则在滤纸条和划线生长的菌苔交界处出现白色沉淀线。

4.白喉毒素实验 用荧光素标记白喉抗毒素染色,荧光显微镜下检出白喉杆菌即可做出诊断,其特异性强,阳性率高,可作为早期诊断手段。

(三)血清学检测方法

确定诊断需急性期和恢复期双份血清,两份血清采集时间间隔 2～3 周,待检血清应在应用抗毒素治疗前采取,否则会影响检测结果。除此之外,血清学方法包括锡克试验(也称白喉毒素试验)、动物体内中和试验、体外微孔培养物中和试验、间接血细胞凝集试验(IHA)及酶联免疫吸附试验(ELISA)。

锡克试验(Schick's test)用于测定人体对白喉有无免疫力,确定是否需要预防接种。方法是在左前臂屈侧皮内注射 0.1ml 白喉毒素(含 1/50 的豚鼠最小致死量),同样在右前臂屈侧皮内注射对照毒素(加热 80℃经 5min 破坏其毒性)0.1ml,作为

对照。阴性反应,两侧注射处都没有出现红晕或浸润,表露机体对白喉有免疫力。阳性反应,左侧注射处 24～36h 后,出现圆形微隆起红晕,逐渐形成红肿硬块,至第 4 天达最高峰,直径达 1～2cm,7～14d 后反应逐渐消退,而对照侧没有反应,表示对白喉没有免疫力。假阳性反应,表示既有免疫力,又有变态反应。混合反应,表示机体对白喉毒素没有抗毒免疫力,但对毒素蛋白则有变态反应,应注意区别。

【诊断与鉴别诊断】

诊断要点

依流行病学资料和临床典型表现,可做出临床诊断,经病原学检测可确诊。

1.流行病学资料 年龄、季节、白喉病史、预防接种史、白喉病人接触史等。

2.临床表现 咽部有光滑的灰白色伪膜不易擦去伴全身中毒症状,应考虑咽白喉。声音嘶哑,犬吠样咳嗽或伴有进行性喉梗阻症状,通过喉镜可见伪膜,提示喉白喉。婴儿有顽固性鼻塞,流浆液性血性分泌物,鼻孔周围糜烂,鼻前庭可见假膜,要警惕鼻白喉。

3.确诊依据 典型临床表现患者同时细菌培养白喉杆菌阳性可确诊。不典型表现,细菌学检查阳性,还应锡克试验与细菌毒力试验均阳性方可确诊。只有毒力试验阳性可能为带菌者。

附:中华人民共和国卫生部《白喉诊断标准及处理原则》(2001 年 1 月 19 日发布)

一、诊断原则

应根据流行病学资料、临床表现及咽拭子细菌学涂片结果做出临床诊断;确诊则需白喉杆菌培养阳性,且证明能产生毒素或检出白喉特异性抗体。

二、诊断标准

1.流行病学史 白喉流行地区,与确诊白喉病人有直接或间接接触史。

2.临床症状 发热、咽痛、鼻塞、声音嘶哑、犬吠样咳嗽。鼻、咽、喉部有不易剥落的灰白色假膜,剥时易出血。

3.实验室诊断

(1)白喉棒状杆菌分离培养阳性并证明能产生外毒素。

(2)咽拭子直接涂片镜检可见革兰阳性棒状杆

菌,并有异染颗粒。

(3)病人双份血清特异性抗体四倍以上增长。

4.病例分类

(1)疑似病例:具有临床症状者。

(2)临床诊断病例:疑似病例加3.(2)。

(3)确诊病例:疑似病例加3.(1)、3任何一条者。

三、鉴别诊断

鉴别方法是根据各病的流行病学资料、动态观察临床表现的变化,实验室检查。根据咽、喉、鼻等处假膜形成,伴全身中毒症状进行相应疾病鉴别,对有无报警症状进行分析。

(一)咽白喉应与鹅口疮、溃疡膜性咽炎、急性扁桃体炎、奋森(Vincent)咽峡炎、传染性单核细胞增多症时的扁桃体白膜相鉴别(表4-1)。

1.鹅口疮 热度不高,有白色片块状物附着于口腔黏膜,可蔓延至咽部,白膜松,易剥离,中毒症状不显著。

2.溃疡膜性咽炎 咽部有坏死性溃疡和假膜,常有牙龈炎,易出血,口腔有恶臭,咽拭子涂片可找到梭形杆菌和螺旋体。

3.传染性单核细胞增多症 扁桃体上有白膜,消退慢,涂片和培养无白喉杆菌,白喉抗毒素治疗无效,周围血中异常淋巴细胞显著增高,嗜异凝集试验阳性。

(二)喉白喉应与急性喉炎、变态反应性喉水肿及气管异物鉴别

1.急性喉炎 儿童期的急性喉梗阻大多由于急性喉炎、麻疹并发喉炎和喉白喉所引起。麻疹并发喉炎者有麻疹史;急性喉炎起病急,突然呼吸困难。由于原发性喉炎患者的咽部无假膜,故出现喉

梗阻时不易确认;如有白膜自气管切口处喷出,则应考虑白喉的诊断。

2.气管内异物 有异物吸入史,当异物吸入时有剧烈咳嗽,以后咳嗽呈阵发性。无假膜发现,胸透时常可见局限性肺气肿或肺不张。

(三)鼻白喉需和下列疾病鉴别

1.鼻腔内异物 常为一侧性,检查时可发现鼻腔内有异物而无假膜。

2.先天性梅毒 常伴有其他梅毒症状,鼻腔内有溃疡而无白膜。血清华康反应阳性。

四、预 后

病情轻重及预后与假膜大小、治疗早晚及人体的免疫状态密切相关。病死率为5%～10%,年龄<5岁或>40岁的患者可高达20%。

五、治 疗

(一)治疗原则

病原学治疗(抗毒素和抗生素治疗)为主,能有效地缩短带菌时间,减少并发症发生,使白喉病死率迅速降低。

(二)治疗方法

1.一般治疗 给予呼吸道隔离,卧床休息3周以上,重者需4～6周或至症状消失为止。合并心肌炎者应绝对卧床,过早活动极易猝死。应给予足够热量,补充大量维生素B和维生素C,保持水电平衡,注意口腔护理、室内通气,相对湿度60%为宜。密切观察病情变化。

2.病原治疗 早期使用抗毒素和抗生素处理是成功的关键。

(1)抗毒素:为本病特异治疗手段。白喉抗毒

表4-1 咽白喉与急性扁桃体炎、奋森(Vincent)咽峡炎鉴别

	咽白喉	急性滤泡性扁桃体炎	奋森咽峡炎
起病	慢性	急	急或缓
发热	低热或中等热	高热、常寒战	高热
全身症状	精神萎靡,面色苍白,脉搏快而弱	急性病容,两颊潮红,脉快而有力	全身症状轻微
局部症状	咽痛,吞咽困难或不同程度的呼吸困难。扁桃体、腭弓或悬雍垂等处形成致密、不易剥离的白色或灰白色假膜	咽痛剧烈,两侧扁桃体明显充血肿大。扁桃体上可形成白色或黄色的点状、易擦掉的脓苔状膜状物	常一侧咽痛较剧,扁桃体充血、肿大,亦常一侧明显有灰白色或灰黄色腐烂样膜状物,口臭
检验	白细胞轻度升高,涂片或培养白喉杆菌多阳性	白细胞显著增高,涂片或培养链球菌、葡萄球菌或肺炎球菌阳性	梭形杆菌及螺旋体阳性
治疗	白喉抗毒素血清和抗生素治疗有明显效果	抗生素治疗有明显效果	抗生素治疗有明显效果

素只能中和血清中游离外毒素,对已与细胞结合的外毒素无效,也不能改变外毒素已造成的损害,故应早期应用。用量视假膜范围、部位、中毒症状轻重及治疗早晚而定。轻、中型患者用(3~5)×10⁴U,重型者(6~10)×10⁴U。轻型者可半量静脉滴注,半量肌内注射。抗毒素肌内注射后24h达血峰浓度,而静脉注射仅需30min。常以抗毒素(1~2)×10⁴U溶于5%葡萄糖100ml静脉滴注,每分钟15滴,无反应可加快滴速。静脉注射后,血清抗毒素水平迅速增高,并中和血中及咽部的外毒素。静脉注射抗毒血清量成人不超过40ml,小儿不超过0.8ml/kg,超过此量则抗毒血清中的石炭酸可发生毒害作用。白喉抗毒素为马血清制剂,为防止血清过敏反应,用前应询问过敏史,并做皮肤过敏试验。过敏者需采用脱敏疗法注射。应用抗毒素后2~3周可出现血清病。病后3~4d为治疗早晚分界,治疗晚者剂量相应加大。喉白喉时剂量适当减少,并应注意抗毒素治疗后假膜很快脱落堵塞气道而窒息的危险。

(2)抗生素:可抑制白喉杆菌生长,减少细菌分泌外毒素,缩短病程和带菌时间,应与抗毒素同时应用。首选青霉素,80万~160万U,每日2~4次,肌内注射,或600万~800万U/d,分次静滴,用至症状消失和白喉杆菌培养转阴为止。对青霉素过敏者应用或应用青霉素1周后细菌培养仍阳性者,可用红霉素每日40~50mg/kg,分3~4次口服,亦可静脉给药。或根据药敏结果选用其他敏感

抗生素。

3.对症治疗 中毒症状重或并发心肌炎者可给予肾上腺皮质激素,有烦躁不安者用镇静药,发生心力衰竭者可用强心药。喉白喉有梗阻或抗毒素应用后假膜脱落堵塞气道者,应行气管切开或喉镜取膜。咽肌麻痹者可行鼻饲,必要时可行呼吸机辅助治疗。

六、预 防

(一)管理传染源

呼吸道隔离患者,病愈后两次咽拭子培养阴性方可解除隔离,不得早于治疗后7d,接触者进行医学检疫7d,带菌者可用青霉素或红霉素隔离治疗7d。

(二)切断传播途径

患者的鼻咽分泌物及所用物品必须煮沸15min或加倍量的10%漂白粉乳剂或5%石炭酸溶液浸泡1h进行消毒。

(三)保护易感人群

最重要的环节,对象主要是学龄前儿童,按计划免疫程序,3、5、6月龄注射白百破混合制剂。7岁以上儿童首次免疫或保护流行时的易感人群时,可用吸附精制白喉和破伤风类毒素。密切接触的易感者可应用抗毒素1 000~2 000U,儿童1 000U肌内注射行被动免疫,有效预防期2~3周,1个月后再行类毒素全程免疫。

(甄 真)

第四节 沙门菌感染

学 习 要 点
1.掌握沙门菌感染的诊断、鉴别诊断和治疗方法。
2.熟悉沙门菌感染的流行病学特点、发病机制和病理解剖特点。
3.了解沙门菌感染的国内外研究进展。

沙门菌(Salmonella)是肠杆菌科中的一个属,为一大群寄生于人及动物肠道内,生化反应和抗原结构相似的革兰阴性杆菌。目前至少已有2 000种以上血清型。可分为3类:①对人类致病,如伤寒和副伤寒沙门菌;②对动物和人均致病,如猪霍乱沙门菌和鼠伤寒沙门菌等;③仅对动物致病。

临床常见的沙门菌属感染,以伤寒和副伤寒多

见,分别由伤寒沙门菌和副伤寒沙门菌所致。两者流行病学特点相似,传染源均为病人和带菌者,经消化道传播,常呈地方性流行,也可散发。近年来伤寒、副伤寒的发病率和病死率均呈逐年降低趋势。临床表现包括持续高热、表情淡漠、腹部不适、肝脾大和周围血象白细胞低下,部分病人有玫瑰疹和相对缓脉,并可有肠出血和肠穿孔等并发症,其

中副伤寒和伤寒的临床表现相似但较轻。病原学检查是本病诊断的金标准和确诊依据,肥达反应的动态变化对本病也有重要的诊断价值。病原学治疗是本病最重要的治疗,氯霉素曾作为伤寒副伤寒的首选药物,但近年来多首选氟喹诺酮类和三代头孢菌素。

一、伤 寒

伤寒(typhoid fever)是由伤寒沙门菌经消化道传播引起的急性传染病。以持续菌血症,单核-吞噬细胞系统增生,肠道淋巴组织肿胀,坏死和溃疡形成为基本病理特征。临床表现包括持续高热、表情淡漠、腹部不适、肝脾大和周围血象白细胞低下,部分病人有玫瑰疹和相对缓脉。肠出血和肠穿孔为其主要及严重并发症。

【病原学】

伤寒沙门菌(Salmonella typhi),又称伤寒杆菌,属沙门菌属 D 组,在自然条件下不感染动物,只感染人类。革兰染色阴性,呈短杆状,长 $1.0\sim3.5\mu m$,宽 $0.5\sim0.8\mu m$,周有鞭毛,能活动,不产生芽胞,无荚膜。在普通培养基上能生长,在含有胆汁的培养基中生长更好。伤寒杆菌在自然界中的生活力较强,在水中可存活 $2\sim3$ 周,在粪便中能维持 $1\sim2$ 个月,在牛奶中不仅能生存,且可繁殖。耐低温,在冰冻环境中可存活数月,但对光、热、干燥及消毒剂的抵抗能力较弱,日光直射数小时即死,加热至 60 ℃ 后 30min 或煮沸后立即死亡,消毒饮水余氯达 $0.2\sim0.4mg/L$ 可迅速致死。

伤寒杆菌具有菌体(O)、鞭毛(H)和表面(Vi)3 种抗原,均能产生相应的抗体,但这些并非保护性抗体。由于 O 和 H 抗原性较强,故常用于血清凝集试验(肥达反应)以辅助临床诊断,亦可用以制备伤寒菌苗供预防接种。Vi 抗原见于新分离(特别是从病人血液分离)的菌株,能干扰血清中的杀菌效能和吞噬功能,是重要的毒力因子,但其抗原性不强,所产生的 Vi 抗体的凝集效价一般较低且为时甚短。当病原菌从人体中清除后,Vi 抗体滴度迅速下降,故 Vi 抗体的检出虽对本病的诊断无多大帮助,但有助于发现带菌者。此外,含有 Vi 抗原的伤寒杆菌可被特异的噬菌体裂解,利用 Vi Ⅱ 型噬菌体可将伤寒杆菌分为约 100 个噬菌体型,有助于该病的流行病学调查。伤寒杆菌在菌体裂解时可释放强烈的内毒素,对本病的发生和发展起着较重要的作用。

【流行病学】

(一)传染源

为病人及带菌者。病人从潜伏期开始即可从粪便排菌,病程的第 $2\sim4$ 周时传染性最大,此后逐渐减少。恢复期后仍排菌,持续时间不超过 3 个月者称为暂时性带菌者。有 2%~5% 的患者病后排菌超过 3 个月,称为慢性带菌者,偶有慢性排菌超过 1 年以上甚至终身的长期带菌者。慢性带菌者是本病不断传播或流行的主要传染源。原有慢性肝胆管疾病(如胆囊炎、胆石症等)的伤寒病人易成为慢性带菌者。

(二)传播途径

经消化道传播。伤寒杆菌随病人或带菌者的粪、尿排出后,通过污染的水或食物、日常生活接触、苍蝇和蟑螂等传播。其中,水源污染是本病传播的重要途径,亦是暴发流行的主要原因。食物污染也可引起本病的流行,而散发病例一般以日常生活接触传播为多。

(三)人群易感性

人对伤寒普遍易感。病后可获得持久性免疫,再次患病者极少。

(四)流行特征

世界各地均有本病发生,以热带、亚热带地区多见,可散发、地方性流行或暴发流行。在发展中国家主要因为水源污染而暴发流行,发达国家则以国际旅游感染为主。本病终年可见,但以夏秋季最多。其中以儿童和青壮年居多。近年来,我国各地发病率明显降低,其流行高峰已较为平坦,但局部地区流行的伤寒耐药菌株有所增加,耐药谱也在逐渐扩大。

【发病机制】

伤寒杆菌进入消化道后,多被胃酸杀灭。若入侵病菌数量较多,或胃酸缺乏时,致病菌可进入小肠,侵入肠黏膜,此时部分病原菌即被吞噬细胞吞噬,并在其胞质内繁殖,部分再经淋巴管进入回肠集合淋巴结、孤立淋巴滤泡及肠系膜淋巴结,不断生长繁殖,并经胸导管进入血流而引起短暂的菌血症,即原发菌血症期。此阶段病人并无症状,相当于临床上的潜伏期。

伤寒杆菌随血流进入肝、脾、胆囊、肾和骨髓及回肠末端的孤立淋巴结,并继续在吞噬细胞内大量增殖,再次进入血流,引起第二次严重菌血症,并释放内毒素,开始出现临床症状,表现为发热、全身不适、玫瑰疹和肝脾大等症状和体征。此时相当于病程的第 1～2 周。血培养常为阳性,骨髓培养阳性率更高,且持续时间长。

到病程第 2～3 周,伤寒杆菌继续随血流播散至全身各脏器与皮肤等处,并经胆管进入肠道随粪便排出,经肾随尿液排出,此时粪便、尿液培养可获阳性。部分经胆管进入肠道的伤寒杆菌,穿过小肠黏膜再度侵入肠壁淋巴组织,引起肠壁淋巴组织中淋巴细胞和巨噬细胞释放大量炎症介质,从而致局部肠壁组织坏死、脱落形成溃疡。若波及病变部位血管可引起出血,若侵及肌层与浆膜层则可引起肠穿孔。此外,伤寒杆菌也可在其他组织引起化脓性炎症如骨髓炎、肾脓肿、胆囊炎、脑膜炎、心包炎等。

病程第 4 周开始,人体产生的免疫力逐渐增强,在血流及脏器中的伤寒杆菌逐渐消失,肠壁溃疡逐渐愈合,疾病最终获得痊愈。少数病例可能由于免疫功能不足等原因,潜伏在体内的伤寒杆菌可再度繁殖,并侵入血流引起复发。

【病理解剖】

伤寒的主要病理特点是全身单核-巨噬细胞系统的增生反应,以回肠末端的集合淋巴结和孤立淋巴结最为显著。病程第 1 周,肠道淋巴组织增生肿胀,呈纽扣样突起,尤以回肠末段的集合淋巴结和孤立淋巴结最为显著,少数病例的结肠起始段亦有同样变化,肠系膜淋巴结也显著增生与肿大。其他部位的淋巴结、脾、骨髓、肝窦星形细胞亦增生。病程第 2 周,肠道淋巴组织的病变加剧,使局部发生营养障碍而出现坏死,形成黄色结痂。病程第 3 周,结痂脱落形成溃疡,若波及病变部位血管可引起出血,若侵入肌层与浆膜层可引起肠穿孔。因回肠末段的淋巴结较大且多,病变最严重,故穿孔多见于此部位。溃疡常呈椭圆形或圆形,沿肠纵轴排列,周围肠黏膜充血。病程第 4～5 周,溃疡愈合,不留瘢痕,也不引起肠道狭窄。肠道病变不一定与临床症状的严重程度成正比,伴有严重毒血症者,尤其是婴儿,其肠道病变可能不明显;反之,毒血症状轻微或缺如的病人却可突然发生肠出血与肠穿孔。

显微镜下检查,上述病变的显著特征是炎症细胞的浸润,以单核-巨噬细胞为主而少见中性粒细胞。此种吞噬细胞可大量聚集在小肠溃疡的底部及周围,具有强大的吞噬能力,胞质内含被吞噬的淋巴细胞、红细胞、伤寒杆菌及坏死组织碎屑,是本病的相对特征性病变,故又称"伤寒细胞"。若伤寒细胞聚集成团,则称为伤寒肉芽肿或伤寒小结。其

他脏器中,脾和肝的病变最为显著。脾大,有充血、吞噬细胞增生及伤寒肉芽肿形成。肝的最常见病变是肝细胞局灶性坏死伴有单核细胞浸润。胆囊可呈轻度炎症,急性炎症少见。心肌及肾标本肿胀,外观浑浊,是毒血症的一种表现。极少发生心内膜炎和心包炎。偶见血栓性静脉炎,多发生于左股静脉。膀胱炎和肾盂肾炎并不常见,睾丸炎罕见。骨膜炎和骨髓炎(胫骨多见)及脊椎炎偶可发生。神经系统无特殊病变,伤寒杆菌脑膜炎仅偶见。呼吸系统以支气管炎为常见,亦可累及肺部。斑丘疹即玫瑰疹的镜下检查显示毛细血管扩张和单核细胞浸润,有时可见伤寒杆菌。

【临床表现】

潜伏期多为 10～14d(7～23d),其长短与感染菌量有关,食物型暴发流行可短至 48h,而水源性暴发流行可长达 30d。

(一)典型伤寒

自然病程约 4 周,根据其临床表现分为 4 期。

1. 初期　病程第 1 周。起病多缓慢,病情逐渐加重。发热首先出现,体温呈梯形上升,于 5～7d 达 39～40℃,伴有畏寒,但无寒战和出汗。常伴全身不适、乏力、食欲减退、咽痛和干咳等症状。

2. 极期　病程第 2～3 周,常有伤寒的各种中毒性表现。

(1)高热:发热持续在 40℃左右,多数呈稽留热型,少数呈弛张热型或不规则热型,持续 10～14d。

(2)神经系统症状:由伤寒内毒素引起,与疾病的严重程度成正比。病人精神恍惚,表情淡漠、呆滞、反应迟钝、听力减退,重者可有谵妄、昏迷或出现脑膜刺激征(虚性脑膜炎)。多随体温下降而逐渐恢复。

(3)相对缓脉:相对缓脉或有时出现重脉是本病的临床特征之一。约半数患者有相对缓脉,但并发中毒性心肌炎时则不明显。相对缓脉即体温每升高 1℃,脉搏每分钟加快却少于 15～20 次,系副交感神经兴奋所致;重脉即当触诊桡动脉时,每一脉搏感觉有两次搏动,系末梢血管受内毒素影响扩张所引起。

(4)肝脾大:病程第 6 天开始,多数出现脾大,质软。约半数患者亦可肝脏肿大,质软,有触痛。中毒性肝炎多见,表现为转氨酶增高,重者出现黄疸。

(5)消化系统症状:食欲下降更为明显,舌尖与舌缘的舌质红,苔厚腻(伤寒舌),腹部不适,腹胀,

多有便秘,亦可腹泻。由于肠道病变多在回肠末段和回盲部,右下腹可有轻度压痛。

(6)皮疹:病程7～13d,部分患者皮肤出现散在淡红色斑丘疹,直径为2～4mm,压之褪色,称为玫瑰疹。主要分布于胸、腹部,偶见于背部及四肢,数量不多,2～4d消失。水晶形汗疹(或称白痱)也不少见,多发生于出汗较多者。

3. 缓解期 病程第3～4周,体温出现波动并开始下降,症状好转。但本期内有发生肠出血或肠穿孔的危险,需特别警惕。

4. 恢复期 病程第4周末开始,体温恢复正常,食欲好转,一般在1个月左右完全恢复健康。少数病人可转为带菌者。

(二)临床类型

以普通型和轻型常见。

1. 普通型 具有上述典型临床表现者。

2. 轻型 发热38℃左右,全身毒血症状轻,病程短,2周左右痊愈。多见于曾接受伤寒菌苗注射,或发病初期应用有效抗菌药物治疗者。

3. 迁延型 起病与普通型相似,但发热持续不退,可达45～60d,多见于合并慢性血吸虫病者。

4. 逍遥型 毒血症状较轻,患者可照常工作。部分患者因突发肠出血或肠穿孔而就医。

5. 暴发型 起病急,毒血症状严重,有畏寒、高热、腹痛、腹泻、中毒性脑病、心肌炎、肝炎、肠麻痹、休克等表现。常有显著皮疹,也可并发DIC。

(三)小儿伤寒

年龄越小,症状越不典型。常急性起病,有持续发热、食欲缺乏、腹痛、便秘、表情淡漠、嗜睡、烦躁、舌苔厚、腹胀及肝脾大等表现,而相对缓脉和玫瑰疹少见,白细胞和中性粒细胞计数常无明显减少。病程较短,有时仅2～3周即自然痊愈。由于肠道病变轻,故肠出血、肠穿孔等并发症也较少,但并发支气管炎或肺炎较为常见。

(四)老年伤寒

体温多不高,症状多不典型,虚弱现象明显,易并发支气管肺炎和心功能不全,常有持续的肠功能紊乱和记忆力减退,病程迁延,恢复缓慢,病死率较高。

(五)复发与再燃

少数患者热退后1～3周,再次出现发热,临床表现与初次发作相似,血培养又转为阳性,故称之为复发。复发的症状较轻,病程较短,与胆囊或单核吞噬细胞系统中潜伏的病菌大量繁殖,再度侵入

血循环有关。疗程不足、机体抵抗力低下时易见,偶可复发2～3次。

再燃是指病程中体温逐渐下降而未至正常时又再度升高,此时血培养也常阳性,机制与复发相似。

【并发症】

(一)肠出血

常见,多见于病程第2～3周。少量出血可无症状或仅有轻度头痛、脉搏增快;大量出血时热度骤降,脉搏细速,并有头晕、面色苍白、烦躁、出冷汗及血压下降等休克表现。有腹泻者并发肠出血机会较多。饮食中含固体及纤维渣滓较多,过量饮食,排便时用力过度以及治疗性灌肠等均易诱发肠出血。

(二)肠穿孔

为最严重的并发症,多见于病程第2～3周。常发生于回肠末段,但亦可见于结肠或其他肠段。表现为突发右下腹剧痛,伴恶心、呕吐、出冷汗,脉搏细速、呼吸急促、意识模糊、体温与血压下降(休克期)等,体温再度上升并出现腹膜炎征象,表现为腹胀,持续性腹痛,腹壁紧张,广泛压痛及反跳痛。X线检查膈下有游离气体。血白细胞数较原先增加伴核左移(腹膜炎期)。肠穿孔的诱因大致与肠出血相同,有的病例同时并发。

(三)中毒性心肌炎

由严重的毒血症引起,多见于病程第2～3周。表现为心率加快,心律不齐,第一心音减弱,期前收缩,舒张期奔马律,血压偏低。心电图显示PR间期延长,T波改变,ST段偏移等。症状、体征及心电图改变随着病情好转而恢复正常。

(四)中毒性肝炎

常见于病程1～3周,主要特征为肝大,可伴有压痛,丙氨酸转氨酶增高,少数患者出现黄疸。临床不易与病毒性肝炎相区别。多随病情好转而逐渐恢复,个别病人可因肝衰竭而危及生命。

(五)支气管炎及肺炎

小儿以支气管肺炎最多,成人以肺炎多见。发病初期(病程第1周)大都由伤寒杆菌引起,极期或后期(病程第2～3周)多因继发其他细菌或病毒感染。

(六)溶血性尿毒综合征

国外报道的发病数有增加的趋势,国内亦有零星报道。一般见于病程第1～3周,约半数发生于第1周。主要表现为溶血性贫血和肾衰竭,并有纤

维蛋白降解产物增加,血小板减少及红细胞破碎现象。可能为伤寒杆菌内毒素诱使肾小球微血管内凝血所致。

除上述并发症外,伤寒杆菌所致的急性胆囊炎、膀胱炎、血栓性静脉炎、DIC 等也可见。

【验室检查】

(一)常规检查

血白细胞总数大多为 $(3\sim5)\times10^9/L$,中性粒细胞减少,可伴核左移,嗜酸性粒细胞减少乃至消失,后者随病情的好转逐渐回升。高热时可有轻度蛋白尿。合并消化道出血者粪便隐血试验阳性。

(二)细菌学检查

是确诊的依据,应尽量争取早做。

1. 血培养　病程第 7～10 天阳性率可达 90%,第 3 周降为 30%～40%,第 4 周时常阴性。为提高阳性率,应在抗菌药物应用之前采血,成人采血量不少于 5～10 ml,已用抗菌药物者可取血凝块培养。

2. 骨髓培养　骨髓培养较血培养阳性率高,第 7～10 天阳性率可达 95%,持续时间也长,尤其适合于已用抗菌药物治疗而血培养阴性者。

3. 粪便培养　从潜伏期起即可获阳性,第 3～4 周可高达 80%,病后 6 周阳性率迅速下降,3% 病人排菌可超过 1 年(因粪便间歇性排菌,故应留取多份标本)。

4. 尿培养　病程后期阳性率可达 25%,采集时应避免粪便污染。

5. 玫瑰疹的刮取物或活检标本培养也可获阳性结果。

(三)免疫学检查

1. 肥达反应　即伤寒血清凝集试验(Widal reaction),对伤寒、副伤寒有辅助诊断价值。将伤寒杆菌菌体(O)抗原、鞭毛(H)抗原、副伤寒甲、乙、丙鞭毛抗原共 5 种标准抗原,分别与稀释的待测血清反应,测定病人血清中各种抗体的凝集效价。一般从第 2 周开始阳性率逐渐增高,至第 4 周可达 90%,病愈后阳性反应可持续数月之久。抗体效价 O 抗体 $\geqslant1:80$,H $\geqslant1:160$,或双份血清抗体有 4 倍增高有诊断价值。由于 O 为数种沙门菌共有的菌体抗原,出现早,消失快半年左右转阴;而 H、A、B 和 C 为伤寒、副伤寒甲、乙、丙的特异性抗原,出现迟,可持续数年阳性。故诊断伤寒与副伤寒,必须同时有菌体(O)抗体和相应的鞭毛抗体增高才有意义。仅有菌体(O)抗体效价增高,而鞭毛(H)抗体

效价不高,多见于发病早期;仅有鞭毛(H)抗体效价增高,而菌体(O)抗体效价不高,多见于非特异性回忆反应。肥达反应方法简便快速,但值得注意的是该方法存在假阳性和假阴性问题,国外报道其敏感性 44%～77%,特异性 50%～92%。有部分病人抗体很迟才升高,甚至整个病程中抗体效价均很低或阴性,可能与过早应用抗生素、机体的免疫状态及病情的轻重有关。另有些非伤寒发热性疾病如各种急性感染、肿瘤、风湿性疾病、慢性溃疡性结肠炎等,均可出现假阳性结果。

2. 其他免疫学检查

(1)酶联免疫吸附试验(ELISA):既可检测伤寒的各种抗原,敏感性一般在 80% 以上;又能检测 IgM 和 IgG 型抗体,敏感度可高达 90% 以上。本方法简便、快速、敏感、特异,是公认较好的一种诊断方法。

(2)被动血凝试验(PHA):用伤寒杆菌菌体抗原致敏红细胞,使之与被检血清反应,根据红细胞凝集状况判断有无伤寒特异性抗体存在,国内外报道阳性率 90%～98.35%,假阳性率 5% 左右。因主要检测的是特异 IgM 抗体,故可用于早期诊断。

(3)对流免疫电泳(CIE):本方法可用于血清中可溶性伤寒抗原或抗体的检测,操作简便,便于基层推广,特异性较高;但敏感性较低,不同作者报道为 24%～92%,主要受采集血清时间的影响,发病初期最易测出,故可用于伤寒的早期诊断。

(4)协同凝集试验(COA):利用金黄色葡萄球菌的葡萄球菌 A 蛋白(SPA)可与抗体 IgG 的 Fc 段结合的原理,先用伤寒抗体致敏带有 SPA 的金黄色葡萄球菌,然后与抗原发生反应,本试验的阳性率在 81%～92.5%,特异性为 94%～98%。

(5)免疫荧光试验(IFT):国外有报道用伤寒杆菌菌体 Vi 悬液做抗原进行间接免疫荧光抗体检测,140 例血培养阳性的伤寒患者 134 例(95.7%)阳性;394 例对照者仅 4 例(1%)假阳性。伤寒疫苗预防接种和其他沙门菌感染是否会影响本试验特异性,尚需进一步研究。

(四)核酸检测方法

目前主要为聚合酶链反应(PCR)或分子杂交,检测伤寒基因组特异性靶序列,具有方法特异性高、敏感性好及快速、简便等优点,有助于早期快速诊断,但目前尚未在临床上推广使用。

【诊断和鉴别诊断】

伤寒可依据流行病学资料、临床经过及实验室

检查结果做出临床诊断,但确诊则以检测出伤寒杆菌为依据。

(一)诊断

1. **流行病学资料** 夏秋季,有不洁饮食史,或与伤寒病人有接触史,既往未患过伤寒,近年亦未接种疫苗者,提示有感染本病的可能。

2. **临床表现** 在伤寒流行季节和流行地区有持续性高热(40~41℃),为时1~2周以上,并出现特殊中毒面容,相对缓脉,玫瑰疹,肝脾大,白细胞总数低下,嗜酸性粒细胞减少或消失,骨髓象中有伤寒细胞,临床诊断为伤寒。

3. **确诊标准** 临床诊断病例如有以下项目之一者即可确诊。

(1)从血、骨髓、尿、粪便或玫瑰疹刮取物中,任一种标本分离到伤寒杆菌。

(2)血清特异性抗体阳性,肥达反应O抗体凝集效价≥1:80,H抗体凝集效价≥1:160,如恢复期效价增高4倍以上者则更有意义。

(二)鉴别诊断

1. **伤寒早期**(第1周以内),特征性表现尚未显露,应与病毒感染、疟疾、钩端螺旋体病、急性病毒性肝炎等病相鉴别。

(1)病毒感染:许多病毒感染可引起持续发热,白细胞不增高。但中毒症状多不明显,常无缓脉、脾大或玫瑰疹,热程多在2周以内。

(2)疟疾:常伴有寒战、大汗和体温周期性升高的特点,血涂片找到疟原虫可确诊。

(3)钩端螺旋体病:流感伤寒型的流行季节和临床表现和伤寒相似。但此病有疫水接触史,起病较伤寒急,伴眼结合膜充血,明显肌痛,腓肠肌压痛显著,浅表淋巴结肿大等为其特点。血白细胞增高,血培养和显微镜凝集溶解试验可诊断。

2. **伤寒的极期**(第2周以后),多数病例无典型伤寒表现,需与败血症、粟粒型结核、布氏杆菌病、斑疹伤寒等疾病相鉴别。

(1)革兰阴性杆菌败血症:高热、可伴有寒战和出汗,中毒症状重,可发生休克。可能找到胆道、肠道急尿路感染的原发病灶。血培养阳性可确诊。

(2)急性粟粒型肺结核:多有结核病史或密切接触史。不规则发热,盗汗及呼吸道症状突出,无缓脉。痰涂片及培养见结核杆菌,胸片见粟粒状阴影。

(3)布氏杆菌病:患者有与牛、羊、猪接触史,热型不规则,大汗,消化道症状和中毒症状较轻,布氏杆菌凝集试验和血培养可确诊。

(4)斑疹伤寒:流行性和地方性斑疹伤寒起病较伤寒急,头痛更明显,多有烦躁,皮疹数多,可呈出血性。外斐反应OX$_{19}$阳性。

【治疗】

(一)一般治疗与对症治疗

1. **隔离和休息** 病人入院后,即按消化道传染病隔离,临床症状消失后每隔5~7d送检粪便培养,连续两次阴性可解除隔离。发热期间病人必须卧床休息,热退后2~3d可在床上稍坐,热退后2周可轻度活动。

2. **营养和饮食** 给予高热量、高营养、易消化的食物,包括足量糖类、蛋白质及各种维生素,以补充发热期的消耗,促进恢复。发热期间宜用流质或细软无渣饮食,少量多餐,腹胀、腹泻时忌食豆、奶制品。热退后,食欲增加,可逐渐进食稀饭、软饭,忌食坚硬多渣食物,以免发生肠穿孔和肠出血。热退后2周可逐步恢复正常饮食。

3. **对症治疗** 高热者给物理降温。有严重毒血症者,可在足量有效抗菌药物治疗下使用肾上腺糖皮质激素。常用氢化可的松50~100mg或地塞米松3~5mg,每日1次静脉缓慢滴注,或口服泼尼松5mg,每日4次,疗程不超过3d。对兼有毒血症状和明显鼓肠和腹胀的病人,肾上腺糖皮质激素的使用宜慎重,以免发生肠出血和肠穿孔。

(二)病原治疗

1. **氟喹诺酮类药物** 氟喹诺酮类药物对伤寒杆菌(包括耐氯霉素菌株)有较强的抗菌作用,体内分布广,组织渗透性强,体液及细胞内药物浓度高,可达有效抑菌和杀菌浓度,有利于彻底消灭患者吞噬细胞和胆囊内的伤寒杆菌,减少复发和降低病后带菌率,从而达到治愈的目的;同时,该类药物还可降低肠出血、肠穿孔等严重并发症的发生率,是治疗伤寒的首选药物。氟喹诺酮类药物与其他抗生素无交叉耐药性,也是多重耐药伤寒菌株的首选治疗药物。但因其有可能影响骨骼发育,孕妇、儿童和哺乳期妇女慎用。目前常用的有氧氟沙星300mg,每日2次口服;或200mg,每8~12h静滴1次,疗程14d;环丙沙星500mg,每日2次,或每8h 1次口服,或每日400~600mg分次静滴,疗程14d。

2. **第三代头孢菌素** 在体内分布广,胆道内药物浓度高,不良反应小,对伤寒杆菌有较强的抗菌作用,有效率达80%以上。常用有头孢曲松,成人1~2g,每12h静滴1次,儿童100mg/(kg·d),疗程 14d;头孢噻肟,成人 1～2g,每 8～12h 静滴 1 次,儿童每日 100～150mg/(kg·d),疗程 14d。由于近 10 年来临床上的广泛应用,耐药率也逐渐增加。第三代头孢菌素价格昂贵,不宜作为治疗伤寒的首选药物,多用于氟喹诺酮的禁用者(如孕妇、儿童和哺乳期妇女等)和耐氟喹诺酮类菌株的患者。

3. 氯霉素 通常应用 25mg/(kg·d),分 2～4 次口服或静脉滴注,体温正常后剂量减半,疗程 2 周。治疗中应注意经常复查血象,白细胞总数低于 2.5×10⁹/L 时停药。费用低廉,但对胆道内细菌清除不彻底,对慢性带菌者治疗无效,其高达 20% 的复发率及骨髓抑制等不良反应限制了其应用。此外,新生儿、孕妇和肝功能明显损害者忌用。故临床基本不采用。

4. 氨苄西林(或阿莫西林) 该药不良反应小,价格便宜,孕妇、婴幼儿、白细胞总数过低及肝肾功能损害者仍可选用。但治疗效果不太理想,故疗程宜长,以减少复发和慢性排菌。此外,一旦出现药疹,应立即停药。成人氨苄西林 2～6g/d,儿童 100～150mg/(kg·d),分 3～4 次口服或静滴。阿莫西林成人 2～4g/d,分 3～4 次口服,疗程 14d。作为酶抑制药复合药物阿莫西林/克拉维酸、哌拉西林/他唑巴坦对伤寒沙门菌敏感性高,因其疗效显著,目前常用于耐药伤寒的临床治疗。

5. 复方磺胺甲噁唑 口服吸收完全,价格低廉,但耐药现象比较严重,且胃肠道反应和皮肤过敏反应较为明显。常用剂量为成人 2 片,每日 2 次口服,儿童每日 SMZ 40～50mg/kg,TMP 10mg/kg,分 2 次口服,疗程 14d。

(三)带菌者的治疗

首选抗菌药物治疗,对于有胆结石等疾患的患者,若抗菌药物治疗无效,可考虑原发病的手术处理。

1. 氨苄西林(或阿莫西林) 成人氨苄西林 4～6g/d 或阿莫西林 6g/d 加丙磺舒 2g/d,分 3～4 次口服,疗程 6 周。

2. 氧氟沙星或环丙沙星 氧氟沙星 300mg,每日 2 次口服,环丙沙星 500～750mg,每日 2 次口服,疗程 6 周。

(四)并发症的治疗

1. 肠出血 禁食,或进少量流质;绝对卧床休息,严密观察血压、脉搏、神志和便血情况;静脉滴注葡萄糖生理盐水,注意电解质平衡,并加用维生素 K、卡巴克洛、抗血纤溶芳酸等止血药;根据出血

情况,酌量输血;经积极治疗仍出血不止者,应考虑手术治疗。

2. 肠穿孔 应禁食、胃肠减压,防治水电解质紊乱,同时强有效抗生素的联合应用。除局限者,肠穿孔并发腹膜炎者应及早手术治疗。

3. 中毒性心肌炎 严格卧床休息,在足量抗生素基础上加用肾上腺糖皮质激素,ATP 等心肌营养药物。如出现心力衰竭,应积极处理,可使用洋地黄和呋塞米,并维持至临床症状好转。但病人对洋地黄耐受性差,故用药时宜谨慎。

4. 中毒性肝炎 除护肝治疗外,病情严重者可加用肾上腺糖皮质激素。

5. 溶血性尿毒综合征 控制伤寒杆菌的原发感染,可用氨苄西林或阿莫西林;输血、补液;使用肾上腺糖皮质激素如地塞米松、泼尼松龙等,使用后可迅速缓解病情,尤其是儿童患者;抗凝疗法,可用小剂量肝素每日 0.05～0.1mg/kg,分次静注或静滴;必要时行腹膜或血液透析,以及时清除氮质血症,促进肾功能恢复。

6. DIC 给予抗凝治疗,酌情输血,并应积极控制原发感染。

【预后】

根据国家卫生部公布的近 5 年疫情报告数据,伤寒的病死率已降至 0.1% 以下。老年人、婴幼儿预后较差,明显贫血、营养不良、胃酸缺乏者预后也差。并发肠穿孔、肠出血、心肌炎、严重毒血症等病死率高。曾接受预防接种者病情较轻,预后较好。

【预防】

广泛开展卫生宣教,改善饮食、饮水卫生和加强粪便管理,防蝇、灭蝇,消灭苍蝇滋生地,做好疫情监测。

(一)管理传染源

1. 对患者给予肠道传染病隔离,直至正规治疗临床症状完全消失后 2 周,或每隔 5d 做粪便培养 1 次,连续 2 次阴性方可解除隔离。

2. 对从事饮食业者定期进行带菌检查,以便发现慢性带菌者。查出带菌者要及时调离岗位并予以彻底治疗。

3. 对密切接触者进行医学观察 3 周。

(二)切断传播途径

切断传播途径是本病预防措施的重点。应加强饮食、饮水卫生,保护水源,做好粪便、污水、垃圾的管理和处理,养成良好卫生与饮食习惯,如注意饭前便后洗手,不饮生水,不吃不洁食物等。

（三）保护易感人群

1. 预防接种　　流行区居民以及流行区旅行者、清洁工人、实验室工作人员及其他医务工作者、带菌者家属等可进行预防接种。

（1）伤寒、副伤寒甲、乙的三联混合灭活菌体疫苗：为国内常用。成人每周 1 次，连续 3 次，分别以 0.5 ml、1.0 ml、1.0 ml 菌苗皮下注射；1～6 岁儿童分别为 0.2ml、0.3ml、0.3ml；7～14 岁儿童分别为 0.3 ml、0.5 ml、0.5 ml，每次间隔 7～10d。接种后 2～3 周可产生免疫力，以后每年加强 1 次，连续 3 年。有严重心脏病、肾病、高血压、活动性结核、发热者及孕妇均属禁忌。虽然该菌苗有效，但局部和全身不良反应发生率高，现逐渐被新型伤寒菌苗所取代。

（2）伤寒杆菌肠 Ty21a 活菌苗：为伤寒杆菌 Ty21a 变异株制成的减毒口服活菌苗，对伤寒的保护率达 50%～96%。分别在第 1 日、3 日、5 日、7 日口服各 1 粒，适用于成人及 6 岁以上儿童。流行地区每 3～5 年加强 1 次。菌苗耐受性好，安全、稳定，且免疫效果较持久，有效免疫期 3 年以上。但该菌苗为减毒活菌苗，接受免疫抑制治疗的患者或正在服用抗菌药物的患者不宜服用。

（3）伤寒 Vi 多糖疫苗（单价，不包括副伤寒甲、乙）：为伤寒杆菌 Ty2 株经甲醛处理后，提纯其多糖抗原制备而成。成人单剂 0.5ml（含多糖菌苗 30μg），前臂外侧肌注，1 年 1 次。对伤寒的保护率为 70% 左右，接种反应轻微，安全度高，免疫效果好，并具有接种次数少的特点。

2. 预防治疗　　对明确接触者，特别在局部流行地区可采取应急性预防服药，可用磺胺甲噁唑 2 片，每日 2 次，服用 3～5d，也可用诺氟沙星 200mg，每日 3 次，服用 3d。

二、副　伤　寒

副伤寒（paratyphoid fever）包括副伤寒甲、副伤寒乙和副伤寒丙，其病原分别属沙门菌 A、B、C 组，生化特性类似伤寒杆菌，而鞭毛抗原的成分不同。各种副伤寒杆菌在自然条件下只对人有致病作用。

流行病学特点与伤寒相同。传染源为病人和带菌者，经消化道传播，常呈地方性流行，也可散发，但发病率较伤寒低得多。儿童副伤寒相对较多，其中以副伤寒乙、丙占多数。成人以副伤寒甲较多。副伤寒的病理变化与伤寒相似。肠道病变

较少而表浅，故肠出血或肠穿孔的机会较少。但胃肠炎型者肠道炎症病变却较明显而广泛，常侵及大肠。败血症型副伤寒常有骨、关节、脑膜、心包、软组织等处化脓性迁延性病灶。

临床表现常难以与伤寒鉴别，但总体较伤寒为轻，病程较短。潜伏期一般为 1～10d。多急性起病，常有腹痛、腹泻和呕吐等胃肠炎症状，2～3d 后症状减轻，但出现发热，多为弛张热型。病程副伤寒甲约 3 周，副伤寒乙约 2 周。明显的发热可持续数日，但热型不如伤寒典型，头痛、全身不适常见，玫瑰疹少见，肠黏膜病变较轻，肠道并发症少。副伤寒丙潜伏期短，热型多不规则，临床除伤寒型外，主要表现为急性胃肠炎型和败血症型，病程 1～3 周。并发症多见而顽固，以肺部感染、骨及关节局限性脓肿、化脓性脑膜炎、心内膜炎肾盂肾炎、皮下脓肿、肝脓肿者常见。肠出血及肠穿孔者少见。据报道，副伤寒丙对氯霉素、三代头孢、喹诺酮类耐药率较低，对氨苄西林、复方磺胺耐药率高。

确诊有赖于血、骨髓、粪便、脓液等标本的细菌培养，血清凝集试验也有参考价值，但副伤寒丙的凝集效价较低，少数病人甚至始终阴性。

副伤寒的预后较好，病死率低于伤寒，恢复后慢性带菌者较少见。治疗和预防与伤寒相同。

三、其他沙门菌属感染

其他沙门菌属感染是指伤寒、副伤寒以外的其他沙门菌感染，其发病率和死亡率现逐年递增。2 000 多种血清型沙门菌对人类有致病性，除伤寒沙门菌、副伤寒沙门菌外，主要致病菌有鼠伤寒沙门菌、猪霍乱沙门菌、肠炎沙门菌、牛沙门菌及鸭沙门菌，鼠伤寒沙门菌、猪霍乱沙门菌和肠炎沙门菌最常见。

【流行病学】

（一）传染源

主要传染源为感染的家禽，如鸡、鸭、猪、牛、羊等；其次是感染的鼠类及其他野生动物，其感染率为 1%～4% 或更多；人类带菌者亦可作为传染源，较常见于职业上与沙门菌接触的人，如食品加工或屠宰工人。

（二）传播途径

沙门菌通过被污染的食物传染，特别多见于蛋、家禽、冷藏肉、未灭菌乳制品、海产等食品。水源污染可引起暴发。苍蝇和蟑螂可作为沙门菌的机械携带者，引起传播。蛋是引起肠炎沙门菌感染

的主要原因。

（三）人群易患性

人群普遍易感,但与免疫力的强弱相关。婴幼儿、老年人及免疫缺陷者(如血红蛋白病,HIV 患者等)对沙门菌易感。病后的免疫力不强,可反复感染,甚至可感染同一血清型细菌而发病。

（四）流行病学特征

本病的流行病学特征为:①突然发病;②潜伏期短;③发病者仅限于进食污染食物者;④食物常是同一传染源所污染;⑤集体用餐单位常呈暴发流行;⑥热带地区雨季和温带地区气候较暖的时期发病率最高。

【临床表现】

（一）胃肠炎型

其他沙门菌属感染常引起胃肠炎,与其他细菌和病毒所致的胃肠炎难以区别。此型较常见的病原菌为鼠伤寒沙门菌,是最常见的临床类型,约占 70%,也称为沙门菌食物中毒。患者在进食污染食物或水后 6~48h,出现恶心、呕吐和腹泻症状,常伴有腹部绞痛和发热(38~39℃)。腹泻主要表现为稀便,无血便,量中。但大量水样便,血便,或痢疾症状并不能排除沙门菌属感染。在新生儿,老年人及免疫缺陷者(如 HIV 感染患者)易引起脱水和病变播散,需要住院治疗和抗生素治疗。沙门菌感染极少引起假阑尾炎或类炎性肠病。

其他沙门菌属感染引起的胃肠炎往往是自限性的。腹泻症状在 3~7d 可自行缓解,发热一般不超过 72h。沙门菌感染后 4~5 周,粪培养可持续阳性,持续阳性>1 年的慢性携带者罕见(<1%)。慢性携带者往往不推荐抗生素治疗,一些研究显示抗生素治疗反而延长患者带菌时间。

（二）败血症型

小于 5% 的其他沙门菌属感染致胃肠炎患者血培养阳性,其中 5%~10% 患者出现局部感染。败血症最多见,尤其在婴幼儿,老年人和免疫抑制患者(如移植患者,HIV 感染患者)中。沙门菌易引起动脉炎,如果患者血培养(至少 3 次)结果阳性率>50%,要高度考虑并发血管内感染。既往瓣膜性心脏病患者极易引起心内膜炎,而动脉粥样硬化和主动脉瘤患者常伴有动脉炎。老年患者患胃肠炎后,出现迁延性发热伴背部、腹部或胸部疼痛,要怀疑动脉感染。心内膜炎和动脉炎罕见(1%),但常伴有并发症,如心内膜炎常并发心脏瓣膜穿孔或房室隔脓肿,动脉炎常并发真菌性动脉瘤,破裂性动脉

瘤或脊椎骨髓炎。

猪霍乱沙门菌和都柏林沙门菌常常有迁徙性发热和血培养阳性,无胃肠炎病史,侵袭性强,常出现迁徙性感染。

局部感染常常表现为腹腔内感染,中枢神经系统感染,肺部感染,泌尿生殖道感染,骨、关节和软组织感染。

【实验室检查】

（一）血象

胃肠炎者白细胞总数大多正常。有局灶性化脓性病变时明显升高,可达(20~30)×10⁹/L。

（二）粪便检查

部分病人粪便中有黏液和血,镜下白细胞增多,尤以婴幼儿多见。

（三）病原学检查

胃肠炎时易从呕吐物和粪便中分离到病原菌,并与可疑食物中的病原菌相一致。胃肠道外感染时,从血、骨髓、脓液和其他体液如胸水、脑脊液、关节积液等中测得病原菌。反复培养可提高阳性率。

【治疗】

（一）对症治疗

胃肠炎型以维持水、电解质平衡为主,辅以必要的对症处理。轻、中度脱水可予口服葡萄糖或电解质溶液,严重脱水者静脉补液,对年老、年幼或虚弱者应给予支持疗法。中毒症状严重并有循环衰竭应注意维持有效血容量,必要时可使用肾上腺皮质类激素。对呕吐、腹痛明显者,可给予口服颠茄酊,必要时亦可应用山莨菪碱。

（二）病原治疗

无并发症的胃肠炎型病人不必应用抗菌药物,严重的胃肠炎或发育不良的婴儿及免疫缺陷者应加用相应抗菌药物。

败血症型其他沙门菌属感染,必须用抗菌药物治疗,氟喹诺酮类药物为首选。氟喹诺酮类药物具有抗菌谱广,对革兰阴性杆菌活性高,且不易产生耐药,但因其影响骨骼发育,孕妇、儿童、哺乳期妇女慎用。局部感染患者一般可用氧氟沙星 300mg,2/d,口服;或 200mg,每 8~12h 静脉滴注,疗程 14d。或环丙沙星 500mg,2/d,口服,或每 8h 静脉滴注,疗程 14d。败血症患者可先给予静脉氧氟沙星治疗 1~2 周,然后口服氟喹诺酮治疗 4 周。

第 3 代头孢菌素、氨苄西林,复方磺胺甲噁唑对沙门菌属感染也有很好的疗效。患者如并发血管内感染或心内膜炎,应予以 β-内酰胺类抗生素治

疗 6 周。有骨髓炎、脑膜炎等局灶性感染时应较长期静脉内给药,同时做手术引流。氯霉素治疗成功率低,临床不推荐使用。

新生儿(<3 个月),老年人(>50 岁),移植患者、淋巴细胞增生症,HIV 感染,假关节手术,严重关节疾病以及镰状红细胞病等患者,由于容易出现迁徙性感染,需预防性使用抗菌药物治疗。一般口服或静脉给予抗菌药物治疗 2~3d,或免疫正常患者治疗至体温正常。严重免疫缺陷患者,根据临床表现,治疗时间延长至 7~14d。

【预后】

本病的预后取决于临床类型、病人的一般情况及感染细菌的种类。胃肠炎预后良好。死亡病例多发生于婴儿、老年人或有严重慢性病者。严重全身感染者病死率较高。沙门菌脑膜炎的病死率可高达 80% 以上。

【预防】

(一)控制传染源

妥善处理病人和动物的排泄物,保护水源,禁止使用病畜病禽。

(二)切断传播途径

注意饮食、饮水卫生和食物加工管理,不喝生水。肉、禽、乳、蛋类的处理、加工、贮存均应严防污染,食用时应煮熟煮透。生熟分开,腹泻病人不应接触熟食。

(赵　伟)

第五节　感染性腹泻

感染性腹泻是指由多种病原体引起的以腹泻为主要临床特征的肠道感染。引起感染性腹泻的病原体有细菌、病毒、真菌或寄生虫,其中以细菌或病毒所致最常见(表 4-2)。近年来细菌性和寄生虫性感染性腹泻已相对减少,而病毒性腹泻已成为许多国家有症状感染性腹泻最常见的病因,并越来越引起人们重视。本节首先介绍感染性腹泻的共性特征,然后简要叙述部分重要疾病。

【流行病学】

(一)传染源

感染性腹泻的传染源包括患者、隐性感染者、无症状携带者,以及可排出病原体的各类动物。他们作为传染源的重要性有所差异:如隐性感染者和无症状携带者因不易被及时发现和隔离,作为传染源的意义高于患者;患者虽排出病原体较多,传染性强,但因易被诊断和隔离,故作为传染源的意义

表 4-2　感染性腹泻病原体

细菌	病毒	真菌	原虫	蠕虫
大肠埃希菌	轮状病毒	假丝酵母菌	溶组织内阿米巴	似蚓蛔线虫
沙门菌属	诺如病毒	白色假丝酵母菌	蓝氏贾第鞭毛虫	粪类圆线虫
志贺菌属	星状病毒	热带假丝酵母菌	隐孢子虫	钩虫
弯曲菌属	肠腺病毒 31、40、41 型	伪热带假丝酵母菌	环孢子虫	犬弓蛔线虫
幽门螺杆菌	冠状病毒	克柔假丝酵母菌	结肠小袋纤毛虫	蛲虫
耶尔森菌属	小圆病毒	副克柔假丝酵母菌		鞭虫
霍乱弧菌	人类免疫缺陷病毒	光滑假丝酵母菌		旋毛虫
副溶血弧菌	肠道病毒	近平滑假丝酵母菌		猪肉绦虫
气单胞菌属	瘟病毒	曲霉菌		牛肉绦虫
邻单胞菌属		毛霉菌		布氏姜片虫
产气荚膜杆菌		组织胞浆菌		异型吸虫
艰难梭菌		芽生菌		棘口吸虫
金黄色葡萄球菌		副球孢子菌		
蜡样芽胞杆菌				
肉毒梭菌				
变形杆菌				

反而较小。慢性携带者因可长期排出病原体作为传染源的意义较急性期患者大。

（二）传播途径

感染性腹泻主要经消化道传播，也就是所谓的病从口入，但中间环节可有多种，也可通过接触等其他途径感染。

1. 消化道传播 是感染性腹泻最常见、最主要的传播途径。感染性腹泻的病原体都经粪便排除，粪便污染水源或食物、或经手等再食入，可形成典型的"粪-口"传播。水源和食物污染可引起暴发流行。应注意的是，某些病原体及其毒素引起的食物中毒并非由于粪便污染，如副溶血弧菌、霉变食品所致的食物中毒等。

2. 接触传播 本质上仍是消化道传播，病原体污染各种用具、衣被，经手等中间环节进入消化道形成感染。在儿科病房、重症监护病房这种传播方式较多见。

3. 呼吸道传播 某些病毒可随气溶胶进入上呼吸道，在咽部被咽下，或进入下呼吸道后又随痰至咽部被咽下，进而引起消化道感染。所谓"胃肠型感冒"多以此种方式传播。

4. 皮肤或黏膜传播 见于某些蠕虫感染。

（三）人群易感性

引起感染性腹泻的病原体众多，且多数患者痊愈后不能获得持久保护性免疫。因此，人群对感染性腹泻的病原体普遍易感。各种人群对不同病原体的易感性存在差异，如真菌性肠道感染主要见于免疫力低下、糖尿病和（或）长期应用广谱抗菌药物的患者。

（四）流行特征

感染性腹泻因以消化道传播为主，因此夏秋季节多见，但全年均可发病。感染性腹泻呈世界性流行，不过某些疾病仍具有一定的地域特征。例如，细菌性痢疾和伤寒等在卫生条件较差的农村地区高发；耶尔森菌肠炎是一种自然疫源性疾病，很少引起旅游者腹泻。

【发病机制】

引起感染性腹泻的病原体到达胃后大部分被胃酸杀死，进入肠道后是否发病取决于病原体的数量、致病力和人体的免疫力。胃肠道的天然防御屏障在阻断胃肠道感染的过程中具有重要作用。不同病原体的发病机制及病理改变各不相同。

（一）胃肠道天然防御屏障

1. 胃酸 胃酸是由胃壁上的壁细胞分泌的盐酸，使胃内的 pH 保持在 <3 的强酸环境，可杀灭绝大多数病原体，但幽门螺杆菌（Helicobacter pylori, HP）和分枝杆菌（Mycobacteria）可抵抗酸性环境而得以在胃腔长期存在。胃酸缺乏，或服用质子泵抑制药、H_2 受体阻滞药等抑制胃酸分泌的药物时，食入少量沙门菌、弧菌或空肠弯曲菌即可引发胃肠道感染甚至全身性疾病。此外，夏季因大量饮水，胃酸受到稀释，是感染性腹泻的重要诱因。

2. 正常菌群 胃肠道有正常的细菌定植，这有利于人体健康，而菌群失调时可形成条件、机会性感染。滥用抗生素可削弱肠道正常菌群的保护效应，从而增加病原体感染和二重感染的风险。某些细菌可产生硫化氢或挥发性脂肪酸等毒性物质，可抑制其他微生物生长。许多肠杆菌科细菌可产生肠道菌素，包括自然抗生素和细菌素，从而抑制或杀灭其他微生物。已证实肠球菌可抑制艰难梭菌等潜在病原体的生长。

3. 胆盐 胆盐可通过破坏病原菌或病毒外膜达到抑制病原体生长繁殖的作用。小肠上段富含胆盐，肠道下段胆盐被重吸收，其抗菌作用减弱，因而某些病原菌或病毒在到达肠道下段时才得以大量增殖并致病。肠杆菌属、肠球菌属及其他肠道正常菌群能耐受胆盐，因而在肠腔或含胆汁的麦康基（MacConkey）培养基中生长良好。

4. 肠道分泌性 IgA 及淋巴组织 肠道局部的分泌性 IgA（sIgA）是肠内最主要免疫活性分子，由 IgA 与肠黏膜上皮细胞基底侧多聚免疫球蛋白受体结合而成，通过胞吞转运作用到达肠黏膜表面。sIgA 可与侵入上皮细胞内的病原体抗原结合，将病原体或其成分从胞内带到肠腔，减轻或避免其对黏膜上皮细胞的损害。sIgA 分泌减少易罹患胃肠道慢性感染。此外，肠壁含有丰富的淋巴细胞及肠相关淋巴样组织，也有保护肠道免受感染的作用。

（二）病毒性感染性腹泻的发病机制

胃肠炎病毒主要侵犯小肠，特别是十二指肠和空肠。病毒对肠黏膜的有：①病毒侵入肠黏膜上皮细胞，大量损害细胞并引起肠道吸收功能障碍；②某些病毒产生肠毒素刺激肠黏膜细胞大量分泌水和电解质；③肠黏膜上皮细胞乳糖酶等消化酶活性减弱，导致乳糖、蔗糖及脂类等物质在小肠的消化吸收减弱而滞留于肠腔，致肠腔内渗透压升高并致泻。

（三）细菌性感染性腹泻的发病机制

细菌性感染性腹泻的发生发展主要与细菌毒

力相关。毒力主要包括侵袭力和毒素两部分,不同细菌的具体发病机制有所不同。毒素介导的分泌性腹泻和细菌引起的侵袭性腹泻的具体机制在霍乱和细菌性痢疾章节中已有描述,这里不再赘述。

侵袭力是细菌突破宿主防御机制,在胃肠道生长繁殖和扩散的能力。目前发现与侵袭力相关的细菌物质主要有:①黏附因子,为细菌定植所必需。G^-菌主要为菌毛和一些外膜蛋白或表面蛋白。G^+菌有膜磷壁酸(LTA)、糖萼、荚膜多糖及其他一些相关表面成分。②鞭毛,是细菌运动的基础。③荚膜、微荚膜及某些表面抗原(如 Vi 抗原),有抗吞噬和抗溶菌的作用。④侵袭性酶,包括透明质酸酶、IgA 水解酶、凝固酶等,有助于细菌入侵组织细胞。

内毒素(脂多糖)是 G^- 菌的主要毒力因子,所有 G^- 菌及少数 G^+ 菌可产生内毒素。内毒素既可刺激局部肠黏膜引起肠道炎性损害,也可入血并刺激单核-吞噬细胞等免疫细胞,诱生 TNF-α、IL-1、IL-6 及 IFN-γ 等炎性细胞因子,引起全身中毒症状。

外毒素是多数 G^+ 菌的主要毒力因子,不同细菌产生的外毒素的种类和活性不同,毒性差异较大。与本节所述腹泻相关的外毒素主要有:不耐热毒素、耐热毒素及 Vero 毒素等,将在后述相应疾病中详细阐述。

(四)真菌性胃肠道感染发病机制

随着器官移植、广谱抗菌药物、糖皮质激素、免疫抑制药及抗肿瘤药物等的广泛使用,HIV 感染的增多,肠道真菌感染的发病率也明显增多。最常见的致病菌是假丝酵母菌,其细胞壁的糖蛋白具有黏附细胞的作用,芽管及菌丝可直接插入肠黏膜上皮细胞膜,代谢产物可抑制免疫细胞的趋化,还可产生酯酶等多种有毒物质,共同参与致肠道损害。

【病理改变】

感染性腹泻主要包括侵袭性和分泌性两种。侵袭性腹泻的病变部位主要在直肠、乙状结肠和降结肠,基本病理改变为肠黏膜的化脓性炎症。早期的病理变化为弥漫性纤维蛋白渗出性炎症,肠黏膜弥漫性充血、水肿,分泌大量渗出物,有中性粒细胞和巨噬细胞浸润,间有微小脓肿,坏死组织脱落形成溃疡,溃疡深浅不一,但一般限于固有层,故肠穿孔和肠出血少见。分泌性腹泻的病变部位多在小肠,其病理变化是肠黏膜上皮细胞过度分泌,因此肠黏膜病变轻微,绒毛顶端黏膜下水肿,隐窝细胞

有伪足突起,没有明显的变性坏死。

肠产毒型大肠埃希菌(ETEC)主要藉助外毒素引起分泌性腹泻,很少有明显的肠黏膜炎症或组织细胞病变;肠侵袭型大肠埃希菌(EIEC)具有很强侵袭性,可引起肠壁组织细胞的大量破坏和炎症坏死;肠出血型大肠埃希菌(EHEC)O157:H7能产生细胞毒素(Vero 毒素),引起肠黏膜细胞坏死,黏膜充血、水肿,出现炎性出血性腹泻;Vero 毒素还可进入血流,损伤血管内皮细胞,引起血栓性微血管病和肾脏损害(溶血-尿毒综合征,Hemolytic uremic syndrome,HUS),在此基础上又可出现肠壁梗死、出血及中枢神经系统病变。

【临床表现】

感染性腹泻多呈急性经过,免疫力低下和(或)病原学治疗不彻底时可迁延为慢性。主要临床症候有:

1. **腹泻** 是感染性腹泻的最主要症状,除霍乱弧菌等少数病原体感染引起的腹泻具有相对特征外,多数感染性腹泻并无明确特征。病毒及毒素所致的腹泻为分泌性腹泻,一般为水样便或稀便,每日 10 余次或更多,便量多但粪质少,很少有黏液和脓血,无里急后重。ETEC 可引起水样泻,甚至类霍乱腹泻。侵袭性腹泻主要由志贺菌、EIEC 等引起,病变主要侵及直肠和乙状结肠,表现为左下腹痛,腹泻频繁,以至难以计数,每次便量及粪质均少,甚至仅有黏液脓血,里急后重明显(表 4-3)。艰难梭菌感染可出现血水样腹泻,并排出假膜,可伴恶臭。典型的溶组织内阿米巴肠炎为暗红色果酱样便。

表 4-3 两类感染性腹泻的比较

	分泌性腹泻	侵袭性腹泻
病变部位	小肠为主	结肠为主
病原体	病毒/细菌毒素	细菌
粪便性状	水样或稀便	黏液脓血便
腹泻次数	10 余次/d	频繁/难以计数
其他表现	脐周痛	左下腹痛
	里急后重轻或无	里急后重明显
	脱水重	脱水相对轻

2. **腹痛** 病毒性腹泻多无明显腹痛,或有脐周痛,多不剧烈。EIEC、EHEC、志贺菌等感染引起的侵袭性腹泻常有明显的左下腹痛,并有便后缓解的特点。金黄色葡萄球菌食物中毒患者常有不同程

度中、上腹持续性或阵发性绞痛。空肠弯曲菌肠炎常有脐周或上腹部间歇性绞痛,有时可呈急性阑尾炎样表现。肠阿米巴病患者可出现右下腹痛。

3. 里急后重 是由于肛门括约肌受刺激痉挛引起,主要见于直肠、乙状结肠受累为主的侵袭性腹泻患者。

4. 呕吐 部分感染性腹泻患者伴有呕吐,如轮状病毒胃肠炎呕吐常先于腹泻,霍乱患者则是"先泻后吐",呕吐可频繁而剧烈,呕吐物为米泔水样。金黄色葡萄球菌和蜡样芽胞杆菌食物中毒时,呕吐剧烈,呕吐物可含胆汁,甚至带有血液。

【并发症】

1. 脱水及电解质紊乱 以分泌性腹泻患者多见,表现为脱水、电解质紊乱、酸中毒,甚至休克及多器官功能障碍。

2. HUS 主要见于 EHEC、志贺菌等感染,表现为在疾病的高峰期出现急性溶血性贫血、血小板减少及肾衰竭。

3. Guillain-Barri(GB)综合征 空肠弯曲菌感染后可发生 Guillain-Barri 综合征,故认为是 GB 的病因之一。其发病原理可能与免疫反应有关:①细菌与神经纤维的鞘磷脂有类属抗原,可发生交叉免疫;②肠毒素与神经节苷脂结合;③细胞介导免疫损伤。

4. 肠道并发症 轮状病毒胃肠炎偶可并发新生儿坏死性小肠炎,儿童剧烈腹泻偶可引起肠套叠。蛔虫病可并发机械性肠梗阻等。

5. 胃肠外感染 较为少见,偶可引起菌血症、脓毒症和其他脏器感染。肠阿米巴病可并发阿米巴肝脓肿、肺脓肿、脑脓肿等肠外阿米巴病。寄生虫感染可引起幼虫移行症。

6. 血清病样反应 耶尔森菌引起的胃肠炎常伴有关节炎、结节性红斑等;贾第虫病偶可并发荨麻疹、反应性关节炎等;蛔虫病可引起荨麻疹、气喘、发热、皮肤瘙痒、血管神经性水肿等。

【实验室检查】

(一)粪常规检查

分泌性腹泻患者粪便镜检基本正常,可有少量白细胞。侵袭性腹泻患者粪便镜检可有大量脓细胞、红细胞及较多巨噬细胞。肠阿米巴病患者粪便镜检红细胞显著多于脓细胞。EHEC 肠炎虽肉眼可见血水便,但镜下很少见到炎性细胞。

收集粪便时应注意取黏液脓血部分,并应迅速送检,以防粪便干燥或病原体死亡。

(二)血常规检查

细菌感染者外周血白细胞总数及中性粒细胞分类多增高。但伤寒患者外周血白细胞总数常正常或偏低,尤其嗜酸性粒细胞减少或消失具有诊断价值。严重脱水患者因血液浓缩可出现全血细胞计数均增高的表现。病毒感染者外周血白细胞总数一般正常,分类亦基本正常或淋巴细胞稍高。寄生虫感染时,外周血嗜酸性细胞计数及比例常有不同程度增高。

(三)病原体检查

1. 直接涂片镜检 对绝大多数病原菌而言,粪便标本直接涂片染色镜检不具有诊断价值。但疑诊霍乱时,可取新鲜液性粪便做"悬滴试验",若暗视野观察可见穿梭样或鱼群样运动的细菌有助于诊断。分别滴入无交叉反应的 O1 群和 O139 群抗血清后,细菌运动停止,即为"制动试验"阳性,可判断霍乱弧菌血清群。疑为假丝酵母菌感染时,粪便直接涂片镜检可见圆形或卵圆形菌体、芽生孢子、假菌丝等。只有同时观察到出芽的孢子和假菌丝,才能确定为感染。此外,直接涂片镜检对诊断寄生虫感染是简便而可靠的方法,可于粪便悬液中找到虫卵(蛲虫)、滋养体、包囊(肠阿米巴、贾第虫等)等。

2. 病原体培养鉴定 是感染性腹泻确诊、治愈和指导使用抗菌药物的依据。在做粪便培养时应依据临床表现对可能的病原体做出判断,有针对性地选择特定培养基,以提高培养阳性率。此外,为提高感染性腹泻的确诊率,应在使用抗菌药物前进行粪便培养;而疗程中培养阴转可指导抗菌药物的使用。此外,还可进行粪便真菌培养。

3. 免疫学检查 是辅助诊断手段,临床应用较少。可用 ELISA 等方法检测粪便或培养物中的不耐热毒素(HLT)、耐热毒素(HST)、Vero 毒素等,或用胶体金方法快速检测粪便中病原体抗原等。

4. 分子生物学检查 可用 PCR 或基因探针法进行快速病原体鉴定和分型。

(四)其他检查

内镜检查及病变部位肠黏膜活检有助于慢性腹泻的诊断,超声和 CT 等影像学检查可发现阿米巴肝脓肿等。

【诊断】

根据腹泻、腹痛等感染性腹泻的症状和流行病学资料,做出临床诊断并不困难,但确诊有赖于病原学检查。对于群体性发病的感染性腹泻,应与疾病预防控制部门一起进行详细流行病学调查,以明确感染源。

某些临床表现对寻找病原体有提示和指引价值。例如,暗红色果酱样粪便,首先应考虑肠阿米巴病,长期应用广谱抗生素的患者应注意伪膜性肠炎及真菌性腹泻等,米泔水样剧烈泻吐首先应考虑霍乱,而 HUS 多由 EHEC 引起。

【鉴别诊断】

感染性腹泻包括多种病原体引起的多种疾病,因此既要对感染性腹泻进行鉴别,又要注意与非感染性疾病的鉴别。

依据腹泻的性质大致可将感染性腹泻分为分泌性腹泻和侵袭性腹泻,前者多由病毒或毒素所致,因表现无特异性,且病因难以确定,因此临床确诊较为困难;后者多由化脓性细菌引起,可通过细菌培养等做出明确诊断。急性菌痢应与急性阿米巴痢疾、EIEC 肠炎、急性出血坏死性小肠炎、肠套叠等相鉴别。慢性菌痢应与结肠癌、直肠癌、慢性非特异性溃疡性结肠炎、Crohn 病等相鉴别。霍乱应与食物中毒、ETEC 及 EPEC 肠炎等相鉴别。

【治疗】

(一)对症支持治疗

1. 补液 适当补液可有效纠正脱水、酸中毒及电解质紊乱。轻度脱水以口服补液,可选用 ORS(每 1 000ml ORS 含:葡萄糖 20g,氯化钠 3.5g,氯化钾 1.5g,碳酸氢钠 2.5g)。口服补液宜坚持至腹泻停止、各种脱水表现恢复正常。中、重度脱水或口服补液难以纠正脱水时,应静脉补液。腹泻时多数情况下宜选择 1/2 生理浓度(0.45%)的氯化钠溶液或 5∶4∶1液(0.9%氯化钠 550ml,1.4%碳酸氢钠 300ml,10%氯化钾 10ml,10%葡萄糖 140ml)。

2. 止泻 腹泻可使病原体和毒素从肠道清除,因此一般不予止泻治疗。尤其是 HUS 患者更不宜应用止泻药,以防延迟 Vero 毒素自肠道的清除而加重病情。腹泻特别严重者可在积极抗感染和补液的基础上酌量服用蒙脱石,其能吸附病毒、细菌及多种毒性物质,并随肠蠕动排出体外。

3. 止吐 一般情况感染性腹泻患者的呕吐不严重,仅对剧烈呕吐患者可适当应用止吐药物以缓解症状,提高口服补液的疗效。可选用异丙嗪、甲氧氯普胺、多潘立酮等。

4. 饮食疗法 能进食者鼓励患者进食易消化的流质或半流质。1 岁以内婴幼儿应坚持母乳喂养,母乳 IgA 有助于增强患儿抵抗力。频繁吐泻者,宜禁食 8～12h 后再逐渐恢复饮食。

5. 微生态制药 严重腹泻时可出现菌群失调而致病程延长,口服双歧杆菌及乳酸杆菌等肠道正常菌群微生态制剂,有助于恢复肠道正常菌群及功能。但应在停用抗菌药物后使用。

(二)病原学治疗

1. 抗细菌治疗 抗菌治疗可起到改善症状、缩短病程、阻断传播的作用。但并非所有感染性腹泻患者都需使用抗菌药物,如食物中毒、部分大肠埃希菌及空肠弯曲菌感染等不需抗菌治疗。而对疑似 EHEC O157∶H7感染者,是否使用抗菌药物目前仍有争议,研究数据相驳。在对 HUS 的预防或治疗中,抗菌药物的应用首先要把握慎重的原则。有学者认为可考虑在 O157∶H7 感染早期,应用小剂量敏感、低肾毒性的抗菌药物(如喹诺酮类),可预防 HUS 的发生。应避免大剂量使用抗生素,以防某些抗生素刺激 VT 产生,增加 HUS 发生风险。

近年来,大肠埃希菌、沙门菌、志贺菌、弯曲菌等对头孢菌素、氯霉素、氨基糖苷类、四环素类、磺胺类等耐药严重。目前最常用的喹诺酮类,其耐药率也有上升趋势。因此应根据药敏试验选用抗菌药物。感染性腹泻的常用抗菌药物治疗见表 4-4。

2. 抗真菌治疗 肠道真菌感染以假丝酵母菌最常见,一般选用口服抗真菌药物可达到治愈的目的。可用氟康唑,重症病人可选用伊曲康唑、卡泊芬净、伏立康唑或脂质体两性霉素 B 等抗真菌药物。若能结合药敏试验选用则更佳。

【预防】

(一)控制传染源

1. 隔离患者 设立肠道专科门诊,早期发现患者,并进行隔离与治疗。患者的呕吐物及粪便等排泄物需彻底消毒后方可排放;患者所用物品也应消毒。不同疾病的隔离期不同,霍乱患者应隔离至症状消失后 6d,隔日粪培养连续 3 次阴性。阿米巴痢疾患者应隔离至症状消失,隔日粪检连续 3 次找不到包囊为止。

2. 食品加工业者的管理 对食品加工业者应进行定期体检,发现无症状病原携带者应暂时调离餐饮岗位;呕吐、腹泻、皮肤感染者均也应暂时调离。

(二)切断传播途径

1. 严格医院感染控制 在进行标准预防的基

表 4-4　感染性腹泻的常用抗菌药物治疗

病原菌	抗生素及其用法
大肠埃希菌	第三代喹诺酮类： 环丙沙星：0.5g，口服或静滴，每日 2 次，3～5d 诺氟沙星：0.2～0.4g，口服，每日 3～4 次，3～7d
空肠弯曲菌	红霉素：成人 0.9～1.2g；小儿每日（40～50）mg/kg，分 3～4 次口服，5～7d； 多西环素：成人 0.1～0.2g，每日 2 次，儿童每日 6mg/kg，分 2 次服用，3～5d
耶尔森菌	氨基糖苷类：阿米卡星：0.2～0.4g，每日 2 次，肌内注射，5～7d 土霉素：成人 0.25～0.5g，每日 4 次，7～10d 四环素：成人 0.5g，每日 4 次，3～5d
艰难梭菌	万古霉素：成人 0.5～2.0g/d，分 4 次口服，7～10d
沙门菌	第三代喹诺酮类：同大肠埃希菌 第三代头孢菌素：头孢曲松，成人 2.0g，静滴，每日 1 次，3～5d
霍乱弧菌	第三代喹诺酮类、四环素、多西环素
志贺菌	第三代头孢菌素、第三代喹诺酮类

础上，加强消化道隔离。当医务人员进行每一次可能接触污染物的操作时，必须执行手卫生、戴手套，有可能污染其他部位时采取相应的防护措施以防止交叉感染。

2. 加强饮水饮食卫生和粪便管理　各级卫生部门应严格督查食品原料、加工、贮存、流通等各个环节，杜绝污染食品进入市场销售。餐饮行业应严格执行生熟食分开准备和贮存制度。饮用水应及时彻底消毒。对粪便要进行必要的无害化处理。

3. 养成良好个人卫生习惯　做到饭前便后洗手，禁食变质、过期、包装破损的食品，不生吃螃蟹等。

4. 保持良好的环境卫生　改善托幼机构、敬老院等社会机构的卫生条件。积极灭蝇、灭蟑螂等。

（三）保护易感人群

鼓励母乳喂养，使婴幼儿获得一定的被动免疫。不提倡预防性服用抗生素，以免诱生耐药菌株。已研制成功伤寒沙门菌疫苗、志贺菌疫苗，但保护期仅 1 年。目前新研发的 Dukoral 疫苗是一种霍乱肠毒素抗原疫苗。因 ETEC 的 HLT 与霍乱肠毒素有交叉抗原性，故 Dukoral 对霍乱和 ETEC 引起的旅游者腹泻均有预防作用。此外，应用 K99 等菌毛抗原制作疫苗给新生畜崽接种以防治 ETEC 腹泻已获得成功，基于 EHEC 和 EPEC 紧密黏附素的基因工程疫苗也即将问世。

【常见感染性腹泻病】

感染性腹泻具有诸多共同特征，上文已对发病机制、病理改变、诊断、鉴别诊断、治疗及预防做了详细叙述，下面仅就常见疾病的病原学、流行病学和临床表现等进行介绍。又因霍乱、细菌性痢疾、阿米巴痢疾、病毒性腹泻等重要感染性腹泻已有专门章节讨论，这里重点学习大肠埃希菌、弯曲菌、耶尔森菌和艰难梭菌等引起的感染性腹泻。

（一）大肠埃希菌肠炎

1. 病原学　大肠埃希菌俗称大肠杆菌，大小（1～3）μm×（0.4～0.7）μm，革兰染色阴性。多数菌株有鞭毛、菌毛，肠外感染菌株常有微荚膜。多数菌株能发酵乳糖，产酸、产气。大肠埃希菌有 O、H、K 三种主要抗原。O 抗原为脂多糖（LPS）中的特异多糖成分，共有 170 余种，是血清分型的基础，与志贺菌属、沙门菌属、耶尔森菌属等存在较多交叉反应。H 抗原为鞭毛抗原，不少于 58 种。K 抗原为荚膜抗原，有 100 余种，可分为 L、A、B 三型。能引起腹泻的大肠埃希菌有 5 种。

（1）肠产毒型大肠埃希菌（*enterotoxigenic E. coli*，ETEC）：是婴幼儿和旅行者腹泻的重要病原体。ETEC 主要血清型有 O6、O8、O15、O25、O27、O78、O148、O159 等。主要致病物质是菌毛和毒素。能产生毒素但无菌毛的菌株不引起腹泻，ETEC 菌毛的黏附作用具有高度专一性，这类黏附素也称菌毛定植因子抗原（colonizing factor antigens，CFA），包括Ⅰ型菌毛、CFA/Ⅰ、CFA/Ⅱ等。Ⅰ型菌毛可介导 ETEC 黏附于细胞表面。毒素有不耐热毒素（heat-liable toxins，HLT）和耐热毒素（heat-stable toxins，HST），引起分泌性腹泻。HLT 由 1 个 A 亚单位和 5 个 B 亚单位组成。A 亚单位为活性部位，B 亚单位与肠黏膜上皮细胞表面的 GM1 神经节苷脂结合后,A 亚单位穿过细胞膜与腺苷环化酶作用,使胞内 ATP 转化为 cAMP,胞内 cAMP 水平增加致过度分泌而出现腹泻。HST 与 HLT 不同,其引起腹泻时通过激活肠黏膜上皮细胞上的鸟苷环化酶,使胞内 cGMP 水平增多所致。ETEC 很少引起肠黏膜炎症或组织细胞明显病变。

(2)肠侵袭型大肠埃希菌(enteroinvasive E. coli,EIEC):主要侵犯较大儿童和成人,腹泻特点似菌痢,故曾称志贺样大肠埃希菌(Shigelloid E. coli),临床表现和实验室检查均难以与菌痢区分。EIEC 主要血清型有 O28ac、O29、O112ac、O124、O136、O143、O144、O152、O164、O167 等。无动力,不发酵乳糖。EIEC 不产生肠毒素,侵袭性强,能在特异性外膜蛋白的介导下侵入小肠和结肠黏膜细胞并繁殖,破坏细胞质中的空泡,继而从空泡中逃逸并入侵邻近细胞,最终导致组织细胞炎症和坏死。这些特点均由其大质粒(120~140MD)编码控制。

(3)肠致病型大肠埃希菌(enteropathogenic E. coli,EPEC):是婴幼儿腹泻的主要病原体,成人少见。主要血清型有 O2、O55、O86、O111、O114、O119、O125-128、O142、O158 等。EPEC 无侵袭力,不产生肠毒素。可呈块状或弥散状黏附于十二指肠、空肠、回肠上段并大量繁殖,引起肠黏膜细胞微绒毛萎缩、刷状缘破坏甚至消失,上皮排列紊乱和功能受损,导致严重腹泻。这种先黏附后致损的病理现象称为"黏附-消失性损害"(attachment-effacing lesion),由细菌染色体致病岛(pathogenicity island)中的肠细胞消失基因座(locus of enterocyte effacement,LEE)所控制。

(4)肠出血型大肠埃希菌(enterohaemorrhagic E. coli,EHEC):可产生 Vero 毒素(verocytotoxin,VT),故又名 Vero 毒素型大肠埃希菌(verocytotoxic E. coli,VTEC)。主要血清型有 O26、O111、O157 等。EHEC 无侵袭力,致病因子主要是菌毛和毒素。EHEC 进入消化道后,在紧密黏附素的介导下与末端回肠、盲肠、结肠的上皮细胞结合,然后释放 VT,引起腹泻。O157:H7 可致肠出血及 HUS 等。VT 主要有 VT1 和 VT2 两型,VT1 与志贺毒素 ST 相同,VT2 与 ST 有 60% 同源。EHEC 也有类似 EPEC 的"黏附-消失"特性。

(5)肠集聚型大肠埃希菌(enteroaggregative E. coli,EAEC):是婴幼儿慢性腹泻和旅游者腹泻的病原体之一。主要血清型有 O3、O42、O44、O86 等。EAEC 无侵袭性,可产生毒素和黏附素。EAEC 产生两种毒素,一是肠集聚耐热毒素(enteroaggregative heat-stable toxin,EAST),其抗原性与 ETEC 的 HST 相关,可引起肠液大量分泌。另一毒素似大肠埃希菌 α-溶血素。EAEC 有 4 种不同形态的菌毛,是 EAEC 黏附于肠黏膜细胞表面并聚集为砖块状排列的物质基础。EAEC 可引起肠黏膜细胞微绒毛丧失和细胞死亡。

2. 流行病学

(1)传染源:病人和无症状带菌者是传染源。O157:H7 的传染源以牛、猪、羊等家畜为主,牛带菌率最高。

(2)传播途径:主要经消化道传播,因摄入被污染的食物和水等而感染,接触被污染的手、用具等也可传播。EHEC 因摄入污染的牛肉、牛奶等食品或水而感染。

(3)人群易感性:人群普遍易感,无交叉免疫。

(4)流行特征:全年均可发病,以夏秋季高发。由于主要经消化道传播,均可引起暴发流行。ETEC、EPEC 和 EAEC 主要引起婴幼儿腹泻和旅行者腹泻,EIEC 主要侵犯年龄较大的儿童和成人,O157:H7 可引起 HUS。因少量摄入 EHEC 即可形成感染,故易在社区、托幼机构、养老院等引起暴发,也可引起医院暴发流行。

3. 临床表现　ETEC 肠炎潜伏期 12h 至 7d,病程 1~5d,很少超过 1 周。急性起病,腹泻水样便,每日近 10 次或更多,偶见"霍乱综合征",无里急后重。多无发热,或低热。可伴恶心、呕吐、腹痛、头痛、肌痛等。小儿、老年人腹泻相对较重,易发生脱水、电解质紊乱、酸中毒、休克等。

EIEC 肠炎症状似菌痢,有腹痛、腹泻、里急后重、黏液脓血便,伴发热、乏力、头痛、肌痛等毒血症状。临床上与菌痢难以鉴别,需病原学诊断方能确诊。

EPEC 肠炎常见于婴幼儿,起病相对缓慢。轻者无发热,每日腹泻 3~5 次,呈黄色蛋花状,量较多,常被误诊为消化不良;重者可有发热、呕吐、腹痛、腹胀及解黏液脓血便。个别患儿可并发脓毒症、肺炎、脑膜炎,以及心、肝、肾功能障碍,可致死。成人 EPEC 肠炎少见,可解痢疾样粪便,需依据粪便培养确诊。

EHEC 肠炎以 O157:H7 引起者较常见,潜伏期 3~4d。轻者初为水样泻,数天后出现特征性血水便,伴痉挛性腹痛,不发热,或有低热,一般 5～10d 可自愈。重者出现高热,剧烈腹痛,血便,少数患者 1～2 周后出现 HUS,表现为急性溶血、血小板减少、少尿、急性肾衰竭。EHEC 暴发流行期间,约 10% 患儿可出现 HUS。70% 以上的 HUS 患者可康复,病死率为 5%～10%。

EAEC 可引起婴幼儿持续性腹泻,脱水,偶有血便。由于 EAEC 感染表现无特异性,因此对慢性腹泻患儿应强调病原学检查。

(二)弯曲菌肠炎

1. 病原学 弯曲菌属(campylobacter genus)包括空肠弯曲菌(c. jejuni)、结肠弯曲菌(c. colic)、胎儿弯曲菌(campylobacter fetus)、幽门弯曲菌(c. pybridis)、唾液弯曲菌(c. sputorum)及海欧弯曲菌(c. laridis)等。弯曲菌肠炎主要由空肠弯曲菌和结肠弯曲菌引起,胎儿弯曲菌多引起机会性感染。弯曲菌为革兰染色阴性微需氧杆菌。大小(1.5～5)μm×(0.2～0.5)μm,呈弧形或 S 形,3～5 个呈串或单个排列;有鞭毛,无荚膜。为微嗜氧菌,在 5% 氧、10% 二氧化碳和 85% 氮中于 42℃ 生长良好。有 O、H、K 三种抗原,感染后肠道产生局部免疫,血中能产生抗 O 的 IgG、IgM、IgA 抗体,有一定保护力。

2. 流行病学

(1)传染源:主要是家禽、家畜和野禽,弯曲菌属广泛散布在各种动物体内,病菌通过其粪便排出体外,污染环境。患者和带菌者也是传染源。卫生条件差的地区,重复感染机会多,可形成免疫带菌,长期排菌。

(2)传播途径:主要经消化道传播,食入被污染的食物、水等感染。母婴间也可通过密切接触传播。

(3)人群易感性:人普遍易感,但以儿童和青少年高发。发展中国家 5 岁以下的儿童发病率最高,发达国家空肠弯曲菌分离率以 10～29 岁年龄最高。

(4)流行特征:全年均可发病,以夏秋季高发。食物、牛奶及水被污染可造成暴发流行。弯曲菌肠炎是感染性腹泻的主要病原体之一,其发病率在发达国家已超过菌痢。

3. 临床表现 潜伏期 3～5d。

临床表现多样,病情轻重不一。典型患者起病急,初期有发热、头痛、肌肉酸痛等前驱症状,随后出现腹痛、腹泻、恶心、呕吐。一般为中等度发热,

个别可高热达 40℃。腹泻初为水样稀便,继而呈黏液或脓血黏液便,有的为明显血便。每日腹泻 6～10 次,个别可达 20 余次。病变累及直肠、乙状结肠者,可有里急后重。多数 1 周内自愈。轻者 24h 即愈,不易和病毒性胃肠炎区别;20% 的患者病情迁延,间歇腹泻持续 2～3 周,或愈后复发或呈重型。

婴儿弯曲菌肠炎多不典型,表现为:①全身症状轻微,多数无发热和腹痛;②仅有间断性轻度腹泻,持续较久;③少数因慢性腹泻而发育停滞,因此,应重视婴儿慢性腹泻的病因诊断和治疗。

(三)耶尔森菌肠炎

1. 病原学 耶尔森菌肠炎由小肠结肠耶氏菌(Y. enterocolitica)引起。小肠结肠耶氏菌为 G⁻ 小杆菌,兼性厌氧,无荚膜,25℃ 培养有鞭毛,最适培养温度为 20～28℃ 易生长,但 4℃ 也能生长。该菌具有侵袭性,还可产生耐热肠毒素(与大肠埃希菌的 HST 相似),两者是致病性的基础。

2. 流行病学 传染源主要为病人和健康带菌者,病畜和带菌家畜也可成为传染源。主要是通过污染的饮水和食物经消化道传播。人群普遍易感,15 岁以下儿童多发。多为散发,因该菌高温环境生长不良,故冬春发病较多见。由于本菌在低温中能生长,所以保存在 4℃ 冰箱中的食品更具传染性。

3. 临床表现 潜伏期 4～10d。

临床表现复杂多样,约 2/3 病例表现为小肠结肠炎,急起发热、腹痛和腹泻,水样稀便可带黏液,偶见脓血。少数有呕吐。病程一般数天,可长达 1～2 周。部分患者病变以末端回肠为主,表现为突然发热,右下腹痛或压痛,可伴有反跳痛,外周血白细胞增多,易误诊为阑尾炎。少数患者可引起脓毒症,部分患者可形成迁徙性脓肿,多见于老人、糖尿病患者或机体免疫功能低下的患者。部分患者腹泻数日后可并发关节炎等变态反应性病变。

(四)变形杆菌性肠炎

1. 病原学 变形杆菌(Proteus)是 G⁻ 杆菌,呈多形性,有周身鞭毛,无芽胞,无荚膜,运动活泼。兼性厌氧,在营养琼脂和血琼脂上均可生长,适宜生长温度 10～43℃。产生肠毒素,可致食物中毒。有 O 和 H 抗原,根据抗原和生化性能的不同,将变形杆菌分为:普通变形杆菌、奇异变形杆菌、产黏变形杆菌和潘氏变形杆菌,引起食物中毒者主要为前三种。

2. 流行病学 变形杆菌是人和动物肠道内寄居的正常菌群的组成部分。变形杆菌感染者多有

解剖和生理缺陷,常发生于老年人、截瘫患者和重症监护病房患者。肠道内变形杆菌可引起自身感染,也可造成院内感染。食品的染菌率在鱼、蟹和肉类中较高,感染率高低与食品新鲜程度、运送时卫生状况密切相关。夏秋季节发病率较高,但近年来,本病发病率有下降趋势。

3. 临床表现　变形杆菌主要引起泌尿道感染和食物中毒。变形杆菌食物中毒可能由于食物受污染的菌型不同、数量不同,而出现不同的症状。常见有胃肠炎型和变态型,或同一病人两者均有。胃肠炎型的潜伏期 3～20h,起病急骤、恶心、呕吐、腹痛、腹泻每日数次至 10 余次,为水样便、带黏液、恶臭、无脓血。1/3～1/2 患者有发热,约 38℃,均发生于胃肠道症状之后,持续数小时后下降。严重者有脱水或休克。变态型的潜伏期仅 0.5～2h,表现为全身充血、颜面潮红、酒醉貌、周身痒感,胃肠症状轻。

(五)艰难梭菌肠炎

1. 病原学　艰难梭菌(C. difficile)属 G^+ 专性厌氧菌,有芽孢。可分为Ⅰ、Ⅱ、Ⅲ和Ⅳ 4 个血清型。其中以Ⅰ型菌株毒力最强,从假膜性肠炎患者分离的菌株均为Ⅰ型,Ⅱ、Ⅳ型产毒素少,Ⅲ型不产生毒素。艰难梭菌产生的毒素有 A、B 两种,毒素 A 为肠毒素,兼具细胞毒活性,能趋化中性粒细胞浸润回肠壁,释放淋巴因子,导致液体大量分泌和肠壁出血性坏死。毒素 B 为细胞毒素,能使细胞肌动蛋白解聚,破坏细胞骨架,引起局部肠壁细胞坏死。

2. 流行病学　艰难梭菌肠炎是因使用抗生素导致肠道菌群失调,由艰难梭菌在肠道大量繁殖引起的肠炎。严重者粪便排出片状黏膜,曾称假膜性肠炎,本病由于广泛使用抗生素而日益增多,又称抗生素相关性肠炎。许多抗生素均可诱发本病,如青霉素、半合成青霉素、头孢菌素、氯霉素、林可霉素、四环素、氨基糖苷类等,其中以半合成青霉素、头孢菌素及林可霉素为多。一般情况口服抗生素比注射给药更易诱发本病。

3. 临床表现　有 1/2～2/3 的患者发生于抗菌药物治疗后 4～10d,病变部位多在乙状结肠和直肠。轻型患者腹泻每日 3～4 次,为黄绿色黏液便,可伴发热和左下腹痛。肠镜检查见肠黏膜正常或轻度水肿,有米粒状隆起,擦之即脱落,露出溃疡。停用抗菌药物数天症状即缓解。中型(典型)患者腹泻每日 10 余次,粪便呈蛋花样,有假膜和血便,

伴发热和腹痛,腹痛可较剧烈。重型患者腹泻每日 20 余次,粪便量多、奇臭,常有血便;假膜呈大片或管状。发热和毒血症严重,短期内出现低蛋白血症。常因脱水、电解质紊乱、休克、DIC、肠出血或肠穿孔而陷入危重状态,预后较差。

【案例分析】

患者,女,59 岁,退休职工,重庆市人。

因"间断性腹痛、腹泻 12h"入院。

现病史:患者在发病前晚曾进食较多冰箱里的醪糟,于 2009 年 8 月 5 日上午 8 时出现阵发性腹痛,有时突发性加剧,无放射痛,持续数分钟不等,能自行缓解,稍感恶心,曾呕吐两次,非喷射性,为胃内容物,量约 200ml。感全身轻微的肌肉酸痛、乏力、头晕,有轻微的畏寒、自觉发热,以为感冒,自服"藿香正气液",症状无缓解。随即出现腹泻,共 20 余次,初为黄色稀水便,后为黏液脓血便,每次量较少,但腹泻次数较为频繁,有里急后重感,腹泻后腹痛可稍缓解。立即到我院门诊查 WBC 13.27× 10^9/L,N 86.6%,RBC 3.32× 10^{12}/L,Hb 112g/L,PLT 165× 10^9/L;大便常规:黏液脓血便、WBC 2～4 个/HP,RBC 0～3 个/HP 吞噬细胞 1～3 个/HP,OB(+);大便悬滴镜检:(一);血生化:血清钾 3.32mmol/L,血清钠 133.5 mmol/L,尿素氮 7.6 mmol/L,肌酐 98μmol/L;门诊以"感染性腹泻:①细菌性菌痢? ②急性胃肠炎?"于 2009 年 8 月 5 日 20 时收治入院。发病以来,患者精神、睡眠、食欲差,小便量较少,体重无明显下降。

既往史:既往体健,无高血压、冠心病,诊断 2 型糖尿病 5 年,间断胰岛素治疗,血糖控制较差。

入院查体

体温 37.2℃,心率 98/min,呼吸 20 次/min,血压 118/72mmHg,发育正常、营养中等,意识清楚,推入病房,四肢温暖,皮肤弹性尚可,未见瘀点瘀斑,浅表淋巴结未及肿大,双侧瞳孔等大等圆,对光反射灵敏。颈软,双肺呼吸音粗,未闻及干湿啰音,心脏未闻及病理性杂音。腹平软,肝脾肋下未及,左下腹有轻微压痛,无明显反跳痛及肌紧张,肠鸣音活跃,双下肢无凹陷性水肿,生理反射存在,病理反射未引出。入院时实验室检查:血常规:WBC 14.39× 10^9/L,N 81%,RBC 3.35× 10^{12}/L,Hb 102g/L,PLT 121× 10^9/L;大便常规:黄色稀便、伴黏液,WBC 1～3 个/HP,RBC 1～3 个/HP,吞噬细胞 1～3/HP,OB(+);肝功能:ALT 45U/L,AST 98U/L,肾功能:BUN 8.9mmol/L,Cr 102μmol/L;

电解质:K$^+$ 3.8mmol/L,Na$^+$ 132.2 mmol/L,Cl$^-$ 90.1mmol/L;血糖 11.13mmol/L。

入院时查房分析

患者起病急,以腹痛、腹泻为主要临床表现,腹泻性质为黏液脓血便。在病史采集体格检查中需要注意以下几个要点:

1. 流行病学　夏季6~9月份是感染性肠道疾病的高发季节,流行季节对于感染性腹泻的诊断有重要的提示意义。反复询问患者的流行病学史对于腹泻患者也同样具有重要意义,如发病前有无家人或集体共进食,是否在短期内先后发病,有无食物或水源污染的可能等。

2. 既往病史　患者既往有糖尿病,血糖控制不佳,免疫功能相对低下,对病原菌的侵袭抵御能力较差。夏季大量饮水,胃液稀释,对病原菌的灭活能力也相对较差,更易引起感染性腹泻。

3. 伴随症状和诱发因素　有无荨麻疹、血管神经性水肿和嗜酸性细胞增多;有无术后长期使用抗生素;有无长期使用糖皮质激素和抗癌药物。

4. 腹泻性质　感染性腹泻可分为侵袭性和分泌性渗透性,前者表现为痢疾样泻,后者表现为水样泻。侵袭性腹泻的病变部位主要在直肠、乙状结肠和降结肠,基本病理改变为肠黏膜的化脓性炎症。因肠黏膜有破坏,可表现为脓血便,常有里急后重感,且伴有腹绞痛。而分泌性腹泻的病变部位多在小肠,其病理变化是肠黏膜上皮细胞过度分泌,因此肠黏膜病变轻微,只有轻度炎症或仅见非特异性浸润,没有明显的变性坏死,不含血或脓,可不伴里急后重和腹痛。

5. 体格检查　急性腹泻入院的患者,在进行体格检查时应重点注意生命体征、有无脱水、少尿等休克表现;腹痛部位、腹泻后是否能缓解,腹部有无包块,压痛,反跳痛,肠鸣音变化,肠蠕动的情况等,并常规肛检;是否出现神经系统、心血管系统的病变体征等。

6. 实验室检查　大便常规检查和培养,对于急性腹泻的诊断尤为重要,也利于致病性肠道原虫以及细菌的检出。夏季肠道门诊必须做到逢泻必查,要避免霍乱的漏诊,还需尽快明确腹泻是感染性腹泻,还是非感染性腹泻所致。这就需要结合病史、体格检查后完善血常规、大便常规、培养及药敏等检查等,必要时还可做乙状结肠镜检,同时对于发热、意识障碍的患者还需注意是否为全身系统性疾病的肠道表现,而肝、肾功能,上腹部B超等也要是常规检查项目。

入院时诊断

1. 初步诊断　急性细菌性痢疾? 侵袭性大肠埃希菌性肠炎?

2. 诊断思路:患者以急性腹泻为表现,排便次数多,有不同程度的稀便,有肠痉挛所致腹痛。其发病原因可归纳为:①急性肠道疾病,细菌性食物中毒、急性肠道感染、急性肠寄生虫病;②急性药物化合物中毒;③全身性疾病,急性全身性感染、过敏性紫癜、变态反应性胃肠病、尿毒症、甲状腺危象、慢性肾上腺皮质功能减退症危象等。

首先,患者以急性腹泻为表现,没有药物、毒物接触史,故排除急性药物化合物中毒;其次,患者虽有糖尿病病史,血糖控制较差,但除腹部肠道感染外,无全身感染的表现,也可排除此类疾病所致腹泻;细菌性食物中毒往往多人或集体发病,与患者共进食的家人并未发病,且粪便常呈糊状或水样,红白细胞数量较少或全无,故可排除;该患者腹痛、腹泻,初有水样便,后为黏液脓血便,结合左下腹疼痛、里急后重,便后缓解等特点,粪便为"痢疾样大便",考虑感染性腹泻中侵袭性腹泻的可能。

(1)急性细菌性痢疾:夏季,中年女性,有不洁饮食史,起病急骤。以腹痛、腹泻为临床表现,有左下腹痛,里急后重感,血象有升高,中性粒细胞偏高,大便可为黏液脓血便,见大量的白细胞和吞噬细胞,此病可能性大。

(2)侵袭性细菌(包括侵袭性大肠埃希菌、空肠弯曲菌、耶尔森菌、鼠伤寒杆菌等)引起的肠炎:全年均可发病,多见于夏季。起病急,高热甚至可以发生热惊厥。腹泻频繁,大便呈黏液状,带脓血,有腥臭味。常伴恶心、呕吐、腹痛和里急后重,可出现严重的中毒症状如高热、意识改变,甚至感染性休克。大便镜检有大量白细胞及数量不等的红细胞。粪便细菌培养可找到相应的致病菌。

肠侵袭性大肠埃希菌肠炎:此病较少见。主要侵犯较大儿童和成人,所致疾病似细菌性痢疾,故又称志贺样大肠埃希菌。肠侵袭性大肠埃希菌不产生肠毒素,定位于结肠,侵袭肠黏膜上皮细胞,并在此生长繁殖,在内毒素作用下,破坏细胞引起炎症和溃疡,引起腹泻,症状像痢疾,因此常被误诊为细菌性痢疾,该病不能除外。

空肠弯曲菌肠炎:该菌常侵犯空肠和回肠,且有脓血便,腹痛甚剧烈,亦可并发严重的小肠结肠炎、败血症、肺炎、脑膜炎、心内膜炎和心包炎等。

耶尔森菌小肠结肠炎：多发生在冬季和早春，可引起淋巴结肿大，亦可产生肠系膜淋巴结炎。

鼠伤寒沙门菌小肠结肠炎：有胃肠炎型和败血症型，常引起暴发流行。可排深绿色黏液脓便或白色胶脓样便。

（3）急性寄生虫性腹泻：阿米巴痢疾，典型粪便呈暗红色果酱样大便，且有恶臭。急性血吸虫病可出现腹痛、腹泻、黏液血便，但患者无流行病学史，且无局部荨麻疹、肝脾大等变化。恶性疟中的胃肠型疟疾伴有腹痛，可出现腹泻，但较为罕见，患者没有明显的"冷、热、汗"表现且缺乏流行病学资料。

（4）白色假丝酵母菌性肠炎：属机会致病菌，常伴鹅口疮。大便泡沫较多，有黏液，可见豆腐渣样改变，偶见血便。大便镜检可见真菌孢子和假菌丝或做真菌培养。该病多见于营养不良、免疫力低下、长期大量应用抗生素、类固醇激素、免疫抑制剂者。

综合分析以上急性感染性侵袭性腹泻的特点，再总结该患者的临床表现、查体和实验室检查，细菌性菌痢和肠侵袭性大肠埃希菌肠炎均不能排除。

治疗经过

立即给予大便涂片和培养，取大便黏液脓血标本进行培养，同时给予喹诺酮类抗感染，补液对症治疗，患者腹痛缓解，腹泻症状有所好转。

入院后第6天：患者症状缓解，无发热、腹痛、腹泻等，复查血常规白细胞 $7.5 \times 10^9/L$，中性63%，血红蛋白112g/L，血小板 $187 \times 10^9/L$。复查大便常规无异常。入院时大便培养示为肠侵袭性大肠埃希菌。

分析体会

肠侵袭性大肠埃希菌是肠杆菌科埃希菌属中的一种细菌。埃希菌属的细菌为肠道中的正常菌群，一般不致病，以大肠埃希菌最为重要。大肠埃希菌通称大肠杆菌，在婴儿出生后数小时就进入肠道并伴随终生，在肠道中合成维生素B和维生素K等供人体吸收利用。当人体免疫力下降或该菌侵入肠外组织或器官时，可引起肠道外化脓性炎症。某些血清型菌株致病性强，在肠道内可引起感染，导致腹泻，被称为致病性大肠埃希菌。肠侵袭性大肠埃希菌就是致病性大肠埃希菌之一，其临床表现和急性细菌性痢疾颇为相似，容易混淆，确诊有赖于大便培养。

（毛　青）

第六节　细菌性痢疾

学习要点

1. 掌握菌痢内毒素和外毒素的生物学特征、菌痢的病理特点、中毒性菌痢的临床表现、菌痢的诊断、鉴别诊断、病原治疗要点及中毒性菌痢治疗要点。

2. 熟悉菌痢的传染源、传播途径、易感人群及流行特征、发病机制、潜伏期、临床分型、治疗原则、预防原则。

3. 了解痢疾杆菌的病原学特点、当前我国菌痢的流行现状、近年来实验室诊断进展、影响预后的因素。

细菌性痢疾（bacillary dysentery）简称菌痢，是由志贺菌属（Shigella）引起的肠道传染病，故亦称为志贺菌病（shigellosis）。

【病原学】

痢疾杆菌属于肠杆菌科志贺菌属，革兰阴性杆菌，有菌毛，无鞭毛、荚膜及芽胞，无动力，兼性厌氧，但最适宜于需氧生长。我国以福氏和宋内志贺菌感染为主，某些地区仍有痢疾志贺菌流行。福氏志贺菌感染易转为慢性，宋内志贺菌感染病例症状轻，多呈不典型，痢疾志贺菌的毒力最强，10～100个细菌进入人体即可致病，可引起严重临床症状，更易对抗生素产生耐药，易引发大流行，死亡率更高。

（一）抗原结构

根据国际微生物学会的分类，按抗原结构和生化反应不同将志贺菌分为4群和40个血清型（不包括亚型）（表4-5）。但是，近年来的资料显示志贺菌属血清型数量报告有所不同。南开大学一项研究包括了志贺菌属46个血清型的O抗原分析，大多数福氏志贺菌都是一个基本结构的变种，对余下

表 4-5　志贺菌属的分型

菌 名	群 别	甘露醇	鸟氨酸脱羧酶	血清型
痢疾志贺菌(S. dysenteriae)	A	－	－	1～15
福氏志贺菌(S. flexneri)	B	＋	－	1～6(15 个亚型)
鲍氏志贺菌(S. boydii)	C	＋	－	1～18
宋内志贺菌(S. sonnei)	D	＋	＋	1

的 34 个志贺菌属不同的 O 抗原及其基因簇进行分析。在研究几个结构和基因簇的同时,确定了所有 O 抗原的结构和 DNA 序列,并发现志贺菌菌株实际上是一种有特异性致病模式的大肠埃希菌,在 34 个 O 抗原当中,18 种出现在传统的大肠埃希菌中,有 3 种与大肠埃希菌的 O 抗原非常类似,13 种为志贺菌属所特有。其中,宋内志贺菌的 O 抗原是很不典型的大肠埃希菌,被认为是从毗邻单胞菌属转变而来。其余 12 种志贺菌属特有的 O 抗原也拥有典型大肠埃希菌的结构,但它们的基因簇不同,可能反映出新近的结构修饰。

(二)抵抗力

志贺菌存在于病人与带菌者的粪便中,抵抗力弱,加热 60℃、10min 可被杀死,对酸和一般消毒剂敏感。在粪便中数小时内死亡,但在污染物品及瓜果、蔬菜上可存活 10～20d。D 群宋内志贺菌抵抗力最强,其次为 B 群福氏志贺菌,A 群痢疾志贺菌抵抗力最弱。

(三)毒素

志贺菌所有菌株都能产生内毒素,内毒素是引起全身反应如发热、毒血症及休克的重要因素。外毒素又称为志贺毒素(Shigatoxin),有肠毒性、神经毒性和细胞毒性,分别导致相应的临床症状。

(四)耐药

1. R 因子　Mache 等对从 700 例成人门诊腹泻病人标本中分离到的仅对庆大霉素敏感,而对其他抗菌药物均耐药的 50 株志贺菌进行研究中发现:所有菌株含有 1.8～21kb 的多重耐药性质粒。多重耐药性几乎全部由耐药性质粒(R 因子)所引起,R 因子具有自主复制能力,其耐药机制是使痢疾杆菌产生或加强破坏抗菌药物的酶系。可在体内外或细菌种内或种外进行传递。实验证实:多重耐药性均由 R 质粒携带,通过接合转移、转化或转到形式而形成耐药传递。

质粒介导的新型 β-内酰胺酶 CTX-M-64 已在宋氏志贺菌 UIH-1 菌株中被鉴定出来,而且显示对头孢噻肟和头孢他啶均耐药。CTX-M-64 的氨基酸序列表现为 CTX-M-15-式 β-内酰胺酶和 CTX-M-14 式 β-内酰胺酶的嵌合体结构,表明在相应的基因间发生的同源重组导致耐药的发生。引进携带 blaCTX-M-64 的重组基因质粒导致大肠埃希菌对头孢噻肟耐药,在克拉维酸钾存在的情况下头孢噻肟和头孢拉定可以重新恢复。值得注意的是,CTX-M-64 的产生也可以授予对头孢他啶的耐药性,而这与大多数的水解头孢他啶能力很差的 CTX-M 型酶不同,这些结果确定与纯化的 CTX-M-64 酶的动力学参数测定一致。通过同源重组可能会导致 CTX-M-64 的出现表明存在一个产生多样性 CTX-M-型的 β-内酰胺酶选择性机制的自然潜能。

2. 庆大霉素修饰酶与 AA(16')I 共同作用的耐药机制　这种耐药机制较以前更为复杂。Rahdumar 等在对氨苄西林耐药的福氏志贺菌耐药基因进行研究中发现一个与对链霉素、氯霉素和四环素耐药的基因十分相近的基因,是一个染色体上的 99kb 长的基因,它与志贺菌 R 质粒 NR1 在相同区域的序列和结构具有很高的相似性。

3. 编码细菌 DNA 旋转酶基因突变　志贺菌对喹诺酮类药物耐药的机制与编码细菌 DNA 旋转酶的 A 或 B 亚单位的基因发生突变有关。

【流行病学】

(一)传染源

急、慢性菌痢病人和带菌者。非典型病人、慢性菌痢病人及无症状带菌者由于症状不典型而容易误诊或漏诊,且管理困难,因此在流行病学中具有重要意义。

(二)传播途径

本病主要经粪-口途径传播。志贺菌随病人粪便排出体外,通过手、苍蝇、食物和水,经口感染。食物或饮用水被污染,可引起食物型或水型暴发流行。接触病人或带菌者的生活用具也可感染。

(三)人群易感性

人群普遍易感。病后可获得一定的免疫力,但持续时间短,不同菌群及血清型间无交叉保护性免疫,易反复感染。

(四)流行特征

菌痢主要发生在医疗条件差,生活水平低的发展中国家。全球每年志贺菌感染人次估计为1.63亿,其中发展中国家占99%,而超过100万人死于本病。志贺菌感染的70%病人为5岁以下儿童,同样60%的死亡病人为5岁以下儿童。

我国菌痢的发病率虽然呈逐年下降,但仍显著高于发达国家。表现为明显的季节性,一般从5月份开始上升,8~9月份达高峰,10月份以后逐渐减少。本病夏秋季发病率最高,可能和降雨量多、苍蝇密度高以及进食生冷瓜果食品的机会多有关。

【发病机制和病理解剖】

(一)发病机制

志贺菌进入消化道后,大部分被胃酸杀死,少数进入下消化道的细菌也可因正常菌群的拮抗作用,或肠道分泌型IgA的阻断作用下无法吸附于肠黏膜上皮被排出体外。当人体抵抗力下降时,少量细菌可致病。

躲过胃酸作用进入结肠的志贺菌,突破肠黏膜屏障后,黏附在结肠黏膜上皮细胞生长、侵袭,经基底膜进入固有层,并在其中繁殖、释放毒素,引起炎症反应和小血管循环障碍。在这一过程中,炎性介质的释放使志贺菌进一步侵入并加重炎症反应,结果导致肠黏膜炎症、坏死及溃疡。由黏液、细胞碎屑、中性粒细胞、渗出液和血形成黏液脓血便。

志贺菌释放的内毒素入血后,不但可以引起发热和毒血症,还可直接作用于肾上腺髓质、交感神经系统和单核-吞噬细胞系统释放各种血管活性物质,引起急性微循环衰竭,进而引起感染性休克、DIC及重要脏器功能衰竭,临床表现为中毒性菌痢(休克型、脑型或混合型)。休克型主要为感染性休克,而脑型则以脑水肿或脑疝引起的昏迷、抽搐与呼吸衰竭为主要临床表现。

外毒素是由志贺菌志贺毒素基因编码的蛋白,它能不可逆性地抑制蛋白质合成,从而导致上皮细胞损伤,可引起出血性结肠炎和溶血性尿毒综合征(hemolytic uremic syndrome,HUS)。

志贺菌进入机体后是否发病,主要取决于细菌数量、致病力和人体抵抗力(图4-1)。

福氏志贺菌透过M细胞的跨细胞作用穿过上皮细胞屏障,遇到驻留型巨噬细胞。细菌诱导凋亡样细胞死亡而逃避被巨噬细胞降解,这一过程伴随着促炎症反应信号。其余的细菌从基底外侧侵入上皮细胞,通过载体肌动蛋白的聚合作用进入胞浆,播散到邻近细胞。巨噬细胞和上皮细胞等的促炎症反应信号进一步活化NK细胞和多形核白细胞的自然免疫反应。多形核白细胞的内流使上皮细胞内层瓦解,初期会使得更多细菌更易侵入,从而加重感染和组织损伤。最终,多形核白细胞吞噬并杀死志贺菌,感染得以控制。

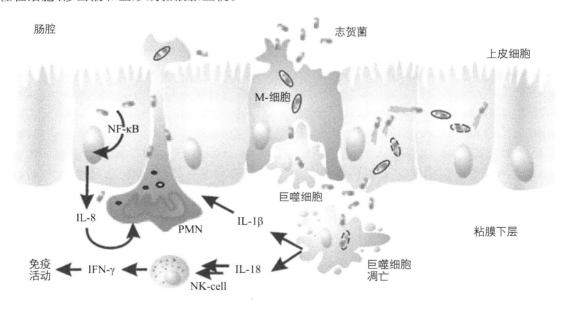

图4-1 志贺菌属的细胞致病机制

(二)病理解剖

菌痢的病理变化主要发生于乙状结肠与直肠，严重者可以波及整个结肠及回肠末端。

急性菌痢的典型病变过程为初期的急性卡他性炎，随后出现特征性假膜性炎和溃疡形成，最后愈合。肠黏膜的基本病理变化是弥漫性纤维蛋白渗出性炎症。早期黏膜分泌亢进，黏膜充血水肿，中性粒细胞和巨噬细胞浸润，可见点状出血。病变进一步发展，肠黏膜上皮部分损害，形成浅表坏死，表面有大量的黏液脓性渗出物。在渗出物中有大量纤维素，与坏死组织、炎症细胞、红细胞及细菌一起形成特征性的假膜。大约 1 周，假膜开始脱落，形成大小不等、形状不一的"地图状"溃疡。由于病变通常局限于固有层，故溃疡多较表浅，肠黏膜穿孔少见。肠道严重感染可引起肠系膜淋巴结肿大，肝、肾等实质脏器损伤。中毒性菌痢肠道病变轻微，多数仅见充血水肿，个别病例结肠有浅表溃疡，突出的病理改变为大脑及脑干水肿、神经细胞变性。部分病例肾上腺充血，肾上腺皮质萎缩。

慢性菌痢肠黏膜水肿和肠壁增厚，肠黏膜溃疡不断形成和修复，导致瘢痕和息肉形成，少数病例甚至出现肠腔狭窄。

【临床表现】

潜伏期一般为 1～4d，短者可为数小时，长者可达 7d。菌痢病人潜伏期长短和临床症状的轻重取决于病人的年龄、抵抗力、感染细菌的数量、毒力及菌型等因素。

根据病程长短和病情轻重可以分为下列各型：

(一)急性菌痢

根据毒血症及肠道症状轻重，可以分为 4 型：

1. 普通型(典型) 起病急，有畏寒、发热，体温可达 39℃，继之出现腹痛、腹泻和里急后重，大便多先为稀水样便，1～2d 后转为黏液脓血便，每日 10 余次至数十次，量少，常伴肠鸣音亢进。早期治疗，多于 1 周左右病情逐渐恢复而治愈，少数病程迁延转为慢性。

2. 轻型(非典型) 全身毒血症症状轻微，可无发热或仅低热。表现为急性腹泻，每日便 10 次以内，稀便有黏液但无脓血。有轻微腹痛及左下腹压痛，无明显里急后重，大便培养有志贺菌生长则可确诊。几天至 1 周后可自愈，少数转为慢性。

3. 重型 多见于老年、体弱、营养不良患者。急起发热，腹泻每天 30 次以上，为稀水脓血便，偶尔排出片状假膜，甚至大便失禁，腹痛、里急后重明

显。后期可出现严重腹胀及中毒性肠麻痹，常伴呕吐，严重失水可引起外周循环衰竭。部分病例表现为中毒性休克，体温不升，常有酸中毒和水、电解质平衡失调，少数患者可出现心、肾功能不全。

4. 中毒性菌痢 以 2～7 岁儿童为多见，成人偶有发生。起病急骤，突起畏寒、高热，病势凶险，全身中毒症状严重，可有嗜睡、昏迷及抽搐，迅速发生循环和呼吸衰竭。临床以严重毒血症、休克和(或)中毒性脑病为主，而局部肠道症状很轻或缺如。开始时可无腹痛及腹泻症状，但发病 24h 内可出现痢疾样大便。按临床表现可分为以下三型：

(1)休克型(周围循环衰竭型)：较为常见，以感染性休克为主要表现：①面色苍白，口唇或指甲发绀，上肢湿冷，皮肤呈花纹状，皮肤指压阳性(压迫皮肤后再充盈时间＞2s)。②血压下降，通常收缩压＜80mmHg，脉压变小，＜20mmHg。③脉搏细数，心率快(＞100/min)，小儿多达 150～160/min，心音弱。④尿少(＜30ml/h)或无尿。⑤出现意识障碍。以上五项亦为判断病情是否好转的指标。重症病例休克不易逆转，并发 DIC、肺水肿等，可致外周性呼吸衰竭或多器官功能衰竭而危及生命。

(2)脑型(呼吸衰竭型)：中枢神经系统症状为其主要临床表现。由于脑血管痉挛，引起脑缺血、缺氧，导致脑水肿、颅内压增高，甚至脑疝。病人可出现剧烈头痛、频繁呕吐、烦躁、惊厥、昏迷、瞳孔不等大、对光反射消失等，严重者可出现中枢性呼吸衰竭等临床表现。此型较为严重，病死率高。

(3)混合型：具有以上两型的表现，病情最为凶险，病死率高达 90％以上。

(二)慢性菌痢

慢性菌痢指急性菌痢病程迁延超过 2 个月病情未愈者。主要与下列因素有关：如原有营养不良、胃肠道慢性疾病、肠道分泌性 IgA 减少导致的抵抗力下降或急性期未获有效治疗。另外，福氏志贺菌感染易致慢性感染；耐药性菌株感染易引起慢性化。根据临床表现可以分为 3 型。

1. 慢性迁延型 急性菌痢发作后，迁延不愈，时轻时重。长期腹泻可导致营养不良、贫血、乏力等。大便常间歇排菌。

2. 急性发作型 有慢性菌痢史，间隔一段时间又出现急性菌痢的表现，但发热等全身毒血症症状不明显。

3. 慢性隐匿型 有急性菌痢史，无明显临床症状，多在大便培养检出志贺菌或结肠镜检查发现黏

膜炎症或溃疡时诊断。

慢性菌痢中以慢性迁延型最为多见,急性发作型次之,慢性隐匿型最少。

【并发症及后遗症】

并发症及后遗症都少见。并发症包括菌血症、溶血性尿毒综合征、关节炎、Reiter 综合征等。后遗症主要是神经系统后遗症,可产生耳聋、失语及肢体瘫痪等症状。

(一)痢疾杆菌败血症

主要见于营养不良儿童或免疫功能低下患者的早期,临床症状重,病死率高(可达 46%),及时应用有效抗生素可降低病死率。

(二)溶血性尿毒综合征(HUS)

此为严重的一种并发症。原因不明,可能与内毒血症、细胞毒素、免疫复合物沉积等因素有关。常因突然出现血红蛋白尿(尿呈酱油色)而被发现,表现为进行性溶血性贫血、高氮质血症或急性肾衰竭、出血倾向及血小板减少等。糖皮质激素治疗有效。

(三)关节炎

菌痢并发关节炎较少见。主要在病程 2 周左右,累及大关节引起红肿和渗出。关节液培养无菌生长,而志贺菌凝集抗体可为阳性,血清抗"O"值正常,可视为一种变态反应所致,激素治疗可缓解。

【实验室检查】

(一)一般检查

1. 血常规 急性菌痢白细胞总数可轻至中度增多,以中性粒细胞为主,可达 $(10\sim20)\times10^9$/L。慢性病人可有贫血表现。

2. 大便常规 粪便外观多为黏液脓血便,镜检可见白细胞($\geqslant$15 个/高倍视野)、脓细胞和少量红细胞,如有巨噬细胞则有助于诊断。

(二)病原学检查

1. 细菌培养 粪便培养出痢疾杆菌即可确诊。在抗菌药物使用前采集新鲜标本,取脓血部分及时送检和早期多次送检均有助于提高细菌培养阳性率。

2. 特异性核酸检测 采用核酸杂交或聚合酶链式反应(PCR)可直接检查粪便中的痢疾杆菌核酸,具有灵敏度高、特异性强、快速简便、对标本要求低等优点,但临床较少使用。

(三)免疫学检查

采用免疫学方法检测细菌或抗原具有早期、快速的优点,对菌痢的早期诊断有一定帮助,但由于粪便中抗原成分复杂,易出现假阳性,故目前尚未推广应用。

【诊断】

本病多发于夏秋季,有不洁饮食或与菌痢病人接触史。急性期临床表现为发热、腹痛、腹泻、里急后重及黏液脓血便,左下腹有明显压痛。慢性菌痢病人则有急性痢疾史,病程超过 2 个月而病情未愈。中毒性菌痢以儿童多见,有高热、惊厥、意识障碍及呼吸、循环衰竭,起病时胃肠道症状轻微,甚至无腹痛、腹泻,常需盐水灌肠或肛拭子取粪便检查方可诊断。粪便镜检有大量白细胞($\geqslant$15 个/高倍视野),脓细胞及红细胞即可诊断。确诊有赖于粪便培养出志贺菌。

死亡的危险因素有:婴儿和 50 岁以上的成人;非母乳喂养的儿童;营养不良的儿童和成人;近期患麻疹的儿童;有脱水、意识不清、低体温或高热、有抽搐史的病人。

【鉴别诊断】

菌痢应与多种腹泻性疾病相鉴别,中毒性菌痢则应与夏秋季急性中枢神经系统感染或其他病因所致的感染性休克相鉴别。

(一)急性菌痢

与下列疾病相鉴别:

1. 急性阿米巴痢疾 鉴别要点参见表 4-6。

2. 其他细菌性肠道感染 如肠侵袭性大肠埃希菌(Entero-invasive Escherichia coli)、空肠弯曲菌(Campylobacter)以及气单胞菌(Aeromonas)等细菌引起的肠道感染也可出现痢疾样症状。大肠埃希菌鉴别有赖于大便培养检出不同的病原菌。空肠弯曲菌发病季节及年龄与菌痢相似,有发热、腹痛、腹泻或有黏液脓血便,初为水样,后转为黏液、脓样、血样,可有肉眼可见的血便,约 1/4 病例有里急后重,少数人可有家禽或家畜接触史,依靠临床表现和粪便镜检常难鉴别,需要用特殊培养基在微需氧环境中分离病菌。

3. 细菌性胃肠型食物中毒 因进食被沙门菌、金黄色葡萄球菌、副溶血弧菌、大肠埃希菌等病原菌或它们产生的毒素污染的食物引起,特别是副溶血弧菌肠道感染可引起血水样便,多见于沿海地区,多有进食被污染的海产品史,腹痛显著,少数有里急后重,症状恢复快,粪便中细菌阴转快,粪便培养在 4% 食盐陈水或 4% 食盐琼脂平板,可获阳性结果,发病常累及群体。有进食同一食物集体发病病史,大便镜检通常白细胞不超过 5 个/高倍视野。

表 4-6　急性细菌性痢疾与急性阿米巴痢疾的鉴别诊断

鉴别要点	急性细菌性痢疾	急性阿米巴痢疾
病原体	志贺菌	溶组织内阿米巴滋养体
流行病学	散发性,可流行	散发性
潜伏期	数小时至 7d	数周至数月
临床表现	多有发热及毒血症状,腹痛重,有里急后重,腹泻每日十多次或数十次,多为左下腹压痛	多不发热,少有毒血症状,腹痛轻,无里急后重,腹泻每日数次,多为右下腹压痛
粪便检查	便量少,黏液脓血便,镜检有大量白细胞及红细胞,可见吞噬细胞。粪便培养有志贺菌生长	便量多,暗红色果酱样便,腥臭味浓,镜检白细胞少,红细胞多,有夏科-莱登晶体。可找到溶组织内阿米巴滋养体
血白细胞	总数及中性粒细胞明显增多	早期略增多
结肠镜检查	肠黏膜弥漫性充血、水肿及浅表溃疡,病变以直肠、乙状结肠为主	肠黏膜大多正常,其中有散在深切溃疡,其周围有红晕,病变主要在盲肠、升结肠,其次为乙状结肠和直肠

确诊有赖于从可疑食物及病人呕吐物、粪便中检出同一细菌或毒素。

4. 其他

(1)急性肠套叠:多见于小儿,婴儿肠套叠早期无发热,因腹痛而阵阵啼哭,发病数小时后可排出血黏液便,镜检以红细胞为主,腹部可扪及包块。成人肠套叠大多继发于肠道肿瘤、肉芽肿、多发性息肉、梅克尔憩室等引起。

(2)急性坏死出血性小肠炎:多见于青少年,有发热、腹痛、腹泻及血便。毒血症状重,短期内出现休克。大便镜检以红细胞为主。常有全腹压痛及严重腹胀,便培养无志贺菌生长。

(二)中毒性菌痢

1. 休克型　其他细菌也可引起感染性休克,故需与本型鉴别。由于金黄色葡萄球菌败血症或革兰阴性杆菌败血症引起的中毒性休克,患者常有原发病灶如疖、痈等,或胆囊、泌尿系统感染。后期 X 线可以发现血源性金黄色葡萄球菌肺炎等可与中毒性菌痢鉴别。血及大便培养检出不同致病菌有助于鉴别。

2. 脑型　流行性乙型脑炎(乙脑)也多发于夏秋季,且有高热、惊厥、昏迷,因此需与本型相鉴别。乙脑起病后进展相对缓慢,循环衰竭少见,意识障碍及脑膜刺激征明显,脑脊液可有蛋白及白细胞增高,乙脑病毒特异性 IgM 抗体阳性可资鉴别。中毒性菌痢的患者盐水灌肠后检查粪便可发现较多脓细胞,而乙脑多无。

(三)慢性菌痢

与下列疾病相鉴别:

1. 直肠癌与结肠癌　直肠癌与结肠癌易合并肠道感染,当癌肿患者有继发感染时可出现腹泻及脓血便。遇到慢性腹泻患者,不论年龄,都应常规肛门指诊检查和乙状结肠镜检查,对疑有高位肿瘤应行钡剂 X 线检查或纤维结肠镜检查。

2. 慢性血吸虫病　可有腹泻与脓血便。有流行区接触疫水史,常伴有肝大及血中嗜酸性粒细胞增多,粪便孵化与直肠黏膜活检压片可获得阳性结果。

3. 非特异性溃疡性结肠炎　是一种自身免疫病,病程长,有脓血便或伴发热,乙状结肠镜检查黏膜充血、水肿及溃疡形成,黏膜松脆易出血。常伴其他自身免疫性疾病表现,抗痢疾治疗常无效。

【预后】

大部分急性菌痢病人于 1~2 周痊愈,只有少数病人转为慢性或带菌者。中毒性菌痢预后差,病死率较高。预后与全身免疫状态、感染菌型、临床类型及病后治疗是否及时合理等因素密切相关。

【治疗】

(一)急性菌痢

1. 一般治疗　消化道隔离至临床症状消失,大便培养连续 2 次阴性。毒血症状重者必须卧床休息。饮食以流食为主,忌食生冷、油腻及刺激性食物。

2. 抗菌治疗　轻型菌痢患者在充分休息、对症处理和医学观察的条件下可不用抗菌药物;严重病例如出血性腹泻等则需应用抗生素,因其既可缩短病程,又可减少带菌时间。但近年来志贺菌对各种药物及抗生素的耐药性逐年增长,并呈多重耐药性,因此,对于抗生素的选择,应根据当地流行菌株药敏试验或大便培养的结果进行选择。抗生素治疗的疗程一般为 3～5d。

常用药物包括以下几种：

(1)喹诺酮类药物：抗菌谱广，口服吸收好，副作用小，耐药菌株相对较少，可作为首选药物。首选环丙沙星，其他喹诺酮类，如左旋氧氟沙星、加替沙星等也可酌情选用，不能口服者，可静脉滴注。本类药可影响骨骺发育，故儿童、孕妇及哺乳期妇女不宜作为首选。

(2)其他：匹美西林(pivmecillinam)和头孢曲松(ceftriaxone)可应用于任何年龄组，同时对多重耐药菌株有效。阿奇霉素(azithromycin)也可用于成人患者治疗。

2005 年 WHO 推荐菌痢抗菌治疗方案。见表 4-7。

表 4-7　抗生素治疗菌痢一览表

抗生素名称	用法及用量	
	儿童	成人
一线用药		
环丙沙星	每次 15mg/kg	每次 500mg
	每日 2 次，疗程 3d，口服给药	
二线用药		
匹美西林	每次 20mg/kg	每次 400mg
	每日 4 次，疗程 5d，口服给药	
头孢曲松	每次 50～100mg/kg	每次 50～100mg/kg
	每日 1 次肌注，疗程 2～5d	
阿奇霉素	每次 6～20mg/kg	每次 1～1.5g
	每日 1 次，疗程 1～5d，口服给药	

二线用药只有在志贺菌菌株对环丙沙星耐药时才考虑应用。循证医学证据表明，环丙沙星、匹美西林和头孢曲松可有效减轻菌痢的临床症状，降低死亡率。也有学者报道近年来亚洲地区分离出的志贺菌属对环丙沙星和头孢曲松的耐药性增加，分别高达 10％和 5％。因此，必须确认药物的有效性。给予抗菌治疗 48h 内症状(如便次，便血，发热，食欲等)得到明显改善，视为有效，否则提示可能对此抗生素耐药。

(3)小檗碱(黄连素)：因其有减少肠道分泌的作用，故在使用抗生素时可同时使用，每次 0.1～0.3g，3/d，7d 为 1 个疗程。

3. 对症治疗　只要有水和电解质丢失，无论有无脱水表现，均应口服补液(ORS)，补液量为丢失量加上生理需要量。只有对严重脱水者，才可考虑先静脉补液，然后尽快改为口服补液。高热可物理降

温为主，必要时适当使用退热药；毒血症状严重者，在强有力抗菌治疗基础上，可以给予小剂量肾上腺皮质激素。腹痛剧烈者可用颠茄片或阿托品。

(二)中毒性菌痢

应采取综合急救措施，力争早期治疗。

1. 对症治疗

(1)降温止惊：高热可引起惊厥而加重脑缺氧及脑水肿，故应积极给予物理降温，必要时给予退热药，将体温降至 38.5℃ 以下；高热伴烦躁、惊厥者，可采用亚冬眠疗法，予氯丙嗪和异丙嗪各 1～2mg/kg 肌注；反复惊厥者可用地西泮、苯巴比妥肌注或水合氯醛灌肠。

(2)休克型：①迅速扩充血容量纠正酸中毒，快速给予葡萄糖盐水、5％碳酸氢钠及低分子右旋糖酐等液体，补液量及成分视脱水情况而定，休克好转后则继续静脉输液维持。②改善微循环障碍：本病主要为低排高阻型休克，可予抗胆碱类药物如山莨菪碱(654-2)成人每次 20～60mg，儿童 0.5～2mg/kg，每 5～15min 静脉注射 1 次，直至面色红润、肢体转暖、尿量增多及血压回升，即可减量渐停。如经上述治疗效果不佳，可改用酚妥拉明、多巴胺或间羟胺等，以改善重要脏器血流灌注。③保护重要脏器功能：主要是心、脑、肾等重要脏器的功能。④其他：可使用肾上腺皮质激素，有早期 DIC 表现者可给予肝素抗凝等治疗。

(3)脑型：可给予 20％甘露醇每次 1～2g/kg 快速静脉滴注，每 4～6h 注射 1 次，以减轻脑水肿。应用血管活性药物以改善脑部微循环，同时给予肾上腺皮质激素有助于改善病情。防止呼吸衰竭需保持呼吸道通畅、吸氧，如出现呼吸衰竭可使用洛贝林(lobeline)等药物，必要时可应用人工呼吸机。

2. 抗菌治疗　药物选择基本与急性菌痢相同，但应先采用静脉给药，可采用环丙沙星、左旋氧氟沙星等喹诺酮类或三代头孢菌素类抗生素。病情好转后改为口服，剂量和疗程同急性菌痢。

(三)慢性菌痢

由于慢性菌痢病因复杂，可采用全身与局部治疗相结合的原则。

1. 一般治疗　注意生活规律，进食易消化、吸收的食物，忌食生冷、油腻及刺激性食物，积极治疗可能并存的慢性消化道疾病或肠道寄生虫病。

2. 病原治疗　根据病原菌药敏结果选用有效抗菌药物，通常联用 2 种不同类型药物，疗程需适

当延长,必要时可予多个疗程治疗。也可药物保留灌肠,选用 0.3% 小檗碱(黄连素)液、5% 大蒜素液或 2% 磺胺嘧啶银悬液等灌肠液 1 种,每次 100～200ml,每晚 1 次,10～14d 为 1 个疗程,灌肠液中添加小剂量肾上腺皮质激素可提高疗效。

3. 对症治疗　有肠道功能紊乱者可采用镇静或解痉药物。抗菌药物使用后,菌群失调引起的慢性腹泻可予微生态制剂,包括益生菌和益生元。

【预防】

采用以切断传播途径为主的综合预防措施,同时做好传染病的管理。

(一)管理传染源

急、慢性病人和带菌者应隔离或定期进行访视管理,并给予彻底治疗,直至大便培养阴性。对炊管人员、水源管理人员、托幼机构保教人员等行业人群中的病人,应立即调离原工作岗位并给予彻底治疗。慢性菌痢病人和带菌者未治愈前一律不得从事上述行业的工作。

(二)切断传播途径

养成良好的卫生习惯,特别注意饮食和饮水卫生。

(三)保护易感人群

WHO 报告,目前尚无获准生产的可有效预防志贺菌感染的疫苗。我国主要采用口服活菌苗,如 F2a 型"依链"株。活菌苗主要通过刺激肠道产生分泌型 IgA 及细胞免疫而获得免疫性,免疫期可维持 6～12 个月。对同型志贺菌保护率约为 80%,而对其他型别菌株的流行可能无保护作用。

【案例分析】

患者李某,男,47 岁。以"腹痛、腹泻 9h,血压下降、尿少 1h"入院。住院时间(2005 年 7 月 24 日)。9h 前患者无诱因突起发冷,体温未测,大便 10 次,为黄色黏液稀水样便,便量较多(共约 1 000ml),持续腹部绞痛,有里急后重,无恶心及呕吐,曾于外院短暂补液与抗感染治疗。入院前 1h 出现血压下降至 70/40mmHg,尿少。家住沈阳市郊区,平时偶有腹泻。近期无明确不洁食物进食史及同类病人接触史。

入院查体

体温 35.8℃,脉搏 170/min,呼吸急促 36/min,血压 50/40mmHg。皮肤弹性差,中度脱水貌,四肢厥冷,注射部位有瘀斑。神志清楚,精神萎靡,表情痛苦。无颈强。球结膜无水肿。双肺未见阳性体征,心脏未见异常。腹部柔软,左下腹有压痛。肠鸣音略活跃。四肢可自主活动。腱反射无亢进。

入院时辅助检查

血常规:白细胞 16.7×10⁹/L,中性 89.8%,血红蛋白 160 g/L。便常规:白细胞 30～50 个/HP,红细胞 4～8 个/HP。

入院后急检:凝血酶原时间 75.8s,纤维蛋白原 13g/L,血小板 35×10⁹/L。肌酐 246μmol/L。血气提示代谢性酸中毒,氧分压 67mmHg,二氧化碳分压 28mmHg。心电图:窦性心动过速。血常规与便常规复查结果同前。

入院时查房分析

1. 初步诊断　本患者为壮年男性,夏季发病,近期无明确不洁食物进食史。起病急剧,以发冷、腹痛、腹泻为首发症状,粪便为黄色黏液稀水样便,便量较多,伴腹痛,无里急后重,8h 后出现血压下降至 70/40mmHg,尿少,注射部位有瘀斑。血常规白细胞总数及中性粒细胞比例明显升高,便常规中白细胞、红细胞明显升高,凝血酶原时间显著延长,纤维蛋白原及血小板明显下降,血肌酐升高。因起病急骤,24h 内出现感染中毒性休克及 DIC,粪便常规提示痢疾,虽尚未得到血培养和粪便培养结果,应首先考虑休克型中毒型菌痢。目前其体温 < 36.0℃,心率 > 160/min,呼吸 > 32/min,白细胞 > 12.0×10⁹/L,符合全身炎症反应综合征;有凝血功能及肾功能受累,存在多脏器功能衰竭。

入院后患者无发热,尽管迅速地给予纠酸、扩容、山莨菪碱、肝素、头孢噻肟抗感染治疗,但血压一直未见回升。排黄色稀水样便 1 次,粪化验结果:白细胞 30～50 个/HP,红细胞 5～10 个/HP。入院后一直无尿,逐渐出现昏迷,皮肤大片瘀斑。入院 8 小时因循环衰竭死亡。

2. 思维提示　腹泻与休克是患者的两大症状,应属同一个病。细菌性痢疾的诊断应该很明确。休克的原因需要鉴别。

(1)休克鉴别:常见的有心源性休克、失血性及失液性休克、过敏性休克、中毒休克综合征等。本病例虽有失液因素存在,但失液能引起休克需要达到一定的量,且补液治疗较易纠正,故与本患者顽固性休克明显不符。因此,结合便常规,感染中毒性休克诊断明确。感染中毒性休克好发于暴发性流脑、肺炎、化脓性胆管炎、腹腔感染、菌痢及各种食物中毒,其中以痢疾杆菌发病最快。

(2)细菌性痢疾的鉴别诊断:引起痢疾样大便

的疾病一般可分为两类,一类是肠道或肠道外的感染性疾病;另一类是肠道非感染性疾病。感染性疾病中有细菌性痢疾、细菌性胃肠型食物中毒、阿米巴痢疾、其他病原菌如大肠埃希菌、空肠弯曲菌引起的肠道感染。在非感染性疾病中有结肠癌、慢性非特异性溃疡性结肠炎、肠息肉及缺血性肠炎等。在诊断菌痢之前必须与这些疾病进行认真的鉴别。

菌痢诊断标准:具备下述前 3 项之一和后 2 项之一者即可诊断。①病前 1 周内有明确的菌痢病人接触史;②里急后重;③左下腹明显压痛;④粪便镜检 10 个高倍镜视野,平均每个视野白细胞 10 个以上,或连续 2 次镜检白细胞 5 个以上;⑤粪便培养痢疾杆菌阳性。

本病例符合②③④项,故可诊断为菌痢。

(3)本病例是休克型中毒型菌痢,还是志贺菌败血症?志贺菌败血症多发生于儿童,主要表现高热、腹痛、腹泻,恶心及呕吐,大便为黏液水样或血便或黏液血便,多有严重脱水,少数患者无腹泻。有嗜睡、昏迷及惊厥;也可有皮疹和肝脾大。严重者有溶血性贫血、感染性休克、溶血性尿毒综合征、肾衰竭及 DIC。本病例临床特点:①中年男性,有腹泻病史;②临床感染中毒症状和消化道症状均很重,特别是腹泻次数多,黏液稀水样便,量较多,持续腹绞痛,无里急后重,病情进展快,以感染性休克表现为主,很快出现多器官功能衰竭,特别是很早发生 DIC;③感染性休克难以纠正,在发病 24h 内死亡。本病例临床表现非常符合脓毒血症的表现,但是,有两点值得我们注意:①为什么患者没有持续高热的临床表现?②为什么患者没有经过典型的脓毒血症临床经过迅速出现多器官功能衰竭?

感染出现的发热主要是因病原体、毒素及病原体代谢产物刺激炎症细胞产生炎性细胞因子作用于发热中枢所致。本病例感染痢疾杆菌后,曾出现一过性发冷的临床表现,但由于病情重、病程进展快,患者很快出现了休克的表现,体温<36℃。脓毒血症病程进展较中毒型菌痢相对缓慢。主要是因病原体进入体内,必然经过短暂的菌血症期才能进入败血症。人体的免疫功能和细菌的毒力与数量决定于发病的快慢。而中毒型菌痢是由于机体对志贺菌释放的内毒素产生强烈的变态反应,引起血中儿茶酚胺等多种血管活性物质增加,致全身小血管痉挛。因此,临床表现起病急骤、病势凶险。故本病例诊断"休克型中毒型菌痢"是正确的。应该注意血细菌培养结果是确诊志贺菌败血症的唯一指标。

(4)DIC 的诊断:PT 显著延长,纤维蛋白原及血小板明显减少,皮肤出现瘀斑且逐渐增多,虽无 FDP、D-dimer 结果,诊断 DIC 应无疑问。其原因为感染中毒与休克损伤血管内皮引起胶原暴露,启动了内源凝血途径。

提示

患者死亡后获得的粪便培养结果回报:痢疾志贺菌生长。血培养细菌未生长。

体会

本病例休克型中毒型菌痢诊断较容易做出,且成人以休克型为主,病情进展迅猛,24h 内死亡,是一个十分典型的病例。中毒型菌痢的发生除了与细菌毒力强弱有关外,还与人体对内毒素的敏感程度有关。早期诊断及治疗是改善预后的关键。山莨菪碱的早期应用可降低病死率。

(刘　沛)

第七节　霍　乱

【流行病学】

(一)流行概况和趋势

霍乱是由 O_1 霍乱弧菌(Vibrio cholerae O_1)或 O_{139} 霍乱弧菌(Vibrio cholerae O_{139})引起的一种肠道传染病。霍乱自 1817 年以来有过 7 次世界大流行,被看作需要政府干预的主要公共卫生问题,现在仍然是世界许多区域的流行性或地方性疾病。1961 年以来始于印度和孟加拉的第 7 次大流行的持续时间、传播范围、感染人数都超过之前任何一次，并且开始在亚洲以外区域持续存在，尤其南亚和非洲成了该病的疫病区，已波及全世界 5 大洲 140 多个国家和地区，报道 670 万以上病例，死亡 35 万例以上。2000 年以来世界卫生组织（WHO）每年报道霍乱病例数 10 万～30 万，其中非洲占 86.8%～96.9%，亚洲占 3.1%～8.2%，拉丁美洲占 0.0%～2.3%；2002 年以来非洲、亚洲、拉丁美洲报道病死率范围分别是 1.7%～3.3%、0.3%～0.6% 和 0.0%～0.0%。O_1 霍乱弧菌在 1992 年印度首次发现 O_{139} 霍乱弧菌之前被认为是仅有的霍乱病原菌。自印度首次报道 O_{139} 霍乱弧菌之后，孟加拉、泰国、缅甸、马来西亚、中国、越南、美国等国家随后也报道有暴发或输入的 O_{139} 霍乱病例。O_{139} 霍乱弧菌引起临床上与 O_1 霍乱弧菌所致的严重水样腹泻无法区分。O_1 霍乱弧菌和 O_{139} 霍乱弧菌共存并继续引起印度、孟加拉等区域霍乱的暴发或流行。WHO 预测 O_{139} 霍乱弧菌也能广泛传播并可能成为下一次（第 8 次）霍乱大流行的病原菌。

（二）流行环节

1. 传染源　病人与带菌者是霍乱的传染源。典型病人的吐泻物含菌量甚多，每毫升粪便可含 10^7～10^9 弧菌，这对疾病传播起重要作用。轻型病人易被忽略，健康带菌者不易检出，两者皆为危险传染源。潜伏期带菌者尚无吐泻，恢复期带菌者排菌时间一般不长，两者作为传染源的意义居次要地位。海洋甲壳类生物表面可黏附爱尔托弧菌，后者分泌甲壳酶，分解甲壳作为营养而长期存活。当进食污染海产品后可形成霍乱流行。实验观察，爱尔托弧菌被人工饲养的泥鳅、鳝鱼吞食后，可在后者体内生长繁殖，然后排入水中，因此泥鳅、鳝鱼可成为弧菌的保存宿主，散播病原菌，造成霍乱流行。

2. 传播途径　霍乱的传播途径包括经食物、水、生活接触和苍蝇媒介。在一起霍乱疫情中，往往会存在多种传播途径，但以一种传播途径为主。食源性暴发的主要表现形式是聚餐，疫情扩散蔓延快，分布范围广。近年海水产品在内陆地区霍乱传播中的作用比较突出。内陆地区聚餐引发的暴发疫情中，加工食用海（水）产品与发病存在明显关联，并多次从海（水）产品中检出霍乱弧菌；在沿海地区，海（水）产品的异地销售可以直接引起异地疫情暴发。根据日常监测和疫情调查的结果分析，流

行地区中自然水体（海水、河水、塘水等）普遍检出霍乱弧菌，并被用做饮用、灌溉、洗淘，引起污染进一步扩大。有些地区水体的污染在疫情暴发前就已经广泛存在，水体污染程度与发病人数的分布呈正相关。有些流行地区水体污染呈季节性变化，冬季无检出。饮用水管理不善是水源性暴发的主要表现形式。

3. 易感人群　人群对霍乱弧菌普遍易感。病后两次发生严重感染者少见。实验感染霍乱弧菌的志愿者，对第二次感染具有高度抵抗力，其时间至少可维持 3 年。古典霍乱弧菌初次感染后产生的免疫力（100%）较爱尔托弧菌（90%）为强。霍乱患者虽然对新感染的保护免疫可达数年，但抗菌抗体和抗肠毒素抗体仅维持数月。

（三）流行特征

1. 地区分布　我国霍乱的地区分布以沿海为主，如广东、福建等地。但非沿海地区中，只要当时当地的温度、湿度、雨量、人口密度及卫生条件等适合本病的发生和传播，同样能发生本病流行。如重庆市渝北区在 2003 年和 2004 年分别发生两起较为严重的 O_{139} 血清群霍乱暴发疫情。疫情在我国存在由东向西和由南向北发展的趋势。

2. 季节分布　发病没有严格的季节性，但有明显的夏秋季节性发病升高。多以 7～10 月份为高峰。在气候炎热的地区，如我国的广东、福建、海南等省的持续时间则会更长，甚至全年。

3. 人群分布　在人群分布上没有年龄、性别、职业、种族等的本质差异，发病率的不同主要取决于暴露概率的多少。在新感染区，成人比儿童易受感染；在地方流行区，儿童发病率较成人为高，后者对感染的抵抗力随着对霍乱弧菌抗体滴度的升高而增加。

4. 传染源类型复杂　轻症患者及隐性感染者作为传染源占绝大多数。已证实有 4 种类型的携带者：潜伏期携带者、恢复期携带者、慢性携带者及健康携带者。携带者作为霍乱传染源作用之大小，主要取决于各自的职业、卫生习惯、文化水平及周围环境之影响。

5. 传播途径多样化　水、食物、生活接触和昆虫媒介（特别是苍蝇）均可单一地或交错地传播此病，其中以水和食物的传播最为突出，常可引发水型或食物型暴发及流行，影响面较大。食物传播中由海（水）产品及农村因举办婚丧酒宴而引起暴发或流行的事件近年日益增多。

6.流行菌型常呈现阶段性变化　　新中国成立前100多年流行的霍乱是由古典生物型霍乱弧菌引起的,而20世纪60年代以后流行的则主要是由爱尔托生物型引起的。流行菌的生物型发生了根本性变化。在血清型方面,60年代及70年代前期多以小川型为优势菌;70年代中期以后又以稻叶型为主;80年代以后出现小川(北方)与稻叶(南方)两种血清型并存的局面;90年代以后又以小川型占绝对优势,而且于1993年出现了由非 O_1 群霍乱弧菌 O_{139} 血清群引起的部分病例。进入21世纪后又出现以稻叶型和 O_{139} 群为优势菌的发展趋向。霍乱弧菌在不同阶段出现的上述变化,在一定程度上会影响本病的流行特征并增加其防治难度。

7.疫情出没无常　　时而严重流行,时而销声匿迹或仅有个别散发病例。病例高度分散,1户1例或1村1例的现象普遍存在。

8.具有近程和远程传播的两种扩散方式　　前者是疫点或疫区的逐步扩大,实际上是老疫区的依次延伸;后者是沿交通线从一地传到另一地,或从一国传到另一国,新老疫区往往互不连接,甚至相距甚远,常使人感到突如其来,以至有所谓"跳跃式"传播的特点。

9.流行形式　　霍乱具有暴发型与迁延型两种迥然不同的流行形式。前者疫情发展迅猛,短期内发生大量患者且高度集中,发病曲线升降明显,重症患者多,病死率相对增高,多发生在本病最初侵犯该地区之时,以水型和食物型暴发为主。后者表现为在一个相当长的时期内,每周仅有少数或个别病例出现,发病曲线绵延起伏或呈锯齿状,而且持续时间较长。这两种形式在同一地区中常可并存。一般新疫区以暴发型多见,老疫区则以迁延型多见。迄今为止尚不能证实爱尔托霍乱有周期性发病规律,但不排除形成新的地方性疫源地之可能。

【病原学】

(一)形态染色

霍乱弧菌革兰染色阴性,菌体长 $1.5\sim3.0\mu m$,宽 $0.3\sim0.4\mu m$,弯曲如逗点状,无芽胞和荚膜,有一根极端鞭毛,其长度为菌体的 $4\sim5$ 倍。该菌运动活泼,在暗视野悬液中可见穿梭运动,粪便可用于直接涂片检查。 O_{139} 霍乱弧菌有别于其他霍乱弧菌,其菌体长 $2\sim3\mu m$,宽 $0.5\mu m$,菌体外有荚膜。

(二)培养特性

霍乱弧菌在碱性(pH8.4~8.6)肉汤或蛋白胨水中繁殖迅速,表面形成透明菌膜。弧菌在营养琼脂或肉浸膏琼脂培养过夜后,其菌落大,半透明,带灰色。在选择性培养基中弧菌生长旺盛,可抑制其他细菌生长,常用硫代硫酸盐、枸橼酸盐、胆盐、蔗糖(TCBS)琼脂。

(三)生化反应

O_1 群霍乱弧菌和非典型 O_1 群霍乱弧菌均能发酵蔗糖和甘露糖,不发酵阿拉伯糖。非 O_1 群霍乱弧菌对蔗糖和甘露糖发酵情况各不相同。此外爱尔托生物型能分解葡萄糖产生乙酰甲基甲醇(即VP试验)。 O_{139} 型能发酵葡萄糖、麦芽糖、蔗糖和甘露糖,产酸不产气,不发酵肌醇和阿拉伯糖。

(四)抵抗力

霍乱弧菌经干燥 2h 或加热 55℃ 10min 即可死亡,煮沸立即死亡。弧菌接触 1:2 000~3 000 升汞或 1:500 000 高锰酸钾,数分钟即被杀灭,在 0.1‰漂白粉中 10min 即死亡。霍乱弧菌在正常胃酸中能生存 4~5min,在未经处理的粪便中存活数天。在 pH7.6~8.8 的浅水井中,古典霍乱弧菌平均存活 7.5d,爱尔托霍乱弧菌为 19.3d。爱尔托弧菌在海水和深水井中存活 10~13d。氯化钠浓度高于 4%或蔗糖浓度在 5%以上的食物、香料、醋、酒等,均不利于弧菌的生存。霍乱弧菌在冰箱内的牛奶、鲜肉和鱼虾水产品存活时间分别为 2~4 周、1 周和 1~3 周;在室温存放的新鲜蔬菜存活 1~5d。在玻璃、瓷器、塑料和金属上存活时间不超过 2d。

(五)抗原结构

霍乱弧菌有耐热的菌体(O)抗原和不耐热的鞭毛(H)抗原。H 抗原为霍乱弧菌属所共有;O 抗原有群特异性和型特异性两种抗原,是霍乱弧菌分群和分型的基础。群的特异性抗原可达 200 余种。

(六)分类

WHO 腹泻控制中心将霍乱弧菌分为三群。

1. O_1 群霍乱弧菌　　包括古典生物型霍乱弧菌(vibrio cholerae classical biotype)和爱尔托生物型(vibrio cholerae El-Tor biotype)。 O_1 群的特异抗原有 A、B、C 三种,其中 A 抗原为 O_1 群所共有,A 抗原与其他 B 与 C 抗原结合则可分为三型,即:原型—AC(稻叶型,Inaba)、异型—AB(小川型,Ogawa)和中间型—ABC(彦岛型,Hikojima)。

2.非 O_1 群霍乱弧菌　　本群弧菌鞭毛抗原同 O_1 群,而菌体(O)抗原则不同,不被 O_1 群霍乱弧菌多价血清所凝集,根据 O 抗原的不同,本群可分为超过 137 个以上的血清型。以往认为本群仅引起散发的胃肠炎型腹泻,一般此类弧菌感染不做霍乱处理,但 1992 年在印度及孟加拉等地发生霍乱暴发流行,后证实流行菌不被 O_1 群和 137 个已知的非 O_1 群霍乱弧菌诊断血清所凝集,乃认定为 O_{139} 霍乱弧菌。

3. 不典型 O_1 群霍乱弧菌　可被多价 O_1 群血清所凝集,但该群菌不产生肠毒素,因此无致病性。

【发病机制】

人体存在非特异性免疫,以抵挡霍乱弧菌的侵入。胃酸在其中起主要作用,胃大部切除后、大量饮水、大量进食使胃酸稀释均降低对霍乱弧菌的抵抗。当正常人食入霍乱弧菌量超过 $10^8 \sim 10^9$,均可发病。

人体的其他屏障如肠道动力、肠腔黏液、酶及胆盐等,霍乱弧菌却可以适应。霍乱弧菌通过鞭毛活动、黏蛋白溶解酶、黏附素以及细菌的化学趋化作用等,使弧菌能成功地黏附于肠黏膜上皮细胞,但不侵入细胞,继续繁殖,继而肠毒素起重要作用。

霍乱肠毒素有 A、B 两种亚单位,具有毒素活性的 A 亚单位又可分为由二硫键连结的 A_1 和 A_2 两个多肽,分子量分别为 $23 \sim 24kD$ 和 $5 \sim 6kD$。B 亚单位有 5 个部分,每个分子量为 11.6kD,可各自与肠黏膜上皮细胞刷缘细胞膜的受体(GM₁ 神经节苷脂)结合。B 亚单位与肠黏膜细胞结合后,A 亚单位与毒素整个分子脱离,并移行至细胞膜内侧,其 A_1 部分被释放至胞液内,激活腺苷环化酶,后者使三磷腺苷变成环磷酸腺苷。大量的环磷酸腺苷积聚在黏膜细胞内,发挥第二信使作用,刺激隐窝细胞分泌氯离子并可能分泌碳酸氢根离子,同时抑

制绒毛细胞对氯和钠离子的正常吸收。由于肠黏膜分泌增强,回收减少,因而大量肠液聚集在肠腔内,形成本病特征性的剧烈水样腹泻(图 4-2)。

剧烈腹泻和呕吐,导致水和电解质大量丢失,迅速形成严重脱水,因而出现微循环衰竭。钾、钠、钙及氯化物的丧失,可发生肌肉痉挛、低钠、低钾和低钙血症等。由于胆汁分泌减少,肠液中有大量水、电解质和黏液,所以吐泻物呈米泔水样。碳酸氢盐的丢失,形成代谢性酸中毒。由于循环衰竭造成的肾缺血、低钾及毒素对肾脏的直接作用,可引起肾功能减退或衰竭。

霍乱弧菌的内毒素来自弧菌细胞壁,耐热,具有弧菌 O 抗原的特异性,与霍乱发病关系不大。弧菌产生的酶(如黏蛋白酶)、代谢产物或其他毒素(如血管渗透因子、溶血素等)对人体有一定损害作用。

【临床表现】

潜伏期 $1 \sim 3d$,短者数小时,长者 7d,大多急性起病,少数在发病前 $1 \sim 2d$ 有头晕、疲劳、腹胀、轻度腹泻等前驱症状。古典生物型与 O_{139} 型霍乱弧菌引起的疾病,症状较严重,埃尔托型所致者,轻型和无症状者较多。

(一)典型病例的临床分期

1. 泻吐期　绝大多数病人以急剧腹泻开始。腹泻为无痛性,少数病人可因腹直肌痉挛而引起腹痛,不伴里急后重。大便开始尚有粪质,迅速成为米泔水样或无色透明水样,无粪臭,微有淡甜或鱼腥味,含大量片状黏液,少数重症病人有出血,大便

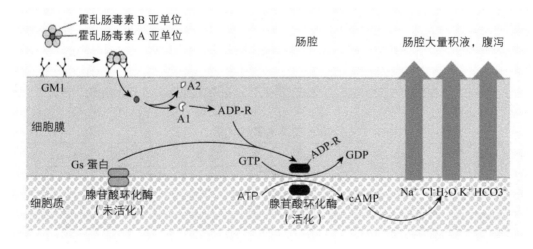

图 4-2　霍乱的发病机制

呈洗肉水样,出血多时可呈柏油样,以爱尔托型所致者为多。大便量多,每次可超过1 000ml,每日十余次,甚至难以计数。呕吐多在腹泻后出现,常为喷射性和连续性,呕吐物先为胃内容物,以后为清水样。严重者可为"米泔水"样,轻者可无呕吐。本期持续数小时至1～2d。

2.脱水期 由于频繁的腹泻和呕吐,大量水和电解质丧失,病人迅速出现脱水、低钾、尿毒症、酸中毒和微循环衰竭。病人神志淡漠、表情呆滞或烦躁不安,儿童可有昏迷。可出现口渴、声音嘶哑、呼吸增快、耳鸣、眼球下陷、面颊深凹、口唇干燥、皮肤凉、弹性消失、手指皱瘪等。肌肉痉挛多见于腓肠肌和腹直肌。腹舟状,有柔韧感。脉细速或不能触及,血压低。体表体温下降,成人肛温正常,儿童肛温多升高。此期一般为数小时至2～3d。脱水分度,见表4-8。

3.恢复期 病人脱水得到及时纠正后,多数症状消失而恢复正常,腹泻次数减少,甚至停止。声音恢复、皮肤湿润、尿量增加。约1/3病人有反应性发热,极少数病人,尤其是儿童可有高热。

(二)临床类型

根据临床表现,霍乱可分为三型,见表4-9。另外还有两种特殊类型,即无症状型和暴发型。无症状型患者感染后无何症状,仅成排菌状态,称健康带菌者,排菌期一般为5～10d,个别可迁延至数月或数年,成为慢性带菌者。暴发型亦称中毒型或"干性霍乱(cholera sicca)",罕见。起病急骤,不待泻吐出现,即因循环衰竭而死亡。

1.轻型 病人微感不适,每日腹泻数次,大便稀薄,一般无呕吐无脱水表现,血压、脉搏均正常,血浆比重在1.026～1.030,尿量无明显减少。

2.中型 吐泻次数较多,每日达10～20次。大便呈米泔水样,有一定程度的脱水。血压降低(收缩压为9.31～12kPa),脉搏细速,血浆比重为1.031～1.040,24h尿量在500ml以下。

3.重型 吐泻频繁,脱水严重,血压低,甚至不能测出,脉速弱常不能触及,血浆比重>1.041,尿极少或无尿。

【辅助检查】

(一)血液检查

红细胞和血红蛋白增高,白细胞计数10×10^9/L以上,中性粒细胞及大单核细胞增多。血清钾、钠、氯化物和碳酸氢盐降低,血pH下降,尿素氮增加。治疗前由于细胞内钾离子外移,血清钾可在正

表4-8 霍乱脱水分度

	轻度	中度	重度
皮肤弹性	轻度减低	中度减低	明显减低
皮皱恢复时间	1～2s	2～5s	5s以上
眼窝	稍凹陷	明显下陷	闭眼不紧
指纹	正常	皱瘪	干瘪
声音	正常	轻度嘶哑	嘶哑或失声
神志	正常	呆滞或烦躁	嗜睡或昏迷
尿量	正常	少	无尿
血压	正常	轻度下降	休克
脱水量	成人:约1 000ml	成人:3 000～3 500ml	成人:约4 000ml
	儿童:70～80ml/kg	儿童:80～100ml/kg	儿童:100～120ml/kg

表4-9 霍乱临床分型

表现	轻	中	重
腹泻次数	10次以下	10～20次	20次以上
大便性状	稀,有粪质	无粪质	米泔水样
脱水占体重的比例	成人:2%～3%	成人:4%～8%	成人:9%以上
	儿童:5%以下	儿童:5%～10%	儿童:10%以上
收缩压	正常	70～90mmHg	70mmHg以下
脉搏	正常	细速	无法触及
尿量	基本正常	<500ml	<50ml

常范围内,当酸中毒纠正后,钾离子移入细胞内而出现低钾血症。

(二)尿检查

少数病人尿中可有蛋白、红白细胞及管型。

(三)常规镜检

可见黏液和少许红、白细胞。

(四)病原菌检查

1. 涂片染色　取粪便或早期培养物涂片做革兰染色镜检,可见革兰阴性稍弯曲的弧菌,无芽胞和荚膜。而 O_{139} 霍乱弧菌可产生荚膜。

2. 悬滴检查　将新鲜粪便做悬滴或暗视野显微镜检,可见运动活泼呈穿梭状的弧菌。

3. 制动试验　取急性期病人的水样粪便或碱性胨水增菌培养 6h 左右的表层生长物,先做暗视野显微镜检,观察动力。如有穿梭样运动物时,则加入 O_1 群多价血清 1 滴,若是 O_1 群霍乱弧菌,由于抗原抗体作用,则凝集成块,弧菌运动即停止。如加 O_1 群血清后,不能制止运动,应再用 O_{139} 血清重做试验。

4. 增菌培养　所有怀疑霍乱患者粪便,除作显微镜检外,均应做增菌培养。粪便留取应在使用抗菌药物之前,且应尽快送到实验室做培养。增菌培养基一般用 pH8.4 的碱性蛋白胨水,36～37℃培养 6～8h 后表面能形成菌膜。此时应进一步做分离培养,并进行动力观察和制动试验,这将有助于提高检出率和早期诊断。

5. 分离培养　常用庆大霉素琼脂平皿或碱性琼脂平板。前者为强选择性培养基,36～37℃培养 8～10h 霍乱弧菌即可长成小菌落。后者则需培养 10～20h。选择可疑或典型菌落,应用霍乱弧菌"O_1"抗原的抗血清作玻片凝集试验,若阳性即可出

报告。近年来国外亦有应用霍乱毒素基因的 DNA 探针,做菌落杂交,可迅速鉴定出产毒 O_1 群霍乱弧菌。

6. PCR 检测　新近国外应用 PCR 技术来快速诊断霍乱。其中通过识别 PCR 产物中的霍乱弧菌毒素基因亚单位 CtxA 和毒素协同菌毛基因(TcpA)来区别霍乱菌株和非霍乱弧菌。然后根据 TcpA 基因的不同 DNA 序列来区别古典生物型和爱尔托生物型霍乱弧菌。4h 内可获结果,据称能检出每毫升碱性蛋白胨水中 10 条以下的霍乱弧菌。

7. 鉴别试验　古典生物型、爱尔托生物型和 O_{139} 型霍乱弧菌的鉴别(表 4-10)。

【诊断及鉴别诊断】

在霍乱流行地区、流行季节,任何腹泻的患者都要考虑患霍乱的可能,均需做排除霍乱的粪便细菌学检查,做到"逢泻必检"。

(一)诊断标准

具有下列之一者,可诊断为霍乱。

1. 有腹泻症状,粪便培养霍乱弧菌阳性。

2. 霍乱流行期间,在疫区内有典型的霍乱腹泻和呕吐症状,迅速出现严重脱水,循环衰竭和肌肉痉挛者。虽然粪便培养未发现霍乱弧菌,但并无其他原因可查者。如有条件可做双份血清凝集素试验,滴度 4 倍上升者可诊断。

3. 疫原检索中发现粪便培养阳性前 5d 内有腹泻症状者,可诊断为轻型霍乱。

(二)疑似诊断

具有以下之一者。

1. 具有典型霍乱症状的首发病例,病原学检查尚未肯定前。

表 4-10　古典、爱尔托和 O_{139} 型霍乱弧菌鉴别

鉴别试验	古典型	爱尔托型	O_{139} 型
Ⅵ组霍乱噬菌体裂解试验(10^6 颗粒单位)	+	-(+)	-
Ⅴ组霍乱噬菌体裂解试验	-	+	-
多黏菌素 B 敏感试验	+	-(+)	-
鸡血清凝集试验	-(+)	+(-)	+
V-P 试验	-	+(-)	+　-这几个符号有什么区别?
绵羊血细胞溶血试验	-	+(-)	
O_{139} 弧菌抑制试验(二氨基二异丙基蝶啶敏感试验)	+	+	-
O_1 群血清凝集试验	+	+	-
O_{139} 血清凝集试验	-	-	+

2.霍乱流行期间与霍乱患者有明确接触史,并发生泻吐症状,而无其他原因可查者。

疑似病人应进行隔离、消毒,做疑似霍乱的疫情报告,并每日做大便培养,若连续 2 次大便培养阴性,可做否定诊断,并做疫情订正报告。

(三)鉴别诊断

霍乱需与任何引起急性腹泻的疾病相鉴别。

需与霍乱鉴别的感染性腹泻有:①急性细菌性食物中毒,这些细菌包括沙门菌属、金黄色葡萄球菌、变形杆菌、肉毒杆菌、副溶血弧菌、致病性大肠埃希菌、铜绿假单胞菌、韦氏杆菌(耐热型)、真菌等。②急性细菌性肠道感染,包括急性细菌性痢疾(中毒型)、大肠埃希菌性肠炎、耶氏菌肠炎、空肠弯曲菌肠炎、急性副溶血弧菌性肠炎等。③急性病毒性肠道感染,包括轮状病毒肠炎、肠腺病毒肠炎、诺沃克病毒肠炎等。④急性寄生虫病,包括急性血吸虫病、急性阿米巴肠病、隐孢子虫病等。⑤全身性急性感染性疾病,如败血症、乙型脑炎、急性重型病毒性肝炎、钩端螺旋体病、脊髓灰质炎等。⑥白色念珠菌性肠炎。

需与霍乱鉴别的非感染性腹泻有:①急性中毒,包括植物类急性中毒(如"臭米面"中毒、发芽马铃薯中毒、白果中毒、火麻仁中毒、毒蕈中毒等)、动物类急性中毒(如河豚毒中毒、动物肝中毒、鱼胆中毒等)、化学毒剂急性中毒(如急性有机磷农药中毒、急性锌中毒、急性砷中毒等);②全身性非感染性疾病,如变态反应性胃肠病、尿毒症、甲亢危象等、过敏性紫癜(出血性毛细血管中毒症)。

典型霍乱的临床表现也可由非 O_1 群弧菌和产生肠毒素的大肠埃希菌(ETEC)引起。前者多数病人的腹泻伴剧烈腹痛和发热;1/4 的病人粪便呈血性。大肠埃希菌引起的腹泻一般病程较短。两者与霍乱的鉴别有赖于病原学检查。

各种细菌性食物中毒通常起病急,同食者常集体发病,常先吐后泻,排便前有阵发性腹痛,粪便常为黄色水样,偶带脓血。

部分霍乱患者的粪便呈洗肉水样或痢疾样,则需与细菌性痢疾鉴别,后者多伴腹痛和里急后重,粪便量少,呈脓血样。霍乱与各种细菌性食物中毒、急性细菌性痢疾的鉴别见表 4-11。

表 4-11 霍乱与各种细菌性食物中毒、急性细菌性痢疾的鉴别

鉴别要点	霍乱	嗜盐菌性食物中毒	沙门菌属性食物中毒	金黄色葡萄球菌性食物中毒	变形杆菌性食物中毒	急性细菌性痢疾
病史	①与典型患者接触史②食用被苍蝇、带菌者、病人污染的不洁食物或饮用生水③可能有水型或食物型暴发,发病人群、发病时间和发病特征可能多样化	①同时进餐者多集体发病,且往往同时发病②传染源主要为海产品,其次为腌渍品③发病率可达100%	①同时进餐者多集体发病②主要传染源为感染的动物,有病动物宰做肉食或肉类保存不当,细菌大量繁殖或容器被污染	①同时进餐者多集体发病②主要为食物被细菌污染后产生大量毒素所致③自身感染(菌群失调)	①饮食被污染史②集体发病	①与痢疾患者或带菌者有密切接触史②有不洁饮食史
潜伏期	2~3d	以中毒型为主的食物中毒 6~10h,一般 3~26h	一般 8~24h,若食物含细菌多而毒素少,则可延长 2~3d	2~3h	5~12h	1~2d
腹痛	无或轻	显著	有	有	显著	有
腹泻	水样或米泔水样,量极多	初为水样或洗肉水样,后为脓血,无米泔水样,量较多	黄水样,偶有脓血,量多	黄水样,臭,可有黏脓液样沉淀物,量不多	多为水样,也可有黏液	脓或脓血,黏胨状
里急后重	无	不明显	不明显	不明显	不明显	显著
便后畅快感	明显	有	无	无	无	无
呕吐	吐在泻后,显著	吐在泻前	吐在泻前	吐在泻前	吐在泻前	有时有

（续　表）

鉴别要点	霍乱	嗜盐菌性食物中毒	沙门菌属性食物中毒	金黄色葡萄球菌性食物中毒	变形杆菌性食物中毒	急性细菌性痢疾
吐出物	米泔水样,清水样或咸味,偶有洗肉水样	食物、胆汁等	食物、胆汁等	食物、胆汁等	食物、胆汁等	食物、胆汁等
肛温	正常或稍升高,而体表温度低	升高	升高	正常或升高	升高多在 39℃	升高,若为暴发型菌痢则可升至 40℃以上
病程	5～7d	1～3d	2～4d,若细菌多而毒素少,则可长达 1 个月	1～2d	2d 左右	3d 至 3 周以上
大便培养	霍乱弧菌	嗜盐菌	沙门菌	金黄色葡萄球菌	变形杆菌	痢疾杆菌

急性砷中毒以急性胃肠炎为主要表现,粪便为黄色或灰白水样,常带血,严重者尿量减少,甚至尿闭及循环衰竭等。检查粪便或呕吐物砷含量可明确诊断。

【治疗】

治疗原则:严格隔离,及时补液、辅以抗菌和对症治疗。

（一）严格隔离

确诊及疑诊病例应分别隔离,彻底消毒排泄物。病人症状消除后,隔日粪便培养 1 次,连续两次培养阴性方可解除隔离。

（二）及时补液

霍乱病程早期的病理生理改变主要是水和电解质的丢失,因此及时补充液体和电解质是治疗的关键。

1. 静脉补液

（1）液体的选择:通常选择与患者所失去的电解质浓度相似的 541 液,其每升含氯化钠 5g,碳酸氢钠 4g,氯化钾 1g,为防止低血糖,常另加 50%葡萄糖 20ml。配制时可用 0.9%氯化钠 550ml,1.4%碳酸氢钠 300ml,10%氯化钾 10ml,10%葡萄糖 140ml 的比例配制。各种液体的电解质含量以及患者粪便中所含电解质的量,见表 4-12。

表 4-12　补液中电解质含量及其与粪便、血浆含量对比（浓度 mmol/L）

		钠	钾	氯化物	碱（碳酸氢盐）	葡萄糖	备注
541 液		134	13	99	48		每升含氯化钠 5g,碳酸氢钠或醋酸钠 4g,氯化钾 1g
腹泻治疗液		118	13	83	48	44.8	每升含葡萄糖 8g,氯化钠 4g,醋酸钠 6.5g,氯化钾 1g
林格乳酸钠液		131	5	111	29		此液内尚有钙 2mmol/L,用于早期快速补液时
2:1盐水碱液		154	—	103	51		碱性液可用碳酸氢盐或乳酸盐
口服补液		93	21	80	30	11.2	每升含葡萄糖 20g,氯化钠 3.5g,碳酸氢钠 2.5g,氯化钾 1.5g
病人粪便成分	成人	135	15	100	45		每日粪便量≥50ml/kg
	儿童	105	25	90	30		
正常血浆含量		136～148	3.8～5.0	98～106	24～32		

（2）静脉输液的量与速度：依失水程度而定，24h的补液量依病情轻重而定，轻度失水者应以口服补液为主，若有呕吐无法口服者给予静脉补液3 000～4 000ml/d，初1～2h宜快速，5～10ml/min；中度失水补液4 000～8 000ml/d，最初1～2h快速滴入，至血压、脉搏复常后，乃减至5～10ml/min；重度失水需每日补8 000～12 000ml，以二条静脉管道，先以40～80ml/min，以后减至20～30ml/min，待休克纠正后减速，直至脱水纠正。

（3）儿童的补液：儿童患者的粪便含钠量较低而含钾量较高，失水较严重，病情发展较快，易发生低血糖昏迷、脑水肿和低钾血症，故应及时纠正失水和补充钾盐。轻者24h补液量为100～150ml/kg，中、重型患儿24h静脉补液各为150～200ml/kg和200～250ml/kg，可用541液。婴幼儿可适当增加。最初15min内4岁以上儿童每分钟补液20～30ml，婴幼儿10ml/min。根据血浆比重计算，比重每升高0.001婴幼儿的补液量为每千克体重10ml，其总量的40%于30min内输入，余量于3～4h输完。

2.口服补液　霍乱病人口服氯化钠溶液后不能吸收，但钾盐和碳酸氢盐可以吸收，对葡萄糖的吸收能力也无改变，且葡萄糖可促使氯化钠和水分的吸收。因此对轻、中型病人可予以口服补液，对重症病人先予以静脉补液，待休克纠正、情况改善后，再改为口服补液。口服补液配方为葡萄糖20g（可用蔗糖40g或米粉50g代替），氯化钠3.5g，碳酸氢钠2.5g（可用枸橼酸钠2.9g代替），氯化钾1.5g，溶于1 000ml饮用水中。口服或经鼻饲管注入。在第1个6h，成人口服液量为每小时700ml，儿童每小时15～25ml/kg，腹泻严重时液量可适当增加。以后每6h按出液量的1.5倍计算。呕吐并非口服补液的禁忌，但呕吐物量应计算在液量中。碳酸氢盐可被柠檬酸盐代替，后者较为稳定，不易潮解，也有良好的纠酸作用，且能促进钠离子在小肠的吸收。蔗糖代替葡萄糖也可获得满意的疗效，但蔗糖用量为葡萄糖的1倍。甘氨酸也能促进水和电解质的吸收，可加入口服补液中，每1 000ml溶液含110mmol甘氨酸。经甘氨酸治疗的患者粪便量、腹泻天数及口服液用量均显著减少。

（三）抗菌治疗

抗菌药物控制病原菌后可缩短病程，减少腹泻次数。但仅作为液体疗法的辅助治疗。近年来已发现四环素的耐药菌株，但对多西环素（doxycyc-line）仍敏感。多西环素成人每次200mg，每天2次，小儿每日6mg/kg分2次口服。复方新诺明每片含甲氧苄啶（TMP）80mg和磺胺甲噁唑（SMZ）40mg，成人每次2片，每天2次。小儿30mg/kg，分2次口服。诺氟沙星（norfloxacin）成人每次200mg，每日3次或环丙沙星（ciprofloxacin）成人每次250～500mg，每日2次口服。以上药物任选一种，连服3d。不能口服者可应用氨苄西林肌内或静脉注射。值得注意的是O_{139}霍乱弧菌对四环素、氨苄西林、氯霉素、红霉素、头孢唑林、环丙沙星敏感，而对复方新诺明、链霉素和呋喃唑酮耐药。

（四）对症治疗

1.纠正酸中毒　重型患者在输注541溶液的基础上尚需根据CO_2结合力情况，应用5%碳酸氢钠酌情纠酸。

2.纠正低血钾　补液过程中出现低血钾者应静脉滴入氯化钾，浓度一般不宜超过0.3%。轻度低血钾者可口服补钾。

3.纠正休克和心力衰竭　少数患者经补液后血容量基本恢复，皮肤黏膜脱水表现已逐渐消失，但血压未复常者，可用地塞米松20～40mg或氢化可的松100～300mg，静脉滴注，并可加用血管活性药物多巴胺静脉滴注。如出现心力衰竭、肺水肿，则应暂停或减慢输液速度，应用毛花苷C 0.4mg或毒毛花苷K 0.25mg加葡萄糖20ml，缓慢静脉注射。必要时应用呋塞米20～40mg静脉注射，亦可应用哌替啶50mg肌内注射镇静。

4.抗肠毒素治疗　目前认为氯丙嗪对小肠上皮细胞的腺苷环化酶有抑制作用，临床应用能减轻腹泻，可应用1～2mg/kg口服或肌注。黄连素亦有抑制肠毒素和具有抗菌作用，成人每次0.3g，每日3次口服。小儿50mg/kg，分3次口服。

【并发症】

（一）肾衰竭

由于休克得不到及时纠正和低血钾所引起，表现为尿量减少和氮质血症，严重者出现尿闭，可因尿毒症而死亡。

（二）急性肺水肿

代谢性酸中毒可导致肺循环高压，后者又因补充大量不含碱的盐水而加重。

（三）其他

低钾综合征、心律不齐及流产等。

【预后】

古典生物型与O_{139}型霍乱弧菌引起的疾病，症状较严重,预后较差。爱尔托型所致者,轻型和无症状者较多,预后较好。年老体弱者和有并发症者及治疗不及时者预后差。死因主要为循环衰竭和急性肾衰竭。

【预防】

(一)控制传染源

及时检出病人,尽早予以隔离治疗。对密切接触者应严密检疫和预防性药物治疗。一般应用多西环素 200mg 顿服,次日口服 100mg;儿童每日 6mg/kg,连服 2d。也可应用诺氟沙星,每次 200mg,每日 3 次,连服 2d。同时应做好国境卫生检疫和国内交通检疫,一旦发现病人或疑似患者,应立即进行隔离治疗,并对交通工具进行彻底消毒。

(二)切断传播途径

加强饮水消毒和食品管理,对病人和带菌者的排泄物进行彻底消毒,消灭苍蝇等传播媒介。

(三)提高人群免疫力

尽管由于霍乱菌苗费用高、保护时间短(6~24个月)以及霍乱流行季节性等原因而不适宜作为长期霍乱预防控制的手段,但可作为霍乱疫病区高危人群预防的主要应急措施之一,尤其在饮用水、污水处理等卫生条件难以改善等特殊条件下更能产生实效。最近研制的灭活全菌体口服霍乱疫苗(OCVs)、B 亚单位全菌体疫苗(BS-WC)和 O_{139} 霍乱弧菌荚膜脂多糖疫苗,能有效刺激机体产生抗菌和抗毒素免疫;现场与实验研究证实疫病区人群菌苗接种率在 50% 以上,能有效控制霍乱传播;几乎没有天然免疫力或每年发病率<1/1 000 人群的菌苗覆盖率应达到 70%;在莫桑比克、孟加拉国、哥伦比亚、越南等国家现场应用有较好效果,最初 6 个月的保护率达到 65% 以上。

【案例分析】

男性,54 岁,农民,湖北省武汉市人。

因"腹泻半天、抽搐两次"入院

现病史:患者在婚宴上食用青蛙、鱿鱼等食物 17h 后,于 2005 年 5 月 30 日凌晨 5 时至 6 时共腹泻 6 次,为黄色稀水便,总量约 2 000ml,无腹痛、无里急后重,无呕吐、发热等症状。患者于 6 时上厕所时晕倒,并抽搐,神志不清,不伴口角㖞斜,两眼上翻、口吐白沫等症状。数分钟后神志恢复,至上午 10 时,患者又腹泻 10 次,仍为黄色稀水便,总量约 4 000ml,并再次出现抽搐及意识障碍。被家人送至当地医院,测血压 80/40mmHg,心率 124/

min。心电图提示:窦性心动过速、右房肥大。血生化结果:血糖 8.47 mmol/L,尿素氮 14.7 mmol/L,肌酐 264.9 mmol/L,ALT 69U/L,AST 56U/L。经碳酸氢钠,低分子右旋糖酐,左氧氟沙星等补液、纠酸、扩容、抗感染等治疗后病情未见好转。于当日下午 5 时转诊我院,门诊查血白细胞 17.36×10^9/L,中性 88.9%,红细胞 6.09×10^{12}/L,血红蛋白 193g/L,血小板 287×10^9/L;粪常规:稀、黏液(十),白细胞 3~4 个/HP,OB(±);大便悬滴镜检:(一);血生化:丙氨酸转移酶 66U/L,血清钾 5.75 mmol/L,血清钠 145.6 mmol/L,尿素氮 13.8 mmol/L,肌酐 259.1 μmol/L;急诊头颅 CT 提示:脑萎缩。经纠正高钾等处理后,门诊以"感染性腹泻:①中毒性菌痢;②霍乱"收治。起病以来,患者精神睡眠食欲差,小便量减少,体力体重明显下降。

既往史:1996 年因胃溃疡出血行胃大部切除术,否认高血压及心脏病史,有 30 年吸烟史(平均 20 支/d)。

病史采集思维提示:患者起病急、病情凶险、进展快。初步归纳患者的临床特点主要为大量无痛性水样泻,迅速出现抽搐。围绕这条主线进行更深入的病史采集,要注意以下几个要点:①流行情况,腹泻患者应注意流行病学调查,是否是集体或家人在短期内先后发病。食物中毒起源于水或食物的暴发性流行,伴随水样腹泻和(或)胃肠道以外的症状。而该病例为散发发病,其家人和共同进餐者没有出现腹泻。流行季节对于感染性腹泻的诊断有重要的线索意义。患者起病于 5 月底,是感染性肠道疾病(如菌痢、霍乱等)的高发季节。②诱发因素:腹泻患者发病前往往有不洁饮食史。追问病史,患者发病前一天中午曾在婚宴上食用青蛙、鱿鱼等食物,2d 前曾喷洒农药"农达"(农达为一种高效低毒有机磷)。因此,我们要考虑感染性腹泻以及急性有机磷农药中毒的可能性。③起病情况:抽搐发作前是否有先兆或前驱症状,发作时的意识情况,发作时是否伴随出汗、心慌、脸色苍白还是潮红等自主神经症状。腹泻伴意识障碍的患者要注意哪个症状在前,哪个症状在后。该患者腹泻在前,而非因意识障碍所致的大便失禁,因此提示是严重的肠道疾病并发中枢神经系统损害。④既往病史:患者既往有胃大部切除的病史,提示胃酸分泌减少,有害细菌的灭活能力也相对较差,更易引起感染性腹泻。伴随抽搐的患者还要注意是否伴随高血压、糖尿病、甲状腺功能亢进、心脏病等情况,同时要了解家族中有无类似发作病史者。⑤大便的量和性质：急性腹泻可分为水样泻和痢疾样泻。水样泻肠黏膜可见轻度炎症或仅见非特异性浸润，不含血或脓，可不伴里急后重和腹痛。痢疾样泻表示肠黏膜有破坏，有脓血便，常伴里急后重与腹绞痛。两者可并存。水样泻常系细菌毒素如霍乱弧菌等的肠毒素引起，痢疾样泻可见于细菌性痢疾、阿米巴肠病、急性溃疡性结肠炎等。中毒痢的粪便改变可不太明显，但抽搐等中毒症状重。

入院查体

体温 37.9℃，心率 112/min，呼吸 26/min，血压 90/60mmHg，发育正常、营养中等，嗜睡，平卧位，抬入病房，口唇发绀，全身皮肤未见瘀点瘀斑，皮肤干燥、弹性差，浅表淋巴结未及肿大，双侧瞳孔等大等圆，对光反射迟钝，咽充血，颈软，双肺呼吸音粗，未闻及干湿啰音，心脏未闻及病理性杂音，腹平软，肝脾肋下未及，无压痛及反跳痛，肠鸣音活跃，生理反射存在，病理反射未引出。

体格检查思维提示：急性腹泻并抽搐入院的患者，在进行体格检查时应重点注意以下四个方面：①全身状况，包括生命体征，尤其是血压和脉搏，有无贫血貌和恶液质，淋巴结和甲状腺有无肿大，皮肤弹性，有无黄染，有无突眼等。②腹部检查，应注意有无腹胀，腹部包块，压痛，反跳痛，肠鸣音亢进或减弱，肠蠕动的情况等。并常规行肛门指检。③神经系统检查：因患者有抽搐、嗜睡等神经系统症状，故而神经系统的专科检查非常必要。重点是了解肢体的对称性、局灶性神经系统损伤的阳性体征，为抽搐的定位、定性做参考。④心脏专科检查：患者血压偏低，心率偏快，有休克表现，心电图示窦性心动过速、右房肥大，要考虑排除心脏疾患。

入院时辅助检查

血常规：白细胞 18.46×10^9/L，中性 86.51%，血红蛋白 194g/L，血小板 287×10^9/L。粪常规：白细胞 3～4 个/HP。肝功能：氨基转移酶 41U/L、天冬氨酸转氨酸 100U/L，总蛋白 99.6g/L，胆碱酯酶 18 320U/L。肾功能：尿素氮 17.62mmol/L，肌酐 491.8μmol/L，糖 8.22mmol/L，HCO_3^- 17.2 mmol/L。电解质：K^+ 6.64mmol/L，Na^+ 123.2 mmol/L，Cl^- 92.9mmol/L，Ca^{2+} 2.94mmol/L。

实验室检查思维提示：逢泻必检是肠道门诊的诊疗常规，目的是防止霍乱的漏诊。腹泻患者在完善病史和体检的基础上做血常规、大便常规、培养及药敏等检查以鉴别感染性腹泻和非感染性腹泻。

患者发病时有抽搐和一过性意识障碍，待病人生命体征稳定后考虑进行腰穿，脑脊液检查。腹泻、休克及抽搐的患者要考虑全身性疾病伴发肠道疾病表现（如革兰阴性杆菌败血症、甲状腺功能亢进）的可能，因此尽管患者没有发热的症状也应做血培养和甲状腺功能的检查。患者心率快、休克、心电图异常，心肌酶谱和心脏彩超可以提示心血管方面疾病的线索。患者肝肾功能异常，因此要及时监测肝功能、肾功能，腹部肝肾B超也要列为常规检查的项目。

入院时查房分析：

1. 初步诊断 感染性腹泻：①霍乱；②细菌性痢疾（中毒型）待排除。患者有不洁饮食史，起病急骤，病情凶险，有无痛性大量水样泻、休克、抽搐、肾功能损害、血液浓缩等临床表现，可初步诊断为霍乱。但是，患者血象升高，粪常规白细胞 3～4 个/HP，其他感染性腹泻（如中毒型菌痢）尚不能排除。

2. 思维提示：总结患者临床表现的特点，可归纳为无痛性大量水样泻、抽搐、休克、肾衰竭。结合病史、体检和辅助检查，分析这些临床表现，我们可初步得到这样一个线索：不洁饮食可能是起因，大量无痛性腹泻是主征，血容量不足、电解质紊乱导致抽搐、休克，严重脱水致肾衰竭。

腹泻总体来讲分为感染性腹泻和非感染性腹泻。伴随抽搐症状的感染性腹泻的病因有以下六大类：①急性细菌性食物中毒，这些细菌包括沙门菌属、金黄色葡萄球菌、变形杆菌、肉毒杆菌、副溶血弧菌、致病性大肠埃希菌、铜绿假单胞菌、韦氏杆菌（耐热型）、真菌等；②急性细菌性肠道感染，包括急性细菌性痢疾（中毒型）、霍乱、大肠埃希菌性肠炎、耶氏菌肠炎、空肠弯曲菌肠炎、急性副溶血弧菌性肠炎等；③急性病毒性肠道感染，包括轮状病毒肠炎、肠腺病毒肠炎、诺沃克病毒肠炎等；④急性寄生虫病，包括急性血吸虫病、急性阿米巴肠病、隐孢子虫病等；⑤全身性急性感染性疾病，如败血症、乙型脑炎、急性重型病毒性肝炎、钩端螺旋体病、脊髓灰质炎等；⑥白色念珠菌性肠炎。伴随抽搐症状的非感染性腹泻的病因有以下两大类：①急性中毒，包括植物类急性中毒（如"臭米面"中毒、发芽马铃薯中毒、白果中毒、火麻仁中毒、毒蕈中毒等）、动物类急性中毒（如河豚毒中毒、动物肝中毒、鱼胆中毒等）、化学毒剂急性中毒（如急性有机磷农药中毒、急性锌中毒、急性砷中毒等）；②全身性非感染性疾病，如变态反应性胃肠病、尿毒症、甲亢危象等、过敏性紫癜（出血性毛细血管中毒症）。

那么患者所患的疾病究竟是属于感染性腹泻还是非感染性腹泻呢？结合患者的临床资料及非感染性腹泻疾病的临床特点，可排除非感染性腹泻：过敏性紫癜（出血性毛细血管中毒症）引起急性腹泻者并非少见，但其一般伴有皮肤紫癜。变态反应性胃肠病重者可有过敏性休克、肾衰竭等症状，但其一般在进食不久（2h以内）即出现胃肠道症状，伴肠绞痛、结膜充血、荨麻疹。尿毒症和甲状腺功能亢进危象患者也可有腹泻、抽搐的临床表现，但一般有肾脏或甲状腺功能亢进病史，该患者无尿毒症和甲亢的基础疾病。急性有机磷农药中毒一般在有机磷侵入人体12h以内发病，初期先出现乏力、头痛、眩晕等非特异症状，以后出现多汗、流涎、恶心、呕吐、腹泻、视物模糊、瞳孔缩小等毒蕈碱样中毒症状。该患者发病前曾接触"农达"，但"农达"为高效低毒有机磷农药，且间隔时间较长（2d），结合患者目前双侧瞳孔等大等圆（直径4.5mm），血清胆碱酯酶活性并不低等因素，基本可以排除急性有机磷农药中毒的可能性。因为患者没有与其他毒素的接触史，故而可以完全排除。

非感染性腹泻被排除了，那么患者究竟是属于哪一种感染性腹泻呢，下面结合患者的临床资料我们来分析一下感染性腹泻的特点：

（1）可排除急性寄生虫病：胃肠型疟疾罕见，而且伴有腹痛。暴发型阿米巴肠病病情凶险，患者有严重中毒症状和严重腹泻，粪便呈米汤样乃至血水样，常混有片状黏膜脱落，恶臭，伴明显腹部绞痛、里急后重。隐孢子虫病一般见于水样泻，5岁以下，来自农村，或因AIDS等免疫功能低下者。该患者为无痛性腹泻，所以不考虑急性寄生虫病。

（2）可排除病毒性腹泻：轮状病毒A组主要侵犯婴幼儿，C组主要侵犯儿童且散发，B组主要侵犯成人。一般为轻至中度腹泻，呈自限性，中毒症状如抽搐、肾衰竭、休克等少见。肠腺病毒肠炎常伴随呼吸道症状，中毒症状也少见。诺沃克病毒肠炎以冬季发病较多，成人多见，常伴腹部痉挛性疼痛，为轻度腹泻，无黏液及脓血。结合该病例也不考虑病毒性腹泻。

（3）可排除伪膜性肠炎：抗生素相关性腹泻根据病情的轻重包括单纯性腹泻、结肠炎或伪膜性肠炎。伪膜性肠炎病情严重，死亡率高，常伴毒血症、中毒性鼓肠、肠出血、肠穿孔。但该患者没有抗生素的使用史，因此伪膜性肠炎诊断不能成立。

（4）可排除白色念珠菌性肠炎：白色念珠菌属机会致病菌，多见于营养不良、免疫力低下、长期大量应用抗生素、类固醇激素、免疫抑制药者。该患者发病前为体质较为健壮的体力劳动者，也不考虑白色念珠菌性肠炎。

（5）可排除急性细菌性食物中毒，这是一大类因共同进食被细菌或其毒素污染的食物所致的中毒性疾病，尽管表现为腹痛、腹泻、严重者可出现抽搐甚至肾衰竭的表现，但与该患者在婚宴上共同进餐者无一例出现腹痛、腹泻症状，因此少考虑急性细菌性食物中毒。

（6）应考虑急性细菌性肠道感染：霍乱的特点是先泻后吐，最初腹泻为无痛性腹泻，大便呈米泔水样，量大，常有肌肉痉挛，呕吐呈喷射性，迅速出现脱水、休克、肾衰竭。急性细菌性痢疾（中毒型）以体质较好的儿童多见，成人中毒型菌痢多发于年龄较大、体质衰弱、营养欠佳者，由于毒血症、呕吐和腹泻，休克出现较早且较重，中枢神经系统症状如抽搐并不少见。

综合分析以上急性细菌性肠道感染的特点，再总结该患者的临床表现：患者有胃大部切除病史，发病前一天有青蛙、鱿鱼等高危食物史，腹泻呈无痛性大量水样泻，迅速出现抽搐、脱水、循环衰竭和肾衰竭。因此诊断上要把霍乱排在第一位，中毒性菌痢待排。

因初步诊断考虑霍乱，患者的治疗应采取综合急救措施，力争早期治疗，尤其是补液疗法为治疗的重中之重。按照肠道传染病消毒隔离。患者因有休克、肾功衰，抗休克治疗刻不容缓：早期应快速输液，立即用低分子右旋糖酐10～15ml/kg及5%碳酸氢钠5ml/kg，于0.5～1h静脉推注，以迅速纠酸扩容，以后则用1/2张含钠液快速滴注；应用血管活性药物解除血管痉挛。

入院后第2天查房分析

患者经昨夜治疗后患者腹泻无明显好转，并出现频繁呕吐，呈喷射性，呕吐物为淡黄色液体，全身干冷，脉搏细速，经纠酸扩容后血压90/56mmHg，心率140/min，尿量入院后仅60ml，血气分析提示代谢性酸中毒，血常规白细胞18.46×10^9/L，中性86.51%，血红蛋白194g/L，血小板287×10^9/L，提示感染性疾病，且有血液浓缩，肾功能损害进一步加重。瞳孔等大等圆，对光反射迟钝。以上情况表明补液量不足，须进一步补液、扩容、纠酸。快速滴入每升溶液中含氯化钠5g、碳酸氢钠4g的液体，开两条静脉通道,开始按 40~80 ml/min 的速度输入,以后按 20~30 ml/min 的速度快速滴入,24h 计划补液 8 000 ml。要求密切注意患者的生命体征和尿量,同时监测酸碱平衡和电解质紊乱的情况,并防止肺水肿的发生。同时严格隔离。我院检验科在患者排泄物中检出大量 G⁻ 弧菌,送市疾控中心鉴定为 O$_{139}$霍乱弧菌感染,接到通知后立即报告主任、院领导,并上报区、市疾控中心。立即采取以下措施:①按照甲类传染病隔离(入院时已执行);②患者排泄物彻底消毒;③患者粪便隔日培养 1 次;④将与之接触过的患者家属、邻床患者、医护人员分别进行粪检,并予以诺氟沙星 200mg,每日 3 次,连服 2d;⑤患者今日继续补液 2 000~2 500ml;⑥密切观察病情变化,根据病情变化,调整治疗。

入院后第 3 天查房分析

患者神志转清,但精神较差,口干,面部潮红,皮肤及四肢湿度和温度较前有所升高,仍呕吐,呕吐物以胃内容物为主。血压升至 140/85 mmHg,心率 84/min,今日腹泻 8 次稀水便,量约 3 000 ml;尿量约 380 ml,白细胞总数和中性粒细胞分类数较昨日有所下降。今日接市疾控中心电话,患者初诊医疗单位送检排泄物培养也为 O$_{139}$霍乱弧菌。目前治疗仍以补液,纠正电解质紊乱,维持内环境的稳定,抗感染及对症支持治疗。

入院后第 6 天查房分析

患者精神好转,可坐起,体力好转,面部潮红,测血压 126/84 mmHg,心率 74/min。昨日腹泻共 2 次为黄绿色大便,量多,小便量为 1 970 ml,呕吐消失,患者面部潮红考虑由毒素引起全身中毒症状仍存在,实验室检查:血生化示,丙氨酸转氨酶 206U/L,天冬氨酸转氨酶 459U/L,尿素氮 29.31mmol/L,肌酐 941.6μmol/L,血常规白细胞 16.74×10⁹/L,中性 87.7%。粪便镜检未找到霍乱弧菌,呕吐物涂片染色未找到霍乱弧菌,复查电解质未见明显异常。继续补液,护肾,加强护肝等治疗。

入院后第 8 天上午查房分析

患者腹泻、呕吐等症状消失,排一次黄色软便。神志清楚,皮肤温润,弹性好,体温 36.5℃,呼吸 20/min,脉搏 80/min,血压 132/80 mmHg。尿量 3280ml/24h,大便培养+药敏未检出霍乱弧菌,及沙门菌和志贺菌。

入院后第 15 天上午查房分析

患者一般情况好,无腹痛、腹泻、呕吐、恶心、抽搐等症状。近日每天尿量在 1 500~2 000ml,大便每 1~2 日 1 次,为黄色软便。多次大便培养未检出霍乱弧菌,并向市疾控中心回报。疾控中心电话回复目前可以解除隔离。复查患者肾功能、电解质、血常规、肝功能已完全恢复正常。今日出院。

随访

随访患者及其乡镇 6 个月,无一例新发霍乱患者。

体会

1. 该病例起病急骤、发展迅速、病情凶险。其病初因腹泻、抽搐、意识障碍、休克、急性肾衰竭等表现一度在当地医院误诊为"脑膜炎""败血症"。提示我们一定要注意主要症状出现的先后顺序,该患者腹泻在前、抽搐和意识障碍在后,因此提示是严重的肠道疾病伴随中枢神经系统损害,而非因意识障碍所致的大便失禁。

2. 我国霍乱的流行地区以沿海一带为多,且流行季节以 7~10 月份为多。湖北地处中部,且该病例发病在 5 月底,大便悬滴镜检为阴性结果,粪常规白细胞 3~4 个/HP,中毒型菌痢这一更常见的疾病很容易作为医生的第一诊断。在疾病的诊断过程中,虽然目前非霍乱的高发时间,考虑到武汉夏天来得较早,温度较高的特点。另外,尽管大便悬滴镜检阴性,但要考虑病初排出霍乱弧菌的量可能较少而导致检查结果为阴性,故而需要反复多次对患者的粪便送检,最终找到霍乱弧菌,及时地明确了诊断。而且我们在治疗过程中及时细致地观察病情的动态变化和治疗效果,及时的反思、修正和调整治疗策略,使患者得以迅速的转危为安,顺利康复,也是这例病案值得总结的一条成功经验。

3. 当地医院尽管误诊,但是他们没有忘记"逢泻必检"的原则,也有助于患者更早、及时的确诊。

4. 我们针对此例霍乱的补液疗法并没有直接生搬硬套地应用 541 液,因为此例霍乱患者较早出现肾衰竭并高钾,而不像大多数霍乱是合并低钾,故我们补液之初没有补钾,而是密切监测患者的电解质,在补液后期才见尿补钾,提示我们在治疗上要制定个体化的治疗方案。

(田德英)

第八节　布鲁菌病

学习要点

1. 掌握典型布鲁菌病的临床特征和布鲁菌病的临床分型。
2. 掌握布鲁菌病的诊断方法与相关疾病的鉴别诊断,治疗原则。
3. 掌握急性布鲁菌病有效治疗药物的选择是防止慢性化的重要因素。
4. 熟悉布鲁菌病的致病机制和病理改变特点。
5. 了解布鲁菌病的生物学特征和流行病学特点。

布鲁菌病(brucellosis)是由布鲁菌引起的人畜共患传染性的疾病。其临床特征为长期发热、多汗、关节痛及肝脾大等,可以导致多个脏器的损伤。由于布鲁菌主要在细胞内寄生,临床若误诊、误治、疗程不够、药物剂量不足,本病极易复发或转为慢性。目前在世界各地 170 多个国家和地区都有广泛流行。全世界每年有 50 万新发病例。我国 31 个省市区中 28 个地区有人、畜布鲁菌病的发生。尤其 2001—2008 年疫情显著回升,我国人间和畜间布病疫情呈持续快速上升,部分地区出现暴发和流行。疫情主要分布在内蒙古、山西、黑龙江、河北,其次是陕西、吉林、辽宁、河南、新疆、山东等 10 个省区,报告病例数占全国病例的 99% 以上,但这期间大部分其他省区也有疫情的回升。表明消灭此病的艰难,防治形式的严峻。

【流行病学】

布鲁菌病(布病)疫情近 10 余年世界各地发病国家增多,患病数增加,发病率升高,被称为再度肆虐的传染病。

(一)传染源

布鲁菌的储存宿主很多,已知有 60 多种动物(家畜、家禽、野生动物、驯化动物等)。在我国大部分地区主要是病羊,其次是牛和猪,犬、猫、马、禽类等,人与人间的传染可能性极少。家畜染病后早期往往引起流产或死胎,其阴道分泌物的传染性最强。病畜的皮、毛、各组织、乳汁、尿液、胎盘、胎畜等也有传染性。

(二)传播途径

病菌主要通过人的皮肤、黏膜侵入(接羔、屠宰病畜、剥皮、挤奶等接触、食入病畜的乳、乳制品、被污染的肉类及饮用水等)。少数病人吸入病菌而感染。人-人感染少,仅有几篇母-婴、性接触感染的报道。

(三)人群普遍易感

病后可产生一定的免疫力,再次感染发病者并不少见。

(四)流行特征

羊种主要流行在中东、亚洲及南美洲,非洲零星。牛种遍布世界各地。猪种几乎遍布全世界。绵羊附睾种主要大洋洲(澳大利亚,新西兰等),已证实不感染人。犬种在欧美、亚洲、非洲都有流行,仅犬类敏感,人和其他动物感染性低。

【病因病理】

(一)致病因素

布鲁菌属革兰阴性短小球杆状细菌,没有鞭毛,不形成芽胞或荚膜,产生的内毒素是致病的主要因素。根据储存宿主、生化、代谢和免疫学的差异,传统的病原菌属分为 6 个种(羊、猪、牛、犬、鼠、绵羊附睾)19 个生物型,羊种致病力最强,可引起暴发流行;猪种次之;牛种最弱,散发,症状轻或无。

(二)病原学研究进展

除国际公认传统分类为 6 个种 19 个生物型外,有新的菌种出现。新近来自许多国家报道,从世界上不同海域(南极、北欧、南北美、英国海域)海洋哺乳动物中分离到类似布鲁菌的微生物,各国学者对菌株进行了多方面的鉴定分析,研究者一致认为,这些类似布鲁菌的微生物属于布氏杆菌属,但不属于 6 个生物种的任何一种,是一个新种,故命名为海洋种布氏菌(B. maris)。分为 2 个生物型鲸性(B. maris cetacean)、鳍性(B. maris pinniped),能否感染人已有报道在实验室从事 B. maris 菌的人员中有 1 人发生了感染,并从血液中分离到了 B. maris 菌,治疗后痊愈,基于此,报告者们提醒人们,在与这些动物接触时应注意防道。

止 B. maris 菌的感染。但人类致病菌种主要为羊、猪、牛、犬。

【发病机制及病理改变】

布鲁菌自皮肤或黏膜进入人体,随淋巴液到淋巴结后被吞噬细胞吞噬,如吞噬细胞未将细菌杀死,细菌则在吞噬细胞内生长繁殖,形成局部原发灶,临床无特征。细菌在吞噬细胞内大量繁殖而致细胞破裂,释放出内毒素和其他物质,导致毒血症,临床上出现发热、全身中毒症状。血流中的细菌又可到达肝、脾、骨髓、淋巴结等脏器形成新的感染灶,再次进入血液循环如此反复循环,形成临床典型的波状热型。

布病病理变化广泛,受损的组织不仅包括肝、脾、骨髓、淋巴结,还可累及骨、关节、血管、神经、内分泌及生殖系统。损伤涉及间质细胞和实质细胞,以单核-吞噬细胞系统的病变最为显著,病灶中可见由上皮细胞、巨噬细胞及淋巴细胞、浆细胞组成的肉芽肿。倘若未进行积极治疗,随着病情的发展,肉芽肿进一步发生纤维化,最后造成组织器官硬化。布鲁菌主要寄生于吞噬细胞内,机体免疫功能正常时,通过细胞免疫及体液免疫清除病菌而痊愈。若免疫不健全,或者细菌量大,毒力强,部分细菌逃逸免疫,又被吞噬细胞吞噬带入到各组织器官形成新的感染灶。经过一定时间感染灶内细菌生长繁殖再次入血,导致疾病复发。如此反复易成为慢性感染。

【临床分期】

本病临床表现复杂多变,症状各异,轻重不一,呈多器官病变或为局限。根据 2007 年中华人民共和国卫生部发布的《布鲁菌病诊断标准》,临床分为急性期、亚急性期、慢性期、残余期。但临床可以出现亚临床感染、局限型感染和复发。

(一)急性期

发病 3 个月以内,凡有高热、明显症状、体征(包括慢性期急性发作)并出现较高滴度的血清学反应者。

(二)亚急性期

发病 3～6 个月,凡有低热和其他症状、体征,并出现血清学阳性或皮肤变态反应阳性者。

(三)慢性期

发病 6 个月以上,体温正常,有布病症状、体征,并出现血清学阳性或皮肤变态反应阳性者。

(四)残余期

体温正常,症状、体征较固定或功能障碍往往因气候变化,劳累过度而加重者。

亚临床感染无症状,常发生在高危人群中,血清学检测阳性。局限型指未经治疗或亚急性、慢性病例引起骨、关节、脾、肝、泌尿生殖器等局部病变。约 10％的患者在治疗后数月复发,亦有 2 年复发者,需与再感染鉴别。与细菌寄生细胞内逃逸于抗生素和宿主的防御机制有关,与抗菌治疗不当或剂量不足有关。

【典型临床特点】

(一)发热与多汗

最常见的表现之一,发热多在午后或晚上开始,热型不一,变化多样,可有典型的波状热,但羊型菌感染多为不规则热和弛张热,持续 2～3 周或更长,患者高热时全身无明显不适,但体温下降时自觉症状加重,伴大汗淋漓,常湿透衣裤,使患者紧张、烦躁,这是布病所特有。牛型菌感染低热者多。此外尚存在相对缓脉现象。

(二)关节痛

常常在疾病初期出现,多发大关节,膝、腰、肩、骨关节,也可以数个关节同时受累。易误诊为风湿,骨关节病。

(三)神经痛

以腰骶神经根和坐骨神经痛多见。少数病人发生头痛、脑炎、脑膜炎、脊髓炎等。部分患者首诊于骨科,神经内科。易误诊为脊柱病变但治疗效果差。

(四)生殖系统

男性患者中 20％～40％发生睾丸炎,多发生于单侧,伴有明显压痛;个别患者发生鞘膜积液。女性患者可发生卵巢炎、输卵管炎及子宫内膜炎,偶有流产。很多男性患者发热伴有睾丸肿大往往就诊于泌尿外科,临床经验缺乏者易造成误诊误治,因此,一定要结合流行病资料给予综合判断。

(五)肝脾淋巴结肿大

半数患者出现肝大和肝区痛,羊、牛型菌感染可出现非特异性肝炎或肉芽肿,也可发展为肝硬化。猪型菌感染可引起肝化脓性改变;脾多为轻度肿大;淋巴结肿大,无明显疼痛,可自行消散,亦可发生化脓。

慢性感染者症状无特异性,有乏力、出汗、低热、头痛、失眠、精神抑郁等;骨关节有固定性损害,可有强直或挛缩等,此型因无疾病的特异性容易误诊误治。因此,布病的早期诊断,彻底的根治尤为重要。

【辅助检查】

（一）血常规

外周血白细胞正常或减少，淋巴细胞相对增多，血沉快，久病者可有血小板减少和贫血。

（二）病原体分离

急性期病人未用抗生素前，血培养阳性率高，可达80%，慢性期阳性率低。如果系低热或无热期病人，可取骨髓培养，阳性率比血培养高，但培养时间较长，需2～4周。

（三）特异性血清学检查

1.布氏杆菌凝集试验　常用平板凝集（PAT）、虎红平板凝集（RBPT）和试管法（SAT）。前者方法简便，反应迅速，特异性较强，可用于大规模筛查，后者用于临床诊断，急性期阳性率高达85%；慢性期阳性率30%左右。其滴度1:160以上可诊断布氏杆菌病，如果随病程升高更有价值。

2.酶联免疫吸附试验（ELISA）　具灵敏度高、特异性强及快速的优点，可用于急慢性患者的诊断。

3.其他　包括荧光抗体检测、补体结合试验、抗人球蛋白试验（coomb's test），都可采用。以上血清学试验可与其他细菌感染有交叉反应，如霍乱弧菌、结核杆菌、土拉伦菌、耶尔森菌等，可出现假阳性。

4.PCR法　用于布氏杆菌核酸的检测，需一定设备及技术条件。

5.皮内试验　是迟发性过敏反应，阳性表示曾感染或正在感染本病，如果阴性有助于除外本病。

6.其他相关检测　根据临床表现做肝功能、X线、心电图、脑电图等。

【诊断及鉴别诊断】

（一）诊断

1.流行病学资料对诊断有重要价值　在疫区居住，有羊牛接触史，皮毛肉奶加工工人，牧民等容易感染。近年来，农区发病率较高。

2.典型的临床特点有利于早期诊断　波浪热型发热最具特征性，多汗是本病的突出症状，常常在夜间或凌晨退热时大汗淋漓，70%以上有游走性关节痛。男性有睾丸炎，女性有卵巢炎及子宫内膜炎等，部分患者以腰骶神经根炎，坐骨神经痛为主要症状，同时伴肝脾淋巴结肿大。

3.实验室检查为确诊依据　可做血液、骨髓、脓液细菌培养、血清凝集试验、酶标法血清测定以及布氏杆菌PCR法检测等，均有助于诊断。

（二）鉴别诊断

1.布氏杆菌的急性期，应与下列疾病鉴别

（1）伤寒与副伤寒：临床特点为持续发热、肝大、全身中毒症状、末梢血白细胞数正常或偏低，与布病有相似点。但与布病的主要区别点为伤寒与副伤寒以高热，弛张热型多见，典型患者可有表情淡漠，相对缓脉，玫瑰疹，无关节痛和神经痛。早期血培养伤寒菌和副伤寒菌阳性可确诊，或发病2周后肥达（widal）反应阳性，有助于诊断。值得注意的是widal反应在临床中可出现假阳性或假阴性反应，应结合临床综合性判断。急性期末梢血嗜酸性粒细胞明显减少或消失，可随病情好转而渐上升，复发者再度减少，对伤寒的诊断与病情的判定有一定参考价值。骨髓培养较血培养阳性率高，可达90%以上，阳性持续时间较长。适用于已采用抗菌治疗或血培养阴性者。粪便培养第3～4周阳性率高（约70%）。尿培养阳性率低，第3～4周25%左右。

伤寒与副伤寒上述常规检测方法，一般实验室均可开展。近年来建立了一些新的免疫学及分子生物学诊断方法，检测相应的抗原、抗体及伤寒杆菌的基因序列。像酶联免疫吸附试验（ELISA），PCR技术等，尽管这些方法较为特异，敏感，但在临床常规的应用还有许多问题尚要解决，有待标准化。

（2）风湿性疾病：风湿病的病因和发病机制多样，许多疾病的确切病因尚未阐明，至今尚无完善的分类，美国风湿协会将其分为十大类，包括弥漫性结缔组织病、与脊柱炎相关的关节炎、退行性关节炎、与感染因素相关的关节炎、伴风湿病表现的代谢和内分泌疾病、肿瘤、神经性病变、伴有关节表现的骨病、非关节性风湿病、其他常伴关节炎的疾病。上述各种病因所致的关节病是风湿性疾病的重要组成部分。与布氏杆菌病常有某些共同点，如长期不规则发热、关节痛、多脏器损害等，由于风湿性疾病病种繁多、病因复杂、涉及多系统多脏器，详细询问病史，仔细体检，必要的辅助检查是早期做出诊断的重要依据。

（3）结核病：结核杆菌可导致全身各组织器官的病灶，尤以肺多见。布氏杆菌病的持续低热，多汗，身体衰竭，末梢血白细胞数正常或偏低，血沉稍快，轻度贫血易误诊为肺结核。但肺结核全身中毒症状明显、消瘦明显、两颊潮红、血沉加快、咳嗽、痰中带血，痰内可检到结核杆菌，X线肺部有结核病灶,而关节痛和神经痛不明显。布氏杆菌病在临床上由于病情的复杂性、多样性,尤其伴发有腰痛,神经系统症状者,一定要除外腰椎结核的可能性。

(4)败血症:革兰阴性杆菌败血症需与急性伴高热、全身毒血症严重的布氏杆菌病相鉴别。近些年,院内感染逐年增多,以胆道、呼吸道、泌尿生殖道、肠道、烧伤创面感染多见,其临床特点为发热以间歇和弛张热多见,亦可双峰热、相对缓脉较多见、部分病人体温可不升,感染性休克发生率可高达40%。血培养、流行病学资料,有助于鉴别诊断。

(5)睾丸炎:睾丸炎是男性常见的泌尿系疾病,睾丸炎可由多种病原体、损伤或化学物所引起,但临床上睾丸炎通常由细菌和病毒引起。睾丸本身很少发生细菌性感染,由于睾丸有丰富的血液和淋巴液供应,对细菌感染的抵抗力较强。细菌性睾丸炎大多数是由于邻近的附睾发炎从血行、淋巴传播而来,也可直接经尿道、精囊、输精管、附睾蔓延波及。常见的致病菌是葡萄球菌、链球菌、大肠埃希菌等。患者常常出现睾丸疼痛,并向腹股沟放射,有明显的下坠感觉,并伴有高热、恶心、呕吐、白细胞升高等,同时睾丸肿大、压痛非常明显,阴囊皮肤红肿。未经积极治疗者可睾丸脓肿,扪之有波动感,与布氏杆菌病导致的非化脓性睾丸炎有一定的区别。病毒感染导致的睾丸炎最多见于流行性腮腺炎病毒,这种病原体主要侵犯腮腺,颌下腺,舌下腺,睾丸,胰腺等,它是一种系统性、多器官受累的疾病,临床表现形式多样。腮腺炎病毒主要累及成熟睾丸,幼年患者很少出现睾丸炎。睾丸炎常见于腮腺肿大开始消退时病人又出现发热,睾丸明显肿胀和疼痛,可并发附睾炎,鞘膜积液和阴囊水肿。睾丸炎多为单侧,约1/3的病例为双侧受累。急性症状持续3～5d,10d内逐渐好转。单纯的睾丸肿大与布氏杆菌病导致的睾丸炎难以鉴别,需要从流行病学,临床体征,病原学综合判断。

2.慢性期布氏杆菌病应与风湿性关节炎、类风湿关节炎、神经官能症等鉴别。需要仔细询问病史,流行病史,认真体格检查及相关的实验室和辅助检查,方可确定诊断。

【治疗】

(一)急性和亚急性感染的治疗

1.一般治疗及对症治疗 卧床休息,注意补充水分及维生素,高热者以物理降温为主,必要时可加用解热镇痛药,严重者在抗菌治疗的同时可短期(3～4d)应用肾上腺皮质激素。如果感染累及中枢

神经系统及长期有睾丸肿痛者,均有应用激素的指征。

2.病原治疗 布氏杆菌属胞内菌,抗菌治疗时应选用具有良好胞内渗透作用的抗菌药物,进行联合治疗。中华医学会传染病临床诊疗指南推荐以下几种治疗方案:

(1)利福平900mg/d＋多西环素(强力霉素)200mg/d口服。

(2)利福平900mg/d口服＋链霉素1g/d,分2次肌内注射。

(3)复方磺胺甲噁唑2～3片/次,每日2次口服。

(4)四环素2g/d,分4次口服＋链霉素1g/d,分2次肌内注射。

(5)喹诺酮类＋多西环素口服。

以上各方案疗程不低于3周,且应交替使用2～个3疗程,每次换方案应间隔5～7d。

WHO国际专家推荐:

利福平900mg/d＋多西环素200mg/d顿服;疗程≥6周/疗程,共用2个疗程,可提高疗效,减少复发。

无论采取哪种方案,治疗期间一定要定期复检肝功。合并布氏杆菌脑膜炎、脊髓炎的重症病人须延长3个疗程以上。

(二)慢性感染的治疗

对于慢性患者治疗较为复杂,主要包括病原治疗、脱敏治疗和对症治疗。

1.病原治疗 与急性和亚急性感染者治疗相同,必要时可重复治疗几个疗程。

2.菌苗疗法 慢性期病人曾用菌苗治疗,由于药物反应大,疗效较差,因此现在一般不用。

3.其他 可用水解素及溶菌素治疗,治疗反应较菌苗轻,但疗效不如菌苗,目前也已不用。

4.慢性关节炎病人可用药浴治疗及其他物理治疗,以减轻症状。

【并发症】

急性期的并发症有心内膜炎、心包炎、心肌炎、脑膜脑炎、脑膜炎、脊髓炎、支气管肺炎、胸膜炎、子宫内膜炎等,个别患者可发生失语、瘫痪、听力减退、耳聋、角膜炎、视神经炎等。有些患者也可出现在慢性及恢复期。上述并发症的出现,主要与布氏杆菌病的发病机制和病理改变有关。布氏杆菌经皮肤和黏膜侵入人体后,在局部淋巴结内大量繁殖,进入血液循环引起菌血症。释放出内毒素和其

他物质为主要致病因素,引起毒血症症状。细菌随血液播散至全身,主要是肝、脾、骨髓和肾等,引起细胞变性、坏死。病菌主要在单核细胞内繁殖,抗菌物质和抗体难入细胞内。所以,临床表现复杂,难治。急性期时,细菌和毒素起主要作用,慢性期变态反应起重要作用。临床上除典型布杆症状外,同时伴有上述并发症者,最好用一元论综合分析。

【预后】

预后良好。急性期经正规、足量、足疗程治疗

是可以治愈的,患者多数于 3～6 个月康复,仅10％～15％病程超过 6 个月。未经抗菌治疗的病死率为 2％～3％,主要死因心内膜炎、严重的中枢神经系统并发症、全血细胞减少等。少数诊断不明确,治疗不及时、不彻底的慢性病人其治疗更为复杂,可留有关节病变、肢体活动受限。部分患者治疗效果较差。

（乌　云）

第九节　炭　疽

学习要点

1. 掌握炭疽的临床表现和皮肤炭疽、肺炭疽和消化道炭疽的临床特点。
2. 掌握皮肤炭疽、肺炭疽和消化道炭疽的诊断与鉴别诊断。
3. 掌握炭疽的治疗和预防原则与常用措施。
4. 熟悉炭疽的致病机制和病理改变特点。
5. 了解炭疽的生物学特征和流行病学特点。

炭疽(anthrax)是由炭疽杆菌(bacillus anthracis)引起的人兽共患急性传染病。炭疽菌在自然环境中以芽胞的形式存在于土壤和水中,食草动物如马、牛、羊等因在食草过程中摄入炭疽芽胞而感染。人类感染炭疽主要是由于皮肤接触感染动物或感染动物制品如皮、毛、骨、肉等制品经破损的皮肤患皮肤炭疽;或食用含炭疽芽胞的动物肉患胃肠型炭疽;或吸入含有炭疽芽胞的尘埃患肺炭疽(又称吸入型炭疽)。临床上多发生于皮肤暴露部位,以形成黑色的焦痂,周围略隆起的非凹陷性水肿改变为特征性的皮损。吸入性炭疽即肺炭疽以高热、咳嗽、咯血性痰,呼吸困难、发绀为主要表现,易发展成败血症或感染性休克,病死率高。炭疽芽胞可经飞沫尘埃传播引起人-人之间流行,是重点防范的生物恐怖武器之一。

【病原学】

炭疽杆菌为革兰染色阳性粗大杆菌,长 3～10μm,宽 1～1.5μm,无鞭毛不活动,两端平钝呈竹节样排列。在普通培养基生长良好,需氧或兼性厌氧。在宿主体内呈繁殖状态可形成荚膜,具有很强致病力。炭疽杆菌在繁殖状态时对普通消毒剂敏感,75℃ 1min 即能杀灭。在外界不适宜环境中炭疽杆菌易形成卵圆形芽胞,有很强的抵抗力,在皮

毛上可存活数年,在土壤中存活数十年之久。煮沸或蒸气灭菌需 20 min 以上,10％甲醛溶液 15min,20％漂白粉溶液 24～48h 可将芽胞杀灭。

炭疽的致病力主要是由炭疽杆菌繁殖体产生的荚膜和外毒素所致。炭疽的外毒素由质粒 PXO1 编码产生,荚膜由质粒 PXO2 编码产生,携有这两个毒性质粒的炭疽杆菌才有致病性。去除其中一个毒性质粒,其致病性明显下降,可用于制备减毒活疫苗,不含毒性质粒的细菌则无致病性。

炭疽荚膜由质粒 pXO2(约 95kb)携带的 capB-CAD 基因编码产生,受 capA 和 capB 基因的调节以及 capD 基因产物的修饰产生 γ 羧基连接的 D-谷氨酸同聚物,既称为多聚 γ-D-谷氨酸(poly-γ-D-glutamic acid,γDPGA)。因其为高分子结构物质不易被降解,并且具有抑制吞噬细胞的吞噬作用,是引起感染扩散的重要原因,也是炭疽菌产生免疫逃逸的机制之一。

质粒 pXO1 由 184kb 组成,带有毒素结构基因(pagA、lef 和 cya)以及毒素基因激活子(atxA),分别编码产生三种毒素蛋白,即保护性抗原(protective antigen,PA)、致死因子(lethal factor,LF)和水肿因子(edema factor,EF),组成炭疽的 2 种外毒素(致死毒素和水肿毒素)。实验研究证明这三

种蛋白分别注射实验鼠,均无致病性,但将 PA 与 LF 或 EF 联合注射则表现出两种毒素的致病效果。现已证实 PA 与 LF 形成致死毒素,与 EF 组成水肿毒素。PA 是分子量为 83KDa 的细胞受体结合蛋白,能与细胞表面的炭疽毒素受体(anthrax toxin receptor,ATR)结合发挥生物学效应。目前发现有 2 种炭疽毒素受体分别称 ATR1 和 ATR2,其中 ATR1 与肿瘤内皮标记物 8(tumor endothelial marker 8,TEM8)在细胞外区和跨膜区同源,而 ART2 与 CMG2 基因同源。ATR 在多种组织中广泛分布,尤其是在肺部、皮肤和肠道上皮细胞表面高表达,与炭疽重要的侵入途径相一致。

PA 一旦与细胞表面的炭疽毒素受体结合,即被细胞膜表面的氟林和(或)氟林样蛋白酶裂解成 PA63 和 PA20 两部分,PA63 经构形变化形成七聚体的蛋白复合物,在宿主细胞膜上形成与细胞内相通的孔道,LF 或 EF 与 PA63 结合,将毒素转运到细胞浆内发挥生物学作用。LF 是具有锌金属蛋白酶活性的蛋白,可分解宿主细胞的有丝分裂原活化蛋白激酶(mitogen activated protein kinase kinase,MAPKK),阻断细胞外 p38 有丝分裂原活化蛋白激酶和 Jun N 末端蛋白激酶途径,因而干扰由细胞受体控制的细胞生存和增殖的信号传导途径的级联反应,导致宿主的巨噬细胞、树突状细胞死亡以及损伤中性粒细胞分泌细胞因子和内皮细胞的屏障功能。EF 是具有钙调节蛋白依赖的腺苷环化酶活性的蛋白,其酶活性较宿主环化酶高 1 000 倍,可使细胞内三磷腺苷(ATP)转化为环单磷酸腺苷(cAMP),使细胞内 cAMP 水平升高,引起被感染的细胞肿胀和水肿。

炭疽杆菌能在吞噬细胞中生存并扩散引起全身的严重感染,与炭疽杆菌产生的荚膜和外毒素具有免疫逃逸作用密切相关。炭疽芽胞在感染局部被巨噬细胞吞噬后,在巨噬细胞内的适当环境中炭疽芽胞发育转变成繁殖体并大量繁殖产生毒素和荚膜,在毒素的作用下,抑制巨噬细胞的 MAPKK 信号途径致使巨噬细胞溶解死亡。同时,炭疽杆菌的外毒素(LT 和 ET)均能阻止巨噬细胞和树突状细胞释放促炎性反应的介质,并促使巨噬细胞凋亡,因而防止了巨噬细胞的更新和细菌的清除。此外,LT 和 ET 可通过干扰 T 淋巴细胞受体(T cell receptor,TCR)启动信号级联反应途径,以及干扰树突状细胞的 MAPK 信号传导途径,致使 T 淋巴细胞的成熟、增殖和生物学作用受到明显抑制。

【流行病学】

1. 传染源　患病或受炭疽芽胞污染的食草动物如牛、羊、马、骆驼等是人类炭疽的主要传染源。炭疽病人的排泄物和分泌物因含有炭疽杆菌均具有传染性,尤其是肺炭疽因呼吸道排菌是人-人间传播的重要传染源。

2. 传播途径　感染炭疽的主要途径是炭疽芽胞经破损皮肤,其次可经吸入或食入途径。人因直接接触含炭疽病畜或死畜,以及受炭疽芽胞污染的畜产品、土壤及用具等而感染,或吸入含炭疽芽胞的尘埃或进食被炭疽芽胞污染的食物而感染。

3. 易感性　人群普遍易感,但与接触患病动物的职业密切相关,如农牧民、屠宰场和皮毛加工厂工人等为高危人群。感染后免疫力较持久。

4. 流行病学特点　炭疽病呈全球分布,以南美洲、亚洲、非洲牧区多见。全年均有发病,以 7~9 月份为高峰。如今欧美发达国家食草动物感染炭疽的情况明显减少,偶有因接触来自发展中国家的动物制品而感染炭疽的病例。但在亚洲、非洲、南美洲及东欧、南欧以及我国等发展中国家野生动物和家畜感染炭疽而导致人感染炭疽的病例每年有数千例。因炭疽芽胞具有在自然环境中长期生存,不易发现,易携带播撒等特点,可用于生物恐怖武器,曾经引起美国发生吸入性炭疽的恐怖事件,炭疽已列为世界重点防范的生物恐怖武器之一。

【发病机制和病理】

炭疽是由炭疽芽胞经破损的皮肤进入皮下或经吸入肺部或经食入进入黏膜而感染。炭疽芽胞被局部存在的巨噬细胞吞噬,在适当的环境下芽胞发育形成繁殖体(vegetative bacteria),在细菌大量繁殖的过程中产生外毒素,引起感染部位的皮肤组织细胞坏死和水肿。吸入性炭疽的病理过程与皮肤炭疽略有不同。炭疽芽胞经呼吸道进入肺泡后,被肺部的巨噬细胞吞噬,部分炭疽芽胞死亡,但少数芽胞在巨噬细胞内存活并被巨噬细胞带到纵隔和肺门淋巴结。在此处炭疽芽胞发育成繁殖体,产生大量毒素,导致巨噬细胞溶解死亡。同时,在局部淋巴结的炭疽杆菌大量繁殖以及所产生的荚膜和毒素对宿主免疫系统产生明显的损害和抑制作用,致使炭疽杆菌突破宿主的免疫系统进入血液循环引起严重脓毒血症,甚至感染性休克。此外,由于毒素的作用,特别是致死毒素(LT)可引起感染部位和(或)全身性的组织细胞坏死、水肿、血管损伤及血浆外渗、出血和血栓形成,诱发 DIC 的发生,是导致休克死亡的主要原因。

炭疽的主要病理改变是外毒素所致的组织脏器出血、坏死和水肿，无炎性细胞浸润，故无化脓性改变。皮肤炭疽表现为病变中央组织出血和坏死形成黑色焦痂，周围为凝固性坏死区，因神经纤维变性，故无痛感。溃疡周围皮肤组织水肿十分明显。显微镜下见局部显著充血，表层坏死，真皮水肿、坏死、出血，炎性细胞反应轻。肺炭疽可见出血性气管炎、支气管炎、小叶肺炎、肺水肿、胸膜炎、纵隔淋巴结炎以及血性渗出液等改变。肠炭疽病变多在小肠，肠壁可见痈样病灶伴出血性浸润，周围肠壁有出血和水肿。肠系膜淋巴结肿大，腹腔有血性渗出液。脑膜炎型炭疽的脑膜、脑实质有充血、出血、坏死和水肿。败血症型炭疽有全身广泛的出血、坏死和水肿。所有病灶均可检出炭疽杆菌。

【临床表现与临床类型】

炭疽因其感染的途径表现为三种主要临床类型，即皮肤炭疽、吸入性炭疽或肺炭疽、消化道炭疽。进一步可发展成炭疽败血症或炭疽脑膜炎。

潜伏期数小时至 12d，平均 1～6d。

1. 皮肤炭疽　最常见，占炭疽感染 95% 的病例。临床上多发生于头、面、颈、肩、手、脚等裸露部位皮肤。初期为感染部位皮肤出现丘疹或斑疹，次日出现水疱，周围呈非凹陷性水肿，第 3～4 天中心区呈现出血性坏死，周围有成群小水疱，第 5～7 天坏死区破溃成小溃疡，血样分泌物结成黑色焦痂，周围组织成非凹陷性水肿。黑色焦痂直径 1～5cm，水肿区直径可达 5～20cm，疼痛不显著、无化脓为其特点。继水肿消退，黑痂于 1～2 周脱落，再经 1～2 周愈合成瘢。

全身症状有发热、全身不适、肌痛、头痛，局部淋巴结肿大。若不治疗约 20% 将死亡，及时接受抗菌药物治疗，病死率则<1%。重症患者可发展为败血症，或继发性肺炭疽及炭疽脑膜炎，病死率很高。

2. 吸入性炭疽（inhalational anthrax）　又称肺炭疽（pulmonary anthrax），因吸入含炭疽芽胞的尘埃而感染，也可因皮肤炭疽继发而患病，占炭疽病例的 5%。潜伏期 1～6d。起病急骤，临床表现为双相，初期表现为高热、寒战、干咳、头痛、全身不适、呕吐等症状，体征和实验室检查亦无特异性。此期持续数小时至数天，部分病人可有短暂的症状减轻。进展为第二期则表现为突然高热、胸痛、咳血性痰、呼吸困难、发绀、血性胸腔积液等，肺部仅

闻及少量湿啰音或有胸膜炎体征。体征与病情严重程度不成比例。胸片以纵隔增宽、胸腔积液为特征。全身中毒症状严重并进展快，多于 24～36h 因休克死亡，病死率高。吸入性炭疽易并发败血症、感染性休克或脑膜炎，即便用抗菌药物治疗病死率也很高。

3. 消化道炭疽　由于进食带菌动物的肉或未煮熟的受染动物及其产品而感染，占炭疽病例的 1%。其临床表现因炭疽感染的部位而表现有所不同。食管炭疽因炭疽芽胞在咽部及食管黏膜定居而引起。在口腔后壁、硬腭、扁桃体及食管，早期为充血和水肿，形成溃疡，可有假膜覆盖溃疡表面。临床表现为高热、颈部水肿、局部淋巴结肿大、严重咽喉痛、吞咽困难甚至呼吸困难。肠炭疽以腹部表现为主，类似急性胃肠炎或急腹症，表现为高热、恶心、呕吐、食欲消失、腹痛、血水样便等，进展迅速，常发展为急腹症，甚至败血症等。部分病人可因出血性肠系膜淋巴结炎而表现为大量血性腹水。病情进一步发展出现严重毒血症、休克而死亡。早期表现无特异性，诊断困难，病死率很高。

4. 炭疽脑膜炎　任何类型炭疽都可并发脑膜炎。临床表现同其他化脓性脑膜炎，主要表现为剧烈头痛、呕吐、抽搐、明显脑膜刺激征。病情凶险，进展迅速，多于起病 2～4d 死亡。脑脊液多呈血性，可检出大量有荚膜的革兰阳性粗大杆菌。一旦发生炭疽脑膜炎，尽管用强有力的抗菌药物治疗也难以逆转死亡结局。

5. 败血症炭疽　多继发于肺炭疽或肠炭疽。表现为高热、头痛、出血、毒血症、感染性休克、DIC 等。

【实验室检查】

1. 血常规　白细胞升高，达（10～20）×10⁹/L，甚至可达（60～80）×10⁹/L。中性粒细胞显著升高。

2. 病原学检查

（1）直接涂片镜检：根据炭疽病型采取不同标本涂片行革兰染色或荚膜染色，见呈竹节样排列的革兰染色阳性有荚膜的粗大杆菌。皮肤炭疽取小泡液、焦痂；吸入性炭疽取血液、痰液；炭疽脑膜炎取脑脊液；胃肠炭疽取粪便。也可用孔雀石绿染色芽胞，此外还可用荚膜肿胀试验和荚膜染色法检测。

（2）分离培养：将标本接种于普通琼脂平板上，或先增菌培养后接种于平板培养基，如有可疑菌落

则根据形态特征、青霉素串珠试验、动物试验等鉴定之。

（3）动物试验：将取自病人的标本或培养物接种于实验动物（小白鼠或豚鼠等）皮下，24h出现典型水肿、出血为阳性。动物多在2～3d因败血症死亡，尸解可见动物脾大，内脏和血液中含有大量有荚膜的炭疽杆菌。

（4）免疫学检测：用直接荧光抗体试验检测血中荚膜抗原和细胞壁多聚糖。或间接血凝试验、补体结合试验、ELISA等检测特异性抗体，多用于追溯性或流行病学调查。

（5）分子生物学技术检测：用多聚酶联反应（PCR）技术或基因探针技术检测标本中的 PXO1、PXO2 或 16s rRNA 等特异性基因序列，其敏感性和特异性很高，有助于短期得到阳性结果。

3. 其他辅助检查 肺炭疽行胸片检查可见纵隔增宽、胸腔积液等。此征象与社区获得性肺炎和流感样疾病比较，其诊断吸入性炭疽的特异性和敏感性均较高，有鉴别诊断价值。

【诊断与鉴别诊断】

（一）诊断

1. 诊断依据

（1）流行病学资料：生活在炭疽疫区或在发病前14d内到达过该类地区；或从事与毛皮等畜产品密切接触的职业；或接触、食用可疑的病、死动物及肉制品。

（2）临床表现：在面、颈、手或前臂等暴露部位的局部皮肤出现不明原因的红斑、丘疹、水疱，周围组织肿胀及浸润，继而中央坏死形成溃疡性黑色焦痂，周围皮肤红肿，但疼痛不显著。病变部位的回流淋巴结肿大，伴有发热、头痛、关节痛等。

（3）实验室检查：皮肤溃疡的分泌物、痰、呕吐物、排泄物，或血液、脑脊液等标本镜检发现大量两端平齐呈竹节样排列的革兰阳性粗大杆菌，细菌培养获炭疽杆菌；或双份血清抗炭疽特异性抗体滴度出现4倍或以上升高。

根据流行病学史、临床症状与体征、实验室检查等进行综合分析，具有细菌学或血清学诊断阳性结果可确诊。

2. 诊断原则

（1）疑似病例：有以上流行病学史和相应的临床表现者，考虑为疑似病例。

（2）临床诊断病例：具有流行病学史和典型的临床表现，标本中镜检发现两端平齐呈竹节样排列

的革兰阳性粗大杆菌，可诊断为临床诊断病例。

（3）确诊病例：符合临床诊断病例，并经细菌培养分离到炭疽杆菌或双份血清特异性抗体4倍以上升高可诊断为确诊病例。

（二）鉴别诊断

1. 皮肤炭疽应与化脓性皮炎、蜂窝织炎、恙虫病等鉴别

（1）化脓性皮炎（脓疱疮）：主要由葡萄球菌或链球菌引起的皮肤化脓性感染，在疾病初期为散在的水泡，后迅速增大，破溃后形成皮肤糜烂面，干燥后形成黄色脓痂。若感染范围小，多无发热等感染中毒症状。脓性分泌物镜检或菌培养可确诊。

（2）蜂窝织炎：为金黄色葡萄球菌或溶血性链球菌所引起的皮肤或皮下组织弥漫性化脓性炎症。临床表现为感染部位局部皮肤及皮下红、肿、热、痛，严重者可出现全身中毒症状。皮肤破溃可形成溃疡或形成坏疽、脓肿及败血症。脓性分泌物镜检或细菌培养有助于确诊。

（3）恙虫病：临床表现为突起高热、伴头痛及全身痛，充血性斑丘疹，淋巴结肿大。于恙螨虫叮咬处先出现红色斑丘疹，后形成水泡，渐中央坏死形成黑色焦痂，周围略隆起，无痛无瘙痒，亦无渗出，焦痂脱落后形成溃疡是其重要特征。白细胞正常或稍低。外菲氏反应（滴度＞1:160）阳性，或ELISA检测特异性 IgM 抗体阳性有助于诊断。恙虫病由立克次体感染所致，鼠类为传染源，经带有立克次体的恙螨虫叮咬而感染。主要流行于我国南方地区。

（4）兔热病 兔热病又称土拉菌病或鹿蝇热，是一种人兽共患的自然疫源性传染病。临床表现主要有发热，淋巴结肿大并疼痛，皮肤溃疡，眼结膜充血、溃疡或伴有呼吸道和消化道炎症及毒血症等。白细胞多数在正常范围，少数可明显升高，血沉增快。皮肤试验阳性（即用稀释的死菌悬液或经提纯抗原制备的土拉菌素，接种0.1ml于前臂皮内，12～24h后呈现红肿即为阳性反应）。血菌培养可资鉴别。此病曾在青海、新疆、西藏、黑龙江等省区有报道，注意鉴别。传染源主要是野兔、田鼠等，主要经直接接触、消化道摄入或蜱叮咬而被感染，人群普遍易感。

2. 肠炭疽应与肠道感染如细菌性痢疾、沙门菌感染、肠杆菌科细菌感染性腹泻相鉴别

（1）细菌性痢疾：多发生在夏秋季，有不洁饮食或饮水史。临床表现特点为起病急，高热伴寒战，

腹痛、腹泻、里急后重（肛门刺激征），黏液便或黏液脓血便，便次10次以上/d，但便量少。查体左下腹压痛，肠鸣音亢进。白细胞及中性粒细胞明显增加，大便镜检为红细胞、白细胞增加，及大量脓细胞。大便菌培养检出志贺痢疾杆菌可确诊。

（2）沙门菌感染：鼠伤寒沙门菌、肠炎沙门菌、猪霍乱沙门菌等常为其主要病原菌。多发生在夏秋季，有不洁饮食或饮水史。胃肠型主要临床症状同急性非典型菌痢相似，但粪便多样化，粪便细菌培养检出沙门菌可确诊。

（3）其他肠杆菌科细菌感染性腹泻常见的致病菌有大肠埃希菌、耶尔森菌、变形杆菌等。部分病例可表现为腹痛、腹泻、血便等急性胃肠炎表现，大便细菌培养出相应的致病菌可确诊。

3. 肺炭疽与流感重症肺炎、传染性非典型肺炎、社区性肺炎、钩体病肺炎、肺鼠疫等鉴别

（1）流感或禽流感重症肺炎、传染性非典型肺炎等多发生于流感流行的冬春季，常有与呼吸道病人接触史。表现为发热、咽痛、头痛、全身酸痛、乏力、流涕、咳嗽、咳痰。少数病例病情进展迅速，出现呼吸衰竭、多脏器功能不全或衰竭。外周血白细胞正常或降低。胸片可见肺内片状阴影，与肺炭疽X线胸片表现为纵隔增宽、胸腔积液等特征截然不同。鼻咽部取材培养可分离到相应病原体，或用PCR技术检测出病毒核酸可确诊。

（2）社区获得性肺炎：是指在医院外所患肺炎，常见于球菌或杆菌感染。临床表现为突起的发热、咳嗽、咳痰，白色黏液痰、脓痰或铁锈色痰。肺部可闻及干、湿性啰音。胸片多为支气管肺炎或渗出性斑片影。白细胞及中性粒细胞增高，痰菌培养可检出革兰染色阳性或阴性的球菌或杆菌。

（3）与出血型钩端螺旋体病鉴别：肺出血型钩端螺旋体病是钩体病的一种严重类型，由致病性钩端螺旋体引起。此病多发生在夏季，接触被钩体污染的疫水而感染。临床表现为突起高热、寒战、全身酸痛、结膜充血、腓肠肌压痛、全身表浅淋巴结肿大。在此基础上发生咳嗽、血痰或咯血，进一步发展为肺弥漫性出血，X线片显示为双肺广泛弥漫性点片状阴影。白细胞及中性粒细胞明显增高，钩体血清学检查或直接镜检找到钩体可确诊。与肺炭疽临床表现有相似之处，痰或呼吸道分泌物可检出炭疽杆菌，可资鉴别。

（4）与肺鼠疫鉴别：肺鼠疫临床表现与肺炭疽相似，均有突起高热、寒战、咳嗽、咳血痰、呼吸困难，临床表现严重程度与体征不符，常因呼吸、循环衰竭而死亡。但痰菌培养结果可资鉴别。

4. 败血症炭疽与其他败血症鉴别 其他细菌感染引起的败血症与炭疽败血症的临床表现极为相似，但部分病例可有原发病灶，如肠道、肺部、泌尿生殖系感染灶等。而炭疽败血症多在皮肤炭疽、肠道炭疽或肺炭疽的基础上发展而来。中毒症状极重，常因感染性休克或DIC死亡。血培养检出炭疽杆菌可确诊。

5. 炭疽脑膜炎与化脓性或结核性脑膜炎鉴别 不论是化脓性或结核性脑膜炎均表现为高热、剧烈头痛、恶心，呕吐为喷射状，脑膜刺激征（颈部抵抗、克匿氏征、布氏征）阳性。但炭疽脑膜炎多继发于皮肤炭疽、肺炭疽或肠炭疽等，脑脊液为出血性，可检出大量有荚膜的革兰阳性粗大杆菌。而化脓性脑膜炎可继发于胆脂瘤型中耳炎或败血症，脑脊液为脓性，白细胞明显增高，糖和氯化物明显降低，菌培养可检出相应的细菌。结核性脑膜炎通常起病缓慢，有结核中毒症状或肺结核证据。脑脊液为毛玻璃样，潘迪氏阳性，细胞数略增加，以淋巴细胞为主。从脑脊液中可检出抗酸染色阳性杆菌。

（三）预后

炭疽的预后与感染部位、临床类型和是否及时治疗有关。皮肤炭疽在适当治疗下病死率<1%，若出现严重并发症，病死率明显增高。肺炭疽、肠炭疽因易并发败血症、感染性休克和炭疽脑膜炎，病死率很高，炭疽败血症的病死率高达90%以上，而炭疽脑膜炎，虽经抗菌治疗也很难挽救生命，几乎全部死亡。

【治疗】

（一）一般治疗

严密隔离，对症和支持治疗。对肺炭疽因呼吸道传播而引起人-人间流行，必须按甲类传染病实施严格隔离措施。对炭疽病人的排泄物和分泌物按芽孢消毒要求进行彻底消毒处理后排放。对严重的皮肤炭疽及肠型炭疽或肺炭疽，中毒症状重者酌情给予糖皮质激素，氢化可的松100～200mg/d或地塞米松10～20mg/d。有循环衰竭者给予抗休克治疗，有呼吸衰竭者可给予呼吸机辅助呼吸。皮肤炭疽忌挤压或切开引流，以免感染扩散。皮肤炭疽局部可用1：2 000高锰酸钾液湿敷，或涂以1%甲紫，2%碘溶液。吸入性炭疽注意吸氧。胃肠型炭疽注意补液。

(二)抗菌药物治疗

对各类型炭疽治疗的关键是尽早应用抗菌药物治疗。体外实验显示炭疽杆菌对青霉素 G 钠、阿莫西林、多西环素、利福平、氯霉素、克林霉素、红霉素、庆大霉素、链霉素、亚胺培南、头孢唑啉、利奈唑胺、万古霉素以及环丙沙星和左氧氟沙星等药物敏感,但对广谱的先锋霉素、头孢呋辛、头孢他啶、头孢噻肟、氨曲南和复方磺胺甲基异噁唑等药物耐药。

1. 青霉素 青霉素仍然是目前我国治疗各型炭疽的首选治疗药物。对于无全身症状的皮肤炭疽,青霉素 160 万～320 万 U/d,分 2～3 次肌内注射,疗程 7～10d。若病灶在颈部或伴有严重水肿者、吸入性炭疽、胃肠型炭疽、脑膜炎及败血症者,需用大剂量青霉素 1 200 万～3 600 万 U/d,分次静脉滴入且疗程延长至 60d。同时加用 1～2 种其他抗菌药物如多西环素、环丙沙星、氯霉素、克林霉素、红霉素、庆大霉素、万古霉素等,疗程 2～3 周。若为生物恐怖播散引起的病例,疗程为 60 d(8 周)。

2. 环丙沙星 可作为一线治疗药物。不论成人、孕妇或免疫功能低下的皮肤炭疽患者口服或静滴环丙沙星 500mg/d。儿童皮肤炭疽患者剂量按 10～15mg/kg,每 12h 1 次,最多不超过 1g/d。

3. 多西霉素(强力霉素) 可作为一线治疗药物。用量按年龄和体重调整,超过 8 岁或体重＞45kg 按 100mg 每 12h 给药 1 次;若年龄＞8 岁但体重＜45kg,按 2.2mg/kg 每 12h 给药 1 次;若年龄＜8 岁,则按 2.2mg/kg 每 12h 给药 1 次。对颈部皮肤炭疽、吸入性炭疽成人患者用或多西环素 100mg/d,分 2 次静脉给药。但多西霉素因进入中枢神经系统少而不用于治疗炭疽脑膜炎。

儿童患者除用环丙沙星或多西环素外,应加用 1～2 种其他抗菌药物。

对肺炭疽、消化道炭疽和炭疽脑膜炎及炭疽败血症者需 2～3 种抗菌药物联合治疗。

体外实验研究发现上述抗菌药物长期应用后均能产生耐药,尤其是对一种氟喹诺酮类药物耐药的菌株可对其他喹诺酮类药物产生交叉耐药,需要在治疗过程中密切监测。目前在自然环境中已分离到有对青霉素和头孢类药物耐药炭疽菌株存在,但还未发现对喹诺酮类药物耐药的炭疽杆菌菌株,故欧美国家推荐环丙沙星或多西环素作为一线治疗和预防炭疽感染的药物。

(三)抗血清或抗毒素治疗

对严重炭疽患者,除用抗菌药物外,还可联合用抗炭疽血清治疗,第 1 天为 100ml,第 2～3 天为 30～50ml,静脉滴注或肌内注射,治疗前应做皮试。可降低病死率,但现很少用。目前各种炭疽抗毒素正在研制中,动物试验有效,但尚未批准临床应用。

【预防】

1. 控制传染源 检疫家畜及畜产品,家畜预防接种炭疽疫苗,发现病畜立即隔离杀灭处理。皮肤炭疽病人及可疑者应就地隔离治疗,肺炭疽病人应按甲类传染病严格隔离消毒处理。

2. 切断传播途径 接触可疑兽畜及皮毛,应做好个人防护。对病人用过的物品应严格消毒处理,对用过的医疗废物应焚毁处理,对分泌物或排泄物经消毒处理后方能排放。

3. 保护易感人群

(1)疫苗接种:对从事畜牧业和畜产加工业的人员及疫区人群可考虑炭疽菌苗接种,每年 1 次。

(2)暴露后预防用药:有可能接触炭疽芽胞的人员,应当给予抗菌药物预防。尤其是经呼吸道接触炭疽芽胞者,为防止患吸入性炭疽,应尽快口服环丙沙星,因为暴露致死量的芽胞后第 1 天就开始服抗菌药物可明显减少死亡。推荐口服环丙沙星或多西环素作为第一线预防用药,对妊娠期或哺乳期妇女、年龄不满 18 岁儿童或不能耐受者可用阿莫西林或其他有效的抗菌药物预防,剂量同治疗方案,疗程 60d。

【案例分析】

病例 1

夏季,35 岁男性农民。"右上肢溃烂、结痂 1 周"入院。1 周前无原因右前臂背侧出现数个聚集的小水疱,3d 后范围扩大并出现溃烂及少量出血,略痒无疼痛,后溃烂表面结痂呈黑色。近 3d 感轻微发热、全身不适,余无异常。体格检查:体温 37.8℃,脉搏 84/min,R20/min,血压 120/70mmHg。神志清,右腋窝可扪及核桃大小淋巴结,质地中等,可活动,无疼痛。心肺、腹部无异常体征。右前臂背侧见一直径约 6cm 的溃疡皮损,覆以黑色焦痂,周围略红肿且微隆起。门诊查:白细胞 $15×10^9$/L,中性 80%,淋巴 20%。家中饲养有牛羊。入院后焦痂处取分泌物涂片染色镜检见革兰染色阳性粗大杆菌。诊断为皮肤炭疽,经用青霉素治疗 1 周后发热消失,白细胞恢复正常,2 周后焦痂脱落。痊愈出院。

病例 2

中年男性农民。因"发热、咳嗽、咳大量泡沫状血性痰 3d"入院。患者 3d 前突感乏力不适、寒战，随后发热、头痛、全身疼痛，咳嗽、气短、胸部紧迫感，咳大量泡沫状血性痰，剧咳时胸痛伴有大汗淋漓、烦躁不安，急诊入院。体格检查：体温 40.6℃，血压 120/65mmHg，呼吸 34/min。神志清，抬入病房，皮肤巩膜未见黄染。心率 110/min，律齐。呼吸急迫，左肺叩浊音，呼吸音减弱，双肺闻及湿啰音。腹平软，肝、脾肋下未触及。实验室检查：白细胞 $25.5×10^9$/L，血红蛋白 124g/L，尿蛋白（＋）。

入院后给予物理降温、吸氧、呋塞米 40mg，地塞米松等静脉滴注等对症支持治疗及大剂量青霉素（480 万 U/次，3/d，）静脉滴注。同时急查血常规、尿常规、肝肾功能，血气、胸部 X 线、心电图及痰涂片和痰菌培养等检查。胸部 X 线检查示：纵隔增宽，左侧胸腔中度积液，双下肺炎性渗出性改变。痰镜检染色见革兰染色阳性粗大杆菌，呈竹节状排列。菌培养和细菌学鉴定为炭疽杆菌，临床确诊为肺炭疽。随即按照甲类传染病进行强制隔离治疗。次日，患者全身发绀，因循环和呼吸衰竭抢救无效死亡。

（张跃新）

第十节　鼠　疫

学 习 要 点

1. 掌握鼠疫的临床表现和诊断。
2. 熟悉鼠疫的流行病学，抗病原治疗和预防措施。
3. 了解鼠疫的病原学、发病机制与病理解剖。

鼠疫（plague）是由鼠疫杆菌（*Yersinia pestis*）引起的啮齿类动物中的自然疫源性疾病。鼠疫在历史上曾多次给人类造成巨大的灾难，死亡达数千万。本病传染性强，病死率高，易酿成大流行。临床上以急性淋巴结炎最常见，其次为败血症、肺炎、脑膜炎和皮肤型鼠疫。未经及时有效治疗的病人病情凶险，病死率为 50%～60%。病程早期进行抗菌治疗可显著降低死亡率。该病属国际检疫传染病，我国将其列为法定甲类传染病之首。

【病原学】

鼠疫杆菌属肠杆菌科的耶尔森菌属（*Yersinia*），为革兰阴性小杆菌，长 1～1.5μm，宽 0.5～0.7μm，无鞭毛，无芽胞，有荚膜，兼性需氧。在 pH 6.8～7.2 普通培养基上生长良好，产生典型的粗糙型菌落。鼠疫杆菌体内含有内毒素和一些有致病作用的抗原成分，已证实有 19 种抗原。其中主要有 F1、T、V、W 等。F1 抗原为鼠疫耶尔森菌的荚膜抗原，具有抗原性强，特异性高，可产生保护性抗体；T 抗原中的鼠毒素为可溶性蛋白质，是一种外毒素，对鼠类有剧烈毒性；V 抗原为蛋白质，由质粒介导，仅存在于毒型菌株，保护病菌使之在单核—吞噬细胞内繁殖；W 抗原为类脂蛋白，具有较强的抗吞噬作用。所有毒力型菌株都具有 V 和 W

抗原，不具有 V 和 W 的菌株为无毒株。

该菌对外界抵抗力较弱，对干燥、热和一般消毒剂较敏感，阳光直射，湿热 70～80℃ 10min 或 100℃ 1min，5% 甲酚皂溶液，5%～10% 氯氨等均可致其死亡。耐寒冷，在痰和脓液中可存活 10～20d，在蚤体内可存活 1 个月，在尸体中可存活数周至数个月。

【流行病学】

（一）传染源

凡是在自然界能自然感染鼠疫的动物都可成为鼠疫菌的宿主。对在自然界能长期保持鼠疫菌起绝对作用的动物称为主要宿主，所以，主要宿主是鼠类和其他啮齿类动物。在我国有喜马拉雅旱獭、长尾旱獭、灰旱獭、达乌尔黄鼠、阿拉善黄鼠、长尾黄鼠等，主要分布于青藏高原、新疆、甘肃、内蒙古等地。其次，褐家鼠、小家鼠亦可成为鼠疫菌的宿主而成为传染源。

（二）传播途径

1. 经蚤传播　通过蚤为媒介，构成"啮齿动物→蚤→人"的传播方式是主要传播途径。主要媒介为鼠蚤。蚤类吸入含菌的鼠血后，该菌在其胃内大量繁殖，形成菌栓堵塞消化道，当再叮咬其他鼠或人时，吸入血受阻反流，病菌随之对人构成感染。

另外，蚤粪中含有大量病菌，可因搔抓通过受损皮肤感染。

2.**皮肤传播** 剥食受感染的啮齿类动物的皮、肉或直接接触病人的脓血、痰液，经破损皮肤或黏膜感染。

3.**呼吸道飞沫传播** 肺鼠疫病人痰中的鼠疫菌可借飞沫构成"人→人"之间的传播，造成人间肺鼠疫的流行。

(三)易感人群

人类对鼠疫杆菌普遍缺乏免疫而成为易感者，病后可获得持久的免疫力。

(四)流行特征

人类鼠疫发病取决于当地啮齿类动物中的流行强度，和人与之接触的机会。该病大多发生在野外活动较多的季节(4～9月份)。人间鼠疫在世界上以非洲、亚洲、美洲发病最多。全世界已查明有鼠疫自然疫源地的国家有31个(WHO 1970)。20世纪下半叶世界鼠疫疫情一直处于平稳状态，但90年代后，世界鼠疫重新呈现抬头趋势，其中一次较大的鼠疫流行于1994年，发生于印度城市苏拉特。1950—1990年的40年间我国有12个省区共发生鼠疫8 661例，其中90%发生在前5年，1986—1990年全国共发生人间鼠疫108例，死亡18例。1990—2008年的19年间，全国发生人间鼠疫131县次，鼠疫患者842例。截止到2008年底，我国有12种类型的鼠疫自然疫源地。分布在19个省(区)295个县(市、旗)，疫源地面积为1 434 473.27 km²。1954—2008年，在河北、内蒙古、吉林、黑龙江、陕西、宁夏、云南、广西、贵州、青海、西藏、甘肃、新疆、四川14个省区发生动物鼠疫流行，分离鼠疫菌20 348株。其中，从各种动物体中分离出15 992株，从媒介昆虫分离出4 356株。2009年8月我国青海省兴海县发生肺鼠疫集中发病12例，死亡3人。

【发病机制与病理解剖】

鼠疫杆菌通过皮肤侵入人体，进入局部淋巴细胞，引起剧烈的出血坏死性淋巴结炎症反应，此时即"腺鼠疫"，病原菌释放毒素可引起全身毒血症状。鼠疫杆菌经血液循环进入肺组织，则引起"继发性肺鼠疫"，它是"腺鼠疫"发展的结果。由呼吸道飞沫传入的鼠疫杆菌，引起呼吸道黏膜损伤，则称为"原发性肺鼠疫"。各型鼠疫均可发生鼠疫败血症。

鼠疫的基本病理改变为淋巴管、血管内皮细胞损害和急性出血坏死性炎症。腺鼠疫表现为淋巴结的出血性炎症和凝固性坏死；肺鼠疫肺部病变以充血、水肿、出血为主；鼠疫败血症则表现为血管内血栓形成，血管内播散性血管内凝血等。

【临床表现】

潜伏期：2～8d。原发性肺鼠疫为数小时至3d，曾经接受预防接种者，可长达9～12d。

起病急骤，畏寒发热，体温迅速达39～40℃，常伴恶心、头痛、头晕、四肢疼痛、颜面潮红或苍白、结膜充血、皮肤黏膜出血，继而出现意识模糊，言语不清，步履蹒跚，腔道出血，严重者血压下降，脉搏加速。临床上分为腺鼠疫，肺鼠疫和败血症型鼠疫等，其各型特征表现如下：

(一)腺鼠疫

最为常见，骤起寒战、高热、头痛，继而淋巴结肿大，好发部位依次为腹股沟淋巴结(约占70%)，腋下淋巴结(约占20%)，颈部淋巴结(约占10%)。受侵淋巴结迅速肿大，疼痛剧烈，淋巴结及周围组织显著红、肿、热、痛，疼痛不能活动，拒触摸、碰撞。若治疗及时，淋巴结肿大可逐渐消退，如治疗不及时，1周后淋巴结很快化脓，破溃，常可发展为败血症或肺鼠疫。

(二)肺鼠疫

肺鼠疫是由腺型鼠疫血行播散，引起的严重并发症，少数为原发性吸入性肺鼠疫。起病急骤，寒战高热、咳嗽、胸痛、呼吸急促、发绀、咳痰，痰为黏液或血性泡沫状。肺部仅可闻及散在的湿啰音或轻微的胸膜摩擦音，肺部体征与严重的全身症状不相对称，X线胸片呈支气管肺炎或融合性病变。常因心力衰竭、出血、休克而危及生命。

(三)败血症型鼠疫

为最凶险的一型，继发于肺鼠疫或腺鼠疫。主要表现为高热寒战，谵妄，昏迷，全身广泛出血，休克，循环，呼吸衰竭，常在2～3d死亡。死亡后因发绀和皮肤出血坏死，皮肤呈紫黑色，故有"黑死病"之称。

【实验室检查】

(一)细菌学检查

1.**细菌培养** 根据不同情况，分别取动物的脾、肝等脏器或患者的淋巴结穿刺液，血、脓、痰、脑脊液等用普通培养基均可获得鼠疫杆菌。

2.**动物接种** 取前述材料，以生理盐水调成乳剂，注射于豚鼠或小鼠皮下或腹腔，24～72h死亡，解剖后做细菌学检查。

（二）血清学检查

1.间接血凝法（PHA）　以鼠疫杆菌 FI 抗原检测患者血清中 FI 抗体,感染后 5～7d,出现阳性,2～4 周达高峰,以后逐渐下降,可维持 4 年。

2.ELISA　较前者更敏感。用于测定 FI 抗体,亦可测定 FI 抗原。1∶400 以上为阳性。

3.荧光抗体法（FA）　用荧光标记的特异性抗血清检测可疑标本,可快速准确诊断。

4.放射免疫沉淀试验（RIP）　可查出 28～32 年前患过鼠疫康复患者体内微量的 F1 抗体,可用于追溯诊断和免疫学研究。

（三）分子生物学检测

主要是 DNA 探针和聚合酶链反应（PCR）,具有快速、敏感、特异的优点。

【诊断】

1.流行病学资料　发病前 10d 内曾到过鼠疫流行区或有与鼠疫动物或病人接触史。

2.临床表现　突然发病,严重的全身中毒症状,出血倾向,淋巴结肿大,红肿剧痛,皮肤瘀点或瘀斑,肺部受累及全身休克,衰竭等。

3.实验检查　从肝、脾组织或淋巴结穿刺液、血、脓、痰等标本中检出鼠疫杆菌或血清学、分子生物学检测结果为阳性。

【鉴别诊断】

1.腺鼠疫　应与下列疾病鉴别:

（1）急性淋巴结炎:此病有明显的外伤,常有淋巴管炎、全身症状轻。

（2）丝虫病的淋巴结肿:本病急性期,淋巴结炎与淋巴管炎常同时发生,数天后可自行消退,全身症状轻微,晚上血片检查可找到微丝蚴。

（3）兔热病　由土拉热杆菌感染引起,全身症状轻,腺肿境界明显,可移动,皮色正常,无痛,无被迫体姿,预后较好。

2.败血型鼠疫　需与其他原因所致败血症、钩端螺旋体病、流行性出血热、流行性脑脊髓膜炎相鉴别。应及时检测相应疾病的病原或抗体,并根据流行病学、症状体征鉴别。

3.肺鼠疫　须与大叶性肺炎、支原体肺炎、肺型炭疽及传染性非典型肺炎等鉴别。主要依据临床表现及痰的病原学检查鉴别。

4.皮肤鼠疫　应与皮肤炭疽相鉴别。

【治疗】

病人应按甲类传染病严格隔离于传染病的单间病房,病室应无鼠,无蚤。

1.病原治疗　早期应用抗生素治疗是降低死亡率的关键,传统的抗生素治疗包括链霉素、四环素和氯霉素等。

（1）链霉素:每次 0.5g,每 6h 肌内注射 1 次,2d 后减半,疗程 7～10d。

（2）四环素:每天 2g,分 3～4 次口服或静脉注射,好转后减量,疗程 7～10d。

（3）庆大霉素:每天 160mg,分 2 次静脉滴注或肌内注射,疗程 7～10d。

（4）氯霉素:同四环素,对脑膜炎型鼠疫尤为适宜。

（5）磺胺类药物:可用于轻型腺鼠疫,其他型须与链霉素或庆大霉素联合应用,可用复方磺胺甲噁唑,1g/次,3/d,退热后改为 2/d,疗程同上。

2.对症治疗　急性期应卧床休息,补液,降温,输血或血浆;中毒症状严重的可加用肾上腺皮质激素;伴呼吸道症状者可给予吸氧;休克者可抗休克治疗。

3.局部治疗

（1）腺鼠疫淋巴结切忌挤压,防止导致败血症,可以湿敷,软化者可以切开引流,亦可用 0.1% 雷夫奴尔外敷。

（2）皮肤病灶,可涂 0.5%～1% 链霉素软膏或四环素软膏。

（3）眼鼠疫可用 0.25% 氯霉素眼药水。

【预防】

1.严格管理传染源

（1）灭鼠、灭蚤,监测和控制鼠间鼠疫。

（2）加强疫情报告。

（3）严格隔离病人,患者和疑似病人应分开隔离。腺鼠疫患者隔离至淋巴结肿大完全消散后再观察 7d,肺鼠疫隔离至痰培养 6 次阴性。接触者医学观察 9d。

（4）病人的分泌物,排泄物应彻底消毒或焚烧。

（5）鼠疫患者尸体应严密套包后焚烧。

2.切断传播途径　加强国际检疫,交通检疫。对来自疫区的车、船、飞机等交通工具应严格检疫,进行彻底的灭鼠、灭蚤。对可疑旅客实行隔离观察。

3.保护易感者

（1）加强个人防护:参与治疗的医护人员必须按三级防护进行防护,进入疫区的医护人员及其他工作人员必须要求穿防护服,高筒靴,戴面罩,厚口罩,防护眼镜,橡皮手套等。

(2)预防性服药:可口服复方磺胺甲噁唑,1g/次,3/d。亦可用四环素,0.5g/次,4/d。口服共用6d。

(3)预防接种,对象为疫区及周围的人群;进入疫区的医护人员及参与防疫的人员;非疫区人员在接种鼠疫疫苗10d后方可进入疫区。

疫苗注射:15岁以上人员 1ml,7~14岁,0.5ml,6岁以下 0.3ml,皮下注射。划痕法:7~14岁2滴,6岁以下1滴。接种后10d产生抗体,1个月达高峰,免疫1年,每年需加强接种。

【预后】

以前病死率极高,鼠疫败血症与肺鼠疫几无幸免者,腺鼠疫病死率亦达50%~90%,近年来,由于抗生素的及时应用,病死率降至5%~10%。

【案例分析】

病例1

男性,56岁,蒙古族,农民。1990年5月10日下午,在田地里拾到1只野兔拿回家直接用手剥皮去内脏,加工后食用,12日下午开始出现高热,体温达到39.5℃,伴有头痛、头晕及视物模糊,有腹股沟区疼痛。开始一般对症处理,用头孢类治疗效果差,上级医生考虑到疑似鼠疫,行静脉血培养,给予链霉素1g肌内注射治疗。次日患者发热好转,15日血培养出典型的鼠疫杆菌,确诊为鼠疫败血症。

由于及时发现,早诊断及治疗,病情很快得到控制。

病例2

女性,43岁,藏族,小商人。以经营旱獭皮为生,2002年6月17日凌晨出现了发热的症状,最高体温可达到40.1℃,伴有少许咳嗽、鼻塞,伴有头晕、乏力,自觉腹股沟区疼痛,疼痛呈阵发性加重。自诉腹股沟区可扪及一小包块,轻压痛。开始以感冒行对症治疗。当日白天热退,夜间再次出现发热的症状,当地卫生所给予退热药及口服头孢类抗生素,体温始终未正常,次日患者出现了寒战高热、咳嗽、胸痛、呼吸急促、发绀、咳痰,痰为血性泡沫状。肺部仅可闻及散在的湿啰音,X线胸片呈支气管肺炎病变。心电图提示有ST段下移,以支气管炎合并肺炎给予抗感染及营养心肌治疗四天,病情无好转,患者于2002年6月21日出现呼吸困难,咯血,嗜睡。两肺可闻及湿啰音及哮鸣音。转往当地县人民医院患者出现了昏迷,考虑到疑似肺鼠疫,给予隔离,行静脉血培养,痰培养,给予庆大霉素160mg静脉滴注治疗并及时补液对症治疗。当日夜间死亡。血培养和痰培养出典型的鼠疫杆菌,回顾性诊断为肺鼠疫。由于没有及时发现、诊断及治疗,病情迅速恶化死亡。

（李兰娟）

第十一节 肺 结 核

学 习 要 点

1. 掌握肺结核的发生与发展过程、病理、临床表现、诊断、鉴别诊断和分类。
2. 掌握各型肺结核X线表现特点,痰菌检查意义,结核菌素试验的原理和结果判断。
3. 掌握抗结核化疗的原则和临床应用,抗结核药物常见的不良反应及处理。
4. 掌握常见并发症处理原则,咯血的治疗方案。
5. 熟悉肺结核病因和发病机制。
6. 熟悉肺结核预防原则。
7. 了解肺结核的流行病学。
8. 了解肺结核防治进展。

肺结核病是结核分枝杆菌引起的慢性肺部感染性疾病,其中痰中排菌者称为传染性肺结核病。临床上多呈慢性过程,表现为低热、消瘦、乏力等全身症状与咳嗽咯血等呼吸系统的表现。本病的基本病理特征为渗出、干酪样坏死及其他增殖性组织反应,可形成空洞。若能及时诊断、治疗,大多可获临床治愈。

【流行病学】

(一)流行环节

1.传染源　痰结核杆菌阳性尤其是痰涂片检查结核杆菌阳性的开放性肺结核病人的排菌是结核传播的主要来源。

2.传播途径　经呼吸道传染是最主要的传播途径。病人咳嗽排出的结核菌悬浮在飞沫核中,当被人吸入后即可引起感染。病人随地吐痰,痰液干燥后结核菌随尘埃飞扬,亦可造成吸入感染,但非主要传播方式。

3.易感人群　生活贫困、居住拥挤、营养不良等是经济落后社会中人群结核病高发的原因。婴幼儿、青春后期和成人早期尤其是该年龄期的女性以及老年人结核病发病率较高。某些疾病如糖尿病、硅沉着病、胃大部分切除后、麻疹、百日咳、免疫抑制状态包括免疫抑制性疾病和接受免疫抑药剂治疗等常易诱发结核病。

(二)流行现状

WHO 估计全球 60 亿人口有 20 亿是结核感染者,1999 年有 840 万新病例,其中半数以上为传染性肺结核。每年约有 280 万人死于结核病,占各种原因死亡数的 7%,占各类传染病死亡数的 19%。WHO 要求 2005 年达到全球结核病控制目标为发现 70% 的涂阳结核病人,85% 的病人得到 WHO 正式推荐的直接督导下短程化疗方案。2000 年我国第四次全国结核病流行病学抽样调查的初步分析,当前我国结核病的流行趋势及特点存在五多一高:结核杆菌感染人数多(全国已有四亿多人感染了结核杆菌)、现患肺结核人数多(全国现有 500 万肺结核病人,占全球病人数的 1/4)、结核病死亡人数多、耐药结核病人数多、农村结核病患者人数多(80% 的病人在农村)而传染性肺结核疫情仍居高不下(157.8/10 万人)。

【病因和发病机制】

(一)结核杆菌感染

当结核杆菌经呼吸道被吸入抵达近胸膜的远端呼吸性细支气管或肺泡内,能否引起感染取决于吸入结核杆菌的数量、结核杆菌的毒力和宿主肺泡巨噬细胞固有的杀菌能力等。结核杆菌如能幸免于机体的防御作用,则可在入侵局部及肺泡巨噬细胞内缓慢繁殖诱导机体产生相应的细胞免疫反应。结核菌素皮肤试验阳性,提示机体已感染了结核杆菌。在机体细胞介导免疫反应形成前,结核杆菌可通过淋巴管、肺门、纵隔淋巴结,乃至通过血行,形成早期菌血症,结核杆菌可传播至身体各处。最易受累及的是氧分压较高的脑、长骨骨骺、肾、脊柱椎体、淋巴结和肺上叶。感染局部可愈合形成静止的纤维钙化灶,成为以后再活动的根源。宿主受结核杆菌感染后近期内发病乃至以后发病者占 1% 左右,发病者中近半数在感染后半年至两年内发病,其余则在机体抵抗力低下时发病,而 90% 结核杆菌感染者可保持终生不发病。

(二)原发综合征的发生及发展

被吸入的结核杆菌在肺内沉积,结核杆菌繁殖,在局部形成原发病变的同时,结核杆菌被未活化的肺泡巨噬细胞吞噬、在巨噬细胞内繁殖,并经淋巴管运送至相应的肺门及纵隔淋巴结形成病变。形成包括:原发灶、淋巴管、淋巴结病变组成的原发综合征。被感染的肺泡巨噬细胞可释放趋化因子,使更多的肺泡巨噬细胞及循环单核细胞趋化至患处,巨噬细胞内结核杆菌继续繁殖呈对数生长、巨噬细胞死亡破裂释放出更多的结核杆菌和细胞碎片,导致更多的单核细胞浸润。感染结核杆菌 3 周后,宿主的细胞介导免疫反应及迟发超敏反应开始启动,宿主结核菌素皮肤试验阳转。致敏 T 淋巴细胞的细胞因子活化巨噬细胞,使其杀伤细胞内结核杆菌的能力增强,结核杆菌停止对数生长,之后结核结节、肉芽肿形成。在机体迟发超敏反应的影响下,肺内及淋巴结病变进一步进展,干酪样坏死、空洞及淋巴结支气管瘘形成,引起支气管播散,在空洞附近肺部,形成支气管播散灶—卫星灶。也可直接经淋巴、血行播散至全身,甚至发生威胁生命的粟粒性结核病或结核性脑膜炎。原发综合征好发生于婴幼儿和青少年,故也称之为儿童结核病。少数民族及边远地区居民以及免疫功能低下的成年人也可发生,因系初次感染结核杆菌而发病,故又称之为原发性肺结核。

(三)继发性肺结核的发生与发展

可发生在初次感染结核杆菌后的任何时期。引起早期菌血症播散形成的潜在病灶由于机体抵抗力低下而活动进展,引起发病。结核杆菌也可再次侵入引起新的感染而导致发病。随着分子生物学技术的发展,尤其 DNA 指纹技术的发展,直接为外源性再染提供了证据。因此,继发性肺结核的发病以内源性复燃为主,但外源性再染的可能性也是存在的。继发性肺结核由于机体已产生了一定的免疫力,故病变常较局限且发展较缓慢,较少发生全身播散,但局部病变易于渗出、干酪样坏死乃至空洞形成。结核杆菌感染发病及发展是一个复杂的过程。

(四)宿主的免疫应答

机体的抗结核免疫反应主要是通过 T 淋巴细胞介导的巨噬细胞的细胞免疫反应。细胞免疫功能低下者为结核病的高危人群,而体液免疫功能低下者如多发性骨髓瘤病人,并不是结核病的易感者,表明 T 淋巴细胞在结核病免疫中起着中心作用,其中 CD^+T 淋巴细胞在结核病防御方面起着主导作用。T 淋巴细胞介导的免疫反应是由多种细胞参与完成的,免疫细胞间通过细胞因子介导,完成信息的相互传递而发挥作用。巨噬细胞作为抗原递呈细胞和效应细胞而起着重要作用。

【病理】

(一)基本病变

1.渗出型病变 表现组织充血水肿,随之有中性粒细胞、淋巴细胞、单核细胞浸润和纤维蛋白渗出,可有少量类上皮细胞和多核巨细胞,抗酸染色可以发现结核菌。渗出常是病变组织内菌量多、致敏淋巴细胞活力高和变态反应强的反映。可以有单核细胞性肺泡炎、多核白细胞肺泡炎、纤维素性肺泡炎等不同组织学类型。其发展演变取决于机体变态反应与免疫力之间的相互平衡,剧烈变态反应可导致病变坏死,进而液化,若免疫力强病变可完全吸收或演变为增生型病变。

2.增生型病变 当病灶内菌量少而致敏淋巴细胞数量多,则形成结核病的特征性病变结核结节。中央为巨噬细胞衍生而来的朗格汉斯细胞,胞体大,胞核多达 5～50 个,呈环形或马蹄形排列于胞体边缘,有时可集中于胞体两极或中央。周围由巨噬细胞转化来的类上皮细胞成层排列包绕。在类上皮细胞外围还有淋巴细胞和浆细胞散在分布和覆盖。单个结节直径约 0.1mm,其中结核菌极少而伴纤维化。结节可以互相融合形成融合型结节。增生型病变另一种表现是结核性肉芽肿,是一种弥漫性增生型病变,多见于空洞壁、窦道及其周围以及干酪坏死灶周围,由类上皮细胞和新生毛细血管构成,其中散布有朗格汉斯细胞、淋巴细胞及少量中性粒细胞,有时可见类上皮结节。

3.干酪样坏死 为病变恶化的表现。镜下先是组织浑浊肿胀,继则细胞质脂肪变性,细胞核碎裂溶解,直至完全坏死。肉眼观坏死组织呈黄色,似乳酪般半固体或固体密度。坏死区域周围逐渐变为肉芽组织增生,最后成为纤维包裹的纤维干酪性病灶。干酪性坏死病变中结核菌很少,坏死灶可以多年不变,既不吸收亦不液化。倘若局部组织变态反应剧烈,干酪样坏死组织发生液化,经支气管排出即形成空洞,其内壁含有大量代谢活跃、生长旺盛的细胞外结核菌,成为支气管播散的来源。结

核病是一种慢性病变,由于机体反应性、免疫状态、局部组织抵抗力的不同,入侵菌量、毒力、类型和感染方式的差别,以及治疗措施的影响,上述三种基本病理改变可以互相转化、交错存在,很少单一病变独立存在,而以某一种改变为主。除渗出、增生和干酪样变三种特异性改变外,亦可见非特异性组织反应,多见于神经、内分泌腺、心血管、肝、肾等器官的结核病。

(二)病理演变

1.好转、痊愈

(1)消散吸收:在渗出型病变肺组织结构大体保持完整,血供丰富,当机体免疫力提高特别是经有效化疗,病变可以完全吸收而不留痕迹。轻微干酪性坏死或增生型病变也可经治疗吸收、缩小,仅遗留细小的纤维瘢痕。

(2)纤维化:随着病灶炎性成分吸收,结节性病灶中的成纤维细胞和嗜银纤维增生,产生胶原纤维,形成纤维化。类上皮细胞亦可转化为成纤维细胞,间接参与纤维化过程。纤维化多数自病灶周围开始,偶尔也可出现于病灶中心。最终成为非特异性条索状或星状瘢痕。

(3)钙化和骨化:被局限化的干酪性病灶可以逐渐脱水、干燥、钙质沉着于内,形成钙化灶。纤维化和钙化都是机体免疫力增强,病变静止和愈合的反应。但有时多形态病变混合存在,部分纤维化或钙化,而另一部分仍然活动甚至进展。即使完全钙化的病灶并未完全达到生物学痊愈,其中静止的残留菌仍有重新活动的可能性。在儿童结核病钙化灶可以进一步骨化。

(4)空洞的转归:空洞内结核菌的消灭和病灶的吸收使空洞壁变薄并逐渐缩小,最后由于纤维组织的向心性收缩,空洞完全闭合,仅见星状瘢痕。在有效化疗作用下,有些空洞不能完全关闭,但结核的特异性病变均告消失,支气管上皮细胞向洞壁内伸展,成为净化空洞,亦是空洞愈合的良好形式。有时空洞引流支气管阻塞,其中坏死物浓缩,空气被吸收,周围逐渐为纤维组织所包绕,形成纤维干酪性病灶或结核球,病灶较前缩小并可以保持稳定,但一旦支气管再通,空洞复又出现,病灶重新活动。

2.恶化进展

(1)干酪样坏死和液化:如前述。

(2)扩散:包括局部蔓延,以及淋巴结、支气管、淋巴血行播散。多见于严重免疫抑制和结核性空

洞久治不愈的病人。儿童肺结核经淋巴管向引流淋巴结扩散。肺门淋巴结进而可以破溃形成淋巴结支气管瘘，引起支气管播散。肺门淋巴结结核逆行扩散可累及胸膜。经气管旁淋巴结可引流入胸导管，进入上腔静脉而引起淋巴血行播散。原发干酪灶直接侵蚀邻近的肺动脉或其分支导致血行播散。在成人支气管播散主要来源于干酪性坏死空洞；偶见血行播散，往往来源于其他部位如泌尿生殖道或骨关节结核灶破溃侵及体静脉系统而引起。

（3）钙化灶重新活动：钙化或其他形式的非活动性病灶中潜伏的静止期结核菌，可以因为机体免疫力严重损害或肺部破坏性病变而使其崩解破溃，引起病变复燃。

【临床表现】

肺结核的临床表现复杂多样，轻重缓急不一，部分病人发病十分隐蔽，约20％病人可无症状或症状轻微而易被忽视，这取决于宿主状况、入侵的细菌、传播途径、病理变化、被侵及器官及其范围，是否伴有各种基础性疾病，以及既往卡介苗接种情况也会对疾病的表现与进展有影响。

（一）症状

1.全身症状 发热为肺结核最常见的全身性毒性症状，多数为长期低热，每于午后或傍晚开始，次晨降至正常，可伴有倦怠、乏力、夜间盗汗。有的病人表现为体温不稳定，于轻微劳动后体温略见升高，虽经休息半小时以上仍难平伏；妇女可于月经期前体温增高，月经后亦不能迅速恢复正常。当病灶急剧进展扩散时则出现高热，呈稽留热或弛张热热型，可以有畏寒，但很少寒战，出汗一般也不多。肺结核高热病人尽管可能由于未能及时确诊治疗而持续不见改善，但全身状况相对良好。其他全身症状有食欲减退、体重减轻、妇女月经不调、易激惹、心悸、面颊潮红等轻度毒性和自主神经功能紊乱症状。

2.呼吸系统症状

（1）咳嗽咳痰：浸润性病灶咳嗽轻微，干咳或仅有少量黏液痰。有空洞形成时痰量增加，若伴继发感染，痰呈脓性。合并支气管结核则咳嗽加剧，可出现刺激性呛咳，伴局限性哮鸣或喘鸣。

（2）咯血：有1/3～1/2的病人在不同病期有咯血，破坏性病灶固然易于咯血，而愈合性的病变纤维化和钙化病灶直接地或由于继发性支气管扩张间接地引起咯血。结核病灶的炎症使毛细血管通透性增高，常表现痰血；病变损伤小血管则血量增加；若空洞壁的动脉瘤破裂则引起大咯血，出血可以源自肺动脉，亦可来自支气管动脉。咯血的临床症状和严重性除与咯血量多少有关外，在很大程度上还取决于气道的清除能力和全身状态。凡合并慢性气道疾患、心肺功能损害、年迈、咳嗽反射抑制、全身衰竭等状态使气道清除能力削弱，容易导致窒息。咯血易引起结核播散，特别是中大量咯血时。

（3）胸痛：部位不定的隐痛常是神经反射作用引起。固定性针刺样痛、随呼吸和咳嗽加重而患侧卧位症状减轻，常是胸膜受累的缘故；膈胸膜受刺激，疼痛可放射至肩部或上腹部。

（4）气急：重度毒血症状和高热可引起呼吸频率增速。但真正气急仅见于广泛肺组织破坏、胸膜增厚和肺气肿时，严重者可并发肺心病和心肺功能不全。

3.结核变态反应引起的过敏表现 临床表现类似风湿热，故有人称其为结核性风湿症，多见于青少年女性。多发性关节痛或关节炎，以四肢大关节较常受累。皮肤损害表现为结节性红斑及环形红斑，前者多见，好发于四肢尤其是四肢伸侧面及踝关节附近，此起彼伏，间歇性地出现。常伴有长期低热。水杨酸制剂治疗无效。

（二）体征

取决于病变性质、部位、范围或程度。粟粒性肺结核偶可表现严重呼吸困难、呼吸频率增速和发绀。病灶以渗出型病变为主的肺实变且范围较广或干酪性肺炎时，叩诊浊音，听诊闻及支气管呼吸音和细湿啰音。继发型肺结核好发于上叶尖后段，故叩诊肺上界变小，听诊于肩胛间区闻及细湿啰音有极大的提示诊断价值。空洞性病变位置浅表而引流支气管通畅时有支气管呼吸音或伴湿啰音；巨大空洞可出现带金属调的空瓮音，现已很少见。慢性纤维空洞性肺结核的体征有患侧胸廓塌陷、气管和纵隔向患侧移位、叩诊音浊、听诊呼吸音降低或闻及湿啰音，以及肺气肿征象。支气管结核有局限性哮鸣音，特别是于呼气或咳嗽末。

【辅助检查】

（一）病原学检查

1.痰结核菌检查 是确诊肺结核最特异性的方法。

（1）痰涂片法：图片抗酸染色镜检快速简便，在我国非典型分枝杆菌尚属少见，抗酸杆菌阳性肺结核诊断基本成立。直接厚涂片阳性率优于薄涂片，为目前普遍采用。镜下检出细菌数与每毫升标本含菌数的对应关系大致是:每 1 000、100、10 和 1 个视野检出 1 条菌时,痰标本含菌数分为 10^2、10^3、10^4 和 10^5,每视野检出 10 和 100 条菌时,则高达 10^6 和 10^7。观察视野数与检查可信程度有关,每张涂片观察视野应当不少于 100,阴性时应继续观察到 300 个视野。由于一些抗酸性染色颗粒难以辨认,当发现 1 条或少数"抗酸菌"时列为可疑,重复检查。集菌法涂片和应用金胺染色荧光镜检可以提高阳性率,但假阳性有所增加。

(2)痰结核杆菌培养:培养虽较费时,但精确可靠,特异性高。除非已经化疗的病例偶可出现涂片阳性而培养阴性,在未治疗的肺结核培养的敏感性和特异性均高于涂片检查,涂片阴性或诊断有疑问时培养尤其重要。培养菌株进一步做药物敏感性测定,可为治疗特别是复治提供重要参考。因此涂片和培养均应进行,不要偏废。涂片阳性病例化疗 7~10d 对实验室结核菌生长极少影响,而在涂片阴性仅少量排菌的病人化疗迅速影响培养结果,必须在化疗开始前留取标本培养。在无痰病人和不会咳痰的低龄儿童清晨抽取胃液检查结核菌仍是值得采用的。无痰病例导痰亦被推荐,必要时还可采用经气管穿刺吸引采样。

2.痰、支气管肺泡灌洗液、胸液结核菌聚合酶链反应＋探针检查　由于结核菌生长缓慢,分离培养阳性率不高,需要快速、灵敏和特异的病原学检查和鉴定技术。核酸探针和聚合酶链反应为结核病细菌学基因诊断提供了可能。聚合酶链反应是选用一对特定的寡核苷酸引物介导的结核菌某特定核酸序列的 DNA 体外扩增技术,它可以在短时间使特定的核酸序列拷贝数增加数百万倍,在此基础上进行探针杂交,提高了检出的灵敏度和特异性。研究结果显示痰液聚合酶链反应＋探针检测可获得比涂片镜检明显高的阳性率和略高于培养的阳性率,且省时快速,成为结核病病原学诊断的重要参考。但经临床广泛的研究,仍存在假阴性和假阳性问题,引起临床上对聚合酶链反应应用价值的困惑。

3.药物敏感性测定　主要为临床耐药病例的诊断、制定合理的化疗方案以及流行病学监测提供依据。

4.血清抗结核抗体检查　血清学诊断可成为结核病的快速辅助诊断手段,目前大量报告的酶联免疫吸附试验敏感性颇高,但特异性尚不够满意,

尚需进一步研究。

(二)影像学检查

X 线检查是诊断肺结核的必备检查,对确定病变部位、范围、性质,了解其演变及选择治疗具有重要价值。X 线影像取决于病变类型和性质。原发性肺结核时,常于一侧中下肺野近胸膜缘显示小片状浸润并伴有同侧肺门、纵隔淋巴结肿大,也可双侧肺门淋巴结肿大。有时肺部原发病灶可吸收仅残留肺门、纵隔淋巴结肿大。肺内原发灶也可中心性坏死空洞形成,肺门纵隔淋巴结明显肿大时,可压迫气管、总支气管、叶、段支气管而引起管腔狭窄进而发生肺不张,有时还可并发胸膜炎、心包炎等。继发性肺结核时,肺部病变好发于一侧或双侧肺尖或上叶后段或下叶尖段,病变可呈条索状、斑点状、斑片状、片絮状阴影乃至空洞、支气管播散灶等多形态混合型病变,还可伴有钙化、邻近胸膜增厚粘连、肺部体积缩小等改变。血行播散性肺结核以儿童、青少年多见,常继发于原发性肺结核。急性血行播散性肺结核常表现为:双肺上中下野有分布、大小、密度基本一致的,"三均匀"的 1~3mm 的粟粒样的结节阴影可同时伴有肺门、纵隔淋巴结肿大。粟粒样小结节境界欠清晰,提示有炎性渗出,病变继续发展时可融合成片索状,常以上中肺野为主。结核杆菌少量多次、间歇性侵入血流而播散者则形成亚急性或慢性血行播散性肺结核,病变分布则欠均匀,常以上中肺野为主。值得警惕的是"隐蔽性粟粒性结核病"即是指老年人、AIDS 病人、免疫功能低下者当发生血行播散性结核病时病人可无呼吸系统症状,仅有疲乏、体重下降或低热,胸片可正常而呈现肝、脾肿大、淋巴结大、白细胞减少或全血减少或类白血病反应,常易被误诊漏诊乃至死后才被确诊。但是 X 线诊断肺结核并非特异性,而且受读片者水平和经验因素的影响,特别是当病变位于好发部位或分布不典型,而又缺乏肺结核特征性形态表现时,定性诊断十分困难。

(三)纤维支气管镜检查

纤维支气管镜检查常应用于支气管结核和淋巴结支气管瘘的诊断,支气管结核表现为黏膜充血、溃疡、糜烂、组织增生、形成瘢痕和支气管狭窄,可以在病灶部位钳取活体组织进行病理学检查。结核分枝杆菌培养对于肺内结核病灶,可以采集分泌物或冲洗液标本做病原体检查,也可以经支气管肺后获取标本检查。

(四)结核菌素(简称结素)试验

结核菌素是结核菌的代谢产物,从液体培养基长出的结核菌提炼而成,主要成分为结核蛋白。目前国内均已采用国产结核菌素纯蛋白衍生物(puifed protein derivative,PPD)。其制剂有50U/ml(每毫升含PPD $1\mu g$)和20U/ml(每毫升含PPD $0.4\mu g$),两种制剂每1U的效价是一致的。前者供卡介苗接种筛选对象、质量监测及临床辅助诊断用;后者供流行病学调查用。试验方法我国推广国际通用的皮内注射法。将PPD 5U(0.1ml)注入左前臂内侧上中1/3交界处皮内,使局部形成皮丘。48~96h(一般为72h)观察反应,结果判断以局部硬结直径为依据:<5mm 阴性反应,5~9mm 一般阳性反应,10~19mm 中度阳性反应,>20mm或不足20mm但有水疱或坏死为强阳性反应。结核菌素试验的主要用途有:①社区结核菌感染的流行病学调查或接触者的随访;②监测阳转者,适用于儿童和易感高危对象;③协助诊断。目前所用结核菌素(抗原)并非高度特异,与其他分枝杆菌、诺卡菌和棒状杆菌等有共同的细胞壁抗原。许多因素以非特异性方式影响反应结果而出现阴性,如急性病毒感染或疫苗注射、免疫抑制性疾病或药物、营养不良、结节病、肿瘤、其他难治性感染、老年人迟发变态反应衰退者。尚有少数病人已证明活动性结核病,并无前述因素影响,但结核菌素反应阴性,其机制尚不完全清楚。短期(1~12个月)内重复结核菌素试验可引起复强效应,即第一次注射抗原后使已经减弱的免疫反应重新唤起(回忆反应),再次注射则引起阳性或强阳性反应。若未感染过则重复试验不会引起阳性。尽管结核菌素试验在理论和解释上尚存在困惑,但在流行病学和临床上仍是有用的。阳性反应表示感染,在3岁以下婴幼儿按活动性结核病论;成人强阳性反应提示活动性结核病可能,应进一步检查;阴性反应特别是较高浓度三期试验仍阴性则可排除结核病;菌阴肺结核诊断除典型X线征象外,必须辅以结核菌素阳性以佐证。

【诊断及鉴别诊断】

(一)诊断

肺结核的诊断主要依据病史与临床表现,胸部X线检查所见,痰结核杆菌检查。但对临床及X线表现不典型、痰菌检查多次阴性者,则需进行分子生物学、结核菌素皮肤试验、血清学诊断、纤维支气管镜检查、必要时还需进行活体组织检查,诊断仍

难确立时,必要时可进行诊断性治疗。

1.病史及临床表现 肺结核病人常缺乏特征性症状,且20%病人可无症状或症状轻微而被忽视,有下述情况时应考虑有肺结核可能性,宜进行进一步检查。

(1)咳嗽、咳痰超过3周,亦可伴有咯血、胸痛等症状,一般抗感染治疗无效者。

(2)原因不明的长期低热、伴盗汗、乏力、消瘦、体重减轻,女性病人可月经失调。

(3)曾有结核病接触史。发病前或发病期间有结节性红斑、关节痛、疱疹性角膜结膜炎等症状;PPD皮试阳性或强阳性。

(4)曾有肺外结核病史如胸膜炎、颈淋巴结肿大、消瘦等。

(5)结核病易感人群,如糖尿病、矽肺、HIV(+)/AIDS及长期使用免疫抑制药者、肾功能不全、胃大部分切除术后、营养不良、酗酒、肝硬化,甲状腺功能低下、精神病病人等。

2.胸部X线检查 胸部X线检查较易发现肺内异常阴影,但缺乏特异性,还需密切结合临床及实验室诊断,注意与其他肺部疾病鉴别。肺结核病影像特点是病变多发生在上叶的尖后段和下叶的背段,密度不均匀、边缘较清楚和变化较慢,易形成空洞和播散病灶。诊断最常用的摄影方法是正、侧位胸片,常能将心影、肺门、血管、纵隔等遮掩的病变以及中叶和舌叶的病变显示清晰。

CT能提供横断面的图像,减少重叠影像,易发现隐蔽的病变而减少微小病变的漏诊;比普通胸片更早期显示微小的粟粒结节;能清晰显示各型肺结核病变特点和性质,与支气管关系,有无空洞,以及进展恶化和吸收好转的变化;能准确显示淋巴结有无肿大。常用于对肺结核的诊断以及与其他胸部疾病的鉴别诊断,也可用于引导穿刺、引流和介入性治疗等。

3.痰结核杆菌检查 对肺结核诊断有确诊意义,但检出率较低。为提高检出率,可收集病人深部的痰液,或连续3~6次检查,或留取24h痰液,采用集菌法查痰。无痰者可用3%~15%氯化钠雾化以诱痰,支气管肺泡灌洗液、儿童的胃液也适用。上述标本均可进一步采用分子生物学技术检查,以协助诊断。

4.纤维支气管镜检查 是呼吸系统疾病诊疗工作的重要检查手段,对肺结核、支气管结核的诊断也是不可缺少的。

5. PPD 试验 常作为结核感染率的指标,也常用于 BCG 接种后免疫效果的考核,对儿童结核病的诊断有一定的辅助意义,对成人结核病则诊断意义不大,尤其我国是结核病高发国家,城市结核感染率较高,而且又是普种 BCG 的国家。

6. 活体组织检查 包括浅表淋巴结、经胸壁或经支气管镜的肺活检、胸膜活检及开胸肺活检,可为诊断不明的病例提供可靠的组织学证据。

7. 试验性治疗 对高度怀疑肺结核但又未获确切依据者,必要时可行抗结核药物试验治疗,根据病人对治疗的反应而协助诊断。但有时也会有假象,应慎用。试验治疗期间应紧密观察病情的动态变化,包括体温、症状、体征及胸片的变化;应注意观察药物的不良反应,包括药物热、肝损害等。

总之,肺结核的诊断是综合性诊断,但应坚持病原学诊断及病理学诊断,要注意其隐蔽性、多样性以及特殊人群的不典型表现,注意与其他疾病鉴别。

(二)结核病分类

为适应我国目前结核病控制和临床工作的实际,中华医学会结核病学分会于 1998 年修改、制定了我国结核病新分类法。在诊断中应同时确定类型和按记录程序正确书写。

1. 结核病分类

(1)原发型肺结核(代号:Ⅰ型):原发型肺结核为原发结核感染所致的临床病症。包括原发综合征及胸内淋巴结结核。

(2)血行播散型肺结核(代号:Ⅱ型):此型包括急性血行播散型肺结核(急性粟粒型肺结核)及亚急性、慢性血行播散型肺结核。

(3)继发型肺结核(代号:Ⅲ型):继发型肺结核是肺结核中的一个主要类型,可出现以增殖病变为主、浸润病变为主、干酪病变为主或以空洞为主等多种病理改变。

(4)结核性胸膜炎(代号:Ⅳ型):为临床上已排除其他原因引起的胸膜炎。在结核性胸膜炎发展的不同阶段,有结核性干性胸膜炎、结核性渗出性胸膜炎、结核性脓胸。

(5)其他肺外结核(代号:Ⅴ):其他肺外结核按部位及脏器命名,如:骨结核、结核性脑膜炎、肾结核、肠结核等。

2. 痰菌检查 是确定传染性和诊断、治疗的主要指标。痰菌检查阳性,以(＋)表示;阴性以(－)表示。需注明痰检方法。如涂片、培养等,以涂

(＋)、涂(－)、培(＋)、培(－)书写。当患者无痰或未查痰时,则注明(无痰)或(未查)。

3. 化疗史分初治与复治 初治:凡既往未用过抗结核药物治疗或用药时间少于 1 个月的新发病例。复治:凡既往应用抗结核药物 1 个月以上的新发病例、复发病例、初治治疗失败病例等。

4. 病变范围及部位 肺结核病变范围按左、右侧,每侧以上、中、下肺野记述。上肺野:第 2 前肋下缘内端水平以上;中肺野:上肺野以下,第 4 前肋下缘内端水平以上;下肺野:中肺野以下。

5. 记录程序

(1)按病变范围及部位、分类,类型、痰菌情况、化疗史程序书写。如:右中原发型肺结核,涂(－),初治;双上继发型肺结核,涂(＋),复治;左侧结核性胸膜炎,涂(－),培(－),初治。

(2)如认为必要,可在类型后加括弧说明,如血行播散型肺结核可注明急性或慢性;继发型肺结核可注明空洞或干酪性肺炎等。并发症(如自发性气胸、肺不张等)、并存病(如硅沉着病、糖尿病等)及手术(如肺切除术后,胸廓成形术后等)可在化疗史后按并发症、并存病、手术等顺序书写。

(三)鉴别诊断

肺结核临床和 X 线表现可以酷似许多疾病,必须详细搜集临床及实验室和辅助检查资料,综合分析,并根据需要不排除侵袭性诊断措施和允许必要的、有限期的动态观察,得出正确诊断。不同类型和 X 线表现的肺结核需要鉴别的疾病不同。

1. 肺炎 主要与继发型肺结核鉴别。各种肺炎因病原体不同而临床特点各异,但大都有发热、咳嗽、咳痰明显。胸片表现密度较淡且较均匀的片状或斑片状阴影,抗菌治疗后体温迅速下降,1～2 周阴影有明显吸收。

2. 慢性阻塞性肺疾病 多表现为慢性咳嗽、咳痰,少有咯血。冬季多发,急性加重期可以有发热。肺功能检查为阻塞性通气功能障碍。胸部影像学检查有助于鉴别诊断。

3. 支气管扩张 慢性反复咳嗽、咳痰,多有大量脓痰,常反复咯血。轻者 X 线胸片无异常或仅见肺纹理增粗,典型者可见卷发样改变,CT 特别是高分辨 CT 能发现支气管腔扩大,可确诊。

4. 肺癌 多有长期吸烟史,表现为刺激性咳嗽,痰中带血、胸痛和消瘦等症状。胸部 X 线表现肺癌肿块常呈分叶状,有毛刺、切迹。癌组织坏死液化后,可以形成偏心厚壁空洞。多次痰脱落细胞

和结核分枝杆菌检查和病灶活体组织检查是鉴别的重要方法。

5.肺脓肿 多有高热、咳大量脓臭痰,胸片表现为带有液平面的空洞伴周围浓密的炎性阴影。血白细胞和中性粒细胞增高。

6.纵隔和肺门疾病 原发型肺结核应与纵隔和肺门疾病相鉴别。小儿胸腺在婴幼儿时期多见,胸内甲状腺多发生于右上纵隔,淋巴系统肿瘤多位于中纵隔,多见于青年人,症状多,结核菌素试验可呈阴性或弱阳性。皮样囊肿和畸胎瘤多呈边缘清晰的囊状阴影,多发生于前纵隔。

7.其他疾病 肺结核常有不同类型的发热,需与伤寒、败血症、白血病等发热性疾病鉴别。伤寒有高热、白细胞计数减少及肝脾大等临床表现,易与急性血行播散型肺结核混淆。但伤寒常呈稽留热,有相对缓脉、皮肤玫瑰疹,血、尿、大便的培养检查和肥达试验可以确诊。败血症起病急,寒战及弛张热型,白细胞及中性粒细胞增多,常有近期感染史,血培养可发现致病菌。急性血行播散型肺结核有发热、肝脾大,偶见类白血病反应或单核细胞异常增多,需与白血病鉴别。后者多有明显出血倾向,骨髓涂片及动态X线胸片随访有助于诊断。

【治疗】

(一)化学治疗

化学治疗是肺结核病和肺外结核病的基本疗法。正确选择用药,制订合理的化疗方案,遵循化疗原则以及科学的管理是治愈病人,消除传染和控制结核病流行的最有效措施。化学治疗的目标是治愈疾病,达到杀菌灭菌的目的,中断传播,防止复发、防止耐药性产生。

1.化学治疗的原则 肺结核化学治疗的原则是早期、规律、全程、适量、联合。整个治疗方案分强化和巩固两个阶段。

(1)早期:对所有检出和确诊患者均应立即给予化学治疗。早期化学治疗有利于迅速发挥早期杀菌作用,促使病变吸收和减少传染性。

(2)规律:严格遵照医嘱要求规律用药,不漏服,不停药,以避免耐药性的产生。

(3)全程:保证完成规定的治疗期是提高治愈率和减少复发率的重要措施。

(4)适量:严格遵照适当的药物剂量用药,药物剂量过低不能达到有效的血浓度,影响疗效和易产生耐药性,剂量过大易发生药物不良反应。

(5)联合:联合用药系指同时采用多种抗结核

药物治疗,可提高疗效,同时通过交叉杀菌作用减少或防止耐药性的产生。

2.肺结核的化疗对象 痰结核分枝杆菌阳性的肺结核病人是治疗的主要对象,痰菌阴性活动性肺结核亦应予以治疗。具体包括:初治肺结核:①未曾用过抗结核化学治疗,痰菌阳性的肺结核患者。②未接受过抗结核药物治疗或首次接受抗结核药物治疗未能完成疗程者。③痰涂片阴性而培养阳性的肺结核患者。④不规则化疗未满1个月的患者。复治肺结核:①初治失败,痰菌阳性或涂片阴性而培养阳性患者。②完成规则的标准化疗或短程化疗后又复发者。③肺切除手术后,而出现新病灶或遗留病灶恶化、复发者;耐药、耐多药肺结核:对2种以上至少包括异烟肼、利福平等抗结核药物耐药者。

3.化学治疗的生物学机制

(1)药物对不同代谢状态和不同部位的结核分枝杆菌群的作用:结核分枝杆菌根据其代谢状态分为A、B、C、D 4群。A菌群:快速繁殖,大量的A菌群多位于巨噬细胞外和肺空洞干酪液化部分,占结核分枝杆菌群的绝大部分。由于细菌数量大,易产生耐药变异菌。B菌群:处于半静止状态,多位于巨噬细胞内酸性环境中和空洞壁坏死组织中。C菌群:处于半静止状态,可有突然间歇性短暂的生长繁殖,许多生物学特点尚不十分清楚。D菌群:处于休眠状态,不繁殖,数量很少。抗结核药物对不同菌群的作用各异,对A菌群作用强弱依次为异烟肼、链霉素、利福平、乙胺丁醇;对B菌群依次为吡嗪酰胺、利福平、异烟肼;对C菌群依次为利福平、异烟肼。随着药物治疗作用的发挥和病变变化,各菌群之间也互相变化。通常大多数结核药物可以作用于A菌群,异烟肼和利福平具有早期杀菌作用,即在治疗的48h内迅速的杀菌作用,使菌群数量明显减少,传染性减少或消失,痰菌阴转。这显然对防止获得性耐药的产生有重要作用。B和C菌群由于处于半静止状态,抗结核药物的作用相对较差,有"顽固菌"之称。杀灭B和C菌群可以防止复发。抗结核药物对D菌群无作用。

(2)耐药性:是基因突变引起的药物对突变菌的效力降低。治疗过程中如单用一种敏感药,菌群中大量敏感菌被杀死,但少量的自然耐药变异菌仍存活,并不断繁殖,最后逐渐完全替代敏感菌而成为优势菌群。结核病变中结核菌群数量愈大,则存在的自然耐药变异菌也愈多。现代化学治疗多采用联合用药,通过交叉杀菌作用防止耐药性产生。联合用药后中断治疗或不规律用药仍可产生耐药性。其产生机制是各种药物开始早期杀菌作用速度的差异,某些菌群只有一种药物起灭菌作用,而在菌群再生长期间和菌群延缓生长期药物抑菌浓度存在差异所造成的结果。因此,强调在联合用药的条件下,也不能中断治疗,短程疗法最好应用全程督导化疗。

(3)间歇化学治疗:主要理论基础是结核分枝杆菌的延缓生长期。结核分枝杆菌接触不同的抗结核药物后产生不同时间的延缓生长期。如接触异烟肼和利福平 24h 后分别可有 6~9d 和 2~3d 的延缓生长期。药物使结核分枝杆菌产生延缓生长期,就有间歇用药的可能性,而氨硫脲没有延缓生长期,就不适于间歇应用。

(4)顿服抗结核药物:血中高峰浓度的杀菌作用要优于经常性维持较低药物浓度水平的情况。每日剂量 1 次顿服要比 1 日 2 次或 3 次分服所产生的高峰血浓度高 3 倍左右。临床研究已经证实顿服的效果优于分次口服。

4.常用抗结核病药物 2002 年国家基本药物文本规定抗结核药物(含复合剂)共 11 种。包括异烟肼(isoniazid-INH,H)片剂、注射剂,链霉素(streptomycin-SM,S)注射剂,利福平(rifampicin-RFP,R)胶囊剂、注射剂,利福喷汀(rifapentine-RFT,L)胶囊剂,乙胺丁醇(ethambutol-EMB,E)片剂,对氨基水杨酸钠(sodium aminosalicylate,PAS-Na,P)注射剂,吡嗪酰胺(pyrazinamide-PZA,Z)片剂,丙硫异烟胺(protionamide-1321TH,TH)片剂,以及异烟肼利福平吡嗪酰胺、异烟肼利福平、和异烟肼对氨基水杨酸钠(iosoniazid and sodium amin-osalicylate,pasiniazide,Pa)的复合剂。

耐药、耐多药结核病的化疗尚需酌情选择下述药物:阿米卡星(AMK)注射液,氧氟沙星(OFLX)片剂、注射剂,左氧氟沙星(LVFX)片剂、注射剂,卷曲霉素(CPM)注射剂,环丝氨酸(CS)片剂,利福布汀(RFB,B)胶囊剂,异烟肼对氨基水杨酸盐片剂等。

下面介绍几种最常用的抗结核药物:

(1)异烟肼:INH 问世已 50 余年,但迄今仍然是单一抗结核药物中杀菌力,特别是早期杀菌力最强者。INH 对巨噬细胞内外的结核分枝杆菌均具有杀菌作用。口服后迅速吸收,血中药物浓度可达最低抑菌浓度的 20~100 余倍。脑脊液中药物浓度也很高。成人剂量每日 300mg,顿服;儿童为每

日 5~10mg/kg,最大剂量每日不超过 300mg。结核性脑膜炎和血行播散型肺结核的用药剂量可加大,儿童 20~30mg/kg,成人 10~20mg/kg。偶可发生药物性肝炎,肝功能异常者慎用,需注意观察。如果发生周围神经炎可服用维生素 B_6。

(2)利福平:对巨噬细胞内外的结核分枝杆菌均有快速杀菌作用,特别是对 C 菌群有独特的杀灭菌作用。INH 与 RFP 联用可显著缩短疗程。口服 1~2h 后达血高峰浓度,半衰期为 3~8h,有效血浓度可持续 6~12h,药量加大持续时间更长。口服后药物集中在肝脏,主要经胆汁排泄,胆汁药物浓度可达 200μg/ml。未经变化的药物可再经肠吸收,形成肠肝循环,能保持较长时间的高峰血浓度,故推荐早晨空腹或早饭前半小时服用。利福平及其代谢物为橘红色,服后大小便、眼泪等为橘红色。成人剂量为每日 8~10mg/kg,体重在 50kg 及以下者为 450mg,50kg 以上者为 600mg,顿服。儿童每日 10~20mg/kg。间歇用药为 600~900mg,每周 2 次或 3 次。用药后如出现一过性转氨酶上升可继续用药,加保肝治疗观察,如出现黄疸应立即停药。流感样症状、皮肤综合征、血小板减少多在间歇疗法出现。妊娠 3 个月以内者忌用,超过 3 个月者要慎用。

(3)吡嗪酰胺:PZA 具有独特的杀灭菌作用,主要是杀灭巨噬细胞内酸性环境中的 B 菌群。在 6 个月标准短程化疗中,PZA 与 INH 和 RFP 联合用药是第三个不可缺的重要药物。对于新发现初治涂阳患者 PZA 仅在头 2 个月使用,因使用 2 个月的效果与使用 4 个月和 6 个月的效果相似。成人用药为 1.5g/d,每周 3 次用药为 1.5~2.0g/d,儿童为每日 30~40mg/kg。常见不良反应为高尿酸血症、肝损害、食欲缺乏、恶心和关节痛。

(4)乙胺丁醇:EMB 口服易吸收,成人剂量为 0.75~1.0g/d,每周 3 次用药 1.0~1.25/d。不良反应为视神经炎,应在治疗前测定视力与视野,治疗中密切观察,提醒患者视力异常应及时就医。鉴于儿童无症状判断能力,故不用。

(5)链霉素:SM 对巨噬细胞外碱性环境中的结核分枝杆菌有杀菌作用。肌内注射,每日量为 0.75g,每周 5 次;间歇用药每次为 0.75~1.0g,每周 2~3 次。不良反应主要为耳毒性、前庭功能损害和肾毒性等,严格掌握使用剂量,儿童、老人、孕妇、听力障碍和肾功能不良等要慎用或不用。常用抗结核药物的剂量、用法及主要不良反应见表 4-13。

表 4-13 抗结核药物剂量、用法、主要不良反应

药名	每日疗法			间歇疗法		用法	主要不良反应
	成人一日量(g)		儿童 mg/kg	成人一日量(g)			
	<50kg	≥50kg		<50kg	≥50kg		
异烟肼 INH(H)	0.3	0.3	10～20	0.5	0.6	一次顿服	肝毒性,末梢神经炎
利福平 RFR(R)	0.45	0.6	10～20	0.6	0.6	空腹顿服	肝毒性,胃肠反应,过敏反应
利福喷汀 RFT(L)			♯	0.45	0.6	空腹顿服	同利福平
利福布汀 RFB(B)	0.3	0.3				一次顿服	同利福平
吡嗪酰胺 PZA(Z)	1.5	1.5	20～25	2.0	2.0	顿服或分次	肝毒性,胃肠反应,痛风样关节炎
链霉素 SM(S)	0.75	0.75	15～25	0.75	0.75	肌注	听力障碍,眩晕,肾功能障碍,过敏反应
*乙胺丁醇 EMB(E)	0.75	1.0	15	1.0	1.25	一次顿服	视力障碍,视野缩小
丙硫异烟胺 PTH(TH)	0.6	0.6	♯			顿服或分次	胃肠反应,口感金属味
对氨基水杨酸钠 PAS(P)	8.0	8.0	♯			1次静脉滴注	肝毒性,过敏反应
阿米卡星 AKM(AK)	0.4	0.4	♯			肌注	同链霉素
**氧氟沙星 OFLX(O)	0.6	0.6				分2～3次服	胃肠反应,过敏反应
**左氧氟沙星 LVFX(V)	0.4	0.4				分2次服	同氧氟沙星
卷曲霉素 CPM	1.0	1.0	♯			肌注	同链霉素,钙钾代谢紊乱
环丝氨酸 CS	0.5	0.5				分2～3次服	失眠,惊厥,精神障碍
异烟肼 利福平 吡嗪酰胺	4片	5片	♯			4～5片一次顿服	同异烟肼,利福平,吡嗪酰胺
异烟肼 利福平	2片	2片	♯			3片一次顿服	同异烟肼,利福平

注:*.儿童慎用;**.儿童禁用;♯.儿童用量按千克体重酌减

5.统一标准化学治疗方案 为充分发挥化学治疗在结核病防治工作中的作用,便于大面积开展化学治疗,解决滥用抗结核药物、化疗方案不合理和混乱造成的治疗效果差、费用高、治疗期过短或过长、药物供应和资源浪费等实际问题,在全面考虑到化疗方案的疗效、不良反应、治疗费用、患者接受性和药源供应等条件下,且经国内外严格对照研究证实的化疗方案,可供选择作为统一标准方案。

需依据患者的既往治疗情况(包括初治或复治、抗结核药配伍和应用情况)、排菌情况、耐药情况、病变范围和有否伴发病、并发症等制订或选择化疗方案。任何方案均包括两个不同的治疗阶段:①强化治疗阶段,以3～4种药物联用8～12周,以期达到尽快杀灭各种菌群保证治疗成功的目的。②巩固治疗阶段,以2～3种或4种药物联用,其目的巩固强化阶段取得的疗效,继续杀灭残余菌群。用药方式有三种类型:①全程每日用药;②强化期每日用药,巩固期间歇用药;③全程间歇用药。

各类型结核病化疗方案与选择如下述(在以下方案中,药物名称前数字表示服药月数,右下方数字表示每周用药次数):

(1)初治菌阳肺结核化疗方案:选择短程化疗方案治疗,方案如下:

①2HRZS(E)/4HR。强化期:异烟肼、利福平、吡嗪酰胺、链霉素(或乙胺丁醇)每日1次,共2个月。巩固期:异烟肼、利福平每日1次,共4个月。

②2HRZS(E)/4HRE。强化期:异烟肼、利福平、吡嗪酰胺、链霉素(或乙胺丁醇)每日1次,共2个月。巩固期:异烟肼、利福平、乙胺丁醇每日1次,共4个月。

③2HRZS(E)/4H$_3$R$_3$。强化期:异烟肼、利福平、吡嗪酰胺、链霉素(或乙胺丁醇)每日1次,共2个月。巩固期:异烟肼、利福平隔日1次(即H$_3$R$_3$为隔日1次或每周3次),共4个月。

④2H$_3$R$_3$Z$_3$S$_3$(E$_3$)/4H$_3$R$_3$。强化期:异烟肼、利福平、吡嗪酰胺、链霉素(或乙胺丁醇)隔日1次,共2个月。巩固期:异烟肼、利福平隔日1次(即H$_3$R$_3$为隔日1次或每周3次)共4个月。

⑤2HRZ/4HR。强化期:异烟肼、利福平、吡嗪酰胺复合片每日1次,共2个月。巩固期:异烟肼、利福平复合片每日1次,共4个月。

治疗中如痰菌持续不阴转,可适当延长疗程。血行播散性结核病需增加疗程至12个月为宜。

(2)复治菌阳肺结核化疗方案

①2HRZES/6HRE。强化期:异烟肼、利福平、吡嗪酰胺、乙胺丁醇、链霉素每日1次,共2个月。巩固期:异烟肼、利福平、乙胺丁醇每日1次,共6个月。

②2HRZES/6H$_3$R$_3$E$_3$。强化期:异烟肼、利福平、吡嗪酰胺、乙胺丁醇、链霉素每日1次,共2个月。巩固期:异烟肼、利福平、乙胺丁醇隔日1次(即H$_3$R$_3$E$_3$为隔日1次或每周3次),共6个月。

③3H$_3$R$_3$Z$_3$E$_3$S$_3$/5H$_3$R$_3$E$_3$。强化期:异烟肼、利福平、吡嗪酰胺、乙胺丁醇、链霉素隔日1次,共3个月。巩固期:异烟肼、利福平、乙胺丁醇隔日1次(即H$_3$R$_3$E$_3$为隔日1次或每周3次),共5个月。

④3HRZEO/5H$_3$L$_1$O$_3$。强化期:异烟肼、利福平、吡嗪酰胺、乙胺丁醇、氧氟沙星每日1次,共3个月。巩固期:异烟肼、氧氟沙星隔日1次(即H$_3$O$_3$为隔日1次或每周3次),利福喷汀每周1次共5个月。

(3)初治菌阴肺结核化疗方案

①2HRZ/4HR。强化期:异烟肼、利福平、吡嗪酰胺每日1次,共2个月。巩固期:异烟肼、利福平每日1次,共4个月。

②2HRZ/4H$_3$R$_3$。强化期:异烟肼、利福平、吡嗪酰胺每日1次,共2个月。巩固期:异烟肼、利福平隔日1次(即H$_3$R$_3$为隔日1次或每周3次),共4个月。

③2H$_3$R$_3$Z$_3$/4H$_3$R$_3$。强化期:异烟肼、利福平、吡嗪酰胺隔日1次,共2个月。巩固期:异烟肼、利福平隔日1次(即H$_3$R$_3$为隔日1次或每周3次),共4个月。

(4)耐药、耐多药结核病:耐药、耐多药结核病的治疗应以药物敏感试验结果为依据,选择新药、敏感药,增加高水平杀菌药和灭菌药的数量组成化疗方案为准则。方案由含新药或3种敏感药在内的4～5种药物组成。强化期至少3个月,总疗程21个月以上。WHO颁布的"处理耐药结核病的指导原则"中,建议耐药、耐多药结核病治疗方案如下:

①耐异烟肼者

a.2REZ/7RE 强化期:利福平、乙胺丁醇、吡嗪酰胺每日1次,共2个月。巩固期:利福平、乙胺丁醇每日1次,共7个月。

b.2RES/10RE 强化期:利福平、乙胺丁醇、链霉素每日1次,共2个月。巩固期:利福平、乙胺丁醇每日1次,共10个月。

②耐异烟肼、链霉素者

2HRZES/1HRZE/6RE。强化期:异烟肼、利福平、吡嗪酰胺、乙胺丁醇、链霉素每日1次,共2个月。继续强化期:异烟肼、利福平、吡嗪酰胺、乙胺丁醇每日1次,共1个月。巩固期:利福平、乙胺丁醇每日1次,共6个月。

③耐异烟肼、乙胺丁醇或耐链霉素者

3RTH(O)ZS(KM/AK/CPM)/6RTH(O)。强化期:利福平、丙硫异烟胺(或氧氟沙星)、吡嗪酰胺、链霉素(或卡那霉素或阿米卡星或卷曲霉素)每日1次,共3个月。巩固期:利福平、丙硫异烟胺(或氧氟沙星)每日1次,共6个月。

④耐异烟肼、利福平者

3THOEZAK(SM/KM/CPM)/18THOE(P)。强化期:丙硫异烟胺、氧氟沙星、乙胺丁醇、吡嗪酰胺、阿米卡星(或链霉素或卡那霉素或卷曲霉素)每日1次,共3个月。巩固期:丙硫异烟胺、氧氟沙星、乙胺丁醇(或对氨基水杨酸钠)每日 1 次,共 18 个月。

⑤耐异烟肼、利福平、乙胺丁醇、链霉素(或)不耐链霉素者

3THOCS(P) ZS(KM/AK/CPM)/18THOCS(P)。强化期:丙硫异烟胺、氧氟沙星、环丝氨酸(或对氨基水杨酸钠)、吡嗪酰胺、链霉素(或卡那霉素或阿米卡星或卷曲霉素)每日 1 次,共 3 个月。巩固期:丙硫异烟胺、氧氟沙星、环丝氨酸(或对氨基水杨酸钠)每日 1 次,共 18 个月。方案中可用左氧氟沙星(LVFX)替代氧氟沙星(OFLX)。

⑥未获药敏试验结果前可参用以下方案

a.3THZOS(KM/AK/CPM)/18THO。强化期:丙硫异烟胺、吡嗪酰胺、氧氟沙星、链霉素(或卡那霉素或阿米卡星或卷曲霉素)每日 1 次,共 3 个月。巩固期:丙硫异烟胺、氧氟沙星每日 1 次,共 18 个月。

b.3THZOS Z SM(AK/KM/CPM)/18THOE(P) 强化期:丙硫异烟胺、氧氟沙星、乙胺丁醇、吡嗪酰胺、链霉素(或卡那霉素或阿米卡星或卷曲霉素)每日 1 次,共 3 个月。巩固期:丙硫异烟胺、氧氟沙星、乙胺丁醇(或对氨基水杨酸钠)每日 1 次,共 18 个月。

耐药、耐多药结核病亦可采用综合疗法,如:在化学治疗基础上加免疫、中药或采用人工气腹、手术及介入等辅助治疗。

(二)其他治疗

1.对症治疗　肺结核的一般症状在合理化疗下很快减轻或消失,无需特殊处理。咯血是肺结核的常见症状,在活动性和痰涂片阳性肺结核患者中,咯血症状分别占 30% 和 40%。咯血处置要注意镇静、止血,患侧卧位,预防和抢救因咯血所致的窒息并防止肺结核播散。

2.糖皮质激素　糖皮质激素在结核病的应用主要是利用其抗炎、抗毒作用。仅用于结核毒性症状严重者。必须确保在有效抗结核药物治疗的情况下使用。使用剂量依病情而定,一般用泼尼松口服每日 20mg,顿服,1~2 周,以后每周递减 5mg,用药时间为 4~8 周。

3.肺结核的外科手术治疗　当前肺结核外科手术治疗主要的适应证是经合理化学治疗后无效、多重耐药的厚壁洞、大块干酪灶、结核性脓胸、支气管胸膜瘘和大咯血保守治疗无效者。

【肺结核与相关疾病】

(一)HIV/AIDS

截至 2004 年底全球共有 HIV/AIDS 约 3 940 万例,其中 2004 年 HIV 新感染者约 490 万例,因 HIV/AIDS 死亡者为 310 万例。在 HIV/AIDS 死亡病例中,至少有 1/3 例是由 HIV/AIDS 与结核的双重感染所致。HIV/AIDS 与结核病双重感染病例的临床表现是症状和体征多,如体重减轻、长期发热和持续性咳嗽等,全身淋巴结肿大,可有压痛,肺部 X 线经常出现肿大的肺门纵隔淋巴结团块,下叶病变多见,胸膜和心包有渗出等,结核菌素试验常为阴性,应多次查痰。治疗过程中常出现药物不良反应,易产生耐药。治疗仍以 6 个月短程化疗方案为主,可适当延长治疗时间,一般预后差。

(二)肝炎

异烟肼、利福平和吡嗪酰胺等均有潜在的肝毒性作用,用药前和用药过程中应定期监测肝功能。严重肝损害的发生率为 1%,但约 20% 患者可出现无症状的轻度转氨酶升高,无需停药,但应注意观察,绝大多数的转氨酶可恢复正常。如有食欲下降、黄疸或肝大,应立即停药,直至肝功能恢复正常。在传染性肝炎流行区,确定肝炎的原因比较困难。如肝炎严重,肺结核又必须治疗,可考虑使用 2SHE/10HE 方案。

(三)糖尿病

糖尿病合并肺结核有逐年增高趋势。两病互相影响,糖尿病对肺结核治疗的不利影响比较显著,必须在控制糖尿病的基础上肺结核的治疗才能奏效。肺结核合并糖尿病的化疗原则与单纯肺结核相同,只是治疗期可适当延长。

(四)矽肺(硅沉着病)

矽肺患者是并发肺结核的高危人群。近来,随着矽肺合并肺结核的比例不断上升,Ⅲ期矽肺患者合并肺结核的比例可高达 50% 以上。矽肺合并结核的诊断强调多次查痰,特别是采用培养法。矽肺合并结核的治疗与单纯肺结核的治疗相同。Ⅰ期和Ⅱ期矽肺合并肺结核的治疗效果与单纯肺结核的治疗相同。药物预防性治疗是防止矽肺并发肺结核的有效措施,使用方法为 INH 300mg/d,6~12 个月,可减少发病约 70%。

【并发症的诊断、治疗和预防】

轻度肺结核多不伴有肺组织的破坏、邻近胸膜广泛粘连增厚及健肺的代偿性肺气肿等改变,故常无任何并发症。但重症肺结核肺组织破坏较重,且常伴纤维组织增生、大片胸膜增厚,可有下列并发

症。

(一)咯血

绝大多数情况表明病情活动、进展,但少数也可在肺结核已好转或稳定时发生。肺结核咯血原因多为渗出和空洞病变存在或支气管结核及局部结核病变引起支气管变形、扭曲和扩张。肺结核患者咯血可引起窒息、失血性休克、肺不张、结核支气管播散和吸入性肺炎等严重并发症。诊断要点:①详细询问病史有无上呼吸道病变、溃疡病及肝硬化史,注意与上呼吸道出血及呕血鉴别。②咯血量的界定:一次或24h内咯血量少于100ml者为小量咯血;一次咯血量在100～300ml或24h内咯血总量少于500ml者为中量咯血;一次咯血量超过300ml或24h内咯血总量超过500ml者为大咯血。③胸部X线片及CT扫描可协助诊断,对X线检查无异常或原因不明的咯血患者可行纤维支气管镜检查。

咯血者应进行抗结核治疗,中、大量咯血应积极止血,保持气道通畅,注意防止窒息和出血性休克发生。一般改善凝血机制的止血药对肺结核大咯血疗效不理想。垂体后叶素仍是治疗肺结核大咯血最有效的止血药,可用5～10U加入25%葡萄糖淮40ml缓慢静注,持续10～15min。非紧急状态也可用10～20U加入5%葡萄糖液500ml缓慢静滴。对脑垂体后叶素有禁忌的患者可采用酚妥拉明10～20mg加入25%葡萄糖液40ml静注,持续10～15min或10～20mg加入5%葡萄糖液250ml静滴(注意观察血压)。以中下肺野病变为主,引起大咯血的肺结核,无膈肌粘连者也可采用人工气腹萎陷疗法止血。近年支气管动脉栓塞术介入疗法治疗肺结核大咯血收到了近期良好的效果。

(二)自发性气胸

自发性气胸是指在无外伤或人为因素的情况下,肺组织及其脏层胸膜破裂而引起的胸腔积气及肺组织萎陷,气胸可为单侧或双侧。肺结核为气胸常见病因。多种肺结核病变可引起气胸:胸膜下病灶或空洞破入胸腔;结核病灶纤维化或瘢痕化导致肺气肿或肺大疱破裂;粟粒型肺结核的病变在肺间质也可引起间质性肺气肿性肺大疱破裂。病灶或空洞破入胸腔,胸腔常见渗出液体多,可形成液气胸、脓气胸。

1.诊断要点

(1)突发胸痛、呼吸困难及刺激性干咳。

(2)X线检查为确诊手段,可显示肺萎陷程度,有无胸膜粘连、纵隔移位及胸腔积液等。

(3)对疑有自发性气胸而病情危急,不能做X线进一步检查者,测压也是诊断气胸的一种手段,且利用人工气胸器测定胸膜腔压力有助于判定气胸类型。

2.治疗原则

(1)对症治疗:卧床休息,止痛、镇咳、通便,密切观察病情变化。肺萎陷在20%～30%或以下的单纯性气胸多可自行吸收。

(2)穿刺排气:对于观察一周以上气体不吸收或肺萎陷在20%～30%或以上的单纯性气胸,以及张力性气胸急救时可予穿刺排气。

(3)测压排气:利用多功能气胸治疗器测定胸膜腔内压力,以明确气胸类型,采取相应治疗措施。测压后可同时排气治疗。

(4)闭式引流排气:开放性气胸、张力性气胸或肺萎陷较多、症状明显的患者,需采取紧急措施,行胸腔闭式引流排气,可采用水封瓶正压持续排气法。部分患者因闭式引流量相对不足,肺复张不顺利,可予持续低负压吸引,以加速肺脏复张。须注意,肺萎陷时间超过3d或肺压缩超过80%者,复张不宜过快,以免引起肺水肿及心源性休克。

(5)胸膜粘连治疗:对于复发性、顽固性或不能接受外科治疗的气胸患者,可行胸膜粘连术,将化学或生物制剂注入胸腔,使胸膜粘连避免气胸再发。

(6)内科保守治疗无效者,可行外科手术治疗。

(三)肺部继发感染

肺结核空洞(尤其纤维空洞)、胸膜肥厚、结核纤维病变引起支气管扩张、肺不张及支气管结核所致气道阻塞,是造成肺结核继发其他细菌感染的病理基础。诊断合并继发感染时,应全面分析体温、局部的呼吸音、痰的性状和数量变化及末梢血象、痰细菌培养结果及其肺部的病理基础,并应与肺结核急性期体温和末梢血象偏高相鉴别。细菌感染常以G⁻杆菌为主且复合感染多。

肺结核疗程长,由于长期使用抗生素(如链霉素、阿米卡星、利福平等),部分病例年老、体弱及同时应用免疫抑制药,可以继发真菌感染。常见在空洞、支气管扩张囊腔中有曲菌球寄生,胸部X线呈现空腔中的菌球上方气腔呈"新月形"改变,周围有气带且随体位移动,临床表现可有反复大咯血,内科治疗效果不佳。也有少数患者可继发白色念珠菌感染。继发感染时应针对病原不同,采用相应抗生素或抗真菌治疗。

（四）结核性支气管扩张

可由于：①肺门、纵隔淋巴结肿大压迫支气管和造成管腔狭窄或阻塞和支气管结核致管腔狭窄或阻塞，导致远端反复感染，管壁破坏；②肺部慢性纤维性空洞导致组织破坏，纤维组织牵拉或邻近增厚胸膜的压迫导致支气管扭曲、变形、引流不畅而反复感染，均可引起支气管扩张。结核性支气管扩张的临床特点：双上肺多见，多发生于肺部、胸膜病变严重部位，且常呈柱状支气管扩张，有时常伴有支气管聚拢、移位等改变。

（五）肺不张

多发生于支气管淋巴结结核、支气管结核、大咯血的病人，血块、痰液阻塞也可引起肺不张。因累及的部位不同而发生肺段、叶、全肺的不张。肺不张形成后，若未获得及时处理，去除病因使肺复张，肺不张将成为不可逆病变，由此导致的继发支气管扩张成为反复感染及咯血的根源。

（六）慢性肺源性心脏病

慢性肺源性心脏病是由于肺、胸廓或肺血管疾病造成肺循环阻力增加，肺动脉高压及右心负荷增加，最终心功能不全，重症肺结核不仅有广泛的肺组织破坏、肺不张、支气管扩张、胸膜增厚，还常伴有健侧肺代偿性肺气肿，常由于咯血、肺部继发感染等诱因，使代偿期肺、心功能发展为失代偿期，导致心功能不全、呼吸功能不全。

1.诊断要点

（1）有慢性重症的肺、胸结核病史及右心功能不全的体征，且排除了引起右心室增大的其他心脏病的可能。

（2）血液检查 COPD 引起的肺心病患者因长期缺氧常有红细胞和血红蛋白增高，而重症肺结核引起的肺心病由于长期的慢性消耗多有不同程度的贫血表现，合并感染时可有白细胞计数升高，血沉一般较快，在心力衰竭期，可有肝肾功能受损，表现为转氨酶、尿素氮和肌酐升高，血气分析可为呼吸衰竭表现。

（3）X 线、心电图及超声心动图检查有助于确定诊断。

2.治疗原则

（1）缓解期治疗

①加强营养，适量活动，锻炼呼吸功能，增强机体抵抗力。

②积极控制活动结核的病变，对呼吸道感染及早预防，积极对症治疗。

③中医中药扶正固本、活血化瘀、改善肺循环，提高机体抵抗力治疗。

④改善居住环境，对缓解期中的患者进行家庭病床式的康复治疗，密切观察病情变化、定期随访，可降低急性期的发作。

（2）急性期治疗

①控制呼吸道感染：呼吸道感染是发生呼吸衰竭和心力衰竭的常见诱因，故需积极予以控制。可根据临床表现及痰培养药敏结果选用药物，未明确何种致病菌时，早期经验性治疗可联合用药，但应防止真菌感染。由于患者长期罹患结核病，机体营养状况较差，免疫功能低下，可同时辅以免疫增强治疗。

②改善呼吸功能：清除痰液、解除支气管痉挛、保持呼吸道通畅、持续低流量给氧及应用呼吸兴奋药等。必要时气管插管或气管切开采用机械通气治疗。

（3）控制心力衰竭

①利尿药：利尿原则应缓勿急，一般以间歇、小剂量交替使用为宜。因可使血液浓缩、痰液黏稠、加重气道阻塞及电解质紊乱，临床须慎用。

②强心药物：由于缺氧、电解质紊乱、酸中毒等因素影响，易发生洋地黄中毒，宜选用小剂量、作用快、排泄快的制剂，如去乙酰毛花苷（西地兰）0.2～0.4mg 加入 25％葡萄糖液 20ml 缓慢静注，每日 1～2 次。

③血管扩张药的应用　常用酚妥拉明 10～20mg 加入 5％葡萄糖液 250～500ml 中，缓慢静脉滴注，每日 1 次；或异山梨酯 10mg 口服每日 2～3 次。其他如硝苯地平、多巴胺、多巴酚丁胺等药物均有一定疗效。

④肾上腺皮质激素的应用：在有效控制感染的情况下，可短期大剂量应用肾上腺皮质激素，对抢救早期呼吸衰竭和心力衰竭有一定作用。通常用地塞米松 10～20mg 加入 5％葡萄糖液 500ml 中静脉滴注，每日 1 次。病情好转后 2～3d 停用。须注意观察有无消化道出血征象。

⑤酸碱平衡失调及电解质紊乱、消化道出血、休克等的治疗。

（七）呼吸功能衰竭

重症肺结核常伴有广泛肺组织破坏、胸膜增厚，造成限制性肺功能低下，有时还会合并慢性支气管炎，肺气肿等气道阻塞性疾病，因此，在多种诱因影响下可导致Ⅰ型或Ⅱ型呼吸衰竭及电解质紊乱。

1.诊断要点

(1)有引起呼吸衰竭原发疾病病史。

(2)有低氧血症和高碳酸血症的临床表现。

(3)在标准大气压、静息不吸氧状态下,血气分析示 $PaO_2 < 60mmHg(8kPa)$,伴或不伴有 $PaCO_2 > 50mmHg(6.6kPa)$。

(4)常见并发症有酸碱失衡及电解质紊乱、右心衰竭、肝肾功能不全及上消化道出血等。

2.治疗原则 呼吸道感染是呼吸衰竭最常见的诱因,在积极抗结核治疗的同时有效控制感染是呼吸衰竭好转的基础。呼吸衰竭的治疗参考有关章节。

【预后】

一般说,肺结核是可治愈的疾病,尤其当前已具有多种抗结核药物和高效、低复发率的短程化疗方案的情况下,结核病的预后一般较好。但是慢性迁延、反复复发、病变广泛、肺组织破坏严重的重症肺结核常伴有不同程度的心肺功能不全,预后差。急性血行播散性肺结核合并结核性脑膜炎、脑结核、肝脾结核,未能早期发现、及时治疗者,尤其合并 HIV(+)/AIDS 者预后差。耐多药结核病治疗效果较差,不仅是慢性传染源,而且预后也不佳,易反复恶化,难于逆转。

(陈士俊)

第十二节　结核性脑膜炎

学 习 要 点

1. 掌握结核性脑膜炎的治疗用药。

2. 熟练掌握结核性脑膜炎的临床表现、实验室检查、诊断和鉴别诊断。

3. 了解结核性脑膜炎的病因及病理。

【病因病理】

(一)病因

结核性脑膜炎占全身性结核病的 6%,是由结核分枝杆菌感染经血播散后在软脑膜下种植,形成结核结节,结节破溃后大量结核杆菌进入蛛网膜下腔引起的脑膜非化脓性炎症。

(二)病理

结核性脑膜炎早期的脑膜表面有多数散在的以单核细胞及淋巴细胞渗出为主的细小结节。若治疗及时、有效,病变可以完全吸收。反之,病变转至慢性和出现典型结核病理改变,如结核肉芽肿、干酪样坏死等。

脑膜充血、水肿,大量白色或灰黄色渗出物沉积于大脑基底、延脑、脑桥、脚间池、大脑外侧裂、视交叉、环池等处,渗出物可压迫视神经、动眼神经和面神经等。颅底渗出物粘连、增厚和机化,常导致脑脊液通路阻塞和脑积水。

受脑膜病变的波及,脑实质浅层亦出现炎症,严重者可出现结核结节、结核瘤。下丘脑病变常引起自主神经功能紊乱。脑血管受累,产生动脉内膜炎或全动脉炎,若形成血栓则引起脑梗死。中脑动脉最易累及,并导致偏瘫;较小动脉栓塞则引起类似大脑炎的各种症状。脊髓蛛网膜和脊髓实质亦常出现渗出、结节和干酪样坏死。

【临床表现】

(一)一般症状

常为急性或亚急性起病,慢性病程,常缺乏结核接触史。早期表现发热、全身酸痛、乏力、畏光、精神萎靡、食欲减退等。小儿结核性脑膜炎的临床表现多较隐匿,缺少特征性。

(二)神经系统症状、体征

1.脑膜刺激征 多数病例早期即出现,少数可不明显。粟粒型肺结核常规脑脊液检查,有时脑脊液已出现显著改变,但病人并无脑膜刺激征。在婴幼儿和老年人,脑膜刺激征多不典型。

2.颅内压增高 表现头痛、喷射性呕吐、意识障碍,眼底检查见视盘水肿,严重者出现脑疝、枕骨大孔疝,可迅速导致呼吸停止。

3.脑神经损害 多见于面神经、次为展神经、动眼神经及视神经,可单侧或双侧,多数在疾病典型时才出现,但有时是结核性脑膜炎的首发征象。

4.脑实质损害 表现多变,有瘫痪、去大脑强直、手足震颤与徐动、舞蹈样运动等不同表现,取决于病变损害部位。

5. 自主神经受损　表现为皮质-内脏联合损害如呼吸、循环、胃肠和体温调节紊乱等,亦可出现肥胖、尿崩症或抗利尿激素增高综合征。

6. 脊髓受损　可出现脊神经受刺激或脊髓压迫、椎管阻塞等症状、体征。

(三)临床类型(典型可分为三期)

1. 前驱期(早期)　病程为1~2周。表现为结核中毒症状、头痛、呕吐、性格改变等。

2. 脑膜刺激征期(中期)　病程为1~2周。表现为脑膜刺激症状、颅内高压症状、脑神经障碍、脑实质损害、锥体束征、惊厥、脑炎体征等。

3. 昏迷期(晚期)　病程为1~3周。以上症状加重,进入昏迷,出现脊髓功能障碍等。

【辅助检查】

(一)脑脊液检查

1. 常规及生化　可出现以下变化:①压力增高,外观无色透明或微黄,静置后可有薄膜形成;②白细胞(100~500)×10^6/L,60%~95%的病例以淋巴细胞占优势,但疾病早期,4%~17%的病人可以中性粒细胞为主,易误诊为细菌性脑膜炎;③蛋白质含量增高,通常为1~2g/L,脊髓蛛网膜下腔阻塞时可超过5g/L。糖和氯化物下降。脑脊液典型改变可高度提示诊断。

2. 病原学检查　①脑脊液沉渣涂片做抗酸染色找结核杆菌阳性率仅30%;②脑脊液结核分枝杆菌培养可确诊,但需大量脑脊液和数周时间;③聚合酶链反应、现代色谱技术以及计算机的应用为结核杆菌的研究提供了快速、有效的新方法。④抗生素快速药敏实验与耐药基因的检测为耐药结核菌的诊断与治疗提供了有力的武器。

3. 免疫学检查　①酶联免疫法测定脑脊液抗结核抗体,阳性率70%~80%;②酶联免疫法测定中性粒细胞集落因子的阳性率90%左右,其意义尚待明确;③腺苷脱氨酶与T细胞的分化有关,该酶检测阳性率90%左右;④脑脊液单核细胞中分泌性抗原的鉴定已经取得可喜进展,有望成为新的早期确诊手段。

(二)影像学检查

常规胸部X线平片,可见活动性或陈旧性结核感染证据。CT可显示基底池和皮质脑膜对比增强或脑积水等,还可揭示脑实质粟粒型结节、结核球等。

(三)眼底检查

可发现脉络膜血管附近有圆形或椭圆形苍白色外绕黄圈的结核结节。

(四)结核皮肤试验

结核皮肤试验常用于结核病的诊断,约半数患者结核皮肤试验阳性,但有一定的假阳性与假阴性率。非结核分枝杆菌感染及接种过卡介苗者易出现假阳性。假阴性的原因有:注射方法不当、读取不准确及抗原丢失等;病人因素如年龄、营养、药物(皮质内固醇、免疫抑制药、抗新生物制剂)、严重结核、伴随疾病如肾衰竭、艾滋病病毒感染、病毒性疾病或接种疫苗、淋巴网状内皮细胞肿瘤、结节病、实体肿瘤、麻风病、干燥综合征、共济失调-毛细血管扩张症、尿毒症、原发性胆汁性肝硬化、系统性红斑狼疮及其他病原菌造成的全身感染等。

【诊断及鉴别诊断】

(一)诊断

根据结核病史或接触史;发病缓慢,出现结核毒血症状,伴头痛、呕吐、脑膜刺激征及其他神经系统症状体征;结合脑脊液淋巴细胞增多或糖含量减低等特征性改变;脑脊液抗酸涂片、结核分枝杆菌培养和聚合酶链反应检查等可做出诊断。

(二)鉴别诊断

结核性脑膜炎应与以下疾病进行鉴别:

1. 病毒性脑膜炎　起病多急骤,高热者可伴肌痛、腹痛等。脑脊液中糖和氯化物不减低,蛋白质在1 000mg/L以下。2~3周可康复。

2. 化脓性脑膜炎　急性起病伴高热、寒战。脑脊液白细胞数每立方毫米达数千以上,以中性粒细胞为主,糖降低较结脑更明显,脑脊液涂片、培养可找到致病菌。脑脊液乳酸定量多>300mg/L,结脑则多小于此值。

3. 真菌性脑膜炎　新型隐球菌脑膜炎临床表现和脑脊液改变酷似结脑,诊断有赖于脑脊液墨汁染色、培养及抗原检测。

4. 流行性乙型脑炎　常在夏秋季发病,起病急,高热、惊厥、昏迷。脑脊液糖含量正常或略高,氯化物不减少,蛋白质<1 000mg/L等有助于鉴别。

5. 颅内占位性病变　如脑脓肿、听神经瘤等,常因病程进展较缓,以头痛、呕吐及视盘水肿为主要表现,易与结脑混淆,CT有助于诊断。

【治疗】

治疗原则:早期给药、合理选药、联合用药和系统治疗。只要患者临床症状、体征及实验室检查高度提示本病，即使脑脊液抗酸涂片阴性亦应立即开始抗结核治疗。

（一）化学药物治疗

1. 异烟肼　易透入脑脊液，是治疗的主要药物。儿童剂量 10～20mg/（kg·d），最大剂量不超过 600mg/d，症状好转改为 10mg/（kg·d），疗程 1.5～2 年。成人剂量 15mg/（kg·d），为保持脑脊液中的有效抗菌浓度，应提高用药量，可采用 600～900mg/d，静滴，同时加用维生素 B_6，待症状改善后改为 400～600mg/d，口服，疗程至少 1 年。

2. 利福平　儿童剂量 10～20mg/（kg·d），最大剂量不超过 600mg/d。成人剂量 600mg/d，疗程至少 1 年以上。注意以上两药对肝脏的损害。

3. 吡嗪酰胺　该药在脑脊液中的浓度较高，是治疗结脑的主要药物，宜在病程最初 4 个月使用。剂量为 1 500～2 000mg/d，顿服，2 个月后改为隔日 1 次，每次 2 000mg，或每周 2 次，每次 3 000mg。小儿通常不宜应用，必须用时应充分权衡利弊。

4. 乙胺丁醇　儿童剂量 10～20mg/（kg·d），顿服或分两次服。成人剂量 750～1 000mg/d。注意该药对视神经的副作用。

5. 链霉素　儿童剂量 20～30mg/（kg·d），成人剂量 15mg/（kg·d），肌注，疗程 3～6 个月。若因副作用而无法达到总量者，可提前停药。

WHO 建议应至少选择三种药物联合治疗，早、中期应强化治疗 3～4 个月，常用异烟肼、利福平及吡嗪酰胺，或上述三联加链霉素或乙胺丁醇。巩固治疗用异烟肼和利福平，总疗程不＜12 个月

或 CSF 正常后继续治疗 6 个月。

治愈标准：症状消失、脑脊液正常、疗程结束后 2 年无复发。

（二）糖皮质激素治疗

早期应用效果较好，主要用于脑水肿引起的颅内压增高、伴局灶性神经体征和脊髓蛛网膜下腔阻塞的重症病人。常用泼尼松，成人剂量 60～80mg/d，儿童剂量 1～3mg/（kg·d），口服，3～4 周后待症状及脑脊液检查好转则逐渐减量，2～3 周停药；亦可用地塞米松 5mg/d，静滴。

（三）鞘内注射

重症患者在全身用药同时可鞘内注射地塞米松 5～10mg、异烟肼 100mg、α-糜蛋白酶 4 000U、透明质酸酶 1 500U，每隔 2～3d 1 次，注药前宜放出与药液等量的脑脊液，注药宜缓慢。症状消失后每周 2 次，体征消失后 1～2 周 1 次，直至脑脊液正常。脑脊液压力增高病人慎用。

（四）对症治疗

主要是降低颅内压，控制癫痫发作。注意补充液体和电解质，退热，保护肾脏。蛛网膜粘连所至脑积水，可行脑脊液分流术。若有结核球，可在化疗保护下行手术切除。

【预后】

预后与年龄、病情、治疗是否及时和是否彻底等有关。发病时昏迷是预后不良的重要指征，临床症状体征完全消失，脑脊液细胞数、蛋白质、糖和氯化物恢复正常提示预后良好。婴幼儿和 40 岁以上病人的预后较差，即使经过适当的治疗，仍有约 1/3 的结核性脑膜炎患者死亡。

（李　佳）

第十三节　败　血　症

学　习　要　点

1. 掌握败血症的临床表现；败血症的诊断依据；败血症的鉴别诊断；败血症的治疗措施。

2. 熟悉败血症的发病机制、病理改变；败血症的病原学、流行病学；败血症的辅助检查、预防。

败血症（septicemia），是指致病菌或条件致病菌以不同的方式侵入血液循环，持续存在并迅速繁殖，产生大量毒素和（或）代谢产物引起全身炎症反应综合征（systemic inflammatory response syndrome，SIRS）。

SIRS 可因各种损害性因素如感染、创伤、烧伤、心肌梗死等作用于机体而发生，临床上符合以下两条或两条以上者称为 SIRS：①体温＞38℃或＜36℃；②心率＞90/min；③呼吸＞20/min 或二氧化碳分压＜4.27kPa（32mmHg）；④白细胞计数＞

$12×10^9/L$ 或 $<4.0×10^9/L$，或未成熟粒细胞 $>10\%$。败血症在临床上主要表现为骤起寒战、高热、皮疹、肝脾大，部分患者有迁徙性感染病灶；重型败血症是指在感染引发 SIRS 的基础上出现一个脏器功能衰竭；若发生 2 个或 2 个以上器官功能衰竭时称为多器官功能衰竭综合征（multiple organ dysfunction syndrome，MODS）。

【流行病学】

随着病原菌耐药性日趋严重，创伤性诊疗技术领域的不断扩大，肿瘤综合治疗的广泛开展，宿主免疫缺陷机会增多及免疫抑制药的应用，医院感染治疗难度增加，败血症发病率有逐渐增高的趋势。

美国 CDC 大规模的流行病学调查表明：1979 年败血症的发病率为 73.6/10 万，至 1989 年增加为 158.9/10 万，2003 年报告的为 160.2～184.7/10 万。但我国尚无全国范围的流行病学资料，重症监护治疗病房（intensive care unit，ICU）有 68% 符合 SIRS，其中 26% 为败血症。

【病原学】

引起败血症的病原菌种类因年龄、性别、感染场所、原发疾病、基础治疗方式与途径、创伤的严重程度和宿主的免疫防御功能状况而有较大差别。

总结国内败血症报道资料，其病原菌主要有①革兰阳性细菌：主要为葡萄球菌（金黄色葡萄球菌和凝固酶阴性葡萄球菌）、肠球菌和链球菌。②革兰阴性细菌：常见的细菌为大肠埃希菌、肺炎克雷伯杆菌、假单胞菌属、阴沟肠杆菌、黏质沙雷菌、变形杆菌和不动杆菌等。③厌氧菌：占败血症病原的 5%～7%，以脆弱类杆菌、梭状芽胞杆菌属、消化链球菌及产气荚膜杆菌为多见。④真菌：白色念珠菌最为多见，其他常见的有曲菌、隐球菌等。⑤其他：一些致病力较弱的条件致病菌如单核细胞增多性李斯特菌、凝团肠杆菌、腐生葡萄球菌所致败血症均有报告。免疫缺陷者如艾滋病（Acquired Immune Deficiency Syndrome，AIDS）患者、长期留置静脉导管的恶性肿瘤患者偶可发生分枝杆菌败血症。

复数菌败血症是指临床上同一血标本或 72h 内从同一病人不同血标本检测到 2 个或 2 个以上致病菌。近年来复数菌、耐药菌、条件致病菌败血症的发生率逐渐增加。

【发病机制】

（一）病原菌的作用

病原菌是否引起感染与其种类、数量、毒力和侵入门户等有关。金黄色葡萄球菌可产生多种酶和外毒素，其中起致病作用的有血浆凝固酶、溶血毒素、杀白细胞素、肠毒素、剥脱性毒素、红疹毒素等，可以导致脓血症（pyemia）。铜绿假单胞菌分泌弹性和碱性蛋白酶，引起上皮、肺及小血管坏死从而导致败血症的发生。革兰阴性菌的主要致炎物质是脂多糖（lipopolysaccharide，LPS），革兰阴性细菌引起败血症时，LPS 升高，升高程度与疾病严重程度和预后有关。然而 LPS 升高不仅见于革兰阴性菌，还见于革兰阳性菌和真菌。此外较弱的致炎物质有革兰阳性菌的肽聚糖、鞭毛蛋白和磷壁酸、真菌的细胞壁成分以及 DNA 的 CpG 富集区（cytosine-phosphate-guanosine［CPG]-rich），都可以引起炎症反应。

（二）机体因素

机体防御功能缺陷是败血症的最重要诱因。健康者在病原菌入侵后，一般仅表现短暂的菌血症，病原菌被机体的防御系统迅速消灭，并不引起明显症状；但各种防御功能缺陷者，都可以诱发败血症。常见的诱因主要有：

1.各种原因引起的中性粒细胞缺乏或减少，如急性白血病、骨髓移植、恶性肿瘤患者接受化疗后及再生障碍性贫血等，是败血症的重要诱因。

2.肾上腺皮质激素等免疫抑制药、放射治疗、细胞毒性药物及广谱抗菌药物的应用。

3.各种开放性诊疗技术如气管插管、气管切开、人工呼吸机的应用、血液透析；静脉导管的留置、动脉内导管、导尿管的留置；各种大手术的开展都是败血症的重要诱因。

4.严重的原发病，如肝硬化、结缔组织病、糖尿病、尿毒症、慢性肺部疾病也是败血症的诱因。

细胞因子在败血症的发病中有着重要作用。循环中的 TNF 和 IL-1 是主要的炎症因子，在接触病原微生物 30～90min 后显著升高。将 TNF 和 IL-1 注入动物或志愿者体内，可以产生败血症的表现。TNF 和 IL-1 抗体可以抑制 LPS 诱导的全身性炎症反应。此外 IL-6、IL-8、IFN-γ、IL-4 和 IL-10 与败血症发生发展有关。在炎症因子作用下，内皮细胞激活并释放组织因子，进一步激活Ⅶ因子及凝血级联反应。

【病理改变】

败血症的病理学改变主要是重要脏器组织细胞变性、坏死和脂肪变性、迁徙性感染病灶、浆膜腔渗出性炎症、毛细血管损害出血、单核-巨噬细胞增生性反应、肝脾大和（或）淋巴结肿大、并发心内膜炎和脑膜炎等。

【临床表现】

败血症无特征性临床表现，不同病原菌、不同基础疾病和不同年龄段病人的临床表现有一定差异。

（一）败血症的共同特点

1. 原发感染灶　病原菌常由原发感染病灶侵入血液引起败血症。常见的原发感染病灶有：皮肤化脓性感染，如毛囊炎、痈或脓肿等；烧伤；呼吸道、胆道、消化道和泌尿生殖系统感染；其他开放性创伤和感染等。确定原发感染灶对诊断败血症，初步确定病原菌种类，选择有效的抗菌药物治疗，有重要意义。

2. 毒血症　骤起寒战高热，寒战可反复多次出现，体温可达 40～41℃，多呈弛张热或间歇热，部分患者为稽留热或不规则热，少数有出汗，出汗后症状缓解不明显。伴有全身不适，肌肉关节酸痛，乏力和食欲缺乏、恶心、呕吐、腹痛、腹泻等消化道症状。头痛，烦躁不安，精神萎靡、嗜睡等神经精神症状；脉搏细数、呼吸急促或困难等生命体征改变；病情严重者出现感染性休克、中毒性脑病、心肌炎和肝炎等。

3. 皮疹　超过 40％的败血症患者出现皮疹，以瘀点多见，数量不多，主要分布于躯干、四肢、眼结膜和口腔黏膜等处。此外，还可见到荨麻疹、猩红热样皮疹、脓疱疹。严重者可发生坏死性皮炎。

4. 肝脾肿大　多数仅出现轻度肝脾大。中毒性肝炎或肝脓肿时肝大显著，伴有触痛，压痛和叩击痛，部分患者伴有高胆红素血症，30％～40％新生儿出现轻到中度黄疸。

5. 迁徙性病灶　为病原菌栓子栓塞于身体组织器官引起。多见于病程较长的革兰阳性球菌和厌氧菌败血症。自第 2 周开始，转移性脓肿可不断出现。常见的迁徙性病灶有皮下脓肿（腰背及四肢的皮下或深部软组织内多见）、肺脓肿、骨髓炎、关节炎和心包炎等。少数金黄色葡萄球菌、溶血性链球菌、肠球菌、假单胞菌属和厌氧菌等败血症病例可发生急性或亚急性感染性心内膜炎，伴有心脏扩大，心功能衰竭和血管栓塞症状。

（二）常见几种病原菌引起败血症的临床特点

1. 革兰阳性细菌败血症　代表性致病菌为金黄色葡萄球菌。多见于严重的痈、急性蜂窝织炎、骨关节化脓、医院感染、大面积烧伤并吸入伤。临床特点为：发病急骤，寒战发生率低（＜30％），呈稽留高热或弛张热型。多形性皮疹、瘀点常见，脓疱

疹的出现有助于诊断。约 25％的患者伴大关节的红肿与疼痛。迁徙性病灶是金黄色葡萄球菌败血症的特点之一，常出现皮下脓肿、肺部浸润或脓肿。其次为肝脓肿和骨髓炎等。有心脏瓣膜病及其他基础疾病的老年人和静脉药瘾者易并发细菌性心内膜炎。感染性休克发生的时间较晚，血压下降缓慢，患者多呈谵妄和昏迷状态。凝固酶阴性葡萄球菌败血症主要见于医院感染，由表皮葡萄球菌引起者占 60％～70％，皮疹少见，潜伏期长，很少有迁徙性感染灶。肠球菌属机会性感染菌，近年来发病率有所升高，在我国医院内感染的败血症中可占 10％左右，在美国也已升至第四位。临床上表现为尿路感染和心内膜炎者最多见。

2. 革兰阴性细菌败血症　发病前大多有使机体防御功能低下的原发病，以及临床药物干预等。常见的致病菌有大肠埃希菌、铜绿假单胞菌和克雷伯杆菌等。引起该类败血症的原发疾病包括肺部炎症、泌尿系统感染、蜂窝织炎、腹膜炎、胆道系统感染、无明确感染部位的粒细胞减少等。细菌内毒素及其诱导产生的细胞因子和炎症介质引起一系列病理生理学改变，包括心动过速、血管阻力下降、心室射血分数降低、血管壁通透性增加而发生感染性休克。临床上一般以寒战开始，双峰热或间歇性发热，严重时体温不升或低于正常；皮疹、关节痛和迁徙性病灶较革兰阳性球菌败血症出现少，休克发生早，持续时间长，发生率在 20％～60％。严重者可出现多脏器功能损害，表现为心律失常、心力衰竭；黄疸，肝功能衰竭；急性肾衰竭，呼吸窘迫症与 DIC 等。

3. 真菌败血症　发病率有明显增加趋势，占医院感染的 4.5％～9％。常见病原菌是白色念珠菌和热带念珠菌，近年来曲霉菌的感染有增多的趋势。大多发生在严重原发疾病的后期、原有细菌感染经广谱抗生素治疗的基础上或因接受肾上腺皮质激素治疗、肿瘤放疗和化疗、血液透析、置管相关性感染、艾滋病等基础疾病之上。临床上病程进展缓慢，表现与革兰阴性细菌所致者相似，但毒血症症状可被细菌感染和原发病所掩盖，不易早期明确诊断，因此当上述患者所罹患的感染，在应用了足量的适宜的抗生素后仍不见好转时，须考虑到有真菌感染的可能。要做血、尿、咽拭子及痰的真菌培养，还可做直接涂片检查有无真菌菌丝和孢子。如果在多种或多次送检的标本中获得同一真菌结果时即可明确。病损可累及心、肺、肝、脾、脑等脏器及组织，形成多发性小脓肿，也可并发心内膜炎、脑膜炎等。

4.厌氧菌败血症　近10余年来败血症病原菌中厌氧菌所占比例相对下降,占 6%～16%。80%以上的致病菌为脆弱类杆菌,侵入途径以消化道、胆道、女性生殖道和皮肤溃疡为主。临床表现的特点包括:①高胆红素血症发生率高,新生儿及小儿可达 20%～40%,与脆弱类杆菌内毒素影响肝脏有关。②易发生迁徙性感染,产气荚膜杆菌可引起血栓性静脉炎。③厌氧菌产生毒素,可致轻度溶血。厌氧菌常与需氧菌一起共同致成复数菌败血症,预后凶险。

【辅助检查】

(一)血常规检查

外周血白细胞总数明显增高,一般在(10～30)×10^9/L 或更高,少数出现类白血病反应。中性粒细胞比例上升、核左移及出现中毒性颗粒。对系统性炎症反应差者及少数革兰阴性杆菌败血症病人,白细胞总数可正常或减低,但中性粒细胞比例仍相对升高。血小板计数下降,病程长者出现贫血。

(二)尿常规检查

可出现＋～＋＋的蛋白尿,尿酮体阳性,尿脱落细胞增多,有时出现血尿。尿道感染可出现脓尿。

(三)病原学检查

脓液、脑脊液、胸腹水、瘀点、痰液等直接涂片及染色检查,对败血症的快速诊断有一定的参考价值。

血培养和骨髓培养和进一步的药敏试验对确诊本病,确定病原,以及选择有效的抗菌药物有决定性作用。

血培养应在怀疑为败血症时及时进行,在未使用抗生素前;或在下一次抗生素治疗前立即采集标本。应在体温上升过程中有明显畏寒、寒战时采血,成人每次 10～20ml,婴儿和儿童 1～5ml,以提高阳性检出率。推荐同时采集不同部位 2～3 份血样,至少连续 3 次。提倡以骨髓培养代替血培养或加做骨髓培养以提高阳性检出率。采集标本时应注意无菌操作,尽量避免或最大限度减少污染。根据原发疾病、患病的年龄、医院感染可能等情况,可同时行厌氧菌和真菌培养。疑有 L 型细菌败血症或反复常规培养阴性者应做高渗培养。送检标本的化验单上应注明来源和目的,使实验室能正确选用相应的培养基和适宜的培养环境。

(四)影像学检查

怀疑肺部感染时,进行 X 线或 CT 是必要的;B 型超声有助于肝脏和胆道系统感染的诊断。

(五)分子生物学检查

应用聚合酶链反应(polymerase chain reaction,PCR)检测病原菌 DNA。基因芯片根据病原菌 16SrRNA 保守区设计探针,可以高通量、快速检测标本中微生物。

(六)其他

C 反应蛋白(C-reactive protein,CRP)、降钙素原(procalcitonin,PCT)、IL-6、IL-8、G-CSF 和 TNF 升高,增高的幅度与炎性反应的严重程度有关,它们的动态变化可作为判断疗效或预后的指标。

降钙素原是一种由 116 个氨基酸组成的糖蛋白,是降钙素的前体肽。在正常情况下,降钙素原以游离形式存在于正常人血清,水平很低。败血症时 CT-mRNA 的转录表达普遍升高,进而导致实体细胞大量合成分泌 PCT,由于实体细胞缺少分泌颗粒,所合成的 PCT 未被酶加工成 CT 而直接释放入血,使血清中 PCT 水平迅速升高,这种升高与感染的严重性和病死率相关。炎症反应释放的 PCT 可以被细菌毒素(如内毒素)直接诱导,也可由细胞介导的宿主反应(如 IL-1β,TNF-a 或 IL-6)间接诱导产生。在感染发生后 3～6 h 即可检测到 PCT 水平升高。在病毒所致感染和自身免疫性疾病所致炎症反应时 PCT 通常处于较低水平。C 反应蛋白(CRP)会因为免疫抑制药的使用(如类固醇)而减弱,但 PCT 诊断的准确性不会受影响。

PCT 水平可以用来对败血症的预后进行预测。若 PCT 水平持续升高或一直维持在比较高的水平常常提示预后不良。若 PCT 水平快速降低至正常水平,常提示预后良好。检测 PCT 水平还可以用于评估治疗效果,若感染被控制则 PCT 水平在一个半衰期后即 24 h 迅速降低到<0.5 ng/ml,有利于及时调整治疗措施和评估治疗效果。目前已在有条件的医疗机构开展。

检测循环内毒素对诊断革兰阴性菌败血症具有特异性,但尚未建立正常值范围,因此仅限于研究。

【诊断】

(一)有下列疾病和易感因素存在时,要考虑败血症的可能

1.明显原发病灶如皮肤感染、肠道感染、尿路感染、胆道感染、肺部感染等。

2.外伤史、各种开放性诊疗技术如气管插管、气管切开、人工呼吸机的应用、血液透析、各种大手术;静脉导管的留置、动脉内导管、导尿管留置等。

3.各种原因引起的中性粒细胞减少或缺乏,如急性白血病、骨髓移植、恶性肿瘤患者接受放化疗

后及再生障碍性贫血等。

4.免疫缺陷者、肾上腺皮质激素等免疫抑制药、细胞毒性药物及广谱抗菌药物的应用。

5.严重的原发病,如肝硬化、结缔组织病、糖尿病、尿毒症、慢性肺部疾病等。

(二)符合SIRS的诊断标准

临床上符合SIRS的诊断标准并排除引起SIRS的其他原因(如手术创伤、血栓栓塞、心肌梗死、胰腺炎、甲状腺危象、急性肾上腺功能不全、注射细胞因子、麻醉药相关恶性高热、肿瘤溶解综合征、蛛网膜下腔出血等),伴有皮疹、关节炎、肝脾大、迁徙性病灶,可做出临床诊断。

(三)两次血培养或骨髓培养有阳性结果,且为相同病原菌时即可确诊

由革兰阳性菌引起的败血症,外周血白细胞总数明显增高,中性粒细胞比例上升;对系统性炎症反应差者及革兰阴性杆菌败血症病人,白细胞总数可正常或减低,但中性粒细胞比例仍相对升高。

(四)分子生物学技术

应用PCR、基因芯片等分子生物学技术,若检测出病原菌的特异标志物,也可作为诊断依据。

【鉴别诊断】

(一)变应性亚败血症

亦称Still's病,临床表现和血常规检查与败血症极为相似。但毒血症症状不明显,多种培养基反复培养均阴性,抗菌药物治疗无效,非甾体类药物或肾上腺皮质激素可使症状明显缓解。

(二)恶性组织细胞病

以长期高热、肝脾淋巴结肿大为特征,短时间内难以诊断。进行性衰竭和全血细胞减少出现较晚,反复多次多部位骨髓涂片、活检和(或)淋巴结活检可确诊。

(三)白血病等血液系统恶性疾病

近半数以合并感染就诊,临床上可有发热、皮肤瘀点、肝脾大等,主要通过骨髓检查即可确诊。

(四)伤寒

伤寒亦有发热、皮疹、肝脾大、白细胞总数降低,易与某些革兰阴性杆菌败血症混淆。但伤寒多发生于秋夏季。起病缓慢,多无寒战,有相对缓脉,玫瑰疹,中性粒细胞常减少。确诊有赖于致病菌的分离及肥达反应等。

(五)病毒性感染

与某些革兰阴性菌败血症难以鉴别,但一般病毒性感染多为自限性,白细胞和中性粒细胞正常或偏低,淋巴细胞比例相对升高,血培养阴性。

(六)其他

尚需与系统性红斑狼疮、风湿病、深部淋巴瘤及其他发热性疾病相鉴别。

【治疗】

(一)一般治疗和对症治疗

目的是维持机体内环境的稳定与平衡,包括水、电解质、酸碱、能量和氮的平衡;维生素类的补充,给予新鲜血、血浆和白蛋白等支持治疗。有严重毒血症者,在有效、足量抗生素应用的基础上,可短期(3～5d)给予糖皮质激素,成人一般用氢化可的松(200～300)mg/d或地塞米松10～20mg/d,既可以减轻毒血症症状,也有一定抗感染、抗休克和提高重要脏器对缺血缺氧的耐受能力。

(二)病原治疗

主要包括在获得病原菌培养结果之前的经验治疗和病原治疗。

1.病原菌的针对性治疗　(表4-14)。

表4-14　常见病原菌败血症的抗菌药物选择

感染细菌	首选药物①	可代用的药物②
革兰阳性球菌		
葡萄球菌/CNS		
不产青霉素酶	青霉素G(300万～400万U/q4～6h)③	头孢菌素⑤,万古霉素,红霉素
产青霉素酶	萘呋西林(30mg/kg,q4～6h),苯唑西林(30mg/kg,q4～6h)	头孢菌素⑤,万古霉素,红霉素,亚胺培南
耐甲氧西林葡萄球菌④	万古霉素(0.8～1.2g/d)	阿米卡星,甲氧苄啶-磺胺甲□唑,米诺环素

（续　表）

感染细菌	首选药物①	可代用的药物②
β 溶血性链球菌（A、B、C、D)组	青霉素 G（300 万～400 万 U/q4～6h)	头孢菌素⑤,红霉素,万古霉素,氯霉素
肠球菌④	氨苄西林(30mg/kg,q6h)	头孢菌素⑤,红霉素,万古霉素
并发心内膜炎或脑膜炎	氨苄西林(30mg/kg,q6h)加庆大霉素(1.7mg/kg,q8h)或链霉素	万古霉素加庆大霉素或链霉素(试验高水平氨基糖苷耐药性)
肺炎链球菌	青霉素 G（300 万～400 万 U/q4～6h),阿莫西林(7mg/kg,q6h)	头孢菌素,红霉素,克林霉素,万古霉素
并发脑膜炎	头孢曲松(30mg/kg,q12～24h),头孢噻肟(30mg/kg,q6h)	头孢曲松＋万古霉素±利福平,万古霉素＋利福平,青霉素 G(MIC<0.1mg/ml 时用)
革兰阳性杆菌		
炭疽芽胞杆菌	青霉素 G（300 万～400 万 U/q4～6h)	红霉素
棒状杆菌某些菌种	青霉素 G（300 万～400 万 U/q4～6h)＋庆大霉素(1.7mg/kg,q8)	万古霉素
产气荚膜梭状芽胞杆菌	青霉素 G（300 万～400 万 U/q4～6h)	甲硝唑,氯霉素,亚胺培南
难辨梭状芽胞杆菌	甲硝唑(7mg/kg,q6h)	万古霉素(只口服)
革兰阴性菌类		
不动杆菌类	亚胺培南(7.5mg/kg,q6h,po.)＋庆大霉素(1.7mg/kg,q8)	四环素＋利福平,氯霉素±链霉素,甲氧苄啶-磺胺甲□唑
肠杆菌某些菌类	亚胺培南(7.5mg/kg,q6h,po.)氨基糖苷⑧(1.7mg/kg,q8h)	阿米卡星,喹诺酮⑥
大肠埃希菌	三代头孢菌素⑦（30mg/kg,q12～24h)	氨基糖苷⑦,β-内酰胺酶抑制药,氨曲南,甲氧苄啶-磺胺甲□唑,阿米卡星
流感嗜血杆菌	头孢曲松(30mg/kg,q12～24h),头孢噻肟(30mg/kg,q6～8h)	甲氧苄啶-磺胺甲□唑,氨苄西林(β-内酰胺酶阴性时用)
克雷伯肺炎杆菌/产酸克雷伯菌	氨基糖苷类⑧(1.7mg/kg,q8h),三代头孢菌素(30mg/kg,q12～24h)	第一或第二代头孢菌素,阿米卡星,喹诺酮⑥,亚胺培南,氨曲南,β-内酰胺酶抑制药联合
变性杆菌(吲哚阳性)	三代头孢菌素（30mg/kg,q12～24h)	亚胺培南,甲氧苄啶-磺胺甲□唑,阿米卡星,喹诺酮⑥
沙门菌属	三代头孢菌素（30mg/kg,q12～24h),喹诺酮⑥(6mg/kg,q24h)	甲氧苄啶-磺胺甲□唑
志贺菌属	喹诺酮⑥(6mg/kg,q24h),诺氟沙星(6mg/kg,q2h,po.)	甲氧苄啶-磺胺甲□唑,头孢曲松
铜绿假单胞菌	氨基糖苷类⑦(1.7mg/kg,q8h)＋酰脲青霉素或头孢他啶(30mg/kg,q8h)	亚胺培南＋氨基糖苷⑦,氨曲南＋氨基糖苷,美罗培南(meropenem),阿米卡星

（续　表）

感染细菌	首选药物①	可代用的药物②
厌氧革兰阳性菌		
脆弱类杆菌群	甲硝咪唑（7mg/kg，q6h）	头孢西丁、头孢替坦、克林霉素、亚胺培南、β-内酰胺/β-内酰胺酶抑制药联合
真菌		
念珠菌属	氟康唑	两性霉素 B，氟胞嘧啶

①药物剂量和给药途径必须根据疾病严重程度及宿主的特点作一定调整；②此表并没有包括全部可用作替代的药物；③q4～6h 表示每几个小时 1 次；④必须测试其敏感性；耐药菌已越来越多见；⑤用第一代头孢菌素较好（头孢噻吩、头孢拉啶、头孢氨苄、头孢唑林）；⑥环丙沙星、洛美沙星、氧氟沙星；⑦此处适用之第三代头孢菌素包括头孢曲松、头孢噻肟、头孢唑肟；⑧对这种适应证所用的氨基糖苷类药包括庆大霉素、妥布霉素、萘替米星、阿米卡星。

（1）革兰阳性球菌败血症：常见葡萄球菌，肠球菌近年来迅速增加。葡萄球菌败血症是最常见医院感染败血症的病原，耐药菌株超过 90%，且 70% 以上凝固酶阴性葡萄球菌（CNS）呈多重耐药。耐甲氧西林（MRSA）且 CNS 仅对万古霉素（vancomycin）敏感。无并发症者一般疗程为 2 周，合并心内膜炎者给予抗葡萄球菌青霉素（萘夫西林或苯唑西林）或万古霉素共 4～6 周。院内获得性感染疗程与合并心内膜炎者相同。肠球菌败血症：肠球菌引起医院感染败血症的发病率不断上升，且易并发心内膜炎。由于对青霉素与氨基糖苷类抗生素耐药，氨苄西林为首选，但万古霉素最为敏感，应警惕的是耐万古霉素肠球菌检出明显增加，疗程一般在 4 周以上。

（2）革兰阴性细菌败血症：早期易并发感染性休克和 DIC，病死率高，抗菌药物应尽早联合应用，目前最佳方案是以三代头孢菌素和氨基糖苷类抗生素或亚胺培南联合应用。近年来假单胞菌属，尤其是铜绿假单胞菌败血症在国内的病例数明显上升。单一抗生素治疗病死率为 45% 以上，联合用药病死率降至 30% 以下。可采用三种不同的方案：头孢菌素或青霉素加氨基糖苷类；β-内酰胺类和氨基糖苷类基础上加用利福平；亚胺培南和喹诺酮，再加氨基糖苷类。

（3）厌氧菌败血症：迁徙性感染灶多见，可并发心内膜炎。治疗以甲硝咪唑为首选药物，头孢西丁、头孢替坦、亚胺培南对常见的脆弱类杆菌属敏感。

（4）真菌败血症：最多见为念珠菌引起。在治疗前应去除血管内装置和与医源性有关的其他因素。常用药物为两性霉素和咪唑类药物。前者毒性较大，后者已作为首选药物，主要是氟康唑，成人 400mg/d，14d 为 1 个疗程。

2. 经验治疗　是在了解当地病原菌的耐药流行状况基础之上，针对可能病原菌的治疗。单一使用碳青霉烯、单一使用三代或四代头孢菌素、联合使用 β-内酰胺和氨基糖苷对非白细胞减少性败血症均有效。因腹膜炎、医院获得性肺炎、中性粒细胞减少、肿瘤并发感染等导致的败血症，可采用超广谱 Carboxypenicillin 或联合使用脲基类青霉素和 β-内酰胺酶抑制药进行治疗，但有败血症性休克时，不宜使用。革兰阴性菌败血症，经验使用氨曲南或联合使用 β-内酰胺类和氨基糖苷，氨曲南对革兰阳性菌和厌氧菌作用不明显，不宜单一使用。氟喹诺酮类对革兰阴性菌引起的感染有效，但不宜单一使用，特别是一代氟喹诺酮类对革兰阳性菌的作用较弱。怀疑由革兰阳性菌引起败血症和败血症休克时，应避免滥用糖肽类（万古霉素或替考拉宁）。在导管相关败血症和 MARS 流行区，对败血症患者可使用糖肽类药物。抗真菌药物如氟康唑，不宜作为败血症和败血症休克的常规用药。对非白细胞减少的念珠菌败血症患者，氟康唑有两性霉素 B 同样的效果，但毒性较低。

3. 其他治疗　败血症的临床表现是人体对入侵病原和（或）毒素的过度反应所致。这一观点为非抗生素治疗提供了理论依据，也是未来败血症治疗研究的方向之一。以 LPS 作为治疗靶点的研究已经有 20 多年，LPS 多克隆和单克隆抗体治疗革兰阴性菌败血症的临床试验结果并不一致；人源化的 CD14 单克隆抗体 Ib/Ⅱ试验结果表明可以降低器官衰竭评分，但对病死率没有影响；此外还有抗前炎症因子 TNF 和 IL-1 单抗、血浆置换、透析治疗等，其临床价值有待于进一步的观察。

【预防】

尽量减少血管内装置和监护装置使用的时间和频率;静脉插管及时替换,关注长期留置导管的操作和保护;各种抗生素治疗的频度、广度和持续时间均应限制;做好免疫缺陷患者的消毒隔离工作;创伤性诊断和治疗中严格无菌操作技术等均是预防医院感染败血症的基本措施。加强围生期保健可显著降低新生儿败血症的发生。

（陈天艳　赵英仁）

第十四节　感染性休克

学习要点

1. 熟练掌握感染性休克的临床表现,诊断与鉴别诊断,治疗和预防方法。

2. 熟练掌握感染性休克发生时的抢救治疗措施,以及各种严重并发症的处理等。

3. 掌握感染性休克相关基础学科的基础理论知识。

4. 掌握内科(包括心血管、呼吸、消化、肾脏、血液、风湿免疫疾病等)和儿科与感染性休克相关的理论知识。

5. 掌握感染性休克的病原学治疗,熟练掌握抗生素的应用原则。

6. 熟悉细菌培养,抗生素敏感试验,以及其他分子生物学诊断技术,并对检验结果做出正确分析。对感染性休克有正确诊断、鉴别诊断和治疗能力。

7. 熟悉目前全球各地感染性休克的发病情况,近年来病原学变化情况,了解新发传染病引起的感染及感染性休克的最新进展。熟悉感染性休克相关的生化学、影像诊断学,临床微生物学、免疫学和分子生物学诊断技术。熟悉与感染性休克相关的理论知识,如临床药理学,生理学,病理学,生物化学和分子生物学等。

8. 了解近年来国际上在感染性休克方面相关免疫学、分子生物学以及病理生理学方面的最新研究动向。

感染性休克(septic shock),亦称脓毒性休克、败血症性休克或中毒性休克,是指严重感染后由微生物及其毒素等产物在人体引起的一种微循环障碍状态,致组织缺氧、代谢紊乱、细胞损害,临床表现为低血压、低血容量,脑、心、肾、肝脏等重要器官功能衰竭。这一危重综合征即为感染性休克,它是微生物因素和机体防御机制相互作用的结果,微生物的毒力、数量以及机体的内环境与免疫应答状况是决定病情发展的重要因素。

【流行病学】

全世界每年报道的脓毒症(sepsis)约有 750 000 例。其中 40% 的感染病人并发感染性休克,31% 的患者最终死亡。老年人感染性休克的发病率很高,占全部感染性休克的 40%,在我国,感染是老年休克的首要原因,老年人感染性休克占老年人休克的 60%。

【病因学】

（一）病原菌

引起感染性休克的病原菌有细菌、毒素、真菌、病毒、立克次体、螺旋体及寄生虫等。细菌感染是最常见的原因,其中以革兰阴性菌多见,如脑膜炎双球菌、大肠埃希菌、铜绿假单胞菌、克雷伯菌属、类杆菌属等。一些革兰阳性菌亦可引起感染性休克,如肺炎球菌、金黄色葡萄球菌、链球菌及梭状芽胞杆菌等。病毒、立克次体、螺旋体、真菌、寄生虫则较少引起感染性休克。

（二）宿主因素

原有慢性基础疾病,如肝硬化、糖尿病、恶性肿瘤、白血病、烧伤、器官移植以及长期接受肾上腺皮质激素等免疫抑制药、抗代谢药物、细菌毒类药物和放射治疗,或应用留置导尿管或静脉导管者可诱发感染性休克。老年人、婴幼儿、分娩妇女、慢性疾病、长期营养不良、免疫功能缺陷及恶性肿瘤患者或接受大手术的患者更易继发感染性休克。

（三）特殊类型的感染性休克

中毒性休克综合征(toxic shock syndrome, TSS)　TSS 是由细菌毒素引起的严重症候群。最初报道的 TSS 是由金黄色葡萄球菌所致,近年来发现类似征群也可由链球菌引起。

金黄色葡萄球菌 TSS 是由非侵袭性金黄色葡萄球菌产生的外毒素引起。首例报道于 1978 年。最初多见于应用阴道塞的经期妇女，目前其感染灶以皮肤和皮下组织、伤口感染居多，其次为上呼吸道感染等，无性别、种族和地区特点。从该非侵袭性金黄色葡萄球菌中分离到致热原性外毒素 C（PEC）和肠毒素 F（SEF），统称为中毒性休克综合征毒素 1（TSST-1），被认为与 TSS 发病有关。用提纯的 TSST-1 注入动物，可引起拟似人类 TSS 的症状。TSS 的主要临床表现为急起高热、头痛、神志模糊、猩红热皮疹，1～2 周后皮肤脱屑（足底尤著）、严重低血压或直立性晕厥。常有多系统受累现象，包括：胃肠道（呕吐、腹泻、弥漫性腹痛）；肌肉（肌痛、血 CPK 增高）；黏膜（结膜、咽、阴道）充血；中枢神经系统（头痛、眩晕、定向力障碍、神志改变等）；肝脏（黄疸、肝功能 ALT 和 AST 值增高等）；肾脏（少尿或无尿、蛋白尿，血尿素氮和肌酐增高等）；心脏（可出现心力衰竭、心肌炎、心包炎和房室传导阻滞等）；血液（血小板降低等）。

链球菌 TSS（STSS）亦称链球菌 TSS 样综合征（TSLS）。自 1983 年起北美及欧洲组相继报道 A 组链球菌所致的中毒性休克综合征（STSS）。主要致病物质为致热性外毒素 A（SPEA），SPEA 作为超抗原（superantigen，SAg）刺激单核细胞产生肿瘤坏死因子（TNF-α）和白介素（IL-1），并可直接抑制心肌，引起毛细血管渗漏而导致休克。国内于 1990 年秋至 1991 年春长江三角洲某些地区（海安、无锡等）发现猩红热样疾病暴发流行，为近数十年来所罕见。起病急骤，有畏寒、发热、头痛、咽痛（40%）、咽部充血、呕吐（60%）、腹泻（30%）。发热第二天出现猩红热样皮疹，恢复期脱屑、脱皮。全身中毒症状严重，近半数有不同程度低血压，甚至出现昏迷。少数有多器官功能损害。从多数患者咽拭培养中分离到毒力较强的缓症链球菌（streptococcus mitis）。个别病例血中亦可检出相同致病菌，但未分离到乙型溶血性链球菌。从恢复期患者血清中检出相应抗体。将分离到的菌株注入兔或豚鼠皮下可引起局部肿胀及化脓性损害，伴体温升高。经及时抗菌以及抗体休克治疗，极大多数患者恢复。

【发病机制】

感染性休克的发病机制至今尚未完全明确，目前的研究已深入到细胞、亚微结构及分子水平。在感染性休克发生时，体内感染的病原体大量繁殖，毒性产物释放，并与宿主细胞相互作用，导致细胞损伤和死亡，从而引起机体一系列病理生理改变，并引起血流动力学变化，最终导致循环衰竭。这些细菌产物包括革兰阴性菌内毒素、甲酰化肽、各种外毒素、蛋白酶，中毒休克综合征毒素-1（TSST-1）、链球菌致热外毒素 A（SpeA），各种肠毒素，溶血素、肽聚糖以及脂磷壁酸等，这些有害物质不但可直接损伤组织细胞，还能在体内播散并扰乱正常的宿主反应，并介导释放多种化学介质，如肿瘤坏死因子、白介素、脂肪氧化酶、组胺、缓激肽、血清素、干扰素-2 等，作用于心、肝、肾、肺、脑等器官系统，导致进一步的器官损伤。

（一）各种细菌产物的直接损伤作用

脂多糖（LPS）、磷壁酸（teichoic acid）、TSST-1、肽聚糖（peptidoglycen）、等可通过经典途径和旁路途径激活补体。补体激活产生的 C2b、C4a 具有激肽样作用，使血管通透性增加；此外，过敏毒素可促进肥大细胞、嗜碱性细胞释放组胺，也可引起血管通透性增加；中性粒细胞活化、聚集后黏附于血管内皮细胞，促进了血小板凝集，血栓形成。诸多因素造成组织、血管内皮及细胞膜损伤，胞膜磷脂在磷酯酶作用下释放花生四烯酸（Arachidonic acid），后者经环氧化酶或脂氧化酶作用产生前列腺素类（PGs）、前列环素（PGI2）、血栓素（TXA2）和白三烯（LT）等生物活性物质。这些物质可损伤血管，增加微血管通透性和血小板凝集作用，进而使组织缺血缺氧，氧自由基增加，溶酶体、5-羟色胺、血小板激活因子等释放，导致循环障碍。

LPS、脂磷壁酸、肽聚糖还能直接激活内源性凝血途径，或促使内皮细胞、巨噬细胞产生组织因子激活外源性凝血途径，最终导致凝血功能障碍和 DIC 发生。

上述过程可使前激肽酶变成激肽酶，激肽酶裂解激肽原并释放出缓激肽；加上血管内皮细胞及巨噬细胞分别释放的弛缓因子和氧化亚氮；此外，心肌抑制因子（MDF）及内源性阿片类物质共同导致血压下降。

（二）各种化学介质的作用

1. 白介素-1（IL-1）　当机体各种吞噬细胞吞噬病原体、内毒素、肽聚糖或免疫复合物后，吞噬细胞就会分泌出 IL-1。IL-1 具有多种生物活性，包括：①IL-1 刺激下丘脑血管内皮细胞可释放前列腺素（PG）引起发热；②促进血管内皮细胞产生前列环素、前凝血物质、抗纤溶酶原抑制因子、血小板激活因子,从而促进 DIC 的发生;③促使碱性粒细胞释出组胺、中性粒细胞释出溶酶体酶,进一步损伤血管和组织;④兴奋 ACTH/内啡肽中枢释放内啡肽,拮抗儿茶酚胺、使平滑肌松弛、血管渗透性增强,血压下降;⑤促进肿瘤坏死因子(TNF)产生,致血管内皮损伤;⑥促进补体 C3 等的合成,亦可损伤血管内皮。

2.肿瘤坏死因子(TNF) 由单核-巨噬细胞系统产生,感染性休克时血中 TNF 水平增高。目前多数研究认为,TNF 在败血症病理损害中起重要作用,直接注射 TNF 会导致心脏血管、代谢、血液、肺脏、肾脏系统功能的异常,且和感染性休克时所发生的变化相似。

(三)微循环障碍也是感染性休克发生的机制之一

微生物及毒素以及机体释放的各种生物活性物质、细胞因子相互作用、造成组织细胞损伤、功能失常,微循环功能障碍常是休克发生的中心环节。在休克发生发展的过程中,可分为以下三个阶段的变化。

1.休克早期 由于毒素对心肌的作用,心肌收缩开始减弱,但由于外周血管扩张,心排血量减少,所以血管阻力并不增高,呈现高动力型即高排低阻型暖休克。

2.休克中期 组织细胞、血管内皮细胞在以上各种细胞因子和生物活性物质的作用下,血管通透性增加,血液渗出、血浆浓缩、毛细血管外漏,血管在血小板等释放的 5-羟色胺等血管活性物质作用下开始收缩,外周阻力增加。同时心肌抑制因子释放,心肌收缩力进一步减弱,心排血量减少,形成低动力型即低排高阻型冷休克。

3.休克晚期 由于血液浓缩,加之病原体、毒素及细胞因子对血管内皮的直接损伤作用,血小板的凝集和破坏,激活了内、外源性凝血途径,导致 DIC 和继发性纤溶。由于心搏量和血压进一步降低,受损细胞对钙的摄入与排出受阻,血管张力进一步下降,且对各种血管活性药物无反应。为保证心、脑等重要器官的血液供应,组胺大量释放,致皮肤、肌肉、肾、肺、肝、胃肠道等脏器血液灌注不足。大量血液淤滞于毛细血管网,使静压增高,血浆外渗,有效循环量再度减少,这种病理生理过程终致血流动力严重改变,组织器官从功能到形态发生改变,形成多脏器功能衰竭。

【病理改变】

在不同情况下以及不同患者中,各脏器在休克过程中的病理生理变化先后、轻重不同。可能当有些脏器的病理变化还在休克早期时,个别脏器已进入休克中期,这与各脏器原先的功能以及发病条件有关。

(一)肺

休克时肺功能减退,主要表现为动脉血氧分压(PO_2)降低,其原因主要有以下两点:

1.肺泡微循环灌注不足,肺表面活性物质减少,使大小肺泡不能维持一定张力,从而发生肺萎陷、肺水肿及肺炎。

2.肺泡灌注障碍,如休克时回心血量减少,肺动脉灌注减少,肺小动脉痉挛或肺部微血栓形成致肺组织淤血、出血,间质水肿,肺泡有透明膜形成,影响了气体交换,同时还发生肺实变。

(二)心

休克时由于细菌毒素的作用,可以发生中毒性心肌炎。此外,休克时心肌纤维变性、坏死或断裂、间质水肿、心肌收缩力减弱,冠状动脉灌注不足,心肌缺血缺氧,加上酸中毒对心肌收缩力的抑制,可引发急性心力衰竭。

(三)肾

休克时为保证心、脑的血供,体循环血液重新分配导致肾小动脉收缩,使肾灌注量减少,因此在休克早期即有少尿甚至间隙性无尿。在严重而持续性休克时,肾脏持续缺血,可造成肾小管坏死,间质水肿,甚至微血栓形成,并进一步造成肾小管坏死而引起肾衰竭。

(四)脑

休克时脑灌注不足,星形细胞发生肿胀而压迫血管,血管内皮细胞亦肿胀,造成微循环障碍和血流动力学异常而加重脑缺氧,脑组织耗氧量增高,对缺氧敏感,轻度缺氧就可造成病人烦躁不安,缺氧加重,则脑组织易发生充血水肿,病人可发生昏迷抽搐等。

(五)肝脏

休克时,持久的缺氧使肝脏代谢氨基酸和蛋白质分解功能受损,糖原耗竭。肝小叶中央区出现肝细胞变性、坏死,可导致转氨酶升高。

(六)消化道

胃肠道在消化液的作用下,可发生消化道应激性溃疡、糜烂、严重时出现消化道出血。

【临床分期】

根据血流动力学和微循环变化规律,休克的发展过程一般分为 3 期。

(一)休克早期

又称缺血性缺氧期。此期实际上是机体的代偿期。微循环受休克动因的刺激使儿茶酚胺、血管紧张素、加压素、血栓素 A2(TXA2)等体液因子大量释放,导致末梢小动脉、微动脉、毛细血管前括约肌、微静脉持续痉挛,使毛细血管前阻力增加,大量真毛细血管关闭,故循环中港湾流量急剧减少。上述变化使血液重新分布,以保证心、脑、肾等重要脏器的血供,具有代偿意义。

(二)休克期

又称淤血缺氧期或失代偿期。此期系小血管持续收缩,组织明显缺氧,经无氧代谢后大量乳酸堆积,毛细血管前括约肌开放,大量血液进入毛细血管网,造成微循环淤血,血管渗透性增加,大量血浆外渗。此外,白细胞在微血管上黏附,微血栓形成,使回心血量明显减少,故血压下降、组织细胞缺氧及器官受损加重。

(三)休克晚期

又称 DIC 期,此期指在毛细血管淤血的基础上细胞缺氧更加严重,血管内皮损伤后胶原暴露,血小板聚集,促发内凝及外凝系统在微血管形成广泛的微血栓;细胞经持久缺氧后胞膜损伤,溶酶体释放,细胞坏死自溶,并因凝血因子过度消耗而发生播散性出血。同时因胰腺、肝、肠缺血后分别产生心肌抑制因子(MDF)、血管抑制物质(VDM)及肠因子等有害物质,最终导致重要脏器发生严重损害,功能衰竭,此为休克的不可逆阶段。

【临床表现】

(一)脓毒症的表现

1.不同部位感染与原发感染有关的临床表现 如肺炎患者常有咳嗽、咳痰、呼吸困难,肺部有实变体征;肾盂肾炎者多有腰酸、腰痛和膀胱刺激征;腹腔感染可有腹痛、腹膜刺激征等。

2.全身炎性反应 主要表现为:①发热,常伴有寒战,体温>38℃。但有少数病人,尤其是老年,体弱或免疫功能低下者体温可正常或降低;②心动过速,心率>100/min;③呼吸频率加快,>20/min,呼吸急促或呼吸性碱中毒可以是老年患者的唯一表现;④血常规白细胞增多,少数病人白细胞可减少。

(二)感染性休克的临床表现

1.休克早期 机体应激产生大量儿茶酚胺,可引起交感神经兴奋症状:呈现寒战高热,个别严重病人可有体温不升反而降低的表现,血压正常或稍偏低,脉压小,面色苍白,唇轻度发绀,皮肤湿冷,眼底检查可见动脉痉挛,神志清楚但时有烦躁不安,呼吸深而快,尿量减少,部分患者初期可表现为暖休克。

2.休克中期 主要表现为低血压和酸中毒。收缩压下降至 80mmHg 以下者,呼吸表浅快,心率快、心音低钝,皮肤湿冷可见大理石纹样,烦躁不安或嗜睡,尿量减少,表浅静脉萎陷。

3.休克晚期 可出现 DIC 和多器官功能衰竭。血压持续偏低或测不出,DIC 时表现为顽固性低血压和广泛出血,常同时出现肺、肾、心、肝、脑等多器官功能衰竭。

(三)感染性休克的并发症

1.呼吸窘迫综合征(ARDS) 休克时患者的肺血管阻力增加,动、静脉短路开放,肺泡毛细血管灌流量减少,毛细血管通透性增加,肺泡内大量渗出,肺泡表面活性物质分泌减少,肺顺应性减低,严重时可引起肺不张。而休克发生时输液过量、高浓度氧吸入、DIC 等均可促发 ARDS。临床上表现为进行性呼吸困难、呼吸增快且节律不齐、发绀等症状,且吸氧不能缓解。双肺听诊呼吸音粗,或呼吸音减低或闻及湿性啰音;X 线胸片由双肺纹理加重、毛玻璃样改变、散在斑片状阴影至大片状高密度影,而无双肺门向外扩散的蝶翼状阴影特征;动脉血气分析 PaO_2、$PaCO_2$ 渐进下降,增加吸氧不能改善 PaO_2,可伴不同形式的酸碱失衡;病程晚期呼吸极度困难、昏迷甚至死亡。

2.脑水肿 休克病人的脑血管内皮细胞与星形细胞因缺氧肿胀引起脑循环障碍,脑组织能量代谢障碍致钠泵功能障碍,引起脑水肿。临床表现为头痛、呕吐、嗜睡、昏迷或反复惊厥、面色苍白或青灰、呼吸频率及心率增快,眼底小动脉痉挛、肌张力增强,双侧瞳孔大小不一致,光反应迟钝,最后瞳孔散大,眼球固定,行脑室或腰椎穿刺可提示脑脊液压力增高。

3.心功能障碍 当休克发展到一定阶段,动脉压特别是舒张压明显下降。冠状血管流量不足、缺氧、酸中毒、高血钾、心肌抑制因子等均会影响心肌泵血功能,导致心功能障碍。临床表现为心率增快(严重心力衰竭时可表现为心动过缓)、第一心音低钝,心律不齐、肝脏进行性增大、静脉压与中心静脉压升高,呼吸增快、发绀、脉搏细速。X 线摄片表现为心脏增大、肺淤血。心电图示各种异常心律、根据程度不同分轻、重度心功能障碍。

4.肾衰竭　休克早期,机体因应激而产生儿茶酚胺,使肾皮质血管痉挛,产生功能性少尿。如缺血时间延续,则肾小管因缺血缺氧发生坏死、间质水肿,从而发生无尿。最后导致急性肾衰竭。临床上表现为少尿或无尿。尿常规可出现不同程度的红、白细胞、蛋白尿及各种管型尿。代谢性酸中毒、高钾血症、氮质血症亦是肾衰竭的表现。

5.弥散性血管内凝血(DIC)　休克时扩张的毛细血管内血流迟缓、血细胞聚集性增加,血液呈酸性,加上病原体及其毒素、抗原抗体复合物以及组织损伤释放的促凝物质均可促成 DIC。临床表现为顽固性休克、广泛出血、栓塞、溶血等。

【辅助检查】

(一)血常规

白细胞计数通常显著增高,多在(20～30)×10^9/L,中性粒细胞增多,并有中毒颗粒及核左移现象;血细胞比容与血红蛋白增高为血液浓缩的表现;休克晚期血小板计数下降,出凝血时间延长,提示 DIC 的发生。

(二)尿常规

尿常规可有少量蛋白,红细胞和管型。

(三)病原学检查

为明确病因,应在抗生素使用前抽取血、脑脊液、尿、粪便或化脓性病灶渗出物标本进行培养,培养阳性者应做药敏试验,以便选择敏感抗生素。鲎溶解物试验有助于内毒素的检测。

(四)血气分析

休克早期主要表现为动脉血 pH 偏高,氧分压降低(PaO_2);晚期则转为 pH 偏低,$PaCO_2$ 降低,剩余碱(BE)负值增大。

(五)生化检查

血钠多偏低,血钾高低不一。晚期多出现 ALT 升高、高胆红素血症和尿素氮升高,提示肝肾功能受损。

(六)DIC 的检测指标

可出现凝血酶原时间延长,纤维蛋白原降低,血浆鱼精蛋白副凝试验(plasma protamine para-cogulatin)阳性等。有条件时可快速检测 FDP(纤维蛋白溶解产物),如超过正常则提示出现继发性纤溶亢进。

【诊断及鉴别诊断】

(一)诊断

必须具备感染综合征及休克这两个条件。有明确感染病灶的患者如出现下列症状,应警惕感染性休克的发生。

1.体温骤升或骤降　突然高热寒战,体温达39.5～40℃者。

2.非神经系统感染而出现的神志改变　经过初期的躁动后转为抑郁而淡漠、迟钝或嗜睡,大小便失禁。

3.微循环障碍　皮肤苍白、湿冷、发绀或出现大理石斑样,肢端与躯干皮肤温差大。眼底可见小动脉痉挛,提示外周血管收缩,微循环灌流不足。

4.血压降低,心率快,可伴心律失常　休克早期血压可正常,仅表现为脉压减小。

当上述临床表现进一步加重,并出现血压低于80/50mmHg,脉压低于 20mmHg,同时结合实验室检查结果,即可确定诊断。对一些具有休克表现但感染征象不明显或未找到明确感染灶者,尤其是老人、儿童或免疫低下者,要密切观察临床症状的变化,必要时根据经验先行救治,同时结合必要的辅助检查手段协助诊断,不能仅凭血压是否下降来判断感染性休克。有时感染性休克的早期症状仅为尿量减少。

(二)鉴别诊断

感染性休克应与低血容量性休克、心源性休克、过敏性休克、神经源性休克等鉴别。低血容量性休克多因大量出血(内出血或外出血)、失水(如呕吐、腹泻、肠梗阻等)、失血浆(如大面积烧伤等)等导致血容量突然减少的原因所致。心源性休克系心脏泵血功能低下所致,常继发于急性心肌梗死、急性心脏压塞、严重心律失常、各种心肌炎和心肌病、急性肺源性心脏病等。过敏性休克常因机体对某些药物(如青霉素等)或生物制品发生过敏反应所致。神经源性休克可由外伤、剧痛、脑脊髓损伤、麻醉意外等引起,因神经作用使周围血管扩张、有效血管量相对减少所致。

【治疗】

感染性休克是发病率、死亡率较高的一种循环障碍综合征,由它所引起的并发症对患者的生命构成极大的威胁。及时发现和正确治疗是感染性休克的关键。感染性休克的治疗应是综合性的,首先应积极治疗原发疾病,同时针对休克的病理生理给予补充血容量,纠正酸中毒,调整血管舒缩功能,防止微循环淤滞以及维护重要脏器的功能等。

（一）病因治疗

在病原菌未明确前，可根据原发病灶、临床表现，推测最可能的致病菌，选用强力的、抗菌谱较广的杀菌药物进行治疗；在获得微生物培养结果后，一经诊断，立即予以足量抗生素，静脉给药，保证适当的血浆和组织的药物浓度。病原菌不能确定时，须选用兼顾革兰阴性杆菌和革兰阳性球菌抗菌药物的联合。细菌培养与药敏结果明确后，酌情调整抗菌药物。宜采取大剂量，联合用药（一般两种以上抗生素同时使用）、静脉定时滴注的原则。为减轻毒血症，在有效抗菌药物保护下，必要时可根据情况考虑短期应用肾上腺皮质激素；应及时处理原发感染灶和迁徙性病灶。重视全身支持治疗以提高机体的抗病能力。

而对于败血症，亦是一经诊断，立即予足量抗生素，静脉给药，保证适当的血浆和组织的药物浓度。病原菌不能确定时，须选用兼顾革兰阴性杆菌和革兰阳性球菌抗菌药物的联合。细菌培养与药敏结果明确后，酌情调整抗菌药物。疗程一般在2周以上，2次血培养转阴后方可停药，或在体温下降或临床症状消失后继续用药7～10d。

革兰阳性球菌败血症：①金黄色葡萄球菌与表皮葡萄球菌败血症：苯唑西林9g/d，头孢噻肟6g/d或头孢唑啉6g；②耐甲氧西林金黄色葡萄球菌与表葡菌败血症：去甲万古霉素1.2g/d或替考拉宁0.4～0.8g/d；③肺炎链球菌与溶血性链球菌败血症：青霉素720万～960万U/d或头孢唑啉6g/d；④肠球菌败血症：青霉素960万U/d，氨苄西林9g/d，或去甲万古霉素1.2g/d。

革兰阴性杆菌败血症：大肠埃希菌、克雷伯菌或肠杆菌属等败血症，哌拉西林9g/d，头孢拉定6g/d，头孢噻肟6g/d，头孢唑肟6g/d或头孢曲松2～4g/d。

铜绿假单胞菌败血症：哌拉西林9g/d，头孢哌酮6g/d，头孢拉定6g/d，环丙沙星0.75g/d或亚胺培南/西司他丁3g/d。

厌氧菌败血症：甲硝唑1.5g/d，哌拉西林9g/d，克林霉素1.2～1.8g/d或青霉素960万U/d（对脆弱类杆菌无效）。

念珠菌败血症：氟胞嘧啶6g/d或氟康唑0.4g/d。

常用抗菌药物的选用参考见表4-15。

表 4-15　病原学治疗

病原	宜选药物	可选药物	备注
金黄色葡萄球菌、表葡萄球菌等凝固酶阴性葡萄球菌			
甲氧西林或苯唑西林敏感	苯唑西林或氯唑西林	头孢唑啉等第一代头孢菌素，头孢呋辛等第二代头孢菌素，克林霉素，磷霉素钠	有青霉素类抗生素过敏性休克史者不宜选用头孢菌素类
甲氧西林或苯唑西林耐药	万古霉素或去甲万古霉素联合磷霉素钠或利福平	替考拉宁、夫西地酸、异帕米星阿米卡星、利奈唑胺	氨基糖苷类不宜单用，需联合用药
肠球菌属	氨苄西林或青霉素＋氨基糖苷类	万古霉素或去甲万古霉素	
肺炎链球菌	青霉素G	阿莫西林，头孢噻吩，头孢唑啉，头孢呋辛，红霉素，克林霉素	肺炎链球菌系青霉素敏感株，该菌对红霉素或克林霉素耐药者多见，需注意药敏试验结果。耐青霉素株所致者应选用三代、四代头孢、万古霉素±利福平等。

（续 表）

病原	宜选药物	可选药物	备注
大肠埃希菌	氨苄西林/舒巴坦或阿莫西林/克拉维酸	头孢噻肟，头孢曲松等第三代头孢菌素，氟喹诺酮类，氨基糖苷类碳青霉烯类	菌株之间对药物敏感性差异大，需根据药敏试验结果选药，并需注意对氟喹诺酮类耐药者多见
肺炎克雷伯菌等克雷伯菌属	第三代头孢菌素	氟喹诺酮类，氨基糖苷类，β内酰胺类/β内酰胺酶抑制剂，碳青霉烯类	菌株之间对药物敏感性差异大，需根据药敏试验结果选药
肠杆菌属、柠檬酸菌属、沙雷菌属	头孢吡肟或氟喹诺酮类	氨基糖苷类，碳青霉烯类，β内酰胺类/β内酰胺酶抑制剂合药	同上
不动杆菌属	氨苄西林/舒巴坦	氨基糖苷类，头孢哌酮/舒巴坦，碳青霉烯类，氟喹诺酮类	同上
铜绿假单胞菌	头孢拉啶、头孢哌酮、头孢吡肟、哌拉西林等抗假单胞菌β内酰胺类＋氨基糖苷类	头孢哌酮/舒巴坦，哌拉西林/三唑巴坦，环丙沙星等氟喹诺酮类＋氨基糖苷类，碳青霉烯类＋氨基糖苷类	同上，一般均需联合用药
脆弱拟杆菌	甲硝唑	氯霉素，克林霉素，碳青霉烯类	
念珠菌属	两性霉素B	氟康唑，氟胞嘧啶	氟胞嘧啶宜联合用药

（二）抗休克治疗

1.补充血容量 感染性休克时由于缺氧及毒素的影响，使病人血管床容量增加及毛细血管通透性增高，患者均有不同程度的血容量不足。补充血容量是治疗抢救休克最基本手段之一。扩容所用液体包括胶体和晶体。各种液体的合理组合才能维持机体内环境的恒定。胶体液有低分子右旋糖酐、血浆、清蛋白和全血等。晶体液中碳酸氢钠复方氯化钠液较为常用。因休克早期有高血糖症，加之机体对糖的利用率较低，且高血糖症能导致糖尿和渗透性利尿，故此时宜少用葡萄糖液。

（1）胶体液：①低分子右旋糖酐（分子量2万～4万），其主要作用是：覆盖红细胞、血小板和血管内壁，减少其互聚作用，从而抑制血栓形成，改善血流；提高血浆渗透压、拮抗血浆外渗，从而补充血容量，稀释血液，降低血黏度、加快血液流速，防止DIC发生；因其分子量小，易从肾脏排泄，且肾小管不重吸收，具有一定的渗透性利尿作用。低分子右旋糖酐每日用量为500～1500ml，有出血倾向和心、肾功能不全者慎用。使用一定量低分子右旋糖酐后血容量仍不足时，可适量使用血浆、清蛋白或全血（有DIC时输血应审慎）。②血浆、清蛋白和全血：适用于肝硬化或慢性肾炎伴低蛋白血症、急性胰腺炎等病例。无贫血者不必输血，已发生DIC者

输血亦应谨慎。③其他：羟乙基淀粉（代血浆）能提高胶体渗透压、增加血容量、副作用少、无抗原性，较少引起过敏反应。

（2）晶体液：碳酸氢钠林格液和乳酸钠林格液等平衡盐液所含各种离子浓度接近于血浆生理水平，可提高功能性细胞外液容量，并可纠正酸中毒。对肝功能明显损害者以用碳酸氢钠林格液为宜。5％～10％葡萄糖液主要供给水分和热量，减少蛋白质和脂肪的分解。25％～50％葡萄糖液尚有短暂扩容和渗透性利尿作用，休克早期不宜使用。

扩容的原则是：先晶后胶、先快后慢、先多后少，力争在短时间内逆转休克状态。补液量应视患者的具体情况和心、肾功能而决定。血容量已补足的依据为：①组织灌注良好，神志转清，口唇红润，发绀消失，四肢末梢温暖；②收缩压＞90mmHg，脉压＞30mmHg；③脉率＜100/min；④尿量＞30ml/h；⑤血细胞比容和血红蛋白水平降至正常，血液浓缩现象消失。

2.纠正酸中毒 休克时都有酸中毒，合并高热时更严重。纠正酸中毒可以增强心肌收缩力，恢复血管对血管活性药物的反应性，并防止DIC的发生。其根本办法在于补足血容量，改善微循环灌注。首选5％的碳酸氢钠，用量为轻度休克400ml/d，重症休克600～900ml/d，可根据血液pH的变化

调整用量。其次为 11.2%乳酸钠,但肝功能损害及高乳酸血症者不宜使用。此外,还可采用三羟甲基氨基甲烷(THAM),适用于需限钠患者,因其易透入细胞内,有利于细胞内酸中毒的纠正;其缺点为滴注时溢出静脉外可致局部组织坏死,静滴过快可抑制呼吸。此外,尚可引起高钾血症、低血糖、恶心呕吐等不良反应。缓冲碱的剂量可参照 CO_2CP 测定结果 0.3ml/kg,或 3.63%THAM0.6ml/kg,可提高 1 个 VOL%(0.449mmol/L)的 CO_2CP。

3.血管活性药物的应用 旨在调整血管舒缩功能、疏通微循环淤滞,以利于休克的逆转。

(1)扩血管药物:须在充分扩容的基础上使用。常用的药物有:

①α 受体阻滞药:可解除内源性去甲肾上腺素所引起的微血管痉挛和微循环淤滞。可使肺循环内血液流向体循环而防止水肿。代表药物酚妥拉明(苄胺唑啉),其作用快而短,易于控制。剂量为 0.1~0.5mg/kg,加入葡萄糖液 100ml 稀释后静滴,开始时宜慢,以后根据反应,调整滴速。心肌梗死、心力衰竭患者不宜使用。

②β 受体兴奋药:典型代表为异丙肾上腺素,具强力 β_1 和 β_2 受体兴奋作用,可加强心肌收缩力、增加心率、加速传导且有一定的扩血管作用。在增强心缩的同时,因其增加心肌耗氧量和心室的应激性,易引起心律失常,故冠心病者忌用。剂量为 0.1~0.2mg/100ml,滴速为成人 2~4μg/min,儿童 0.05~0.2μg/(kg·min),心率以不超过 120 次(儿童 140 次)/min 为宜。

多巴胺为合成去甲肾上腺素和肾上腺素的前体。具有兴奋 α、β 和多巴胺受体等作用,其药理作用视剂量大小而异:当剂量为每分钟 2~5μg/kg时,主要兴奋多巴胺受体,使内脏血管扩张,尤其使肾脏血流量增加、尿量增多;而当剂量为 6~15μg/kg 时,主要兴奋 β 受体,使心缩增强、心排血量增多,而对心率的影响较小;当剂量>每分钟 20μg/kg 时,则主要起 α 受体兴奋作用,也可使肾血管收缩,应予注意。常用剂量为 10~20mg/100ml,初以每分钟 2~5μg/kg 滴速滴入,继按需要调节滴速,最大滴速 0.5mg/min。多巴胺为目前应用较多的血管活性药,对伴有心缩减弱、尿量减少而血容量已补足的休克患者疗效较好。

③抗胆碱能药:有阿托品、山莨菪碱、东莨菪碱等。有良好的解除血管痉挛作用,并有兴奋呼吸中枢、解除支气管痉挛以及提高窦性心律等作用。副作用有口干、皮肤潮红、散瞳、兴奋、心跳加快、灼热等。在休克时山莨菪碱的用量可以很大,病人耐受量也较大,副作用小,比阿托品易于掌握。通常儿童每次 0.3~2.0mg/kg,成人每次 10~20mg;每 10~30min 静注 1 次,血压见升后逐渐延长用药间期。用药 10 次以上无效或出现显著中毒症状时应停药。大剂量阿托品可致烦躁不安,山莨菪碱可抑制大脑皮质而引起嗜睡。有青光眼者忌用本组药物。

(2)缩血管药物:仅提高血液灌注压,而血管管径却缩小,影响组织的灌注量,应严重掌握指征。在下列情况下可考虑应用:血压骤降,血容量一时未能补足,可短时期应用小剂量以提高血压、加强心缩、保证心脑血供;与 α 受体阻滞药或其他扩血管药联合应用以消除其 α 受体兴奋作用而保留其 β 受体兴奋作用,并可对抗 α 受体阻滞药的降压作用,尤适用于伴心力衰竭的休克病例。常用的药物有去甲肾上腺素与间羟胺。剂量为:去甲肾上腺素 0.5~1mg/100ml,滴速 4~8μg/min;间羟胺 10~20mg/100ml,滴速 20~40 滴/min。

4.维护重要脏器的功能

(1)心功能不全的防治:重症休克和休克后期常并发心功能不全,主要由细菌毒素、心肌缺氧、酸中毒、电解质紊乱、心肌抑制因子、肺血管痉挛、肺动脉高压和肺水肿加重心脏负担,以及输液不当等因素引起。老年人和幼儿尤易发生,应及时纠正上述诱发因素,可应用毒毛旋花苷或毛花苷 C 预防。出现心功能不全征象时,应严格控制静脉输液量和滴速。此外,还可予以血管解痉药,但必须与去甲肾上腺素或多巴胺合用以防止血压骤降。大剂量肾上腺皮质激素有增加心搏量及降低外周血管阻力、提高冠状动脉血流量的作用,可早期短程应用。同时予以吸氧、纠正酸中毒和电解质紊乱,并使用能量合剂以纠正细胞代谢失衡状态。

(2)维持呼吸功能、防治 ARDS:肺为休克的主要靶器官之一,顽固性休克常并发肺功能衰竭。此外脑缺氧、脑水肿亦可导致呼吸衰竭。休克患者均应予以吸氧,可经鼻导管(4~6L/min)或面罩间歇加压输入。吸入氧浓度以 40%左右为宜。若患者出现神志欠清、痰液不易清除、气道有阻塞现象时,应及早考虑做气管插管或切开并行辅助呼吸(间歇正压),并清除呼吸道分泌物,注意防治继发感染。对已吸氧而不能使 PaO_2 达满意水平(>9.33~10.7kPa)间歇正压呼吸亦无效的 A-V 短路开放病例,应及早给予呼气末正压呼吸(PEEP),可通过持续扩张气道和肺泡、增加功能性残气量,减少肺内分流,提高动脉血氧分压、改善肺的顺应性、增高肺活量。除纠正低氧血症外,应及早给予血管解痉药以降低肺循环阻力,并正确掌握输液速度、控制补液量、尽量少用晶体液。为减轻肺间质水肿可给25%清蛋白和大剂量呋塞米(血容量不低的情况下)。此外,替补肺表面活性物质(PS)有助于ARDS 的逆转。

(3)肾功能的维护:积极采取抗休克综合措施,维持足够的有效循环量,是保护肾功能的关键。休克患者出现少尿、无尿、氮质血症等时,应注意鉴别其为肾前性或是急性肾功能不全所致。在有效心搏血量和血压恢复之后,如患者仍持续少尿,可行液体负荷与利尿试验:快速静滴甘露醇 100~300ml,或静注呋塞米 40mg,如排尿无明显增加,而心脏功能良好,则可重复 1 次,若仍无尿,提示可能已发生急性肾功能不全,应给予相应处理。

(4)脑水肿的防治:脑缺氧时,易并发脑水肿,临床表现为神志不清、一过性抽搐和颅内压增高,甚至发生脑疝,应及早给予血管解痉药、抗胆碱类药物、渗透性脱水药(如甘露醇)、呋塞米、大剂量肾上腺皮质激素(地塞米松 10~20mg)等。

(5)DIC 的治疗:DIC 为感染性休克的严重并发症,是难治性休克重要的死亡原因。DIC 的诊断一经确立,应立即在有效控制感染、抗休克、改善微循环的基础上使用肝素,肝素剂量为 0.5~1mg/kg(首剂一般使用 1.0mg),每 4~6h 静滴 1 次,使凝血时间延长至正常 2~3 倍。根据休克逆转程度及DIC 控制与否来决定用药时间。DIC 控制后方可停药。如合用双嘧达莫可酌减肝素剂量。在 DIC后期、当继发性纤溶亢进成为出血的主要原因时,可加用抗纤溶药物。

(6)肾上腺皮质激素:感染休克中激素的应用意见尚不一致。有动物实验提示早期应用激素可预防感染性休克的发生。肾上腺皮质激素具有多种药理作用,包括降低外周血管阻力、改善微循环;增强心缩、增加心搏血量;维持血管壁、胞膜和溶酶体膜的完整性与稳定性、减轻和制止毛细管渗漏;稳定补体系统,抑制中性粒细胞等的活化;维持肝脏线粒体的正常氧化磷酸化过程和肝酶系统的功能;结合内毒素、减轻毒血症,并有非特异性抗炎作用;能抑制炎症介质和细胞因子的分泌。此外,尚有解除支气管痉挛、抑制支气管腺体分泌、促进炎症吸收;降低颅内压和减轻脑水肿等作用。

(7)抗炎症介质、细胞因子治疗:针对炎性介质和细胞因子在感染性休克中的作用,近年来提出了抗炎性介质治疗的概念。目前已发现磷酸二脂酶抑制药(如己酮可可碱等)可通过增加细胞内cAMP 的浓度,明显减少肿瘤坏死因子(TNF)的产生。TNF 单抗和 IL-1 受体拮抗药(IL-1 Ra)等也在动物模型中已证实有保护作用。抑制补体(C)激活亦具抗炎症作用,此外,抗补体 C5a 单抗以及血小板凝集因子(PAF)受体拮抗药,抗花生四烯酸代谢产物的血栓素 2(TaX2)抑制药、白三烯(LT)抑制药、环氧化酶和膜氧化酶抑制药以及 NO 合成酶抑制药等均已进行了大量动物实验和部分临床研究工作。

(8)其他:输注新鲜血浆可提高纤维链接蛋白水平,有助于增强机体的免疫防御功能,钙通道阻滞药可阻止钙离子在小动脉平滑肌细胞的跨膜内流,此外,超氧化物岐化酶(SOD)等抗氧化药有清除自由基的作用。以上方法均在抗休克治疗中有一定的作用。

【预后】

感染性休克患者的预后取决于以下因素 ①治疗反应:治疗后患者神志转清、四肢温暖、发绀消失、尿量增多、血压回升、脉压增宽则提示预后良好;②原发感染灶若能及时发现并有效控制感染者预后较好;③休克伴有严重酸中毒,并发 DIC、心肺功能衰竭者预后多不良;④有严重原发基础疾病者预后亦较差。

(谢 青 郭斯敏)

■ 参考文献

[1] 彭文伟,李兰娟,乔光彦,等.传染病学[M].北京:人民卫生出版社,2004;122.

[2] 赵长安,杨永弘.A 族链球菌严重全身性感染.临床儿科杂志,2006,24(6);450-452.

[3] 刘 钢.A 族链球菌感染引起的急性咽扁桃体炎和猩红热.临床儿科杂志,2006,24(6);447-448.

[4] 赵宏伟,王 滔,高建民.A 组乙型溶血性致病因子研究进展.福建医药杂志,2005,27(2):160-162.

[5] 苏 建,龚守芳.1A 族乙型溶血性链球菌 emm 基因测序分型的研究.FJ Medical Journal. 2005, 27(2):161-

163.

[6] 李梦东.王宇明.实用传染病学.第3版.北京:人民卫生出版社,2004:691-700.

[7] 马亦林.传染病学.第4版.上海:上海科学技术出版社,2005:512-523.

[8] 何 彬.流行性脑脊髓膜炎的病原学及流行病学研究进展.内科,2009,4(5):760-762.

[9] 朱昆蓉.流行性脑脊髓膜炎病原学诊断进展.现代预防医学,2007,34(21):4058-4059.

[10] 杨绍基,任 红.传染病学(全国高等学校教材),第7版.北京:人民卫生出版社,2008:190-193.

[11] 赵 欣.白喉实验室诊断技术及进展.中国疫苗和免疫,2008,14(1):73-78.

[12] 杨志伟,张兴录,于竞进,等.我国白喉流行病学特点分析.中国计划免疫,2000,6(1):1-4.

[13] Mahmud AK, Chowdhury AJ, Sarker ZM,et al. Typhoid Fever. Mymensingh Med J. 2008,17(2):236-244.

[14] Fraser A, Paul M, Goldberg E, et al. Typhoid fever vaccines: systematic review and meta-analysis of randomised controlled trials. Vaccine, 2007, 25(45):7848-7857.

[15] Bhutta ZA. Current concepts in the diagnosis and treatment of typhoid fever. BMJ,2006,333(7558):78-82.

[16] Chimalizeni Y, Kawaza K, Molyneux E. The epidemiology and management of non typhoidal salmonella infections. Adv Exp Med Biol,2010,659:33-46.

[17] Morpeth SC, Ramadhani HO, Crump JA. nvasive non-Typhi Salmonella disease in Africa. Clin Infect Dis,2009;49(4):606-611.

[18] 李梦东,王宇明.实用传染病学.第3版.北京:人民卫生出版社,2004.

[19] 王家俊.真菌中毒症.见陈灏珠主编.实用内科学.第12版.北京:人民卫生出版社,2007:615-616.

[20] 樊曦涌,姚勇,杨霁云.抗生素在溶血尿毒综合征中应用的研究进展[J].中国实用儿科杂志,2006,21(08):635-637.

[21] Long KZ,Rosado JL,Santos JI,et al. Associations between mucosal innate and adaptive immune responses and resolution of diarrheal pathogen infections. Infect Immun, 2010, 78 (3): 1221-1228.

[22] Sherman PM,Ossa JC,Wine E. Bacterial infections:new and emerging enteric pathogens. Curr Opin Gastroenterol,2010,26(1):1-4.

[23] DuPont HL. Clinical practice. Bacterial diarrhea. N Engl J Med, 2009, 361 (16):1560-1569.

[24] Majowicz SE, Musto J, Scallan E, et al. The global burden of nontyphoidal Salmonella gastroenteritis. Clin Infect Dis,2010,50(6):882-889.

[25] von Seidlein L,D.R.Kim,M.Ali,et al. A multicentre study of Shigella diarrhoea in six Asian countries:disease burden,clinical manifestations and microbiology. PLoS Med,2006,3:e353.

[26] Chen-Yen Kuo, Lin-Hui Su, Jennifer Perera,et al. Antimicrobial susceptibility of Shigella isolates in eight Asian countries, 2001-2004. J Microbiol Immunol Infect,2008,41:107-111.

[27] Beatrix S Traa, Christa L Fischer Walker, Melinda Munos and Robert E Black. Antibiotics for the treatment of dysentery in children. International Journal of Epidemiology, 2010,39:i70 i74.

[28] Gunnar N. Schroeder,Hubert Hilbi. Molecular Pathogenesis of Shigella spp.: Controlling Host Cell Signaling, Invasion,and Death by Type III Secretion. Clinical Microbiology Reviews, 2008, 21(1):134-156.

[29] WHO. Guidelines for the control of shigellosis, including epidemics due to Shigella dysenteriae type 1,2005.

[30] 杨绍基主编.传染病学.北京:人民卫生出版社,2005:150-158.

[31] 邝贺龄,胡品津.内科疾病鉴别诊断学.第5版.北京:人民卫生出版社,2006:443-459.

[32] Richard L Guerrant. Cholera--still teaching hard lessons [J]. N Engl, 2006;354(23):2500-2502.

[33] Sack D A, Sack R B, Chaignat C L. Getting serious about cholera [J]. N Engl J Med,2006,355(7):649-651.

[34] Nalin D R. Oral rehydration for cholera [J]. Clin Infect Dis,2009,48(6):839-840.

[35] Longni I M, Nizam A, Mohammad A, et al. Controlling endemic cholera with oral vaccines [J]. PLoS Medicine, 2007,4(11):1776-1782.

[36] Lucasm E S,Deen J L,Von S L,et al. Effectiveness of mass oral cholera vaccination in Beira,Mozambique [J]. N Engl J Med,2005,352(8):757-767.

[37] 刘桂花,郑亚安,周艳艳,等.急诊科病房分离细菌与抗感染治疗分析.中华医院感染学杂志,2007,7:869-871.

[38] 张跃新,禹 康.炭疽感染与治疗研究进展.中国实用内科杂志,2006,26(20):1594-1597.

[39] Inglesby TV, O'Toole T, Henderson DA, et al. Anthrax as a Biological Weapon, 2002 JAMA, 2002, 287: 2236-2252.

[40] 中华人民共和国卫生部.炭疽诊断标准(WS 283-2008).北京:人民卫生出版社,2008.

[41] 卢洪洲,石尧忠.炭疽病.见陈灏珠主编.实用内科学.第12版.北京:人民卫生出版社,2005:493-496.

[42] Schneemann A and Manchester M, Anti-toxin antibodies in prophylaxis and treatment of inhalation anthrax, Future Microbiol. 2009, 4: 35-43. doi: 10. 2217/17460913.4.1.35.

[43] Effect of duration and intermittency of rifampin on tuberculosis treatment outcomes:a systematic review and meta-analysis. Menzies D,Benedetti A,Paydar A,Martin I,et al. PLoS Med,2009, Sep;6(9):e1000146. 2009, Sep 15. Review.

[44] Standardized treatment of active tuberculosis in patients with previous treatment and/or with mono-resistance to isoniazid:a systematic review and meta-analysis. Menzies D, Benedetti A, Paydar A, et al. PLoS Med, 2009, Sep;6(9):e1000150. Review.

[45] Multidrug-resistant and extensively drug-resistant tuberculosis in the West. Europe and United States:epidemiology, surveillance, and control. Migliori GB, D'Arcy Richardson M, Sotgiu G,et al. Clin Chest Med,2009, Dec;30(4):637-665, vii. Review.

[46] 中华医学会编著.临床诊疗指南结核病分册.北京:人民卫生出版社. 2006.

[47] 陈灏珠主编.实用内科学.第 11 版.北京:人民卫生出版社,2005:534-551.

[48] 陆再英,钟南山主编.内科学.第 7 版.北京:人民卫生出版社,2010:43-59.

[49] 陈灏珠主编.实用内科学.第 11 版.北京:人民卫生出版社,2003:524-526.

[50] 李梦东主编.实用传染病学.第 3 版.北京:人民卫生出版社,2004:951-954.

[51] 沈晓明主编.儿科学.第 7 版.北京:人民卫生出版社,2008:214-217.

[52] 贾建平主编.神经病学.第 6 版.北京:人民卫生出版社,2008:240-217.

[53] 中华医学会主编.临床治疗指南结核病分册.北京:人民卫生出版社,2005:22.

[54] Semlali S,El Kharras A,Mahi M,et al. Imaging features of CNS tuberculosis. J Radiol,2008,89(2):209-220.

[55] Dora JM,Geib G,Chakr R,et al. Polyinerase chain reacyion as a useful and simple tool for rapid diagnosis of tuberculous meningitis in a Brazilian tertisry care hospital. Braz J Infect Dis, 2008,12(3):245-247.

[56] Mitchell M. Levy, Mitchell P. Fink M., John C. Marshall, et al. 2001SCCM/ESICM/ACCP/ATS/SIS International Sepsis Definitions[J]. Crit Care Med, 2003,31:1250-1256.

[57] Thomas Gluck, Steven M. Opal. Advances in Sepsis Therapy[J]. Drugs, 2004,64:837-859.

[58] Jonathan Cohen, Christian Brun-Buisson, Antoni Torres, et al. Diagnosis of infection in sepsis:An evidence-based review[J]. Crit Care Med, 2004, 32: s466-s494.

[59] Pierre-Yves Bochud,Marc Bonten,Oscar Marchetti,et al. Antimicrobial therapy for patients with severe sepsis and septic shock:An evidence-based review[J]. Crit Care Med,2004,32: s495-s512.

[60] Peter De Paepe, Frans M. Belpaire, Walter A. Buylaert. Pharmacokinetic and Pharmacodynamic Considerations When Treating Patients with Sepsis and Septic Shock[J]. Clin Pharmacokinet,2002,41:1135-1151.

[61] G. L. Mandell, J. E. Bennett, Mandell Douglas and Bennett's Principles & Practice of Infectious Diseases 5th edition, 1999:717-743; Part Ⅱ, Section E,Chapter 63 Sepsis Syndrome,806-820.

[62] Dellinger RP, Carlet JM, Masur H, et al. Sepsis Campaign Management Guidelines Committee. Surviving Sepsis Campain guidelines for management of severe sepsis and septic shock,Crit Care Med,2004,32:858-873.

[63] Djillali Annane, Eric Bellissant, Jean-Marc Cavaillon,Septic shock. Lancet, 2005,365:63-78.

[64] 程明亮主编.高等医学院校英语教材——传染病学.北京:人民卫生出版社,2006,12:311-318.

[65] 张永信主编.专科医师培训规划教材——感染病学.北京:人民卫生出版社,2009:509-528.

[66] 杨绍基,任红主编.传染病学.第 7 版.北京:人民卫生出版社,2008:225-233.

[67] 雷秉钧,马亦林,等主编.传染病学.第 4 版.上海:上海科学技术出版社,2005:453-461.

第5章

螺 旋 体 病

第一节　钩端螺旋体病

学 习 要 点

1. 掌握钩端螺旋体病的实验室检查、分期、诊断、鉴别诊断、治疗和预防方法。
2. 熟悉钩端螺旋体病的流行病学特点；熟悉钩端螺旋体病的病理学特征。
3. 了解钩端螺旋体病的国内外研究进展。

【流行病学】

(一)传染源

本病属自然疫源性疾病,广泛存在于多种动物中,包括哺乳动物、爬行动物、节肢动物、软体动物和蠕虫等,其中除鸟类和昆虫外,都可以是传染源,但与人类传播最有关系的是以野鼠、猪、牛和犬为主,并且动物的种类与携带的钩体群型可能有一定的关系。鼠类主要携带黄疸出血群,猪和犬分别携带波摩那群和犬群为主;而钩体的群型与临床症状的严重程度可能有关。迄今尚未证实人与人之间的传播,故人作为传染源的可能性很小。

(二)传播途径

钩体病传播方式为直接接触传播。人类感染除极个别来自实验室感染外,均来自接触受染动物排出到环境中的钩体所致。病鼠将钩体的尿液排出污染田水和土壤,农民赤足下田劳作,钩体即可侵入手足皮肤细微破损处造成感染。在雨季和洪水季节,由猪粪便外溢广泛污染环境,人群接触疫水后,常引起感染流行。其他传播途径包括渔民捕鱼时接触疫水,涉水游泳,矿工及下水道工人作业等。钩体也可以经过胎盘进入胎儿,使胎儿受染并可导致流产。

(三)人群易感性

人群对钩体普遍易感。感染后可获较持久的同型免疫力,但不同型别间无交叉免疫。新入疫区的人易感性高,且易于发展为重型。

(四)流行特征

由于钩体在外界存活需适当温度及湿度,其感染的方式需在特定的条件和环境下发生。使本病的流行具有明显的季节性、地区性、流行性和一定的职业性。在我国,到 2005 年为止已有 31 个省、市、自治区存在本病。世界上大多数国家均有发现,五大洲均有病例报道。亚洲是一个严重的流行区,欧洲也呈高度的地方性流行。钩体病流行以 6～10 月份为主,发病分布呈单峰型。从职业方面看,主要是直接接触疫水的农民、渔民、因玩水被感染的中小学生及少数与感染动物接触的兽医、屠宰场工作者。年龄以青壮年较多,性别以男性为主。本病在我国主要见于洪涝灾害期间,可呈爆发性流行,其次见于收稻谷季节,平时也可见散发病例,此类患者较易误诊。近年来我国各地区的发病率呈稳步下降趋势。此外,钩体在流行中的临床类型亦有明显变化。如在 20 世纪 50～60 年代,流行中的严重类型以黄疸出血型为主,而 70 年代在我国南方各省、韩国、波多黎各等国外有关的钩体流行报道中,则均以严重肺出血型致死的病例最突出。

【分子生物学】

（一）针对钩端螺旋体 DNA 探针技术

早已应用于临床，用黄疸出血群哥本哈根型 Wijnberg 株 DNA 制备探针，可在硝酸纤维素滤膜上检出 2pg 的同源 DNA。且致病性钩体不同血清群 Patoc Ⅰ 株呈交叉杂交现象。

（二）DNA 基因扩增技术

聚合酶链反应（PCR）的 DNA 扩增技术目前已引入钩体病的诊断领域。目前主要有：

1.flaB PcR 方法，实验证明，其灵敏度及特异性均较高。因 flaB 基因是存在于致病性钩体的高度保守性序列，故 flaB PCR 可用来鉴别致病性与非致病性钩体。

2.hapl 基因仅存在于致病性钩体中。这种检测方法也能用于鉴别致病性与非致病性钩体，但实验样本量少，还需进一步实验验证。

3.选取 G1、G2 和 B64-Ⅰ、B64-Ⅱ 两对引物，即采用多重 PCR 进行检测，结果显示此方法大大提高了检测灵敏度，比较适用于临床的早期筛查。

4.以仅存在于致病钩体中的 Li-pL32 基因为目的基因设计引物，建立了基于 MJ Opticon 荧光检测系统的实时 PCR 检测方法，其与普通 PCR 相比可以进行准确的定量检测，更加灵敏。

【病因病理】

（一）病原

致病性钩体为本病的病原。钩体呈细长丝状，圆柱形，螺旋盘绕细致，有 12～18 个螺旋，规则而紧密，状如未拉开弹簧表带样。钩体的一端或两端弯曲成钩状，使菌体呈 C 或 S 字形。钩体革兰染色阴性。在暗示野显微镜下较易见到发亮的活动螺旋体。电镜下观察到的钩体结构主要为外膜、鞭毛（又称轴丝）和柱形的原生质体（柱形菌体）三部分。钩体是需氧菌，营养要求不高，在常用的柯氏（korthof）培养基中生长良好。孵育温度 25～30℃。钩体对干燥非常敏感，在干燥环境下数分钟即可死亡，极易被稀盐酸、70% 乙醇、漂白粉、来苏儿、石炭酸、肥皂水和 0.5% 升汞灭活。钩体对理化因素的抵抗力较弱，如紫外线、温热 50～55℃，30min 均可被杀灭。

据 1986 年国际微生物学会统计，全世界已发现的钩体共有 23 个血清群（serogroup），200 个血清型（serovar）。我国已知有 18 群 70 型。我国北方地区宿主带菌较单纯，常以波摩那型占绝对优势。南方则较为复杂，可有黄疸出血型、犬型、感冒伤寒型、七日热型和波摩那型。钩端螺旋体的型别不同，对人的毒力、致病力也不同。某些致病菌型在体内外，特别在体内可产生钩体代谢产物如内毒素样物质、细胞毒性因子、细胞致病作用物质及溶血素等。

目前研究较多的是以钩体 DNA 结构特征为依据的遗传学分类方法。这种方法的优点是能深入揭示钩体的遗传本质，因而较传统分类更适于临床。常用的分子学方法有限制性内切酶图谱分析（REA），脉冲场凝胶电泳（PFGE），限制性内切酶片段长度多态性（R 肿）分析，随机引物聚合酶链反应（AP. PCR），串联重复序列拷贝数（VNlR）分析和选择性扩增片段长度多态性（FAFLP）分析等。

（二）发病机制

钩体经人体正常或损伤的皮肤，亦可经黏膜进入人体，迅速从淋巴系统和血液到达全身，出现菌血症。再进入各器官、组织、细胞，甚至还可侵入蛛网膜下腔、眼前房等组织。钩体病是全身广泛性疾病，早期主要是感染中毒性微血管功能的改变，其特点是病理形态改变轻微而功能改变较为明显。随着病情的进展钩体及其毒物进一步引起肺、肝、肾、心、横纹肌、淋巴结、中枢神经系统等器官的功能和形态损害，出现肺出血、黄疸、肾衰竭、脑炎等器官损害症状。由于钩体菌型、毒力以及人体反应的不同，钩体病的表现复杂多样，轻重程度不一，临床上往往以某种脏器病变占优势，而出现不同类型。此后特异性免疫反应的出现，在清除血液中的钩体的同时，也可使少数病人出现与超敏反应相关的后发热、眼和神经系统后发症等临床表现。

（三）病理学

一般情况下，毒力较强的黄疸出血型、秋季型、澳洲型等钩体菌型的感染，常引起黄疸、出血和肾衰竭；而伤寒流感型、7 日热型，特别是波摩那型等毒力较弱的感染，则常引起钩体病的轻型。然而，病情的轻重可能与人体免疫状态的高低有关。

1.肺　肺部的主要病变为出血，以弥漫性出血最为显著。是人体对毒力强、数量多的钩体所引起的全身性强烈反应，有时类似超敏反应。肺弥漫性出血的原发部位是毛细血管，开始呈少量点状出血，后逐渐扩大，融合成片或成团块。组织学检查可见到肺组织毛细血管完整，但极度充血、淤血以致溢血（并未见到明显血管破裂现象）。支气管腔和肺泡充满红细胞，部分肺泡内含有气体，偶见少量浆液渗出。肺水肿极少见。肺出血呈弥漫性分布,胸膜下多见。超微结构发现大部分肺泡壁毛细血管微结构清晰,可见少量内皮细胞原质呈支状突起;有的线粒体肿胀,变空及嵴突消失。在变性的内皮细胞内有时可见变性的钩体;偶见红细胞从毛细血管内皮细胞间溢出。肺比正常重1～2倍,外观呈紫黑色。切面呈暗红色。切开时流出暗红色或泡沫状血性液体,气管或支气管几乎全为血液充满。

当肺内淤积大量血液时,使血管壁持久缺氧,如果再合并心肺功能障碍,更促进肺弥漫性出血发展。

2. 肾 钩体病的肾病变主要是肾小管上皮细胞变性,坏死。部分肾小管基底膜破裂,肾小管管腔扩大、管腔内可充满血细胞或透明管型,可使管腔阻塞。对许多钩体病的患者肾活检,均发现有肾间质性肾炎,因而可以认为间质性肾小球肾炎是钩体病的基本病变。电镜下小球内皮细胞无改变,可见免疫复合物和补体沉积在肾小球基底膜上。肾间质呈现水肿,有大单核细胞、淋巴细胞及少数嗜酸性和中性粒细胞浸润。个别病例有小出血灶。多数肾组织内可找到钩体。肾小球病变一般不严重,有时可见囊内出血,上皮细胞浊肿。

3. 肝脏 肝组织损伤轻重不一,病程越长,损害越大。病变轻者外观无明显异常,显微镜下可见轻度间质水肿和血管充血,以及散在的灶性坏死。严重病例出现黄疸、出血,甚至肝功能衰竭。镜下可见肝细胞退行性变,脂肪变,坏死,严重的肝细胞排列紊乱;电镜下可见肝窦或微细胆小管的微绒毛肿胀,管腔闭塞。肝细胞线粒体肿胀,嵴突消失。肝细胞呈分离现象,在分离的间隔中可找到钩体。

本病的黄疸可能由于肝脏的炎症、坏死,毛细胆管的阻塞及溶血等多种因素所致。由于上述原因,以及由此引起的凝血功能障碍,故临床可见严重黄疸、出血,甚者造成急性肝功能衰竭。

4. 心脏 心肌损害常常是钩体病的重要病变。心包有少数出血点、灶性坏死。间质炎症和水肿。心肌纤维普遍浊肿、部分病例有局灶性心肌坏死及肌纤维溶解。电镜下心肌线粒体肿胀、变空、嵴突消失、肌丝纤维模糊、断裂、闰盘消失。心血管的损伤主要表明为全身毛细血管的损伤。

5. 其他器官

(1)脑膜及脑实质可出现血管损害和炎性浸润。硬膜下或蛛网膜下常可见到出血,脑动脉炎、脑梗死及脑萎缩。镜下脑及脊髓的白质可见淋巴细胞浸润。

(2)肾上腺病变除出血外,多数病例有皮质类脂质减少或消失。皮质、髓质有灶性或弥散性炎性浸润。

(3)骨骼肌特别是腓肠肌肿胀,横纹消失、出血,并有肌浆空泡、融合,致肌浆仅残留细微粒或肌浆及肌原纤维消失,而仅存肌膜轮廓的溶解性坏死改变。在肌肉间质中可见到出血及钩体。电镜下肌微丝结构清晰、线粒体肿胀。

【临床分型】

因受染者免疫水平的差别以及受染菌株的不同,可直接影响其临床表现。本病的发展过程分为三期:

早期(钩体血症期) 以钩体毒血症表现为主。

中期(器官损伤期) 以肺出血、黄疸、脑膜炎、呼吸衰竭、心力衰竭等表现为主。

晚期(恢复期或后发症期) 多数病人恢复,少数病人表现为后发热、眼葡萄膜炎以及脑动脉闭塞性炎症等症状为主。

【临床表现】

潜伏期2～20d,一般7～12d。

(一)早期(钩体血症期)

多在起病后3d内,本期突出的表现是:

1. 发热 多数病人起病急骤,伴畏寒及寒战。体温短期内可高达39℃左右。常见弛张热,有时也可稽留热,少数间歇热。

2. 头痛较为突出,全身肌痛,尤以腓肠肌或颈肌、腰背肌、大腿肌及胸腹肌等部位常见。

3. 全身乏力,特别是腿软较明显,有时行走困难,不能下床活动。

4. 眼结膜充血,有两个特点,一是无分泌物,疼痛或畏光感;二是充血持续,在退热后仍持续存在。

5. 腓肠肌压痛,双侧偶也可单侧,程度不一。轻者仅感小腿胀,压之轻度痛,重者小腿痛剧烈,不能走路,拒按。

6. 全身表浅淋巴结肿大,发病早期即可出现,多见于腹股沟、腋窝淋巴结。多为黄豆或蚕豆大小,压痛,但无充血发炎,亦不化脓。

本期还可同时出现消化系统症状如恶心,呕吐,纳呆,腹泻;呼吸系统症状如咽痛,咳嗽,咽部充血,扁桃体肿大。部分病人可有肝、脾大,出血倾向。极少数病人有中毒精神症状。

(二)中期(器官损伤期)

在起病后3～14d,此期患者经过了早期的感染中毒败血症之后,出现器官损伤表现,如咯血、肺弥漫性出血、黄疸、皮肤黏膜广泛出血、蛋白尿、血尿、管型尿和肾功能不全、脑膜脑炎等。

此期的临床表现是划分肺出血型、黄疸出血型、肾型和脑膜炎型等的主要依据。

1. **流感伤寒型** 多数患者以全身症状为特征。起病急骤,发冷,发热(38～39℃)头痛,眼结膜充血,全身肌痛尤以腓肠肌为显著,并有鼻塞、咽痛、咳嗽等。临床表现类以流行性感冒、上呼吸道感染或伤寒。无黄疸,也无中枢神经系统症状,脑脊液正常,肺无明显病变。是早期钩体血症症状的继续。自然病程5～10d。也有少数严重病人,有消化道、皮肤、阴道等处出血;部分严重病人以胃肠道症状为主,如恶心、呕吐、腹泻。可有低血压或休克表现。

2. **肺出血型** 在钩体血症基础上,出现咳嗽、血痰或咯血,根据胸部X线片病变的深度和广度,以及心肺功能表现,临床上可分肺普通出血型与肺弥漫性出血型。

(1)普通肺出血型:临床与钩体血症类似,伴有不同程度咯血或血痰,胸部体征不显,X线片显示轻度肺部病变(肺部纹理增加),如不及时治疗,也可转为肺弥漫性出血型。

(2)肺弥漫性出血型(肺大出血型):在钩体侵入人体后,经过潜伏期和短暂的感染早期后的2～3d,突然出现面色苍白,以后心率和呼吸增快,心慌,烦躁不安,最后进入循环与呼吸功能衰竭。双肺布满湿啰音,咯血进行性加剧,但也可无咯血。主要为广泛的肺内部溢血,是近年来无黄疸型钩体病引起死亡的常见原因。X线片显示双肺广泛弥漫性点片状软化阴影。病人在临终时大量鲜血从口鼻涌出,直至死亡。如能及时应用青霉素和氢化可的松治疗,多数患者可获转机,3～5d自觉症状改善,体征亦迅速缓解,肺部病灶多在2～4d可完全消散。有研究认为这是由于机体对病原体及其有毒物质的超敏反应。其理由是:①临床上来势猛,恢复也迅速,肺部病灶消失快,没有血管破裂现象。提示大出血为充血、淤血和溢血的严重后果。②激素治疗有特效。③凝血机制正常,没有DIC现象,不需要抗凝治疗。

本型尚可分下述三期,但三期并非截然分开。①先兆期:患者面色苍白(个别也可潮红),心慌、烦躁。呼吸、心率进行性加快,肺部逐渐出现啰音,可有血痰或咯血,X线胸片呈纹理增多,散在点片状阴影或小片融合。②出血期:如未及时治疗,可在短期内面色转极度苍白或青灰,口唇发绀,心慌、烦躁加重,呼吸、心率显著加快,第一心音减弱或呈奔马律,双肺湿啰音逐渐增多,咯血不断,X线胸片点片状阴影扩大且大片状融合。③垂危期:若未能有效地控制上述症状,患者可在短期内(1～3h)病情迅速进展,由烦躁不安转入昏迷。喉有痰鸣,呼吸不整,极度发绀,大口鲜血连续不断地从口鼻涌出(呈泡沫状),心率减慢,最后呼吸停止。

3. **黄疸出血型** 原称外耳病,多由黄疸出血血清型钩体引起。临床以黄疸出血为主,病死率较高。本型可分为3期,即败血症期、黄疸期和恢复期。于病后3～7d出现黄疸,80%病例伴有不同程度的出血症状,常见有鼻出血、皮肤和黏膜瘀点、瘀斑、咯血、尿血、阴道流血、呕血,严重者消化道出血引起休克而死亡,少数患者在黄疸高峰时同时出现肺大出血,但不知无黄疸型的肺大出血急剧凶险。本型的肝和肾损害是主要的,高胆红素血症,一般总胆红素超过正常5倍以上,而AST很少超过5倍以上。70%～80%的病例累及肾,肾变化轻重不一,轻者为蛋白尿、血尿、少量白细胞及管型。病期10d左右即趋正常。严重者发生肾功能不全、少尿或无尿、酸中毒、尿毒症昏迷,甚至死亡。肾衰竭是黄疸出血型常见的死因,占死亡病例的60%～70%。本型20%～30%的病例尚可出现脑膜刺激症状。

4. **肾衰竭型** 临床症状以肾损害较突出,表现为蛋白尿、血尿、管型尿、少尿、尿闭,出现不同程度的氮质血症、酸中毒。氮质血症一般在病期第3天开始,7～9d达高峰,3周后恢复正常。本型无黄疸,故易与黄疸出血型的肾衰竭鉴别。严重病例可因肾衰竭而死亡。

5. **脑膜脑炎型** 在散发型无菌性脑膜炎病例中,钩体病脑膜炎型占5%～13%。临床上以脑炎或脑膜炎症状为特征,剧烈头痛、全身酸痛、呕吐、腓肠肌痛、腹泻、烦躁不安、神志不清、颈项强直和阳性的克氏征等。在免疫期前脑脊液中细胞数可以不高,一般十至几百/mm³,偶尔可达1000/mm³;蛋白反应呈弱阳性;糖和氯化物往往正常。临床上类似于无菌性脑膜炎。

(三)恢复期或后发症期

患者热退后各种症状逐渐消退,但也有少数病人退热后经几日到3个月,再次发热,出现症状,称后发症。

1. **后发热** 在第 1 次发热消退后 1～5d,发热再现,一般在 38～38.5℃,半数病人伴有周围血嗜酸粒细胞增高,无论用药与否,发热均在 1～3d 消退。极个别病人可出现第 3 次发热(大约起病后 18d 左右),3～5d 自然退清。

2. **眼后发症** 多见于北方,可能与波摩拿型有关。常发生病后 1 周至 1 个月,以葡萄膜炎、虹膜睫状体炎、脉络膜炎为常见,巩膜表层炎、球后视神经炎、下班体混浊等也有发生。该症可能是超敏反应所致。

3. **神经系统后发症**

(1)反应性脑膜炎:少数患者在后发热同时伴有脑膜炎症状,但脑脊液检查正常,不治也可自愈。

(2)闭塞性脑动脉炎:又称烟雾病,见于钩体波摩那型病例,是钩体病神经系统中最常见和最严重并发症之一。1973 年明确由钩体感染引起。发病率占钩体病的 0.57%～6.45%。15 岁以下儿童占 90%,余为青壮年。男女发病率无差别。发病高峰较当地钩体病流行迟 1 个多季度,即 10～12 月份,最长为病后 9 个月出现症状。表现为偏瘫、失语、多次反复短暂肢体瘫痪。脑血管造影证实颈内动脉床突上段和大脑前中动脉近端有狭窄,多数在基底核有一特异的血管网。尸检脑组织中偶可找到钩体,预后较差。

除上述神经系统后发症外,尚有周围神经受损、脊髓损害的报道。其发病机制可能是钩体直接损害脑血管,或是超敏反应所致。

4. **胫前热** 极少数病人的两侧胫骨前皮肤于恢复期出现结节样红斑,伴发热,2 周左右消退。与免疫反应有关。

【辅助检查】

(一)常规检查与血液生化检查

无黄疸病例的血白细胞总数和中性粒细胞数正常或轻度升高;黄疸病例的白细胞计数大多增高,半数在 10×10^9～20×10^9/L,最高达 70×10^9/L,少数病例可出现类白血病反应。中性粒细胞增高,多数在 81%～95%;出血患者可有贫血、血小板减少,最低达 15×10^9/L。尿常规检查中 70% 的病人有轻度蛋白尿、白细胞、红细胞或管型出现。黄疸病例有胆红素增高,2/3 的病例低于 $342\mu mol/L$ 以下,最高达 $1111\mu mol/L$。一般在病期第 1～2 周持续上升,第 3 周逐渐下降,可持续到 1 个月以后,血清转氨酶可以升高,但增高的幅度与病情的轻重并不平行,不能以转氨酶增高的幅度作为肝受损的

直接指标。50% 的病例有肌酸磷酸激酶(CPK)增高(平均值是正常值的 5 倍)。

(二)特异性检测

1. **病原体分离** 钩体不易着色,一般显微镜很难观察到,必须采用黑底映光法直接查找钩体。在发病 10d 内可从血液及脑脊液中分离出钩体。第 2 周尿中可检出钩体。钩体从体液或组织中分离需要特殊的实验室技术和培养基。

最近用超速离心集菌后直接镜检法、荧光抗体染色法、原血片镀银染色法及甲苯蓝染色等方法直接检查病原体,可达到快速诊断目的,阳性率在 50% 左右,有助于早期诊断。

动物接种是一种分离病原体的可靠方法,将患者的血液或其他体液接种于动物(幼年豚鼠和金黄地鼠)腹腔内,晚期病例可用尿液接种于动物腹部皮下。接种 3～5d,用暗视野检查腹腔液,亦可在接种 3～6d 时取心血检查。动物接种的阳性率较高,但所需时间较长,所需费用大。

2. **血清学试验**

(1)显微镜凝集试验(MAT):简称显凝试验,有较高的特异性和敏感性,但需不同型别活菌操作,凝集素一般在病后 7～8d 出现,逐渐升高,以超过 1:400 效价为阳性,可持续数月到数年。间隔 2 周双份血清,效价增高 4 倍以上为阳性。

(2)酶联免疫吸附试验(ELISA):比凝溶试验阳性出现时间更早和更灵敏。发现显微镜凝集试验与 ELISA 的总符合率达 86.2%。近年来,国外已普遍采用钩体 IgM 抗体技术,有高度特异性。

(3)间接红细胞凝集试验:将从钩体菌体中提取的一种抗原成分,将其吸附于人"O"型红细胞表面致敏,遇到同种抗体,即发生红细胞凝集现象,本试验具钩体感染的属特异性而无群或型的特异性,较凝溶试验阳性出现早,操作简便,不需特殊设备,适合基层推广应用。

(4)间接红细胞溶解试验:用钩体抗原物质将新鲜绵羊红细胞致敏,在补体存在的条件下与含有抗体的血清混合时发生溶血,较间接红细胞凝集试验的灵敏性为高。

(5)间接荧光抗体法:此法是将标准钩体菌株作成涂片,然后将检测病人的血清滴在已知菌株的玻片上,经洗涤,如病人血清中具有抗体,抗原抗体结合,再用抗人球蛋白荧光抗体与此复合物结合,发生荧光,即为阳性,此法无型特异法。本法检出抗体时间及阴转时间均较显凝试验抗体为早,具有

一定的早期诊断意义。

3. 分子生物学检测

(1)钩端螺旋体 DNA 探针技术：早已应用于临床。

(2)DNA 基因扩增技术：聚合酶链反应(PCR)的 DNA 扩增技术目前已引入钩体病的诊断领域。

【诊断与鉴别诊断】

(一)诊断

1. 疑似病例

(1)起病前 3 周内在流行地区与疫水或猪、鼠的排泄物及其污染物有接触史。

(2)起病急骤，畏寒，发热，头痛，腰痛，腓肠肌痛，乏力，结膜明显充血但不痛，全身淋巴结肿大。

2. 确诊病例 疑似病例具有下列任何一组症状者：

(1)肺出血。

(2)黄疸及皮肤、黏膜、内脏出血。

(3)脑膜脑炎症状。

(4)肾炎症状(腰痛、蛋白尿)。

(5)胃肠道症状及休克。病原学或血清学检验获阳性结果。

(二)鉴别诊断

1. 发热 应与其他急性发热性疾病鉴别的有：伤寒、流感、肾综合征出血热、败血症等。除依靠临床特点外，流行病学病史、蛋白尿以及氮质血症的出现，往往对鉴别诊断提供重要的线索。

(1)伤寒：持续高热、相对缓脉、表情淡漠、玫瑰疹、肝脾大，无腓肠肌疼痛，血常规白细胞总数偏低，嗜酸粒细胞明显减少或缺乏，肥大反应阳性等可与流感伤寒型钩体病相鉴别，血或骨髓培养出伤寒杆菌则可明确诊断。

(2)流感：发生于流感流行季节，可有发热、流涕、鼻塞、打喷嚏等症状，但多无腓肠肌疼痛及全身肌痛，且临床经过较为缓和，病程相对局限，除可能出现继发性肺炎外，很少有休克发生，可与流感伤寒型钩体病相鉴别。

(3)肾综合征出血热：除有发热外，可有典型的"三红(颜面、颈部及前胸部皮肤潮红)""三痛(头痛、眼眶痛及腰痛)"，渗出出血(眼球结膜及皮肤黏膜充血、水肿及出血)，蛋白尿等临床表现以及临床进展"五期经过(发热期、低血压休克期、少尿期、多尿期及恢复期)"可加以鉴别。

(4)败血症：多有持续发热，全身中毒症状明显，细致的临床检查可发现感染病灶。若为革兰阴性菌

感染易于发生感染性休克。血常规多显示白细胞总数明显升高，中性粒细胞比例明显增加，可有贫血，血或骨髓培养可发现致病菌等可加以鉴别。

2. 黄疸 应与黄疸型肝炎鉴别。肝炎是以食欲缺乏等消化道症状为显著，无眼结合膜充血和腓肠肌压痛、白细胞计数正常或减低、肝功能 ALT、AST 明显异常、CPK 不增高。流行病学史和血清学试验可资鉴别。

3. 肾炎 有肾损害而无黄疸的钩体病患者需与肾炎相鉴别。钩体病具有急性传染性热性发病过程，有结合膜充血、肌痛明显，血压多正常，无水肿。

4. 肌痛 应与急性风湿热相鉴别。急性风湿热的疼痛多分游走性的关节疼痛，而钩体病的肌痛以腓肠肌为主。

5. 出血或咯血 出血可与上消化道出血、血尿、白血病、血小板减少及再生不良性贫血等疾病鉴别，可通过周围血象及骨髓检查、GI 检查等手段与出血性疾病相鉴别。咯血应与肺结核、支气管扩张、肿瘤等疾病鉴别，通过肺部 X 线摄片或 CT 等检查加以区分。

6. 脑膜脑炎 脑膜脑炎型钩体病与流行性乙型脑炎都在夏秋季流行，都无疫水接触史，亦无全身酸痛、腓肠肌压痛、结膜充血及淋巴结肿大等。乙型脑炎病情凶险，抽搐、昏迷等脑部症状比钩体病明显，尿常规、肝功能多正常。

【治疗】

(一)对症治疗和支持疗法

早期应卧床休息，给予高热量、维生素 B 和维生素 C 以及容易消化的饮食；并保持水、电解质和酸碱平衡；出血严重者应立即输血并及时应用止血药。肺大出血者，应使病人保持镇静，酌情应用镇静药；肝功能损害者应保肝治疗，避免使用损肝药物；心、肝、肾、脑功能衰竭者治疗可参考有关章节。

对各型钩体病均应强调早期发现、早期诊断、早期卧床休息和就地治疗，减少搬运过程中出现的意外情况。

(二)抗菌治疗

为了消灭和抑制体内的病原体，强调早期应用有效的抗生素。如治疗过晚，脏器功能受到损害，治疗作用就会减低。

1. 青霉素应早期使用，有提前退热，缩短病期，防止和减轻黄疸和出血的功效，首次剂量为 40 万 U，以后治疗剂量每日 120 万～160 万 U，分 3～4

次肌内注射,避免发生赫氏反应,儿童剂量酌减或与成人基本相同。疗程 7d,或体温正常后 2～4d。重症病例剂量加大至每日 160 万～240 万 U,分 4 次肌内注射,合用肾上腺皮质激素。其他抗生素如四环素、庆大霉素、链霉素、红霉素、氯霉素、多西环素、氨苄西林等亦有一定疗效。

2.近年来国内合成的咪唑酸酯及甲唑醇治疗本病取得满意的效果,两种药物均可口服,副作用不大。

(1)咪唑酸酯的剂量成人首次 1g,以后每次 0.5g,每日 4 次,待体温恢复正常后 2～4d 停药。重症患者可增至每日 3g,分 3 次口服,待病情好转后改为每日 2g,平均疗程 5～7d。约 8.1% 的病例出现赫氏反应,较青霉素的赫氏反应轻,不需要特殊处理。本品口服后迅速被消化道吸收分布全身,并通过血脑屏障,可作预防用药,主要的副反应为消化道症状、皮疹等。

(2)甲唑醇的剂量成人首次口服剂量 1g,以后每次 0.5g,每日 3～4 次,疗程 5～7d 或热退后 3d 停药。本品治愈率达 94.31%,无赫氏反应。仅部分病人有头晕、腹痛、肠鸣、偶有皮疹、口干等反应。

赫氏反应多发生于首剂青霉素 G 注射后 30min 至 4h 内,因大量钩体被杀灭后释放毒素所致,其症状为突然寒战、高热、头痛、全身酸痛、心率、呼吸加快,原有的症状加重,并可伴有血压下降、四肢厥冷、休克、体温骤降等,一般持续 30min 至 1h,偶可导致肺弥漫性出血,应立即应用氢化可的松 200～300mg 静脉滴注或地塞米松 5～10mg 静脉注射,伴用镇静降温、抗休克等治疗。

(三)后发症治疗

一般多采取对症治疗,可取得缓解,重症患者可用肾上腺皮质激素能加速恢复。

1.葡萄膜炎 扩瞳,用 1% 阿托品溶液滴眼每日数次,如虹膜粘连不能使瞳孔充分扩大,可再用 10% 去氧肾上腺素液滴眼,1% 去氧肾上腺素结膜下注射或用强力扩瞳药(1% 阿托品、4% 可卡因、0.1% 肾上腺素各 0.1ml)结膜下注射等;使瞳孔扩大至最大限度,尽量使已形成的虹膜后粘连拉开。扩瞳后每日以 1% 阿托品点眼 1～3 次,至痊愈后 2 周。眼部热敷,每日 2～4 次,每次 20min。局部用可的松滴眼或结膜下注射。重症患者可口服肾上腺皮质激素。其他可用 1%～2% 乙基吗啉滴眼,内服水杨酸钠;对后部的葡萄膜炎可用烟酸、妥拉唑林、山莨菪碱、碳酸氢钠静脉滴注以及维生素 B₁、维

生素 B₂ 等。治疗均无效时可用免疫抑制药。

2.脑内闭塞性动脉炎 多采取大剂量青霉素、肾上腺皮质激素等。亦可用血管扩张药如烟酸、氢溴酸樟柳碱(AT-3)、氨茶碱、理疗及针灸等疗法。争取尽早治疗,否则可能遗留不同程度后遗症。

【预后】

本病因临床类型不同,病情轻重不一,因而预后有很大的不同。轻型病例或亚临床型病例,预后良好,病死率低;而重症病例如肺大出血、休克、肝肾功能障碍、微循环障碍、中枢神经严重损害等其病死率高。本病的平均死亡率 10% 左右。如能在起病 2d 内应用抗生素和对症治疗,则病死率可降至 6% 以下。无黄疸型钩体病在国内外的病死率最低为 1%～2%,有眼和神经系统并发症者有时可长期遗留。

【案例分析】

温某,男性,39 岁,农民,因发热、头痛、畏寒、全身痛 4d,咳嗽及痰中带血 1d,于 2006 年 8 月 20 日上午入院。发病初期在当地社区医院测体温 38.7℃,按"感冒"治疗效果欠佳。自觉头痛发热加重,体温高达 40.2℃,昨日又出现咳嗽、咳痰且痰中带血。发病前在家中收割水稻,有接触稻田中积水的经历。无明显皮肤外伤感染史,平时体健并在外地制衣厂工作,收割水稻时返家。

入院查体

体温 40.1℃,心率 134/min,R 27 次/min,血压 103/70mmHg。急性病容,神志清楚,烦躁,精神差,皮肤黏膜充血明显,睑球结膜充血,未见瘀点和瘀斑,双侧腹股沟及腋下可触及 1～3cm 大小的淋巴结,质软,压痛明显。唇无发绀,口腔未见异常,双肺呼吸音粗糙,两下肺可闻及少许湿啰音,未闻及干性啰音。心率 134/min,律齐,未闻及杂音。腹部平软,无压痛及反跳痛,肝脾肋下未及,肠鸣音稍弱,移动性浊音阴性。四肢肌肉压痛明显,尤以小腿及大腿肌肉压痛更甚。神经系统检查无异常。

入院后辅助检查

血常规:白细胞 20.4×10⁹/L,中性 0.857,淋巴 0.133,单核细胞 0.01,血红蛋白 138g/L,心电图示窦性心动过速。X 线胸片示双肺纹理稍增多,双下肺及肺门可见少许斑片状淡薄阴影。

诊断处理

根据患者的流行病学资料,结合临床较为典型的钩体病中毒症状,如发热、腹股沟及腋下淋巴结肿大,腓肠肌压痛等,首先应该考虑有钩端螺旋体

病的可能。立即做显微镜凝集试验,结果显示为阳性(效价比达1:600)。考虑到病人同时存在痰中带血,X线胸片示双肺纹理稍增多,双下肺及肺门可见少许斑片状淡薄阴影。诊断应该考虑:钩端螺旋体病(肺出血型)。立即给予青霉素治疗。同时嘱

病人卧床保持镇静,并予以物理降温,止血等措施。7d后,体温逐渐下降,临床症状也明显改善,复查X线胸片仅见双肺纹理稍粗,斑片状淡薄阴影已经吸收。治疗12d后,体温恢复正常,临床症状消失。

(张伦理)

第二节 梅 毒

学习要点

1. 掌握病原学特点。
2. 掌握梅毒的临床表现。
3. 掌握各期梅毒的诊断依据。
4. 了解梅毒流行病学特征。
5. 了解梅毒的发病机制和病理生理变化。

梅毒(syphilis)是一种慢性传染病,由梅毒螺旋体(*Treponema pallidum*,TP)感染引起。主要经性接触和血液途径传播。可以侵犯皮肤、黏膜及多种组织器官,临床表现多种多样的,病程中有时呈无症状的潜伏状态。病原体可以通过胎盘传播引起流产、早产、死产和先天梅毒。

【病原学】

性病性梅毒由密螺旋体属中的致病亚种苍白密螺旋体苍白亚种引起。其他致病性螺旋体还包括苍白密螺旋体地方亚种,引起地方性梅毒。苍白密螺旋体极细亚种和品他密螺旋体分别引起雅司和品他。梅毒螺旋体结构复杂,不易着色,由8～14个螺旋构成,人工培养困难,通常需接种于家兔睾丸进行保存和传代。电镜下梅毒螺旋体的最外层为外膜,外膜内是胞质膜,两者之间是鞭毛。梅毒螺旋体属厌氧菌,离开人体生存困难。不耐热,对普通的消毒剂敏感,因此,煮沸、干燥、日光、肥皂水、普通消毒剂均可迅速将其杀灭。但其耐寒,4℃可存活3d,-78℃下数年仍可有传染性。

【流行病学】

梅毒是一个古老的疾病,在世界范围内广泛流行。其发生、发展及流行受自然因素和社会因素双重影响,尤以社会环境因素影响最为显著。据世界卫生组织估计全球每年新发的梅毒病例约1 200万,90%发生在发展中国家。在许多发展中国家,先天梅毒是导致死胎、新生儿死亡的主要原因。我国在1949年以后,采取了强有力的综合防控策略,

梅毒曾经一度销声匿迹,但近年梅毒的流行再度呈现上升势头。据资料显示,2008年,平均每小时就有1个以上先天梅毒患儿出生,全年累计9 480病例。梅毒的防治面临严峻的挑战。同时,梅毒合并HIV感染带来的新问题也日益凸现。

(一)传染源

梅毒患者是本病唯一的传染源,梅毒螺旋体可存在于患者的皮损、血液、精液、乳汁和涎液中。未经治疗的患者在感染后1～2年传染性最强,随后病期越长,传染性越小。

(二)传播途径

1. 性接触传播 是梅毒的主要传播途径,约95%的患者是通过性接触由皮肤、黏膜微小破损受感染。

2. 垂直传播 梅毒感染的孕妇在妊娠4个月后,梅毒螺旋体可通过胎盘及脐静脉由母体传染给胎儿,引起流产、早产、死产或先天梅毒。未经治疗的一期、早期潜伏和晚期潜伏梅毒,梅毒孕妇垂直传播的概率分别为70%～100%、40%、10%。梅毒螺旋体还可经胎膜感染羊水后,再进入胎儿循环而使胎儿受到感染。

3. 梅毒产妇在分娩、哺乳时可使新生儿受到感染。

4. 通过血液途径可传染梅毒,少数也可通过接吻、接触污染物等途径受到感染。

(三)人群易感性

人群普遍易感。

【发病机制与病理解剖】

梅毒的致病性可能与其表面的黏多糖酶有关。梅毒螺旋体从完整的黏膜和擦伤的皮肤进入人体后,经数小时侵入附近淋巴结,2～3d经血液循环播散全身。梅毒侵入人体后,经过2～3周潜伏期,即发生皮肤损害。

梅毒的发病与机体的免疫应答密切相关,如机体的免疫功能正常,则在梅毒的整个感染过程中以Th1应答为主,一方面可诱导炎性细胞因子如TNF-α、IL-2等释放,引起炎性病理损伤,另一方面,Th1应答有利于病原体的清除,可出现早期损害的消退和无症状潜伏期感染。梅毒初期的组织学特征是单核细胞浸润,在感染的第6天,即有淋巴细胞浸润,13d达高峰,随之巨噬细胞出现,病灶中浸润的淋巴细胞以T细胞为主,此时,梅毒螺旋体见于硬下疳中的上皮细胞间隙中,以及位于上皮细胞的内陷或吞噬体内,或成纤维细胞、浆细胞、小的毛细血管内皮细胞之间及淋巴管和局部淋巴结中。由于免疫的作用,使梅毒螺旋体迅速地从病灶中消除,在感染的第24天后,免疫荧光检测未发现梅毒螺旋体的存在。螺旋体大部分被杀死,进入无症状的潜伏期,未被杀灭的螺旋体仍在机体内繁殖,经6～8周,大量螺旋体进入血液循环,向全身播散。引起皮肤黏膜、骨骼、眼等器官及神经系统受损。

梅毒螺旋体在许多组织中可以见到,如皮疹内、淋巴结、眼球的房水和脑脊液中,随着机体免疫应答反应的建立,产生大量的抗体,螺旋体又绝大部分被杀死,再进入潜伏状态,此时称为二期潜伏梅毒。这时临床虽无症状,但残存的螺旋体可有机会再繁殖,当机体抵抗力下降时,螺旋体再次进入血液循环,发生二期复发梅毒。在抗生素问世之前,可以经历一次或多次全身或局部的皮肤黏膜复发,且90%的复发是在发病后第1年中。以后随着机体免疫的消长,病情活动与潜伏交替。当机体免疫力增强时,则使螺旋体变为颗粒形或球形。当免疫力下降时,螺旋体又侵犯体内一些部位而复发,如此不断反复,2年后有30%～40%病人进入晚期梅毒。

上述过程在免疫功能异常的患者,特别是合并人免疫缺陷病毒(HIV)感染者,由于HIV感染导致机体免疫功能低下,合并HIV感染者梅毒的自然病程也随之改变,常出现皮损愈合延迟、神经梅毒发病率升高和早期神经梅毒治疗失败率增加。

【临床表现】

临床上根据传播途径的不同将梅毒分为后天(获得性)梅毒和先天(胎传)梅毒;按照病程的长短又可分为早期梅毒和晚期梅毒。

(一)获得性梅毒

1. 一期梅毒(primary syphilis) 潜伏期平均3～4周,典型损害为硬下疳,起初在螺旋体侵入部位出现一红色小丘疹或硬结,以后表现为糜烂,形成浅溃疡,质硬,不痛,呈圆形或椭圆形,境界清楚,边缘整齐,呈堤状隆起,周围绕有暗红色浸润,有特征软骨样硬度,基底平坦,无脓液,表面附有类纤维蛋白薄膜,不易除去,稍加挤捏,可有少量浆液性渗出物,含有大量梅毒螺旋体,为重要传染源。硬下疳大多单发,亦可见有2～3个者。以上为典型的硬下疳。但如发生在原有的糜烂,裂伤或已糜烂的疱疹或龟头炎处,则硬下疳即呈现与此种原有损害相同形状,遇有此种情况应进行梅毒螺旋体检查。硬下疳由于性交感染,所以损害多发生在外阴部及性接触部位,男性多在龟头、冠状沟及系带附近,包皮内叶或阴茎、阴茎根部、尿道口或尿道内,后者易被误诊。硬下疳常合并包皮水肿。有的病人可在阴茎背部出现淋巴管炎,呈较硬的线状损害。女性硬下疳多见于大小阴唇、阴蒂、尿道口、阴阜,尤多见于宫颈,易于漏诊。阴部外硬下疳多见于口唇、舌、扁桃体、乳房、眼睑、外耳。近年来,肛门及直肠部硬下疳亦不少见。此种硬下疳常伴有剧烈疼痛,排便困难,易出血。发生于直肠者易误诊为直肠癌。发于阴外部硬下疳常不典型,应进行梅毒螺旋体检查及基因诊断检测。典型硬下疳有下列特点:①损伤常为单个;②软骨样硬度;③不痛;④损伤表面清洁。

硬下疳出现1～2周,附近淋巴结肿大,其特点为不痛,皮表不红肿,不与周围组织粘连,不破溃,称为无痛性淋巴结炎(sclerolympadenitis syphilitica)。硬下疳如不治疗,经3～4周可以自愈。经有效治疗后可迅速愈合,遗留浅在性萎缩瘢痕。硬下疳发生2～3周,梅毒血清反应开始呈阳性。一期梅毒除发生硬下疳外,少数患者尚可在大阴唇、包皮或阴囊等处出现硬韧的水肿犹如象皮,称为硬性水肿。如患者同时感染由杜克雷嗜血杆菌引起的软下疳,或由性病淋巴肉芽肿引起溃疡,则称为混合下疳。

一期梅毒的诊断依据:①有不洁性交史,潜伏期3周;②典型症状,如单个无痛的硬下疳,多发生在外生殖器;③实验室检查:PCR 检测梅毒螺旋体基因阳性或暗视野显微镜检查,硬下疳处取材查到梅毒螺旋体;梅毒血清试验阳性。此三项检查有一项阳性即可。

2.二期梅毒(secondary syphilis) 是梅毒螺旋体经淋巴结进入血行引起全身广泛性损害。除引起皮肤损害外,尚可侵犯内脏及神经系统。为梅毒的泛发期。自硬下疳消失至二期梅毒疹出现前的时期,称为第二潜伏期。18%～32%的患者一、二期共存。

(1)二期梅毒以皮肤黏膜损害最为常见

①梅毒疹:一般发生在硬下疳消退后 3～4 周,即感染后 9～12 周。二期梅毒在发疹前可有流感样综合征(头痛,低热,四肢酸痛),持续 3～5d,皮疹出后即消退。二期梅毒的皮肤损害可分为斑疹、丘疹及脓疱疹,后者已少见。斑疹,又称玫瑰疹(蔷薇疹),最多见。占二期梅毒 70%～80%。斑疹为淡红色,大小不等,直径为 0.5～1.0cm 大小的圆形或椭圆形红斑,境界较清晰。压之褪色,各个独立,不相融合,对称发生,多先发于躯干,渐次延及四肢,可在数日内满布全身(一般颈、面发生者少)。发于掌跖者,可呈银屑病样鳞屑,基底呈肉红色,压之不褪色,有特征性。大约经数日或 2～3 周,皮疹颜色由淡红,逐渐变为褐色、褐黄、最后消退。愈后可遗留色素沉着。应用抗梅毒药物治疗后可迅速消退。复发性斑疹通常发生于感染后 2～4 个月,亦有迟于 6 个月或 1～2 年者。皮损较早期发生者大,数目较少,呈局限性聚集排列,境界明显,多发于肢端如下肢、肩胛、前臂及肛周等处,经过时间较长,如不治疗,则消退后可反复再发,经过中可中央消退、边缘发展,形成环(环状玫瑰疹)。梅毒血清反应呈强阳性。PCR 检测梅毒螺旋体 DNA 呈阳性反应。丘疹及斑丘疹,临床亦常见,占二期梅毒的 40%左右。发生时间较斑疹稍迟。大丘疹直径为 0.5～1cm,半球形浸润丘疹,表面光滑,暗褐色到铜红色,较久皮疹中心吸收,凹陷或出现脱屑,好发于躯干两侧、腹部、四肢屈侧、阴囊、大小阴唇、肛门、腹股沟等处,可有鳞屑,称丘疹鳞屑性梅毒疹或银屑病样梅毒疹(psoriasiform syphilid),有较大的鳞屑斑片,鳞屑呈白色或不易剥离的痂皮,痂下有表浅糜烂,边缘红色晕带,似银屑病样。小丘疹发生较晚,在感染后 1～2 年发生,持续时间较长呈圆锥状,为坚实的尖顶小丘疹,褐红,群集或苔藓样。脓疱疹可见于营养不良,体质衰弱者。皮疹大者有脓疱疮样,小者呈痘疮样或痤疮样。患者常伴有发热,全身不适等。

②扁平湿疣(condyloma lata):皮损初起时为表面湿润的扁平丘疹,随后扩大或融合成直径 1～3cm 的扁平斑块,基底宽,周围有暗红色浸润,表面糜烂,有少量渗液,常无自觉症状。扁平湿疣的好发部位通常是肛周、外生殖器、会阴、腹股沟及股内侧等部位。

③黏膜损害:黏膜可单发,亦可与其他梅毒疹并发。常见的损害为黏膜白斑(leukoplasia,mocus patch),好发于口腔或生殖器黏膜、肛门黏膜。发于肛门黏膜者,排便时疼痛,甚至可有出血。损害为圆形或椭圆形,境界清楚,表面糜烂,略高于黏膜面的灰白色或乳白色斑片,周围有暗红色浸润,大小如指甲盖或稍大,数目多少不等。可增大或相互融合成花环状或不正形。亦可发展成溃疡,溃疡基底常呈黑色薄膜,不易剥离,剥离后基底不平,且易出血。无自觉症,已形成溃疡者则感疼痛。黏膜白斑表面有大量梅毒螺旋体,传染性强。

④梅毒性脱发(syphilitic alopecia):由于毛囊受梅毒性浸润所致,毛发区微细血管阻塞,供血不良引起,约 10%二期梅毒病人可出现。表现为梅毒性斑秃或弥漫性脱发,常见于颞部、顶部和枕部、眉毛、睫毛、胡须和阴毛亦有脱落现象。秃发局部存在梅毒螺旋体。梅毒性脱发不是永久性脱发,如及时进行治疗,头发可以在 6～8 周再生,甚至不治疗也可以再生。

(2)其他损害:累及骨骼系统可以起关节炎、骨膜炎、骨髓炎、腱鞘炎及滑囊炎。其中骨膜炎最常见;累及指甲,出现甲沟炎、甲床炎及其他异常改变,累及眼部引起虹膜睫状体炎、视网膜炎;如累及神经系统,常无临床症状,称二期无临床症状神经梅毒。亦可出现梅毒性脑膜炎,脑血管及脑膜血管梅毒,出现头痛及相应的神经系统症状。

二期早发梅毒病程短,易治愈,预后较好,而二期复发梅毒病程较长,疗效及预后均不如早发梅毒。

3.三期梅毒(tertiary syphilis) 由于早期梅毒未经抗梅毒治疗或治疗时间不足或治疗不当,最早经过 2 年,最长达 20 年,通常为 3～4 年发生。好发于 40～50 岁。过度饮酒、吸烟,身体衰弱及患者有结核等慢性病者预后不良。

皮肤黏膜损害:皮肤黏膜损害占晚期良性梅毒发生率的 28.4%,多数在感染后 3～10 年发生。主要为结节性梅毒疹和梅毒性树胶肿。

①结节性梅毒疹(nodular Syphilid):多发生于感染后3～4年,损害好发于头部、肩部、背部及四肢伸侧。直径为0.3～1.0cm,呈簇状排列的浸润性结节,铜红色,表面光滑或附有薄鳞屑,质硬,患者无自觉症状,结节可变平吸收,留下小的萎缩斑,长期留有深褐色色素沉着。也可发生中心坏死,形成小脓肿,破溃后形成溃疡,形成结节性溃疡性梅毒疹,愈后留下浅瘢痕。瘢痕周围有色素沉着,萎缩处光滑而薄,在边缘可出现新损害。新旧皮疹此起彼伏,迁延数年。

②树胶肿(syphilis gumma):在三期梅毒中多见,约占三期梅毒的61%,是破坏性最强的皮损,为深达皮之下硬结。初期较小,逐渐增大,坚硬,触之可活动,数目多少不定。开始颜色为正常皮色,随结节增大,颜色逐渐加深至紫红。结节容易坏死,可逐渐软化,破溃,流出树胶样分泌物,可形成特异的圆形、椭圆形、马蹄形溃疡,境界清楚,边缘整齐隆起如堤状,周围有褐红或暗红浸润,触之有硬感。常一端愈合,另一端仍蔓延如蛇行状。自觉症状轻微,如侵入骨及骨膜则感疼痛,以夜间为甚。可出现在全身各处,而以头面及小腿伸侧多见,病程长,由数月至数年或更久,愈后形成瘢痕,瘢痕绕有色素沉着带。树胶肿可侵及骨及软骨,骨损害多见于长管骨炎,可出现骨、骨膜炎。发生在头部者常破坏颅骨,发于上腭及鼻部者,可破坏硬腭及鼻骨,形成鼻部与上腭贯通。发于大血管附近者可侵蚀大血管,发生大出血。

③其他损害:三期梅毒可出现眼损害,如虹膜睫状体炎、视网膜炎、角膜炎等。心血管被累时,可发生单纯主动脉炎、主动脉瓣闭锁不全、主动脉瘤及冠状动脉心脏病等。亦可侵犯消化、呼吸及泌尿等系统,但无特异症状,可结合病史做相应有关检查。三期梅毒易侵犯神经系统,除临床上无变化、脑脊液检查有异常改变的无症状神经梅毒外,尚可出现脑膜血管梅毒,脑实质梅毒。三期梅毒也可发生局限性或弥漫性脱发、甲沟炎。临床表现与二期梅毒相同。累及黏膜,主要见于口腔、舌等处,可发生结节疹或树胶肿。发于舌者可呈局限性单个树胶肿或弥漫性树胶浸润,后者易发展成慢性间质性舌炎,呈深浅不等沟状舌,是一种癌前期病变,应严密观察,并给予足量抗梅毒治疗。有时病变表浅,舌乳头消失,红色光滑。舌损害无自觉症,但吃过热或酸性食物则感疼痛。

(二)先天梅毒

先天梅毒由梅毒孕妇借血行通过胎盘传染于胎儿,故亦称胎传梅毒。通常约在怀孕4个月经胎盘传染,胎儿可死亡或流产。2岁以内为早期先天梅毒,超过2岁为晚期先天梅毒,特点是不发生硬下疳,早期病变较后天梅毒为重,晚期较轻,心血管受累少,骨骼,感官系统如眼、鼻受累多见。

1. 早期先天梅毒(early congenital syphilis) 患儿多为早产儿,营养不良,生活力低下,体重轻,体格瘦小,皮肤苍白松弛,面如老人,常伴有轻微发热。

(1)皮肤黏膜损害:皮疹与后天二期梅毒略同,有斑疹、斑丘疹、丘疹、脓疱疹等。斑疹及斑丘疹发于臀部者常融合为暗红色浸润性斑块,表面可有落屑或略显湿润。在口周围者常呈脂溢性,周围有暗红色晕。发于肛围、外阴及四肢屈侧者常呈湿丘疹和扁平湿疣。脓疱疹多见于掌跖,脓疱如豌豆大小,基底呈暗红或铜红色浸润,破溃后呈糜烂面。湿丘疹、扁平湿疣及已破溃脓疱的糜烂面均有大量梅毒螺旋体。少数病人亦可发生松弛性大疱,亦称为梅毒性天疱疮,疱内有浆液脓性分泌物,基底有暗红色浸润,指甲可发生甲沟炎、甲床炎。亦可见有蛎壳疮或深脓疱疮损害。

(2)梅毒性鼻炎:下鼻甲肿胀,有脓性分泌物及痂皮,可堵塞鼻腔,可使患者呼吸及吮乳困难,为乳儿先天梅毒的特征之一。如继续发展可破坏鼻骨及硬腭,形成鞍鼻及硬腭穿孔。喉头及声带被侵犯,可发生声音嘶哑。

(3)骨损害:骨损伤在早期先天梅毒最常发生,梅毒性指炎造成弥漫性梭形肿胀,累及一指或数指,有时伴有溃疡。骨髓炎常见,多发于长骨,其他有骨软骨炎、骨膜炎,疼痛,四肢不能活动,似肢体麻痹,故称梅毒性假瘫。

其他损害:可伴发全身淋巴结炎。稍长的幼儿梅毒皮损与后天复发梅毒类似,皮损大而数目多,常呈簇集状,扁平湿疣多见。黏膜亦可被累,少数病儿可发生树胶肿。内脏损害可见肝脾大,肾被侵可出现蛋白尿、管型、血尿、水肿等。此外,尚可见有睾丸炎及附睾炎,常合并阴囊水肿。眼损害有梅毒性脉络网炎、虹膜睫状体炎、视网膜炎、视神经炎等。神经系统亦可被累,可发生脑软化、脑水肿、癫痫样发作,脑脊髓液可出现病理改变。

2. 晚期先天梅毒(late congenitalsyphilis) 一般在5～8岁开始发病,到13～14岁才有多种症状相继出现,晚发症状可于 20 岁左右才发生。晚期先天性梅毒主要侵犯皮肤、骨骼、牙、眼及神经等。

(1)皮肤黏膜梅毒:树胶肿多见,可引起上腭,鼻中隔穿孔,鞍鼻(鼻深塌陷,鼻头肥大翘起如同马鞍)。鞍鼻患者同时可见双眼间距离增宽,鼻孔外翻。鞍鼻一般在 7~8 岁出现,15~16 岁时明显。

(2)骨梅毒:骨膜炎多见。骨膜炎常累及腔管,并常限于此者,可引起骨前面肥厚隆起呈弓形,故称为佩刀胫(胫骨中部肥厚,向前凸出),关节积水,通常为两膝关节积液,轻度强直,不痛,具有特征性。

(3)眼梅毒:约 90% 为间质性角膜炎,初起为明显的角膜周围炎,继之为特征性的弥漫性角膜混浊,反复发作者可导致永久病变而失明。

(4)神经梅毒:常为无症状神经梅毒,发生者约半数。延至青春期发病者多见,以脑神经损害为主,尤其是听神经、视神经损害。少数出现幼年麻痹性痴呆、幼年脊髓痨等。

(5)标志性损害:①半月形门齿(Hutchinson teeth 哈钦森齿),其特点即恒齿的两个中门齿游离缘狭小,中央呈半月形缺陷,患齿短小,前后径增大,齿角钝圆,齿列不整。②桑葚齿(mulberry molars),第一臼齿形体较小,齿尖集于咬合面中部,形如桑葚,称为桑葚齿。③角膜基质炎,晚期先天梅毒有 50% 可出现此种病变。多为双侧性,也可先发生于一侧,继而发生于另一侧。经过迟缓,病程较长,抗梅毒疗法难控制其进行,预后难定,患儿年龄较小,且身体健康较好,治疗充分者预后较好,否则可致盲。④神经性耳聋,系迷路被侵犯引起的迷路炎。多见于 15 岁以下患者,通常多侵两耳,发病突然,经过中时轻时重,可伴有头晕及耳鸣。抗梅毒治疗常不能抑制其发展,终致听力丧失。⑤胸锁关节增厚,胸骨与锁骨连接处发生骨疣所致。角膜间质炎,神经性耳聋以及半月形门齿三种特征如同时出现,称为哈钦森三联征。

先天潜伏梅毒:无临床症状,梅毒血清反应阳性为先天潜伏梅毒。

(三)潜伏梅毒

潜伏梅毒是指已被确诊为梅毒患者,在某一时期,皮肤、黏膜以及任何器官系统和脑脊液检查均无异常发现,物理检查,胸部 X 线均缺乏梅毒临床表现,脑脊液检查正常,而仅梅毒血清反应阳性者,或有明确的梅毒感染史,从未发生任何临床表现者。称潜伏梅毒。既往的梅毒血清试验阴性结果

和疾病史或接触史有助于确定潜伏梅毒的持续时间。感染时间 2 年以内为早期潜伏梅毒,2 年以上为晚期潜伏梅毒,另一类则为病期不明确的潜伏梅毒。潜伏梅毒不出现症状是因为机体自身免疫力强,或因治疗而使螺旋体暂时被抑制,在潜伏梅毒期间,梅毒螺旋体仍间歇地出现在血液中,潜伏梅毒的孕妇可感染子宫内的胎儿。亦可因献血感染给受血者。

(四)梅毒合并 HIV 感染

近年来,出现了许多梅毒患者合并 HIV 感染的病例,改变了梅毒的临床病程。因为梅毒患者生殖器溃疡是获得及传播 HIV 感染的重要危险因素;而 HIV 可致脑膜病变,使梅毒螺旋体易穿过血脑屏障而引起神经梅毒。

因 HIV 感染,免疫受损,早期梅毒不出现皮肤损害,关节炎、肝炎和骨炎,实质可能正处于活动性梅毒阶段。由于免疫缺陷梅毒发展很快,可迅速发展到三期梅毒。甚至出现暴发。HIV 感染还可加快梅毒发展成为早期神经梅毒,在神经受累的梅毒病例中,青霉素疗效不佳。在 20 世纪 60 年代和 70 年代,用过青霉素正规治疗后再发生神经梅毒的病例很少见。但近几年来,合并 HIV 感染的梅毒患者发生急性脑膜炎,脑神经异常及脑血管意外。

【实验室检查】

早期梅毒应做梅毒螺旋体暗视野显微镜检查,以硬性下疳或扁平湿疣上的分泌物,在暗视野显微镜下检查出梅毒螺旋体;梅毒血清反应素试验(如 VDRL、USR 或 RPR 试验),必要时再做螺旋体抗原试验(如 FTA-ABS 或 TPHA 试验)。脑脊液检查,以除外神经梅毒,尤其无症状神经梅毒,早期梅毒即可有神经损害,二期梅毒有 35% 的病人脑脊液异常,因此要检查脑脊液。基因诊断检测,PCR 检测梅毒螺旋体 DNA。

【诊断与鉴别诊断】

梅毒的诊断应十分认真仔细、因为它和许多其他疾病的表现有相似之处,表现多样,复杂且病程很长,有很长的时间处于潜伏状态,诊断时必须结合病史,体格检查及实验室检查结果,进行综合分析判断,必要时还需进行追踪随访,家庭调查和试验治疗等辅助方法。

一期梅毒的诊断依据:①有不洁性交史;②典型皮损如硬下疳;③实验室检查:暗视野显微镜下找到梅毒螺旋体;梅毒血清试验阳性;PCR 检测梅毒螺旋体 DNA 阳性。

二期梅毒诊断依据：①有不洁性交史、硬下疳史；②多种皮疹如玫瑰疹、斑丘疹、黏膜损害，虫蚀样脱发，全身不适，淋巴结肿大；③实验室检查：在黏膜损害处取材，暗视野显微镜下找到梅毒螺旋体；梅毒血清试验阳性；PCR 检测梅毒螺旋体 DNA 阳性。

三期梅毒的诊断依据：①有不洁性交、早期梅毒史；②典型症状如结节性梅毒疹、树胶肿、主动脉炎、动脉瓣闭锁不全、主动脉瘤、脊髓痨、麻痹性痴呆；③实验室检查：梅毒血清试验，非螺旋抗原血清试验约 66% 阳性；螺旋体抗原血清试验阳性。脑脊液检查，白细胞和蛋白量增加，性病研究实验室试验（VDRL）阳性。

先天梅毒诊断依据：①家庭史其母患梅毒；②有典型损害和体征；③实验室检查，从损害、鼻分泌物或胎盘脐带取材查到梅毒螺旋体；④梅毒血清试验阳性；⑤PCR 检测梅毒螺旋体 DNA 阳性。

病程在 1 年以上，或复发患者，血清梅毒试验持续阳性患者、伴有听力、视力异常的患者均应接受脑脊液检查，了解是否存在神经梅毒。

阴部、肛门有皮损者应与软下疳、生殖器疱疹、尖锐湿疣及性病性淋巴肉芽肿等鉴别，全身皮肤有损害者应与银屑病、玫瑰糠疹、多形性红斑、药疹等鉴别。

【治疗】

(一)常用的驱梅药物

1.青霉素类　首选药物，常用苄星青霉素 G、普鲁卡因水剂青霉素 G、水剂青霉素 G。苄星青霉素不用于心血管梅毒。

2.头孢曲松钠　近年来证实为高效抗梅毒药物，青霉素过敏者可用其为优先替代治疗药物。

3.四环素类和红霉素类　疗效较青霉素差，可作为青霉素过敏者的替代治疗药物。

(二)治疗方案

1.早期梅毒(包括一期、二期梅毒及早期潜伏梅毒)

(1)苄星青霉素 G(长效西林)240 万 U，分两侧臀部肌注，每周 1 次，共 2～3 次。

(2)普鲁卡因青霉素 G80 万 U/d，肌注，连续 10～15d，总量 800 万～1200 万 U。对青霉素过敏者可选用头孢曲松钠 1.0g/d 静滴，连续 10～14d，或盐酸四环素 500mg，4 次/d，口服，连服 15d。多西环素 100mg，2 次/d，连服 15d。

2.晚期梅毒(包括三期皮肤、黏膜、骨骼梅毒、晚期潜伏梅毒)及二期复发梅毒。

(1)苄星青霉素 G(长效西林)240 万 U，分两侧臀部肌注，每周 1 次，共 3～4 次。

(2)普鲁卡因青霉素 G80 万 U/d，肌注，连续 20d。对青霉素过敏者可选用头孢曲松钠 1.0g/d 静滴，连续 10～14d，或盐酸四环素 500mg，4 次/d，口服，连服 30d。多西环素 100mg，2 次/d，连服 30d。

3.心血管梅毒　应住院治疗，如有心力衰竭，首先治疗心力衰竭，待心功能代偿时，从小剂量开始注射青霉素，先用水剂青霉素 G，首日 10 万 U，1 次/d，肌注。第 2 日 10 万 U，2 次/d，肌注，第 3 日 20 万 U，2 次/d，肌注。自第 4 日起按如下方案治疗(为避免吉海反应，可在青霉素注射前 1d 口服泼尼松 20mg/次，1 次/d，连续 3d)：普鲁卡因青霉素 G80U/d，肌注，连续 15d 为 1 个疗程，共 2 个疗程，疗程间休药 2 周。青霉素过敏者用四环素 500mg，4 次/d，连服 30d。

4.神经梅毒　应住院治疗，为避免治疗中产生吉海氏反应，在注射青霉素前 1d 口服泼尼松，每次 20mg，1 次/d，连续 3d。先用水剂青霉素 G，每天 1 200 万～2 400 万 U/d，静脉点滴，连续 14d。继之普鲁卡因青霉素 G，每天 240 万 U/d，肌内注射，同时口服丙磺舒每次 0.5g，4 次/d，共 10～14d。必要时再用苄星青霉素 G，240 万 U，1 次/周，肌注，连续 3 周。

5.妊娠梅毒　普鲁卡因青霉素 G，80 万 U/d，肌注，连续 10d。妊娠初 3 个月内，注射 1 个疗程，妊娠末 3 个月注射 1 个疗程。对青霉素过敏者，用红霉素治疗，每次 500mg，4 次/d，早期梅毒连服 15d，二期复发及晚期梅毒连服 30d。妊娠初 3 个月与妊娠末 3 个月各进行 1 个疗程(禁用四环素)。但其所生婴儿应用青霉素补治。

6.先天梅毒

(1)早期先天梅毒：2 岁以内脑脊液异常者选用水剂青霉素 G，5 万 U/kg，每日分 2～3 次静脉点滴，共 10～14d；或普鲁卡因青霉素 G，每日 5 万 U/kg 体重，肌注，连续 10～14d。脑脊液正常者用苄星青霉素 G，5 万 U/kg 体重，一次注射(分两侧臀肌)。如无条件检查脑脊液者，可按脑脊液异常者治疗。

(2)晚期先天梅毒：2 岁以上选用普鲁卡因青霉素 G，每日 5 万 U/kg 体重，肌注，连续 10d 为 1 个疗程(不应超过成人剂量)；或水剂青霉素 G，5 万

U/kg 体重,每日分 4～6 次静脉点滴,共 10～14d。先天梅毒对青霉素过敏者可用红霉素治疗,每日 7.5～12.5mg/kg 体重,分 4 次服,连服 30d。8 岁以下儿童禁用四环素。

(三)注意事项

1. 梅毒治疗应该注意,梅毒诊断必须明确,治疗越早效果越好,剂量必须足够,疗程必须规则。

2. 应对传染源及性伴侣或性接触者同时进行检查和梅毒治疗。

3. 治疗后要定期随访,进行体格检查、血清学检查及影像学检查考核疗效。一般应坚持 3 年。第 1 年每 3 个月复查 1 次,第 2 年每半年复查 1 次,第 3 年年末复查 1 次;神经梅毒要同时每 6 个月 1 次进行脑脊液检查;妊娠梅毒在分娩前应每月复查 1 次;梅毒孕妇所生婴儿,应在出生后第 1、2、3、6 和 12 个月进行随访。

4. 复发患者的治疗应给予剂量加倍的治疗。

5. 防治吉海反应　梅毒患者在接受高效驱梅药物治疗时,由于梅毒螺旋体被迅速杀灭而释放出大量异种蛋白,引起机体发生的急性超敏反应称为吉海氏反应。一般在用药后数小时发生,表现为寒战、发热、头痛、呼吸及心率加快、全身不适以及原发疾病加重,严重时,心血管梅毒患者可发生主动脉破裂。在青霉素治疗前可选使用泼尼松预防吉海氏反应,同时青霉素可从小剂量开始,逐渐增加剂量。

【预防】

首先应加强卫生宣传教育,洁身自好。同时应采取以下预防措施:①对可疑病人均应进行预防检查,做梅毒血清试验,以便早期发现新病人并及时治疗;②发现梅毒病人必须进行隔离治疗,病人的衣物及用品,如:毛巾、衣服、剃刀、餐具、被褥等,要在医务人员指导下进行严格消毒,以杜绝传染源;③追踪病人的性伴侣,包括病人自报及医务人员随访,进行预防检查,追踪观察并进行必要的治疗,未治愈前配偶绝对禁止性生活;④对可疑患梅毒的孕妇,应及时给予预防性治疗,以防止将梅毒感染给胎儿;未婚男女病人,经治愈后才能婚育。

(韦　嘉)

第三节　莱　姆　病

学 习 要 点

1. 掌握莱姆病的临床表现、诊断、鉴别诊断及治疗。

2. 熟悉莱姆病的病因、病理学。

3. 了解莱姆病的流行病学、解剖学、分子生物学。

【流行病学】

(一)传染源

目前已查明 30 余种野生哺乳类动物(鼠、鹿、兔、狐、狼等)、49 种鸟类及多种家畜(狗、牛、马等)可作为本病的贮存宿主。所有的传染源中,小鼠直接参与伯氏疏螺旋体生活周期,而且可以耐受高水平螺旋体血症,是本病的主要贮存宿主和主要传染源。我国以黑线姬鼠的感染率最高。患者仅在感染早期血液中存在伯氏疏螺旋体,故作为本病传染源的意义不大。海鸟和候鸟在远距离的传播上起重要作用。

(二)传播途径

莱姆病主要通过蜱叮咬为媒介在宿主动物与宿主动物及人之间造成传播。动物间亦可通过尿液相互感染,甚至可传给密切接触的人,也可因蜱粪中螺旋体污染皮肤伤口而传播。但人之间是否可通过接触被感染体液而传染尚未证实。患者早期血中存在伯氏疏螺旋体,虽经常规处理并置血库 4℃贮存 48d,仍有感染性,故有输血传播的可能。无论鼠还是莱姆病患者都可经胎盘传播。

(三)人群易感性

人对本病普遍易感,无年龄及性别差异。人体感染后可表现为临床上的莱姆病或无症状的隐性感染,两者的比例约为 1∶1。无论显性或隐性感染,血清均可出现高滴度的特异性 IgM 和 IgG 抗体,当患者痊愈后血清抗体在体内可长期存在,但临床上仍可见重复感染,故认为特异性 IgG 抗体对人体无保护作用。

（四）流行特征

为全球性分布，遍及世界五大洲，但疫区相对集中，呈地方性流行，主要集中在有利于蜱生长繁衍的山区、林区、牧区。目前，世界上已有70多个国家报告发现该病，且发病率呈上升趋势，新的疫源地不断被发现。全世界每年发病人数在30万人左右。在美国，莱姆病已成为最常见的虫媒传染病。我国于1985年在黑龙江省海林县发现本病以来，已有23个省、自治区报告伯氏疏螺旋体感染病例。已证实18个省、市、自治区（黑龙江、吉林、辽宁、内蒙古、河北、北京、山东、新疆、江苏、安徽、宁夏、湖南、湖北、四川、重庆、贵州、福建、广东）存在本病的自然疫源地。主要流行地区是东北林区、内蒙古林区和西北林区。林区感染率为5%～10%，平原地区在5%以下。全年均可发病，但具有明显的季节性，多发生于温暖季节，6～10月份呈季节高峰，以6月最为明显。这些特征与某些特定的蜱的种类、数量及其活动周期相关。青壮年居多，无明显的性别差异。发病与职业关系密切。室外工作人员患病的危险性较大。

【分子生物学】

伯氏疏螺旋体DNA以线形染色体、超螺旋环状质粒和线形质粒3种形式存在。其基因组独特之处是仅有1个rRNA基因操纵子，由单拷贝的16 s基因和双拷贝的23 s（23 sA～23 sB）及5 s（5 sA～5 sB）组成。应用5 sA～23 sB间隔区限制酶谱分析可有效区分不同种的伯氏疏螺旋体。伯氏疏螺旋体含有100多种蛋白质，其中所含脂蛋白达50种。其中主要成分为外膜蛋白（outer surface protein，Osp）A、OspB、OspC、OspD和41 kD的鞭毛蛋白。OspA、B、C、D的基因位于质粒上，而编码鞭毛抗原的基因位于染色体上。OspA在蜱的体内表达量较高，但随着蜱的叮咬过程，OspA被来自宿主体内抗体阻断，不能从蜱的中肠向涎腺移行，其表达量逐渐减少，因此OspA抗体具有保护作用。OspC相对于OspA具有高度异质性和较强抗原性，能在感染后引起早期免疫反应。鞭毛蛋白具有强免疫原性，是伯氏疏螺旋体感染人体后最早诱导机体特异性免疫反应的菌体结构蛋白。鞭毛蛋白肽链的中央区域，其氨基酸组成及长度在各菌类之间差异很大，决定了各鞭毛蛋白之间复杂的抗原性差异，为种特异性抗原表达位点，可作为莱姆病早期血清学诊断的抗原标志。中国菌株的主要蛋白在不同地区和生物来源的菌株间存在很大的遗传异质性。中国菌株与美国菌株 B31 比较，不论是生化性质，还是基因组成都有差异。中国菌株基因分类显示：至少有 Borrelia Burgdorferi sensu stricto（5.81%）、Borrelia garinii（66.28%）和 Borrelia afzelii（23.26%）3个基因种。基因种与临床表现有密切关系，Borrelia garinii 基因种与神经损伤，Borrelia afzelii 与皮肤损伤呈密切相关。

【病因病理】

（一）病原

莱姆病是由蜱传播的伯氏疏螺旋体引致的自然疫源性疾病。伯氏疏螺旋体是一个单细胞疏松盘绕的左旋螺旋体，有大而稀疏的螺旋3～10个以上，两端渐细，螺距为 $1.8～2.4\mu m$，长 $10～40\mu m$，宽 $0.18～0.3\mu m$。革兰染色阴性，姬姆萨染色呈蓝紫色。微嗜氧，属发酵型菌，最适生长温度为33℃，在 BSK 培养基中生长。从动物标本新分离的菌株一般需4周才可在暗视显微镜下查到，镜下可见有数个疏螺旋，呈旋转、扭曲的方式活泼活动，能通过 $0.22\mu m$ 的滤膜。伯氏疏螺旋体细胞结构由表层、外膜、鞭毛和原生质柱四部分构成。

（二）发病机制

莱姆病菌血症期短而且血液中菌量少，但可引起多器官损伤。伯氏疏螺旋体由媒介蜱叮咬时，随涎液进入宿主。经3～32d病原体在皮肤中由原发性浸润灶向外周迁移。在淋巴组织（局部淋巴结）中播散，或经血液蔓延到各器官（如中枢神经系统、关节、心脏和肝脾等）或其他部位皮肤。当病原体游走至皮肤表面则引发慢性游走性红斑。螺旋体能与广泛存在于细胞外基质中宿主的整联蛋白受体、玻基结合素、纤溶酶和基质的氨基葡糖多聚糖结合，因此，对皮肤、神经、关节和房室结有特殊的亲和力。病原体在侵入各器官时因发生菌体附着可直接损害人体各器官细胞。螺旋体脂多酯具有内毒素的许多生物学活性，以非特异性激活单核细胞、吞噬细胞、滑膜纤维细胞、B细胞和补体，并产生多种细胞因子（IL-1、TNFα、IL-6等）。病原体黏附在细胞外基质蛋白、内皮细胞和神经末梢上，并能诱导产生交叉反应抗体，并能活化与大血管闭塞发生有关的特异性 T 和 B 淋巴细胞，引起脑膜炎、脑炎和心脏受损。几乎所有患者都可检出循环免疫复合物，免疫复合物也可能参与组织损伤形成过程。另外 HLA-2、DR3 及 DR4 均与本病发生有关，故免疫遗传因素可能参与本病形成。

（三）病理解剖

1.皮肤病变 早期为非特异性的组织病理改变，可见受损皮肤血管充血，密集的表皮淋巴细胞浸润，还可见浆细胞、巨噬细胞，偶见嗜酸细胞。生发中心的出现有助于诊断。晚期细胞浸润以浆细胞为主，见于表皮和皮下脂肪。皮肤静脉扩张和内皮增生均较明显。

2.神经系统病变 主要为进行性脑脊髓炎和表现为轴索性脱髓鞘病变。关节病变：可见滑膜绒毛肥大，纤维蛋白沉着，单核细胞浸润等。

【临床分期】

临床症状可分三期。

第一期：局部皮肤损害期。主要表现为皮肤的慢性游走性红斑。初起常见于被蜱叮咬部位出现红斑或丘疹，逐渐扩大，形成环状，平均直径 15 cm，中心稍变硬，外周红色边界不清。病变为一处或多处不等。多见于大腿、腹股沟和腋窝等部位。局部可有灼热及痒感。病初常伴有乏力、畏寒发热、头痛、恶心、呕吐、关节和肌肉疼痛等症状，亦可出现脑膜刺激征。局部和全身淋巴结可肿大。偶有脾大、肝炎、咽炎、结膜炎、虹膜炎或睾丸肿胀。皮肤病变一般持续 3～8 周。

第二期：播散感染期。发病后数周或数月，约 15% 和 8% 的患者分别出现明显的神经系统症状和心脏受累的征象。神经系统可表现为脑膜炎、脑炎、舞蹈病、小脑共济失调、脑神经炎、运动及感觉性神经根炎以及脊髓炎等多种病变。少数病例在出现皮肤病变后 3～10 周发生不同程度的房室传导阻滞、心肌炎、心包炎及左心室功能障碍等心脏损害。心脏损害一般持续仅数周，但可复发。此外，此期常有关节、肌肉及骨髓的游走性疼痛，但通常无关节肿胀。

第三期：持续感染期。感染后数周至 2 年内，约 80% 的患者出现程度不等的关节症状如关节疼痛、关节炎或慢性侵蚀性滑膜炎。以膝、肘、髋等大关节多发，小关节周围组织亦可受累。主要症状为关节疼痛及肿胀，膝关节可有少量积液。常反复发作，少数患者大关节的病变可变为慢性，伴有软骨和骨组织的破坏。此期少数患者可有慢性神经系统损害及慢性萎缩性肢端皮炎的表现。

【临床表现】

莱姆病是一种全身性慢性传染病，临床表现多样化，侵犯多系统多器官引起损伤。

（一）局部皮肤损害

1.游走性红斑 是莱姆病最重要和最常见的临床征兆，不同年龄和性别的人感染螺旋体后均可出现红斑。成年患者的游走性红斑时常出现在腿部和脚，而儿童患者中，上半身感染频率比成人高。游走性红斑的部位可出现局部症状，如温和的瘙痒、灼烧或疼痛。典型的游走性皮肤红斑可用于莱姆病的临床诊断，而对于非典型的红斑，则须进一步证实在皮肤损伤处有螺旋体的感染。游走性红斑有时会被误诊为真菌感染。

2.莱姆淋巴细胞瘤 是一个直径最多几厘米、单个的蓝-红色肿包，由皮肤和皮下组织的密集淋巴细胞浸润组成。这种症状极罕见，一般比游走性红斑出现的晚，持续时间长且能自行消退。

3.慢性萎缩性肢端皮炎 是莱姆病晚期的皮肤表现，不能自然消退。它时常出现在手和足的伸肌位点上。主要见于老年妇女。在发病初期很难引起注意，皮肤最终变薄变皱成为紫色，静脉非常明显，皮肤损伤后的愈合能力也被损害。

（二）神经系统症状

莱姆病早期有皮肤受损表现时就可出现轻微的脑膜刺激症状，明显的神经系统症状多在游走性红斑出现后 2～6 周出现，表现有头痛、呕吐、眼球痛、颈强直及浆液性脑膜炎等，脑脊液细胞数约为 $100 \times 10^6/L$，以淋巴细胞为主，蛋白量升高，糖正常或稍低。约 1/3 患者可出现明显的脑炎症状，表现为兴奋性升高、睡眠障碍、谵妄等，脑电图常显示尖波。

半数患者可发生神经炎，面神经损害最为常见、最早出现，表现为面肌不完全麻痹，病损部位麻木或刺痛，但无明显的感觉障碍。此外，还可使动眼神经、视神经、听神经及周围神经受到损害。面神经损害在青少年多可完全恢复，而中、老年则常留后遗症。

（三）循环系统症状

在病后 5 周或更晚，约 8% 患者出现心血管系统症状。急性发病，主要表现为心音低钝、心动过速和房室传导阻滞，严重者可发生完全性房室传导阻滞。听诊闻不到心脏杂音。放射性核素扫描显示左室功能明显不全，偶见心脏肥大。通常持续数日至 6 周，症状缓解、消失。但可反复发作。

（四）关节损害

通常受累的是大关节，如膝、踝和肘关节。表现为关节肿胀、疼痛和活动受限。多数患者表现反复发作的对称性多关节炎。在每次发作时可伴随体温升高和中毒症状等,在受累关节的滑膜中,嗜酸性粒细胞及蛋白含量均升高,并可查出伯氏疏螺旋体。但类风湿因子和抗核抗体为阴性。

【辅助检查】

(一)病原学检查

1.组织学染色　取患者病损皮肤、滑膜、淋巴结及脑脊液等标本,用暗视野显微镜或银染色法检查伯氏疏螺旋体,该法可快速做出病原学诊断,也可取游走性红斑周围皮肤做培养,需 1～2 个月。但由于病人血液中伯氏疏螺旋体数量少,螺旋体生长缓慢,检出率低。

2.PCR 检测　用此法检测血液及其他标本中的伯氏疏螺旋体 DNA,其敏感水平可达 2×10^{-4} pg。此法可替代莱姆病关节炎患者的培养。皮肤和尿标本的检出率高于脑脊液。

(二)血清学检查

1.免疫荧光(IFA)和 ELISA 法　检测血或脑脊液中的特异性抗体。通常特异性 IgM 抗体多在游走红斑发生后 2～4 周出现,6～8 周达高峰,多于 4～6 个月降至正常水平,特异性 IgG 抗体多在病后 6～8 周开始升高,4～6 个月达高峰,持续至数年以上。

2.免疫印迹法(western blot)　其敏感度与特异性均优于上述血清学检查方法,适用于用 ELISA 法筛查结果可疑者。蛋白印迹标准:IgM 阳性(21-24 KD、39 KD、41 KD 3 个蛋白带中有 2 个带呈阳性即可判为阳性)。IgG 阳性(18 KD、21 KD、28 KD、30 KD、39 KD、41 KD、45 KD、58 KD、66 KD、93 KD 10 个蛋白带中有 5 个带呈阳性即可判为阳性)。

【诊断及鉴别诊断】

(一)诊断

莱姆病的诊断有赖于对流行病学资料、临床表现和实验室检查结果的综合分析。①流行病学资料:近数日至数月曾到过疫区,或有蜱叮咬史。②临床表现:早期皮损(慢性游走性红斑)有诊断价值。晚期出现神经、心脏和关节等受累。③实验室检查:从感染组织或体液分离到伯氏疏螺旋体,或检出特异性抗体。可通过两步血清学诊断方法以提高诊断的特异性:IFA 法或 ELISA 法检出的阳性血清,再经 WB 法确定,如为阳性即可确诊。

(二)鉴别诊断

应与下列疾病鉴别:

1.鼠咬热　有发热、皮疹、多关节炎,并可累及心脏,易与本病混淆。可根据典型的游走性红斑、血培养等鉴别。

2.恙虫病　恙螨叮咬处之皮肤焦痂、溃疡,周围有红晕,并有发热、淋巴结肿大等,鉴别要点为:游走性红斑与焦痂、溃疡不同及血清学检测等。

3.风湿病　可有发热、环形红斑、关节炎及心脏受累等,依据抗溶血性链球菌"O"、C 反应蛋白、特异性血清学和病原学检查进行鉴别。

其他尚需与病毒性脑炎、脑膜炎、神经炎及真菌感染的皮肤病相鉴别。

【治疗】

莱姆病主要治疗目的是彻底清除病原微生物。莱姆病与其他螺旋体病一样,早期对抗生素治疗最敏感。但临床上难以证实病原体是否被彻底清除,而且在治疗后的较长一段时间内,患者常表现为一些症状持续存在。因此,抗生素治疗疗程尚无统一规定。这里将各研究报道的治疗经验进行综合归纳,仅提出治疗原则。

(一)病原治疗

早期及时给予口服抗生素治疗,即可使典型的游走性红斑迅速消失,也可以防止后期的主要并发症(心肌炎、脑膜炎或复发性关节炎)出现。因此,及时给予抗生素治疗尤为重要。对于伴有游走性红斑,而血清学检查阴性者或无临床症状,但血清学检查阳性者也建议给予抗生素治疗。对伯氏疏螺旋体敏感的抗生素有四环素、氨苄西林、头孢曲松、亚胺培南、青霉素 G 等。

1.第一期　成人:常采用多西环素 0.1g,每日口服 2 次,或红霉素 0.25g,每日口服 4 次。<9 岁以下儿童:阿莫西林每日 50mg/kg,分 4 次口服。对青霉素过敏者,用红霉素。疗程均为 10～21d。治疗中须注意 6%～15% 的患者可发生赫氏反应。

2.第二期　无论是否伴有其他神经系统病变,患者出现脑膜炎就应静脉给予青霉素 G,每日 2 000万 U 以上,疗程为 10d。一般头痛和颈强直在治疗后第 2 天开始缓解,7～10d 消失。

3.第三期　晚期有严重心、神经或关节损害者,可应用青霉素 G 每日 2 000万 U 静滴,也可应用头孢曲松 2g,每天 1 次。疗程均为 14～21d。

(二)对症治疗

患者宜卧床休息。注意补充必要的液体。对于有发热、皮损部位有疼痛者,可适当应用解热止痛药。高热及全身症状重者,可给予类固醇制剂。但对有关节损伤者,应避免关节腔内注射。患者伴有心肌炎,出现完全性房室传导阻滞时,可暂时应用起搏器至症状及心律改善。

【并发症】

主要有神经、心脏及关节并发症。

神经系统受到损害时,可并发脑脊髓膜炎、脑炎、脑神经炎、运动和感觉神经炎,亦可发生舞蹈病、小脑共济失调、脊髓炎。晚期罕见慢性神经病变还有横贯性脊髓炎(transverse myelitis)、弥漫性感觉性轴突神经病和 CNS 髓鞘脱失性损害等。

心脏广泛受累时,可出现急性心肌心包炎。

关节有时损害侵蚀软骨和骨,可使关节致残。大关节受累时,有血管翳形成。

部分患者可发生闭塞性动脉内膜炎。

部分患者可发生眼部并发症,包括结膜炎、角膜炎、虹膜睫状体炎及视网膜血管炎等,甚至全眼炎而导致视力丧失。

【预后】

本病早期发现、及时抗病原治疗,其预后一般良好。能在播散感染期(即第二期)进行治疗,绝大多数能在 1 年或 1 年半内获痊愈。若在晚期或持续感染期进行治疗,大多数也能缓解,但偶有关节炎复发;也可能出现莱姆病后综合征(post-1ymedisease syndrome),即病人经抗病原治疗后,螺旋体死亡残留细胞引起皮炎及自身免疫反应等表现。对有中枢神经系统严重损害者,少数可能留有后遗症或残疾。

【案例分析】

患者,余某,男性,34 岁,因"四肢多形性红斑 1 年,伴游走性关节疼痛 3 个月,发热 1 周"于 2001 年 5 月入院。患者 1 年来反复出现四肢皮肤红斑,最先出现于大腿及腹股沟处,后逐渐蔓延至双侧上肢、前胸、后背及面部。局部可有间断性灼热感及瘙痒感。曾在当地卫生院以"皮肤真菌感染"治疗,症状时好时坏。近 3 个月来患者在膝、踝和肘关节出现游走性对称性关节疼痛和活动受限。每次发作时伴体温升高(38~39℃)和乏力、头痛、食欲下降、恶心、呕吐等症状,曾于 2001 年 3 月在当地医院以"风湿热"住院治疗,经抗感染(青霉素 800 万 U)等对症处理 15d 后,患者症状好转出院。近 1 周来,患者再次出现发热(39~40℃),关节疼痛加重,无寒战,伴乏力、头痛、食欲下降、心慌、恶心、呕吐胃内容物数次。今来我院就医,并收入院进一步诊治。

患者既往体健。

入院查体

体温 39.5℃,脉搏 109/min,血压 120/70 mmHg,呼吸 19/min,神志清楚,双瞳孔等大等圆,光反应存在。满月脸,面部暗红色环形红斑,躯干及双侧股部环形和结节性红斑,色素沉着。双手指散在多形性红斑。全身未触及浅表淋巴结肿大。心肺听诊未闻及明显异常体征。腹部平软,无压痛,肝脾肋下未及。四肢肌力 V 级,双侧膝、踝和肘关节压痛伴活动受限。脑膜刺激征阴性。病理反射未引出。

入院后辅助检查

实验室检查:血常规正常,尿常规正常,大便常规正常;肝功能正常,肾功能正常;空腹血糖 5.6 mmol/L;肥达反应:"O"1:40,"H"1:40;血抗核抗体(—),抗-ds-DNA 抗体(—);PPD 试验(—);血培养:无菌生长;血沉:30 mm/1h;B 超:心脏心内结构和血流未见明显异常,肝胆脾胰和双肾未见明显异常;X 线:心肺膈正常。类风湿因子(—),抗"O"(—)。心电图:完全右束支阻滞。

追问病史,患者 2000 年在甘肃迭部林区生活过,并有蚊、虫叮咬史。

诊断处理

根据患者流行病学史(1 年前有林区生活史及存在蜱叮咬可能),临床表现(慢性游走性红斑,伴关节受累)考虑莱姆病可能,故行血清伯氏疏螺旋体抗体检测。ELISA 法示:IgM(—),IgG(+)。进一步行蛋白印迹法示 IgM(21 KD、39 KD)阳性,IgG(21 KD、28 KD、39 KD、66 KD、93 KD)阳性。患者确诊为莱姆病(第二期)。

治疗上给予大剂量青霉素 G,2 000 万 U/d,疗程为 14d。7d 后患者四肢红斑逐渐变小变浅,关节疼痛消失。

(龚作炯)

第四节 回 归 热

学 习 要 点

1.掌握回归热的病原学;典型临床表现和并发症;实验室检查特点;诊断与鉴别诊断;回归热治疗,包括一般对症支持治疗和抗菌药物的应用;预防措施。

2.掌握流行病学特点,包括传染源、传播途径、人群易感性、流行季节。

3.熟悉回归热的发病机制及病理生理改变。

4.了解当前国内外回归热的流行状况。

回归热(relapsing fever)是由疏螺旋体属经体虱及蜱传播引起的急性虫媒传染病,由此分为虱传回归热(流行性回归热)及蜱传回归热(地方性回归热)。本病以周期性高热、全身疼痛及肝脾大为临床特点,黄疸及出血倾向可见于严重患者,近来国外报道蜱传回归热常伴发急性呼吸窘迫综合征(ARDS)。新中国成立以来我国虱传回归热已得到控制,今已罕见,但在我国新疆等地,蜱传回归热仍有发病。

【病原学】

1869 年 Obermeier 在回归热患者血液中发现回归热螺旋体(Boreelia recurrenti),1904 年 Ross 等证实蜱传回归热(tick-borne relapsing fever)也是由螺旋体感染引起,目前已知引起回归热的螺旋体均属于疏螺旋体属(Borrelia),又名包柔螺旋体属,抗原性各异。

回归热螺旋体是虱传(louse-bone)唯一的病原体。而蜱传回归热可由多种不同的疏螺旋体引起,世界范围内报道的至少有 15 种疏螺旋体。常以媒介钝缘蜱属及其分布地域的不同而命名,如北美洲蜱传回归热的主要病原体赫姆斯包柔螺旋体(B. hermsii),墨西哥包柔螺旋体(B. turicatae),扁虱疏螺旋体又称帕克包柔螺旋体(B. parkeri),在以色列回归热由波斯疏螺旋体(B. persica)引起,由软体蜱传播。在我国新疆南、北疆已发现的两种螺旋体分别为波斯螺旋体(B. persica)及拉氏疏螺旋体(B. latyschevi)。中非有杜通疏螺旋体(B. duttoni)。疏螺旋体的抗原结构容易改变,如在印度曾分离出 9 种血清型的杜通疏螺旋体。随着分子生物学技术开展,目前对疏螺旋体有了进一步了解,如通过扩增鞭毛基因鉴定出疏螺旋体的另外 5 个种(B. parkeri, B. turicatae, B. crocidurae, B. anserina 与 B. coriaceae),还鉴定出赫姆斯疏螺旋体的 5 个株。

引起回归热的螺旋体长为 8~20μm,宽 0.3~0.5μm,有 4~10 个不规则的浅粗螺旋。两端尖锐,可进行弯曲、旋转等螺旋运动,以横断分裂进行繁殖。革兰染色阴性,赖特或吉姆萨染色呈红色或紫红色,在含血液、血清或兔组织碎片的肉汤中进行厌氧培养可生长,可感染小白鼠、豚鼠等温血动物,有的蜱传回归热螺旋体还能在鸡胚内繁殖。引起回归热的螺旋体对热、干燥、多种化学消毒剂及四环素等抗菌药物敏感,耐低温,能在 0℃的凝固血块内存活 100 余天。此类螺旋体既含有特异性抗原,又有非特异性抗原。因与其他微生物有部分共同抗原,可引起交叉反应,如可与变形杆菌 OXk 株发生阳性凝集。螺旋体抗原易产生变异,在同一患者不同发热期中,所分离出的菌株抗原性即有差异。

【流行病学】

最早报道的回归热流行发生在 1739 年的都柏林。19 世纪以来全世界各大洲均有虱传回归热流行,尤以战争、饥荒时期多见。随着人类生活条件的改善和诊疗技术的进步,回归热的大流行已经罕见,但在非洲及我国新疆、山东等个别偏僻地域仍有地方性流行,例如,1993 年在苏丹、埃塞俄比亚等国的难民中有较广泛流行。

1. 传染源 患者是虱传回归热唯一的传染源。蜱传回归热主要传染源是啮齿类动物,故蜱传回归热属于自然疫源性疾病,而患者作为蜱传回归热传染源意义不大,作为钝缘蜱的供血动物,鼠类及牛、羊等家畜,狼、蝙蝠等野生动物均可作为传染源及储存宿主。此外,乳突钝缘蜱可将螺旋体经卵传代,且不同个体之间有互相叮咬现象,因此螺旋体可在蜱间垂直和水平传播。东非的杜通螺旋体可寄生于家栖 Moubata 钝缘蜱体内,而使蜱传回归热患者成为传染源。

2. 传播途径

(1)虱传回归热:体虱为传播媒介,虱吸病人血液后,经过 4~5d 病原体发育成熟,经消化道进入体腔,而不进入唾腺、卵巢及卵,在体液内可生存 20 余天。此时,体虱咬人并不传染螺旋体,若体虱被压碎,螺旋体由体腔内逸出,即可通过搔抓耳破损的皮肤或黏膜感染人体。

(2)蜱传回归热:钝缘蜱是其传播媒介,蜱叮咬寄生有螺旋体的温血动物后,蜱体内螺旋体可从唾液排出,亦可经卵传代。当感染性蜱叮咬人或动物时,将大量螺旋体传入体内,可致此病。此外,蜱被挤碎后,螺旋体溢出,也可经损伤的皮肤黏膜侵入感染人体。在我国新疆地区蜱传回归热的主要传播媒介为乳突钝缘蜱及特突钝缘蜱。

回归热偶有经输血传播,受血者常在 1 周左右发病。患病孕妇可通过胎盘传染病原体导致胎儿感染。

3. 易感人群 人类对这两种回归热均普遍易感。好发于青壮年,病后免疫短暂,虱传回归热可维持 2~6 个月,而蜱传回归热免疫力可维持 1 年左右。可有 2 次以上发病,某些个体感染痊愈后 17~23d 又发生再次感染。两种回归热无交叉免疫性。外来人口因为无免疫力,在进入疫区时,常可发生暴发流行。

4. 季节性 虱传回归热发病有明显季节性,多在冬春季,以 3~5 月份为著。蜱传回归热发病以春夏季(4~8 月份)为多。由体虱传染者,其唯一传染源是病人。软蜱传染者则以鼠类为主要传染源,故蜱传回归热属于自然疫源性疾病,常于夏季发生。

病原体分布于病人的血液及内脏中。在间歇期间,由于体内产生免疫球蛋白,使螺旋体凝集以至消灭,症状也消失,但仍有小量病原体潜伏在内脏中,逐渐繁殖可引起复发。复发数次后,产生了足够的免疫力,全部螺旋体被杀灭,症状才不再出现。

【发病机制及病理生理】

回归热的发热和中毒症状由螺旋体血症引起,反复发作及间歇与机体免疫反应和螺旋体体表抗原变异有关。螺旋体侵入皮肤黏膜后进入淋巴及血液循环,可在血液中繁殖,包柔螺旋体可自由通过血管内皮细胞。在无症状的间隔期,螺旋体聚集

于肝、脾、骨髓以及中枢神经系统。潜伏期内无症状。免疫系统无法清除眼、脑、脑脊液中的螺旋体,故螺旋体可在这些组织中存在多年。在蜱叮咬处可有红斑、水疱、斑丘疹、硬结等皮损表现。当螺旋体繁殖达到每毫升血液中 10^6~10^8 个时,引起寒战、高热、头痛等全身中毒症状。此时机体的免疫系统激活,主要是体液免疫,将螺旋体从血液中清除,高热急退,病情进入间歇期。在机体免疫压力下,少数螺旋体发生抗原变异,一般每 10^3~10^4 个螺旋体会产生一个新的血清型的变异株,潜伏至肝脾等脏器繁殖到一定数量后,再次入血引起毒血症状,由此反复发作呈一定周期性。直至机体产生的特异性抗体能完全清除病原体时,发作才告结束。在发作期间由于剧烈的免疫反应,补体系统及凝血系统可被激活,可引发休克甚至弥散性血管内凝血(DIC),可发生出血性皮疹甚至腔道大出血,部分患者出现重要脏器损害,溶血及肝脏损害出现黄疸及肝功能异常,有的患者甚至出现急性呼吸窘迫综合征(ARDS)。病理变化见于各重要脏器,脾最显著,表现为肿胀、梗死,坏死灶内有巨噬细胞、浆细胞及白细胞浸润,脾髓内单核-巨噬细胞增生,形成小脓肿。肝细胞变性坏死,肾浊肿,肺脑出血,弥漫性心肌炎等。在血液、体液和脏器中可发现螺旋体。

【临床表现】

平均潜伏期 1 周,虱传回归热潜伏期 2~14d,蜱传回归热 4~9d。在新中国成立前常见虱传回归热,一般骤起畏寒、寒战,继而高热,体温高达 39~41℃,常伴有头晕、头痛,全身酸痛。头痛、颈部僵硬和全身肌肉痛是本病的突出症状。此外,常见咳嗽、呕吐、腹痛、甚至神志不清、谵妄及惊厥。体检可见黄疸、出血性皮疹、鼻出血、结膜及咽部充血等。心肌炎者常有心慌、气急、心率增快,神经系统损害者常有脑膜刺激征。脾脏显著增大,肝也常增大,有压痛。虱传回归热与蜱传回归热的临床表现差异不大,一般蜱传者症状相对较轻。回归热患者常持续高热 3~10d,约 1 周后,体温会在 24h 内骤降,继之以一段无热期;热退时可见大汗和衰竭现象,患者常感全身倦怠无力,但毒血症状大多消失,肝脾大亦出现回缩;经过 3~16d 无热期,可再次发作,"回归热"之称故此而得。复发期表现与初发期类似,发热日期常较初次为短,全身毒血症状也相对较轻。有些病人经过几次复发后体内产生足够的特异性抗体即不再发病。

【并发症】

可发生中毒性肝炎患者可出现乏力、食欲下降、黄疸、肝大等肝炎症状，并伴有丙氨酸氨基转移酶（ALT）升高、胆红素升高等肝功能损害表现。支气管肺炎亦为常见并发症，患者可出现咳嗽、咳痰及呼吸困难症状，严重者可出现呼吸窘迫（ARDS）。有的患者可并发肠出血、低血色素性贫血、面神经麻痹、虹膜睫状体炎、视神经萎缩、急性肾炎、心内膜炎及心力衰竭等。要注意的是，同其他螺旋体感染性疾病一样，部分病人在应用抗菌药物治疗过程中，可发生剧烈的赫氏反应（Jarisch-Herxheimer reaction），常发生在抗菌治疗后 4h 内，突然出现严重畏寒、寒战、剧烈头痛、全身肌肉酸痛、体温升高、血压下降，外周血白细胞及血小板减少，不及时救治常危及生命。

【实验检查】

1. 血尿常规检查　白细胞可高可低，多数升高，一般在（4～20）×10^9/L（4 000～20 000/mm³），粒细胞偏高，嗜酸性粒细胞减少，血小板降低，但在退热后迅速恢复。蜱传回归热白细胞可正常，常伴血小板减少。尿检查常见蛋白质、管型，偶见红细胞。尿胆素大多增加。

2. 凝血检查　大部分患者凝血及出血时间正常，严重肝损害及 DIC 者常有凝血酶原时间及部分凝血活酶时间延长。

3. 肝肾功能　多数患者有 ALT 升高，肾损害者尿中可出现蛋白、红细胞及管型，甚至尿素氮及肌酐升高。

4. 脑脊液　有颅内螺旋体感染患者，脑脊液压力可增高，浑浊，呈毛玻璃样，播氏试验（+），糖下降，细胞数增多，多核细胞比例增高。

5. 病原学检查　可取血液、脑脊液或骨髓液行螺旋体检查，发作期检出率相对较高，特别是对高度疑似患者，建议反复血液检查，有条件者可行浓集、增菌及动物接种试验，以提高检出率。暗视野镜检：血液或脑脊液在暗视野显微镜下寻找螺旋体；涂片：厚血片查找病原体，薄血片进一步鉴定；浓集厚染色：静脉血 4～5ml，3 000 转/min 离心 20～30min，取沉淀物染色镜检。动物接种：可在小白鼠及豚鼠腹腔注射患者血液 1～3ml，次日采血查找病原体。

6. 血清学实验　约 10% 的病人可有假阳性梅毒反应，大多数虱传回归热及 30% 蜱传回归热患者可呈现 OXk 血清反应阳性。此外，蜱传回归热患者与 Lyme 病有交叉免疫反应。

【诊断及鉴别诊断】

主要依据为流行病学资料、临床表现及实验室检查。

流行病学史，如发病的特定季节、流行地区旅居史、体虱和蜱叮咬等流行病学资料，有助于判断分析；根据流行病学史，同时反复发作的寒战、高热等毒血症状、出血性皮疹、肝脾大、黄疸等典型临床表现，应高度怀疑本病。在高度疑似本病时，应涂厚薄血片或取脑脊液、骨髓液涂片，以瑞氏染色检查螺旋体，也可用黑底映光法检查活动螺旋体，若螺旋体阳性即可确诊。血清学反应可提供进一步诊断依据。在回归热缓解期血内查不到螺旋体，但如将患者血液注入小白鼠或豚鼠腹腔，3～5d 发病，可从其尾静脉血查见病原体即可明确诊断。

蜱传者的症状比虱传者为轻，在间歇期亦能查出螺旋体。两类回归热临床表现相似，但蜱传回归热多在春末、秋初季节流行和发病，而虱传回归热多在冬春寒冷季节；蜱传回归热多有蜱叮咬病史，确诊需要病原体鉴定。

本病早期临床表现并不典型，应与斑疹伤寒、钩体病、疟疾、伤寒、布鲁菌病、肾综合征出血热、败血症等其他感染性疾病鉴别。

1. 斑疹伤寒　以发热头痛最为突出，8～9d 体温最高，多于 5d 出皮疹。立克次体凝集试验≥1:40 阳性，外裴反应 OX19≥1:160，或双份血清效价递增 4 倍以上有诊断价值。

2. 钩端螺旋体病　多发夏秋季，有疫水接触史。高热，常伴有腓肠肌压痛、淋巴结肿大、黄疸、出血等。特异性血清学检测阳性。

3. 疟疾　有疫区居住及蚊子叮咬史，临床以寒战－高热－大汗－热退，规则地反复发作为特征，但恶性疟往往的临床表现常不典型，呈不规则发热，脾脏大，临床上易同其他发热疾病相混淆，血液或骨髓中查到疟原虫可资鉴别。

4. 伤寒　常有不洁饮食史，缓慢起病，体温阶梯状上升，热程长，多稽留热，可有玫瑰疹，白细胞减少，尤以嗜酸性粒细胞减少为著。肥达反应阳性，血液或骨髓细菌培养阳性可明确诊断。

5. 肾综合征出血热　以发热、出血、肾损害为特征，起病早期有类白血病反应，早期出现大量蛋白尿，临床以发热、少尿、低血压、多尿、恢复等五期经过为特点，可查血清相应病毒抗体以资鉴别。

6. 败血症　常在原发感染灶基础上，出现寒战、高热,血培养可查见相应细菌。

7. **细菌性心内膜炎**　该病细菌侵入心内膜,在瓣膜形成赘生物,细菌可反复侵入血流,引起类似周期性寒战高热表现,新出现心脏杂音,及时反复血培养及心脏彩色超声检查有助诊断。

【治疗】

(一)一般对症支持治疗

患者应严格卧床休息,予以高热量流质或半流质饮食,补充足量液体和维持电解质平衡,高热时物理降温,慎用发汗类药物降温,高热骤退时易发生虚脱及循环衰竭,应注意观察,及时处理。毒血症状严重时可给予肾上腺糖皮质激素。有出血倾向时可用全身止血药物。反复发作并全身状况差者,可予以氨基酸、白蛋白等支持,可酌情应用丙种球蛋白。注意保护肝肾功能,并发肺炎、ARDS 者予以持续低流量吸氧,严重者呼吸机辅助治疗。有烦躁等神经系统症状时酌情予以镇静药对症处理。对虱传型回归热患者应采取隔离措施,并彻底灭虱,热退后需继续观察 15d。

(二)抗菌药物治疗

本病抗菌药物首选四环素族抗菌药物,近年来国内外多用多西环素,首日 200mg,后每日 100mg,共治疗 7～10d,疗效满意而副作用少见。以往常用四环素,每日 2g,分 2～3 次服用,持续 5d,然后减半量,疗程 7～10d。单剂四环素 500mg 或多西环素 100mg 也可获良好疗效。不能口服的病人,可静脉滴注四环素、红霉素、多西环素(100～200mg/d)。氯霉素、链霉素亦可应用,但疗效不及四环素族。7 岁以下儿童及妊娠妇女禁服四环素,可用红霉素 40mg/(kg·d),分 3～4 次口服,连服 10d,亦有显效。

青霉素亦曾用于本病治疗,对虱传型有效,蜱传型有耐药株且该药不能杀灭脑内螺旋体,且青霉素起效慢、复发率高,目前已少用。青霉素水剂剂量为 3 万 U/(kg·次),每日肌注 4 次,连续 4d 以上,总量约 60 万 U/kg 或稍多,或肌注普鲁卡因青霉素 G 30 万 U,每日 1 次,连用 10d。

抗生素应从小量开始,慎防因病原体分解过速而引起赫氏反应(Jarisch-Herxheimer reaction),该症多在治疗开始后 2h 内发生,一般不超过 4h,发生率为 54%。该反应是由于螺旋体被杀灭后异性蛋白刺激机体产生大量细胞因子释放引起的,主要表现为发热、溶血和低血压。反应持续时间<4h,因此抗菌药物治疗后应观察 12～24h。国外报道使用四环素治疗后更易出现。如有发生,可用糖皮质激素、强心及升压药物治疗。

除原来体质虚弱或年龄幼小者外,经过适当治疗一般可缩短病程及防止复发。但严重患儿必须住院观察,特别要避免静脉注药的严重反应。如患儿来院时已属发作晚期,宜先用支持疗法,等待体温下降之后给特异治疗,可以避免严重反应。对高热及黄疸病例,一般在发热末期给特效治疗时,退热更快,此时因体内已渐生抗体,更易退热。退热时出汗过多,应给予补液等对症处理。

【预防】

目前尚无有效的主动免疫方法,预防上主要针对回归热流行病学的几个环节开展。

改善居住卫生条件,灭虱对控制虱传回归热的流行很重要。对虱传回归热病人要严格灭虱,隔离治疗至退热后 15d(蜱传回归热罕见人群水平传播,因此没有隔离的必要)。灭虱可采用 10% 二二三(即 DDT)液体。如发现有体虱,宜速将衣裤换下,沸水中煮 30min,即可将虱和虱卵杀死。对不宜煮沸的衣服,用 10% 二二三的滑石粉剂撒于衣裤内面,48h 可杀死体虱,效力可维持 1 个月左右。或将衣服放入 1%～2% 二二三乳剂中浸泡,然后晒干,效力可维持 6 个月。被褥等也应同样处理。这些衣物在穿用前应用热水洗净以避免杀虫剂的毒性作用。敌敌畏(DDV)易使小儿中毒,以不用为好。接触者亦应彻底灭虱,必要时口服多西环素 100mg 预防发病。

在住宅中消灭啮齿类动物、野外宿营时远离动物巢穴,可明显减少蜱传回归热的患病率。应避免居住环境中有松鼠或花狸鼠活动,处理啮齿类动物的尸体时应戴手套。此外,在疫区作业时应注意个人防护,对宿营居住环境定期杀虫灭鼠,防止蜱叮咬,必要时口服多西环素或四环素预防。灭蜱可用 0.5% 马拉硫磷或敌敌畏喷洒,灭鼠可用药物毒杀及捕打等方法,2.5% 的凯杀灵涂剂或 0.5% 的凯杀灵喷剂也有杀蜱作用,还可用 WS-1 型卫生灭蚊涂料涂墙或堵鼠洞杀蜱。

(王俊学　缪晓辉)

■ 参考文献

[1] Djadid, ND; Ganji, ZF; Gouya, MM; Rezvani, M; Zakeri, S; A simple and rapid nested polymerase chain reaction-restriction fragment length polymorphism technique for differentiation of pathogenic and nonpathogenic Leptospira spp. Diagnostic microbiology and infectious disease, 2009, 63 (3);251-256.

[2] Vanasco, NB; Schmeling, MF; Lottersberger, J; Costa, F; Ko, AI; Tarabla, HD; Clinical characteristics and risk factors of human leptospirosis in Argentina (1999-2005). Acta Tropica 2008,107(3);255-258.

[3] Pappas G, Papadimitriou P, Siozopoulou V, Christou L, Akritidis N. The globalization of leptospirosis; worldwide incidence trends. Int J Infect Dis. 2008;12(4);351-357.

[4] 邹小静,皮定芳,田德英.钩端螺旋体病的研究进展.国际流行病学传染病学杂志,2008,35(2);132-135.

[5] 雷秉钧.钩端螺旋体病.传染病学.第4版.2005;817-834.

[6] 赖植发,陈守义.钩端螺旋体病检测技术的研究进展.热带医学杂志,2007,7(12);1230-1232.

[7] 杨森.梅毒.见张学军主编.皮肤性病学.北京.人民卫生出版社,2008;221-227.

[8] Edward W. Hook III, Rosanna W. Peeling. Syphilis Control——A continuing Challenge. NEJM, 2004, 351; 122-124.

[9] Joseph D. Tucker, Xiang-Sheng Chen, Rosanna W. Peeling. Syphilis and Social Upheaval in China. NEJM, 2010, 362;1658-1661.

[10] 刘沛.莱姆病.见;杨绍基主编.传染病学.北京;人民卫生出版社,2005;249-253.

[11] Steere AC. Lyme disease. N Engl J Med,2001,345;115-125.

[12] Anne GH, Gabriele M, Stephen J, et al. Benta. Phylogeography of Borrelia burg dorferi in the eastern United States reflects multiple independent Lyme disease emergence events. Proc Natl Acad Sci USA, 2009, 8 (14);15013-15018.

[13] John A, Candis M, Beatriz M, et al. Diagnostic challenges of early Lyme disease; lessons from a community case series. BMC Infect Dis, 2009, 1 (9);128.

[14] 耿震,万康林.莱姆病流行病学研究新进展.中国自然医学杂志,2007,9(12);158-160.

[15] 蒋宝贵,褚宸一,曹务春.伯氏疏螺旋体分子遗传学研究进展.中国病原生物学杂志,2008,3(12);942-946.

[16] Keesing F, Brunner J, Duerr S, et al. Hosts as ecological traps for the vector of Lyme disease. Proc Biol Sci, 2009,19(22);127.

[17] Jones KL, Seward RJ, Ben-Menachem G,et al. Strong IgG antibody responses to Borrelia burg dorferi glycolipids in patients with Lyme arthritis, a late manifestation of the infection. Clin Immunol,2009,132(1);93-102.

[18] Sorouri R,Ranjbar R,Jonaidi JN,et al. Rapid detection of Borrelia burg dorferi strains by nested polymerase chain reaction. Pak J Biol Sci, 2009, 12(5);463-466.

[19] 李梦东,王宇明.实用传染病学,人民卫生出版社,2004.3版.P990-994.

[20] 医药经济报, http://www. yyjjb. com. cn/html/2008-10/20/content_79096.htm.

[21] Relapsing Fever. Reporting and Surveillance Guidelines. Washington State Department of Health, Last Revised;December 2007.

[22] 朱兰香,宫广芸.从一例脑膜炎患者脑脊液中检出回归热螺旋体.中华传染病杂志,1994,12(3);144.

[23] 康素明.蜱传回归热.中国乡村医生杂志,2006,13(11);59.

[24] Tal Hasin, Nadav Davidovitch, Regev Cohen,et al. Postexposure Treatment with Doxycycline for the Prevention of Tick – Borne Relapsing Fever. N Engl J Med,2006,355;148.

[25] 齐攀.反复高热的罕见病因——回归热.医药经济报.2008年10月20日.

第 6 章

深部真菌病

第一节　隐球菌病

```
┌─────────────────────────────────────────┐
│             学 习 要 点                   │
│  1. 掌握隐球菌性脑膜炎的临床表现、诊断、   │
│     鉴别诊断和治疗方案。                   │
│  2. 掌握隐球菌性脑膜炎脑脊液常规、生化     │
│     改变和病原检测方法。                   │
│  3. 熟悉隐球菌性脑膜炎的病原学、流行病学   │
│     特点及发病机制。                       │
│  4. 了解隐球菌性脑膜炎脑部的病理改变。     │
│  5. 了解隐球菌性脑膜炎的预后。             │
│  6. 了解新型隐球菌的血清分型。             │
└─────────────────────────────────────────┘
```

隐球菌病（cryptococcosis）呈全球分布，也称欧洲芽生菌病（European blastomycosis），是由新型隐球菌感染引起的急性或亚急性或慢性深部真菌病，隐球菌引起的深部真菌感染往往先侵入肺部。但肺损害常常是一过性，局部症状轻微或缺如，然后经血行播散至中枢神经系统，主要表现为隐球菌脑膜炎，重者常合并脑炎，预后差，死亡率高。新型隐球菌也可经血行播散至全身其他器官，引起相应组织的损害，如皮肤、骨骼等。常继发于免疫力低下的病人，如艾滋病、淋巴瘤和长期应用免疫抑制剂者。由于艾滋病的流行和免疫抑制剂的广泛应用，该病近年来有明显增多的趋势。

【病原学】

新型隐球菌是有荚膜的酵母样真菌，能被革兰染色，以芽生形式增殖，圆形或卵圆形，直径 $4 \sim 12\mu m$，有三个变种，即新型隐球菌新生变种（*C. neoformans* var. *neoformans*）、新型隐球菌盖特变种（*C. neoformans* var. *gattii*）和新型隐球菌新生上海变种。根据其荚膜脂多糖的抗原性不同，新型隐球菌有 4 个血清型，新生变种属于 A 和 D 血清型，而盖特变种属于 B 和 C 血清型，国内以 A 血清型最多见，B、D 血清型次之，C 血清型几乎未见。新型隐球菌 A 与 D 血清型或 B 与 C 血清型配对形成有性增殖期，即线状黑粉菌（*Filobasidiella*），少数 A、D 血清型菌株也可以和 B、C 血清型配对增殖，但这种配对增殖存活率会低下。致病性隐球菌可以在 37℃ 培养基中生长良好，而其他大部分非致病隐球菌属则不易生长。

【流行病学】

新型隐球菌本质上是腐生菌，不是明确的地方性真菌，但是不同血清型的地方分布有所不同，血清型 A 和 D 分布于全球，存在于成年鸽粪和土壤中，鸽子是重要的传染源。而血清型 B 和 C 只限于热带和亚热带地区，尤其多见于桉树富植的地方，但土壤中不存在 B 和 C 型。

隐球菌病没有人传人和动物传人的报道，即使饮用了未消毒的患隐球菌性乳腺炎母牛的牛奶，也不会患上隐球菌病。目前认为隐球菌病的传播途径主要是通过呼吸吸入，但是却不像其他呼吸道传播的真菌性疾病，隐球菌病少有集体发病的报道。但是器官移植的供者如已有隐球菌感染，哪怕是角膜移植，也会传染给受者。隐球菌病没有职业特征性，但约近50%隐球菌病往往有高危易发因素，如艾滋病、糖尿病、长期应用免疫抑制剂患者等。

【发病机制和病理】

隐球菌存在于土壤和鸽子或其他鸟类的胃肠道排泄物中，可以随尘土被人体吸进呼吸道入肺，免疫功能正常的人多数会清除隐球菌，并不致病。少数可以在肺组织内形成肉芽肿，并出现临床症状。隐球菌在肺组织中进行一定的繁殖后，即使肺组织没有任何显现的病理改变，也可以经血循环进入中枢神经系统，引起相应的损害。

隐球菌没有外毒素，荚膜脂多糖在致病中起着至关重要的作用，脂多糖可以抑制白细胞的吞噬作用和迁移，促进中性粒细胞分泌L-选择素等，抑制中性粒细胞与血管内皮细胞接触，从而使中性粒细胞不能迁移至感染组织。隐球菌脂多糖可以抑制T细胞对隐球菌断裂物的反应，也可以抑制巨噬细胞的抗原提呈作用，低浓度可溶性脂多糖成分可以激活补体替代途径耗竭补体等，从而使机体难以清除隐球菌。隐球菌的漆酶可以氧化L-多巴等芳香族化合物形成醌，然后聚合成黑色素，而黑色素分布在隐球菌细胞壁内侧可以加强细胞壁的完整性以抵制吞噬细胞产生的氧化物和反应氮的杀伤作用，以及降低隐球菌对两性霉素B的敏感性，使隐球菌不容易被机体清出。除了隐球菌荚膜脂多糖和黑色素之外，隐球菌自身的致病因素还有甘露醇（致脑水肿和降低宿主吞噬细胞吞噬作用）、蛋白酶和磷脂酶等。

隐球菌常定位于中枢，原因可能有：①脑脊液缺乏血清中存在的可溶性因子如抗体、趋化剂、条理素和补体激活系统等。②中枢神经系统高浓度多巴胺有利于隐球菌的生长繁殖。

因为隐球菌没有外毒素，早期组织的损伤是因为隐球菌的繁殖所致，所以早期组织坏死和功能障碍很少见，很少有出血、梗死、钙化和广泛的纤维化等病理改变。而局部炎症反应可以表现为很轻微，也可以是很强烈，炎症反应轻微者局部真菌量多，预后差，炎症反应强烈者在局部往往会形成肉芽肿，其间真菌少见。机体清出隐球菌的过程中细胞免疫和体液免疫都起着重要作用，尤其是细胞免疫激活起初的固有免疫吞噬和溶解隐球菌、释放细胞因子增强各种各样效应细胞抗隐球菌等的免疫作

用，体液免疫反应的激活也极大地依赖于正常的细胞免疫防御系统。

【临床表现】

隐球菌病虽然是吸入隐球菌后引起的全身性感染，但损害主要在中枢神经系统，肺部损伤往往轻微，症状往往缺如而被忽略。皮肤、骨骼等，脏器损害少见。

（一）中枢神经系统感染

以脑膜脑炎最多见，因肺部隐球菌播散所致。免疫功能受抑制患者起病可以较急，而免疫功能正常者起病往往缓慢，可以有数周或数月不确定的或无症状的表现。疾病早期临床症状轻微和无特异性，往往表现为头痛、恶心、易激惹、嗜睡、反应迟钝、精神恍惚、行为异常和记忆力判断力下降等。脑神经损害主要是视力模糊、复视和面部麻木。多数患者可以没有发热或轻中度发热，也有表现为高热。大部分患者只有轻微的甚至没有颈项僵硬。视神经盘水肿约见于1/3患者，脑神经麻痹发生率大约是1/5。失明几乎可见于疾病进展的患者，因为隐球菌直接侵犯视神经通路、粘连性蛛网膜炎、脉络膜视网膜炎以及颅内压升高都可以直接损伤视神经。某些患者神经反射亢进，可以引出踝阵挛或足底反射，也可见舞蹈症。除了脑神经损伤外，早中期患者局灶的感觉和或运动障碍非常少。隐球菌病是隐匿的还是进展迅速与免疫功能是否受抑制以及抑制的程度有很大关系。症状消失后再发可能提示脑积水的存在。

（二）肺部感染

肺隐球菌病往往无症状，或轻微，偶尔痰中带血丝，少数有胸部钝痛。肺部啰音和胸膜摩擦音少见，侵犯胸膜少，局部积脓更少。而免疫力低下如艾滋病患者少数可以表现为咳嗽和气急，病情严重，进展快，病死率高。

（三）其他组织器官感染

除中枢神经系统、肺感染以外，隐球菌还可引起皮肤、骨骼、眼等部位的感染，多是血行播散所致，临床少见。皮肤损伤可以表现为斑疹、丘疹、软疣、脐型中央凹陷的丘疹或溃疡，可以发展成基底肉芽组织、潜行性引流窦道或大的溃疡，局部没有疼痛和压痛。骨骼损害是溶骨性破坏，很少有关节、滑膜囊和肌肉的损害。X线表现为单个或多个边界清楚的骨质破坏。眼部损害常见有视神经盘水肿、展神经麻痹、视神经萎缩、视网膜炎等，病情发展可以致盲。

【实验室检查】

（一）病原学检查

标本直接涂片加墨汁镜检,查找带荚膜的隐球菌。痰或脓液若太黏稠,可以先用氢氧化钾液处理,在加墨汁镜检。37℃培养可以增加隐球菌的检出率,对含杂菌较多的标本如痰用含氯霉素培养液培养,可以增加阳性率。动物接种:标本制成混悬液后取少量注射于小白鼠颅内或尾静脉内,5～7d后直接取标本加墨汁镜检或做病理检查。

（二）组织学检查

隐球菌在常规的 HE 组织染色下几乎是无色,所以很难找见。乌洛托品银染和 PAS 染色可以清楚地观察到隐球菌的大小和形状(酵母样、根基窄的出芽)。因在组织中隐球菌常无荚膜,容易与组织胞浆菌等酵母样真菌混淆,用黏蛋白卡红染色可以进行区分,隐球菌呈玫瑰红,而其他形态相似的真菌如组织胞浆菌不染色。马-卡塔纳银染(针对黑色素染色)则对诊断隐球菌属组织感染诊断有帮助。马-卡染色可以结合荚膜染色剂如黏蛋白卡红染色或阿辛蓝以增加隐球菌的检出率。隐球菌引起的组织学变化很大,若细胞反应轻的,损害部位黏液多,真菌量多;若细胞反应大的,损害部位肉芽组织多,真菌量少。

（三）免疫血清学检查

隐球菌有多种抗原,但只有荚膜脂多糖抗原检测是临床使用的,目前多采用乳胶凝集试验检测脑脊液和血清荚膜脂多糖抗原(脑脊液敏感率更高,颅外感染血清乳胶凝集试验敏感率也较低),敏感性均可达90%以上,特异性也较高。风湿性疾病等会干扰试验结果,与白色毛孢子菌等有交叉反应。乳胶凝集试验缺乏标准,所以无法比较不同试剂盒的检测结果。酶联抗原捕获免疫分析敏感性和特异性均较高,但许多医院缺乏此类经验,开展较少。隐球菌抗体滴度低,对诊断价值不大,可能在判断隐球菌病的预后有一定的价值。延迟皮肤试验只用于流行病学调查和免疫学研究,对诊断无帮助。

（四）脑脊液常规生化检查

是中枢神经系统隐球菌病的重要检查,临床常用该项检查与其他常见的中枢神经系统感染(即病毒、细菌、结核)进行鉴别,大多数隐球菌性脑膜炎病人脑脊液压力升高,一般在 $200～400mmH_2O$,部分慢性或晚期的患者由于脑脊液循环障碍,经腰蛛网膜下腔测出的压力不高甚至降低。脑脊液外观清澈、透明或微混,白细胞轻中度增高每微升数十至数百个,常以淋巴细胞增多为主。糖定量大多下降明显,氯化物常轻中度降低,蛋白量常轻中度增高。

【影像学检查】

脑积水是隐球菌脑膜脑炎疾病进展的表现,一旦疑及,应做 CT 或 MRI 检查,MRI 检查更有助于发现隐球菌性结节,好发于基底神经节和丘脑。双肺 CT 检查多发现孤立的块影,空洞极少,与肿瘤极易混淆,偶尔有肺、支气管周围浸润灶,以下肺多见,几乎不侵犯肺门。X 线对骨骼隐球菌病有帮助。

【诊断和鉴别诊断】

新型隐球菌在脑脊液涂片和培养中的检出率很高,诊断一般容易明确。但需与其他病原体即病毒性、细菌性、结核性引起的中枢神经系统感染进行鉴别,有时尚需与颅内肿瘤鉴别(表 6-1)。

表 6-1　常见中枢神经系统感染的鉴别

病因	病原体	压力	外观		细胞分类		生化		
			颜色	透明度	中性	淋巴	蛋白质	氯化物	糖含量
病毒	找不到	↑	无色	清		为主	- / ↑	- / ↓	- / ↓
细菌	易找到	↑↑	淡黄	浑浊	为主		↑↑	↓↓	↓↓
结核	难找到	↑↑	毛玻璃样	清	初期可以	为主	↑↑	↓↓↓	↓↓↓
真菌	易找到	↑↑	毛玻璃样	清		多为主	↑	↓	↓↓↓

↑、↓.表示升高或降低的程度；-.表示改变不明显

不同部位隐球菌感染须与不同的疾病鉴别,如肺隐球菌病需与肺肿瘤鉴别,皮肤隐球菌病与皮肤肿瘤、软疣等鉴别。

【治疗】

(一)病原体治疗

1.两性霉素B 是杀菌药,属于多烯类抗真菌抗生素,通过与细胞膜上固醇络合,改变膜的通透性,使胞内钾离子和其他内容物渗漏,破坏细胞的新陈代谢而产生抑菌作用。荚膜组织胞质菌、隐球菌、白色念珠菌、球孢子菌、皮炎芽生菌、黑曲霉菌等对其敏感。皮肤和毛发菌属则大多耐药。临床上用于治疗严重的深部真菌引起的内脏或全身感染,只能是静脉用药,主要在肝脏代谢,代谢产物及约5%的原型药物缓慢由尿中排出。两性霉素B是治疗隐球菌病的首选药,但它毒性较大,可以出现寒战、发热和恶心呕吐等胃肠道反应,也可出现低血钾,心肌和肝肾损害。治疗时必须从小剂量开始,逐渐加大剂量至每日用量30~35mg,一般不超过40mg。美国隐球菌病治疗指南推荐0.7~1.0mg/(kg·d)维持。脂质型两性霉素B:有三种类型。抗菌谱与传统两性霉素B相同,但更多分布于网状内皮组织丰富的器官,减少肾毒性,减轻即刻反应,速发不良反应仍较多。两性霉素B不容易透过血脑屏障,因此有时选择在全身用药的同时进行鞘内注射,鞘内给药时宜与小剂量地塞米松或琥珀酸氢化可的松同时给予,并需用脑脊液反复稀释药液,边稀释边注入,注射速度宜慢,以减少反应。但疗效不确切,有时会引起马尾神经损伤,严重的导致截瘫等,因此是否采取鞘内注射,目前争议较大。

2.氟康唑 属于三唑类抗真菌药,抑制真菌细胞膜必要成分麦角甾醇合成酶,使麦角甾醇合成受阻,破坏真菌细胞壁的完整性,抑制其生长繁殖。对各种真菌均有明显抑制作用。体内抗菌活性明显高于体外作用。口服吸收良好,且不受食物、抗酸药、H_2受体阻滞药的影响。在体内广泛分布组织体液中,可渗入脑脊液中。有一定的肝毒性,有肾病基础会增加肾毒性。氟康唑容易透过血脑屏障,治疗隐球菌性脑膜炎时,剂量要求较大,强化治疗阶段予每日0.4~0.8g,静脉滴注,维持阶段每日0.2~0.4g。

3.伏立康唑 作用机制是抑制真菌中由细胞色素P450介导的14α-甾醇去甲基化,从而抑制麦角甾醇的生物合成。体外试验表明伏立康唑具有广谱抗真菌作用。口服吸收迅速而完全。在组织中广泛分布,可进入脑脊液。主要通过肝脏代谢,仅有少于2%的药物以原型经尿排出。第1天给予首次负荷剂量,每日2次,每次6mg/kg;第2天开始给予维持剂量,每日2次,每次4mg/kg。治疗时间较长时需监测视觉功能,包括视敏度、视力范围以及色觉,并注意监测肝功能,肾功能。

4.5-氟胞嘧啶 对隐球菌属、念珠菌属和球拟酵母菌等具有较高抗菌活性。对着色真菌、少数曲霉属有一定抗菌活性,对其他真菌的抗菌作用均差。本品为抑菌剂,高浓度时具杀菌作用。其作用机制在于药物通过真菌细胞的渗透酶系统进入细胞内,转化为氟尿嘧啶。替代尿嘧啶进入真菌的脱氧核糖核酸中,从而阻断核酸的合成。可进入感染的腹腔、关节腔及房水中。半衰期短,肾功能不全患者可明显延长。易产生耐药性,一般不单独应用,与其他抗真菌药联合,可产生协同作用,但有骨髓抑制、肝功能损害等副作用。

5.伊曲康唑 抗真菌谱比酮康唑广,体内外抗真菌活性较酮康唑强5~100倍,可有效治疗深部、皮下及浅表真菌感染,已成为治疗罕见真菌如组织胞质菌感染和芽生菌感染的首选药物。口服吸收良好,生物利用度约55%。99%与血浆蛋白结合,不易透过血脑屏障,可用于颅外隐球菌病。不良反应发生率低,主要为胃肠道反应、头晕、头痛、低血钾、高血压、水肿和皮肤瘙痒等。肝毒性明显低于酮康唑。由于不抑制雄激素合成,故也可避免酮康唑所发生内分泌异常。

6.酮康唑 为化学合成吡咯类(azoles)抗真菌药,具广谱抗真菌作用,念珠菌属、分支孢子菌属、产色芽生菌、隐球菌、毛(发)癣菌属、球孢子菌病和组织荚膜胞质菌等敏感。作用机制是抑制麦角甾醇或其他甾醇类的生物合成,损伤真菌细胞膜和改变其通透性,以致重要的细胞内物质外漏而使真菌死亡。酮康唑在低浓度时为抑菌作用,高浓度时具杀菌作用。吸收后在体内分布广泛,不透过血-脑脊液屏障,但能穿过血-胎盘屏障。所以酮康唑可用于颅外隐球菌病,对颅内真菌感染无效。主要由胆汁排泄,以药物原型自尿中排出者仅占给药量的2%~4%,因此肾功能减退时不影响酮康唑血浓度。有肝损害,甚至有引起急性肝功能衰竭的报道。

7.特比萘芬和布替奈芬 对大多数丝状菌包括曲霉菌有杀灭作用,并能浓集在甲和皮肤角质层,因此对皮肤和甲隐球菌感染有效。

(二)对症支持治疗

隐球菌性脑膜炎除了病原体治疗外,对症治疗也非常关键。主要是降低颅内压、减少脑水肿的发生,应用小剂量皮质激素和脱水剂如甘露醇、呋塞米等。如高颅内压有脑室扩张,可以进行侧脑室腹腔引流。

(李兰娟)

第二节　耶氏肺孢菌病

学习要点

1. 掌握耶氏肺孢菌病流行病学、临床表现、诊断、治疗原则。
2. 熟悉耶氏肺孢菌病病原学、辅助检查、预防。

耶氏肺孢菌病是由耶氏肺孢菌(*Pneumocystis jirovecii*,PJ)感染人体引起,主要累及肺脏的一种机会感染性真菌病。常见于接受抗癌治疗的肿瘤患者、接受免疫抑制剂治疗的器官移植者、虚弱的儿童以及其他各类先天或后天免疫功能低下患者,也是艾滋病患者最主要的并发症和死因。

【病原学】

肺孢菌过去认为属原虫,称为卡氏肺孢子虫(*Pneumocystis carinii*,PC),但新近基于种系发生学的研究发现,已确定将其归为真菌,2001年《机会性原生生物国际研讨会》一致通过重新修改命名,以"肺孢菌"代替"卡氏肺孢菌"成为属。DNA测序表明不同哺乳动物源的肺孢菌具有明显宿主特异性,主要寄生于人体内的是耶氏肺孢菌,而以大鼠作为中间宿主的则是卡氏肺孢菌,二者为不同的种。每种宿主可感染一种或多种不同型的肺孢菌。各种肺孢菌引起的肺炎均称为肺孢菌肺炎(Pneumocystis pneumonia,PCP)。

肺孢菌的生物学特性与一般真菌有些不同,其生活史在人和动物肺组织内的发育繁殖过程已基本清楚,但在宿主体外的发育阶段尚未完全明确。动物实验证明该菌在肺泡内的发育阶段有3种主要形态:滋养体、包囊前期和包囊。滋养体从包囊逸出经二分裂、内出芽和结合生殖等方式进行繁殖。哺乳动物为唯一宿主,肺是主要寄生部位,全部生活史可在一个宿主体内完成。

【流行病学】

肺孢菌广泛存在于自然界,也普遍存在于人或某些哺乳动物呼吸道内,特别是鼠类呼吸道带菌更为常见。肺孢菌病以散发为主,尚未见人群暴发流行的报道。

1. 传染源　病人和隐性感染者为本病传染源。隐性和潜伏性感染相当多见。血清流行病学调查显示多数健康儿童幼年曾与其接触,2/3以上可检得IgG抗体。与病人接触的医务人员中7%～15%抗体效价升高。健康成人呼吸道常有此菌存在,当人体免疫功能降低时,即可使本菌激活而发病。

2. 传播途径　主要通过空气飞沫传播。

3. 人群易感性　本病呈世界性分布。感染者无性别、年龄、种族、地区等差别。健康人感染后一般不发病。未成熟儿、营养不良或有先天性免疫功能缺陷的婴幼儿、血液病、恶性组织细胞病、恶性肿瘤、器官移植患者、自身免疫病患者长期接受免疫抑制药物治疗者、艾滋病病人都很容易并发肺孢菌肺炎。特别是艾滋病患者,根据美国疾病控制中心统计资料,约60%以肺孢菌肺炎为首发症状;85%以上艾滋病患者在病程中发生一次以上肺孢菌肺炎;至少25%艾滋病患者死于本病。免疫功能正常的成人常有隐性感染。

【临床表现】

耶氏肺孢菌病肺部表现为肺孢菌肺炎,根据宿主情况分为两型。

1. 流行型　又称经典型、婴幼儿型。发生在未成熟儿、营养不良虚弱患儿或先天性免疫功能缺陷的婴幼儿。潜伏期为1～2个月,起病缓慢逐渐加重。早期症状有全身不适和呼吸增快,随后出现干性咳嗽,呼吸困难进行性加重。患儿常有鼻翼扇动、发绀和心动过速等。体温正常或轻度上升。患儿常拒食、腹泻、体重减轻。患儿虽症状明显,但肺部体征相对轻微,此为本病重要特征。整个病程为2周至2个月,患儿多死于呼吸衰竭。

近年由于儿童保健事业发展,本型病例已不多见。

2. 散发型 又称现代型、儿童一成人型。此型多见于先天性或后天获得性免疫缺陷的儿童或成人。艾滋病患者并发肺孢菌肺炎即属此型。本型潜伏期视原有基础疾病而异,大多不能确定。临床表现亦不典型,大多数患者以咳嗽为首发症状,干咳而痰量稀少为重要临床特征。体温正常或低热,少数患者可达 38.5～39℃。继而出现胸痛、呼吸困难、发绀,最终死于呼吸衰竭。未经治疗者病情严重并多在 4～8d 死亡。体格检查肺部阳性体征轻微或缺如。少数患者可有呼吸音粗糙、捻发音、肺气肿或气胸、少量胸腔积液等。湿啰音或肺实变少见。

肺外耶氏肺孢菌病在艾滋病发现前甚为少见。但近年来其肺外感染已引起重视,发生率为 1%～3%。耶氏肺孢菌可经血液、淋巴液播散至淋巴结、脾、肝、骨髓、视网膜和皮肤等。

【辅助检查】

1. 血液 血白细胞计数多正常或轻度增高。长期接受免疫抑制药物者,白细胞计数常低下。白细胞分类正常或核左移,嗜酸性粒细胞轻度增高。血气分析显示血 pH 正常或升高,动脉血氧分压降低,常在 60mmHg 之下。动脉血二氧化碳分压亦下降。肺总气量、肺活量减低,肺泡-动脉血氧分压差增大,肺弥散功能减退。

2. 病原体检查 从患者痰液、支气管肺泡灌洗液或肺活检组织中检查出耶氏肺孢菌是确诊本病的重要根据。

痰液检查简便安全但检出率低,仅 30% 左右。尤其衰弱患者常无力将肺底部痰液咳出更影响检出率。现多主张留置 24h 痰液,对不易咳痰的患者可喷雾吸入 3%～5% 氯化钠溶液诱发咳嗽等方法以获得较多痰液,提高检出率。

支气管肺泡灌洗液阳性率可达 75%。本法对患者损伤较小,阳性率较高,如患者一般状况可耐受纤维支气管镜检查时,宜首先考虑采用。

近年开展经皮肤肺穿刺活检和纤维支气管镜肺活检,阳性率可达 90%～95%。多于痰液及支气管肺泡灌洗液多次检查阴性但临床高度怀疑者进行活检。开胸肺组织活检对患者损伤较大,并发症较多,已基本不用。

病原体检查常用的染色方法有果氏环六亚甲基四胺银染色、亚甲胺蓝染色法。六亚甲基四胺银染色包囊壁呈深褐色或黑色,囊壁可见特征性括弧样结构,囊内小体不着色。亚甲胺蓝染色包囊壁呈紫蓝色,无括弧样结构,囊内小体亦不着色。银染色多作为一种确认肺孢菌包囊的方法,但该法操作复杂费时,不易掌握。最近有报道用荧光素进行染色,在荧光显微镜下观察。包囊壁呈明亮蓝绿色光环,囊壁上括弧样结构同样清晰可辨。该法特征性强,且检查时间可减至 20～30min,是一种很有价值的新染色方法。

3. 免疫学检查 可检测血清特异性抗体,但因肺孢菌病多见于免疫缺陷者,其产生抗体能力较低,正常人群中也有一定抗体水平,故仅靠抗体效价难以做出诊断。尚不能常规用于临床。

常用荧光素标记单克隆抗体进行直接免疫荧光法或酶标记单克隆抗体进行免疫组织化学染色法检测痰液、支气管肺泡灌洗液、肺活检组织中肺孢菌滋养体或包囊。这些方法特异性高,敏感性强,阳性率多在 97%～99%。

4. 核酸分子杂交和聚合酶链反应(PCR)检测 利用原位杂交技术和 PCR 检测患者血清、末梢血、呼吸道排泄物、肺活检组织中肺孢菌 DNA 开辟了 PCP 诊断研究的一项新领域,提高了 PCP 诊断的敏感性和特异性,但前者过于敏感,假阳性率较高。

5. 肺部影像学检查 肺部 X 线检查可见双侧从肺门开始的弥漫性网状结节样间质浸润,有时呈毛玻璃状阴影。肺门处病变多较为明显,一般不累及肺尖、肺底和肺外带。有时见纵隔气肿、气胸、肺不张或肺气肿等。个别患者表现为肺部局限性结节阴影、大叶实变、空洞、肺门淋巴结肿大、胸腔积液等。由于患者常并发肺部细菌和真菌感染,故 X 线检查多不典型。

高分辨 CT 较普通胸片更敏感,可很好地评估肺实质的病变。肺部 CT 扫描显示两肺斑片状对称性分布的毛玻璃样阴影,有时为双侧气腔实变。肺实质的破坏,CT 上表现为肺尖部的肺大疱及广泛的肺气肿样改变。在全肺常可见到小的薄壁样囊肿也是 PCP 的常见表现。X 线和 CT 检查的动态观察对 PCP 诊断有很大的帮助。

【诊断】

免疫功能低下或长期接受免疫抑制药物治疗的患者,如病程中出现原发疾病无法解释的发热、干咳、进行性呼吸困难、肺部 X 线检查符合间质性肺炎时,均应考虑本病。痰液或支气管肺泡灌洗液病原学检查如发现肺孢菌即可确诊。必要时可进行试验性治疗。本病应与衣原体肺炎、肺结核、肺真菌感染等鉴别。

【治疗】

成功治疗的关键在于早期诊断与早期治疗。若发现有耶氏肺孢菌病典型临床症状以及中、重度低氧血症则宜尽早进行经验性治疗。经验性治疗不会影响诊断,因为在开始治疗后数周内往往能在肺组织和痰液中发现大量病原体。

1. 一般治疗 肺孢菌病患者多数一般状况较差,因而加强支持疗法及恢复正常免疫功能是治疗成功的基础。病人应卧床休息、吸氧、改善通气,注意水、电解质平衡。如动脉血氧分压过低可考虑人工辅助呼吸。

2. 病原治疗肺孢菌对多种抗真菌药物均不敏感,下列药物可考虑选用。

(1)复方磺胺甲噁唑(TMP-SMZ):在未明确诊断之前尤应首选。主要通过抑制叶酸合成,阻止肺孢菌生长。有效率达 70% ～ 80%。剂量为每日 TMP 20mg/kg,SMZ 100mg/kg,分 4 次口服,共 2～3 周。艾滋病患者并发肺孢菌肺炎疗程一般不少于 3 周。本药不良反应率约为 12%,但艾滋病患者较高约为 65%。常见不良反应有白细胞和血小板减少、发热、皮疹、肝功异常等。

(2)三甲曲沙(trimetrexate):三甲曲沙抑制肺孢菌叶酸合成能力比 TMP 强 1 500 倍,可在菌体内浓聚。为减少对骨髓的抑制作用,可同时给予亚叶酸。三甲曲沙的剂量为每日 45mg/m² 静脉注射。Trimetrexate 能有效治疗中重度肺孢菌病,虽然有效率低于 TMP-SMZ,但引起严重粒细胞减少症、血小板减少症以及贫血的发生率显著低于 TMP-SMZ。其他副作用尚有皮疹、肝功能损害等。

(3)喷他脒:作用机制尚不明确,可能与抑制二氢叶酸还原酶、与染色体外 DNA 结合抑制其复制以及抑制 RNA 聚合酶有关。剂量为每日 4mg/kg,每日肌注 1 次,共 14～21d。喷他脒气溶疗法可提高在肺组织中的浓度而减少药物全身吸收,剂量为 300mg,每月 1 次,主要副作用为咳嗽和支气管痉挛。本品与 TMP-SMZ 联合用药不仅不能增强疗效,反而使不良反应增加。

(4)克林霉素与伯氨喹:剂量前者为 300～450mg,口服或静脉注射,每 6～8h 1 次。伯氨喹为 15～30mg/d 口服。两者合用,3 周为 1 个疗程,用于对前述药物均无效的病人。主要副作用为皮疹,严重者可有发热、中性粒细胞减少、高铁血红蛋白血症等。

(5)其他:氨苯砜 100mg/d 口服,与 TMP 合用的疗效与 TMP-SMZ 相仿,毒性则较低,氨苯砜的主要副作用为高铁血红蛋白血症、皮疹、发热、恶心、呕吐;有葡萄糖-6-磷酸脱氢酶缺乏症者可出现溶血。阿托伐醌 750mg/次,每日 2 次口服,副作用为发热、皮疹、肝功异常等。

(6)肾上腺皮质激素的应用:在特异性抗肺孢菌治疗开始后 72h 内应用肾上腺皮质激素可显著改善预后,降低病死率,是治疗 PCP 的重要进展之一。可用泼尼松 40mg,每日 2 次,共 5d,其后减量为 40mg/d,共 5d,再改为 20mg/d,共 10d。或以甲泼尼龙 30mg,每日 2 次,40mg/d,以及 20mg/d,分别静脉注射 5d 和 10d。

艾滋病病人的肺孢菌病治疗复杂,抗病原治疗的不良反应多见,复发率高,常需多次反复治疗。对于中重度患者一般采用肠道外给药,而轻度患者则首选口服给药。

【预防】

病人应予以呼吸道隔离,避免与免疫缺陷或正在接受免疫抑制药物治疗者接触。

对易感者可预防应用:

1. SMZ-TMP 剂量为每日 TMP 5mg/kg、SMZ 25mg/kg,2 次分服,每周服 3d。

2. 喷他脒 气雾给药每次 300mg,每月 1 次。

3. 氨苯砜 每日 50～100mg,单独应用或与双氢叶酸脱氢酶抑制剂合用。

对艾滋病患者而言,CD4+ 细胞数量是衡量是否预防用药的可靠指标,当 CD4+ 细胞低于 200/μl 时宜开始预防用药,而当 CD4+ 细胞超过 200/μl 至少达到 3 个月时则可以停止预防用药。

(李用国)

第三节　曲　霉　病

学习要点

1. 掌握常见曲霉病对抗真菌药物敏感型、典型急性侵袭性肺曲霉病病理表现。
2. 掌握常见肺曲霉病临床表现、诊断、治疗原则。
3. 掌握各种抗真菌药物抗菌活性、抗菌谱与临床应用指针。
4. 熟悉侵袭性曲霉病流行病学情况。
5. 熟悉侵袭性肺曲霉病分级诊断与治疗原则。
6. 熟悉典型曲霉病影像学表现。
7. 熟悉 GM 试验检查方法、临床意义。
8. 熟悉各种抗曲霉药物药学特点。
9. 了解曲霉病发病机制。
10. 了解肺外曲霉病临床表现、诊断、治疗。
11. 了解曲霉病外科治疗指针。
12. 了解曲霉病预防。

曲霉病（aspergillosis）是由曲霉菌（aspergillus）引起的一系列疾病的总称，包括感染性或非感染性两种类型。非感染性曲霉病主要有曲霉抗原引起的变态反应性疾病（哮喘、鼻窦过敏）和曲霉球。侵袭性曲霉感染，亦称作侵袭性曲霉病（invasive aspergillosis，IA），是一种严重的感染性疾病，常发生在各种免疫抑制个体，危及患者生命，近年来其发病率呈逐步上升趋势。

【流行病学】

曲霉菌在自然界广泛分布，曲霉的分生孢子可悬浮于空气中，人体可经常吸入曲霉孢子。曲霉病的发生、发展与曲霉暴露的量、感染途径、机体的免疫状态和特异体质有关。呼吸道吸入曲霉孢子后，免疫正常宿主通常无不良后果，而原有肺部空洞性病变者（如结核）可形成曲霉球，有慢性肺部疾病或轻度免疫抑制的患者可引起慢性坏死性曲霉病，严重免疫抑制者常导致急性侵袭性肺曲霉病，特应质患者可诱发支气管哮喘（简称哮喘）或导致变应性支气管肺曲霉病。在免疫受损患者肺内曲霉可大量繁殖，并可播散至身体其他器官，导致肺外曲霉病与播散性曲霉病。侵袭性曲霉病多发生在免疫抑制个体，常见于血液病、粒细胞减少症、骨髓和器官移植、免疫抑制、长期应用皮质类固醇或细胞毒素的药物治疗者。

曲霉病最常见病原为烟曲霉，个别医院非烟曲霉感染发生率呈上升趋势，原因不清楚。黄曲霉感染与烟曲霉不同，多表现为慢性肉芽肿性鼻窦炎、角膜炎、皮肤曲霉病、伤口感染和骨髓炎等。

近年来，由于各种免疫抑制个体增加以及广泛使用氟康唑预防真菌感染，曲霉病发生率逐步上升趋势。研究发现入住 ICU 患者发生 6.7％ 发生曲霉感染，其中 64％ 为非血液病患者。骨髓移植患者曲霉感染率为 2％～32％、HLA 不匹配骨髓移植受体发生率为 10.5％，HLA 匹配受体为 7.3％；白血病和淋巴瘤患者 2％～29％，实体器官移植者 1％～15％，其中肝肺移植患者发病率最高。

患者发生曲霉感染的危险因素基本相同，主要在于患者发生免疫抑制，但不同基础疾病患者存在一些特殊之处，对血液系统恶性肿瘤患者主要危险因素包括：急、慢性移植物抗宿主反应（GVHD）、长期粒细胞减少、化疗、糖皮质激素应用、应用英夫利西单抗、糖尿病酮症、去铁胺治疗等，对于器官移植者主要危险因素包括：急、慢性排异反应、固醇类激素应用、血液透析、肾衰竭、再移植、脾切除、糖尿病、去铁胺治疗等。

【病原学】

曲霉共分 18 个群，175 个种，18 个变种，大多为非致病菌。少数为条件致病菌，烟曲霉为最常见曲霉病病原，其他有黄曲霉、土曲霉、黑曲霉、构巢曲霉等，局限曲霉、杂色曲霉、棒曲霉、焦曲霉、米曲霉、灰绿曲霉、聚多曲霉、日本曲霉、黄柄曲霉、多育曲霉等较为少见。

曲霉菌丝体透明、无色、淡色或有鲜明色彩;一部分特化形成后壁而膨大的足细胞;在其垂直方向生出直立的分生孢子梗;顶端膨大形成顶囊;顶囊表面生出产孢细胞;由产孢细胞形成分生孢子。

曲霉在沙氏培养基上 28℃培养后菌落形成快,成毛状,一般为黄绿色,将菌落涂片镜检可见特征性的分生孢子头和足细胞。曲霉的鉴定主要还是依赖形态学特征,通常以菌落形态和分生孢子的颜色进行群的划分,然后以分生孢子的形态、颜色、产孢结构的数目、顶囊的形态、分生孢子的颜色和特征及有性孢子的形态等进行种的鉴定(表 6-2)。

临床对痰、窦道排泄物及气管冲洗液等临床标本直接镜检可以看到透明的分支菌丝(脓血或痰太黏稠时,可先用 10%KOH 处理),如果曲霉寄生在与空气相通的器官中,镜检时甚至可以看到曲霉头;血清学试验,检测曲霉特异性抗原(半乳甘露聚糖),简称 GM 试验,也是侵袭性曲霉病的早期诊断指标。

侵袭性肺曲霉病的治疗药物有多烯类药物两性霉素 B;广谱三唑类药物,如伊曲康唑、伏立康唑;棘白菌素类药物卡泊芬净等,常见曲霉对不同药物的敏感性,见表 6-3。由于临床长期或不规范使用会诱发真菌耐药性。自 1997 年 Denning 等首次报道他们在临床分离到伊曲康唑耐药株烟曲霉以来,相继有烟曲霉对唑类耐药的病例报道以及其耐药机制的研究。可以预测,随着唑类药物在临床的广泛应用,耐药烟曲霉感染有可能会增多;而且存在交叉耐药,这将给临床治疗带来很大困难。

【发病机制与病理学】

曲霉感染的发病情况取决于真菌的致病力和患者的免疫状态。曲霉的致病因子包括曲霉结构物质、毒素及相关代谢产物、抑制免疫的成分等。

曲霉的细胞壁拥有大量的多糖成分,如 α-(1-3)葡聚糖、β-(1-3)葡聚糖、甲壳素(chitin)、半乳甘露聚糖(galactomannan)等。半乳甘露聚糖与孢子表面疏水蛋白介导曲霉与上皮的黏附;β-(1-3)葡聚

表 6-2　不同曲霉的形态和菌落特征

菌名	培养	镜检
烟曲霉	菌落扩延、蓝绿色至烟绿色,37~45℃生长良好	单层瓶梗,分生孢子头圆柱形、无色或绿色、光滑、无闭囊壳
黄曲霉	菌落表面黄绿色、羊毛状、有的 37℃生长比 25℃好	单层或双层瓶梗,孢子头放射形,有的呈圆柱状,孢子梗黄绿色、粗糙
黑曲霉	菌落初为白色羊毛状,继而黑色或黑褐色、粗绒状	单层或双层瓶梗,孢子头球形放射状、褐至黑色、孢子梗无色至褐色、光滑柄
土曲霉	菌落表面绒状、肉桂色或褐色	双层瓶梗,孢子头紧密圆柱形,孢子梗无色光滑,有次生孢子
构巢曲霉	菌落奶油、米黄、暗绿色、背面紫红	双层瓶梗,孢子头柱形,孢子梗褐色,光滑,闭囊壳紫色,有壳细胞
杂色曲霉	菌落绿色、逐渐变黑	双层瓶梗,孢子头放射形或疏松圆柱状,孢子梗无色,黄或浅褐色、光滑,有壳细胞

表 6-3　常见曲霉与其他真菌药物体外敏感性比较

真菌	两性霉素 B	伊曲康唑	伏立康唑	伯沙康唑	卡泊芬净
烟曲霉	S	S	S	S	S-R
黄曲霉	S	S	S-R	S	S-R
土曲霉	S-R	S	S	S	S
黑曲霉	S	S	S	S	S
毛霉	S-R	S-R	R	S-R	R
根霉	S	S-R	R	S-R	R

S. 敏感;R. 耐药

糖能被宿主细胞的 dectin-1 识别,活化激活蛋白 1(activator protein 1),触发宿主的炎症反应,如激活补体,引起 TNF-a、白三烯等炎症因子的释放;曲霉孢子产生的色素有利于孢子在外界环境中的生存,色素能帮助曲霉抵御紫外线、氧自由基,而色素缺乏的孢子易被补体结合、吞噬细胞吞噬且对抗真菌药物敏感。

曲霉能产生多种毒素,胶霉毒素是曲霉最主要的、最强大的,也是研究最多的毒素,可非特异地抑制机体的免疫反应,如抑制巨噬细胞的吞噬、杀菌,抑制 T 细胞的激活、增殖等,还可以作用于细胞骨架来抑制中性粒细胞的吞噬功能、抑制细胞活性氧代谢、降低吞噬能力,有利于曲霉的播散。烟曲霉素能有效的杀灭小孢子虫和阿米巴原虫,可作用于淋巴细胞的染色体,使淋巴细胞的姐妹染色单体互换、染色体畸变概率明显增加,产生细胞毒作用抑制淋巴细胞,进而抑制细胞免疫。其他毒素尚有烟曲霉文、局限曲霉素、核糖毒素等,也与曲霉的致病有关。

曲霉产生的弹性蛋白酶是一组具有溶解胶原蛋白、弹性蛋白的蛋白酶,与真菌侵入深部组织有关,包括金属蛋白酶(具有溶解基质的作用)、丝氨酸蛋白酶(破坏肌动蛋白,影响细胞骨架)。曲霉活性氧代谢酶可拮抗宿主免疫细胞释放的过氧化氢以及巨噬细胞产生的活性氧产物对菌体的损害。

曲霉的感染过程大致分为对组织的黏附、入侵以及破坏作用。首先机体吸入曲霉的孢子,孢子在上皮细胞内生长成菌丝,菌丝进一步侵袭组织,侵犯血管,引起内皮细胞损伤,血栓形成、组织坏死。

曲霉孢子的吸入和内化孢子的吸入是最主要的感染途径。曲霉孢子为 $2\sim5\mu m$,易在空气中悬浮,极易进入下呼吸道。分生孢子虽然可以被吞噬细胞吞噬,但也可以内化侵入上皮细胞,逃避免疫,进而进入组织。孢子与 II 型肺泡上皮接触,通过上皮细胞微管和微丝的作用形成伪足,并内吞孢子,孢子送至溶酶体,部分孢子在溶酶体内最终可能会出芽生长成菌丝,但转化的速度比在组织中缓慢。孢子的侵袭过程涉及相当多的分子,如曲霉孢子纤连蛋白、层连蛋白等受体,通过对应配体而与组织细胞黏附。曲霉孢子最外层疏水蛋白构成的簇状小体结构,因其疏水性而易与上皮组织结合。人体细胞 Toll 样受体与曲霉的入侵也有一定关系。

孢子为真菌的增殖形式,在营养等环境因素影响下可在上皮内转化为菌丝。菌丝生长迅速,很快破坏上皮细胞,菌丝即进一步侵入皮下,菌丝的致病力比孢子强,这一转换过程受多种基因调节,如烟曲霉 rasB 基因调节孢子出芽、生长和菌丝的分叉,体内试验发现 rasB 突变的烟曲霉毒力较野生型明显减轻。

人体对曲霉感染的免疫体系包括上皮细胞的屏障作用、巨噬细胞和中性粒细胞的吞噬作用以及淋巴细胞所产生的各种细胞因子。曲霉在侵入组织后,由于免疫力不同或基因多态性的原因,常导致患者出现不同的病理表型,如过敏性炎症、化脓性炎症、肉芽肿性改变等,在临床上即为过敏性病变、侵袭性曲霉病等不同表现。侵袭性曲霉病的特征为曲霉菌丝侵袭血管,血管的侵袭即可从血管外膜向内膜、内皮的侵袭,也可以菌丝侵入内皮后(血流感染)再透过外膜进入组织的过程。曲霉对血管侵袭过程导致内皮的损害,并形成局部血栓。曲霉菌丝与内皮细胞接触使内皮细胞表达 E 选择素、血管细胞黏附分子、白介素-8 和肿瘤坏死因子 α,利于真菌的黏附、侵袭,同时内皮细胞也表达白细胞黏附分子以聚集白细胞,产生炎症反应。

曲霉可以感染人体许多部位,肺是曲霉最主要的侵害器官,由于人体免疫功能不同,感染曲霉后可以表现为至少三种形式:腐生型曲霉病(曲霉球、坏死组织的侵袭)、过敏(外源过敏性肺泡炎、过敏性支气管肺泡曲霉病、哮喘)、侵袭性曲霉病;各种疾病状态病理表现不同。

曲霉球多发生在空洞性肺病患者,如肺结核、结节病、非脓肿、支气管扩张、肺组织胞质菌病、肺癌、肺梗死等,在原有肺部空洞中,大量曲霉菌丝和坏死组织、炎症反应物质等共同形成的球状物。过敏性支气管肺泡曲霉病主要病变为在扩张的支气管中有大量浓稠的黏液栓,黏液栓主要由真菌与酸性粒细胞构成,支气管壁表现为慢性炎症。

侵袭性曲霉病的病理表现主要为急性坏死性出血性肺炎。炎性浸润、化脓,进而形成肉芽肿。菌丝在肺内增殖和侵入血管,导致坏死性血管炎,造成血栓或菌栓,引起咯血和血行播散,在脑、肝、肾、心脏等脏器产生曲霉感染;伪膜性曲霉支气管气管炎是比较少见的侵袭性曲霉病,多发生在肺移植、轻中度免疫抑制状态患者,病理改变主要为局限或广泛的溃疡性气管支气管炎症伴伪膜形成,真菌对黏膜浅表的侵袭以及黏膜全层炎症。

【临床表现】

（一）肺曲霉病

1.过敏性肺曲霉病　不常见，多发生于过敏性体质患者。表现为吸入曲霉孢子后出现支气管过敏反应（哮喘），大多形成黏液栓子，在支气管内导致肺不张。该病属Ⅰ型和Ⅲ型变态反应，也可能为Ⅳ型，即寄居在支气管树内的曲霉可释放抗原发生免疫反应。最常见的症状有发热、顽固性哮喘、咳嗽、咳痰、不适和消瘦。外周血中嗜酸性粒细胞增多，血清 IgE 升高。在咳出的棕褐色嗜酸性黏液栓中常可检出曲霉菌丝。胸片检查可见小的、一过性、单侧或双侧境界清楚的浸润，常在上肺叶，肺门或支气管侧淋巴结肿大、慢性硬化和肺叶萎缩。过敏性肺曲霉病临床表现外源性肺泡炎、哮喘、过敏性支气管肺泡曲霉病（ABPA），临床表现稍有差异。ABPA 为非侵袭性，症状有咳嗽、发热和喘鸣，大的黏液栓可能被咳出或被支气管镜检出，可导致肺段或肺叶不张。胸片显示双侧肺下叶广泛浸润，如未治疗，该病可称为侵袭性病变，向上扩展引起气管支气管炎。

2.肺曲霉球　常发生于肺结核、肉样瘤病、支气管扩张、尘肺等病变所遗留的肺空洞内，常见于上肺叶，少数可发生在下肺叶的顶端部分。患者常无症状，但可有慢性咳嗽、不适和消瘦，咯血为最常见的症状（50％～80％），大多数为间歇性小量出血，但可有 25％患者发生大量的危及生命的咯血。胸片显示特征性的圆形或椭圆形团块，有月牙形气影所围绕或带有一透光的光晕，此球影常可随病人体位改变而移动。

3.伪膜性曲霉性气管支气管炎　最常见于艾滋病和肺移植患者，肺移植者病变多发生于器官吻合口，初期多无症状，典型者表现为发热、咳嗽、呼吸困难、胸痛和咯血，症状随病程进展而加重。有些病人死于气管和支气管阻塞，而其他病例可发展为播散性曲霉感染。支气管镜检查可发现溃疡损害或坏死性伪膜。

4.慢性坏死性肺曲霉病　属于半侵袭性曲霉病，患者免疫功能部分受损，常见于中老年患者，并伴有基础性肺部病变，如非活动性肺结核、支气管扩张、肉样瘤病、糖尿病、营养不良等轻度的免疫功能受损，或长期接受小剂量的皮质类固醇激素治疗者。临床表现类似于肺曲霉球，因此有时难于区分这两种临床类型，且本病常合并肺曲霉球。常见表现为发热、咳嗽、咳痰与体重下降，症状可持续数月。胸片最早的改变是慢性上肺叶的浸润并伴胸膜增厚，常有空洞，约 50％的患者在坏死的肺空洞内有单个或多个曲霉球形成。

5.急性侵袭性肺曲霉病　包括原发与继发两类，原发性侵袭性曲霉病少见，发生于免疫功能正常个体；而继发性急性侵袭性肺曲霉病发生于免疫受损个体，可危及生命，高危人群包括中性粒细胞缺乏性肿瘤、器官移植、艾滋病及儿童慢性肉芽肿病。此型感染可分为局限型和播散型，前者预后较好。临床主要表现为慢性感染，发热、咳嗽、咽痛、呼吸困难、咯血、体重下降、消瘦等，黏液性痰中常混有绿色或灰绿色颗粒，其咯血有两种：曲霉菌侵犯血管引起出血性梗死和真菌性动脉瘤的形成，后者可导致致命性大咯血。典型病例为粒细胞缺乏或接受广谱抗生素、免疫抑制剂和激素过程中出现不能解释的发热，胸部症状以干咳、胸痛最常见，可有上腹痛。随病变进展，可出现肺部湿啰音和肺浸润。当肺内病变广泛时则出现气急、甚至呼吸衰竭，部分病例可出现气胸。曲霉菌还可经胸膜内侧侵及肋间肌、心内膜，导致心包积液。曲霉菌可侵犯血管，形成栓塞和肺内出血，并可经血液播散到其他器官，主要见于血流丰富的器官，如胃肠道、大脑、肝脏和甲状腺，偶见于心脏、膈、睾丸和皮肤，与患者白细胞数量和功能异常程度有关。胸部 CT 扫描常能检出胸片表现正常的患者的肺部损害。在中性粒细胞缺乏的患者，其局限性曲霉感染最具特征的影像为有空洞的小结节样损害并向外周扩大。通常可见到一独特的低透光带围绕着结节损害。在空洞损害内可见特征性的新月形气影。但肺的播散性曲霉感染较局灶性感染缺少特征。如果 CT 扫描或胸片检查发现局限性病灶，应做经皮肺组织活检供微生物学和组织病理学检查。但如果 CT 扫描或胸片检查发现播散性病变，支气管镜检查必不可少。

（二）鼻窦曲霉感染

1.过敏性曲霉性窦炎　患者常有过敏性体质，表现为间断性单侧或双侧鼻塞，伴头痛、面部疼痛和不适，可有鼻息肉和鼻窦浑浊，常与 ABPA 合并存在。

2.急性侵袭性窦炎　常见于免疫受损病人。临床表现类似于鼻脑毛霉病，症状包括发热、鼻涕、头痛及面部疼痛，由于感染鼻窦不同，临床表现有所不同，上颌窦感染者硬腭和鼻甲可有坏死性损害，并可出现面部组织的毁形性破坏，感染可侵及睚和脑部,引起血栓形成和梗死,蝶窦感染者可引起静脉窦炎。

3.慢性坏死性窦炎 可发生于正常个体,但更多见于应用激素或糖尿病患者,酗酒是另一危险因素。临床表现为长期鼻窦炎史,窦腔引流不畅,黏液分泌增多。一般侵及单侧,症状为疼痛、鼻塞及头痛等。CT扫描可见致密的圆形浑浊区,有时内含钙化灶。外科窦道引流术可见到似奶酪样褐色或绿色团块,易碎。

4.鼻侧曲霉性肉芽肿 多见于热带干燥地区,如印度、苏丹和沙特阿拉伯等。患者有顽固的鼻塞、单侧面部不适、或不甚明显的眼球突出。如果不治疗,将侵及鼻窦、眼眶及脑部。

(三)脑曲霉病

曲霉感染的严重类型,病死率高达90%以上,由肺部感染血行播散而导致脑曲霉病的发生要比鼻窦直接侵入更多见,播散性曲霉病中有10%～20%脑部受累。骨髓移植病人脑部脓肿的常见病因为曲霉感染。脑曲霉病起病缓慢,若中性粒细胞减少患者出现精神错乱、迟钝或嗜睡等应怀疑本病。由于脑动脉血栓形成导致多发性脑梗死损害,常引起灶性神经病学症状和体征较脑部念珠菌病多见。脑曲霉肉芽肿损害可出现在脑室或脑实质内,位于脑实质内者,其症状与脑瘤相似。一般病程发展缓慢,CT扫描表现脑占位性病变。

(四)眼曲霉病

1.曲霉性角膜炎 由外伤或手术感染直接引起,表现为角膜深溃疡或表浅结节。有局部疼痛、畏光、流泪等角膜刺激症状以及视力障碍,60%有前房积脓。也可由鼻腔或鼻窦曲霉感染侵袭眼眶所致,如不及时治疗,可致失明。

2.曲霉性内眼炎 并不多见但对视力与眼睛为毁灭性感染,可发生于吸毒者、心内膜炎和器官移植患者,也继发于眼外伤、眼部手术或血行播散,后者更多见于免疫受损病人。症状有眼痛和视力受损,大多数患者有虹膜睫状体炎或玻璃体炎,可见视网膜出血或脓肿,也可有眼前房积脓,通过房水培养确诊。

3.眼眶曲霉病 由鼻窦感染扩散而致,症状有眼眶痛、眼球突出或视力丧失。约25%的病例感染可侵入脑部并导致死亡。

(五)曲霉性心脏炎

曲霉性心内膜炎多见于接受开放性心脏手术的病人和静脉药瘾者,感染最好发部位是主动脉瓣

和二尖瓣,常形成大且脆的赘生物和大的栓子,具有诊断价值。临床表现类似于细菌性心内膜炎,起病可突然或隐袭,常有发热、消瘦、疲劳和食欲缺乏。50%～90%的患者可有心脏杂音,30%有脾大,约80%的患者出现栓子栓塞主要动脉,特别是脑动脉。曲霉性心内膜炎也是静脉药瘾者的一个并发症。伴有脓肿形成或心室壁赘生物形成的心肌感染可有血行播散而来,可导致非特异性的心电图异常或充血性心力衰竭。

曲霉性心肌炎多发生在播散性曲霉感染者,表现为心肌梗死、心律不齐等;曲霉心包炎可由血源播散、肺部曲霉感染扩散以及心肌曲霉播散而致,表现为心脏压症状。

(六)曲霉性骨髓炎与骨髓炎

不多见,儿童慢性肉芽肿病患者易感。曲霉感染多由邻近的肺部损害侵袭而来,肋骨、脊柱是最多见的受累部位。在免疫受损成人患者,脊柱也很易受累,更多见于病原菌的血行播散,也可发生于外科手术中病原菌接种所致。椎骨的曲霉感染其临床和放射学特征类似于结核病,大多数病人主诉有发热、疼痛和受累部位触痛。也可侵及周围软组织,伴胸膜感染和脊柱旁脓肿,关节受累少见。曲霉骨髓炎可经血流感染、骨髓炎播散或外伤手术直接感染而致。

(七)皮肤曲霉病

经血流播散而来或直接感染,后者主要见于烧伤患者或婴儿敷料的污染。皮肤曲霉病皮损初为红色至紫色、硬结性斑块,随后进展为覆盖有黑色焦痂的坏死性溃疡。皮损呈单发或多发的境界清楚的斑丘疹,后变为脓疱,以后进展为表面覆盖有黑色焦痂境界清楚的溃疡,皮损可增大并融合成片。

(八)耳曲霉病

多为曲霉腐生性感染,多表现为外耳道瘙痒、疼痛、听力下降和外耳道流液等。耳镜检查显示耳道水肿及红斑,并覆以结痂。在中性粒细胞减少的患者,可引起坏死性的外耳道炎。外耳道曲霉感染一般不引起耳膜穿孔,但糖尿病、慢性湿疹、低丙种球蛋白患者、HIV感染者以及糖皮质激素使用者容易发生耳曲霉感染,免疫低下持续存在者,感染可以波及乳突。

(九)播散性曲霉病

除上述各种特殊部位曲霉感染外,免疫功能低下者可发生播散性曲霉感染,其中有40%～50%的

死亡病例中检出有胃肠道感染,食管最常受累,肠道溃疡亦有发生并常导致出血或穿孔。30%感染肝和(或)脾,症状包括肝触痛、腹痛和黄疸,但多数病人可无症状。CT 扫描可发现多数小的透光性损害散布于肝内。30%有肾损害,症状较少且罕见肾功能受损。

【辅助检查】

(一)实验室检查

1.病原学检查

(1)涂片镜检:痰涂片的直接镜检常有助于过敏性曲霉病的诊断,可见到大量的分隔菌丝,其上有特征性的 45°分叉结构。对疑似侵袭性曲霉病患者,痰的镜检帮助极小,推荐支气管灌洗液标本的检查。从皮损或鼻窦冲洗液中可检出典型的菌丝,但需结合培养确定诊断。

(2)培养:曲霉病的确诊要根据培养中分离出致病菌。由于空气中常有曲霉存在,故对分离的结果的解释要慎重。如果在一个平板上分离出多个菌落或不止一次培养出同一真菌,则此时痰培养结果才更可信。从支气管灌洗液、胸腔积液以及活组织检查标本中分离出曲霉常提示有感染。很少能从血液、尿液或脑脊液标本中分离出曲霉。从鼻窦的冲洗液或鼻或腭部坏死性损害的活检材料中常可分离出曲霉。

2.组织病理学检查　组织病理学检查对曲霉病的诊断具有重要意义。曲霉病组织反应有非特异性炎症改变、肉芽肿改变、坏死性改变和化脓性改变。曲霉在组织中仅生长菌丝,有时可见到分生孢子头或有性阶段。菌丝分隔、双叉分支、成 45°,直径 $7\sim10\mu m$,典型的排列成放射状多见于脓疡或曲霉球。很少分支,直的平行排列的菌丝见于早期肉芽肿病变。不规则菌丝和"孢子样"结构多见于晚期纤维化比较多的病变。曲霉头见于与空气沟通氧气供应充足的脓疡或空腔内。

3.曲霉菌素皮肤试验　用曲霉抗原做皮肤试验有助于过敏性曲霉病的诊断。肺曲霉球、过敏性曲霉病患者皮试常为阳性。严重的曲霉病患者伴免疫功能受损,皮试可阴性。

4.血清学试验　半乳甘露聚糖(galactomann,GM)是曲霉的细胞壁成分,在感染患者的血清和尿样标本中能检测到这种物质,是侵袭性曲霉病的特征性标志,该物质具有抗原性,可以通过乳胶颗粒凝集反应(LPA)和酶连免疫吸附试验(ELISA)进行检测,后者比前者更敏感,能早期检测,并在较长时间内保持阳性。

ELISA 测定只能半定量,GM 的测试结果以 GM 指数(GMI)表示,即求出样本的吸光度(A)值与参考品的 A 值之比,各国 GMI 阳性判断折点不尽相同,美国为 GMI>0.5,而欧洲则为 GMI>1.5。目前我国临床上阳性的判断折点应定为 0.8 或 2 次>0.5。

影响 GM 检测结果的因素较多,患者应用抗菌药物,尤其是 β-内酰胺类抗菌药物,如哌拉西林/三唑巴坦、阿莫西林及阿莫西林/克拉维酸等会出现假阳性而严重影响检测结果;同样,皮炎芽生菌、黑孢霉菌、分枝孢菌、组织胞质菌、地丝菌属感染也可能出现阳性结果。

由于判定折点的问题尚难以求得共识,有人建议对肺曲霉感染高危患者实施 GM 抗原血症动态监测,每周检测 2~3 次。异体造血干细胞移植患者最好实施每天检测,若发热持续 3d 以上,而投入的抗菌药物又无明确疗效时,结合高分辨率的计算机断层扫描,可以大大提高 IPA 的早期诊断率。

GM 抗原的监测还有助于预测疾病的疗效与转归,国外研究发现如果在侵袭性曲霉病治疗期间,GM 抗原血症持续保持较高水平者,其预后较差;相反,GM 抗原血症清除早且明显者,其预后则较理想。

5.分子生物学检查　核酸探针技术及 PCR 技术诊断准确、敏感快速,为曲霉病的早期诊断开辟了新的领域。

(二)影像学检查

曲霉病引起发生部位不同影像学检查结果各异。

侵袭性肺曲霉病多为不同形态的肺浸润,以支气管肺炎最常见。早期可出现局限性或双肺多发性浸润,常分布在周围肺野。部分出现结节状阴影,病灶常迅速扩大,融合成实变或坏死形成空洞,其中亦可形成急性曲霉球;或突然发生大的、楔形的、底边向胸膜的阴影,类似于"温和的"肺梗死,少数出现胸腔积液。CT 扫描可见比 X 线改变更广泛的损害,并可见新月形的空洞样损害和结节样团块状阴影,如患者发热、粒细胞减少、肺部浸润,同时有新月形的空洞样损害,应高度怀疑侵袭性肺曲霉病。X 线检查发现免疫抑制患者出现肺部"牛眼征"与"新月征"对侵袭性曲霉有重要诊断价值,但并非其所独有特点,其他能破坏血管的病原菌感染也有类似表现,如结合菌、镰刀霉以及铜绿假单胞菌和奴卡菌感染等。

肺曲霉菌球由曲菌丝和纤维黏液混合而成,寄生在肺空洞内或囊状扩张的支气管内,呈圆形、椭圆形,曲菌球与囊腔之间形成半月形或新月形的透亮区,为曲菌感染的典型 X 线表现。ABPA X 线平片表现为指状、均一的支气管影,多累及肺上叶肺段中央支气管,这主要与黏液栓形成有关,但黏液栓清除后,留下支气管扩张和气管壁增厚的改变;CT 表现为中央支气管扩张。

鼻窦侵袭性曲霉 X 线检查多表现为组织肿胀、鼻窦气液平以及模糊改变;椎体曲霉病可表现为椎骨与椎间盘破坏。

【诊断与鉴别诊断】

(一)诊断

由于曲霉病感染形式多样,感染部位众多,临床诊断缺乏统一标准,特殊部位曲霉病诊断需要病理组织学结合微生物学与临床表现进行诊断,如神经系统曲霉病、鼻窦曲霉病、骨髓炎等,对于肺部曲霉病主要采用分级诊断标准,组织学检查、高分辨 CT 检查以及肺泡灌洗液真菌检查具有重要诊断价值。

ABPA 的诊断标准:①反复哮喘发作;②外周血嗜酸粒细胞增多($\geqslant 1 \times 10^9/L$);③曲霉抗原皮肤划痕试验在($15 \pm 5$)min 内出现即刻反应;④抗曲霉抗原的沉淀抗体阳性;⑤血清总 IgE 升高($\geqslant 1000 \mu g/L$);⑥X 线胸片有肺部浸润(病变呈一过性或固定不变);⑦中央性(向心性)支气管扩张。符合前 6 项者拟诊 ABPA,符合所有 7 项标准可确诊。

肺曲霉球患者一般无症状,主要症状是咯血,少数患者发生危及生命的大咯血,偶有发热、咳嗽等症状。胸部 X 线检查具有诊断价值,典型表现为肺部原有空洞内形成球状的固体团块,水样密度,可移动,团块与窄洞壁之间有气腔分隔。

侵袭性肺曲霉病是肺曲霉病中最严重的类型,但诊断困难,治疗棘手,确诊需要从病肺组织同时获取病理学和微生物学的证据。为避免临床造成多数患者失去治疗机会,从临床实际和客观需要出

发,建立了分级诊断标准,分别给予相应处理,以避免和减少漏诊,使需要治疗的患者及时得到治疗,又防止过多诊断和抗曲霉药物的滥用。根据侵袭性曲霉病发病危险因素、临床特征、微生物检查和组织病理学检查,其诊断分为 3 级(表 6-4),相应的感染治疗也分为先发治疗、经验治疗、目标治疗。

具有诊断价值的各种条件是:

1. 发病危险因素

(1)外周血白细胞$< 0.5 \times 10^9/L$,中性粒细胞减少或缺乏,持续$> 10d$。

(2)体温$> 38 ℃$或$< 36 ℃$,并伴有下列情况之一:①此前 60 d 内出现过持续的中性粒细胞减少($\geqslant 10d$);②此前 30d 内曾接受或正在接受免疫抑制剂治疗;③有侵袭性真菌感染病史;④患有获得性免疫缺陷综合征;⑤存在移植物抗宿主病;⑥持续应用糖皮质激素 3 周以上;⑦有慢性基础疾病;⑧创伤、大手术、长期住 ICU、长时间使用机械通气、体内留置导管、全胃肠外营养和长期使用广谱抗菌药物等。

2. 临床特征

(1)持续发热$> 96h$,经积极的抗菌药物治疗无效。

(2)咳嗽、咳痰、咯血、胸痛和呼吸困难等胸部症状,以及肺部啰音或胸膜摩擦音等体征。

(3)影像学检查早期显示胸膜下单发或多发结节状或斑片状阴影,数天后病灶周围出现晕轮征,$10 \sim 15d$ 肺实变区周围坏死、液化出现新月征或空洞。

3. 微生物学和组织病理学检查结果

(1)合格的深部咳痰标本培养连续 2 次分离到曲霉。

(2)气管内吸引物、支气管肺泡灌洗液或胸腔积液分离到曲霉。

(3)支气管肺泡灌洗液和(或)血液 GM 连续 2 次阳性。

(4)肺组织标本病理学检查在肉芽肿病变中见粗细较均匀、成 45°分叉、放射状分布的典型曲霉菌

表 6-4　侵袭性曲霉病的诊断标准

诊断级别	危险因素	临床与影像特征	微生物学	病理学
确诊(proven)	+	+	+	+
临床诊断(probable)	+	+	+	—
拟诊(possible)	+	+	—	—

丝和（或）组织，研碎培养分离到曲霉。

确诊侵袭性肺曲霉病需要符合宿主发病危险因素≥1 项、全身或胸部症状体征、影像学特征，并有肺组织病理学和（或）微生物学证据。临床诊断需要符合宿主发病危险因素≥1 项、全身或胸部症状体征、影像学特征以及上述微生物检查项中三项中任何一项。拟诊需要符合宿主发病危险因素≥1 项、全身或胸部症状体征以及影像学特征。

（二）鉴别诊断

曲霉病表现形式多样，临床缺乏特异症候群，不同部位曲霉病需要与原发病以及各种感染、结核病、肿瘤甚至自身免疫性疾病相鉴别。

【治疗】

（一）抗真菌治疗药物

近年来，抗真菌药物研究与开发取得了长足进展，可用于治疗曲霉病的药物包括两性霉素 B、三唑类（triazoles）和棘白霉素类（echinocandins）。

1.两性霉素 B 去氧胆酸盐及其脂类制剂　两性霉素 B 属于多烯类抗真菌药物，通过破坏细胞膜的完整性发挥抗真菌作用，对细胞成分的超氧化也可能与抗菌作用有关；抗菌谱广，对土曲霉和皮肤癣菌以外真菌都有抗菌活性；口服不吸收，需要静脉滴注给药，血浆蛋白结合率高，组织渗透性差。

主要经肾缓慢排出，初始消除半衰期约为 24h，最终半衰期为 15d。本品长期应用于侵袭性真菌感染治疗，但不良反应发生率高且较为严重，影响临床应用；今年来开发的两性霉素 B 脂制剂，临床疗效与其相当，但不良反应明显减少。

两性霉素 B 脂制剂包括两性霉素 B 脂质复合体（amphotericin B lipid complex，Abelcet，ABLC）、两性霉素 B 胶质分散体（amphotericin B colloid dispersion，Amphotec，ABCD）、两性霉素 B 脂质体（liposome amphotericin B，AmBisome，L-AmB）。该类制剂特点为：①药物易分布于网状内皮组织、肝、脾和肺组织中，减少肾组织浓度，低血钾少见，肾毒性均低于常规制剂；②临床可应用较高剂量，一般 3～6mg/（kg·d），滴速相对快；③长程用于艾滋病病人，对曲霉菌、隐球菌、念珠菌的耐受性好；④脂类制剂的剂量为常规制剂的 3～5 倍时，治疗念珠菌菌血症和隐球菌脑膜炎的疗效与常规制剂相仿。其与常规制剂比较，见表 6-5。

2.三唑类抗真菌药物　包括氟康唑、伊曲康唑、伏立康唑、泊沙康唑等，其中氟康唑没有抗曲霉活性。

（1）伊曲康唑（itraconazole）：对深部真菌与浅表真菌都有抗菌作用，对皮肤癣菌、酵母菌、曲霉菌属、组织胞质菌属、巴西副球孢子菌、申克孢子丝

表 6-5　两性霉素 B 去氧胆酸盐与脂类制剂比较

特性	两性霉素 B 去氧胆酸盐	两性霉素 B 脂质复合体（ABLC）	两性霉素 B 脂质体（L-AmB）	两性霉素 B 胶质分散体（ABCD）
制剂	去氧胆酸盐，两性霉素 B	是脂质体与两性霉素 B 交织而成	是用脂质体将两性霉素 B 包裹而成	是用硫酸胆固醇与等量的两性霉素 B 混合包裹而成
适应证	多用于隐球菌性脑膜炎、侵袭性曲霉病等深部真菌感染的治疗	用于治疗难治性或对非脂质两性霉素 B 不能耐受的侵入性真菌感染	经验治疗中性粒细胞减少发热病人可能的真菌感染；治疗对普通两性霉素 B 无效或肾功能减退或因毒性过大而不能使用普通两性霉素 B 的曲霉菌、念珠菌和（或）隐球菌感染	治疗对两性霉素 B 无效或不能耐受的曲霉菌病
特点	组织穿透力弱，不易透过血脑屏障	血液清除快，药物易分布于网状内皮组织、肝、脾和肺组织中，肾组织浓度低		
血峰浓度（剂量）	1.1mg/L（0.6mg/kg）	3.1mg/L（5mg/kg）	83mg/L（5mg/kg）	1.7mg/L（5mg/kg）
剂量用法	0.7～1.5mg/（kg·d）	5mg/（kg·d），qd，输液速度 2.5mg/（kg·h），成人与儿童剂量相同	3～5mg/（kg·d），qd，IV 持续约 2h。若可以耐受，可减至 1h	起始量 3～4mg/（kg·d），必要时可增至 6mg/（kg·d）

特性	两性霉素 B 去氧胆酸盐	两性霉素 B 脂质复合体（ABLC）	两性霉素 B 脂质体（L-AmB）	两性霉素 B 胶质分散体（ABCD）
毒性	发热、寒战 47％，肾毒性 28.1％，低钾 20.4％，低镁 20.4％。恶心、呕吐 31.8％，转氨酶升高 22.8％	14％～18％发热和寒战，9％恶心、8％呕吐、11％血肌酐升高，5％肾衰竭，4％贫血，5％低血钾，4％皮疹	肾毒性 18.7％，寒战 47％，恶心 39.7％，呕吐 31.8％，皮疹 24％，钙减少 18.4％，低钾 20.4％，低镁 20.4％。部分患者在输注中出现胸骨后不适、胸痛、腰痛等	50％寒战，33％发热，10％～20％血肌酐升高，6％低钙，17％低钾
肾毒性	显著	较低	较低	较低

菌、着色真菌属、枝孢霉属、皮炎芽生菌以及各种其他的酵母菌和真菌感染有效。

有胶囊、口服液和静脉注射三种剂型。胶囊吸收较差，以羟丙基环糊精为助溶剂的口服液，生物利用度可达 55％。胶囊在餐后服用或与酸性服用（如可口可乐），可提高生物利用度。口服液需要空腹给药。口服后 3～4h 后血药浓度达峰值，终末半衰期为 1～1.5d。长期给药时 1～2 周达稳态。血浆蛋白结合率为 99.8％。皮肤中的浓度比血浆浓度高 4 倍，连续用药 4 周后停药，皮肤中药物仍可保持治疗浓度达 2～4 周。脂溶性强，在肺、肾脏、肝脏、骨骼、胃、脾脏和肌肉中的药物浓度比血浆浓度高 2～3 倍。主要在肝脏中代谢，主要代谢产物为有活性的羟基伊曲康唑。静脉注射后 97％的患者的血药浓度迅速达到有效的稳态浓度，主要分布在各种体液，包括脑脊液、眼液以及各种组织中，炎症时脑脊液中浓度可达同期血浓度的 50％～90％。单剂量静脉输注 200mg 伊曲康唑后，其表观分布容积为（796±185）L，平均终末半衰期为 33h，血浆清除率为 312ml/min。

系统性真菌感染胶囊口服 400mg/d，qd，口服液 2.5mg/kg，每日 2 次；伊曲康唑注射液初始为 200mg，bid，2d；再改为 200mg，qd，共 5d；以后可改口服液或胶囊，200mg，bid 或 200mg，qd，共 28d。常见不良反应为胃肠道不适，如厌食、恶心、腹痛和便秘。较少见的副作用包括头痛、可逆性肝酶升高、月经紊乱、头晕和过敏反应（如瘙痒、红斑、风团和血管性水肿）。本品为肝脏 CYP3A4 的代谢底物和抑制剂，与需要该酶代谢的药物间相互作用明显，临床需加以注意；另外，伊曲康唑对心肌具有负性肌力作用，心功能不良患者避免使用。静脉注射制剂含有糊精，肾功能不良患者用药需要注意。

（2）伏立康唑（voriconazole）：是氟康唑衍生出来的三唑类抗真菌药，即用氟嘧啶基取代了氟康唑中的三唑环部分，并增加了一个 α 甲基。抗菌谱广、抗菌作用强。对念珠菌属（包括耐氟康唑的克柔念珠菌，光滑念珠菌和白念珠菌耐药株）、新型隐球菌和毛孢子菌均有良好的抑制活性；对一些真菌，如曲霉、尖端赛多孢霉、镰刀菌、皮炎芽生菌以及荚膜组织胞质菌等都有抑制作用，对足放线病菌属、镰刀菌属也具有抗菌活性，仅对克柔念珠菌少数菌株及一些接合菌则无抑制活性。其抗新型隐球菌的活性比氟康唑强 16 倍，比伊曲康唑强 2 倍。

本品有片剂与注射液两种制剂，注射液含有磺丁基醚-β-环糊精。片剂口服后迅速吸收，血浆达峰时间为 1～2h，生物利用度高达 96％，蛋白结合率 58％，食物可影响本品的吸收，因此应在进食后 1～2h 服用。给予负荷剂量后，24h 内其血药浓度接近稳态浓度。在组织内分布广泛，组织内药物浓度高于血浓度，分布容积 4.6L/kg，可通过血脑屏障分布到中枢神经系统。本品消除半衰期为 6h，可在肝脏内广泛代谢，80％～90％的药物以无活性的代谢产物从尿液排出，尿中原型药物低于 5％。

本品是肝脏药物代谢酶 CYP2C19、CYP2C9 和 CYP3A4 的底物和抑制剂，同时由于人群中这些代谢酶基因多态性差异，用药后血药浓度个体差异性较大，建议进行血药浓度监测，同时需要注意药物间相互作用。

无论是静脉滴注还是口服给药，首次给药第 1 天均应给予首次负荷剂量，静脉注射第 1 天 6mg/kg（或 400mg），q12h；第 2 天起静脉注射 4mg/kg，q12h。口服给药负荷剂量体重＞40kg 者 400mg，＜40kg 者 200mg，均为 q12h；维持用量：体重＞40kg 者 200mg，＜40kg 者 100mg，均为 q12h。

最常见的不良反应为可逆性视觉障碍（12％～30％），如视觉改变、视觉增强、视物模糊、色觉改变或畏光等，也见发热、皮疹（6％）、恶心、呕吐、腹泻、头痛、腹痛、外周水肿、转氨酶升高（13.4％）等。使用时应注意监测视觉功能、监测肝肾功能。静脉注射制剂含有糊精，肾功能不良患者用药需要注意。

（3）拉夫康唑（ravaconazole）：化学结构与氟康唑及伏立康唑相似，对多种致病真菌具有具有广谱、强效活性。

本品对念珠菌包括克柔念珠菌、热带念珠菌以及新型隐球菌、曲霉、尖端赛多孢霉、暗色真菌等均有良好的抑制作用，对镰刀菌、接合菌等也有中度抑制作用。对念珠菌的活性高于氟康唑和伊曲康唑，且对氟康唑耐药的白色念珠菌、克柔念珠菌等具有较高活性；对烟曲霉菌的活性与两性霉素 B 相当，但强于伊曲康唑，目前还没有发现对拉夫康唑耐受的烟曲霉菌株。镰刀菌属、孢子丝菌属对其耐药。本品生物利用度高，半衰期长（达 83～157h），抗菌谱广而且可以口服。多剂量给药可致药物 10 倍量的蓄积，与其长半衰期一致。在最高剂量下，从服药后 1h 到第 14 天，血药浓度即超过白色念珠菌的 MIC90；从服药后第 4 天到第 31 天，血药浓度即超过曲霉菌属的 MIC90。

临床用于治疗曲霉菌病、念珠菌病和隐球菌病包括耐氟康唑的白色念珠菌所致肺念珠菌病。不良反应与其他唑类抗真菌药相似，头痛是最常见的副作用。

（4）泊沙康唑（posaconazole）：是伊曲康唑衍生物，只有口服液制剂。

本品抗菌谱广，对曲霉菌、荚膜组织胞浆菌、接合菌、镰刀菌以及常见的酵母类致病真菌如各种念珠菌、新型隐球菌等都有较强的抗菌作用。泊沙康唑对大多数真菌的活性要高于氟康唑、伊曲康唑和酮康唑。泊沙康唑对曲霉菌的活性与两性霉素 B 相当，对两性霉素 B 耐药曲霉菌菌株的活性优于伊曲康唑。但对光滑念珠菌、克柔念珠菌及耐氟康唑和伊曲康唑的念珠菌作用较差。与伊曲康唑相比，泊沙康唑另一个显著优点是它能较好透过脑脊液屏障，在脑中具有较高的药物度。本品具有线性药代动力学与吸收饱和特性，随餐口服本品 50～400mg/d，7d 达到稳态浓度；其群体药动学符合一级吸收与消除的一室模型，平均清除率为 31.3L/h。本品也是 CYP3A4 的抑制剂。

临床用于曲霉病预防和难治性或对其他疗法不能耐受的病人。预防用药 200mg，每日 3 次，挽救性治疗每日总量为 800mg，分 2 次或 4 次服用。不良反应与其他唑类抗真菌药相似，恶心、腹泻、乏力、肠胃气胀、眼痛等。

3. 棘白霉素类药物　一类半合成抗真菌药物。通过非竞争性抑制 β-(1,3)-D-糖苷合成酶，破坏真菌细胞壁糖苷的合成发挥抗菌作用，属于杀菌剂，对包括曲霉和念珠菌属在内的真菌均有良好的抗菌作用，对肺孢子菌也有抗菌作用，对新隐球菌不具有抗菌作用。

（1）卡泊芬净（caspofungin）：对白念珠菌具有良好的抗真菌活性，对其他念珠菌，如热带念珠菌、光滑念珠菌、克柔念珠菌等的最低抑菌浓度（MIC）也多数在 1mg/L 以下，作用明显优于吡咯类抗真菌药和氟胞嘧啶，与两性霉素 B 相似；对烟曲霉、黄曲霉、土曲霉和黑曲霉等曲霉属也具有良好的抗真菌活性。由于新型隐球菌不含 β-(1,3)-D-糖苷合成酶，故对卡泊芬净天然耐药。联合药敏试验结果显示卡泊芬净能增强两性霉素 B 或氟康唑的抗真菌活性。

口服不吸收。单剂静脉滴注卡泊芬净 70mg 后，平均血药浓度为 12.4mg/L，24h 后为 1.42mg/L，消除半衰期 9.29h。以首日 70mg 继以 50mg/d 静滴卡泊芬净共 14d，稳态血药浓度 9.94mg/L，稳态时 AUC 为 100.47mg/(h・ml)。肝、肾和大肠组织的药物浓度明显比血浆高，肝脏中的浓度甚至达到血浆中的 16 倍。小肠、肺和脾的浓度与血浆似，而心、脑和大腿的浓度低于血浆浓度。静滴卡泊芬净 27d 后，35％的药物与代谢物从粪便中排出，41％从尿液排出。其中约 1.4％的剂量以原形从尿液中排出。

临床可用于：①念珠菌菌血症及其他念珠菌引起的深部真菌感染，如腹腔内脓肿、腹膜炎、胸膜感染等。②食管念珠菌病。③经其他抗真菌药治疗无效或不能耐受的侵袭性曲霉病。不良反应包括发热、恶心、呕吐以及与静脉注射相关的并发症、蛋白尿、嗜酸性粒细胞升高、转氨酶升高等。

（2）米卡芬净（micafungin）：抗菌活性强于卡泊芬净，对所有实验菌株的 MIC 均在 0.015～1μg/ml；各种真菌对本品的敏感性顺序为：白色念珠菌＞平滑念珠菌＞热带念珠菌＞葡萄牙念珠菌＞克柔念珠菌＞近平滑念珠菌。与两性霉素 B 联合给药，可以显著增加药物对新型隐球菌的抗菌活性。同时，与单独用药相对比，联合用药在保护小鼠抵抗新型隐球菌引起的全身感染方面显示出更好的疗效,还可以使两性霉素 B 的抗菌谱增宽。本品对新型隐球菌、丝孢酵母属无抑菌活性。

临床可单独或与其他全身性抗真菌药物合并用于对目前临床常用抗真菌药不能耐受或已产生耐药菌的病人的治疗,以及造血干细胞移植病人的预防用药。不良反应包括发热、恶心、呕吐、嗜酸性粒细胞升高、转氨酶升高等。

(3)阿尼芬净(anidulafungin):本品具有较宽的抗真菌谱,包括近平滑念珠菌、烟曲霉菌、皮炎芽生菌和荚膜组织胞浆菌等,对卡氏肺囊虫亦具有活性。单剂量本品 50、70 或 100mg 静脉滴注耐受性良好,Cmax 和 AUC 均随剂量成比例地线性增加;系统清除率低,0.0126L/(h·kg),而 Vss 值 0.54L/kg 显示本品的血管外分布。

临床用于念珠菌感染与其他药物联合治疗曲霉菌病。该药的高剂量(260mg 负荷剂量及 130mg/d 维持剂量,持续 10d)具有很好的耐受性,可给病人高剂量使用本品,将能更有效地清除即使是最难清除的念珠菌和曲霉菌株。不良反应包括发热、恶心、呕吐以及与静脉注射相关的并发症、蛋白尿、嗜酸性粒细胞升高、转氨酶升高等。

(二)各种曲霉病的治疗(表 6-6)

1. 过敏性肺曲霉病 脱离过敏原,轻症病人无需治疗。泼尼松仅用在急性期,慢性期慎用激素。同时应用雾化吸入 0.125%～0.25%两性霉素 B 溶液或多聚醛制霉菌素液 5 万 U/ml,每日 2 次,每次 10～15min。支气管扩张药物和体位引流有助于防止黏液栓塞。伊曲康唑治疗有利于疾病恢复。

表 6-6　美国感染病学会曲霉病治疗指南

感染类型	治疗药物[2]		备注
	首选	备选[3]	
侵袭性肺曲霉病	伏立康唑(第 1 天 6mg/kg iv q12h,随后 4mg/kg iv q12h;口服剂量为 200mg q12h)	L-AMB[3～5mg/(kg·d)iv],ABLC[5mg/(kg·d)iv],卡泊芬净(首日 70mg iv,继以 50mg/d iv),米卡芬净(100～150mg/d iv;剂量尚未确立[4]),泊沙康唑(初始剂量 200mg qid,病情稳定后改为 400mg bid po[5]),伊曲康唑(剂量依不同剂型而定[6])	由于缺乏临床资料,不推荐常规初始联合用药;个例患者可加用或改为其他抗真菌药作为补救治疗;小儿患者:伏立康唑每次 5～7mg/kg iv q12h;卡泊芬净每日 50mg/m[2];阿尼芬净临床经验有限;泊沙康唑的小儿剂量尚未确定;表 7 列出了外科干预的指征
侵袭性鼻窦曲霉病	同上	同上	同上
支气管曲霉病	同上	同上	同上
慢性坏死性肺曲霉病	同上	同上	由于慢性坏死性肺曲霉病疗程长达数月,故宜选伏立康唑或伊曲康唑口服,而非静脉给药
中枢神经系统曲霉病	同上	同上	在所有侵袭性曲霉病中枢神经系统感染的病死率最高;注意与抗癫□药的药物相互作用
心脏曲霉感染	注释 7	同上	曲霉所致心内膜损伤需外科治疗;曲霉心包炎通常需行心包切除术
曲霉骨髓炎和关节炎	注释 7	同上	外科切除死骨或软骨至关重要
曲霉眼部感染	AMB 眼内注射及部分玻璃切除[7]	与侵袭性肺曲霉病相似;棘白菌素的临床资料很少	全身治疗可能对曲霉眼内炎有利;对所有类型眼部感染均推荐眼科干预;对角膜炎推荐局部治疗

（续　表）

感染类型	治疗药物[2]		备注
	首选	备选[3]	
皮肤曲霉病	注释 7	同侵袭性肺曲霉病	推荐外科切除坏死组织
曲霉性腹膜炎	注释 7	同上	
曲霉球[8]	部治疗或外科切除	伊曲康唑或伏立康唑;与侵袭性肺曲霉病相似	曲霉球的药物治疗作用未定;AMB 对于空洞的穿透力甚微,而伊曲康唑穿透性良好
慢性空洞型肺曲霉病[8]	伊曲康唑或伏立康唑	与侵袭性肺曲霉病相似	绝大部分患者罹患先天性免疫缺陷;可能需长期治疗;外科切除可导致严重并发症;IFN-γ 治疗有反应
过敏性支气管肺曲霉病	伊曲康唑	口服伏立康唑（200mg q12h 口服）或泊沙康唑（400mg bid 口服）	糖皮质激素是治疗的基石;伊曲康唑可减少激素的用量
过敏性曲霉鼻窦炎	无需治疗或伊曲康唑	缺乏其他药物资料	
经验治疗或先发治疗		经验治疗:L-AMB[3mg/（kg·d）iv],卡泊芬净（首日 70mg iv,继以 50mg/d iv）,伊曲康唑（200mg/d iv 或 200mg bid 口服）,伏立康唑（首日 6mg/kg iv q12h,继以 3mg/kg iv q12h;口服 200mg q12h）	在具有侵袭性真菌感染证据的高危人群中（如肺部渗出或 GM 试验阳性）,先发治疗是经验治疗的合理延伸
侵袭性曲霉的预防	泊沙康唑（200mg q8h）	伊曲康唑（最初 2d 200mg q12h iv,继以 200mg/d iv）或伊曲康唑（200mg 口服 q12h）;米卡芬净（50mg/d）	高危患者（GVHD、AML 和 MDS 伴粒细胞缺乏患者）预防应用泊沙康唑有效

1. ABLC,两性霉素 B 脂质复合体;AMB,两性霉素 B;AML,急性髓细胞白血病;bid,2/d;GVHD,移植物抗宿主病;iv,静脉给药;L-AMB,两性霉素 B 脂质体;MDS,骨髓增生异常综合征;po,口服;qid,4/d。

2. 大部分类型曲霉病的最佳疗程尚未确定。绝大部分专家治疗肺部曲霉感染时,用药至所有的临床和影像学表现消失或稳定。其他需考虑因素包括感染部位（如骨髓炎）、免疫抑制程度和疾病严重程度。若可行,免疫缺陷状态的逆转对于侵袭性曲霉病的良好预后至关重要。

3. 备选（补救）治疗用于首选治疗无效或不能耐受的患者。

4. 已评价了米卡芬净作为侵袭性曲霉病补救治疗的疗效,但该适应证尚需进一步研究,而且剂量尚未确定。

5. 欧盟已批准泊沙康唑用于侵袭性曲霉病的补救治疗,但对其是否可作为曲霉病的首选治疗尚未进行评价。

6. 伊曲康唑治疗侵袭性肺曲霉病的剂量决定于其剂型。胶囊剂量为 600mg/d×3d,继以 400mg/d。口服液并未批准用于侵袭性曲霉病,虽然部分病例报道中应用伊曲康唑口服液。研究伊曲康唑静脉制剂 200mg q12h iv ×2d,继以 200mg qd 的试验有限（尚未确定这是否为合适剂量）。

7. 在个案报道中绝大部分以两性霉素 B 去氧胆酸盐为初始治疗。虽然在随机试验中以伏立康唑治疗的大部分病例为肺部侵袭性曲霉病,但伏立康唑在肺外或播散性曲霉感染中的成功治疗经验使我们推断伏立康唑在这些感染中同样有效,因此对这些感染的大部分患者推荐伏立康唑作为首选治疗。

8. 新近的分类将曲霉球分为两类:慢性空洞型和单一曲霉球。后者不需抗真菌治疗,但在某些情况下需要外科治疗,而前者需要长期抗真菌治疗。

2. 肺曲霉球 如发生大量或反复咯血是外科手术切除的指征,通常应切除肺叶以确保完全清除病损。如有手术禁忌证,可用两性霉素 B 支气管内滴注,用两性霉素 B 10～20mg 加 10～20ml 蒸馏水,每周滴注 2 或 3 次,共 6 周。较大剂量 40～50mg 可用经皮插管滴注入肺空洞内。轻至中度出血或无症状者,观察而不干涉是最好的处理方法。

3. 慢性坏死性肺曲霉病 抗真菌药物治疗,加手术切除肺部坏死病灶及周围浸润组织可彻底根治本病。但对伴有其他肺部疾患,预后不佳的老年人可采用药物治疗,可用药物包括伊曲康唑、伏立康唑和泊沙康唑。

4. 急性侵袭性肺曲霉病 高度怀疑侵袭性肺曲霉病的患者,均应在进行诊断检查的同时及早进行抗真菌治疗。由于伏立康唑初始治疗患者的存活率和有效率明显优于两性霉素 B 去氧胆酸盐,故初始治疗首选伏立康唑静脉滴注或口服;初始治疗备选药物为两性霉素 B 脂制剂。对治疗失败者的补救治疗药物有两性霉素 B 脂制剂、泊沙康唑、伊曲康唑、卡泊芬净或米卡芬净。因作用机制相同可能交叉耐药,伏立康唑初治失败的患者不推荐伊曲康唑作为补救治疗,且伊曲康唑的生物利用度不稳定且有毒性。由于缺乏严格的前瞻性对照试验,不推荐常规初始联合治疗,但在补救治疗时可加用其

他抗真菌药,或联合应用其他类型的抗真菌药。应用三唑类药物进行预防或抑菌治疗的患者如发生侵袭性曲霉病,建议改用其他类型的抗真菌药。

侵袭性肺曲霉病的抗真菌疗程最短为 6～12 周;对免疫缺陷患者,应持续治疗直至病灶消散。对病情稳定的患者,可口服伏立康唑治疗。侵袭性曲霉病患者治愈后,如预期将发生免疫抑制,可再次应用抗真菌药以预防再发。侵袭性肺曲霉病的治疗监测包括临床评价(症状和体征)、影像学评价(定期肺部 CT 检查)。肺部 CT 检查的频率视肺部炎症浸润速度而定。在治疗的最初 7～10d,尤其是在粒细胞恢复的情况下,肺部炎性渗出的范围有可能增大。此外,血清 GM 测定在治疗监测有一定价值。

纠正免疫缺陷状态(如减少糖皮质激素剂量)或恢复粒细胞对侵袭性肺曲霉病治疗成功至关重要。外科切除曲霉感染组织对部分患者可能有益(表 6-7)。粒细胞集落刺激因子以及粒细胞输注对侵袭性肺曲霉病治疗具有一定价值。

5. 气管支气管曲霉病 初始治疗选用伏立康唑,应用卡泊芬净或其他棘白菌素类缺乏研究,如应用多烯类则宜选用两性霉素 B 脂制剂,以免发生肾毒性。免疫抑制剂减量是提高疗效的重要举措。两性霉素 B 气雾剂有利于药物在感染部位(通常是

表 6-7 美国感染病学会推荐侵袭性曲霉外科治疗适应证

感染类型	外科手术	备注
肺部病灶接近大血管或心包	肺部病灶切除	可阻止肺部病灶侵蚀大血管和心包
心包炎	心包切除术	心包切除术可降低心脏周围的真菌负荷量并防止心脏压塞
肺部病灶侵蚀胸壁	肺部病灶切除	病灶切除可缓解疼痛并防止发生胸膜皮肤瘘
曲霉脓胸	胸腔引流	减少胸腔的真菌负荷
单个空洞所致的持续咯血	空洞切除	其他治疗咯血的措施包括相应血管栓塞术和烧灼术,但出血可能复发
皮肤曲霉病	清创,坏死组织广泛切除	如有必要,清创和切除的范围需要进行评价
静脉导管与人工装置感染	取出导管和人工装置	具有确切曲霉清除效果
曲霉心内膜炎	赘生物与感染瓣膜切除术	单个心脏内壁病灶可以切除,尤其当赘生物有蒂时
曲霉骨髓炎	感染骨清创术	对坏死和感染的骨质清创可减少真菌负荷,并且提高药物渗透性;外科决定清创范围
曲霉鼻窦炎	感染组织清除	由外科决定切除范围
曲霉脑部病灶	感染组织清除	切除的范围主要取决于部位、神经系统后遗症、手术路径和外科判断

吻合口)形成高浓度,但有待进一步研究。

6. 曲霉性副鼻窦炎 过敏性曲霉性窦炎可用泼尼松治疗,剂量 20～30mg/d,一旦症状缓解即减量。免疫受损伴发急性侵袭性窦炎,早期诊断、全身性应用抗真菌药物和外科处理甚为重要。两性霉素 B 首选,伊曲康唑、伏立康唑或泊沙康唑也可应用。明确为曲霉所致,则初始治疗宜选伏立康唑。由于三唑类药物对接合菌无抗菌活性,所以在未获病原学依据或组织病理学检查结果之前,初始治疗宜选两性霉素 B,以覆盖可能存在的接合菌。大部分侵袭性鼻窦曲霉病患者需要全身性抗真菌治疗。虽然外科切除病灶在治疗中占重要地位,在某些情况下可以治愈感染,但在粒缺患者中行大范围切除或反复切除可增加病死率。在外科切除感染病灶后,可采用两性霉素 B 局部冲洗。

鼻窦的慢性坏死性曲霉病的治疗包括去除所有坏死组织的外科清创术,然后给予长疗程的伊曲康唑 400～600mg/d,共 6 个月疗程。清创术也用于窦内曲霉性真菌球的治疗。对某些鼻侧曲霉性肉芽肿,手术清除感染灶,加引流和通气,术后用伊曲康唑 200～400mg/d,至少 6 周,也可用泊沙康唑。

7. 眼曲霉病 需迅速进行眼科手术和药物治疗以保存和恢复视力。对于曲霉眼内炎,在诊断性玻璃体穿刺后,静脉应用和玻璃体内注射两性霉素 B,部分玻璃体切割术可挽救视力。备选治疗为伏立康唑玻璃体内注射或全身应用。曲霉角膜炎需要急诊进行眼科处理,应用两性霉素 B、伏立康唑或伊曲康唑进行局部和全身性抗真菌治疗。对有角膜穿孔可能或药物治疗下仍有进展的患者应进行眼外科治疗。局部治疗可用 5% 那他霉素溶液、0.15% 两性霉素 B 溶液或 1% 咪康唑溶液。

8. 曲霉性心内膜炎 需要积极的药物和外科治疗,一旦确诊即应用两性霉素 B 治疗,治疗开始后 1～2 周可进行受累瓣膜的替换术。由于感染瓣膜置换术后存在感染复发的可能,推荐口服伏立康唑或泊沙康唑终生抗真菌治疗。

9. 曲霉性骨髓炎 首选两性霉素 B 或伏立康唑治疗,常需要积极外科手术清除坏死组织。对某些病例,长疗程的伊曲康唑 400mg/d 积极治疗有效。

10. 皮肤曲霉病 两性霉素 B 为慢性皮肤曲霉病治疗的首选药物,应配合外科清创术。其他备选药物包括泊沙康唑、伊曲康唑或棘白霉素。

11. 耳曲霉病 去除外耳道碎屑,清洁外耳道,并结合抗真菌药物的应用,早晚局部外用那他霉素或制霉菌素,疗程 2～3 周;局部外用咪唑类霜剂。还可将浸有两性霉素 B、那他霉素或咪康唑的纱布块放入外耳道内,并经常更换,疗程为 1 周。

【预后】

过敏性曲霉病预后良好,多数在数天内恢复。腐生型支气管肺曲菌病,疗程常较长,可迁延数年至 10 余年,预后较好。肺曲霉球简单型手术效果好,复杂型死亡率较高。急性侵袭性肺曲霉病常危及生命。播散性曲霉病预后差。

【预防】

1. 曲霉主要通过空气传播,因此在粉尘多的地方工作或接触有曲霉污染的场所时,应戴防护口罩。清理有曲霉生长的日常用品时,宜用湿布擦拭。脱粒时稻谷飞入眼内,切忌用力擦眼,应及时用生理盐水冲洗。对眼和皮肤等外伤应及时处理。

2. 加强对高危感染人群的保护,医院应安装空气过滤装置,设立屏障,除去花盆栽的植物;手术器械严格消毒。对于肺结核、慢性支气管炎、支气管哮喘、支气管扩张等原发病应积极治疗。对有较严重的原发病需要应用广谱抗菌药物、激素及免疫抑制病人,可定期做鼻拭子、痰等多途径的真菌学检查,一旦发现,即给予两性霉素 B 雾化吸入及其他适当的抗真菌药治疗。

3. 用甲醛溶液或过氧乙酸溶液喷洒有明显曲霉生长的物品和场所。

(肖永红)

■ 参考文献

[1] John R. Perfect, William E. Dismu-kes, Francoise Dromer, et al. Clinical Practice Guidelines for the Management of Cryptococcal Disease: 2010 Update by the Infectious Diseases Society of America.

[2] Bryan Speed and David Dunt. Clinical and Host Differences Between Infections with the Two Varieties of Cryptococcus neoformans. Clinical Infectious Disease, 1995:28-34.

[3] Erin E. McClelland, Arturo Casadevall, and Helene C. Eisenman. Pathogenesis of Cryptococcus neoformans. New Insights in Medical Mycology, 2007:131-156.

[4] R. T. Nelson, J. K. Lodge. Cryptococcus neoformans Pathogenicity. Spring-

er-Verlag Berlin Heideberg. 2006:238-266.

[5] 张炜,孙海晨.新型隐球菌性脑膜炎的诊治进展.中国全科医学,2008,(11):126-127.

[6] 潘孝彰,隐球菌病[M]//陈灏珠.实用内科学(上).北京:人民卫生出版社,2005:597-601.

[7] 李丹.肺孢子菌的新命名[J].微生物与感染,2008,3(1).

[8] 李小丽,肖红丽,王婧.肺孢子菌肺炎的诊断[J].中国医刊,2008,43(6).

[9] 徐肇玥等.肺孢子菌病.见:陈灏珠主编.实用内科学.第12版.北京:人民卫生出版社,2005:617-619.

[10] 李文桂等.肺孢菌病.见:王季午主编.传染病学.第4版.上海:上海科学技术出版社,2005:873-878.

[11] Gerald TK, Dennis JK, Dennis LK, et al. Pneumocystis infection. In: Harrison's Principles of Internal Medicine, 16thed. Chicago:McGraw-Hill Medical Publishing Division,2005:1194-1196.

[12] Walsh TJ, Anaissie EJ, Denning DW, et al. Treatment of Aspergillosis:Clinical Practice Guidelines of the Infectious Diseases Societyof America. Clinical Infectious Diseases, 2008, 46: 327-360.

[13] Segal BH. Aspergillosis. N Eng J Med 2009,360:1870-1884.

[14] Alalawi A, Ryan CF, Flint JD, et al. Aspergillus-related lung disease. Can Respir J,2005,12(7):377-387.

[15] Bono VD, Mikulska M Viscoli C. Invasive aspergillosis: diagnosis, prophylaxis and treatment. Curr Opin Hematol, 2008,15:586-593.

[16] Caston-Osorio JJ,Rivero A, Torre-Cisneros J. Epidemiology of invasive fungal infection. Intl J Antimicrob Agent, 2008,32(Suppl 2):S103-S109.

[17] Lass-Florl C. The changing face of epidemiology of invasive fungal disease in Europe. Mycosis, 2009, 52: 197-205.

[18] Erjavec Z, Kluin-Nelemans H, Verwei PE. Trends in invasive fungal infections, with emphasis on invasive aspergillosis. Clin Microbiol Infect, 2009,15:625-633.

[19] Meersseman W, Lagrou K, Maertens J, et al. Invasive Aspergillosis in the Intensive Care Unit. Clin Infect Dis, 2007,45:205-216.

[20] Partridge-Hinckley K, Liddell GM, Nikolaos G, et al. Infection Control Measures to Prevent Invasive Mould Diseases in Hematopoietic Stem Cell Transplant Recipients. Mycopathologia, 2009,168:329-337.

[21] Marr KA. Fungal infections in oncology patients:update on epidemiology,prevention,and treatment. Curr Opin Oncol, 2010,22:138-142.

第7章

原 虫 病

第一节 阿 米 巴 病

学习要点

1.掌握阿米巴病的病原学,包括常见引起人体发病的病原种类及相关疾病,溶组织内阿米巴的形态学、生活史;掌握阿米巴病的流行病学,包括传染源、传播途径、人群易感性;掌握阿米巴病的临床表现,包括肠阿米巴病、肠外阿米巴病及阿米巴脑膜脑炎临床表现;掌握阿米巴病的诊断及鉴别诊断;掌握各型阿米巴病的病原学治疗。

2.熟悉阿米巴病的发病机制及病理生理改变。

3.了解阿米巴病在国内外的流行现状,阿米巴病的最新研究进展。

阿米巴病(amoebiasis)广义上讲是由叶足纲的多种阿米巴原虫感染所致的一组原虫病,自1875年Feder Losch首次报道本病并发现阿米巴原虫以来,已有9个不同种属的阿米巴被先后发现,已报道的易感动物达30多种。临床上,溶组织内阿米巴感染面广,危害大,因此习惯上将溶组织内阿米巴(Entamoeba histolytica)感染引起的全身性疾病称为阿米巴病。实际上由棘阿米巴属引起的角膜炎、亚急性肉芽肿性脑膜炎,以及耐格里属引起的原发性阿米巴脑膜脑炎均属阿米巴病的范畴。

本节重点论述由溶组织阿米巴感染引起的阿米巴病,其是一种高发病率、高度致病性的人兽共患寄生虫病,包括肠阿米巴病(intestinal amoebiasis)和肠外阿米巴病(extraintestinal amoebiasis)。溶组织内阿米巴在人体内最常侵犯的部位是结肠黏膜,原虫在该处形成溃疡而引起阿米巴痢疾,即肠阿米巴病,易迁延为慢性,有复发倾向;后者包括阿米巴肝脓肿、阿米巴肺脓肿、阿米巴脑脓肿、皮肤阿米巴病等,其中以阿米巴肝脓肿最为常见。

【病原学】

阿米巴原虫属肉足鞭毛门(Sarcomastiugophora)、叶足纲(Lobosasida)、阿米巴目(Amoebida)。由于生活环境不同可分为内阿米巴和自由生活阿米巴,前者寄生于人和动物,主要有4个属,即内阿米巴属(Entamoeba)、内蜒属(Endolimax)、嗜碘阿米巴属(Iodamoeba)和脆双核阿米巴属(Dientamoeba);后者生活在水和泥土中,偶尔侵入动物机体,主要有5个属,即耐格里属(Naegleria)、棘阿米巴属(Acanthamoeba)、哈曼属(Hartmannella)、Vablkampfia属和Sappinia属。内阿米巴属的溶组织内阿米巴会引发阿米巴痢疾和肝脓肿,耐格里属和棘阿米巴属主要引起脑膜脑炎、角膜炎、口腔感染和皮肤损伤等;棘阿米巴属主要引起角膜炎、亚急性阿米巴脑膜脑炎。

(一)溶组织内阿米巴

包括侵袭性溶组织内阿米巴和无侵袭性迪斯帕内阿米巴,二者形态相似,而生物学、免疫学特点不同,后者不引起宿主体液免疫反应。溶组织内阿米巴生活史可分滋养体和包囊两期。滋养体直径

$20\sim40\mu m$,形态不规则,其细胞浆分内外层,外浆层透明;内浆层呈颗粒状,有细胞核和吞食的红细胞。由外浆层伸出伪足,内浆随即涌进,而使足体向前,新鲜状态下活动频繁,在电镜下外浆层富含肌动蛋白的丝状突起,参与侵袭宿主肠壁,可在病人稀便及肠组织中查见。溶组织内阿米巴滋养体靠吞噬组织碎片、红细胞及细菌进行糖酵解而获取营养,当肠道环境不利于生存时,即分裂演变为小滋养体,直径缩小一半,内外浆层分解不清,伪足短小,运动频率下降,以吞噬细菌及肠道内容物获取营养,在一定情况下可侵入肠壁组织,演变为大滋养体。大滋养体有侵袭性而引起组织损伤及病变,故称为组织型滋养体,小滋养体在肠腔生活而致病性弱,又称肠腔型滋养体。大滋养体对外界生存能力弱,常规消毒剂可迅速灭活,且极易被胃酸灭活,误食后很少发生感染,如果小滋养体不能侵入肠组织,随着肠内容物的下移水分吸收减少,小滋养体则在表膜之外逐渐形成囊壁,形成单核包囊,进而逐渐演变成四核包囊,即成熟包囊,随粪便排出体外。阿米巴包囊为$3.5\sim20\mu m$,可含有$1\sim4$个核,核的构造同滋养体。包囊对外界环境抵抗力较强,在一般温度中能生存$2\sim4$周或更长时间,体外不增殖,常规消毒剂难以将其杀灭。当宿主食入被包囊污染的食物和水,而胃酸又未能将其灭活,直至小肠下段由于胰蛋白酶的消化作用,囊壁变薄,成熟包囊在肠腔内可分裂成4个小滋养体,进而发育成大滋养体,继续分裂繁殖,可侵入肠壁组织致病。因此溶组织内阿米巴的生活史的基本过程是包囊→小滋养体→包囊。

(二)福氏耐格里阿米巴

是原发性阿米巴脑膜炎的病原体,是一种营自生活的阿米巴原虫,广泛存在于淡水水体、淤泥、尘土和腐败植物中。福氏耐格里阿米巴有滋养体和包囊2个生活阶段,滋养体又有阿米巴型和双鞭毛体型两种,致病形态为阿米巴型滋养体。滋养体长椭圆形,平均为$22\mu m\times7\mu m$,从一端伸出奔放式伪足,运动快速。胞质颗粒状,内含数个水泡和伸缩泡。染色可见一大核,核仁大,核仁与核膜间呈一透明圈。滋养体在36℃蒸馏水中几小时,可转变为梨形,具有$2\sim4$根鞭毛的鞭毛型。鞭毛型为暂时形式,24h后转变为阿米巴型。包囊圆形,直径约$9\mu m$,囊壁光滑有孔或无孔,组织中无包囊。福氏耐格里阿米巴为嗜热性,其滋养体在$37\sim45.5$℃时生长最佳,$0\sim4$℃迅速死亡。包囊抵抗力较强,在

$51\sim65$℃ 8个月仍有活力,在-20℃能生存4个月以上。包囊还能耐受高浓度游离氯。

(三)棘阿米巴属滋养体

长椭圆形或圆形,直径为$10\sim46\mu m$。活动时缓慢滑行。滋养体表面有尖而透明的棘状突起,有叶状伪足和丝状伪足两种。胞质细粒状,核与纳格里属相似。无鞭毛型。包囊圆形,$9\sim27\mu m$,囊壁两层,外层皱褶不平,内层光滑呈多边形。内外层接触处有小孔。胞核一个。感染人体可致脑膜脑炎、角膜炎、口腔感染和皮肤损伤等。

【流行病学】

本病分布很广,我国各地均有,感染率因地区而不同。小儿随年龄渐长而感染率渐增,发病高峰在$10\sim14$岁,可高达12.2%,但新生儿也有患先天性感染者。带囊者和慢性患者为主要传染源。

(一)传染源

凡是从粪便中排出阿米巴包囊的人和动物,都可成为传染源。全世界人口中至少有10%的人感染溶组织内阿米巴,其中有4万~11万人死于该病。感染该病的人群中,90%的不出现临床症状,10%的发生侵袭性病变,其中以热带和亚热带的发展中国家为高发区(如印度、菲律宾、墨西哥、埃塞俄比亚、老挝、越南、缅甸、朝鲜、中国等国家)。新生儿、儿童、孕妇、哺乳期妇女、低能儿、免疫力低下的病人、同性恋患者、营养不良或长期使用肾上腺皮质激素的病人易发。在墨西哥,发现非混血人比混血人的发病率高。

在动物中,猪和猴可表现为无症状的自然感染,犬和鼠表现为有症状感染,人和猴表现为交叉感染。多数家畜和野生动物都可大量感染溶组织内阿米巴,如猪、牛、羊、犬和猫、幼驹、野兔、水貂、灵长类动物、两栖爬行动物以及鱼类的鲑鱼等,实验用的大鼠、小鼠、豚鼠、沙鼠、仓鼠,甚至家鼠都可作为其储藏宿主。曾有报道还指出猴的隐性感染率可高达55.4%,家鼠的隐性感染率可高达55.7%,可见灵长类动物和鼠类是该原虫的重要储藏宿主也是该病重要的传染源。

(二)传播途径

肠阿米巴病主要通过包囊污染的食物、饮水、蔬菜、手等经口感染,苍蝇和蟑螂等可携带包囊,在采自中国台湾省某11所小学的蟑螂中发现,有35.7%的蟑螂消化道和表皮上携带有致病性阿米巴包囊,故蟑螂可作为传播媒介。在一些经济不发达,卫生条件差,饮水被污染,粪便管理不严的地

区,水和食物是重要的传播源,加上大量灵长类动物、鼠类和一些昆虫等带囊者的媒介作用,阿米巴原虫很容易在人和动物中自然传播。

福氏耐格里阿米巴主要通过接触带虫水体而感染,滋养体和包囊可以侵入人体的鼻黏膜,在鼻内增殖后沿嗅神经上行,穿过筛状板进入颅内增殖,引起脑组织损伤,即原发性阿米巴脑膜脑炎。

棘阿米巴的分布更广泛,在患者呼吸道分泌物中常可发现。病变原发部位在皮肤或眼、肺、胃、肠和耳等引起炎症和肉芽肿,在宿主免疫抑制或减弱情况下,可引起角膜炎,亦可经血源传播到中枢神经系统而引起肉芽肿性阿米巴脑炎(GAE)。

(三)易感人群

人群对阿米巴普遍易感,因感染后不产生保护性抗体,故重复感染多见。溶组织内阿米巴感染病遍布全球,以热带和亚热带地区多见。感染率与当地经济条件、卫生状况、生活环境和饮食习惯有关,通常情况下以青壮年感染率高,男性多于女性,农村高于城市,夏秋季多见。但在新生儿、儿童、孕妇、哺乳期妇女、低能儿、免疫力低下的病人、同性恋患者、营养不良或长期使用肾上腺皮质激素的病人等人群中发病率明显增高。在墨西哥,发现非混血人比混血人的发病率高。

原发性阿米巴脑膜脑炎流行呈世界性分布,已有病例报道的国家有:澳大利亚、新西兰、美国、巴拿马、波多黎各、委内瑞拉、巴西、北爱尔兰、比利时、捷克、尼日利亚、乌干达、赞比亚、印度、朝鲜和中国。原发性阿米巴脑膜脑炎已超过130例,肉芽肿性阿米巴脑炎至少已有30例。中国目前正式报告已有2例。原发性阿米巴脑膜脑炎多发生于健康的儿童和青年,都有近期野外游泳史,高温季节多见。肉芽肿性阿米巴脑炎多发生于免疫抑制病人,感染前有头或眼部受伤史或其他诱因,无明显发病季节。

【发病机制】

(一)溶组织阿米巴病

1. 肠阿米巴病 溶组织阿米巴在带虫者肠腔中呈共栖状态,并不侵犯肠壁组织,当宿主营养不良,免疫功能减退,有继发肠道细菌感染或存在其他增强虫体致病力因素时,溶组织内阿米巴则显示明显的侵袭性,导致发病。原虫侵入部位主要在大肠,有时可侵犯回肠,而以粪便停留较久的回盲部、升结肠、乙状结肠与直肠为多。病变轻者在黏膜有充血、水肿或浅溃疡。重者可见多数底大、口小如烧瓶样的溃疡。在溃疡内容易找到阿米巴原虫。溃疡之间的黏膜多正常。病变部位易有血栓形成、瘀点性出血以及坏死,乃由于小血管的破坏,故粪便中含红细胞或可引起肠腔大出血。严重病变可穿破浆膜层,而引起肠穿孔及腹膜炎。慢性期其特点为肠黏膜上皮增生,溃疡底出现肉芽组织,周围有纤维增生,使肠壁增厚、狭窄。结缔组织反应过强易发生粘连,或形成阿米巴瘤。

2. 肠外阿米巴病(extraintestinal amoebiasis) 包括阿米巴肝脓肿、肺脓肿、脑脓肿,皮肤阿米巴病以及阿米巴性心包炎、阴道炎、尿道炎、前列腺炎等,其中以阿米巴肝脓肿最为常见。多继发于肠阿米巴病后1～3个月,亦可发生于肠道症状消失数年之后。阿米巴滋养体可侵入肠壁小静脉,经门静脉系统侵入肝脏,亦可从结肠肝脏接触面直接侵入。如侵入的滋养体数量较多,可引起肝脏小静脉炎及周围组织的炎症反应。滋养体不断分裂繁殖,造成肝组织液化坏死形成小脓肿。滋养体从坏死组织向周围扩散,使脓肿不断扩大,邻近的小脓肿可融合成单个大脓肿。80%脓肿位于肝右叶,其原因可能与肝右叶占全肝4/5,接纳原虫机会较多,以及肠阿米巴病好发部位盲肠和升结肠的血液,由肠系膜上静脉—门静脉回流多进入肝右叶有关。脓肿腔内容物呈棕褐色果酱样,由液化性坏死和陈旧性出血混合而成。炎症反应不明显,尤其缺乏嗜中性粒细胞,故与一般化脓菌引起的脓肿不同,只是习惯上沿用"脓肿"一词,但有时也可合并细菌感染而形成真正的脓肿。脓肿壁上原有汇管区结缔组织、胆管、血管等较肝实质细胞不易被液化而残存,形成破絮状外观。慢性脓肿周围则有较多肉芽组织和纤维组织包绕,在坏死组织与正常组织交界处常可找到阿米巴滋养体。阿米巴肝脓肿如继续扩大并向周围组织溃破,可引起膈下脓肿或腹膜炎、肺脓肿和脓胸、胸膜-肺-支气管瘘等,也可穿入腹腔器官(胃、肠及胆囊等)。阿米巴肺脓肿有原发性和继发性之分,前者系血行播散所致,后者系阿米巴肝脓肿穿破膈直接蔓延而来,占阿米巴肺脓肿的绝大多数。因此脓肿常位于右肺下叶,单发多见。镜下可见局限性肺炎伴脓肿形成。肺脓肿可破入支气管,以致病人咳出含有阿米巴滋养体的巧克力色内容物。阿米巴脑脓肿多因肠、肝和肺的阿米巴滋养体经血道进入脑内引起,常见于大脑半球。脓肿外壁很薄,内壁模糊,内容物为巧克力色坏死液化物。此种脓肿的特征为无菌性。镜下可见液化性坏死物质,脓肿壁由慢性炎细胞和增生的神经胶质细胞构成,内层可查见变性神经细胞和滋养体。

影响溶组织阿米巴致病性的因素有病毒毒力、肠道细菌协同作用及病毒感染等。①病原体毒力,来源于不同地区和不同宿主的阿米巴,其毒性不同。急性患者的虫株毒力比带虫者的强;热带地区的虫株毒力更强,发病率更高;温带及寒带地区的虫株,毒力较弱;阿米巴的毒力也受其他外部因素的影响,如通过感染实验动物,给实验动物投喂或肌注胆固醇,与细菌混合培养,与枯氏锥虫混合培养,培养基中加入胆固醇或 NO 等,都能起到调节虫株毒力的作用。高氧环境中的阿米巴在巯基依赖过氧化物酶和超氧化物歧化酶的作用下可以阻止组织产生有害的 H_2O_2,有助于滋养体在高氧环境中的自身保护,并不影响其毒力。近来研究表明溶组织内阿米巴滋养体具有侵入机体、适应宿主免疫应答和表达致病因子的能力。常见的影响溶组织内阿米巴致病性的因子有 260 ku 半乳糖/乙酰氨基半乳糖凝集素、阿米巴穿孔素和半胱氨酸蛋白酶。260 ku 凝集素能介导滋养体吸附于宿主结肠上皮细胞、中性粒细胞和红细胞等表面,滋养体与靶细胞吸附后,该凝集素就会对靶细胞产生溶解作用;阿米巴穿孔素是一组包含在滋养体胞质颗粒中的小分子蛋白家族,滋养体在与靶细胞接触时或侵入组织时可注入穿孔素,使靶细胞形成损伤性离子通道,从而破坏细胞的结构。培养基中的阿米巴并不分泌穿孔素,这也许就是体外培养阿米巴毒力降低的原因之一;半胱氨酸蛋白酶是虫体最丰富的蛋白酶,属于木瓜蛋白酶的大家族,可使靶细胞溶解,或降解补体 C3 为 C3a,从而抵抗补体介导的炎性反应。虫体要侵入组织,需要适宜的有氧环境和抵抗补体作用的能力,当虫体侵入机体组织或进入血液循环后,破坏胞外间质和溶解宿主组织;当虫体接触到机体的补体系统时,虫体才会产生抗补体作用,同时吞噬细菌和红细胞,快速侵吞和杀伤巨噬细胞、T 细胞和中性粒细胞。溶组织内阿米巴可以产生一种单核细胞移动抑制因子,该肽能抑制单核细胞、多形核白细胞的移动。滋养体通过产生该抗炎症多肽,影响细胞因子分泌,限制炎症的发生,逃避宿主免疫。②肠道细菌的作用,在某些细菌的协同作用下,溶组织内阿米巴会对机体产生更强的致病作用,它不仅可吸取肠道内细菌分解的食物,还可利用细菌提供的理化条件增殖和活动,甚至可直接摄食细菌。细菌还能造成适宜的氧化还原电位

与氢离子浓度,促使阿米巴的增殖及阿米巴毒素的分泌,从而削弱宿主全身或局部的抵抗力。细菌还可直接损坏机体的肠黏膜,为虫体侵入肠道组织提供有利条件。某些革兰阴性菌与阿米巴混合培养后,可以明显增强实验动物感染率和病变程度;表面附有细菌的滋养体,还可凭着甘露糖结合凝集素或阿米巴 260 ku 半乳糖/乙酰氨基半乳糖凝集素,增强阿米巴对宿主细胞的溶解作用。③病毒的作用,病毒与阿米巴也有着密切的关系,有许多病毒颗粒都在阿米巴内发现过,如艾滋病毒(HIV)、轮状病毒和呼肠病毒等,1976 年,Diamond L S 又发现在溶组织内阿米巴内的病毒有 3 种主要结构形式,即呈 20 面体、细丝状和串株状结构。溶组织内阿米巴内携带有较多病毒颗粒,像肝炎病毒质粒就是其一。存在于阿米巴细胞内的病毒颗粒是否能转染机体,引起宿主细胞病变,尚不清楚。④宿主免疫,宿主对阿米巴侵入的免疫反应主要是细胞免疫和体液免疫。虽然自然防御系统可阻止阿米巴的入侵,但是获得性免疫则起着更为重要的防御作用,并且具有抗再感染能力,特别是宿主体内的抗体特异性 T 细胞和细胞因子 γ-干扰素,它们可活化巨噬细胞,从而达到抗阿米巴的作用。抗阿米巴抗体还可结合在虫体表面,通过凝集素凝集滋养体,起抗感染或控制感染的辅助作用,由于细胞膜的流动性作用和胞吞作用,一些抗体可能被迁移或被摄入细胞内,影响抗体的作用效果。溶组织内阿米巴的功能性抗原较弱,不能刺激机体产生较强的保护性抗体,所以宿主的保护性免疫功能不强,感染溶组织内阿米巴后,没有持久的免疫作用,病愈后仍可重复感染。

(二)阿米巴脑膜脑炎

可由福氏纳格里阿米巴及棘阿米巴感染引起,人在江河湖塘中游泳或用疫水洗脸、鼻时,福氏纳格里阿米巴进入鼻腔,增殖后穿过鼻黏膜和筛状板,沿嗅神经上行入脑,侵入中枢神经系统,引起原发性阿米巴脑膜脑炎(PAM)。其侵袭力可能主要由于产生毒素或溶细胞物质,虫体表面磷酸脂酶 A 和溶酶体酶促使发病。原发性阿米巴脑膜脑炎损害主要表现为急性广泛出血性坏死性脑膜脑炎,在脑脊液和病灶组织中有大量滋养体。宿主的易感因素可能存在 IgA 缺乏,黏膜的防御功能受到削弱所致。棘阿米巴的分布更广泛,在呼吸道分泌物中常可发现。病变原发部位在皮肤或眼、肺、胃、肠和耳等引起炎症和肉芽肿,在宿主免疫抑制或减弱情

况下,可引起角膜炎,亦可经血源传播到中枢神经系统而引起肉芽肿性阿米巴脑炎,病理上为慢性肉芽肿性病变。

【临床表现】

(一)溶组织阿米巴病

1. 肠阿米巴病 肠阿米巴病症状多样,原虫侵入大肠后引起以痢疾样症状为主。潜伏期 1 周至数月,长者 1 年以上,症状轻重不一。按照临床表现及病程特点可分以下临床类型。

(1)无症状性阿米巴病或带囊者状态:患者无任何临床症状,但其粪便中可找到溶组织内阿米巴的包囊。带囊者可保持无症状多年,但在机体免疫力下降及黏膜屏障损害时可发展为侵袭性阿米巴病。

(2)急性肠阿米巴病:起病缓慢,临床症状有腹部不适、腹痛、腹泻,每日大便数次至 10 次。若病变发生在盲肠部位,多呈单纯性腹泻,在粪便中可找到溶组织内阿米巴滋养体,此时为非痢疾性阿米巴结肠炎。如病变以回盲部为主,则可便秘,或便秘和腹泻交替。如病变发生在乙状结肠和直肠,则痢疾症状较明显,大便呈脓血便,以血便为主,呈暗红色或紫红色,有时呈烂肉样或果酱样,常有腐败腥臭味,称为阿米巴痢疾。患者全身症状往往不明显,毒血症状轻,常无发热,偶有间歇性发热,持续性高热常提示可能合并细菌性感染。

(3)暴发性肠阿米巴病:起病急剧,患者全身中毒症状明显,呈重病容,衰弱,高热可达 40℃,可有剧烈腹痛、腹泻,每天 15 次以上,为脓血便,镜检易找到滋养体。此型多见于儿童、孕妇、营养不良者及应用肾上腺皮质激素者。此型患者发生肠出血及肠穿孔的机会较大,如不及时抢救,患者常死于毒血症。

(4)慢性肠阿米巴病:常由急性肠阿米巴病治疗不彻底而致,临床上常呈间歇性发作,间歇期常无任何症状,但在过度劳累、饮食不当等诱因下引起发作。发作时患者每天腹泻 3～5 次,呈黄色糊状便,带有少量黏液和血液,也可为脓血便,有时也可腹泻与便秘交替发生。病程可持续数月或更长,肠壁可因纤维组织增生而增厚变硬,甚至引起肠腔狭窄发生梗阻。部分患者迁延多年致结肠壁增厚,形成阿米巴瘤,多见于盲肠,临床上易与结肠癌混淆。

2. 肠外阿米巴病(extraintestinal amoebiasis) 包括阿米巴肝脓肿、肺脓肿、脑脓肿,皮肤阿米巴病以及阿米巴性心包炎、阴道炎、尿道炎、前列腺炎等,其中以阿米巴肝脓肿最为常见。阿米巴肝脓肿多继发于肠阿米巴病后 1～3 个月,亦可发生于肠道症状消失数年之后。临床上患者常有发热伴右上腹痛、肝大及肝区压痛叩击痛等症状和体征,少数病例可有黄疸。病人进行性消瘦、贫血、衰弱、营养不良、腹水等表现。阿米巴肝脓肿如继续扩大并向周围组织溃破,可引起膈下脓肿或腹膜炎、肺脓肿和脓胸、胸膜-肺-支气管瘘等,也可穿入腹腔器官(胃、肠及胆囊等)。阿米巴肺脓肿临床少见,常多发于右下叶,继发于肝脓肿,主要有胸痛、发热、咳嗽和咳"巧克力酱"样的痰。阿米巴脑脓肿患者可有惊厥、狂躁、幻觉及脑瘤样压迫症状。如脓肿破入脑室或蛛网膜下腔,则出现高热、头痛、呕吐、眩晕、精神异常、昏迷等症状,患者常于 72h 死亡。

(二)阿米巴脑膜脑炎

1. 原发性阿米巴脑膜脑炎 发病急骤,病情发展迅速。开始有头痛、发热、呕吐等症状,迅速转入谵妄、瘫痪、昏迷,最快可在 1 周内死亡。其损害主要表现为急性广泛的出血性坏死性脑膜脑炎,在脑脊液和病灶组织中有大量滋养体。

2. 棘阿米巴脑膜脑炎 该病损害多为慢性肉芽肿性病变,病程较长,可达 18～120d。有少数病程呈急性,常在 10～14d 死亡。神经系统体征显示局灶性单侧损害,有严重的局灶性坏死和水肿。病人头痛、发热呕吐、颈强直、眩晕、嗜睡、精神错乱、共济失调直至昏迷和死亡。但棘阿米巴未转移至脑的一般不致命,少数可自愈。棘阿米巴也可仅表现为眼部、皮肤等局部病变,如棘阿米巴角膜炎如不及时治疗可导致失明。

【实验室检查】

(一)血常规

除暴发型与普通型伴细菌感染者的周围血液白细胞总数和中性粒细胞比例均增高外,病程较长者白细胞总数近于正常,贫血明显,血沉可增快。

(二)粪便检查

1. 常规检查 典型的粪便呈暗红色果酱样,腥臭、含血液及黏液。粪便生理盐水涂片镜检可见大量红细胞,少量白细胞和夏科-莱登结晶。

2. 病原体检查 发现有伪足活动、吞噬红细胞的溶组织内阿米巴大滋养体,即可明确诊断。慢性肠阿米巴病患者粪便中一般只能查到包囊。

粪便标本应注意采取含有脓血及黏液标本,可提高检出率。此外,虫体在受到尿液、水等作用后会迅速死亡,故应注意粪便标本应快速检测和尿液等污染。抗生素、致泻药或收敛药、灌肠液等的应用可影响虫体生存和活动,影响检出率。一般送检4~6次,反复检查才能找到滋养体。成形便先用生理盐水涂片,再覆盖小玻片,从小片边缘滴入碘液(配制方法:碘4g,碘化钾6g,蒸馏水100ml)染色包囊,便于鉴别细胞核的特征和数目。可见包囊呈黄色、圆形,内含有1~4个透明的细胞核,核中央有小核仁。非致病性结肠阿米巴的包囊则有8个核,易于鉴别。如行直肠指检,拭取黏液镜检,阳性率可提高。

(三)免疫学检查

适用于反复粪便病原体检查阴性患者。

1. 检测特异性抗体　可用酶联免疫吸附试验、间接荧光抗体试验、放射免疫测定等方法,检测血清中抗溶组织内阿米巴滋养体的IgG与IgM抗体。间接荧光抗体法(IFA)有较高的敏感性及特异性,对阿米巴肝脓肿及阿米巴痢疾患者阳性率可达100%和80%;间接血细胞凝集试验(IHA)亦有较高的敏感性,国外报道对阿米巴肝脓肿及阿米巴痢疾患者阳性率可达100%及98%。IHA操作简便,不需特殊设备,如有抗原制剂,易于在一般实验室推广,适于流行病学研究。酶联免疫吸附试验(ELISA),ELISA法有良好的敏感性、特异性及重复性,阳性率可达93%以上。

2. 检测特异性抗原　可采用的方法有双抗体夹心ELISA法、McAb检测法及改良的双抗体夹心ELISA法检法等,后者敏感性及特异性分别达82%和98%,通过对抗原的免疫学检测可提供现症感染依据,对诊断有较高的应用价值。

(四)多聚酶链反应(PCR)

是近年发展起来的有效、敏感、特异的方法。首先提取脓液穿刺液或粪便培养物、活检的肠组织、皮肤溃疡分泌物、脓血便甚至成形便的DNA,再以适当的引物,进行扩增,可以鉴别溶组织内阿米巴和其他阿米巴原虫。引物选择具有高丰度的基因,可以有良好的敏感性。有报道检测编码29/30kDa的多胱氨酸抗原的基因,具有较高特异性。

(五)结肠内镜检查

可在术中直接观察结肠病变,包括结肠黏膜状况以及溃疡的形态,在病变部位采取渗出物、活组织及富含黏液脓血的粪便作为标本,进一步行镜检、免疫学检测以及PCR检测,可大大提高检测敏感性和特异性。

(六)脓肿穿刺液检查

典型脓液为棕褐色数巧克力糊状,稠黏带腥味;当合并感染时,可见黄白色脓液伴恶臭。由于阿米巴滋养体常附着于脓肿内壁,故穿刺液滋养体阳性率不高。

(七)肝功能检查

大部分有轻度肝受损表现如白蛋白下降、ALT增高、胆碱酯酶活力降低等。

(八)影像学检查

1. X线检查　右侧膈抬高或伴右肺底云雾状阴影、胸膜反应或积液。

2. 超声波检查　尤以B超可见肝内液性占位病灶。CT、肝动脉造影、放射性核素肝扫描及磁共振检查均可发内占位性病变。以上影像学检查虽有助于诊断,但必须与其他肝内占位进行鉴别。

(九)其他

对于疑及耐格里阿米巴原虫及棘阿米巴原虫所致脑膜脑炎患者,可即使行脑脊液检查,此类患者脑脊液多为血性或弄血性,常规示蛋白升高,糖降低,细胞数增加,以中性粒细胞为主,脑脊液涂片可找到相应滋养体。

【并发症】

(一)肠出血

溶组织阿米巴侵犯肠壁形成溃疡,若溃疡较深并侵及较大的血管可导致肠出血,临床上很少见到大出血。

(二)肠穿孔

溃疡较深及暴发性患者常可发生,多为慢性穿孔。常无剧烈腹痛,但全身状况可迅速恶化,继发细菌感染,可引起败血症,甚至感染性休克,不及时救治往往危及生命。常出现明显腹膜刺激征,腹腔穿刺可引出粪液,X线检查可发现膈下游离气体。

(三)阿米巴性阑尾炎

肠阿米巴患者出现转移性右下腹痛,麦氏点出现压痛、反跳痛,应注意是否并发阑尾炎。

(四)结肠增生性病变

慢性肠阿米巴患者肠壁黏膜炎性增生、肥厚,可形成肉芽肿性炎性息肉,查体可发现腹部局部包块,似肿瘤,称为阿米巴瘤,应注意同肠道肿瘤鉴别。

(五)继发细菌感染及脓肿穿透

阿米巴肝脓肿患者脓肿可穿透膈肌形成脓胸及肺脓肿,甚至传入心包或腹腔导致心包炎和腹膜炎,造成阿米巴侵入邻近组织脏器。

【诊断】

结合流行病学资料、临床表现及相关实验室及辅助检查,不难诊断。

1. 对于肠阿米巴病,如有流行病学依据,依据典型临床症状,如在粪便中找到阿米巴滋养体,即可诊断。溶组织阿米巴滋养体比其他肠阿米巴的活动快,且其原浆内含被吞噬的红细胞。送检的粪便标本务必要新鲜,挑选含有黏液、脓血部分,至少送检4～6次,反复检查才能找到滋养体。对于临床高度疑似病例,而反复粪便检查又找不到病原体者,或者粪便检查屡为阴性而临床不能排除本病时,可做阿米巴培养。或用乙状结肠镜直接观察黏膜溃疡,可考虑行结肠镜检查,并在镜下采取标本送检,所取标本可行涂片、免疫学及 PCR 检测。

2. 对肠外阿米巴病诊断有困难时,可用超声波检查,并可采用免疫学诊断法,如间接血凝试验、琼脂扩散沉淀试验、间接荧光抗体试验等检查以资辅助诊断。考虑阿米巴肝脓肿者,超声、X 线检查可发现液性暗区及右侧横膈抬高等征象,可在超声引导下行穿刺术,如引流出典型脓液,即使未找到滋养体亦可确诊,同时宜做细菌培养,以明确有无继发感染。

3. 对于阿米巴脑膜脑炎　结合有无江河湖泊游泳等病史,有典型脑膜脑炎临床表现者,可进一步行脑脊液检查寻找病原体以确诊。如有皮肤及眼部病变,亦可采取局部泌物或刮片送检查找棘阿米巴滋养体。

如流行病学及临床上高度怀疑本病而各种检查又不能帮助确诊,则可考虑应用抗阿米巴药物诊断性治疗,如疗效确实,则诊断成立。

【鉴别诊断】

(一)肠阿米巴病宜同引起腹痛腹泻表现的如下疾病鉴别

1. 细菌性痢疾　多急性起病,畏寒、寒战、高热多见,腹痛、腹泻、里急后重,每日排便多达 10 次以上,每次排便量少,呈黏液脓血便,左下腹压痛常见。血液白细胞数增多,中性粒细胞比例升高。粪便镜检有大量白细胞、脓细胞,培养可有痢疾杆菌生长。

2. 细菌性食物中毒　有不洁食物进食史,同食者常同时或先后发病,潜伏期较短,多为数小时,急性起病,呕吐常见,脐周压痛,每次排便量多,中毒症状较重。剩余食物、呕吐物或排泄物培养可有致病菌生长。

3. 霍乱　急性起病,腹泻,每日达 10 次以上,每次量多,呈黄色水样或洗米水样,先泻后吐。发热、腹痛少见,有明显脱水症状。粪便与呕吐物镜检及培养可有霍乱弧菌生长。

4. 血吸虫病　曾到血吸虫病流行区或有疫水接触史,急性血吸虫病常有尾蚴性皮炎、高热、肝大、腹痛、腹泻,每日排便量多在 10 次以下,粪便稀烂,带黏液、血液。血液白细胞总数与嗜酸性粒细胞数均显著增多。慢性与晚期者,长期腹痛、腹泻、肝脾大,粪便镜检可发现血吸虫卵,可孵出血吸虫毛蚴。免疫学检测可在血清中检出抗血吸虫的抗体。

5. 肠结核　长期发热,低热、盗汗、消瘦常见,每日排便多在 10 次以下,粪便常呈黄色稀糊状,或腹泻便秘交替,带黏液而少脓血。部分患者可有肺结核病灶。痰、粪便检查可有发现结核杆菌。

6. 直肠癌、结肠癌　直肠癌患者常出现腹泻,每次量较少,带黏液、血液。成形的粪便呈进行性变细。肛门指检或直肠镜检查可发现肿物,活检可明确诊断。结肠癌患者亦可有出现腹痛、腹胀、腹泻,粪便呈糊状伴黏液,隐血试验阳性。常有低至中度发热,进行性贫血,晚期病例可在腹部扪及包块。结肠镜检查和钡剂灌肠 X 线检查有助于诊断,活检可明确诊断。

7. 炎性肠病　应注意同溃疡性结肠炎及克罗恩病鉴别临床表现与慢性阿米巴痢疾很相似。粪便多次致病菌、寄生虫检查均为阴性,血清抗溶组织内阿米巴滋养体的 IgG 抗体阴性。肠镜检查可资鉴别。

(二)阿米巴肝脓肿宜同右上腹疼痛、肝大及肝内占位病变为特点的疾病鉴别

1. 细菌性肝脓肿　本病多继发于败血症等全身性感染疾病,亦常发于老年人且有便秘习惯者,亦可继发于胆道疾患及腹部化脓性疾病。一般急性起病,伴有寒战、高热等全身毒血症状,脓肿常为小型、多发,穿刺液镜检可见大量脓细胞,细菌培养可发现感染菌。

2. 肝癌　阿米巴肝脓肿未演变为液化病灶时,影像学检查容易误诊,原发性肝细胞癌患者常有慢性病毒性肝炎或肝硬化病史,可出现甲胎蛋白升高,影像学上常呈实性占位,CT 增强扫描及 MRI 检查可见特征性改变。对于继发性肝癌,影像学上多为多发实性占位病灶,可有原发病变所致症状,必要时可肝脏穿刺活检明确。

3. **胆石症、胆囊炎** 多急性起病,反复发作的右上腹绞痛、肩背部放散痛,伴有黄疸、胆囊区压痛等体征,超声及胆囊造影可资鉴别。

(三)阿米巴脑膜脑炎应注意同其他病原体如病毒性脑炎、细菌性脑膜炎等中枢神经系统感染相鉴别

阿米巴性脑膜脑炎脑脊液多呈血性或脓性,可脑脊液涂片找病原体及脑脊液免疫学及 PCR 方法进行鉴别。

【治疗】

包括一般对症治疗、抗阿米巴治疗及并发症治疗,其目的是治愈肠内外的侵入性病变及清除体内包囊。

(一)一般对症治疗

对于肠阿米巴病患者,急性期应卧床休息,予以流质或半流质食物,并行肠道隔离至症状消失并 3 次粪检找不到滋养体及包囊。对于暴发型患者应注意维持水、电解质平衡。慢性患者注意加强营养支持。

(二)抗阿米巴治疗

阿米巴病一经诊断,不论其有无症状,即应抗阿米巴治疗。

1. **肠阿米巴病** 急性期原则上采用作用于肠道和肠壁的药物,同时加用抗组织中阿米巴药物。①甲硝唑(灭滴灵):为首选药,成人剂量为 0.4～0.6g,每日 3 次,5～10d 为 1 个疗程。儿童剂量为每天 35～50mg/kg,每天最大量为 2 250mg,分 3 次口服,连服 5～7d 为 1 个疗程。大剂量可致畸、致癌变等。②重型阿米巴痢疾,不能服药者,可用依米丁,以迅速控制急性发作,同时并用抗生素,以抑制肠道内细菌。依米丁剂量为:2～5 岁每次 5～20mg,5～10 岁 30～45mg,每天 1 次,常做深层皮下注射。也可按 1mg/kg 计算,分 1～2 次注射,若无不良反应可继用 8～10d。年幼或兼患其他重病者,或并发营养不良,贫血者,开始量宜小,以后逐渐加大。每次用药前测血压和脉搏。经依米丁治疗急性症状消失后,可口服喹碘仿或其他碘剂,以肃清感染。③中药鸦胆子:总量为每千克体重鸦胆子仁 3 枚,分 6～10d 服完,每天剂量分 3 次,在饭后吞服。对急慢性阿米巴痢疾都有效。在治疗期间同时能驱寄生在肠道的圆虫和绦虫。④巴龙霉素:剂量每日 2.5 万～5 万 U/kg,分 3～4 次服,以 5～10d 为 1 个疗程,需 2～3 个疗程,可与吐根碱同时应用。通过抑制肠道细菌而影响原虫的生长繁殖,故对肠道外阿米巴无效。

2. **慢性期或复发病例的治疗** 常用有机碘制剂。对复发病例可重复疗程,但重复疗程前须休息 1 周以上。①喹碘仿(Chiniofon,药特灵):可口服也可灌肠。口服剂量每次为 20～25mg/kg,每天 3 次,连服 8～10d。灌肠剂量为 1～2g,溶于 100～200ml 生理盐水内,做保留灌肠,每天 1 次,连用 8～10d。口服和灌肠可间日交替,共治 8～10d。②氯碘喹(vioform):口服剂量每次 10～20mg/kg,每天 3～4 次,连服 10d。③双碘喹(diodoquin):口服剂量为每次 10～15mg/kg,每天 2～3 次,连服 15～20d。以上碘制剂对阿米巴活动型及包囊均有效,但对肠道外感染无效。对慢性病人可酌情加用抗菌药物控制继发性肠道细菌感染。

3. **阿米巴肝脓肿的治疗** 以杀灭组织内原虫药物为主,辅以杀肠腔内原虫的药物以期根治。

(1)甲硝唑:为目前治疗阿米巴病的首选药物。另外替硝唑(tindazole)、奥硝唑(ornidazole)和塞克硝唑(secnidazole)似有相同作用。甲硝唑剂量 35～50mg/(kg·d),分 3 次口服,10d 为 1 个疗程。

(2)磷酸氯喹(chloroquinephosphate):剂量为每次 10mg/kg,每天 2 次,连服 2d,以后每天减为 1 次,连服 2 周或更久。如氯喹无效,可用依米丁。其他肠道外阿米巴病也多用氯喹或依米丁,剂量均如上述。以上两者可轮换应用,如有细菌性混合感染,可同时给予适当的抗生素。

(3)脓肿穿刺引流:抗阿米巴治疗 1 周左右,如效果不佳或脓肿较大有穿透危险者,可在超声引导下行穿刺引流术,可重复抽吸,尽量引流充分。

(4)手术治疗:适应证,药物治疗效果差及引流困难或不充分;脓肿已穿透至周围组织;脓肿位置毗邻肝门、大血管、离体表过深及位于肝左叶脓肿;肝内多发脓肿等。

如有较大脓肿时,可同时在局部穿刺抽脓,加速病情的恢复,一般每 3～5d 穿刺 1 次,至脓液转稀、体温下降可停止。必要时外科手术治疗。

4. **胸、腹部阿米巴病的治疗** 从痰液或局部脓液往往不易找到原虫,因此宜及早以特效药做试验治疗。一般可用依米丁 3d,或同时兼用甲硝唑或氯喹,如 3d 内热度下降,症状见轻,即可给予全程治疗。

5. **阿米巴包囊携带者的治疗** 选用一种作用于肠腔阿米巴药物已足够,如甲硝唑、喹碘仿、氯碘

6. 原发性阿米巴脑膜脑炎治疗 本病病死率高,采用两性霉素 B 及咪康唑静脉注射和鞘内注射,并加服利福平可能有一定疗效,一般抗阿米巴药物无效。

7. 棘阿米巴角膜炎 可以甲硝唑眼药水滴眼,同时口服甲硝唑,必要时考虑冷冻或手术去除角膜内原虫或角膜移植。

8. 并发症的治疗 肠内外并发症均由阿米巴滋养体所造成,应选用速效、高效的药物如甲硝唑或氯喹、依米丁,同时与一种肠腔内杀阿米巴药物联用。必须手术治疗者,应在抗阿米巴药物治疗下进行。同时给予抗菌药物预防细菌感染及必要的对症处理。

【预后】

阿米巴感染的总死亡率为 2.2%,肝脓肿、肺、脑、胸腔、心包并发症者占多数。由于肠道阿米巴病而致肠穿孔或肠坏死者属少数。估计每 100 个肠病中有 1 个并发肝脓肿,其病死率为 10%。目前尚无特效抗福氏耐格里阿米巴原虫及棘阿米巴原虫药物,阿米巴脑膜脑炎病死率极高达 95%。

【预防】

阿米巴病仍是世界范围内的公共卫生问题。对粪便进行无害化发酵处理,杀灭包囊,保护水源、食物,注意个人饮食卫生、环境卫生和驱除有害昆虫等措施对阿米巴病的预防和控制非常重要。对患者和排包囊者应予以消化道隔离并彻底治疗。对餐饮职业人员要严格检疫,一旦发现患者和携带者,应立即隔离治疗。目前尚无有效疫苗可供预防应用。

(缪晓辉)

第二节 疟 疾

学 习 要 点

1. 熟练掌握疟疾的临床表现,诊断及鉴别诊断,治疗原则。

2. 掌握疟疾的病原学种类,临床发作类型与病原学种类的相关性,发病原理,常用治疗药物。

3. 熟悉流行病学的 3 个环节,发病原理中脏器损害的原理,临床表现中疟疾的常见并发症及处理,疟疾的预防措施及方法。

4. 了解疟原虫的发育史、蚊虫体内发育;第五种疟疾病原体 P. knowlesi 引起疟疾的临床特点;疟疾的免疫性特点;疟疾的预后。

疟疾(malaria)是疟原虫感染所致的地方性传染病,以出现周期性的畏寒、寒战、高热、出汗、退热发作为临床特征。由于多次反复发作,红细胞被大批破坏,逐渐出现贫血和脾大。有 5 种疟原虫可感染人类,包括既往的 4 种:间日疟原虫(plasmodium vivax,P. vivax)、恶性疟原虫(plasmodium falciparum,P. falciparum)、三日疟原虫(plasmodium malariae,P. malariae)、及卵形疟原虫(plasmodium ovale,P. ovale),以及近年报道娄勒疟原虫 plasmodium knowlesi(P. knowlesi),既往引起灵长类动物(长尾猿猴,*Macaca fascicularis*)疟疾,现在感染人引起发病;主要发生在南亚地区,成为世界的第五种人类疟疾的病原体。这种病原体引起的疟疾从 1965 年有报道,从 2004 年起来自于东南亚地区国家(马来西亚、新加坡、泰国、菲律宾、越南等)报道人感染 P. knowlesi 的数量增加。在 Sarawak. 的某些地区 70% 的疟疾病例由 P. knowlesi 疟原虫引起。不同疟原虫感染后的临床表现存在一定的差别。由一种以上的疟原虫引起的混合感染为 5%~7%。大多数疟疾感染引起的死亡与恶性疟疾有关,且 90% 的疟疾死亡发生在亚撒哈拉非洲。

过去几年,疟疾感染发生率在增加,其因素如下:疟原虫对化疗药的耐药性增加;蚊虫对杀虫剂的耐药性增加;生态环境及气候的改变;到疟疾流行区旅游的人员增加。1949 年,估计全国每年发病 3 000 万人以上,经大力防治,发病率显著下降。1963 年全国仅报告疟疾患者 18 例。1964 年停止了杀虫剂的滞留喷洒后,1968—1970 年日疟暴发流行,3 年内报告疟疾病例 150 万。近年来不仅仍呈上升趋势,而且,我国一些地区发现抗氯喹恶性疟虫株,增加了防治的难度。

【病原学】

(一)分类及特征

引起疟疾的病因为疟原虫,属于真球虫目(Eucoccidiida)、疟原虫科(Plasmodidae)、疟原虫属(Plasmodium),引起人类疾病的疟原虫有 5 种,即间日疟原虫(Plasmodium vivax)、恶性疟原虫(Plasmodium falciparum)、三日疟原虫(Plasmodium malariae)、卵形疟原虫(Plasmodium ovale)和娄勒疟原虫(Plasmodium knowlesi)分别引起间日疟、恶性疟、三日疟、卵形疟和人及猴疟疾。在我国主要有间日疟原虫和恶性疟原虫,三日疟原虫少见,卵形疟原虫罕见。形态疟原虫的基本结构包括核、胞质和胞膜,环状体以后各期尚有消化分解血红蛋白后的最终产物—疟色素。血片经姬氏或瑞氏染液染色后,核呈紫红色,胞质为天蓝至深蓝色,疟色素呈棕黄色、棕褐色或黑褐色。经典的四种人体疟原虫的基本结构相同,但发育各期的形态又各有不同,可资鉴别。除了疟原虫本身的形态特征不同之外,被寄生的红细胞在形态上也可发生变化。被寄生红细胞的形态有无变化以及变化的特点,对鉴别疟原虫种类很有帮助。

(二)疟原虫的生活史

寄生于人体的 4 种经典疟原虫生活史基本相同,需要人和按蚊二个宿主。在人体内先后寄生于肝细胞和红细胞内,进行裂体增殖(schizogony)。在红细胞内,除进行裂体增殖外,部分裂殖子形成配子体,开始有性生殖的初期发育。在蚊体内,完成配子生殖(gametogony),继而进行孢子增殖(sporogony)。

1.在人体内的发育为无性繁殖期(asexual multiplication stage) 分肝细胞内的发育和红细胞内的发育二个阶段。

(1)红细胞外期(exo-erythrocytic cycle,简称红外期):当涎腺中带有成熟子孢子(sporozoite)的雌性按蚊刺吸人血时,子孢子随唾液进入人体,约经 30min 后随血流侵入肝细胞,摄取肝细胞内营养进行发育并裂体增殖,形成红细胞外期裂殖体。成熟的红细胞外期裂殖体内含数以万计的裂殖子。裂殖子胀破肝细胞后释出,一部分裂殖子被巨噬细胞吞噬,其余部分侵入红细胞,开始红细胞内期的发育。间日疟原虫完成红细胞外期的时间约 8d,恶性疟原虫约 6d,三日疟原虫为 11～12d,卵形疟原虫为 9d。

目前一般认为间日疟原虫和卵形疟原虫的子孢子具有遗传学上不同的两种类型,即速发型子孢子(tachysporozoites,TS)和迟发型子孢子(bradysporozoites,BS)。当子孢子进入肝细胞后,速发型子孢子继续发育完成红细胞外期的裂体增殖,而迟发型子孢子视虫株的不同,需经过一段或长或短(数月至年余)的休眠期后,才完成红细胞外期的裂体增殖。经休眠期的子孢子被称之为休眠子(hypnozoite)。恶性疟原虫和三日疟原虫无休眠子。

子孢子:子孢子形状细长,长约 $11\mu m$,直径为 $1.0\mu m$,常弯曲呈 C 形或 S 形,前端稍细,顶端较平,后端钝圆,体表光滑。子孢子内的细胞器基本上与裂殖子相似。表膜由一外膜、双层内膜和一层表膜下微管组成。膜下微管自极环向后延伸至核或稍越过核而终止。虫体的微弱运动可能是膜下微管的伸缩引起的。子孢子的前端顶部有一向内凹入的顶杯(anterior cup)即顶突,在顶突的周围有 3～4 个极环。细胞核一个,长形。有一对电子致密的棒状体,可能开口于顶环。在核的前方或后方,有数量很多的微线体,呈圆形、卵圆形或长形。

娄勒疟原虫(P. knowlesi)在红细胞外期经历与其他疟原虫相同的发育过程包括:子孢子→裂殖体→裂殖子。

(2)红细胞内期(erythrocytic cycle,简称红内期):红细胞外期的裂殖子从肝细胞释放出来,进入血流后很快侵入红细胞。

疟原虫在红细胞内发育各期的形态,疟原虫在红细胞内生长、发育、繁殖,形态变化很大。

①三个主要发育期。a.滋养体(trophozoite):为疟原虫在红细胞内摄食和生长、发育的阶段。按发育先后,滋养体有早、晚期之分。早期滋养体胞核小,胞质少,中间有空泡,虫体多呈环状,故又称之为环状体(ring form)。以后虫体长大,胞核亦增大,胞质增多,有时伸出伪足,胞质中开始出现疟色素(malarial pigment)。间日疟原虫和卵形疟原虫寄生的红细胞可以变大、变形,颜色变浅,常有明显的红色薛氏点(Schuffner's dots);被恶性疟原虫寄生的红细胞有粗大的紫褐色茂氏点(Maurer's dots);被三日疟原虫寄生的红细胞可有齐氏点(Ziemann's dots)。此时称为晚期滋养体,亦称大滋养体。b.裂殖体(schizont):晚期滋养体发育成熟,核开始分裂后即称为裂殖体。核经反复分裂,最后胞质随之分裂,每一个核都被部分胞质包裹,成为裂殖子(merozoite),早期的裂殖体称为未成熟

裂殖体,晚期含有一定数量的裂殖子且疟色素已经集中成团的裂殖体称为成熟裂殖体。c. 配子体(gametocyte):疟原虫经过数次裂体增殖后,部分裂殖子侵入红细胞中发育长大,核增大而不再分裂,胞质增多而无伪足,最后发育成为圆形、卵圆形或新月形的个体,称为配子体;配子体有雌、雄(或大小)之分:雌(大)配子体虫体较大,胞质致密,疟色素多而粗大,核致密而偏于虫体一侧或居中;雄(小)配子体虫体较小,胞质稀薄,疟色素少而细小,核质疏松、较大、位于虫体中央。

②裂殖子侵入红细胞的过程包括以下步骤:a. 裂殖子(merozoite)通过特异部位识别和附着于红细胞膜表面受体;b. 红细胞广泛性变形,红细胞膜在环绕裂殖子处凹入形成纳虫空泡;c. 裂殖子入侵完成后纳虫空泡密封。在入侵过程中裂殖子的细胞表被(surface coat)脱落于红细胞中。

侵入的裂殖子先形成环状体,摄取营养,生长发育,经大滋养体、未成熟裂殖体,最后形成含有一定数量裂殖子的成熟裂殖体。红细胞破裂后,裂殖子释出,其中一部分被巨噬细胞吞噬,其余再侵入其他正常红细胞,重复其红细胞内期的裂体增殖过程。完成一代红细胞内期裂体增殖,间日疟原虫约需48h,恶性疟原虫需36~48h,三日疟原虫约需在72h,卵形疟原虫约需48h。娄勒疟原虫(P. knowlesi)完成一代红细胞内繁殖仅需要24h,因此在短时间内产生大量的原虫数量,如果不及时治疗将引起严重的疾病过程。恶性疟原虫的早期滋养体在外周血液中经十几小时的发育后,逐渐隐匿于微血管、血窦或其他血流缓慢处,继续发育成晚期滋养体及裂殖体,这2个时期在外周血液中一般不易见到。疟原虫经几代红细胞内期裂体增殖后,部分裂殖子侵入红细胞后不再进行裂体增殖而是发育成雌、雄配子体。恶性疟原虫的配子体主要在肝、脾、骨髓等器官的血窦或微血管里发育,成熟后始出现于外周血液中,在无性体出现后7~10d才见于外周血液中。配子体的进一步发育需在蚊胃中进行,否则在人体内经30~60d即衰老变性而被清除。

娄勒疟原虫(P. knowlesi)在红细胞内期的发育过程为:裂殖子(Merozoite)→滋养体(trophozoite)→裂殖体(schizont)→裂殖子(merozoites)。

4种经典疟原虫寄生于红细胞的不同发育期,间日疟原虫和卵形疟原虫主要寄生于网织红细胞,三日疟原虫多寄生于较衰老的红细胞,而恶性疟原虫可寄生于各发育期的红细胞。

红细胞内疟原虫所需的脂类可由摄入的葡萄糖代谢的产物组成,其中主要为磷脂,磷脂增多与疟原虫膜的合成有关。致病疟原虫的主要致病阶段是红细胞内期的裂体增殖期。致病力强弱与侵入的虫种、数量和人体免疫状态有关。

2. 疟原虫在按蚊体内的发育 当雌性按蚊刺吸疟疾病人或带虫者血液时,在红细胞内发育的各期原虫随血液入蚊胃,仅雌、雄配子体能在蚊胃内继续发育,其余各期原虫均被消化。在蚊胃内,雄配子体核分裂成4~8块,胞质也向外伸出4~8条细丝;不久,每一小块胞核进入一条细丝中,细丝脱离母体,在蚊胃中形成雄配子(male gamete,microgamete)。雄配子体在蚊胃中游动,此后,钻进雌配子(female gamete,macrogamete)体内,受精形成合子(zygote)。合子变长,能动,成为动合子(ookinete)。动合子穿过胃壁上皮细胞或其间隙,在蚊胃基底膜下形成圆球形的卵囊(oocyst)。卵囊长大,囊内的核和胞质反复分裂进行孢子增殖,从成孢子细胞(sporoblasy)表面芽生子孢子,形成数以万计的子孢子(sporozoite)。子孢子随卵囊破裂释出或由囊壁钻出,经血淋巴集中于按蚊的涎腺,发育为成熟子孢子。当受染蚊再吸血时,子孢子即可随唾液进入人体,又开始在人体内的发育。在最适条件下,疟原虫在按蚊体内发育成熟所需时间:间日疟原虫为9~10d,恶性疟原虫为10~12d,三日疟原虫为25~28d,卵形疟原虫为16d。

娄勒疟原虫(P. knowlesi)在蚊虫体内的发育与其他疟原虫相同,经历的发育过程为:配子体(gametocyte)→小配子和大配子(microgamete or macrogamete)→合子(zygote)→动合子(ookinete)→囊合子(oocyst)→子孢子(sporozoites)。

疟原虫在蚊体内发育受多种因素影响,诸如配子体的感染性(成熟程度)与活性、密度及雌雄配子体的数量比例,蚊体内生化条件与蚊体对入侵疟原虫的免疫反应性,以及外界温度、湿度变化对疟原虫蚊期发育的影响。营养代谢疟原虫可通过表膜的渗透或经胞口以吞饮方式摄取营养。在肝细胞内寄生的红细胞外期疟原虫,以肝细胞的胞质为营养。

【流行病学】

(一)流行状况

2010年统计每年全球有3亿~5亿人发病,70万~270万人死亡,特别是热带发展中国家的儿童。

恶性疟疾主要流行于热带非洲、南亚、太平洋（oceania）、海地、南美的亚马逊基部（Amazon basin）、以及多明修士共和国（Dominican Republic）；间日疟主要流行于中美洲国家、中东和印度。流行国家在农村其疟疾传播的危险在增加，且许多地区随着季节的不同传播也存在差异，传播率最高为雨季的末期，海拔2 000m以下传播率下降，人是重要的疟原虫宿主，有三种生活状态的原虫。在全球范围内，疟疾传播率最高的地区是太平洋及撒哈拉以下的非洲，例如在肯尼亚的雨季，某些地区的人每月可能受到50～100个感染蚊子的叮咬。印度亚大陆（Indian subcontinent），具有第三高的传播率；其次是南亚、南美、及中美洲国家。旅游者感染疟原虫的危险与在流行区居住的时间有关，有研究显示，在高流行区居住1个月以上且未进行化学预防者感染率高。每年大约有3万旅游者接触疟疾，不同地区危险性也有差异。如太平洋地区感染率为1:30或更高，亚撒哈拉非洲地区为1:50，印度亚大陆地区为1:250，南亚为1:1 000；南美为1:2 500，中美洲为1:100 000。在2005年期间，美国CDC接到1 528例疟疾病例报告，死亡7例，对于775例患者按照CDC推荐的预防方案进行了处理。娄勒疟疾（knowlesimalaria）主要流行于东南亚，不流行于非洲，可能与非洲无长尾猴存在有关，且许多西非人缺乏Duffy抗原。

我国云南对边境26个县进行调查结果，当地居民感染率1.83%，内地到边境人员发热血检原虫阳性率14.75%，pf占31.75%，入境外国人和出境回归带虫率为10.09%和6.04%，森林新垦区API高达249.28‰，恶性疟原虫对氯喹抗生率＞95.7%，ID50＞122nmol/L，对咯萘啶、青蒿琥酯敏感性下降。

（二）流行病学的三个环节

1. 传染源 疟疾患者及带疟原虫者。在高发病地区几乎每人均受到过感染，带疟原虫者未进行治疗，作为传染源的威胁更大。近年发现的第5种娄勒疟原虫（Plasmodium knowlesi）感染可来自于灵长类动物猕猴（macaques），包括长尾猕猴（Macaca fascicularis）和猪尾猕猴（Macaca nemestrina）。同时感染了P. knowlesi的人也可通过蚊虫叮咬传播给他人。

2. 传播途径 主要是经过蚊虫叮咬传播，能引起传播的媒介是雌性按蚊。其次是输血传播或母婴传播。我国重要的传播媒介为中华按蚊，是平原地区间日疟的主要传播媒介。已经明确白踝按蚊（Anopheles leucosphyrus）可使娄勒疟原虫（P. knowlesi）从猴传播给人类，这些蚊子典型的存在于东南亚的森林中，随着森林的消失转变为农田，人对这些媒介的暴露增加，进而易引起感染。

3. 易感人群 人群普遍易感，感染后获得一定的免疫力，但免疫力不持久，且各型疟疾之间无交叉免疫。一个人可以多次反复感染同一型疟原虫，也可以感染一种以上的疟原虫，尤其是非流行区的外来人员更容易感染，症状常常较重。

【致病机制和病理】

（一）疟疾周期性发生的机制

疟原虫在红内期生长和繁殖过程中一般无症状，只有当裂殖子经过环状体（ring form）、滋养体（trophozoite）阶段，在红细胞内发育为成熟的裂殖体，到一定数量（数个或数十个）时，红细胞破裂，释放出裂殖子及其代谢产物，引起临床上典型的疟疾发作。释放出的裂殖子再侵犯未被感染的红细胞，重新开始新一轮的繁殖并重新引起细胞破裂及临床症状发作。间日疟及卵形疟于红细胞内的发育周期约为48h，三日疟约为72h，恶性疟的发育周期为36～48h，且先后发育不一。因此，间日疟、卵形疟及三日疟发作具有周期性，而恶性疟发作周期不明显，所有疟原虫均消化红细胞的蛋白质及血红蛋白，疟原虫通过葡萄糖的无氧酵解获得能量并产生乳酸，因此导致低血糖和乳酸中毒。同时疟原虫也改变红细胞膜，使它可变形性减小，引起红细胞溶解，且增加脾脏清除，最终引起贫血。

（二）发热及肝脾大的机制

由红细胞溶解刺激引起前炎症因子释放，包括肿瘤坏死因子（TNF）-α，TNF-α抑制红细胞溶解，也与贫血有关。整个时期中肝脾大，后期可以变得过度长大。由脾阻隔增加引起血细胞减少，且减少了血小板的存活时间（也称为脾功能亢进）。

（三）脏器损害发生的机制

微血管病和堵塞-恶性疟原虫有另外独特的特征，有助于解释它严重的与致死疾病的独特原因。因为恶性疟原虫在红细胞内成熟，可引起红细胞体积增大，胞膜出现微孔，并产生一种黏附蛋白附着在红细胞表面，使红细胞形成黏性小团块。这些小团块结合到毛细血管及小血管的受体，引起这些小血管中血流受阻，使相应部位的组织细胞发生缺血性缺氧进而引起细胞变性、坏死的病理改变。发生于脑、肺、肾、心脏等重要器官，则引起相应病症及严重临床表现,如脑型疟疾及肾功能不全等。同时也使得疟原虫通过一般循环及脾发生障碍,这种黏附是引起疟疾出血并发症的主要因素。

感染了疟原虫的细胞又与未感染的红细胞黏附,形成玫瑰花结(rosettes)阻塞微循环。玫瑰花结是通过恶性疟原虫红细胞膜蛋白 1 的一种相互作用所介导,这种蛋白被暴露到感染红细胞表面的小团块外面,例如补体受体 1(comlement receptor-1,CR1),最后宿主发生继发性器官功能不全及严重并发症。已有报道红细胞 CR1 启动子多态性导致 CR1 缺陷且减少了红细胞的玫瑰花结形成,且它明显地与恶性疟疾的保护相关。

(四)黑尿热的发生机制

大量被疟原虫寄生的红细胞在血管内裂解,引起高血红蛋白血症,出现腰痛、酱油色小便,严重者可出现中度以上的贫血、黄疸,甚至发生急性肾衰竭,这种现象称为溶血尿毒综合征(hemolytic uremic syndrome),亦称为黑尿热(black water fever)。这种现象可发生于伯氨喹治疗过程中,尤其是 G-6-PD 缺乏的个体。

(五)遗传因素在疟疾发病中的作用

1. 原虫的遗传差异性(genetic diversity of the parasite) 在对不同地理区域恶性疟原虫基因监测发现了明显的遗传差异性,这些差异性明显地影响了致病性、治疗和预防的差异。例如在毒力方面,TNF-α 基因的多态性在恶性疟原虫感染的严重性中起重要作用。在对于 Gambian 儿童研究中证实了 TNF-α 的潜在重要性。在 TNF-α 基因(TNF2 等位基因)启动子具有多态性的那些恶性疟疾在严重神经系统后遗症及死亡方面增加了 7 倍危险性。此外,严重贫血也与不同的等位基因有关,表明不同的遗传因素会影响对这两种疾病表现的敏感性。明确的遗传图谱可能又使鉴别基因介导的药物耐药性和潜在的疫苗靶位成为可能。

2. 宿主的遗传性(host genetics) 正常的血红素基因可介导红细胞受体的蛋白质合成,产生的蛋白质同疟原虫表面的蛋白质结合,两者相互作用,容易引起疟原虫侵入红细胞内。与血红蛋白与红细胞抗原相关的几种遗传特征增加了患者处理疟疾感染的能力。一个典型的例子是 Duffy 血液组群因子,它是间日疟疾原虫侵入所必需的一种红细胞抗原。在对来自于西非及亚撒哈拉非洲的大量人群研究发现,红细胞表面 Duffy 抗原的缺乏保护间日疟疾。然而,在巴西及肯尼亚中 Duffy 抗原

阴性的人群研究发现,间日疟原虫正在逐步改变侵入 Duffy 抗原阴性的红细胞的途径。

血红蛋白病可保护患者免受严重疟疾。有明确的证据表明,镰刀状细胞遗传改变的发生对于致死性恶性疟疾产生了部分保护作用。观察到的数据表明,5 岁以下患 HbAS 的儿童比患 HbAA 的儿童发生恶性疟疾的危险度明显下降,血中的疟原虫密度低,住院率低。然而,在疟疾流行区镰刀状血红蛋白对疟疾的保护作用可能增加,而流行区外的保护程度较小。

α 地中海贫血可以间接保护恶性疟原虫感染,而增加了对非致死性间日疟虫的敏感性,特别是儿童。此外,地中海贫血性红细胞可以一直对恶性疟原虫的侵入敏感,但伴有明显的疟原虫繁殖的减少。

β-地中海贫血者红内期疟原虫繁殖减少,可能由于不同程度的血红蛋白 F 持续存在,由于疟疾血红蛋白酶对血红蛋白的消化相对抵抗有关,南亚卵形细胞病中卵形细胞对疟疾感染的抵抗力可能与减少侵入、红内期生长不良或减少感染红细胞的细胞间黏附有关。

丙酮酸激酶缺陷显示对人红细胞内恶性疟原虫的感染及复制有保护作用,表明丙酮酸激酶等位基因的突变可能对流行区疟疾赋予保护作用。

【免疫性】

(一)人体对疟疾原虫的免疫性

随着疟疾感染后会产生免疫反应,生活在流行区的人对重复感染后的疾病产生部分免疫性,这些人被归类为"半免疫(semi-immnune)"。然而,这种部分免疫不能预防感染,由于感染蚊虫叮咬他们仍然发生疟原虫血症,但症状的严重性有限。这种部分保护在离开流行区后快速减弱。对疟疾有半免疫性的居民,当生活在本国以外的国家进行学习及工作一段时间后,常常不熟悉他们的免疫力已下降,返家后如果不服用适当的化学预防药仍然有发生疟疾的危险。

1. 疟原虫抗原 疟原虫抗原来源于虫体表面或内部,包括裂殖子形成过程中疟原虫残留的胞质、含色素的膜结合颗粒、死亡或变形的裂殖子、疟原虫空泡内容物及其膜、裂殖子分泌物及疟原虫侵入红细胞时被修饰或脱落的表被物质。种内和种间各期疟原虫可能有共同抗原,而另外一些抗原则具有种、期特异性。这些具有种、期特异性的抗原在产生保护性抗体方面可能有重要作用。

来自宿主细胞的抗原不仅包括被疟原虫破坏的肝细胞和红细胞,也包括局部缺血或辅助免疫机制的激活(如补体系统)所破坏的许多其他组织细胞。

2.体液免疫　体液免疫在疟疾保护性免疫中有十分重要的作用。当原虫血症出现后,血清中 IgG、IgM 和 IgA 的水平明显增高,尤以前两者更甚。但这些 Ig 中具有对疟原虫特异性的抗体只是一小部分。通过单克隆抗体及免疫血清对体外培养的疟原虫生长的抑制以及在机体内作被动转移免疫力的实验,都可以证明体液免疫对疟原虫的重要作用。

抗体可通过下列几种方式阻止裂殖子侵入红细胞:补体介导损害裂殖子;空间上干扰对红细胞配体的识别以影响侵入过程;阻止表面蛋白成熟;裂殖体破裂时,通过凝集裂殖子阻止其释放。

3.细胞介导免疫　疟疾感染过程中,细胞介导免疫具有重要的作用。细胞介导免疫主要包括单核吞噬细胞、T 细胞和自然杀伤细胞,以及由这些细胞分泌的细胞因子,如 IFN-γ、TNF 等。

总之,抗疟疾的免疫机制十分复杂,非特异性与特异性免疫互为条件、相互补充,体液与细胞免疫相互调节、相互平衡,疟原虫抗原与宿主的 MHC 之间的相互关系等都可能对机体的免疫过程及其后果产生影响,很多问题还有待深入研究。

4.带虫免疫及免疫逃避　人类感染疟原虫后产生的免疫力,能抵抗同种疟原虫的再感染,但同时其血液内又有低水平的原虫血症,这种免疫状态称为带虫免疫(premunition)。通过被动输入感染者的血清或已致敏的淋巴细胞给易感宿主,可使之对疟原虫的感染产生抵抗力,这说明机体有特异性抑制疟原虫在红细胞内的发育的免疫效应。宿主虽有产生各种体液免疫和细胞免疫应答的能力,以抑制疟原虫的发育增殖,但疟原虫也有强大的适应能力来对抗宿主的免疫杀伤作用。疟原虫逃避宿主免疫攻击的机制十分复杂,与之有关的主要因素包括下列几个方面。

(1)寄生部位:不论红细胞外期或红细胞内期的疟原虫,主要在宿主细胞内生长发育以逃避宿主的免疫攻击。

(2)抗原变异(antigenic variation)和抗原多态性(polymorphism):即与前身抗原性稍有改变的变异体。诺氏疟原虫在慢性感染的猴体内每次再燃都有抗原变异。大量证据说明在同一疟原虫虫种内存在着许多抗原性有差异的株。

有效的免疫反应常受到高度多态性抗原的制约。几种疟原虫蛋白质序列多态性很常见,特别是有广泛重复区的蛋白,例如环子孢子蛋白(CSP),该抗原能下调抗体成熟和高亲和力抗体产生;恶性疟裂殖子表面蛋白-1(MSP-1)可以诱导 MSP-1 的"阻断抗体",这种抗体可以阻止任何有抑制能力抗体的连接。

(3)改变宿主的免疫应答性:患急性疟疾时,机体的免疫应答性和淋巴细胞亚群在外周血液、脾和淋巴结中的分布都有明显改变。一般均有 T 细胞的绝对值减少,B 细胞相对值增加,与此同时,表现有免疫抑制、多克隆淋巴细胞活化,细胞毒性淋巴细胞抗体(lymphocytotoxic antibody)及可溶性循环抗原等。

(二)媒介按蚊对疟原虫的免疫

按蚊(anopheles)是疟疾的传播媒介,不但为疟原虫在蚊体内的配子生殖和孢子生殖提供了必要的内环境和相关因子,而且按蚊的免疫系统也对疟原虫的发育和繁殖发挥抑制作用。蚊吸血时,通常有大量的配子体随血餐进入蚊胃,但是蚊胃内的疟原虫受按蚊的免疫攻击,只有 1/20～1/10 的能发育成动合子,当动合子穿过蚊胃上皮细胞后,只有极少数卵囊成熟,孢子生殖产生大量的子孢子释放到蚊血淋巴中,但能在涎液腺内发育成感染性子孢子的也只有很少一部分。由此可见,按蚊的免疫系统能抑制疟原虫的发育。按蚊对疟原虫的杀灭作用主要是通过黑化包被反应进行的,此外,受染按蚊产生的 NO 和抗菌肽也对疟原虫在蚊体内的发育具有一定的抑制作用。

黑化包被反应是一种体液性黑化反应(humoral melanization)。与其他昆虫一样,按蚊的黑化反应是由前酚氧化酶级联反应(prophenoloxidase cascade)介导引起的。通过激活前酚氧化酶活化酶,使前酚氧化酶转变成有活性的酚氧化酶(phenoloxidase,PO),然后,PO 羟化单酚氧化酶并氧化双酚氧化酶,产生大量的醌类中间产物聚合形成黑色素。这些黑色素协同具有细胞毒性的醌类中间产物沉积到入侵的病原体周围,起到隔离杀死病原体的作用,即黑化包被反应。

【临床表现】

典型的疟疾表现为急起的畏寒、寒战、高热、大汗、热退,呈周期性发作,体温正常后稍感疲乏,无明显的毒血症状,精神食欲无明显改变。伴有肝脾大,轻度贫血及黄疸。

(一)疟疾发作的分期

临床上分为二期,潜伏期及发作期:

1.潜伏期 从人体感染疟原虫到发病(口腔温度超过 37.8℃),称潜伏期。潜伏期包括整个红外期和红内期的第一个繁殖周期。一般间日疟、卵形疟 14d,恶性疟 12d,三日疟 30d。感染原虫量、株的不一,人体免疫力的差异,感染方式的不同均可造成不同的潜伏期。温带地区有所谓长潜伏期虫株,可长达 8~14 个月。输血感染潜伏期 7~10d。胎传疟疾,潜伏期就更短。有一定免疫力的人或服过预防药的人,潜伏期可延长。

间日疟(tertian malaria)多急性起病。初次感染者常有前驱症状,如乏力、头痛、四肢酸痛;食欲下降,腹部不适或腹泻;不规则低热。一般持续 2~3d,长者 1 周。随后转为典型发作。

2.发作期 典型发作分为寒战、高热及大汗 3 期。

(1)畏寒及寒战期:急起畏寒,先为四肢末端发凉,迅觉背部、全身发冷。皮肤起鸡皮疙瘩,口唇、指甲发绀,颜面苍白,全身肌肉关节酸痛。进而全身发抖,牙齿打战,有的人盖几床被子不能阻止其发冷及寒战,持续约 10min,长者可达 1h,寒战自然停止后体温上升。此期患者常有重病感。

(2)发热期:冷感消失以后,面色转红,发绀消失,体温迅速上升,通常发冷越显著,则体温就越高,可达 40℃以上。高热患者痛苦难忍。有的患者出现谵妄,甚至抽搐或意识丧失;有的患者伴剧烈头痛,顽固呕吐、心慌、气促;结膜充血;皮肤灼热而干燥;脉搏增快;尿少呈深黄色。此期持续 2~6h,个别长达 10h 多。有的患者发作数次后唇鼻常见疱疹。

(3)出汗期:高热后期,颜面手心微汗,随后遍及全身,大汗淋漓,衣服湿透,2~3h 体温降到正常,有时呈低体温状态达 35.5℃。患者感觉舒适,但十分困倦,常安然入睡。一觉醒来,精神轻快,食欲恢复,又可照常工作。此刻进入间歇期。

发作一段时间后这种规律就变得不典型,可能只有发热,而缺乏寒战。

(二)疟疾的发作的规律及特点

疟疾发作的整个过程为 6~12h,不同类型的疟疾发作特点各异,常见疟疾的特点如下:

1.间日疟 典型间日疟疾发作表现为隔:日发作一次的畏寒、寒战、高热、大汗,热退。间歇 48h 又重复上述过程。一般发作 5~10 次,因体内产生免疫力而自然终止。

多数病例早期发热不规律,可能系血内有几批先后发育成熟的疟原虫所致。部分病人在几次发作后,由于某些批疟原虫被自然淘汰而变得同步。

数次发作以后患者常有体弱、贫血、肝脾大。发作次数愈多,脾大、贫血愈著。由于免疫力的差异或治疗的不彻底,有的病人可成慢性。

2.三日疟(quartan malaria) 发作与间日疟相似,但为 3d 发作 1 次,发作多在早晨,持续 4~6h。脾大贫血较轻,但复发率高,且常有蛋白尿,尤其儿童感染,可形成疟疾肾病。三日疟易混合感染,此刻病情重很难自愈。

3.卵形疟(ovale malaria) 与间日疟相似,我国仅云南及海南有个别报道。

4.恶性疟(subtertian malaria) 起病缓急不一,临床表现多变,其特点为:①起病后多数仅有冷感而无明显的寒战;②体温高,热型不规则,有的为超高热型,体温超过 41℃。初起进常呈间歇发热,或不规则,后期持续高热,长达 20h,甚至一次刚结束,接着另一次又发作,不能完全退热。③退热出汗不明显或不出汗。④脾大、贫血严重。⑤可致凶险发作。⑥前驱期血中即可检出疟原虫;无复发。

5.姜勒疟疾(knowlesi malaria) 在人感染时的症状有头痛、发热、寒战及冷汗。来自马来西亚的一个报道总结了 94 例 P. knowlesi 疟疾的临床特点,100% 的患者具有发热、畏寒及寒战,32% 的患者有头痛,18% 的患者有咳嗽,16% 的患者有呕吐,6% 的患者有恶心,4% 的患者有腹泻。在人体及猕猴体内的无性增殖均需要 24h 左右,因此这种疟疾也称为每日发作的疟疾,与间日疟疾和三日疟疾一致。除用 PCR 法诊断的实验室诊断外,它也存在自身表现如 C-反应蛋白增高和血小板减少症。由于缺乏红细胞外期的休眠子,姜勒疟疾没有复发。姜勒疟原虫感染常不严重,只有少数患者会发生威胁生命的并发症导致死亡,最常见的并发症为呼吸窘迫,肝功能异常包括黄疸和肾衰竭,病死率约为 2%。

(三)凶险型疟疾

有 88.3%~100% 的凶险发作由恶性疟疾引起,偶可因间日疟或三日疟发生。主要发生在缺乏免疫力的人群,如在暴发流行时发生在 5 岁以下的幼儿,外来无免疫力的人群发生率可成 20 倍的增长;也可发生于当地发病后治疗不及时的人群。临床上可观察患者原虫数量作为监测项目,若厚片每视野达 300～500 个原虫,就可能发生;如每视野 600 个以上则极易发生。临床上主要有下列几种类型。

1.脑型最常见

(1)常在寒热发作 2～5d 后出现,少数突然昏倒起病。

(2)剧烈头痛,恶心呕吐。

(3)意识障碍,开始表现为烦躁不安,进而嗜睡,昏迷。

(4)抽搐,有半数患者可发生,儿童更多见。

(5)治疗不及时,发展成脑水肿,致呼吸、循环或肾衰竭。

(6)查体:①肝脾大,2/3 的患者在出现昏迷时肝脾已大;贫血、黄疸、皮肤出血点均可见;②神经系统检查,脑膜刺激征阳性,可出现病理征阳性。

(7)实验室检查:血涂片可查见疟原虫。腰椎穿刺脑脊液压力增高,细胞数常在 50 个/μm 以下,以淋巴细胞为主;生化检查正常。

2.胃肠型　除发冷发热外,尚有恶心呕吐、腹痛腹泻,泻水样便或血便,可似细菌性痢疾样病变,即出现里急后重感。有的仅有剧烈腹痛,而无腹泻,常被误为急腹症。吐泻重者可发生休克、肾衰竭而死。

3.过高热型　疟疾发作时,体温迅速上升达42℃或更高。患者气促、谵妄、抽搐乃至昏迷,常于数小时后死亡。

4.黑尿热　是一种急性血管内溶血,并引起血红蛋白尿及溶血性黄疸,严重者发生急性肾功能不全。其原因可能是自身免疫反应,还可能与 G-6-P 脱氢酶缺乏有关。临床以骤起的寒战、高热、腰痛、酱油色尿、排尿刺痛感,以及严重贫血、黄疸、蛋白尿、管型尿为特点。本病地理分布与恶性疟疾一致,国内主要发生于西南地区的云南边界如西双版纳、瑞丽等,沿海个别地区(广西)外,其他地区少见国外主要发生于南亚地区如泰国、缅甸等。

【辅助检查】

(一)疟疾的病原学检查

1.血涂片染色检查疟原虫　应该涂厚、薄血片各一张,厚血片增加检出率,薄血片识别滋养体的形态。人体四种疟原虫只有恶性疟一种在周围血内仅见环状体和配子体,且在发作期检出机会较多,发作间歇期多数原虫进入内脏毛细血管,如当时配子体尚未出现,则血检可能暂呈阴性,因此恶性疟在发作期间查血最为适宜;其余 3 种疟疾的血检不受时间限制,无论在发作期及间歇期均可见到原虫。临床上酷似疟疾,血检原虫阴性者,应坚持 1d 查血 2 次,连续几天细致地按规定检查厚血膜,其功率高于薄血膜很多倍。只要是疟疾,最终定能在周围血中查到疟原虫,从患者耳垂或指尖刺取血液涂片、染色、镜检,迄今仍是最可靠的确诊疟疾方法,如发现红内期疟原虫即可确诊。

鉴于镜检法的准确性受到血中原虫密度、制片和染色技术、服药后原虫变形或密度下降以及镜检经验等因素的影响,近年来对传统的血检法有了一些改进。其一为 Becton Dickinson 公司 QBC 法(quantitative buffy coat)。用含有抗凝剂和吖啶橙的毛细管取病人 60μl 血加一个浮器,离心后,疟原虫浓集在红细胞上层和白细胞下层,由于管中央有浮器存在,把上述两层细胞和疟原虫推向管壁,可以直接在荧光显微镜下检查发荧光的疟原虫。此法有浓缩作用,可提高敏感度,不需要染色,节省了时间。其二是 0.5%～1.0% 皂素溶液代替普通水溶血,然后以吉氏液染色后镜检。优点是以皂素处理过的厚血膜底板清晰,无红细胞残骸和血小板干扰有助于疟原虫检出。

患者症状初发时,释放到外周血中的疟原虫数量较少,往往不易查见。故应随病程发展反复多查几次。恶性疟原虫发育迟缓,血中原虫数量少,早期常不易查获;而进入晚期后,大量含原虫的受染红细胞黏附于内脏微血管时,也减少了外周血中的原虫数量,增加了检出的困难。所以,对临床怀疑疟疾的患者,倘若血片检测结果阴性,必要时可采骨髓涂片。但不作为常规检查方法用于诊断疟疾。

娄勒疟疾的形态与三日疟相似,因此从形态学上无法区别。

2.免疫学检测

(1)检测疟原虫抗原:可查出原虫血症,故对临床诊断为现症病人以及从人群中查传染源、考核疗效均可使用。主要方法有琼脂糖扩散试验、对流免疫电泳、酶联免疫吸附试验、直接荧光或酶免疫染色法等。

(2)检测疟原虫抗体:可用于流行病学调查,追溯传染源;借助测定流行区人群抗体水平的高低,来推断疟疾的流行趋势;过筛供血者以预防疟疾输血感染,以及考核抗疟措施的效果等。此外对多次发作又未查明原因者,检测疟疾抗体有助于诊断检测抗体的方法较常用的有间接荧光抗体试验间接血凝试验酶联免疫吸附试验等。

3.核酸探针检测　目前国内外已有几种不同的核酸探针用于疟原虫的检测。由于其独特的高特异性,敏感性可高于镜检,认为核酸探针技术非常有希望替代常规的显微镜检查,且可在短时间内成批处理大量样本,已被认为可以定量及估算疟原虫血症水平,是疟疾流行病学调查及评价抗疟措施效果很有潜力的诊断工具。目前大量生产核酸探针和大规模现场使用尚存在一些技术问题须解决。

4.PCR 检测　在各种疟疾检测方法中,PCR方法的敏感性和特异性是最高,为进一步提高 PCR技术的敏感性和特异性,以及便于在实际工作中推广,又发展了巢式 PCR(nested PCR)、PCR-ELISA等诊断方法。除能够直接检测抗凝血样中的疟原虫外,PCR 检测滤纸干血滴的疟原虫技术也已成熟从而便于以 PCR 技术监测边远地区的疟疾。由于它对实验技术和条件的要求较高从而限制了其在现场的应用。就目前多数疟疾流行区的条件,现场采血后,尚要回到具有较好条件的实验室做进一步的分析处理。此外,PCR 检查应注意假阳性的问题。

5.Dipstick 方法　目前世界卫生组织推荐应用 Dipstick 方法,其原理是利用恶性疟原虫能够合成、分泌一种稳定的水溶性抗原-富组蛋白Ⅱ(histidine rich proteinⅡ,HRPⅡ),以其制备的单克隆抗体滴于免疫层析条上,经过吸附、洗涤与显色检测血中富组蛋白Ⅱ的存在。据国外比较 Dipstick 及其他几种方法的报道,Dipstick 方法诊断疟疾的敏感性和特异性均高(分别为 84.2%～93.9%和81.1%～99.5%),且具有操作简便、快速稳定、易掌握的特点,适用于镜检或实验室技术质量难以保证及待确定疟疾的流行范围、疟疾呈低度传播需避免药物滥用以减少耐药性发展的地区。应该注意的是,应用 Dipstick 方法也有一定的局限性,用此法难以检出尚处于潜伏期或血中仅含有成熟配子体的恶性疟原虫。

(二)其他实验室检查

1.血常规　患者的外周血白细胞计数及中性粒细胞在急性发作时可增加,发作过后则恢复正常。多次发作后,则白细胞计数减少而单核细胞增多,同时出现红细胞总数减少和血红蛋白量降低等贫血的表现。贫血可刺激造血功能活跃,使网织红细胞数表现增加。由于恶性疟原虫侵犯各期的红细胞,故贫血较严重。而三日疟原虫一般侵犯衰老

红细胞,故患者贫血相对较轻。血小板多正常。

2.尿常规　一般正常,如果为恶性疟疾可引起尿蛋白轻度增高;发生黑尿热时可有尿血红蛋白阳性。尿胆原及尿胆红素增高。

3.血生化　血胆红素增高,以直接胆红素增高为主,谷丙及谷草转氨酶多正常。恶性疟疾及黑尿热时可发肾功能异常,表现为尿素氮(BUN)、肌酐(Crea)增高。

【诊断及鉴别诊断】

(一)诊断疟疾的依据

1.临床特点　典型疟疾表现为特征性的周期性冷热发作。凡病人出现周期性发冷、发热、出汗,而在间歇期间无明显症状,伴有进行性贫血及脾大者,均应想到疟疾的可能性。然后结合流行病学资料,以病原学诊断结果作为确诊的根据。

2.流行病学史　曾在有蚊季节去过疫区,近期有疟疾病史或输血史,发生原因未明的发热,或伴有进行性贫血及脾大,对于提示疟疾的可能性非常重要。若临床表现有典型发作过程,则可做出初步的拟诊。

3.病原学诊断

(1)查疟原虫:检获疟原虫是确诊疟疾的依据,但掌握采集标本的正确方法对提高检出率非常重要。采集时间虽然可以随时进行,但最好安排在发热期或退热后数小时内,尤其是疑为患恶性疟者。

采血涂片厚薄片各一,染色后在镜下仔细检查。厚片可使受检量增大 10 倍,提高了发现疟原虫的机会,但较难识别疟原虫的形态;经溶血处理后观察,则无法确定红细胞与疟原虫的定位关系。薄片所含有的疟原虫数量少,但较易观察分辨其形态和定位;所以,常在一张玻片上做厚薄涂片各一块,先在厚片中查找有无疟原虫,然后将薄片移动到镜头下进行分类学鉴定。对于血涂片阴性者,可进行骨髓涂片检查以增加检查阳性率。

在进行疟原虫某检测时需要注意的是,某些疟原虫携带者,可因有免疫力而无症状。故血中检出疟原虫时,并不一定意味着此次就诊疾病的临床表现系源自疟疾,必须进一步全面检查,以便做出正确诊断。

(2)免疫血清学检测

①检测疟原虫抗原:通过采用多种免疫学技术,例如酶联免疫技术(ELISA)、免疫荧光技术等,检测疟原虫的特异性抗原。缺点是无法确定疟原虫的形态;而且,难以检出尚处于潜伏期或血中仅

含成熟配子体的恶性疟原虫。

②检测疟原虫抗体：通过采用 ELISA 技术，检测患者对疟原虫产生的抗体。由于 IgG 型抗体产生较晚，对发作期病人的临床诊断帮助不大。主要用作血清流行病学的回顾性检查。

（3）基因诊断 利用 PCR 技术及 DNA 探针技术已用于疟疾的诊断，直接检测血标本中的疟原虫 DNA，方法简单快捷，灵敏度很高，但应警惕假阳性的问题。用核酸探针检测恶性疟原虫的敏感性可达感染红细胞内 0.0001% 的原虫密度。国内学者用套式 PCR 技术扩增间日疟原虫 SSU rRNA 基因 120bp 片段，检测血标本的灵敏度可达 0.1 原虫/μl。

现有的 PCR 法和分子特征是检查和诊断娄勒疟原虫感染最可靠的方法。但它不是快速方法且不能用作常规鉴定，多用于特别诊断使用。

（4）治疗性诊断：对于反复进行血涂片检查阴性，但临床表现酷似疟疾，并能排除其他疾病者，可考虑采用红细胞内期疟原虫杀灭药进行抗疟治疗（例如氯喹 3d 疗法）。在服药 24～48h 未再发作的患者，视为抗疟治疗有效，可拟诊为疟疾。但在已发现耐氯喹虫株的地区，对于使用氯喹进行抗疟治疗试验无效者，尚不能轻言排除疟疾的诊断。

4. 疟疾的再燃与复发

（1）再燃（recrudescence）：疟疾多次发作后，宿主免疫力逐渐将原虫大部清除，发作自行停止。此后，转入隐匿期的残存原虫可能通过抗原变异，绕过宿主的免疫防御机制，重新大量繁殖，然后导致症状的再度发作，称为再燃。大约在半年内，这些疟原虫被宿主免疫机制完全清除，多数患者最终获得痊愈，病程很少超过 1 年。

再燃的现象易见于恶性疟，常出现于初发后 8 周内，一般不超过 4 次。此外，未经彻底治疗的间日疟、三日疟、或卵形疟亦可再燃。

（2）复发（relapse）：另一方面，初发患者经治愈或自然痊愈后一段时间，血中再度出现疟原虫，并且发作症状，则称为复发，多见于间日疟和卵形疟。复发系因迟发型子孢子经休眠后发育为裂殖子而造成。这种发育滞后的迟发型子孢子仅见于间日疟或卵形疟原虫。临床上所见到的其他类型疟疾病例的症状再现，实质上往往属于"再燃"而已，并非真正意义上的"复发"。

间日疟的复发多数出现在 1 年内，一般不超过 2 年。经多次复发后，随着宿主免疫力的不断增强，复发的发作间隔期逐渐延长，最终将疟原虫完全清除而痊愈。

（3）"复发"或"再燃"的判断："复发"抑或是"再燃"究竟如何判断，临床上有时会有困难。一般而言，三日疟和恶性疟无迟发型子孢子，故此类患者的发作症状即使再度出现，实际上均属于再燃。而间日疟和卵形疟患者发作再现的性质，则可借助距离上次病情中止的时间长短进行研判；若再度发作系出现于上次病情"痊愈"后的 8 周内，应判断为再燃，若超过 8 周，则可视为复发。

进行这种分析的意义主要是回顾性的。若某个经过治疗的疟疾病例的确发生了再燃，则反映其前期的治疗未能彻底，需要对其治疗方案进行总结，以便完善。然而，倘若无法排除患者存在再感染的可能性，则上述的分析和判断难以进行。不过，从临床处理的角度而言，无论是"复发""再燃"，抑或是"再感染"，在处理原则上并无根本的区别。

（二）疟疾的鉴别诊断

疟疾发作的特点之一是发冷发热，临床上可能与其他热证相混淆。尤其非典型疟疾病例的临床表现错综复杂，必须与下述疾病鉴别：

1. 败血症 发冷、不规则发热、出汗、白细胞计数与中性粒细胞计数增高等表现，均可见于不典型疟疾及败血症患者。但败血症可能出现皮疹、原发灶及引流淋巴结肿痛，外周血白细胞及中性粒细胞常明显增多，血培养有致病菌生长；而疟疾患者的白细胞计数与中性粒细胞计数虽然可在发作时增高，但发作过后则恢复正常；多次发作后，则白细胞计数减少而单核细胞增多，并且明显贫血。

2. 阿米巴肝脓肿 阿米巴肝脓肿病程长，可有慢性腹泻、解大量果酱色大便史，常呈弛张热及盗汗，肝脾大，氯喹治疗亦有一定疗效，有时可能误诊为疟疾。但肝脓肿患者肝肿痛较明显，X 线检查常见有膈肌上升，肝区超声探查可发现液平段，白细胞计数与中性粒细胞计数增高的现象持续存在，诊断性肝穿刺可获巧克力脓液。

3. 急性血吸虫病 本病可有弛张热、盗汗、肝脾大等类似疟疾的表现；但根据其 1 个月内有血吸虫疫水接触史、腹痛腹泻较明显、荨麻疹、血象白细胞与嗜酸粒细胞计数增多等情况，鉴别不难。大便查到血吸虫卵、血清学检查血吸虫病抗体阳性可明确诊断。

4. 钩端螺旋体病 发病季节以秋节为主，钩体病患者常有具有疫水接触史，经常是打谷子后发病,患者表现颜面和球结膜明显充血,腹股沟淋巴结显著肿大,腓肠肌显著压痛,白细胞及中性粒细胞计数增高,青霉素治疗有效等特点。患者早期采血检测 IgM 抗体;或利用 PCR 技术检测血、尿标本中的钩端螺旋体 DNA;晚期时做凝溶试验,均有助于诊断钩体病。

5.伤寒及其他沙门菌感染　此类疾病有时可能与疟疾混淆。因其流行季节多在夏秋,某些患者起病较急,表现为弛张热且肝脾轻度肿大。不过,伤寒等沙门菌感染患者发热无周期性,并可见玫瑰疹、相对缓脉、重听、腹胀及便秘等,中枢神经系统中毒症状较显著,贫血不明显。不能查出疟原虫;而血培养和骨髓培养分离到伤寒杆菌,血清肥达反应阳性。

6.丝虫病　在丝虫病流行区,疟疾有时须与急性丝虫热相鉴别。丝虫病患者血片中可查到微丝蚴,白细胞与嗜酸粒细胞计数明显增多等,反复发作的丝虫病人常有象皮肿样皮肤改变,以下肢为多见。均有助于两者的鉴别;但对某些患者尚不排除须两病并存的可能性。

7.黑热病　寒战、发热、溶血性贫血、脾大是黑热病的常见临床表现。发热为弛张热型,脾常为巨脾,可大到髂窝,常伴有脾功能亢进、血清球蛋白明显增加等表现。该病有严格的地区性,在某些地区流行,国内一般流行于四川的阿坝、陕西的文强、甘肃的文县、新疆的南疆等地。患者若在夏秋季节起病而就诊,有时需要与疟疾鉴别。厚薄血涂片或骨髓穿刺液涂片查见利杜体可确诊黑热病,利杜体常位于骨髓的巨噬细胞内,巨噬细胞胀破后位于胞核周围。

8.其他疾病　脑型疟疾患者血片暂未能查见疟原虫时,应与乙型脑炎、病毒性脑炎、中毒型菌痢及中暑等疾病鉴别。黑尿热则应与阵发性血红蛋白尿症、蚕豆病(胡豆黄)鉴别。某些霍奇金病、恶性组织细胞病患者以突然发热、肝脾大、贫血而起病,有时也需要与疟疾相鉴别。

(三)疟疾常见的并发症

1.黑尿热(black water fever)　黑尿热是疟疾患者的严重并发症之一,尤其多见于恶性疟。患者主要为新进入疟区的人员,或重度感染者。黑尿热的实质是急性血管内溶血,引起患者血尿及血红蛋白尿。发病机制尚未完全阐明,但可能与疟原虫感染患者先天缺乏 G-6-PD(即 6-磷酸葡萄糖脱氢酶)或其他红细胞酶有关,并涉及免疫复合物反应。使用奎宁和伯氨喹,甚至某些其他药物(例如退热药)则是其诱因。

黑尿热的临床特点为:起病急骤,有寒战、高热、腰痛、呕吐、腹痛,小便呈暗红色或酱油样黑色,尿中出现白蛋白、管型、上皮细胞、及血红蛋白,尿量骤减,严重者发生肾小管坏死。患者脾显著肿大,并可有溶血性黄疸及肝功能异常。发生黑尿热后,患者感极度虚弱,恢复很慢;而且易复发,导致进行性贫血。倘若多次复发,则可能死于肾衰竭、心力衰竭等。由于含虫红细胞首先溶解,故在黑尿热发作期间不易在血中找到疟原虫。

2.疟疾肾病　严重的疟疾长期反复发作后,可在并无明显溶血及血红蛋白尿的情况下,出现肾损害。患者可表现为肾病综合征,即水肿、少尿、血压升高,尿中有蛋白质、红细胞及管型。疟疾抗原抗体复合物沉积于肾小球毛细血管基底膜与血管间质,是其发病机制;主要见于三日疟,也见于恶性疟。

疟疾肾病重者发生急性肾衰竭,出现进行性少尿和尿闭,需要进行血液透析治疗。抗疟治疗在肾病早期可获明显效果,晚期效果差。

【疟疾的治疗】

包括杀灭疟原虫、控制疟疾凶险发作,对症支持等三个环节。

(一)抗疟治疗的基本原则

"早期、有效、彻底"地杀灭疟原虫是抗疟治疗的原则。抗疟治疗愈早愈好,不仅可缩短病程,更重要的是防止恶性疟转化为凶险型发作。为确保治疗迅速显效,对凶险型发作患者的抗疟治疗必须采用注射途径给药。而且,鉴于疟原虫感染的特点,抗疟用药方案应将红细胞前期和红细胞内期的疟原虫全部杀灭,以务求根治,避免复发或转成慢性。所以,抗疟治疗包括控制发作和抗复发两个方面。

抗疟药物目前的种类应属不少,用药方案也颇为复杂多样,有时似有令人难以适从之感。形成这种状况的重要原因是疟原虫的种类和耐药状况在各地可能不同,使治疗效应出现差别。所以,临床上应因地制宜,因人而异,根据疟疾的类型、当地流行株的耐药状况、宿主的免疫状况等综合因素,确定适当的治疗计划。

例如,在已发现耐氯喹虫株的地区,重症及恶性疟患者应尽量避免采用氯喹。对有溶血病史或红细胞缺乏 G-6-PD 的病人,忌用伯氨喹类药物。

输血性疟疾无红细胞前期,单独应用氯喹、咯萘啶、奎宁等药物杀灭裂殖体,即可达到治愈的目的,无须再进行抗复发治疗。

(二)控制发作的抗疟治疗

目标是杀灭红细胞内期的疟原虫。可供选用的药物很多,应根据所感染虫株是否耐药而定。

1.非耐药虫株的治疗

(1)磷酸氯喹(chloroquine phosphate):每片0.25g(含氯喹基质0.15g),口服后1~2h达血药浓度高峰,半衰期5d,通过与虫体DNA结合,干扰疟原虫代谢等多种方式杀灭疟原虫。氯喹是经典的抗疟药,对疟原虫有很高的亲合能力,含虫红细胞内的药物浓度为血浆内浓度的250~500倍,故抗疟作用强。口服首剂1g,6~8h后再服0.5g,第2、3天各服0.5g。

不良反应少,偶有恶心、呕吐、头痛、烦躁、视力障碍、皮疹等,停药后可消失。但若过量服用,则可能发生房室传导阻滞,导致阿斯综合征。凡是不稀释静脉注射或对儿童进行氯喹肌内注射均十分危险。抢救氯喹严重中毒主要使用大剂量阿托品疗法。也可用酸化尿液的方法促进氯喹排泄。

氯喹抗疟控制发作的疗效好、价格低和副作用小,但被广泛应用后,部分虫株已不同程度地对氯喹耐药。耐氯喹的恶性疟原虫株的不断出现,导致全球疟疾发病率呈回升趋势。抗疟治疗期间应密切观察患者病情。若发现氯喹治疗无效,应及时改用其他有效药物。有条件时,可定期做疟原虫计数进行疗效监测。

(2)伯氨喹(primaquine):是人工合成的8-氨基喹啉类衍生物。临床上可用于根治间日疟、三日疟、卵形疟以及娄勒疟疾。剂量为每日3片口服(每片13.2mg,含伯喹基质7.5mg),连服8d。恶性疟疾及娄勒疾病可则只服2~4d。本药应与控制症状的药物同时服用,如加氯喹是最常用的联合。副作用较大,包括头晕、恶心、呕吐、腹痛等,有先天性G-6-PD(6-磷酸葡萄糖脱氢酶)缺乏者,服用此药后可发生急性溶血尿毒综合征。

(3)阿莫地喹(氨酚喹,amodiaquine):作用与氯喹相似,每片0.25g(含基质0.2g)。口服首日3片,第2、3天各服2片。氯喹耐药性虫株对氨酚喹有交叉耐药性,应予注意。

(4)哌喹(piperaquine):作用类似氯喹,半衰期9d,故有长效作用。哌喹的味道不苦,但口服后吸收较差。哌喹是哌喹的磷酸盐,吸收较快,但味其苦。哌喹每片含基质0.3g,哌喹每片0.2g(基质0.15g)口服首剂基质0.6g,8~12h后0.3g(恶性疟服0.6g)。

(5)甲氟喹(mefloquine):是一种4-氨基喹啉类长效抗疟药,具杀灭红细胞内期裂殖体作用。其半衰期约1个月,故1次顿服6片(1.5g)即可;但也有应用甲氟喹疗效欠佳的报道,可能是虫株耐药所致。对有凶险发作的病人,第1天宜加用奎宁、蒿甲醚或咯萘啶。甲氟喹尚可用于休止期根治,成人用甲氟喹1.5g,加伯氨喹45mg(基质)治疗,能肃清所有配子体。

(6)阿奇霉素:是一种大环内酯类抗生素,临床观察到它有抗疟作用,可望成为一种很有前景的疟疾治疗药物。在泰国,青蒿琥酯联合阿奇霉素治疗儿童及孕妇疟疾,已积累了很多成功的案例。

2.耐药虫株的治疗　在临床实际应用中,发现一些疟原虫株对上述常用药物产生了不同程度耐药。发生耐药性的原虫种类尤以恶性疟原虫为多。耐受的药物主要是氯喹、乙胺嘧啶等。我国云南、海南、广西、安徽等地区的恶性疟原虫株多已对氯喹耐药,使疟疾的临床防治增加了困难。多药抗性(multi-drug resistance)恶性疟的出现使当前疟疾防治形势更加严峻。

为了以统一的标准测定耐药的程度,科学地调查疟原虫的耐药情况,可采用疟原虫体外培养技术,对耐药情况进行流行病学调查(体外法)。也可采用体内法,即以氯喹3d疗法的剂量口服后进行观察,以血中疟原虫检查的客观结果作为主要的判断依据。

敏感(S):血中疟原虫无性体在服药7d内消失,28d内无再燃者。

一度耐药(RⅠ):血中疟原虫无性体在服药7d内消失,但在28d内再燃者。

二度耐药(RⅡ):血中疟原虫无性体在服药后7d内显著减少,但不消失,发作在28d内再燃者。

三度耐药(RⅢ):血中疟原虫无性体在服药后不减少者。

在抗疟治疗期间,应密切观察其实际疗效。对常规药物治疗无效的抗性虫株,可及时改用下列方法进行治疗。

(1)奎宁(guinine):奎宁是有悠久历史的抗疟药,因不良反应多,故已少用,逐步被其他药物所取代;但其抗疟效果好,能杀灭各种疟原虫的红细胞内期无性体。故对于氯喹耐药虫株感染或凶险发作的病人，仍可考虑选用。奎宁口服吸收排泄迅速，抗疟疗程为 7d。第 1～2 天服 0.45～0.6g/次，每日 3 次；第 3～7 天服 0.3～0.6g/次，每日 2 次。儿童 30mg/(kg·d)，分 3 次服。奎宁味甚苦，儿童可采用无味奎宁(euquinine)每片 0.1g。

奎宁不良反应较多，可发生耳鸣、恶心呕吐、视听减退、精神不振、眩晕、心电图异常等，偶致急性溶血，肌内注射可致无菌脓肿。妊娠末期子宫对奎宁较敏感，故孕妇不宜采用。奎宁治疗恶性疟的初期可引起原虫血症升高，但为一过性；应密切观察，不宜轻易改变治疗措施。

(2)蒿甲醚(artemether)：青蒿素类药物。

早在 2000 多年前，中医学已对疟疾有系统性的认识。古典医籍对使用青蒿及常山治疟有详细的记载。青蒿素(artemisinin)是一种具有抗疟作用的化合物，由我国药学工作者于 1971 年从菊科植物黄花蒿(artemisia annua L)叶中提取分离到。此后，在青蒿素的基础上，一系列疗效更好的衍生物被研制出来，例如，双氢青蒿素(dihydro-artemisinin)、蒿甲醚(artemether)、蒿乙醚(arteether)和青蒿琥酯(artesunate)等。青蒿素类药物对各种疟疾均有效。能快速杀灭疟原虫早期配子体，并能抑制各期配子体，对未成熟配子体可中断其发育，对恶性疟原虫配子体也有明显抑制作用。对配子体的杀灭有利于控制疟疾流行。青蒿素对配子体的这种抑制作用是其他抗疟药所不具备的。青蒿素类药物目前主要用于耐药性地区及抢救恶性疟凶险发作之用，但近年来已有青蒿素衍生物出现耐药性的报道。

蒿甲醚是我国通过构效关系研制的一种青蒿素衍生物。通过作用于疟原虫滋养体的膜结构，干扰线粒体功能，杀死血中的裂殖体。抗疟作用为青蒿素的 10～20 倍，可控制各种疟疾的急性发作，尤其是用于耐氯喹脑型恶性疟的抢救；不过根治率较低。此药毒性较小，但仍可有一定的胎毒作用。

蒿甲醚针剂为油性注射液，每支 80mg，供肌内注射用。成人首剂 320mg，第 2 天和第 3 天各 160mg。复方蒿甲醚片：每片含蒿甲醚 0.02g，本芴醇 0.12g。成人首次口服 4 片，以后第 8、24、48 小时各服 4 片，总量 16 片。儿童剂量按年龄酌减。

(3)本芴醇(benflumetol)：能杀灭疟原虫红细胞内期无性体，杀虫比较彻底，但对红细胞前期和配子体无效。

(4)咯萘啶(malaridine)：系我国研制的苯并萘啶类药物，是一种高效低毒的红内期裂殖体杀灭药，疗程短，一般为 2～3d，治疗后复燃率较低，但对配子体无作用，治疗后配子体出现率高达 60% 以上。磷酸咯萘啶每片 100mg，第 1 天口服 2 次，每次 200mg；第 2、3 天每天 1 次，每次 300mg。也可肌内注射或静脉注射。剂量为 2～3mg/kg，臀部肌内深部注射；或加入 5% 葡萄糖溶液中滴注，剂量为 3～6mg/kg。

(5)卤泛群(halofantrine)：对恶性疟多重耐药株均有效；对间日疟原虫、三日疟原虫也有效。每次 500mg，每 6h 1 次，共 3 次，既可口服，也可注射。退热及疟原虫清除时间平均为 70h 左右。但若服用过量，可出现溶血，肝损害等不良反应。

(6)联合用药：抗疟药的广泛应用加速了恶性疟耐药株的产生。当前，多种药物抗药性的出现使单一疗法对疟疾失去了治疗作用，也使大多数现有的联合化学疗法(例如奎宁与四环素，或奎宁与多西环素)的有效性降低，传统抗疟药如氯喹等将逐渐在临床失去应用价值。我国科学家研制的青蒿素及其衍生物属短半衰期的速效、高效抗疟药。与长半衰期的药物比较，青蒿素类药物在延缓抗药性方面具有明显的优势，正被广泛用于一线药物治疗。为保证治疗效果和延缓抗药性的产生与发展，2001 年世界卫生组织推荐在耐药性恶性疟原虫流行区不能再使用单方，只能采用以青蒿素类抗疟药物为基础的联合治疗方案。人们至今研究了多种联合用药方案，但尚未找到一种最理想的方案。以下介绍一些试行的联合方案。

①双氢青蒿素＋甲氟喹：其原理是采用不同药代动力学特点的药物先后治疗。双氢青蒿素应用于临床治疗包括恶性疟在内的各种类型疟疾，但半衰期短，仅有 40～60 min，故单独使用复发率较高，单用时疗程须延长至 5～7 d。甲氟喹作用时间长，可以防止复发和延缓药物耐药性的产生。通常采取先给予双氢青蒿素 300mg，顿服，迅速清除外周血中的疟原虫，24h 后给予双氢青蒿素 300mg，和甲氟喹 750mg 以根治疟疾。

②双氢青蒿素＋磷酸萘酚喹(naphthoquine phosphate)：磷酸萘酚喹是我国研制的一种抗疟新药，对各种疟原虫红细胞内期无性体均有较强的杀灭作用，但杀虫速度和控制临床症状较慢。双氢青蒿素应用于临床治疗各种类型疟疾，均显示了良好的疗效，不良反应少，将两药联合使用，可减少剂量，缩短疗程，减轻患者负担，易于被患者接受。以

磷酸萘酚喹 400mg（成人量）和双氢青蒿素 160mg 顿服治疗恶性疟原虫取得了很好的效果。

③双氢青蒿素＋磷酸咯萘啶（pyronaridine）：磷酸咯萘啶治疗后复燃率较低，但对疟原虫配子体无作用；而双氢青蒿素能快速杀灭配子体。两药联合治疗实现了优点的互补，是较为理想的药物组合，可用于治疗各类疟疾，尤其是耐药性恶性疟。

④青蒿琥酯＋甲氟喹：对多重耐药恶性疟有较强的疗效，其 3d 疗法是泰国近 10 年来治疗疟疾的首选方案；但不良反应较多，且药物费用高，故患者的依从性较差。

⑤青蒿琥酯＋阿莫地喹：该方案的设计原理也是基于两者药物半衰期的长短互补。青蒿琥酯的药物半衰期短，可以迅速杀灭疟原虫；阿莫地喹的半衰期长，可以较长时间保持高血药浓度状态，从而杀灭残存的疟原虫。在对阿莫地喹药物抗性低的地区，如西方和中非，青蒿琥酯和阿莫地喹联合用药的 3d 疗法可以迅速的清除疟原虫，消除发热症状，目前主要用于治疗儿童疟疾。

⑥蒿甲醚＋苯芴醇（lumefantrine）：蒿甲醚＋苯芴醇已按最佳的配比制成复合制剂，称复方蒿甲醚（coartem）。2002 年，世界卫生组织批准为指定采购药物。2006 年，WHO 疟疾治疗指导文件推荐其为首选用药之一。

⑦耐药性逆转治疗：恶性疟抗性虫株耐药的可能机制之一是原虫将氯喹泵出细胞外，降低氯喹对原虫的亲和力，从而逃逸药物的杀虫作用。

据研究发现，疟原虫的这种外泵能力可以被某些药物所阻断，从而将其对氯喹的耐药性逆转。这些药物包括赛庚啶、地昔帕明、维拉帕米等多种。在患者感染耐药虫株，又无其他有效抗疟药物可供选用时，选择其一与氯喹合用，可望打破耐氯喹株恶性疟虫株的耐药性。其中，抗 5-HT 药物赛庚啶的副作用小，可以考虑试与氯喹联合使用。

娄勒疟疾对氯喹及伯氨奎治疗反应良好，因此采用这两种药物治疗有效。

(三)疟疾的抗复发治疗

目标是杀灭肝内红细胞前期的疟原虫，以防止复发。

1.用于抗复发治疗的药物　常首选伯氨喹（primaquine），能杀灭红细胞前期疟原虫及配子体，故可防止复发及传播。每片 13.2mg（含基质 7.5mg）。若服用伯氨喹过量，或红细胞缺乏 G-6-PD 者，可发生溶血反应。为安全计，对有溶血性贫血过去史或家族史的疟疾患者，不应使用伯氨喹，可改用乙胺嘧啶。

乙胺嘧啶能杀灭成熟的配子体，抑制配子体在蚊体内的发育，阻断疟疾传播。主要用于抗复发治疗、某些有耐药性的恶性疟疾，及健康人预防疟疾。每片 25mg（含基质 6.25mg）。

2.抗复发治疗的方案　此类方案颇多，可根据具体情况及服药者的依从性等因素选用，例如：

(1)氯喹＋伯氨喹 8d 疗法。每日伯氨喹 3 片，连服 8d；并且，在首日同时顿服氯喹 4 片。

(2)氯喹＋伯氨喹 4d 疗法。每日伯氨喹 4 片，连服 4d；并且，在首日同时顿服氯喹 4 片。

(3)乙胺嘧啶＋伯氨喹 8d 疗法。每日口服伯氨喹 3 片，连服 8d；并且，在第 1、2 天，每日服乙胺嘧啶 8 片。

(4)乙胺嘧啶＋伯氨奎 4d 疗法。每日口服伯氨奎 4 片，连服 4d；并且，在第 1、2 天，每日服乙胺嘧啶 8 片。

上述方案中的儿童剂量酌减，1 岁以下婴儿忌用。

(四)疟疾凶险发作的抢救

已发生脑、肺、肝、肾等严重损害，或超高热等严重症状时，应积极抢救。此外，恶性疟疾患者（尤其患者属于新来疫区人员），疟原虫数超过 100×10^9，或受染红细胞达 10％左右时，均应按疟疾凶险发作的治疗方案进行处理。抢救凶险发作的关键，是使用高效抗疟药，并尽快使药物进入全身发挥抗疟治疗作用。

1.蒿甲醚注射液　每次肌内注射 160mg，第 1 天 2 次，以后每天 1 次，疗程 3d。

2.咯萘啶注射液　3～6mg/kg，加 5％葡萄糖溶液或生理盐水 250～500ml 静脉滴注；或分 2～3 次肌内注射，疗程 2～3d。

3.氯喹注射液　静脉滴注 3d，每日剂量各为 1.5、0.5、0.5g，三日总剂量为 2.5g（基质 1.5g）。用前均应稀释为 1mg/ml。儿童应按 2.5mg/kg 计算剂量。

4.二盐酸奎宁注射液　1.5g/d，静脉滴注 3d，首日剂量要在入院后 12h 内输入。儿童应按 40～50mg/kg 计算。用前须稀释为 1～1.5mg/ml，滴速不宜过快。静脉滴注过程中应注意血压监测和心脏听诊，避免血压骤降、心脏传导阻滞等偶发意外。二盐酸奎宁不宜静脉推注或肌内注射。在昏迷患者清醒后，应尽早改为口服。

（五）对症支持和处理并发症

在抗疟治疗的同时，还应加强发作期的对症处理。发作期间及发热后 24h 内，应卧床休息。发冷期间应注意保暖，而高热时可予物理降温，酌予解热药，多饮水。注意水盐代谢平衡，可适当静脉补液。饮食易于消化并富于营养，以有助于改善患者的贫血状况。

在凶险发作中的病理生理环节中，弥散性血管内凝血占有重要的地位，故病程中应经常做血小板计数等有关检查。若发现血小板计数明显下降，红细胞形态异常，或有纤维蛋白降解产物出现时，均应立即开始抗凝治疗或补充凝血因子。6％低分子右旋糖酐可以改善微循环，降低血液黏度，改善血液流变学指标，疏离凝聚的红细胞和血小板，有助于阻断恶性疟凶险发作的病理生理过程。按每次 10ml/kg 计算剂量，静脉滴注，每日可用 1～2 次。

另一方面，还应重视对患者的护理，尤其是凶险发作患者，更应加强观察，及时处理各种并发症：

1. 高热惊厥 采取物理降温，氯丙嗪、地西泮等肌内注射或静脉滴入。或在抗疟治疗的同时短暂加用地塞米松，可减轻发热反应等中毒症状。

2. 脑水肿 应限制钠盐摄入，采用甘露醇、山梨醇等脱水药，每次 1～2g/kg，20～30min 注完，视病情 4～6h 重复 1 次；也可使用地塞米松。有抽搐时给予抗痉药。呼吸衰竭应给氧，保持呼吸道通畅；必要时加用洛贝林、尼可刹米等呼吸兴奋药。

3. 黑尿热 鉴于奎宁及伯氨喹等抗疟药往往是诱发黑尿热的原因，必须立即禁止对该患者使用此类药物。倘若患者血中仍有疟原虫，则应改用氯喹、哌喹或青蒿素等治疗。同时采取下列措施抗溶血和保护肾：每日用地塞米松或氢化可的松静脉滴入，以控制溶血；并且给予利尿及尿液碱化药，可静脉输注碱性药液或口服，以防止血红蛋白结晶导致肾小管梗阻损伤。已发生肾衰竭者应给予肾脏透析。患者应卧床休息至急性症状缓解后 10d，以防止发生心力衰竭。

4. 其他 休克者按感染性休克处理，给予以阿托品类药物为主的治疗，以改善微循环。若出现肺水肿、心力衰竭、肾衰竭等，均应及早采取相应措施。

【疟疾的预防】

在疟区以防蚊灭蚊、服药预防为重点，针对疟疾流行的以下 3 个基本环节，采取综合性的防治措施。

（一）控制传染源

1. 及早发现并根治病人 来自高疟区的人员应进行体检，对查出的带虫者，应及时彻底治疗。对于 1～2 年有疟疾史者，应给予休止期根治疗法，可在上述的抗复发治疗方案中选择一种。

2. 治疗带疟原虫者 可让疟疾暴发区或新感染地区的全体居民（1 岁以下婴儿除外）按上述方案统一服药，其目的是对带虫者可根治，对一般未感染者可达到预防保护。有的地方采用将氯喹、乙胺嘧啶掺入食盐供疫区居民烹调食用的作法，难以控制药物的摄入量，也未能区别药物摄入的对象，不宜提倡。

（二）切断传播途径

以灭蚊防蚊为重点。消灭幼蚊滋生场所，例如，倒除缸罐积水、填平坑凹等；农村稻田可考虑采用间歇灌溉。在有蚊季节应使用蚊帐，户外活动时使用防蚊制剂涂布暴露部位的皮肤。房内喷撒杀蚊剂如 DDT 及其他杀蚊剂（菊酯类）。

（三）保护易感人群

1. 药物预防 新进入高疟区的人群，应及时选择下列药物进行预防。服药时间应自进入流行区前 2 周开始，并持续到离开流行区后 6～8 周。其间至少每 3 个月调换药物 1 次，以防止产生耐药性。

（1）防疟片二号：每片含磺胺多辛 250mg 及乙胺嘧啶 17.5mg。初服每日 2 片，晚间服，连服 2d。以后每 10～15d 服 1 次，每次 2 片。连续服药不宜超过 3 个月。

少数人有不良反应发生，包括头晕、食欲下降、恶心呕吐、白细胞减少、及药物疹等。肝病、肾病、严重贫血、孕妇、及对磺胺过敏者忌用。

（2）防疟片三号：每片含哌喹 250mg（基质）及磺胺多辛 50mg。每次顿服 4 片，或 4 片分 2d 服，每月使用 1 次，可连续服用 3～4 个月。一般以睡前服为宜。

其不良反应为面麻、头晕、思睡、恶心呕吐等，均较轻，持续时间也短。禁忌证同防疟片二号。也可将防疟片三号用于治疗现症病人，成人首次服 4 片，3～12h 再服 2 片。

（3）其他：哌喹或哌喹基质 0.6g，每 20～30d 服 1 次；或乙胺嘧啶 50mg，每 2 周 1 次；或磷酸氯喹基质 0.3g，每 2 周 1 次。

2. 疟疾疫苗

疟疾疫苗：疟疾疫苗的研究在最近的 30 年中

取得了明显的成果。已研制出了一系列针对疟原虫生活史各期的候选疫苗。疟疾疫苗可分为子孢子疫苗（抗感染疫苗）、肝期疫苗（抗红细胞外期疫苗）、无性血液期疫苗（抗红细胞内期疫苗和抗裂殖子疫苗）和有性期疫苗（传播阻断疫苗）等。

由于疟原虫抗原虫期多且抗原成分复杂，因此单一抗原成分的疫苗免疫效果较差。多虫期多抗原复合疫苗是目前研究的重点，其中有些已取得令人鼓舞的结果，如利用疟原虫 CS 段重复序列的 B 细胞表位和非重复区的辅助 T 细胞表位组成的多抗原系统（MASP）免疫动物后能产生较高的保护性免疫力，但离实际应用还有一段距离。

[预后]

疟疾只要诊断和治疗及时，总体预后良好，但治疗过晚、凶险发作型、恶性疟疾及耐药疟疾治疗效果差，病死率高，尤其是脑型疟疾病死率最高。治疗过程中应及时发现黑尿热等并发症并及时正确处理可减少死亡。在流行区，疟疾总的病死率为 10% 左右，严重疟疾病死率超过 20%。

预后差的因素有：年龄＜3 岁、有抽搐、视神经盘水肿、缺乏角膜反射、深昏迷、去脑或去皮质状态、器官功能不全的表现、酸中毒、呼吸窘迫、循环衰竭。耐药疟疾及恶性疟疾感染治疗效果差。未治疗的恶性疟疾病死率接近 100%，治疗后的严重疟疾病死率为 10%～40%。

（冯　萍　赵连三）

第三节　弓形虫病

学习要点

1. 掌握弓形虫病的临床表现、诊断方法及治疗原则。
2. 熟悉弓形虫病的病原学、实验室检查。
3. 了解弓形虫病的流行病学、病理变化、预防措施。

弓形虫病（toxoplasmosis）为一种原虫病，是由刚地弓形虫（Toxophasma gondii）引起的人畜共患病，通过先天性和获得性两种途径传播。在人体多为隐性感染，主要侵犯眼、脑、心、肝、淋巴结等，发病者临床表现复杂，其症状和体征又缺乏特异性，易造成误诊。本病有一定病死率及致先天性缺陷率。孕妇受染后，病原可通过胎盘感染胎儿，直接影响胎儿发育，致畸严重，影响优生，成为人类先天性感染中最严重的疾病之一。当机体免疫功能缺陷时隐性感染可以变为显性感染，是艾滋病的重要机会性感染之一。

【病原学】

1908 年法国学者突尼斯巴斯特研究所所长 Nicolle 及其同事 Manceaux 在北非研究野生动物利什曼时，在刚地梳趾鼠（Ctenodactylus gondii）的肝、脾单核细胞中发现了一种形态类似利什曼的寄生物，虫体呈弓形，于 1909 年命名为刚地弓形虫（Toxoplasmagondii）。

刚地弓形虫，属于球虫目、弓形虫科、弓形虫属。弓形虫有 5 个发育期：①速殖子期（滋养体），在有核细胞内迅速分裂占据整个宿主的细胞浆，称

为假包囊。②缓殖子期，殖子在虫体分泌的囊壁内缓慢增殖，称为包囊，包囊内含数百个缓殖子。③裂殖体期，是由缓殖子或子孢子等在猫小肠上皮细胞内裂体增殖，形成裂殖子的集合体。④配子体期，大配子（雌）和小配子（雄），受精后形成合子，最后发育成卵囊。⑤子孢子期，是指卵囊内的孢子体发育繁殖，形成 2 个孢子囊，后每个孢子囊分化发育为 4 个子孢子。前 3 期是无性繁殖，后 2 期是有性繁殖。弓形虫生活史中有 5 种主要形态：滋养体、包囊、裂殖体、配子体和卵囊，其中滋养体、包囊和卵囊与传播和致病有关。

弓形虫生活史比较复杂，全过程需要两个宿主，分别进行无性生殖和有性生殖。在猫科动物体内完成有性生殖，同时也进行无性生殖，因此猫是弓形虫的终宿主兼中间宿主。在人或其他动物体内只能完成无性生殖，为中间宿主。有性生殖只限于猫科动物小肠黏膜上皮细胞内进行，称肠内期发育，无性生殖阶段可在肠外其他组织、细胞内进行，称肠外期发育。无性生殖常可造成全身感染，有性生殖仅在终宿主肠黏膜上皮细胞内发育造成局部感染。弓形虫对中间宿主的选择极不严格，除哺乳

动物外,鸟类和人等都是中间宿主,对组织的选择也无特异亲嗜性,可寄生在除红细胞外的几乎所有有核细胞中。中间宿主体内只出现滋养体和包囊,终末宿主体内五种形态都存在。

在整个生活史中,卵囊由猫粪排出,发育成熟后含 2 个孢子囊(sporocyst),各含 4 个子孢子(sporozoite),在电镜下子孢子的结构与滋养体相似。卵囊被猫吞食后,在其肠腔内子孢子逸出,侵入回肠末端黏膜上皮细胞进行裂体增殖,细胞破裂后裂殖子逸出,侵入附近的细胞,继续裂体增殖,部分则发育为雌雄配子体,进行配子增殖,形成卵囊,后者落入肠腔。在适宜温度(24℃)和湿度环境中,经 2~4d 发育成熟,抵抗力强,可存活 1 年以上,如被中间宿主吞入,则进入小肠后子孢子穿过肠壁,随血液或淋巴循环播散到全身各组织细胞内以纵二分裂法(endodyogeny)进行增殖。在细胞内可形成多个虫体的集合体,称假包囊(pseudocyst),囊内的个体即滋养体或速殖子,为急性期病例的常见形态。宿主细胞破裂后,滋养体散出再侵犯其他组织细胞,如此反复增殖,可致宿主死亡。但更多见的情况是宿主产生免疫力,使原虫繁殖减慢,其外有囊壁形成,称包囊,囊内原虫称缓殖子。包囊可存在于中间宿主的各种器官中,主要见于中枢神经系统和肌肉中,在中间宿主体内可存在数月、数年,甚至终生(呈隐性感染状态)。

不同发育期弓形虫的抵抗力有明显不同。滋养体对温度和一般消毒药都较敏感,加热到 54℃能存活 10min;在 1%甲酚皂溶液(来苏液)或 1%盐酸溶液中 1min 即死亡。包囊的抵抗力较强,4℃可存活 68d,胃液内可耐受 3h,但不耐干燥和高温,56℃10~15min 即可死亡;卵囊对酸、碱和常用消毒药的抵抗力很强,但对热的抵抗力弱,80℃ 1min 即死亡。

【流行病学】

(一)传染源

弓形虫病的传染源主要是动物,猫和猫科动物粪便中排卵囊数量多,且持续时间长,是最重要的传染源。我国猪的弓形虫感染率也较高,是重要传染源。急性期病人的尿、粪、唾液和痰内虽可以检出弓形虫,但因其不能在外界久存,所以除感染的孕妇可经胎盘传染胎儿外,病人作为传染源的意义甚小。

(二)传播途径

分先天性和获得性两种。

1. 先天性弓形虫病 指胎儿在母体通过胎盘感染,孕妇在妊娠期内急性感染弓形虫病后,虫体可通过胎盘传给胎儿。孕期前 3 个月内胎儿受染率较低,但感染后可导致严重的先天性弓形虫病,孕期后 3 个月的感染常无临床症状,但胎儿受染率高。

2. 后天获得性弓形虫病 主要经口感染,食入被卵囊污染的食物和水或未煮熟的含有包囊和假包囊的肉、蛋或未消毒的奶等,以及密切接触动物(猫、猪、犬、兔等)引发的感染是主要的传播途径。此外,人与人之间感染可通过输血、器官移植或母婴之间通过胎盘的方式进行传播。经损伤的皮肤黏膜或唾液飞沫侵入人体的人与人间的水平传播也可发生。输血或器官移植也可传播弓形虫病,但发生率较低。

(三)易感人群

人类普遍易感,胎儿、婴幼儿、肿瘤患者、艾滋病患者及长期使用免疫抑制剂者最易被感染。长期使用免疫抑制剂或免疫缺陷者可使隐性感染复燃而出现急性症状。动物饲养员、屠宰工人、肉类加工工人以及医务人员等接触传染源的机会较多,较易感染。人的易感性随接触机会增多而上升,但无性别上的差异。

(四)流行特征

本病呈世界性分布,广泛存在于多种哺乳类动物,人群感染也相当普遍,估计全球约有 10 亿人被弓形虫感染,多数属隐性感染。我国为流行地区,人群感染率较高,少数民族地区及农村感染率更高。据血清学调查,人群抗体阳性率为 25%~50%,个别地区高达 90%。我国首例弓形虫感染是钟惠澜(1957)从一例患者的肝穿刺涂片中发现,之后有关弓形虫病的报道逐渐增多。弓形虫病与气候、地理等自然条件关系不大,但常与生活习惯、生活条件、接触猫科动物及其来源产品等因素有关。

弓形虫病及其感染,没有严格的地区分布界线,寒、温、热带地区都有分布。感染率在性别的分布上,许多国家的调查未发现有显著差别。在职业分布上,动物饲养员、屠宰工、猎人、剥兽皮工人、弓形虫实验室工作人员以及兽医等,接触弓形虫的机会软多而容易感染。弓形虫感染率与养猫成正比,与地势高低呈反比。本病与获得性免疫缺陷综合征即艾滋病(AIDS)患者关系密切,有 5%~10%的AIDS 患者合并弓形虫感染。易感家畜有猪、猫、牛、羊、犬、马、兔等;野生类有猩猩、浣熊、狼、狐狸、野猪等至少 32 种以上；曾在 52 种啮齿类体内发现弓形虫。家畜的阳性率可达 10%～50%，可食用的肉类感染相当普遍，常形成局部暴发流行，严重影响畜牧业发展，亦威胁人类健康。

造成广泛流行的原因有以下几点：①滋养体、包囊以及卵囊具有较强的抵抗力；②多种生活史期都具感染性；③中间宿主广泛，可感染 140 余种哺乳动物；④在终宿主之间、中间宿主之间、终宿主与中间宿主之间均可互相传播；⑤包囊可长期生存在中间宿主组织内；⑥卵囊排放量大。猫吞食包囊后 3～10d，吞食假包囊或卵囊后约需 20d 就能排出卵囊。被感染的猫，排囊可持续 10～20d，其间排出卵囊数量的高峰时间为 5～8d，是传播的重要阶段。

【发病机制与病理】
弓形虫的致病作用与虫株毒力和宿主的免疫状态有关。

1. 致病机制　根据虫株的侵袭力、增殖速度、包囊形成与否以及对宿主的致死率等，刚地弓形虫可分为强毒株和弱毒株。目前国际上公认的强毒株代表为 RH 株，弱毒株代表为 Beverley 株。在动物身上连续传代后，可提高其毒力。有研究表明，虫株毒力与虫体棒状体分泌的磷酸脂酶 A_2 有关。绝大多数哺乳动物、人及家畜等对弓形虫都是易感中间宿主，易感性则因宿主的种类而有所差异。

速殖子是弓形虫的主要致病阶段，在细胞内寄生并迅速增殖，以致破坏细胞，速殖子逸出后又侵犯邻近的细胞，如此反复破坏，因而引起组织的炎症反应、水肿、单核细胞及少数多核细胞浸润。

包囊内缓殖子是引起慢性感染的主要阶段。包囊因缓殖子增殖而体积增大，挤压器官，可致功能障碍。包囊增大到一定程度，可因多种因素而破裂，释放出缓殖子。释出的缓殖子多数被宿主免疫系统所破坏，一部分缓殖子可侵入新的细胞并形成包囊。死亡的缓殖子可诱导机体产生迟发型超敏反应，并形成肉芽肿病变，后期的纤维钙化灶多见于脑、眼部等。宿主感染弓形虫后，正常情况下可产生有效的保护性免疫，多数无明显症状，当宿主有免疫缺陷或免疫功能低下时才引起弓形虫病。

2. 免疫　弓形虫是一种机会致病性原虫，机体的免疫状态，尤其是细胞免疫状态与感染的发展和转归密切相关。人有较强的自然免疫力，弓形虫在免疫功能健全的人群体内，多呈隐性感染状态，引起带虫免疫，在免疫功能低下的人群体内可导致感染活化。

弓形虫在免疫功能健全的宿主，细胞免疫主要起保护性作用，其中 T 细胞、巨噬细胞、NK 细胞及其他细胞介导的免疫应答起主导作用。致敏的 T 细胞能产生多种具有多种生物活性的细胞因子发挥免疫调节作用。弓形虫感染可诱导 Th1 细胞和巨噬细胞产生免疫上调因子（IL-4、IL-6、IL-10）。

宿主抗弓形虫感染的获得性免疫应答主要通过诱导 T 细胞和巨噬细胞产生具有多种生物活性的细胞因子（cytotcines，CKS）发挥免疫调节作用。与弓形虫感染免疫相关的细胞因子包括免疫上调因子和下调因子。免疫上调因子（γ-IFN、IL-2、TNF-α、IL-1、IL-7、IL-12、IL-15）主要由 Th1 细胞及巨噬细胞产生；免疫下调因子（IL-4、IL-6、IL-10）主要由 Th2 细胞产生。

IFN-γ 是抗弓形虫免疫中起主导作用的细胞因子，可活化巨噬细胞产生一氧化氮杀伤虫体。IL-4 和 IL-10 可抑制 IFN-γ 的表达，尤其是 IL-10、是 IFN-γ 的有力拮抗药，从而在弓形虫感染的宿主体内发挥重要的免疫抑制作用。在弓形虫感染的不同时期，免疫上调因子和免疫下调因子的表达水平及出现时间有所不同，从而构成免疫调节网络，调节弓形虫感染及其结局。

人类感染弓形虫后能诱导特异性抗体。感染早期 IgM 和 IgA 升高，前者在 4 个月后逐渐消失，后者消失较快，感染 1 个月后即被高滴度的 IgG 所替代，并维持较长时间。IgG 能通过胎盘传至胎儿，因此新生儿血清检查常可出现阳性结果，这种抗体通常在出生后 5～10 个月消失，抗感染的免疫保护作用不明显。近来有研究证实，特异性抗体与速殖子结合，在补体参与下可使虫体溶解或促进速殖子被巨噬细胞吞噬。

3. 病理改变　弓形虫不同于其他大多数细胞内寄生病原体，几乎可以感染所有各种类型细胞。弓形虫从入侵部位进入血液后散布全身并迅速进入单核-巨噬细胞以及宿主的各脏器或组织细胞内繁殖，直至细胀破，逸出的原虫（速殖子）又可侵入邻近的细胞，如此反复不已，造成局部组织的灶性坏死和周围组织的炎性反应，此为急性期的基本病变。如患者免疫功能正常，可迅速产生特异性免疫而清除弓形虫、形成隐性感染；原虫亦可在体内形成包囊、长期潜伏；一旦机体免疫功能降低，包囊内缓殖子即破囊逸出，引起复发。如患者免疫功能缺损，则虫大量繁殖，引起全身播散性损害。弓形虫并可作为抗原，引起过敏反应、形成肉芽肿炎症。

此外,弓形虫所致的局灶性损害,尚可引起严重继发性病变,如小血栓形成、局部组织梗死,周围有出血和炎症细胞包绕,久而形成空腔或发生钙化。

弓形虫可侵袭各种脏器或组织,病变的好发部位为中枢神经系统、眼、淋巴结、心、肺、肝和肌肉等。

【临床表现】

一般分为先天性和后天获得性两类,均以隐性感染为多见。临床症状多由新近急性感染或潜在病灶活化所致。

(一)先天性弓形虫病

主要发生在初次感染的早孕妇女,感染弓形虫的初孕妇女可经胎盘血流将弓形虫传播给胎儿。在孕前3个月内感染,可造成流产、早产、畸胎或死胎,畸胎发生率高,如无脑儿、小头畸形、小眼畸形、脊柱裂等。母体受染传给胎儿,一般只累及1胎,但有例外,特别是抗体阳性效价高,提示有活动性感染的孕妇,可连续出现两胎致畸者。先天性弓形虫病的临床表现不一,受染胎儿或婴儿多数表现为隐性感染,其中部分于出生后数月或数年发生视网膜脉络膜炎、斜视、失明、癫痫、精神运动或智力迟钝等。据研究表明,婴儿出生时出现症状或发生畸形者病死率为12%,而存活者中90%有精神发育障碍,典型临床表现为脑积水、大脑钙化灶、脑膜脑炎和运动障碍;其次表现为弓形虫眼病,如视网膜脉络膜炎。此外,还可伴有发热、皮疹、呕吐、腹泻、黄疸、肝脾大、贫血、心肌炎、癫痫等。出生时即有症状者,可见各种先天性畸形,包括小头畸形、脑积水、脊柱裂、无眼、小眼等,以脑部和眼部病变最多。也可表现为典型四联症,即脉络膜视网膜炎、精神运动障碍、脑钙化灶和脑积水。在新生儿期可出现发热、皮疹、肺炎、黄疸、肝脾大和消化道症状等临床表现。

(二)后天获得性弓形虫病

人类感染弓形虫后,多数是没有症状的带虫者,只有少数人发病,其中轻型为隐性感染,重者可表现为多器官损害的严重症状。隐性感染者若患有恶性肿瘤、因长期接受免疫抑制剂或放射治疗等引起的医源性免疫受损或先天性、后天性免疫缺陷者,如艾滋病患者,都可使隐性感染转变为急性或亚急性,从而出现严重的全身性弓形虫病,其中多因并发弓形虫脑炎而死亡。

临床表现因虫体侵袭部位和机体的免疫应答程度的不同而各异,无特异的症状与体征。临床上

有急、慢性期之分。

1. 以急性期为主,可为局限性或全身性感染。

(1)局限性感染以淋巴结炎最为多见,约占90%。最常累及的淋巴结为颈部、枕骨下、锁骨上、腋窝及腹股沟部;腹膜后和肠系膜淋巴结也可被侵,累及腹膜后或肠系膜淋巴结时,可有腹痛。大者直径可达3.0cm,质韧,大小不一,无压痛。多伴乏力,发热,末梢血液中淋巴细胞增多。也有无症状,体检时偶然发现淋巴结肿大者。

(2)淋巴结炎伴有其他器官受损,其他器官包括眼、脑、耳、肺、心、脾、肝、肾、肾上腺、垂体、胰、甲状腺、卵巢、骨骼肌、胸腺及皮下组织。临床表现取决于主要受损器官。如肺部受损,胸部X线检查可见肺门淋巴结肿大,以及肺部病变,如间质性肺炎、支气管肺炎等。亦可有类似初期肺结核的表现,如低热、干咳、气憋、食欲下降、体重减轻。心脏受损时可有心脏扩大、心肌炎、心包炎、心律不齐等。肝炎时大部表现为全身淋巴结肿大,低热、倦怠、以及肝脾大,很少出现黄疸,亦可无症状。肌炎严重者可导致残废,但更常见的是较轻的肌肉酸痛或乏力。中枢神经系统损害可表现为脑炎和(或)脑膜炎,其脑脊液中找到弓形虫现已屡见不鲜,因而提出对患有原因不明的神经系统疾病者,从血清学及病原学方面除外弓形虫病是必要的。

(3)全身性感染:较少见,多见于免疫缺损者(如艾滋病、器官移植、恶性肿瘤、主要为何杰金病、淋巴瘤等)以及实验室工作人员等,常有显著全身症状,如高热、斑丘疹、肌痛、关节痛、头痛、呕吐、谵妄,并发生脑炎、心肌炎、肺炎、肝炎、胃肠炎等。

2. 慢性期 病程1年以上,多无症状。可表现为脉络膜视网膜炎,应与先天性的再活化相区别。脑部受累较常见,有报道大脑肉芽肿者。轻型多为隐性感染,以淋巴结肿大最为常见。重型则有中枢神经系统异常表现。免疫功能低下者,常表现为脑炎、脑膜脑炎、癫痫和精神异常。脑部弓形虫病的影像学特征:CT平扫为低密度的病灶,单发或多发,增强扫描在低密度病灶中常伴环状强化。在AIDS患者中弓形虫脑病尤为典型。

【辅助检查】

(一)病原学检查

具有确诊意义。

1. 涂片染色法 可取急性期患者的腹水、胸腔积液、羊水、脑脊液、骨髓或血液等,离心后取沉淀物做涂片,或采用活组织穿刺物涂片,经姬氏染液

染色,镜检弓形虫滋养体。该法简便,但阳性率不高,易漏检。此外也可切片用免疫酶或荧光染色法,观察特异性反应,可提高虫体检出率。

2.动物接种分离法或细胞培养法　将待检样本接种于小鼠腹腔,1周后剖杀,取腹腔液,镜检滋养体,阴性需盲目传代至少3次;待检样本亦可接种于离体培养的单层有核细胞。动物接种分离法或细胞培养法是目前比较常用的病原检查法。

(二)免疫学检查

是当前协助诊断及流行病学调查的重要检测方法。

1.弓形虫素皮内试验(toxoplasmin test)　系延缓型皮肤过敏反应,有严格的特异性,感染后阳性出现较晚,但持续时间很久,因此它适用于流行病学调查。

2.血清学试验　可用以检测抗体、循环抗原、循环免疫复合物。当前使用方法不下数十种,这里只简单介绍几种常用的,也是基本的几种方法。

(1)染色试验(Sabin Feldman-dye test,DT-1948):是检测抗体最早的,也是最有代表性的免疫诊断方法。它具有特异、敏感、可重复性强等优点。一般于发病后10～14d出现,且能持续多年,故可用于早期诊断及流行病学调查。抗体效价1∶8～1∶64示慢性或既往感染,急性感染抗体效价为≥1∶1024。

(2)间接荧光抗体技术(IFAT):与染色试验的一致性很强,具有特异、敏感、快速、可重复性强与方法简便等优点。本法可检测IgM和IgG抗体。IgM出现较早(病期7～8d),持续数周、数月、偶可数年。IgG出现略晚于IgM,持续达数年。IgM阳性,多提示有近期感染,因其不能通过胎盘传给胎儿,故如婴儿阳性,则示婴儿已经受染。应注意类风湿因子或抗核抗体阳性者,可引起IgM的假阳性,IgG的竞争可导致IgM的假阴性。IgM与IgG阳性效价均为≥1∶8,急性或慢性活动期分别为≥1∶64与≥1∶1024。

(3)间接血凝试验(IHA):IHA抗体出现于感染后1个月左右,持续达数年,因其技术简单、快速、敏感,故国内使用较多。唯其重复性较差,吸附抗原后的红细胞不够稳定。阳性效价为≥1∶64,急性或慢性活动期为≥1∶1024。

(4)微量间接乳胶凝集试验(ILA):ILA与IHA类似,但较IHA稳定,阳性效价为≥1∶32。

(5)微量酶联免疫吸附试验(ELISA):可检测

IgM与IgG抗体,本法与染色试验符合率高。具有敏感、特异、操作较简便等优点。唯稍欠稳定。近年来,在ELISA的基础上,又创建了一些新方法有10余种,如酶标金葡菌A蛋白(SPA)-ELISA、青霉素酶-ELISA、斑点(DOT)-ELISA、亲和素-生物素(ABC)-ELISA等,均各有其独特优点。

(6)碳粒免疫试验(CIA):用印度墨水做试剂,在抗原、抗体间起特殊反应,3者混合后5min,即可用高倍显微镜观察结果。其缺点是所用抗原为活原虫,且抗原保存仅1周左右。

(7)补体结合试验(CF):CF抗体出现较晚,阴转较快,因此适用于协助诊断急性或近期感染。其特异性强,敏感性差、方法复杂,故多不采用。

(8)弓形虫血清循环抗原(C-Ag)与免疫复合物(CIC)的检测:应用免疫抑制剂、或其他原因抑制抗体反应的病人,或疾病早期抗体尚测不出时,可从其血清或体液中检测C-Ag及CIC。灵敏性强、特异性高的方法有:用弓形虫抗体包被的乳胶颗粒凝集法,可测出蛋白浓度下限为78ng/ml的可溶性C-Ag。ABC-ELISA法将亲和素—生物素和SPA同时引入免疫酶技术,用生物素标记SPA,用辣根过氧化物酶标记亲和素而建立的一种新的酶免疫技术,可测出C-Ag的下限为4ng/ml,与常规ELISA法测出的浓度30～50ng/ml比较更为灵敏,此法也可用以检测CIC。单克隆抗体(McAb)-ELISA法亦用于检测特异性C-Ag及CIC。

(三)分子生物学诊断

主要包括核酸分子杂交技术(主要是DNA探针技术)、聚合酶链反应(PCR)、单克隆抗体技术以及基因芯片技术。

1.核酸分子杂交技术(主要是DNA探针技术)　核酸分子杂交技术是用一定的示踪物对特定基因序列的核酸片段进行标记,通过与待测样本中互补片段的特异性结合来进行诊断。根据目的不同,可采用不同类型的核酸探针,对弓形虫的虫种鉴定、某些基因片段的碱基序列分析及抗原表达、种群分类等进行检测。由于核酸分子杂交的高度特异性和检测方法的高度灵敏性,使得该技术成为分子生物学领域内应用最广泛的基本技术之一。

2.聚合酶链反应(PCR)　PCR是近年发展起来的新技术,已广泛应用于弓形虫DNA的检测,比DNA探针方法更简便、更敏感、更特异。

应用于PCR检测的弓形虫靶基因序列有:B1基因、P30基因、核糖体第一内转录间隔区(ITS1)。

弓形虫的 PCR 诊断方法逐渐多样化,近年来在常规 PCR 方法的基础上,又发展了多重 PCR、原位 PCR、荧光定量 PCR、巢氏 PCR、实时定量 PCR、反转录 PCR(RT-PCR)等新技术,这些新技术逐步在弓形虫病诊断中得以应用,进一步提高了 PCR 方法的敏感性和特异性。此外,PCR 技术与免疫学技术相结合,又出现了 PCR-ELISA 及免疫 PCR(I-PCR)等新技术,具有 PCR 的灵敏性、核酸杂交的特异性及 ELISA 的酶联放大作用,故而检测结果更灵敏、更准确。

Jauregui 等(2001)根据弓形虫 ITS1 序列设计引物,建立了猪弓形虫的 PCR 检测方法,结果表明,其敏感性较高,可检出 100 fg DNA,相当于一个虫体 DNA 的含量,且与其他 8 种原虫均无交叉现象,而且在虫体发育的任何阶段都能检出,因此可用于临床诊断和猪肉产品的检验。Mahalakshmi 等(2006)建立了另一种扩增弓形虫 B1 基因的巢式 PCR 方法,成为弓形虫性视网膜脉络膜炎病诊断的一种可靠、快速并且费用低廉的方法。

3. 弓形虫单克隆抗体　单克隆抗体(mono-clonal antibody,McAb)是用经特异性抗原刺激的 B 淋巴细胞与骨髓瘤细胞杂交、融合后分泌的一种单一的特异性抗体。McAb 具有高度特异性与同质性,以 McAb 为探针可对弓形虫特定靶抗原进行识别、分析,以及鉴定抗原的免疫反应性。

4. 基因芯片技术　基因芯片(gene chip)是 20 世纪 90 年代由基因探针技术发展而来的一项新技术,又称为 DNA 芯片、DNA 微阵列等。它是指用微阵列技术将大量 DNA 片段通过机器或原位合成以一定的顺序或排列方式使其附着在如玻璃、硅等固相表面制成的高密度 DNA 微点阵。用荧光物质标记的探针,借助碱基互补原理与 DNA 芯片杂交,可进行大量的基因表达及检测等方面的研究。基因芯片技术大大提高了基因探针的检测效率。目前线虫基因组芯片业已问世,随着弓形虫分子遗传学研究的进展和弓形虫核酸微阵列技术的研究开发,DNA 芯片在弓形虫病的基因诊断方面会有更大的前景。

由于临床表现多为非特异性与隐性感染,故除少数有相应的临床表现可协助诊断外,主要依靠实验室检查进行确诊。通常做几种试验,而不只做一种。

【诊断和鉴别诊断】

本病临床表现复杂,诊断较难。若发现典型的临床表现,如有视网膜脉络膜炎、脑积水、小头畸形、眼球过小或脑内钙化者,应考虑有本病的可能。本病与数种传染病临床表现相似,体征多为非特异性,确诊必须有病原学检查或免疫学检查支持。

先天性弓形虫病应与 TORCH 综合征(风疹、巨细胞病毒感染、单纯疱疹和弓形虫病)中的其他疾病相鉴别。此外尚需与梅毒、李斯特菌或其他细菌性和感染性脑病、胎儿成红细胞增多症、败血症、传染性单核细胞增多症、淋巴结结核等鉴别。主要依靠病原学和免疫学检查。

弓形虫脑病表现为定位体征,CT 或 MRI 示脑低密度病灶存在者,应与脑脓肿相鉴别。脑脓肿常伴明显发热、毒血症状、意识障碍明显,CSF 细胞数增高,以中性多核白细胞为主。弓形虫脑病 CSF 细胞数及蛋白多正常,主要表现为颅内压增高及神经系统病症为主。

【治疗】

(一)病原治疗

成人弓形虫感染多呈无症状带虫状态,而目前尚无消灭包囊的有效药物,故一般不抗虫治疗。以下几种情况需要进行抗虫治疗:①急性弓形虫病;②免疫功能低下的病人(特别是艾滋病病人)并发弓形虫感染;③确诊为孕妇急性弓形虫感染;④先天性弓形虫病(包括无症状感染者)。

药物选择与疗程需根据患者的临床表现与免疫状态而定。乙胺嘧啶与磺胺嘧啶是主要药物,对滋养体有较强活性,两者联用可发挥协同作用,但对包囊无效。

1. 磺胺类药物　一般采用乙胺嘧啶与磺胺嘧啶联合治疗。乙胺嘧啶是二氢叶酸还原酶抑制剂,磺胺嘧啶能竞争二氢叶酸合成酶使二氢叶酸合成减少,两药均使虫体核酸合成障碍而抑制其生长繁殖,因此,两药联用具有协同作用。联合治疗对弓形虫速殖子有协同作用。乙胺嘧啶成人剂量为第 1 日 200mg,分 2 次服,继以每日 1mg/kg,幼儿每日 2mg/kg,新生儿可每隔 3～4d 服药 1 次。磺胺嘧啶成人剂量为 4～6g/d,婴儿 100～150mg/kg,分 4 次服。疗程:免疫功能正常的急性感染病人为 1 个月,或症状与体征消退后继续用药 1～2 周,免疫功能受损者疗程适当延长,艾滋病人予维持量(乙胺嘧啶 25～50mg,每日 1 次)长期服用。但可有白细胞和血小板减少,贫血、溶血及神经系统症状等副作用。为了减少乙胺嘧啶的副作用,可每日服用亚叶酸 10mg。但当副作用严重时,应停用乙胺嘧啶。另外,由于乙胺嘧啶有致畸可能,故妊娠4个月以内忌用乙胺嘧啶;如产前发现胎儿感染弓形虫,则孕妇应接受乙胺嘧啶和磺胺嘧啶治疗。

由于目前国内缺乏乙胺嘧啶及磺胺嘧啶,因此,临床上一般可选用复方新诺明(片剂,TMP 80mg＋SMZ 400mg/片)口服治疗,每日2次,成人及12岁以上的儿童,每次2片,6～12岁1/2～1片,2～5岁1/4～1/2片,2岁以下为1/4片,疗程4～6周。复方新诺明最常见的不良反应是药物过敏,多表现为皮疹。轻者出现红斑性药疹,重者可出现Stephens-Johnson综合征。复方新诺明还会引起血象的变化,在有条件的情况下或出现临床指征时,应每月进行血红蛋白和白细胞计数的检测,艾滋病患者如果联用齐多夫定(AZT),应在第1个月时,每2周检测1次。其他可能的不良反应还有发热、血氮升高、肝炎、血钾升高和肾功能损伤等。对于较轻微的不良反应,采取积极的对症处理即可,如皮疹可用抗组胺类药物处理,呕心可用止吐类药物处理,发热可用解热类药物处理,对症处理应在症状出现时就积极开展,而非等到严重需停药时。对于严重的不良反应应马上停药并及时转诊到有条件的医院进行处理。

2. 大环内酯类药物 螺旋霉素可与弓形虫的核糖体结合,抑制tRNA,使蛋白质合成障碍,产生抗弓形虫作用。成人2～3g/d,儿童50～100mg/kg,分4次服用。该药在脏器和胎盘组织中浓度较高,毒性低,无致畸作用,适用于孕妇,可在整个妊娠期间服用。眼部弓形虫病也可用螺旋霉素,若病变涉及视网膜斑和视神经头时,可短程加用肾上腺皮质激素。此外,6-氧甲基红霉素、阿奇霉素均有抗弓形虫的作用。

3. 克林霉素 成人0.75～1.2g/d,儿童每日10～25mg/kg,分3～4次服用。该药在眼组织可达有效抗弓形虫浓度,治疗眼弓形虫病尤好,但肝、肾功能不良时慎用。

4. 其他类抗生素 林可霉素、氧氟沙星、环丙沙星等抗急性弓形虫感染有一定的疗效,但效果均不理想。

5. 抗病毒药物 一些抗病毒药物同样具有抗弓形虫活性,如利托那韦、那非那韦和双脱氧肌苷等。国外有研究报道利托那韦和那非那韦在低浓度下就能高效抑制弓形虫增长,它们的IC$_{50}$分别为5.4mg/ml和4.0mg/ml,同时发现弓形虫具有天冬氨酰蛋白酶,它在复制过程中发挥重要作用。

6. 一些抗寄生虫药物 阿托伐醌和青蒿素类药物已经成功用于治疗和预防疟原虫引起的疾病,其中阿托伐醌在很低浓度时对弓形虫速殖子和缓殖子即具有很好的杀灭作用,对患急性弓形虫病和脑弓形虫病的老鼠能起到很好的保护作用,药物作用部位是弓形虫线粒体的细胞色素b。令人关注的是阿托伐醌对弓形虫包囊同样具有很好的抵抗活性,其可明显减少老鼠体内弓形虫包囊数。但是,有研究显示阿托伐醌对不同株弓形虫的作用效果存在很大差异,其原因尚不完全清楚,有可能是某些虫株对阿托伐醌具有天然抵抗力或是用药后出现了药物抗性突变株。阿托伐醌与磺胺嘧啶和大环内酯类药物等合用有很好的协同作用,临床上已经用于治疗脑、眼弓形虫病。在体外青蒿素及其衍生物能在弓形虫生长繁殖的多个环节发挥抑制作用,同时降低其对宿主细胞的侵染力,并表现出很高的杀灭活性,体内实验显示青蒿素类药物能显著杀灭弓形虫包囊,延长接虫小鼠的存活时间。目前青蒿素类药物的抗弓形虫作用机制仍然没有统一的定论,研究结果展示青蒿素类药物能干扰弓形虫叶酸代谢、影响虫体钙依赖性蛋白分泌、破坏其细胞结构和增强机体免疫力等。治疗弓形虫病的关键和难点在于杀灭和清除患者体内的弓形虫包囊,防止其复发,实现彻底治愈。因此,阿托伐醌和青蒿素类药物的抗弓形虫包囊活性受到重视,其中阿托伐醌对弓形虫包囊的长期耐药性以及青蒿素类药物杀灭弓形虫包囊的作用机制和药物构效关系将成为未来研究的重点。

由于一些细胞内寄生原虫与弓形虫具有很多相似的生化路径和生理特性,所以用于治疗这些寄生虫病的药物非常值得关注和研究。特别是对同为顶端复合门包子纲的疟原虫的大量研究将给抗弓形虫药物的研究提供重要的理论依据和药物靶点。而对弓形虫和抗弓形虫药物的研究也会为人类对疟疾病的预防和治疗提供新的方法。

7. 中药 体内外实验证实,一些单味中药或复方具有抗弓形虫作用,但其效果仍需进一步的深入研究。银杏酸是一种天然抗菌杀虫活性物质,采用HFF细胞体外培养和小鼠体内研究银杏酸抗弓形虫的增殖效果,经体内外实验证明银杏酸具有较好的抗弓形虫增殖作用,但银杏酸以口服方式给药不能延长弓形虫感染小鼠的存活时间,改用腹腔注射给药时可以延长小鼠的存活时间,其效果与阿奇霉素相近。Jiang研究分离出橄榄中的苦涩物质,体外实验显示其可抑制细胞凋亡、坏死肉芽肿和包囊形成,这一潜在功能可作为临床治疗弓形虫病的候选药物。研究发现,中药制剂常青胶囊(其药物成分为青蒿、天麻、炙黄芪、萆薢、槟榔或草果)在体外对弓形虫有杀伤作用,利用电镜进一步观察常青胶囊作用后的弓形虫超微结构改变,实验用阿奇霉素作为对照,发现随药物作用时间的延长,虫体超微结构逐渐遭到破坏,最终或固缩,或崩解死亡。在相同作用时间内,常青胶囊对速殖子结构的破坏更严重,说明常青胶囊具有确切的抗弓形虫效果,且疗效优于阿奇霉素。

(二)对症与支持治疗

1. 可联合应用免疫增强剂,如左旋咪唑。

2. 可联合应用细胞因子,如 γ-IFN。

3. 视网膜脉络膜炎及脑水肿,可应用肾上腺皮质激素等,但如患者继发于艾滋病,应尽量避免应用。

【预防】

(一)控制传染源

控制病猫。开展对易感人群的普查普治。特别是加强对孕妇的孕期感染监测。妊娠妇女应做血清学检查,发现有近期感染时应及时治疗,以防止胎儿受染。及时给活动性感染者必要处理,重点是育龄妇女和孕妇。妊娠初期感染本病者应做人工流产,中、后期感染者应予治疗。血清学检查弓形虫抗体阳性者不应供血,也不宜作为器官移植的供体。

(二)切断传染途径

加强宣传教育,勿与猫狗等密切接触。做好环境卫生,加强水和粪便的管理,防止带有卵囊的猫粪污染水源、食物和饲料。加强个人卫生和饮食卫生,不吃生的或不熟的肉类和生乳、生蛋等。有条件时应对孕妇进行弓形虫血清学检查,防止血制品和器官移植造成本病传播。

【预后】

取决于宿主的免疫功能状态以及受累器官。孕期感染可致妊娠异常或胎儿先天畸形。成人免疫功能缺损(如有艾滋病、恶性肿瘤、器官移植等),弓形虫病易呈全身播散性,有相当高的死亡率。单纯淋巴结肿大型预后良好。

【案例分析】

患者男,39 岁。因发热,咽痛 5d 入院。患者平素体健。患者家中有养猫史 2 年。5d 前患者着凉后发热,轻度咽痛,体温波动在 39.5～40.0℃,无咳嗽,咳痰及咯血;无胸痛,胸闷,心悸及气短。查体:体温 39℃,脉搏 105/min,呼吸 20/min,血压 120/80mmHg。全身皮肤无皮疹、瘀点、瘀斑及皮下结节。周身浅表淋巴结无肿大。咽部充血,两侧扁桃体无肿大。甲状腺不大。心率 105/min,律齐,心音有力,各瓣膜听诊区未闻及杂音。肺、腹部、四肢关节均未见异常。辅助检查:血常规白细胞 6.1×10^9/L,红细胞 4.2×10^{12}/L,血红蛋白 140g/L,血小板 682×10^9/L。因血小板异常增多,进一步做了末梢血涂片,瑞氏染色,10×100 油镜行形态学检查示:血小板 200×10^9/L,单核细胞胞质内及细胞外可见散在、成堆、链条状分布的小体,形似弓形虫,类似血小板大小。考虑为弓形虫病。收住院治疗。入院后予 ELISA 检测 Toxo IgM 1:100、IgG 1:200 均阳性。诊断为弓形虫病,予螺旋霉素、复方新诺明及对症治疗 3 个疗程。复查血涂片,瑞氏染色,10×100 油镜行形态学检查:单核细胞胞质内及细胞外未见弓形虫小体。予 ELISA 检测 Toxo IgM、IgG 均阴性。

(郑晓燕 阴赪宏)

■ 参考文献

[1] 李梦东,王宇明.实用传染病学.第 3 版.北京:人民卫生出版社,2004.

[2] 杨绍基,等.传染病学.全国高等院校教材.第 7 版.北京:人民卫生出版社,2008.

[3] 周决,陈莉,刘映霞,等.深圳市 15 例输入性疟疾临床特征分析.中华实验和临床感染病杂志(电子版),2009,l3(1):56-59.

[4] 卢珊珊,吴兰鸥,杨照青.青蒿素类药物与其他药物配伍治疗疟疾的研究进展.中国病原生物学杂志,2009,4(3):232-234.

[5] Olugbile S, Habel C, Servis C, et al. Malaria vaccines-The long synthetic peptide approach: Technical and conceptual advancements. Curr Opin Mol Ther, 2010 Feb;12(1):64-76.

[6] Jacquerioz FA, Croft AM, Drugs for preventing malaria in travellers. Cochrane Database Syst Rev. 2009, 7(4):CD006491.

[7] Rosenthal, PJ. Artesunate for the treatment of severe falciparum malaria. N Engl J Med, 2008,358:1829.

[8] 杨绍基,任红主编.传染病学.第 7 版.北京:人民卫生出版社,2008:279-282.

[9] 李兰娟主编.传染病学.北京:高等教育出版社,2004:210-214.

[10] 陈灏珠主编.实用内科学.第 12 版.北京:人民卫生出版社,2006:664-668.

[11] 彭文伟主编.传染病学.第5版.北京:人民卫生出版社,2001:212-216.

[12] 任庆娥,周春香,菅复春,等.弓形虫病分子诊断技术研究进展.中国畜牧兽医,2009,36(5):66-71.

[13] 王艳华,李学瑞,张德林,等.弓形虫病诊断方法研究进展.中国兽医寄生虫病,2008,16(1):28-33.

[14] Jauregui L H,Higgins J,Zarlenga D,et al.Development of a real-time PCR for detection of Toxoplasma gondii in pig and mouse tissues.J Clin Microbiol,2001,39(6):2065-2071.

[15] Mahalakshmi B,Therese KL,Madha-van HN,et al.Diagnostic value of specific local antibody production and nucleic acid ampli-fication technique-nested polymerase chain reaction (nPCR) inclinically suspected ocular toxoplasmosis. Ocul Immunol Inflamm,2006,14(2):105-112.

[16] 朱穗京,田春林,杨雯.抗弓形虫药物研究新进展.热带医学杂志,2009,9(6):705-708.

[17] 张瑞岩,刘全,商立民,等.抗弓形虫药物研究进展.动物医学进展,2010,31(1):95-100.

[18] 吴 亮,陈盛霞,姜旭淦.银杏酸、阿奇霉素和人蒜素抗弓形虫增殖效果的研究.中国人兽共患病学报,2008,24(8):736-740.

[19] Jiang JH,Jin CM,Kim YC,et al.Anti-toxoplasmosis effects of olenropein isolated from Fraxinns rhychophylla.Biol Pharm Bull,2008,31(12):2273-2276.

[20] 张蔚,刘元姣.常青胶囊抗弓形虫作用的超微结构的研究.中国人兽共患病学报,2006,22(1):51-53.

[21] 常占平,王洪芬.弓形虫病误诊为急性上呼吸道感染1例分析.中国误诊学杂志,2009,9(15):3540.

第8章

蠕 虫 病

第一节 日本血吸虫病

学习要点

1. 掌握血吸虫病的诊断、鉴别诊断和病原学治疗方法。
2. 熟悉血吸虫的生活史。
3. 了解血吸虫病的发病机制及病理改变。

【流行病学】

日本血吸虫病（schistosomiasis japonica）是由日本血吸虫（schistosoma japonicum）引起的一个古老的传染病。祖国医学对本病有非常形象的描述，认识较为深刻，如隋朝元方《诸病源候论》有记载："江南有射工毒虫，夏时在水中，人行水上及以水洗浴。或因大雨潦时，仍逐水便流入人家。或遇道上牛马等迹内即停住。初得此病如伤寒，或似中毒。"首先，此病为病原生物引起；其次，描述了此病的流行季节和传播的途径；最后，也认识了本病的临床表现。另外血吸虫病在我国古代就有流行的直接佐证是 20 世纪 70 年代长沙马王堆出土的西汉女尸中发现了血吸虫卵，说明此病在至少也有 2000 年以上的历史。

日本血吸虫病流行于我国及东南亚，1904 年在日本首先发现而得名，我国于 1905 年在湖南发现流行于我国的血吸虫与日本为同一种属。在我国主要分布于江苏、浙江、安徽、江西、湖北、湖南、广东、广西、福建、四川、云南及上海 12 个省、市、自治区。根据地形、地貌、钉螺生态分布及流行特点，我国血吸虫病流行区可分为湖沼、水网及山丘三种类型。疫情以湖沼区最为严重，有大面积洲滩，钉螺分布广泛；水网地区主要见于苏浙两省，钉螺随

河沟呈网状分布；山丘型地区分布呈状，患者较少而且分散。

1. **传染源** 血吸虫病系人畜共患寄生虫病，传染源是人和动物保虫宿主。动物保虫宿主主要有牛、猪、犬、羊、马、狗、猫及鼠类。

2. **传播途径** 血吸虫病的传播必须具备 3 个条件：带虫卵的粪便入水，钉螺的存在以及人、畜接触疫水。

3. **易感人群** 人群普遍易感。

【病理学及发病机制】

血吸虫在宿主体内发育的不同阶段如尾蚴、童虫、成虫、虫卵均可对宿主引起病理损害，其机制主要是通过免疫反应介导的。

1. **尾蚴性皮炎** 尾蚴侵入皮肤后，可引起皮肤的炎症反应，称为尾蚴性皮炎。多发生于重复感染的患者，一般在尾蚴钻入皮肤后数小时至 2～3d 发生，表现为红色小丘疹，奇痒，经数日后可自然消退。镜下见真皮充血、出血及水肿，起初有中性及嗜酸性粒细胞浸润，以后主要为密集的单核细胞浸润。尾蚴性皮炎是一种速发性变态反应（Ⅰ型），也有迟发性变态反应（Ⅳ型）的参与。

2. **童虫移行所致的器官病变** 童虫移行至肺部时，部分可穿破肺泡壁毛细血管，游出到肺组织

中,引起点状出血及白细胞浸润(在感染后 1~2d)并可有血管炎性改变,但病变一般轻微而短暂。童虫经大循环移行到其他器官时也可引起与肺部病变类似的改变。

童虫所引起的各器官点状出血除与童虫的机械作用有关外,还与其表面存在的补体激活剂能使补体旁路激活,产生趋化因子和免疫黏附剂,吸引肥大细胞和嗜酸性粒细胞,诱导 T、B 淋巴细胞活化,引起局部的炎症有关。

宿主感染血吸虫后可产生获得性免疫,对再感染产生不同程度的抵抗力。其机制为抗体依赖、细胞介导的细胞毒反应,由 IgE 或 IgG2a 抗体,巨噬细胞、嗜酸性粒细胞等参与。主要作用于表面有抗原表达的幼龄童虫。嗜酸性粒细胞有 IgG 和 IgE 的 Fc 受体,当抗体包被童虫后其 Fc 段与 Fc 受体结合,并使嗜酸性粒细胞黏附在童虫表面且脱颗粒,释出细胞毒性物质,而起杀伤作用。巨噬细胞也是非常重要的效应细胞。

3. 成虫引起的病变 血吸虫在门静脉系统内发育成熟为成虫后,其代谢产物可使机体发生贫血、嗜酸性粒细胞增多、脾大、静脉内膜炎及静脉周围炎等。在肝、脾的单核吞噬细胞系统的细胞内,常见有黑褐色血吸虫色素沉着,是成虫吞食红细胞后,在虫体内珠蛋白酶作用下,使血红蛋白分解而形成的一种血红素样色素。活的成虫本身在静脉内不引起宿主反应,其原因是成虫的表膜内含有宿主的抗原,被宿主认为是"自我"组织而逃避了免疫攻击。成虫所产生的代谢物、分泌物、排泄物及更新脱落的表膜,作为循环抗原,可与相应的抗体形成免疫复合物沉积于组织和器官,激活补体引起病变,即 Ⅲ 型变态反应,也是成虫引起病变的免疫机制之一。成虫死亡后,多在肝内分解,产生毒性,可引起明显的静脉炎和静脉周围炎。死亡虫体周围组织坏死,大量嗜酸性粒细胞浸润,形成嗜酸性肉芽肿(Ⅳ 型变态反应)。

4. 虫卵引起的病变 虫卵沉着所引起的损害是血吸虫病最主要的病理改变。虫卵除主要沉着于乙状结肠、直肠壁和肝脏外,也常见于回肠末段、阑尾及升结肠等处。肺、脑等其他器官有时也可见到。未成熟的虫卵所引起的病变轻微;含毛蚴的成熟虫卵往往引起虫卵结节形成。按其病变发展过程可分为急性虫卵结节和慢性虫卵结节两种。

(1)急性虫卵结节:肉眼观为灰黄色、粟粒至绿豆大(0.5~4mm)的小结节。镜下见结节中央常有

1~2 个成熟虫卵,也偶可多达 20 个以上。这些成熟虫卵的卵壳上附有放射状嗜酸性的棒状体,也称为 Hoeppli 现象,用免疫荧光法已证实为抗原抗体复合物。虫卵周围是一片无结构的颗粒状坏死物质及大量嗜酸性粒细胞浸润。因其病变类似脓肿,故也称为嗜酸性脓肿。在坏死组织中可混杂多数菱形或多面形屈光性蛋白质晶体,即 Charcot-Leyden 结晶,系嗜酸性粒细胞的嗜酸性颗粒互相融合而成。随后虫卵周围产生肉芽组织层,其中有以嗜酸性粒细胞为主的炎症细胞浸润,还有单核巨噬细胞、淋巴细胞、浆细胞及少量中性粒细胞。随着病程的发展,肉芽组织层逐渐向虫卵结节中央生长,并出现围绕结节呈放射状排列的类上皮细胞层。类上皮细胞层逐渐加宽,嗜酸性粒细胞显著减少,构成晚期急性虫卵结节,这是向慢性虫卵结节发展的过渡阶段。

(2)慢性虫卵结节:急性虫卵结节经 10 余天后,虫卵内毛蚴死亡,坏死物质逐渐被吸收,虫卵破裂或钙化,其周围除类上皮细胞外,还有巨细胞和淋巴细胞,形态上似结核结节,故称为假结核结节,也即形成虫卵肉芽肿。少数虫卵结节一开始即为假结核结节,而不经过急性虫卵结节阶段。最后,假结核结节中的类上皮细胞为纤维母细胞代替,并产生胶原纤维,使结节纤维化,其中央的卵壳碎片及钙化的死卵可长期存留。

虫卵肉芽肿的形成可分为四个阶段:可溶性抗原(SEA)经卵壳上的微孔渗透周围组织被吞噬细胞吞噬后经处理和抗原呈递后致敏迟发性变态反应 T 淋巴细胞;致敏迟发性变态反应 T 淋巴细胞产生一系列淋巴因子包括:巨噬细胞激活因子(MAF)、巨噬细胞游走抑制因子(MIF)、嗜酸性粒细胞刺激促进因子(ESF)、嗜酸性粒细胞趋化因子(ECF)、中性粒细胞趋化因子(NCF)、IL-2 及 IFN 等;各种淋巴因子吸引相应的细胞聚集到抗原刺激的中心部位即虫卵周围,引起一系列的炎症反应,形成虫卵肉芽肿;虫卵内的毛蚴死亡后,逐渐停止释放 SEA,病灶开始愈合。

5. 肝纤维化、肝硬化的机制 慢性及晚期血吸虫病最主要的病理变化及影响血吸虫病患者预后最主要的病理是肝脏纤维化及在此基础上的肝硬化。其发病机制复杂,目前认为机体免疫功能的失衡及宿主遗传有关。

(1)细胞免疫:SEA 致敏的 T 淋巴细胞分泌的淋巴因子起重要作用。如 TH2 细胞分泌的 IL-4

不仅可以抑制 TH1 细胞分泌 IFN-γ 的产生(IFN-γ 是纤维化强有力的抑制因子),本身还能通过 TGF-β 促进纤维化的形成。此外 IL-4 还能增加 TH2 细胞的功能促进 IL-5、IL-10、IL-13 等的释放,促进胶原纤维的产生。在这些淋巴因子的作用下,虫卵肉芽肿周围的上皮细胞向纤维细胞转化,分泌胶原纤维。因此 TH1/TH2 细胞功能失衡在血吸虫病肝纤维化的形成起至关重要的作用。

(2)体液免疫:机体针对 SEA 产生的抗体和相应抗原结合形成免疫复合物(Hoeppli 现象),激活补体系统,引起虫卵周围一系列炎症反应及淋巴细胞的聚集,也可能是引起肝纤维化的机制之一。

(3)遗传背景:不同的个体感染相同数目的尾蚴可致不同的病理结果,说明遗传因素在起作用。有作者研究发现 IFN-γ 基因的多态性可能起重要作用。其他如 HLA 等位基因也可能与肝纤维化形成有关。

6.血吸虫病引起的主要器官病变

(1)结肠:病变常累及全部结肠,以乙状结肠最为显著。这是因为日本血吸虫成虫多寄生于肠系膜下静脉和痔上静脉的缘故。

早期肉眼观,肠黏膜红肿,呈急性卡他性炎,隐约可见褐色或灰黄色细颗粒状扁平隆起的病灶(虫卵堆积所致),直径 0.5~1cm。病灶中央可发生坏死脱落形成浅表溃疡,其边缘常有充血。虫卵可随坏死组织脱落入肠腔,在粪便中可查见虫卵。镜下,见黏膜及黏膜下层有成堆虫卵堆积,形成急性虫卵结节,尤以黏膜下层为明显。溃疡一般较小且表浅,深达黏膜肌层或黏膜下层,如邻近的小溃疡互相融合,可形成较大溃疡。在肠病变的早期,临床可出现腹痛、腹泻等痢疾样症状。

随着病变的发展形成假结核结节,最后发生纤维化,虫卵也逐渐死亡及钙化。由于虫卵的反复沉着,引起肠黏膜反复发生溃疡和肠壁纤维化,最终导致肠壁增厚变硬,甚至肠腔狭窄和肠梗阻。肠黏膜粗糙不平,萎缩,皱襞消失,除见小溃疡外,还可见多发性小息肉。由于肠壁结缔组织增生,使以后到达肠壁的虫卵难于排入肠腔,故晚期患者粪便中不易查见虫卵,一般需做直肠黏膜压片、活检或皮内试验等来确诊本病。

(2)肝:肉眼观,早期可有轻度肝大,表面及切面可见多个不等的灰白或灰黄色、粟粒或绿豆大小的小结节。镜下,见急性虫卵结节,主要分布在汇管区附近,肝细胞可因此受压萎缩,门静脉分支可

有静脉内膜炎改变。也可有变性及小灶性坏死。Kupffer 细胞内可见黑褐色血吸虫色素沉着。

慢性病例肝内可见慢性虫卵结节和纤维化。在长期重度感染的病例,肝因严重纤维化而变硬、变小,导致血吸虫性肝硬化。肝表面不平,有浅沟纹构成微隆起的分区,严重者可形成粗大突起的结节。切面上,增生的结缔组织沿门静脉分支呈树枝状分布,故称为干线型或管道型肝硬化(pipe stem cirrhosis)。较大门静脉分支管壁增厚,并可有血栓形成(血栓性静脉炎)。由于虫卵结节主要见于汇管区,肝小叶并未遭受严重破坏,故不形成假小叶,与门静脉性肝硬化不同。由于门静脉分支虫卵栓塞、静脉内膜炎、血栓形成和机化,以及门静脉周围纤维组织增生,使肝内门静脉分支阻塞和受压,从而造成门静脉高压。因肝内门静脉的阻塞是窦前性的,故门静脉高压较门脉性肝硬化时更为显著,临床上常出现腹水、巨脾、食管静脉曲张等后果。

(3)脾:早期肿大不明显,主要由于成虫的代谢产物引起的单核巨噬细胞增生所致。晚期主要由门静脉高压引起的脾淤血所致,此时可形成巨脾,重量可达 1 000g,甚至可达 4 000g。肉眼观,脾质地坚韧,包膜增厚。切面呈暗红色,脾小梁清楚,脾小体多不明显,常见棕黄色的含铁小结,有时还可见多数梗死灶。镜下,脾窦扩张充血,窦内皮细胞及网状细胞增生,窦壁纤维组织增生而变宽。脾小体萎缩减少,单核巨噬细胞内可见血吸虫色素沉着。陈旧性出血灶伴有铁质及钙盐沉着和纤维组织增生,形成含铁小结(siderotic nodule)。脾内偶见虫卵结节。临床上可出现贫血、白细胞减少和血小板减少等脾功能亢进症状。

(4)肺:在部分急性病例,肺内可出现多数急性虫卵结节,其周围肺泡出现炎性渗出物,X 线照片类似肺的粟粒性结核。通常肺的变化甚轻微,一般不导致严重后果。关于肺内虫卵的来源,近年来认为并非成虫寄生在肺内产卵,而主要是通过门-腔静脉之间的交通支而来。在肝内门静脉分支严重阻塞并发门静脉高压的患者,更易发生门-腔静脉交通支的开放。

(5)其他器官:脑的血吸虫病主要见于大脑顶叶,也可累及额叶及枕叶,表现为不同时期的虫卵结节形成和胶质细胞增生。临床上出现脑炎、癫痫发作和疑似脑内肿瘤的占位性症状。关于虫卵进入脑的途径,最大可能是肺部虫卵经肺静脉到左心,而后由动脉血流带入脑内。近年来发现由血吸

虫感染引起的血吸虫病肾小球肾炎,肾小球内发现有 IgG 及补体 C3 的沉着,故属于Ⅲ型变态反应引起的免疫复合物肾炎。在严重感染的病例中,胰腺、胆囊、心、肾、膀胱及子宫等器官内也可见虫卵沉积,但数量少,组织反应一般不甚明显。

【临床分期】

临床上可分为急性血吸虫病、慢性血吸虫病、晚期血吸虫病及异位血吸虫病。

【临床表现】

1.急性血吸虫病 发病前 2 周至 3 个月有疫水接触史;发热、肝大与周围血液嗜酸粒细胞增多为主要特征,伴有肝区压痛、脾大、咳嗽、腹胀及腹泻等;粪检查获血吸虫卵或毛蚴;环卵、血凝、酶标、胶乳等血清免疫反应阳性。

2.慢性血吸虫病 居住在流行区或曾到过流行区有疫水接触史;无症状,或间有腹痛、腹泻或脓血便;多数伴有以左叶为主的肝大,少数伴脾大;粪检查获血吸虫卵或毛蚴,或直肠活检无治疗史者发现血吸虫卵,有治疗史者发现活卵或近期变性虫卵;无血吸虫病治疗史或治疗 3 年以上的病人,环卵沉淀试验环沉率>3‰和(或)间接血凝试验滴度>1:10,酶标反应阳性,胶乳凝集试验滴度>1:10;未治或治后 1 年以上的病人血清血吸虫循环抗原阳性。

3.晚期血吸虫病 临床上又分为巨脾型、腹水型、结肠肉芽肿型和侏儒型。

长期或反复的疫水接触史,或有明确的血吸虫病治疗史;临床有门静脉高压症状、体征,或有侏儒或结肠肉肿芽表现;粪检找到虫卵或毛蚴,或直肠活检无治疗史者发现血吸虫卵,有治疗史者发现活卵或近期变性虫卵;血清学诊断阳性。

4.异位血吸虫病 最常见的是肺型血吸虫病和脑型血吸虫病。在偶然的情况下成虫或虫卵超出其正常寄生的门静脉系统,而在其他部位造成病变,临床上以肺及脑部病变较为常见。肺部损害轻者可无呼吸道症状,重者类似粟粒型肺结核或支气管炎,咳嗽最为常见,大都干咳少痰,胸部检查偶可闻及干性或湿性啰音。胸部 X 线片检查大多数有明显的肺实质病变,早期见两侧肺纹增加,继而出现散在性点状浸润,边缘模糊,以中下部为多。病变一般在 3～6 个月后逐渐消失。脑型血吸虫病急性期表现为头痛、嗜睡、意识障碍、痉挛、偏瘫和视物模糊等,晚期表现为癫痫、头痛、呕吐、暂时性意识丧失、语言障碍、偏瘫等。

【辅助检查】

1.血象 白细胞计数及嗜酸粒细胞百分数均明显增加,白细胞总数多在 $10 \times 10^9/L$ 以上,嗜酸粒细胞一般在 20% 以上,可高达 70%～90%,重症患者可以中性粒细胞增多。

2.肝功能试验 肝内虫卵主要沉积于汇管区,仅引起间质性病变,肝细胞的损害较轻,血清转氨酶轻度增高。

3.粪便检查 大便沉淀孵化试验沉孵法是目前最主要的诊断方法,虫卵沉淀阳性率约 50%,孵化阳性率约 80%,晚期病人由于肠黏膜增厚,虫卵进入肠腔数量减少,检查阳性率较低。轻型患者从粪便中排出虫卵很少,多呈间歇性出现,阳性率也不高。

4.免疫学检查 皮内试验,间接血凝试验,环卵沉淀试验交叉反应率较高,反应受客观因素影响较大,一般此类方法不做确诊依据,仅有辅助诊断价值。

近年发展起来的循环抗原检测具有特异性强、敏感性高的特点,是血吸虫现症感染的依据,经治疗后,循环抗原消失较快,因此也是考核抗血吸虫药物疗效的重要指标。循环抗原主要有肠相关抗原、循环阴极抗原、循环阳极抗原、卵相关抗原及膜相关抗原等。检测的方法有多克隆抗体或单克隆抗体捕获的酶联免疫法。

5.肠镜检查及肠黏膜活组织检查 疑似血吸虫的而反复大便检查虫卵阴性者适用肠镜检查。可见肠黏膜有黄斑、息肉、瘢痕、肥厚、充血、水肿、溃疡等改变。自虫卵堆积处(黄斑及黏膜增厚处)取米粒大小的黏膜组织压片,在显微镜下检查,可查到成堆的虫卵,阳性率在 90% 以上;在直肠黏膜活检中所见虫卵多成黑色死卵与空卵壳,活卵较少。为此,仅凭活检出卵对近期变性虫卵不易区别,又因死卵于治疗后可长期留在肠壁中,久不消失,故认为对疗效考核只能作参考。活检时应充分止血,轻取组织、切忌撕拉,以防止出血与穿孔。

【诊断】

血吸虫病的诊断依据流行病学资料、临床表现及实验室检查结果。

1.流行病学资料 疫区居住史,血吸虫疫水接触史。

2.临床特点 具有急性、慢性、晚期及异位血吸虫病的临床表现。

3.实验室资料 粪便查到活虫卵或孵育出毛

蚴即可确诊。其他的检查如免疫学检查可协助诊断。

【鉴别诊断】

1.败血症、疟疾、伤寒与副伤寒,急性粟粒型肺结核,病毒感染,其他肠道疾病。主要根据籍贯、职业、流行季节,疫水接触史、高热、肝大伴压痛、嗜酸性粒细胞增多,大便孵化阳性、血吸虫血清学检查阳性为鉴别要点。

2.慢性菌痢、阿米巴痢疾、溃疡性结肠炎、肠结核、直肠癌。嗜酸性粒细胞增多有助于本病之诊断。粪便孵化血吸虫毛蚴阳性、肠镜检查及黏膜组织检查有助于确诊。粪便常规检查、培养、X线钡剂灌肠,诊断性治疗有助于诊断与鉴别诊断。

3.门静脉性肝硬化及其他原因所致的肝硬化。血吸虫病肝硬化的门静脉高压所引起的肝脾大、脾水、腹壁静脉怒张改变较为突出,肝细胞功能改变较轻,肝表面高低不平。门静脉性肝硬化表现为乏力,厌食、黄疸、血管痣、肝缩小,且有活动性肝炎改变,如转氨酶增高明显等。

【并发症】

常见的并发症有上消化道出血、肝性脑病、肠道不完全性梗阻、结肠癌、感染等。

【治疗】

1.病原学治疗

(1)吡喹酮(praziquantel):具有疗效高、毒性小、疗程短、给药方便及适应证广等特点,是各类血吸虫病治疗的首选药。

吡喹酮对血吸虫各个生长发育阶段均有不同程度的杀灭作用。口服后吸收迅速,1～2h达血药高峰,经肝代谢,门静脉血浓度较外周血浓度高数十倍以上,主要分布于肝、肾、肺、脑等,半衰期1～1.5h。80%药物于4d内以代谢产物形式经肾排泄。

吡喹酮不良反应较少,少数病人可出现心脏期前收缩,偶有室上性心动过速,房颤等,心电图可见短暂的T波改变如ST段压低。神经肌肉反应如头晕头痛、乏力等。消化道反应可见轻度腹痛、恶心、食欲减退等,偶见黄疸。主要不良反应于用药后0.5～1h出现,一般不需要特殊处理。

用法:急性血吸虫病:按总量120mg/kg体重,体重超过60kg者仍按60kg计算,药物于6d内分次服完,其中50%必须在前2d服完。慢性血吸虫病:成人总量按60mg/kg体重计算,2d内分4次服完;30kg内儿童按70mg/kg体重计算,30kg以上儿童按成人算。晚期血吸虫病:肝功能代偿期者可按40～60mg/kg体重计算总量,2d分次服完;肝功能较差者或年老体弱者适当减少剂量延长服药天数。

疗效:吡喹酮正规治疗后3～6个月粪检虫卵阴转率达85%,虫卵孵化阴转率高达90%～100%,血清免疫诊断转阴时间需1～3年。

(2)青蒿素及其衍生物:对童虫有强大的杀伤力(能杀灭5～21d童虫)。目前主要用于易感人群进入流行区接触疫水预防服药。蒿甲醚:在接触疫水后15d按6mg/kg顿服,以后每15d1次,连服4～10次;青蒿琥酯:在接触疫水后7d后按6mg/kg顿服,以后每7d1次,连服8～15次。

2.对症治疗　急性血吸虫病:高热、中毒症状明显者予以补液、维持水、电解质平衡,加强营养及支持治疗,合并其他疾病者先治疗其他疾病,后用吡喹酮治疗。

慢性和晚期血吸虫病:及时处理并发症,根据情况针对性治疗。

【预后】

急性血吸虫病患者预后好,晚期者预后较差。

(龚国忠)

第二节　并殖吸虫病

并殖吸虫病（paragonimiasis）又称并殖病、肺吸虫病（lung fluke disease）是由并殖吸虫寄生人体引起。目前世界上报道的并殖吸虫有 50 多种,在中国能致病者可归纳为两个类型,以卫氏并殖吸虫（图 8-1）为代表的人兽共患型和斯氏狸殖吸虫（图 8-2）为代表的兽主人次型。卫氏并殖吸虫病主要表现为咳嗽、咳铁锈痰、咯血。斯氏狸殖吸虫病主要表现为游走性皮下包块和渗出性胸膜炎。

【病原学】

卫氏并殖吸虫（Paragonimus westermani）成虫虫体肥厚,背侧稍隆起,腹面扁平。活体红褐色,不停做伸缩运动,体形不断变化,固定后染色虫体在光镜下可见体表面布满小棘,大多为单生型,偶尔可见簇生及混生者。口、腹吸盘大小略同,腹吸盘约在虫体中部。消化器官包括口、咽、食管及两支弯曲的肠道。卵巢与子宫并列于腹吸盘之后,卵巢 6 叶,两个睾丸分支如指状,并列于虫体后 1/3 处。卵巢类型、口、腹吸盘比例、睾丸长度比是并殖吸虫形态鉴别重要特征。虫卵呈椭圆形,卵盖大且常略倾斜。

斯氏狸殖吸虫（Pagumogonimus skrjabini）1959 年由陈心陶首次报道,是中国独有虫种。成虫虫体窄长,虫体最宽处约在前 1/3 或稍后,大小为（3.5～6.0）mm×（11.0～18.5）mm,宽长之比为

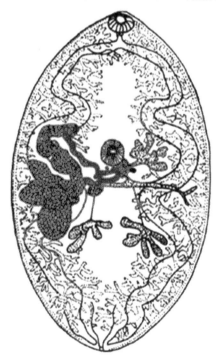

图 8-1 卫氏并殖吸虫

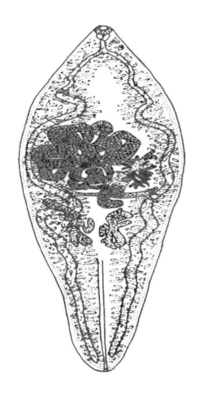

图 8-2 斯氏狸殖吸虫

1:2.4～1:3.2。腹吸盘位于体前约 1/3 处,略大于口吸盘。卵巢位于腹吸盘的后侧,其大小及分支情况与虫龄有密切关系,虫龄高者分支数也多,形如珊瑚。睾丸 2 个,左右并列,分叶数变异较大,长度占体长的 1/7～1/4,甚至达 1/3。虫卵椭圆形,大多数形状不对称,壳厚薄不均匀,大小平均 71μm×48μm,在不同地区、宿主等存在一定差异。

【流行病学】

卫氏并殖吸虫有 50 多种,在世界分布较广,在我国也广泛分布,有 28 种。目前除西藏、新疆、内蒙古、清海、宁夏未报道外,其他 23 个省、市、自治区均有本虫存在。据 2003 年对辽宁、吉林、黑龙江、上海、福建、湖北、湖南、广西、重庆 9 个省（市、区）调查,肺吸虫血清抗体阳性率为 1.91%,已确诊的病人 2 万余例,估计全国该病感染人数在 300 万左右。

斯氏狸殖吸虫在国外还未见报道。国内发现于甘肃、山西、陕西、河南、四川、云南、贵州、湖北、湖南、浙江、江西、福建、广西、广东 14 个省自治区。其分布范围曾被看作是由我国青海起向东至山东这条线以南地区。

感染途径主要是因食入含有活囊蚴的溪蟹、蝲蛄而感染（图 8-3）。

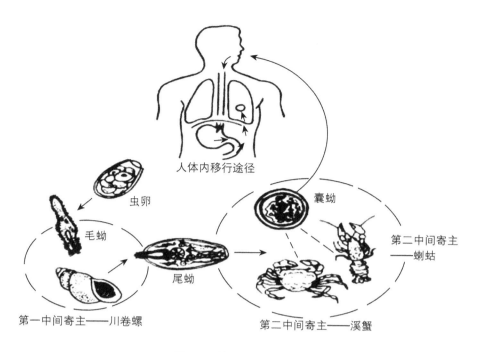

人体内移行途径

虫卵

毛蚴

囊蚴

第二中间寄主
——蝲蛄

尾蚴

第一中间寄主——川卷螺

第二中间寄主——溪蟹

图 8-3　并殖吸虫生活史

【病理改变】

（一）卫氏并殖吸虫

卫氏并殖吸虫的致病主要由童虫、成虫在组织器官中移行、窜扰、定居所引起。病变过程一般可分为急性期和慢性期。

1. 急性期　主要由童虫移行所致。脱囊后的后尾蚴穿过肠壁黏膜形成出血性或脓性窦道。虫体进入腹腔可引起浑浊或血性积液，内含大量嗜酸性粒细胞。虫体进入腹壁可致出血性或化脓性肌炎。当侵入肝脏时，在经过处有纤维蛋白附着，肝脏表面呈"虫蚀"样，若虫体从肝脏穿过，则表面呈针点状小孔。肝脏局部有时出现硬变。若虫体在横膈、脾等处穿刺，该处也可形成点状出血、炎症。急性期症状多出现于吃入囊蚴后数天至 1 个月，也有在第 2 天即出现症状者。

急性期表现轻重不一，轻者仅表现为食欲缺乏、乏力、腹痛、腹泻、低热等非特异性症状。重者可有全身过敏反应、高热、腹痛、胸痛、咳嗽、气促、肝大并伴有荨麻疹。血象白细胞数增多，嗜酸细胞升高明显，一般为 20%～40%，高者超过 80%。

2. 慢性期　虫体进入肺后引起的病变，其过程大致可分为 3 期。

（1）脓肿期：主要为虫体移行引起组织破坏、出血及继发感染。肉眼可见病变处呈窟穴状或隧道状，内有血液，随之出现炎性渗出，继之病灶四周产生肉芽组织而形成薄膜状囊肿壁。

（2）囊肿期：由于渗出性炎症，大量细胞浸润、聚集、死亡、崩解、液化，脓肿内充满赤褐色果酱样液体。内容物镜下检查可见坏死组织、夏科—莱登结晶和大量虫卵。囊壁因肉芽组织增生而肥厚，肉眼可见边界清楚的结节状虫囊，呈紫色葡萄状。囊肿壁上皮本身就是细支气管上皮，故有人认为囊肿是虫体穴居引起细支气管扩张及炎性增厚所致。

（3）纤维瘢痕期：由于虫体死亡或转移至其他地方，囊肿内容物通过支气管排出或吸收，囊内由肉芽组织充填，纤维化，最后形成瘢痕。

以上 3 期可同时存在于同一器官中。

（二）斯氏狸殖吸虫

斯氏狸殖吸虫在动物体内，虫体在肺、胸腔等处结囊，发育至成熟并产卵。引起与卫氏并殖吸虫相似的病变，如侵入肝，在肝浅表部位形成急性嗜酸性粒细胞脓肿，有时还能在肝中成囊并产卵。

【临床表现】

见表 8-1。

（一）卫氏并殖吸虫

1. 胸肺型　以咳嗽、胸痛、咳出果酱样或铁锈色血痰等为主要症状。血痰中可查见虫卵。当虫体在胸腔窜扰时，可侵犯胸膜、导致渗出性胸膜炎、胸腔积液、胸膜粘连、心包炎、心包积液等。

2. 腹型　虫体穿过肠壁，在腹腔及各脏器间游窜,出现腹痛、腹泻、大便带血等症状。腹痛部位不固定,多为隐痛。也可引起腹部器官广泛炎症、粘连,偶可引致腹膜炎,出现腹水。当虫体侵及肝脏时可致肝损害或肝大。

3. 皮下包块型　以游走性皮下包块为主要表现。包块大小不一,表面皮肤正常,肿块触之可动,常呈单个散发,偶可见多个成串。一处包块消失后,间隔一些时日又在附近或其他部位出现。常发部位为腹壁、胸背、头颈等。几乎所有人体表面各处,都有出现肿块的可能。

4. 脑脊髓型　虫体移行或定居成囊造成的脑脊髓损害。虫体破坏脑组织,早期为渗出性炎症,后出现水肿,继而形成囊肿。由于虫体游窜,造成多处损伤。病变位置、范围多变,症状很复杂,往往难以用一个病灶解释。患者常出现阵发性剧烈头痛、癔症发作、癫痫、瘫痪。也可表现颅内占位性病变、脑膜炎、视神经受损、蛛网膜下腔出血等症状。若虫体侵犯脊髓则主要表现为脊髓受压、下肢运动或感觉障碍,甚至截瘫等。

5. 亚临床型　没有明显器官损害,皮试及血清免疫学检测阳性,嗜酸性粒细胞增加,有时伴肝功能损害。这类患者可能为轻度感染者,也可能是感染早期或虫体已消失的感染者。

6. 其他型　因人体几乎所有器官均可受到侵犯,故除上述常见的几种类型外尚有其他受损类型。有的患者则是有多种类型之损害,上述分型只是便于临床处理而已。

(二)斯氏狸殖吸虫

人可能是本虫非正常宿主,在人体内,侵入的虫体大多数仍处于童虫状态,到处游窜,造成某些器官或全身损害,引起幼虫移行症。本虫引起的幼虫移行症可分为两种类型:皮肤型与内脏型。

1. 皮肤型幼虫移行症　主要表现为游走性皮下包块或结节,常见于腹部、胸部、腰背部、也可见于四肢、臀部、腹股沟、头颈部、阴囊、腋窝等处。一般在 1～3cm,也可大如鸡蛋,可单个或多个。形状呈球形或长条形,边缘不清,皮肤表面正常。包块间有时可扪及条索状纤维块。摘除切开包块可见隧道样虫穴,有时可见童虫,镜检可见嗜酸性粒细胞肉芽肿、坏死渗出物及夏科—莱登结晶等。

2. 内脏型幼虫移行症　因侵犯器官不同而出现不同损害及表现。侵犯肺部时一般仅有咳嗽、痰中偶带血丝,痰中亦不易找到虫卵。胸腔积液较为多见,且量也较多,胸腔积液中可见大量嗜酸细胞,近年来也屡有报道斯氏狸殖吸虫进入肺胆并发育成熟产卵。所引起的胸、肺部症状和体征与卫氏并殖引起者基本相似。如侵犯肝,则出现肝痛、肝大、转氨酶升高白球蛋白比例倒置、γ球蛋白升高等表现。如侵犯其他器官,可出现相应的症状和体征。在出现局部症状的同时,往往伴有低热、乏力、食欲下降等全身症状。血象检查嗜酸性粒细胞明显增加,有时可高达 80％以上。因本病损害器官不定,且同时有多个器官受损,临床上误诊率相当高,应特别注意与肺结核、结核性胸膜炎、肺炎、肝炎等鉴别。

表 8-1 卫氏并殖吸虫病和斯氏狸殖吸虫病的鉴别表

	卫氏并殖吸虫病	斯氏狸殖吸虫病
感染方式	生食或半生食淡水蟹和蝲蛄	生食或半生食淡水蟹
全身症状	轻度	常见
荨麻疹等过敏症状	少见	常见
	明显,常为典型铁锈色痰	轻咳,偶有血丝痰
咳嗽、咳血痰	无	轻中度
贫血	少见	常见
胸腔积液	脑脓肿多见	蛛网膜下腔出血多
颅脑受累	少见	常见
肝脏受损	轻度增多	中度至高度
血白细胞增高	轻度增多	高度增多
嗜酸性粒细胞	结节内少见,结节内可查出卵,偶可见到成虫	常见,游走性强,包块内可找到童虫
皮下结节与包块		
胸部 X 线检查	可见到肺纹理加重,结节性或多房囊性阴影	正常或轻度改变,肺部阴影常见

【辅助检查】

1.病原学检查

(1)查痰液虫卵阳性可确诊为卫氏并殖吸虫病,检出率可高达 90%,痰液中发现较多嗜酸性粒细胞及夏科—莱登结晶有助于诊断四川并殖吸虫病。

(2)查粪便虫卵在 15%～40% 病人粪便中可查到虫卵。

(3)脑脊液及其他体液检查脑型患者的脑脊液压力增高,无色微混或血性,细胞数增加并以嗜酸性粒细胞为主,蛋白质轻度增高,糖和氯化物正常,可找到肺吸虫卵、胸腔积液、腹水和心包积液等多为渗出液,草绿色或红色,有较多嗜酸性粒细胞,偶可见虫卵。

(4)活体组织检查皮下结节或包块活检,可见嗜酸性肉芽肿,有嗜酸性粒细胞及夏科—莱登结晶,亦可检出成虫、蚴虫或虫卵。

2.免疫学检查

对早期感染无血痰病人及腹外型病人有一定的诊断价值。

(1)皮内试验以 1:2 000 的并养吸虫抗原 0.1ml 的再生前臂内侧皮内注射,15～20min 看结果,若皮丘直径>1cm、红晕直径>2cm,伪足>1 个者为阳性。阳性符合率可高达 95% 以上。因与其他吸虫有交叉反应,只能作为初筛。皮试阳性只能说明有过吸虫感染,不能诊断为吸虫病。

(2)检测血清抗体用并殖吸虫成虫抗原检测患者血清中的特异性补体结合抗体,当体内有活虫时阳性率可达 100%,但与其他吸虫有交叉反应,故不能用于考核疗效。

(3)检测血清中循环抗原单克隆抗体——抗原斑点试验(McAb—AsT)和双抗体夹心(ELISA)法检测血清中并殖吸收虫的循环抗原,敏感性高,特异性强,阳性可率达 98% 以上,是早期诊断并殖吸虫病的方法,求可作为疗效考核。

3.外周血象　血象改变与病程早晚和病变活动有关,急性期白细胞总数和嗜酸性粒细胞明显增高,并殖吸虫病 X 线检查。

卫氏并殖吸虫病在肺部的病灶,主要在肺的中、下部,早期呈密度不均、边缘模糊的圆形或椭圆形阴影,病灶多变迁,中期示边缘清楚的单房或多房囊装阴影,晚期有瘢痕形成,呈点状或条索状阴影。常伴胸膜肥厚。四川并殖吸虫病肺部病变较少,以胸腔积液较多见,脑型并殖吸虫病可做头颅

X 线片,脑血管造影或头颅 CT、MRI 等。

【诊断】

1.本病流行区进食不熟的溪蟹或蝲蛄史。

2.长期咳嗽、咯血、咯棕褐色果酱样痰,部分由低热、盗汗,肺部体征少,合并胸腔积液时有相应体征,斯氏狸殖吸虫并尚可见腹部、胸背部等处的游走性皮下结节或包块。

3.嗜酸性粒细胞明显增多,痰直接涂片或 24h 浓缩法找到肺吸虫卵者可确诊。

4.X 线检查:肺部有边缘模糊的圆形或椭圆形浸润阴影,单房、多房性囊状阴影,肺部阴影时隐时现,变化不定,病变以中、下肺野多见,常伴有少量胸腔积液。

5.吸虫成虫或肿块做活体组织检查,发现嗜酸性肉芽肿,内有虫卵或肺吸虫幼虫者可确诊。

6.脑脊髓型吸虫病有神经系统症状及体征,应与囊虫病、脑肿瘤鉴别。做脑脊液补体结合试验,阳性者可助诊断。

7.大便或痰中找到虫卵、摘除的皮下包块中找到虫体或虫卵即可确诊。

【鉴别诊断】

1.肺结核　肺型并殖吸虫病,有发热、咳嗽、咯血,X 线胸片示浸润性病灶,易误诊为肺结核。但结核病全身中毒症状较明显,结核菌素试验阳性,胸片可有空洞,痰找抗酸杆菌有助于鉴别,另外还要与支气管扩张、慢性肺脓肿及肺内肿瘤等鉴别。

2.病毒性肝炎、肝脓肿　腹型并殖吸虫病可有发热、肝大,同时伴有腹泻、纳差、恶心等消化道症状,易误诊为病毒性肝炎、肝脓肿。但并殖吸虫病肝区压痛多不明显。ALT 大多正常,外周血嗜酸性粒细胞计数显著升高,经驱虫治疗后症状,体征及肝功能迅速显著改变,有助于诊断。

3.脑部寄生虫病、脑肿瘤　脑脊髓型并殖吸虫病可表现为发热、头痛、颈强直及癫痫、瘫痪等症状,易误诊为脑部寄生虫病、脑肿瘤。及时进行血、脑脊液嗜酸性粒细胞的检查和并殖吸虫病血清学免疫学试验,可明确诊断。

4.其他肺外型病例则应与类似的疾病鉴别

【治疗】

1.病原治疗　吡喹酮是目前治疗并殖吸虫病最理想的药物。剂量为每次 25mg/kg 体重,每天 3 次,连服 3～5d,总剂量为 225～375mg/kg 体重。脑型病人宜给予 2 个疗程,间隔 1 周。也可应用硫酸二氯酚(别丁),成人每日 3g,儿童 50mg/kg,分 3

次口服,连续服用 15d 或隔日服用,30d 为 1 个疗程,但疗效较差。有严重的心、肝、肾疾病患者及孕妇禁用此药。三氯苯达唑对并殖吸虫有明显杀虫作用,用法为 5mg/kg,1/d,3d 1 个疗程,疗效与吡喹酮相似,但副作用轻微,治愈率可达 90% 以上。

2. 对症治疗　对咳嗽、胸痛者可应用镇咳药及镇痛药。癫痫发作者可用苯妥英、苯巴比妥及地西泮等口服预防。颅内压增高者可用脱水剂,如高渗葡萄糖液、20% 甘露醇等。瘫痪者可采用针刺及理疗等。

3. 外科手术治疗　脑脊髓型有压迫症状,如内科治疗无效者,可考虑外科手术。胸膜粘连明显者可经胸膜剥离术治疗。

【预后预防】

该病可在流行区或到达流行区内,通过生食或半生食石蟹、蝲蛄、沼虾、红娘华或饮用生的溪水及食具(刀、砧板)的污染获得。预防本病的关键是切实做到不生食或半生不熟的石蟹、蝲蛄及生水等以预防感染,不随地吐痰,不随地大便,避免虫卵随雨水冲入溪流污染水源。患者一旦得病,应彻底治疗。

1. 及时发现并彻底治疗患者,对病畜、病兽加强调查和捕杀。

2. 防止患者的痰液和粪便污染水源,用生石灰杀死痰液和粪便中的虫卵。

3. 饲养鲶鱼和家鸭吞食淡水螺和蝲蛄,以切断传播途径。

4. 不吃生的或半熟的溪蟹、淡水螺和蝲蛄,不喝生溪水。

一般患者预后良好,但脑脊液型预后较差,可致残废,斯氏狸殖吸虫病较少累及脑部,较易恢复,后遗症少,预后较好。

（尚　佳）

第三节　华支睾吸虫病

> **学习要点**
> 1. 掌握华支睾吸虫病的诊断、鉴别诊断及治疗方法。
> 2. 熟悉华支睾吸虫病的流行病学特点、发病机制、病理解剖特点及临床表现。
> 3. 了解华支睾吸虫成虫和虫卵的形态学特点和生活史,了解华支睾吸虫病的预防措施。

华支睾吸虫病(clonorchiasis)俗称肝吸虫病,是由华支睾吸虫(clonorchis sinensis),又称肝吸虫(liver fluke)寄生在人体肝内中小胆管引起的以肝胆病变为主的一种人畜共患寄生虫病。人类主要因生食或食用未经煮熟的含活囊蚴的淡水鱼或虾而致感染。临床症状轻重悬殊,轻者常无明显症状,一般病例主要表现为疲乏,精神不振,纳差,上腹隐痛,腹泻,肝大等,可并发胆管炎、胆囊炎、胆石症,少数严重者甚至发展至肝硬化、胆管癌。

【病原学】

华支睾吸虫按发育过程可分为虫卵、毛蚴、胞蚴、雷蚴、尾蚴、囊蚴幼虫及成虫 8 个阶段。成虫雌雄同体,虫体背腹扁平,形似葵花子仁,褐红色。虫体较薄半透明,前端较细,后端钝圆,虫体大小为 (10~25) mm×(3~5) mm×1.0 mm,有口、腹吸盘各一个。在虫体后半部有两个前后排列的分支状睾丸,其上方有卵巢和子宫(图 8-4)。华支睾吸

虫卵为寄生在人体内蠕虫卵中最小的虫卵,为 (27.3~35.1) μm×(11.7~19.5) μm,虫卵甚小,壳厚呈棕黄色,上端有小盖,下端有一小结节,内有一成熟毛蚴(图 8-5)。

华支睾吸虫成虫寄生在人、猫、犬和猪等动物的肝胆管内,吸附于胆管内壁黏膜,以组织液和黏液中的葡萄糖和蛋白质为食,营有性生殖。虫体发育成熟后产卵,虫卵随胆汁进入肠道,与粪便一起排出体外。如流入小河和池塘,被第一中间宿主淡水螺(沼螺、豆螺等)所吞食,虫卵在螺体内孵化为毛蚴,经胞蚴、雷蚴阶段发育成尾蚴。成熟的尾蚴从螺体逸出后,侵入第二中间宿主淡水鱼(如鲩鱼、麦穗鱼等)或淡水虾体内,在其肌肉中发育成为囊蚴。当人或哺乳动物摄取生或未煮熟的含有囊蚴的鱼或虾后,囊蚴外壳被胃酸及胰蛋白酶消化,在十二指肠内幼虫脱囊逸出,经胆总管进入逆行至肝内胆管或穿过肠壁经腹腔进入肝脏,在肝内的中、

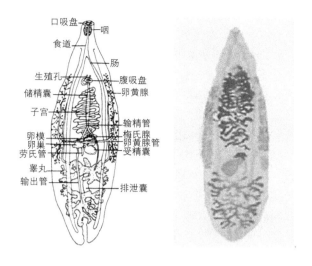

图 8-4　华支睾吸虫成虫形态

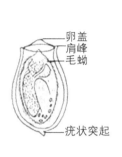
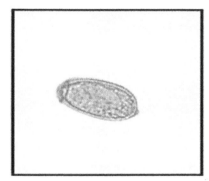

图 8-5　华支睾吸虫虫卵形态

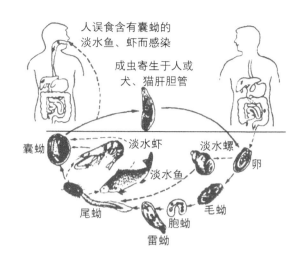

图 8-6　华支睾吸虫生活史

小胆管内发育为成虫(图 8-6)。从感染囊蚴至成虫成熟排卵需 1 个月左右。成虫寿命可长达 20～30年。

【流行病学】

本病几乎遍及世界各地,但主要分布在东南亚各国,尤多见于中国、日本、朝鲜、印度、菲律宾、泰国、越南、老挝、柬埔寨、马来西亚、新加坡和印度尼西亚等国家。我国 24 个省市和自治区有本病流行,但各地的感染率及感染程度差异很大,以广东、广西、安徽、黑龙江多见,其次为吉林、海南、四川、江苏等,西北地区感染率低。2005 年卫生部全国人体重要寄生虫病现状调查,发现食源性寄生虫病以华支睾吸虫感染最为严重,其感染率比 1990 年第一次全国调查的结果上升了 75%,流行区的感染率达 2.4%,平均感染率最高的为广东省,高达5.37%。

1.传染源　主要是已感染华支睾吸虫的人和

哺乳动物,如猫、狗、鼠、猪等。人感染华支睾吸虫后,因虫体寿命很长,可长期经粪便排卵。

2.传播途径　以各种方式摄入生的或未煮熟的含有华支睾吸虫囊蚴的淡水鱼或虾而感染。感染方式因生活习惯、饮食嗜好而有所不同,但多因进食生的或半生食鱼、虾,或食用以不能杀死囊蚴的煮调方法(如酒醉、酱油浸等)所制备的鱼肉所致。如广东、广西等地区的居民有吃"鱼生"和"鱼片粥"的习惯;也有由于食用烤、烧、炒、煎食小型鱼类不熟而感染。此外,用切生鱼肉的刀及砧板切熟食,用盛生鱼的器皿盛食,甚至饮用被囊蚴污染的生水也可受感染。

3.人群易感性　人对本病普遍易感,无年龄、性别、种族差别。各地感染率高低与生活习惯、饮食嗜好密切相关。

【发病机制与病理解剖特点】

华支睾吸虫主要寄生在人肝内中、小胆管。寄生于人体的虫数一般为十余条至数百条。病变因感染轻重和时间长短而异。如感染虫数少,可无明显病理变化。如感染虫数多,由于成虫的机械刺激及其分泌物和代谢产物的作用,胆管上皮细胞脱落,继而呈腺瘤样增生,胆管壁增厚,管腔变窄,加上虫体本身也可堵塞胆管,使胆汁淤积,甚至引起阻塞性黄疸。由于左肝管较平直,幼虫易于入侵,故肝左叶被华支睾吸虫寄生机会较多,病变亦较重。由于胆汁流通不畅,易导致细菌感染,从而引起胆管炎、胆囊炎。虫卵、死亡的虫体、脱落的胆管上皮、炎性渗出物、细菌等可构成结石的核心,形成胆石症。少数慢性严重感染时,胆管周围淋巴细胞浸润和纤维结缔组织增生，周围的肝实质萎缩，增生的纤维组织向肝小叶间延伸，并分割肝小叶而形成肝硬化。偶尔，成虫可寄生于胰管，引起胰腺炎。此外，国内外资料提示华支睾吸虫与胆管上皮癌和肝细胞癌的发生有一定关系。

【临床表现】

本病一般起病缓慢，潜伏期 1～2 个月。临床表现与感染程度及机体反应有关。

轻度感染者常无症状或仅在食后有上腹部饱胀感、食欲缺乏、轻度腹痛及大便稀烂等上消化道症状。患者易疲劳。

中度感染者通常有不同程度的乏力及较明显的消化道症状，如食欲缺乏、上腹饱胀、轻度腹泻、肝区隐痛，肝大，以左叶为明显，可有压痛和叩击痛。部分患者可伴有不同程度的贫血和营养不良等。

严重感染的患者可呈现急性起病。多见于儿童及初次大量感染的患者。潜伏期短，仅 10～26 d。急性期主要是过敏反应和消化道不适：突发寒战及高热，体温可达 39℃ 以上，弛张热多见；消化道症状明显，如食欲缺乏、腹胀、腹泻及黄疸等，肝大伴有压痛，少数出现脾大；部分患者伴有荨麻疹。数周后急性症状消失而进入慢性期。

大部分患者无急性期症状，经过几年逐渐发展，慢慢出现症状。一般以消化系统的症状为主，表现为疲乏、上腹不适、食欲不佳、厌油腻、腹痛、腹泻、肝区隐痛等。常见的体征有肝大，多在左叶，质软，有轻度压痛，少数可有脾大。严重感染者伴有营养不良或慢性神经衰弱症状如头晕、消瘦、水肿和贫血等，极少数在晚期可发展为肝硬化，出现腹壁静脉曲张、脾大、腹水、黄疸等症状与体征。

儿童和青少年感染华支睾吸虫后，临床表现往往较重，除消化道症状外，常有营养不良、贫血、水肿、肝大等营养不良表现更为常见，极少数患者出现生长发育障碍甚至可致侏儒症。

【并发症】

以胆道感染、胆管炎、胆囊炎和胆石症最常见，占感染者的 21% 左右。肝硬化是本病严重的并发症，发生率约 1.4%。此外，可见到继发细菌性肝脓肿、溃疡病、慢性胃炎、慢性结肠炎、胰管炎及胰腺炎、糖尿病、儿童侏儒症等。本病与胆管上皮癌或原发性肝细胞癌的发生密切相关。

【实验室及其他辅助检查】

1.血象及肝功能检查　可有嗜酸性粒细胞比例和绝对数增多，以急性期增加最显著，一般在 10%～40%，多数慢性患者呈 5%～10% 的轻度增加。红细胞沉降率增快。严重感染者和慢性患者可出现不同程度的贫血，血红蛋白和红细胞减少。肝功能可出现异常，表现为血清 ALT 升高，总蛋白和白蛋白减少，白/球蛋白比例倒置。

2.病原学检查　粪便中检出虫卵可以确定诊断，一般在感染后 1 个月可在粪便中发现华支睾吸虫卵。粪便直接涂片检查，操作简便，但阳性率低。沉淀集卵法、醛醚法或氢氧化钠消化法阳性率高，并可同时进行虫卵计数。虫卵计数有助于了解感染程度及考查治疗效果。应用十二指肠引流进行引流液离心沉淀检查可提高虫卵检出阳性率，进行胆汁引流时，如见活成虫，也可作为确诊的依据。值得注意的是，华支睾吸虫卵与异形类吸虫卵在形态、大小上极为相似，容易造成误诊，故应根据各自形态的特征加以鉴别。

3.免疫学检查

(1)抗原皮内试验：阳性率在 90% 左右，但特异性较差，与血吸虫和并殖吸虫有交叉反应，约有 30% 的假阳性率和 5% 的假阴性率，临床上常作为普查时初筛感染者的手段。

(2)ELISA 法：是临床上最常用的血清免疫学试验，检测患者血清中特异性抗体，阳性率为 85.3%～93.9%，可作为大规模的流行病学调查和辅助诊断方法。

4.影像学检查　B 超、CT、磁共振和经皮肝胆管造影术(PTC)可以显示胆管及周围病变，但影像学改变多属非特异性，不能作为确诊的依据。

【诊断与鉴别诊断】

1.诊断依据

(1)流行病学资料：在流行区内有进食生的或未经煮熟的淡水鱼或虾的历史。

(2)临床表现：慢性消化道功能紊乱症状，肝大，常以左叶大较明显，并伴胆管炎、胆囊炎、胆石症等。

(3)实验室检查：嗜酸性粒细胞增多，血清中特异性抗体阳性可作为辅助诊断依据。粪便或胆汁中检出华支睾吸虫卵即可确诊。

2.鉴别诊断

(1)急性病毒性肝炎：以急性发病为特点的华支睾吸虫病应与急性病毒性肝炎相鉴别，急性病毒性肝炎发病急骤，多数有乏力、纳差、肝区痛等肝炎的一般症状，全身症状和消化道症状一般较华支吸虫病明显,且肝脏呈弥漫性肿大伴压痛,并不以左叶肿大为主,肝功能损害较华支睾吸虫病严重。肝炎病毒血清学标志的检测及粪便虫卵检查有助于诊断。

(2)慢性肝炎、肝硬化:以慢性过程起病或伴有脾大、腹水、脾功能亢进的病例应与感染性疾病如慢性血吸虫病、乙、丙型病毒性肝炎、非感染性疾病如慢性胆囊炎、酒精性肝硬化、非酒精性脂肪肝、肝豆状核变性等引起的慢性肝炎及肝硬化进行鉴别。慢性肝炎病情较重,病程迁延,通过详细询问病史、进行肝炎病毒血清学标志、血脂、血清铜的检测,辅以影像学检查、肝穿刺组织病理活检及粪便虫卵检查可帮助诊断。

(3)原发性肝癌:病情多迅速恶化,肝区疼痛较显著,肝脏进行性肿大,肝脏表面可触及结节和肿块,血甲胎蛋白增高,肝脏 B 超、核素扫描、CT 及 MRI 有助于诊断。

(4)慢性胆囊炎:华支睾吸虫病常为肝胆道感染和胆石症的发病基础,B 超、CT、反复的十二指肠胆汁引流有助于诊断。

(5)血吸虫病:轻症慢性患者多无自觉症状,或有轻度消化不良症状,体查常可发现轻度肝、脾大。肝大更常见,重症者肝下缘可达脐下。重症病例晚期发展为肝硬化,脾大发生率较高,巨脾症较多,食管胃底静脉曲张破裂出血较多见。平均发病年龄较轻,功能损害较轻。粪便检查得到血吸虫虫卵或孵出毛蚴。

(6)肝片吸虫病(Fasciola hepatica):临床表现和华支睾吸虫病相似,但病情及梗阻性黄疸较严重,常合并胆道出血。粪便或十二指肠引流中找到肝片吸虫卵可确诊。

(7)猫后睾吸虫(Opisthorchis Felineus)、异形吸虫病及横川后殖吸虫(Metagonimus yokogawai):感染偶可引起人体感染,临床表现与华支睾吸虫病的临床表现相似,粪便检查发现虫卵可确诊。

(8)侏儒症:华支睾吸虫病引起的发育停滞者应与其他原因引起的侏儒鉴别。华支睾吸虫病病儿,全身呈均匀性矮小,并伴有程度不等的水肿、肝大、贫血等症状,但智力发育无明显障碍。X 线骨龄检查大都在正常范围。

【预后】
本病的预后主要与感染的虫数、重复感染情况、有无并发症或并发症及治疗情况等有关。一般

患者如不再重复感染,经治疗后可完全治愈。重症已发展至肝硬化者,如能避免重复感染,经积极治疗后肝病病情可明显改善,但若有营养不良、病毒性肝炎、肝结核等夹杂症者,预后较差。华支睾吸虫所致的儿童发育不良或侏儒症者,若在青春期前彻底治疗并避免重复感染,生长发育可明显改善。并发胆管炎、胆囊炎、胆管阻塞者,如及时治疗,预后亦良好。合并胆管上皮癌或原发性肝癌,则预后不良。

【治疗】
1.病原治疗 是治愈本病最为重要的治疗方法。

(1)吡喹酮(praziquantel):是治疗本病的首选药物,对华支睾吸虫的作用主要是使虫体皮层、肠管两界面受损,影响其吸收功能,从而使虫体死亡。因在体内吸收、代谢、排泄快,具有疗效高、毒性低、反应轻以及疗程短等优点。用法是 25mg/kg,每日 3 次,连服 2d(总剂量 150mg/kg),治疗后 3 个月粪便虫卵阴转率达 90%以上。不良反应轻微,仅少数患者有头晕、头痛、乏力、恶心、腹痛、腹泻等,停药后反应消失。

(2)阿苯达唑(albendazole):为广谱驱虫药,也是通过对皮层和肠管两界面的双重损害影响华支睾吸虫的生理功能,使虫体死亡。用量为每日 10mg/kg,2 次分服,7 d 为 1 个疗程。粪便虫卵阴转率可达 91%以上。副作用轻微,少数患者可出现口干、头晕、乏力、恶心、食欲缺乏、腹痛、腹泻等,停药后反应消失。

2.对症与支持治疗 重度感染有营养不良、肝功能异常或肝硬化者,在及时进行驱虫治疗的同时,应给予加强营养,纠正贫血,保护肝脏,改善全身状况为重点的对症支持治疗。

3.治愈标准
(1)症状消失,体征消失或基本消失。
(2)治疗结束后大便浓缩集卵 3 次阴性或十二指肠引流液查虫卵阴性。
(3)治疗结束后 6 个月大便浓缩集卵法 3 次阴性或十二指肠引流液查虫卵阴性。

4.并发症的治疗 合并胆道感染或胆囊炎时,加用抗生素治疗。对胆石症或胆道梗阻等并发症,应手术治疗,术后给予驱虫治疗。合并病毒性肝炎时,最好在肝功能稳定好转后,尽早进行驱虫治疗。

【预防】
认真做好卫生宣传教育工作,让人人皆知不吃

未经煮熟的鱼或虾是预防本病最简单而有效的措施；加强粪便管理，不使用未经无害化处理的人粪或猫、狗、猪等粪便以免污染水源及鱼塘；在流行区对居民进行普查，积极治疗病人和带虫者。对猫、狗等家畜不喂生鱼、虾，有条件者予以驱虫。

（唐小平）

第四节　丝　虫　病

学习要点

1. 掌握丝虫病的临床表现诊断和治疗方法。

2. 熟悉的丝虫病的传染源、感染方式、人群易感性和地区分布。

3. 了解丝虫病的病原学、发病机制和病理解剖等。

丝虫病是由丝虫寄生在淋巴系统、皮下组织、腹腔、胸腔等处所引起寄生虫病。丝虫病的临床表现在急性期为反复发作的淋巴管炎、淋巴结炎和发热；慢性期为淋巴水肿和象皮肿等。

【流行病学】

丝虫病主要流行于非洲、亚洲、美洲和大洋洲的热带和亚热带广大地区。我国曾流行的丝虫病有斑氏丝虫和马来丝虫所引起。曾在我国山东、河南、江苏、上海、浙江、安徽、湖北、湖南、江西、福建、海南、贵州、四川、广东、广西和重庆 16 个省、市、自治区的 864 个县市发生过丝虫病的流行。经过我国政府和广大防疫人员的努力，已基本上消灭了丝虫病。

丝虫病的传染源为血内含微丝蚴的病人，通过蚊子叮咬而传播，传播斑氏丝虫的主要蚊种有淡色库蚊、致倦库蚊和中华按蚊；传播马来丝虫的主要蚊种有中华按蚊、雷氏按蚊。人群普遍易感，感染后获得的免疫力较低，可反复感染。

【病因病理】

（一）病因

丝虫是丝虫病的病因，感染人的丝虫主要有八种，包括斑氏丝虫（*Wuchereria bancrofti*，斑氏吴策线虫）、马来丝虫（*Brugia malayi*，马来布鲁线虫）、帝汶丝虫（Brugia timori，帝汶布鲁线虫）、盘尾丝虫（Onchocerca volvulus，盘尾线虫）、罗阿罗阿丝虫（Loa Loa，罗阿罗阿线虫）、链尾丝虫（Mansonella, streptocerca，链尾曼森线虫）常现丝虫（Mansonella, perstans，常现曼森线虫）和奥氏丝虫（Mansonella ozzardi，奥氏曼森线虫），我国丝虫病的病因为斑氏丝虫和马来丝虫。丝虫成虫呈乳白色，细长，表面光滑，雌雄异体，雌虫较大，平均长 86.1mm（斑氏）和 56.1mm（马来），雄虫较短小，平均长 37.6mm（斑氏）和 24.0mm（马来），尾部向腹面弯曲 2～3 圈。雌雄成虫交配后产生微丝蚴。微丝蚴细长，头端钝圆，尾端尖细，外被鞘膜，平均长 260μm（斑氏）和 220μm（马来）。

丝虫的生活史需经两个发育阶段，即成虫在终宿主人体内的发育、繁殖和幼丝虫在中间宿主（传播媒介）蚊体内的发育。

含感染性幼虫蚊叮人吸血时，感染性幼虫自蚊下唇逸出，由蚊叮伤口侵入人体，进入附近的淋巴管，再移行至大淋巴管内，经两次蜕皮发育至成虫。雌雄成虫交配后，雌虫可产出微丝蚴。微丝蚴随淋巴液经胸导管进入血液循环。

蚊刺吸含微丝蚴的人血时，将微丝蚴吸入蚊胃。微丝蚴脱去鞘膜，穿过胃壁，经体腔进入胸肌，蜕皮 2 次，发育为第三期即感染性幼虫。幼丝虫在蚊体内只发育不繁殖。幼虫在蚊体发育所需时间，斑氏丝虫为 10～14d，马来丝虫约 7.5d。

（二）发病机制及病理

对丝虫病的发病机制至今尚未完全阐明，丝虫病的发生与发展取决于多种因素，与宿主的机体反应性、感染的虫种、程度和次数以及虫体的发育阶段、寄居部位和成活情况等因素有关。丝虫的感染期幼虫、成虫和微丝蚴以及其代谢产物都具有抗原性，机体可产生对抗丝虫的特异性抗体。人体感染丝虫后，血清中 IgG 和 IgE 水平均有升高。还可能出现皮肤的迟发型变态反应和巨噬细胞移动抑制现象。这些免疫变态反应引起淋巴管内膜肿胀，内皮细胞增生，随之管壁及周围组织发生炎症细胞浸润，以嗜酸性粒细胞为多，导致淋巴管壁增厚，瓣膜功能受损，管内形成淋巴栓等急性淋巴管炎病变。

慢性期则主要是丝虫成虫阻塞淋巴流,引起淋巴管扩张,瓣膜关闭不全,淋巴液淤积,出现凹陷性淋巴液肿。淋巴管壁有炎症细胞浸润、以死亡的成虫和微丝蚴为中心,周期浸润大量炎症细胞、巨噬细胞、浆细胞和嗜酸性粒细胞等而形成丝虫性肉芽肿,加之内皮细胞增生、管腔变窄而导致淋巴管闭塞。阻塞部位远端的淋巴管内压力增高,形成淋巴管曲张甚至破裂,淋巴液流入周围组织。由于阻塞部位不同,可发生进行性象皮肿、睾丸鞘膜积液、乳糜尿等表现。

【临床表现】

潜伏期4个月至18个月,临床表现轻重不一。在流行区可有50%～75%的无症状感染者,有症状者可表现为急性期和慢性期的临床特征。

(一)急性炎症期

1.急性淋巴结炎和淋巴管炎 有反复发作的特点。主要为四肢,特别是下肢,有发热,伴畏寒、头痛、肌肉关节疼痛。受累肢体皮肤可出现自上而下的离心性红线。病变的淋巴结可有红、肿、热、痛的表现。

2.丹毒样皮炎 常继发于淋巴结炎和淋巴管炎,也可单独发生。多在肢体皮肤出现片状红肿伴发热。

3.丝虫热 畏寒发热为主要症状,发热时体温可高达40℃,伴畏寒,但也可呈低热,热程一般2～3d,或1周左右。丝虫热症状可反复发生。

4.精索炎、附睾炎和睾丸炎 见于斑氏丝虫感染,表现主要以发热和局部的肿痛。如阴囊内和大腿内则的疼痛,睾丸和精索结节性肿块。

5.肺嗜酸性细胞浸润症 主要表现有畏寒、发热、咳嗽、哮喘等。痰中可见嗜酸性粒细胞和夏科-莱登晶体。外周血白细胞总数和嗜酸性粒细胞明显增加。

(二)慢性期

由于淋巴系统阻塞所致。

1.淋巴液肿和象皮肿 斑氏丝虫病淋巴液肿和象皮肿常见于四肢和阴囊,下肢大腿、小腿和足部均可波及,尚可发生于阴茎、阴唇、阴蒂和乳房等部位。马来丝虫病则多局限于下肢膝以下。淋巴液肿局部皮肤紧张,按之凹陷,有坚实感。含蛋白量较高的淋巴液长期潴留于组织内可刺激纤维组织增生而形成象皮肿。象皮肿患部呈肿大畸形,皮肤粗厚,肤色深暗,甚至出现苔藓样变、棘刺和疣状增生,继发感染则形成难愈的溃疡。

2.鞘膜积液、乳糜尿、乳糜腹水 为斑氏丝虫病常见体征。

鞘膜积液多局限于一侧,亦可双侧。阴囊增大,不对称,皮肤紧张、光滑,阴茎内缩。肿物卵圆形,囊样,无压痛,睾丸不易触及。

乳糜尿的尿液呈乳白色,如混有血液,则呈粉红色。乳糜尿常间歇发生,间歇期短仅数日,长至数年,或长期持续不愈。

乳糜腹水呈乳白色,为淋巴液流入腹腔所致,可有腹膜炎症状。

3.淋巴结及淋巴管曲张 淋巴结曲张是指向心淋巴管及淋巴窦扩张,常见于腹股沟和股部。一侧或双侧,触诊时如一海绵包内有硬结的感觉。淋巴管曲张常见于精索、阴囊和大腿内侧。上肢偶见。

此外,丝虫还可引起女性乳房的丝虫结节。偶可引起眼部丝虫病,脾、胸、背、颈、臂等部位的丝虫性肉芽肿,丝虫性心包炎、乳糜胸腔积液,乳糜血痰,以及骨髓内微丝蚴症等。

【辅助检查】

(一)白细胞计数与分类

丝虫病患者有白细胞总数和嗜酸性粒细胞增加,通常以早期明显,嗜酸性细胞分类计数占20%以上。

(二)病原学检查

1.外周血找微丝蚴 可采用鲜血法,厚血膜法,浓集法,微孔膜过滤法等对血样进行处理,在显微镜下找微丝蚴。通常在晚9时至翌晨2时采血检查阳性率高。白天采血检查也可发现微丝蚴,采用乙胺嗪诱导法可提高白天采血的微丝蚴检出率。

2.淋巴液、鞘膜积液、乳糜尿内微丝蚴的检查 淋巴液、鞘膜积液(或其他抽出液):直接涂片或用生理盐水稀释10倍离心后检查沉渣。液体蛋白含量高而呈胶状易凝者,加抗凝剂后检查。乳糜尿或乳糜积液的微丝蚴的检查,可加乙醚使乳糜中脂肪充分溶解,弃去上层脂肪,加水稀释10倍后离心检查。

3.活体组织检查 可取淋巴管、淋巴结或其他病变组织通过病理检查找组织中的成虫或成虫的断面,也可取浆膜腔液,离心后取沉淀抹片后染色找成虫。

(三)血清免疫学检查

1.间接荧光抗体试验(IFAT)和酶联免疫吸附

试验(ELISA)查患者血中的丝虫特异性抗体。检测的特异性和敏感性均在90%左右。抗体检测不能区分既往感染和活动感染,只能用于流行病学调查。

2.皮内试验 用丝虫抗原注射受试者前臂的皮内,15min后观察局部的红肿反应。阳性与血中带微丝蚴阳性的符合率为86.2%～94.1%。但与血吸虫可发生交叉反应。故本方法有筛查和辅助诊断价值。

3.检测循环抗原 可采用免疫色谱技术、单克隆抗体酶联免疫吸附试验或斑点酶联免疫吸附试验检测血中丝虫抗原敏感性和特异性均在94%以上,可用于丝虫活动性感染的诊断和疗效的评价。

【诊断及鉴别诊断】

根据流行病学,临床特征和实验室检查结果进行诊断。其诊断标准如下:

1.微丝蚴血症 凡在流行季节流行区居住史,并夜间采血检查微丝蚴阳性者。

2.急性丝虫病

(1)疑似病例:有流行季节流行区居住史,并有急性急性丝虫病临床表现者,如反复发作的非细菌感染性肢体(或阴囊、女性乳房)淋巴结炎/淋巴管炎(或精索炎、睾丸炎、附睾炎),局部疼痛、触痛、肿胀、温热感,或有丹毒样皮炎,症状持续超过3d,伴有发热、头痛、不适等全身症状。

(2)确诊病例:符合疑似病例诊断标准,并在实验室检查发现夜间采血检查微丝蚴阳性或间接荧光抗体试验或酶联免疫吸附试验检测抗体阳性者。

3.慢性丝虫病

(1)疑似病例:有较长期流行区居住史,并有慢性丝虫病临床表现者,如不对称性肢体淋巴水肿、象皮肿、鞘膜积液、乳糜尿以及阴囊或女性乳房肿大(马来丝虫病慢性体征局限于肢体淋巴水肿、象皮肿,且肿胀处限于膝、肘关节远端)。或兼有急性丝虫病的表现。

(2)确诊病例:符合疑似病例,并且下述实验室检查有一项阳性者。

①在尿、淋巴液、鞘膜积液(或其他抽出液)内查见微丝蚴,在淋巴管、淋巴结内查见成虫,或在病理组织切片查见丝虫断面。

②夜间采血检查微丝蚴阳性。

③间接荧光抗体试验或酶联免疫吸附试验检测抗体阳性。

【治疗】

(一)病原治疗

1.乙胺嗪(diethylcarbamazine,又名海群生)

(1)斑氏丝虫病:口服乙胺嗪总剂量4.2g,7d疗法,即每次0.2g,每天3次,连服7d。需2～3个疗程。

(2)马来丝虫病:口服总剂量2g,2～4d疗法,即0.5g,每天2次,连服2d,或0.5g顿服,连服4d。需2～3个疗程。

儿童用量应递减,孕妇、哺乳期妇女及有严重加杂症患者应缓治。

2.呋喃嘧酮(furapyrimidone) 疗效与乙胺嗪相似。剂量20mg/(kg·d),分2～3次,7d 1个疗程。

3.依维菌素(ivermectin) 能有效治疗斑氏丝虫病。成人100～200μg/kg,单剂或连服2d。

4.多西环素(Doxycycline) 能有效抑制斑氏丝虫的微丝蚴的产生,但对成虫无杀灭作用。用法:200mg/d,持续使用8周。

(二)对症治疗

急性丝虫病可给予消炎镇痛药治疗。合并细菌感染者需给予抗菌治疗。淋巴液肿和象皮肿可采用辐射热或微波透热烘疗后用弹性绷带包扎患肢。鞘膜积液量多者采用鞘膜翻转手术治疗。乳糜尿发作期间注意休息,忌食油类及含脂肪食物,或用中链油代替普通食用油脂。

【预后】

丝虫病对生命威胁不大,早期发现多能治愈。但反复发作淋巴结炎、淋巴管炎和象皮肿患者可影响健康,工作和生活。继发细菌感染,可加重病情。

(谭德明)

第五节 肠绦虫病

肠绦虫病是各种绦虫（cestode）或称带虫（tapeword）寄生于人体小肠所引起的一类疾病，我国所见的绦虫主要有牛肉绦虫、猪肉绦虫、短膜壳绦虫，此外，长膜壳绦虫、阔节裂头绦虫、狗复孔绦虫也有个别病例报道。人吃了未煮熟的、含有囊虫的猪肉或牛肉，囊虫进入体内吸附在肠壁上，颈节逐渐分裂，形成体节，经2～3个月而发育为成虫。成虫虫体脱节，从肛门排出体外，故可在内裤或被服上发现白色的虫体节片，节片随大便排出则可见粪便中有虫体节片。

绦虫的外形呈扁平带状，由许多节片构成，成为链体。虫体前细后宽，可分为头节、颈部与链体3部分。头节为吸附器官，上有吸盘、沟槽及突盘等附着器以及分泌腺、神经节、感觉末梢和排泄管。吸盘的数量与形态、吸盘间有无顶突与小钩常作为区分虫种的依据。颈部位于头节与链体之间，短而细，不分节。颈部内有生发细胞，为虫体生发部分，由此不断向后芽生，形成节片组成链体。链体由前后相连的节片构成，分为未成熟节片、成熟节片与妊娠节片3种，未成熟节片位于虫体前端，其中生殖器官逐节成熟之中，越向后则越成熟；成熟节片位于虫体中段，生殖器官已发育成熟；妊娠节片则位于虫体后段，其中的子宫充满虫卵。子宫分支数量及形状亦是绦虫分类的重要依据之一。虫卵可通过子宫孔排出并与从链体脱落的妊娠节片一起随宿主粪便排出体外。

绦虫均寄生在宿主小肠上部，生活史均需中间宿主。圆叶目绦虫的受精卵在终宿主体内时便已含有发育成熟的六钩蚴。卵中成熟的六钩蚴被中间宿主吞食后在其消化道内孵出并在中间宿主体内发育，此阶段称为中绦期（metacestode），各种绦虫中绦期的形态结构各不相同，肠绦虫的类型为囊尾蚴（牛带绦虫和猪带绦虫）或似囊尾蚴（短膜壳绦虫和长膜壳绦虫）。囊尾蚴和似囊尾蚴均对终宿主有传染性，当含囊尾蚴或似囊尾蚴的中间宿主组织被终宿主吞食后，其头节即从囊内外伸并吸附在肠壁上，发育为成虫。

古代将牛带绦虫和猪带绦虫统称为"寸白虫"或《白虫》。对于绦虫感染方式，宋代即有"若多食牛肉则生寸白"的记载。在驱虫药物方面，《神农本草经》中就有3种草药可驱"白虫"；唐代"千金方"已记载驱"白虫"药方11种；公元752年《外台秘方》更收录了可治"寸白虫"药方24种，其中槟榔、雷丸、石榴根等至今仍在应用并证明确有疗效。

肠绦虫病在国内分布广泛，除在贵州、云南、四川、西藏、广西、内蒙古、山西等省区有地方性流行外，各地都有散发病例存在。我国台湾省新竹县和兰屿岛的山区居民也有地方性流行。肠绦虫病在少数民族地区感染率较高，主要与吃生肉的饮食习惯有关。通过群防群治、卫生宣传教育，戒除吃生肉饮食习惯及应用有效药物（如阿苯达唑、吡喹酮等）驱虫等综合措施后，我国绦虫病感染率已显著下降。

一、牛带绦虫病

牛带绦虫病（taeniasis bovis）是由牛带绦虫（Taenia saginata）成虫寄生人体小肠引起的一种肠绦虫病，又称牛肉绦虫病、肥胖带绦虫病。其囊尾蚴由 Wepfer 于 1675 年首次发现，1861 年 Leuckart 将妊娠节片感染牛获得囊尾蚴，1869 年 Oliver 将牛囊尾蚴感染人，从而完成了整个生活史。

【病原学】

牛带绦虫又名牛肉绦虫、肥胖带绦虫、无钩绦虫。成虫乳白色,长 4～8m,最长可达 25m。虫体前端较细逐渐向后变宽变扁。头节略成方形,直径 1.5～2.0mm,无顶突及小钩,顶端略凹入,常因含色素而呈灰色,有 4 个杯形的吸盘,直径 0.7～0.8mm,位于头节的四角。颈部细长,约为头节长度数倍。链体由 1 000 余个节片组成,每一节片均有雌雄生殖器官各一套。妊娠节片约占节片总数 10%,其子宫分支数为 15～30 个,呈分支状分布于节片两侧,排列整齐,内含大量虫卵。妊娠节片可自动从链体脱落,常单节或数节相连随粪便排出,亦可主动从肛门逸出。由于其伸缩蠕动可将虫卵散播在粪便中以及肛门周围甚至衣裤上。逸出的节片常遗留在衣裤或被褥表面而被病人发现。

每一妊娠节片约含虫卵 8 万个,一条牛带绦虫一天可排卵约 72 万个,其中约 50% 在排出时已成熟,约 40% 须在宿主体外经过 2 周后方才发育成熟。粪检发现的虫卵一般卵壳已经脱落,仅为胚膜包被的六钩蚴。圆形或近圆形,直径 36～42μm,黄褐色。胚膜 3～3.8μm,表面有六角的网状纹理。胚膜内侧为幼胚外膜,薄而透明,紧包六钩蚴。牛带绦虫虫卵对外界环境抵抗力较强,在 $-4℃$ 可存活 168d,在粪便中亦可存活数十天,通常处理污水的方法也不能完全杀死虫卵。

牛带绦虫以人为其唯一终宿主;中间宿主则有牛科动物、野山羊、野猪、驯鹿、美洲驼、角马、狐、绵羊等。牛带绦虫寄生在人体小肠上部,其虫卵与妊娠节片随粪便排出。牛等动物中间宿主吞食被污染的饲料后,六钩蚴在十二指肠内孵出并借其小钩及穿刺腺溶解黏膜而钻入肠壁,随血流到达身体各部肌肉内,尤其多见于头部咀嚼肌、舌肌、心肌及其他骨骼肌内,经过 2～3 个月发育为有感染性的囊尾蚴。成熟的牛囊尾蚴呈卵圆形,乳白色半透明囊状,(7～10)mm×(4～6)mm,囊内充满液体,隔囊壁肉眼可见白色小点状头节。当人吞食有感染力的囊尾蚴后,在小肠受胆汁刺激,头节翻出并固着在肠黏膜上,长出节片形成链体,约经 3 个月发育为成虫。成虫在人体内寿命很长,达 30～60 年以上。囊尾蚴在牛肉内也可存活 3 年左右。

人是牛带绦虫的终宿主,但不能成为其中间宿主。牛带绦虫卵如被人吞食后一般认为不能发育与产生牛囊尾蚴病(牛囊虫病),故与猪带绦虫既以人为终宿主(猪肉绦虫病),也可以成为其中间宿主(猪囊虫病)有所不同。

【流行病学】

牛带绦虫病呈世界性分布,在以吃牛肉,尤其有生食牛肉习惯的地区或民族中可造成流行,一般地区则多为散发病例。

牛带绦虫病在我国分布亦相当广泛,绝大多数省、市、自治区均有人体牛带绦虫病报告,大多数为散发病例,感染率甚低,0.1%～1%。但本病在云南西北部、四川甘孜、贵州东南、西藏昌都、广西大苗山、内蒙古、新疆喀什等兄弟民族地区呈地方性流行,感染率较高,可达 5%～70%。

1. 传染源　感染牛带绦虫的人是该病的传染源。从粪便中排出虫卵,使牛感染而患牛囊尾蚴病。牛为食草动物,不吞食虫体,仅因吞食污染饲料中虫卵而被感染,故感染多较轻。但如一次吞食节片腐烂后污染饲料的大量虫卵,也可发生严重感染。牛囊尾蚴感染与牛的饲养放牧方式有关。人为牛带绦虫的唯一终末宿主,故流行区人的排便习惯以及粪便污染牛棚、牧场、饲料、水源都可能造成牛囊尾蚴感染。人粪便未经恰当处理施用也可造成环境污染而造成牛的感染。

2. 传播途径　人主要是进食生的或未煮熟的含牛囊尾蚴的牛肉感染牛带绦虫。饮食习惯是决定牛带绦虫病感染率最主要因素。回族因宗教信仰不吃猪肉,食用牛肉机会较多,故牛带绦虫病较多。如天津曾报告所见患者中,85% 为回族。此外,藏族、苗族、侗族居民有生食牛肉习惯,牛带绦虫病也较常见。

3. 易感人群　任何年龄均可患牛带绦虫病。感染牛带绦虫后,人体可产生带虫免疫,不能消除感染,但对再感染有一定的免疫力。最低年龄为 10 个月,最高年龄为 86 岁,但以 21～40 岁青壮年最多,一般男性多于女性。牛带绦虫病人一般为单虫感染,但在流行区多虫感染亦不少见,我国流行区多虫感染大多在 50% 左右,也有报告高达 95.2% 者,但非流行区多虫感染仅占 17% 左右。国内报告虫体最多达 30 条。人感染牛带绦虫与当地牛的囊尾蚴感染率与感染度有密切关系。

【发病机制和病理】

牛带绦虫寄生在小肠内,可自空肠下至回肠,吸附在小肠黏膜上,很少产生病理变化。但当寄生虫数较多时,绦虫头节吸盘可压迫并损伤肠黏膜,局部有轻度亚急性炎症反应。当脱落的节片沿着肠壁活动,遇回盲瓣阻挡时,活动增强,引起痉挛而产生腹痛等症状。也可因虫体结团造成部分性肠梗阻。

动物实验证明,牛带绦虫的浸出液可使宿主肠道活动和分泌功能失调,胃液分泌减少,酸度降低。动物可出现腹泻、脓血便、痉挛及呼吸循环障碍。大量注射浸出液可使动物死亡。因此,虫体代谢产物可能对宿主有一定毒性作用。

牛带绦虫无消化器官,但其体节皮层表面有许多微绒毛,具有吸收宿主营养成分的功能。当虫体大量吸取宿主肠道内营养成分,可造成病人饥饿感、贫血及维生素缺乏。由于虫体代谢物作用,病人可有嗜酸性粒细胞增高、荨麻疹、瘙痒和哮喘等变态反应表现。

牛带绦虫感染后,病人血清可出现特异性抗体。动物实验表明,牛带绦虫抗原免疫的小牛可产生对攻击感染的免疫力;抗原免疫母牛产生的初乳也可使哺乳小牛对牛带绦虫具有高度抵抗力。

【临床表现】

潜伏期为从吞食牛囊尾蚴至粪便中出现虫体节片或虫卵,约需 3 个月。症状轻重程度与体内寄生虫数有关。轻者可毫无症状,重者症状明显甚至可因并发症而死亡。

粪便中发现白色节片为最常见的症状并常成为病人就诊时主诉。妊娠节片多于大便时同粪便排出体外,而且常自动地单个或 2～3 个节片相连从肛门爬出,在肛门周围做短时间蠕动,并滑落到会阴或大腿部,病人感到肛门瘙痒不适。几乎 100% 病人有此症状。

胃肠道症状中以腹痛最为常见,见于约半数病例。腹痛可在上腹部、脐周或无固定位置,可为钝痛、隐痛、刺痛、咬痛或烧灼感,少数病人可有肠绞痛。此外还可有恶心(15.7%～46%)、呕吐(11%)、腹泻(10%～50%)等。食欲减退或亢进都较常见。头晕、神经过敏、失眠、癫痫样发作与晕厥等神经症状以及过敏性瘙痒症、荨麻疹、结节性痒症也在少数病人中出现。

牛带绦虫病重要的并发症有肠梗阻与急性阑尾炎,多因链体或节片阻塞所致。

【实验室检查】

1. 血象　血象变化甚少,一般无贫血。嗜酸性粒细胞可轻度增多,且多出现于病程早期。

2. 虫卵检查　大多数病人粪便中可找到虫卵,但由于牛带绦虫无子宫孔,虫卵不能直接排入肠道,仅在妊娠节片伸缩蠕动或破裂而将虫卵播散到粪便中,故并非每一例病人均可查获虫卵。虫卵检查可采用直接涂片或厚涂片法、沉淀法和漂浮浓集法等,

其中 Hein 厚涂片法 3 次检出率可达 97%。用棉花拭子法做肛门涂片检查,可检获虫卵。方法简便,阳性率与沉淀法大致相等,可用于普查。粪便或拭子涂片检查发现的绦虫卵,不能鉴别其虫种,因为牛带绦虫与猪带绦虫卵极相似,二者难以区别。

3. 妊娠节片检查　牛带绦虫妊娠节片常从链体脱落,随呕吐物或粪便排出体外,故详细询问是否有呕吐或粪便中带节片常是简单而准确的诊断方法。观察妊娠节片子宫分支数目与形状可用于鉴定肠绦虫种类。将混在粪便中的节片挑出并用清水洗净,夹于两载玻片之间,对着光线肉眼即可分辨子宫分支数目与形状。牛带绦虫妊娠节片子宫分支数为 15～30 个,呈对分支状,猪带绦虫妊娠节片子宫分支为 7～13 个,呈树枝状。

4. 头节检查　驱虫治疗后 24h,留取全部粪便检查头节可帮助考核疗效和鉴别虫种。可将粪便置一大容器中用清水反复漂洗直至粪液澄清,将沉渣转到玻璃容器中衬以黑色背景,仔细查找头节。如遇虫体纠结应小心解开并顺链体向细端寻找。牛带绦虫的头节呈近四方形,较大而无顶突与小钩,猪带绦虫头节呈圆形,较小且具顶突,其上有二排小钩。头节被驱出表明治疗彻底。如有多虫感染可能时应注意链体条数与头节数是否一致。

5. 免疫学检查　用虫体匀浆或虫体蛋白质做抗原进行皮内试验、环状沉淀试验、补体结合试验或乳胶凝集试验可检测体内抗体,阳性符合率为 73.7%～99.2%。用酶联免疫吸附试验也可检测宿主粪便中特异性抗原,灵敏性可达 100%,且具有高度特异性,与蛔虫、微小膜壳绦虫、钩虫和鞭虫无交叉反应。

6. 分子生物学检查　DNA-DNA 斑点印渍法可用于检测牛带绦虫卵。近年有用聚合酶链反应(PCR)扩增粪便中虫卵或虫体脱落的外被体表物质的微量种特异性 DNA 序列,以检测人体内牛带绦虫或猪带绦虫成虫,特异性与灵敏性均很高。

【诊断】

1. 流行病学资料　应询问病人民族、宗教信仰,有无生食或半生食牛肉习惯,尤其来自少数民族地区者,可供参考。

2. 呕吐或粪便排节片史　呕出或粪便排出节片几乎即可作出诊断,但青年女性病人由于羞怯心理常隐瞒病史。从妊娠节片压片观察子宫分支数目与形态为主要诊断方法之一。

3. 粪便与肛门拭子涂片　查到绦虫卵。

4.免疫学与分子生物学检查　亦可协助诊断。

【治疗】

目前治疗牛带绦虫病的药物较多,而且疗效显著,经驱虫治疗后大多可以痊愈,预后良好。下列药物可供选择。

1.吡喹酮　对牛带绦虫与猪带绦虫均有良好杀虫作用,为目前首选药物。其杀虫机制主要是损伤破坏虫体皮层表面细胞,使虫体表膜对钙离子通透性增高,引起虫体肌肉麻痹与痉挛,颈部表皮损伤,进而破溃死亡。吡喹酮剂量一般空腹一次口服(10~20mg/kg)即可。有人认为2.5~5mg/kg也可获满意疗效。病人驱虫服药前晚宜禁食,次日晨空腹服药并多饮水或服缓泻药,可使麻痹或破坏的虫体迅速从体内排出。吡喹酮副作用与注意事项可参见血吸虫病。

2.阿苯达唑　本药驱虫效果较好,成人剂量为800mg/d,连服3d,副作用轻微。

3.甲苯达唑　能抑制牛带绦虫摄取葡萄糖,导致能量不足虫体麻痹。剂量成人和儿童均为300mg/次,每日2次,连服3d。甲苯达唑可完整驱出虫体,多数可找到头节,疗效几近100%。

4.氯硝柳胺(灭绦灵)　能抑制绦虫线粒体的氧化磷酸化作用。口服后不易吸收,肠道中局部药物浓度较高,虫体头节在肠内被消化溶解。剂量成人清晨空腹一次口服2g,儿童1g,嚼碎后用小量开水送服。一般不需服泻药。早孕妇女禁忌。

5.南瓜子与槟榔合并治疗　单独使用南瓜子或槟榔驱虫效果均差,而合并使用治疗牛带绦虫病证明二者有协同作用,治愈率达92.1%~100%,平均为95.2%。体外试验证明,南瓜子与槟榔对牛带绦虫均有瘫痪作用,但其作用部位不同。南瓜子主要作用于绦虫的中段与后段,使成熟节片变薄、变宽。槟榔则主要作用于绦虫的头节与未成熟节片,即虫体的前段。先服南瓜子使虫体中、后段瘫痪变软,继服槟榔煎剂可使头节失去吸附力,再服硫酸镁促进肠壁蠕动,从而加速已瘫痪成虫排出。具体方案为:

(1)南瓜子仁:取带皮南瓜子75~120g,炒熟后去壳,得南瓜子仁并研成细末。成人口服南瓜子粉80g直接服用;或加少量水煮后再服亦可。儿童酌减。

(2)槟榔:可用切好的槟榔片,剂量10岁以下小儿用30g,妇女与体弱成年男子50~60g,体格健壮者80g。将槟榔置500ml水中煎煮至200ml左右。

早晨先空腹服南瓜子仁粉,过2h后服槟榔煎剂,再过1/2h服50%硫酸镁60ml。虫体在服药后最快15min,最慢8h即可排出,在1~5h排出者约占73.9%。

本疗法优点是南瓜子和槟榔易于获得,价格低廉,方法简便,副作用少,疗效很好,无需住院治疗,尤其适合于我国农村普治驱虫时采用。

【预防】

大力开展卫生宣教,不吃生肉,坚持生熟刀具分开。严格执行肉类检疫,禁止带囊尾蚴的牛肉上市。冷藏牛肉应在-22~-23℃保持10d才能保证杀死肉中的囊尾蚴。加强人粪管理,防止人粪污染牧场、饲料及水源。在流行区普查普治病人。经过上述综合措施,牛肉绦虫病将得到控制。

二、猪带绦虫病

猪带绦虫病(taeniasis suis)是由猪带绦虫(Taenia solium)成虫寄生在人体小肠所引起的一种肠绦虫病,又称猪肉绦虫病、链状带绦虫病。其形态和生活史与牛带绦虫有许多相似之处,但也有一些重要区别(表8-2)。其中,人在猪带绦虫生活史中既是终宿主也是中间宿主。猪带绦虫成虫寄生在人肠道为肠猪带绦虫病,其幼虫寄生在人皮下组织、肌肉、脑等组织器官内则为猪囊尾蚴病(囊虫病)。囊虫病是人重要寄生虫病之一。

表 8-2　二种带绦虫的主要区别点

区别点	猪带绦虫	牛带绦虫
虫体长	2~4m	4~8m
节片	700~1 000节,较薄,略透明	1 000~2 000节,较厚,不透明
头节	球形,直径约1mm,具顶突和和2圈小钩,25~50个	略呈方形,直径1.5~2.0mm,无顶突及小钩
成节	卵巢分左右两叶和中央小叶	卵巢只分两叶,子宫前端常见短小的分支
孕节	子宫分支不整齐,每侧为7~13支	子宫分支较整齐,每侧为15~30支,枝端多有分叉
囊尾蚴	头节具顶突和小钩,可寄生人体引起囊尾蚴病	头节无顶突和小钩,一般不寄生于人体

【病原学】

猪带绦虫又称猪肉绦虫、链状带绦虫、有钩绦虫,是我国主要的人体寄生绦虫。成虫较牛带绦虫小,薄而透明,体长 3～5m。头节近圆球状,不含色素,0.6～1mm。头节除有 4 个吸盘外,顶端具顶突,其上有 25～50 个小钩,排成内外 2 圈。颈部纤细。链体节片数较少,约数百个。成熟节片近方形。妊娠节片窄长,子宫分支数较少,7～13 个,呈多分支树枝形状分布。虫卵与牛带绦虫卵难以区别。

猪带绦虫成虫寄生在人小肠内,其妊娠节片从链体脱落,随粪便排出体外。当中间宿主猪吞食粪便中妊娠节片后,虫卵在其十二指肠内受消化液作用破裂,六钩蚴逸出并循肠壁血流或淋巴到达宿主体内各部位。虫体逐渐生长,中间细胞溶解形成空腔并充满液体,约经 10 周发育为成熟囊尾蚴。猪体内的囊尾蚴以肌肉最多,其中以股内侧肌为最多。成熟囊尾蚴呈椭圆形,约 20mm×11mm,乳白色半透明。人误食生的或半生的带囊尾蚴的病猪肉后,在胃内囊尾蚴囊壁被消化,在十二指肠内囊尾蚴头节外翻,固着于小肠壁发育为成虫,2～3 个月粪便中即可发现虫卵。成虫在人体内可存活 25 年左右。

人有时也可因食入被虫卵污染的食物或在驱虫时节片反流到咽部而被吞下造成摄入虫卵。虫卵在人体内亦可发育为囊尾蚴而罹患猪囊尾蚴病,当囊尾蚴寄生在人重要脏器如脑、眼等处则可危及生命或造成严重损害。

【流行病学】

猪带绦虫病在我国广泛分布,各地均有散发病例,在东北与华东较牛带绦虫病多见,其比例为 8:1 与 7.1:1,感染率由不足 1‰到 15.2%。在云南、河南、黑龙江、吉林、广西等省、自治区均有地方性流行。

1. 传染源 感染猪带绦虫成虫的人是本病的传染源。在目前我国农村猪仍以分散饲养为主,猪常在圈外活动觅食,故误吞入人粪中猪带绦虫节片或虫卵机会较多。特别在经济落后或边远地区缺乏厕所,人在野外随地大便或以猪圈为厕所,故猪患囊虫病感染率甚高。在这些地区,人患猪带绦虫病亦相应较多。

2. 传播途径 人因食用生的或半生的含猪囊尾蚴的猪肉而被感染。在烹炒时未煮熟透,或尝生的肉馅或吃生肉片火锅,或生熟刀具不分等都可食入活囊尾蚴。

3. 易感人群 人对猪带绦虫普遍易感,感染猪带绦虫后人体可产生带虫免疫,对宿主再次感染

有保护作用。国内病人年龄最小者仅 6 个月,最长者 85 岁,一般以青壮年居多,男性多于女性。

【发病机制和病理】

猪带绦虫成虫致病情况与牛带绦虫相似,但由于猪带绦虫头节具有小钩,对肠黏膜损伤较重,甚至可穿透肠壁引起腹膜炎。成虫也可移行到肠外造成异位寄生。但人体如患猪囊虫病则常有显著病理改变与免疫反应。

【临床表现】

猪带绦虫病的症状与牛肉绦虫病相似,一般无明显症状。人肠内寄生虫数一般为 1 条,偶亦可有 2 条或以上,国内报告最多为 19 条。临床症状可有腹痛、恶心、消化不良、腹泻、体重减轻,虫数多时偶可发生肠梗阻。与牛带绦虫病相似,病人多以粪便中发现节片而就诊。

猪带绦虫病的重要性在于病人肠道内成虫有导致囊虫病自体感染的危险。猪肉绦虫病人在肠道逆蠕动或驱虫时,脱落的妊娠节片均有反流入胃的可能,经消化孵出六钩蚴而造成自体感染囊虫病。此种途径比因卫生习惯不良或虫卵污染食物而吞入虫卵更为重要。国外报告囊虫病 450 例中,21.6% 有肠绦虫病史,国内则为 28.6%～67.3%;而猪带绦虫病人有 2.3%～25% 同时并发囊虫病,且感染期愈长,自体感染危险性愈大。特别在皮下型和癫痫型囊虫病人,有肠绦虫病史者各占 48.1% 和 48.6%。因此,对猪带绦虫病人不能因症状不明显而忽视早期彻底治疗。

【实验室检查】

与牛带绦虫病相同。血象中有时可见嗜酸性粒细胞轻度增高。粪便或肛门拭子检查虫卵阳性率不高且无法区别虫种。从粪便中排出的妊娠节片内的子宫分支形状和数目有助于与牛带绦虫鉴别。酶联免疫吸附试验可检出病人粪中抗原成分;聚合酶链反应(PCR)可扩增粪便中虫卵或虫体的种特异性 DNA,以检测人体内猪带绦虫成虫,亦可帮助诊断。

【诊断】

大便中有排出绦虫节片史,尤其伴有囊虫皮下结节或有癫痫样发作者均应考虑猪带绦虫病。病史与实验室检查结合可使绝大多数病人诊断明确。因为猪带绦虫病可并发危险的囊虫病,故应与牛带绦虫病认真鉴别。二者节片鉴别要点为:①头节:猪带绦虫较小,圆球形,有顶突及小钩;牛带绦虫较大,近四方形,无顶突及小钩。②成熟节片:猪带绦

虫卵巢分3叶；牛带绦虫分2叶。③妊娠节片：猪带绦虫子宫分支每侧有7～13个呈树枝状；牛带绦虫为15～30个呈对分支状。

【治疗】

猪带绦虫病有并发囊虫病的危险，故病人需注意隔离并及早彻底治疗。此外注意个人卫生，便后饭前洗手，以防止自体感染。

驱虫治疗方法与牛肉绦虫病基本相同，且效果较好。吡喹酮5mg/kg治疗猪带绦虫病即可获95％以上有效率。近年研究发现，吡喹酮治疗猪带绦虫病时，有激发病人并发猪囊虫病出现症状的现象，如癫痫发作、剧烈头痛等。在流行区大规模治疗时，可能有少数猪带绦虫病人并发脑囊虫病，使用吡喹酮驱绦同时可引起脑囊虫退变死亡破裂，刺激脑组织水肿与炎性反应，导致危险的脑水肿甚至脑疝形成。故在以吡喹酮治疗个别确无囊虫病并发的猪肉绦虫病人时可采用5～10mg/kg疗法，但在神经系统猪囊虫病高度流行区，特别在现场大规模治疗时，以采用2.5mg/kg小剂量疗法为宜，既可保持驱绦虫的高效，又可避免发生严重副作用。

驱治猪带绦虫病应防止恶心呕吐，以免妊娠节片反流入胃或十二指肠造成虫卵自体感染导致囊虫病。驱虫前可先服小剂量氯丙嗪12.5mg，服驱虫药后2h应服泻药50％硫酸镁60ml。并发脑囊虫病的猪肉绦虫病人，驱虫治疗应住院，在严密观察下进行。一般在治疗囊虫病的同时肠内绦虫亦可一并驱出，详细方法参见"囊虫病"节。

【预防】

1.普查普治　人为猪带绦虫唯一有流行病学意义的终宿主，故彻底治疗病人是控制传染源的有效措施，不仅可使病人得以治愈，而且可减少猪囊虫病发病率。近年国内东北地区推行的"驱绦灭囊"工作已取得很大成绩，猪带绦虫病和猪囊虫病发病率明显下降。

2.加强卫生宣教　教育群众改变不良的生食、半生食猪肉的饮食习惯，严格执行生熟炊具分开，注意个人卫生。加强饮食摊点的卫生检疫，患猪带绦虫病者不得从事饮食行业工作。

3.严格肉类检疫　屠杀生猪必须经国家指定卫生部门检疫后方可进入市场，严禁"米猪肉"上市买卖。猪毛经NaOH或$FeCl_3$显色液处理后，其毛根部毛鞘的颜色可由健康猪的白色变为病猪的褐色或棕色，准确率可达81.2％～100％，可推广应用。屠宰后如将猪肉在－12～－13℃下冷藏12h，

其中囊尾蚴可完全杀死。

4.改变养猪方法　提倡圈养，不让有接触人粪而感染的机会。国内曾试用猪全囊虫匀浆（Q_{83}抗原）配以弗氏佐剂给猪进行免疫接种，3年总保护率为91.39％；用Q_{83}抗原弗氏佐剂一次接种3ml可达到100％保护率，安全保护期可达7～8个月。

三、短膜壳绦虫病

短膜壳绦虫病又称微小膜壳绦虫病（hymenolepiasis nana），其病原体为膜壳科、膜壳属的微小膜壳绦虫（Hymenolepis nana）。该虫最初于1845年由Dujardin在啮齿动物中发现，1851年由Bilharz发现人体感染报告，直至1928—1932年才证实该虫的中间宿主（鼠蚤和面粉甲虫）。其生活史既可以在同一宿主体内完成，也可以经过中间宿主完成。该虫是人兽共患的寄生虫，成虫寄生于鼠类和人的小肠引起短膜壳绦虫病。本病呈世界性分布。

【病原学】

微小膜壳绦虫又称短膜壳绦虫，为小形绦虫，体长为5～80mm，平均为20mm。头节呈球形细小（直径0.13～0.4mm），顶突上有20～30个小钩，吸盘4个。颈部细长，链体节片100～200个。所有体节宽度均大于长度。成节有3个较大的椭圆形睾丸，成一横线排列。妊娠节片的子宫呈袋形，其内充满虫卵。虫卵椭圆形，大小（48～60）μm×（36～48）μm，无色透明，内有一层胚膜，胚膜两极增厚隆起，各发出4～8根极丝为鉴别要点。胚膜内包含一个六钩蚴。

微小膜壳绦虫的发育，既可以不经过中间宿主，也可以经过中间宿主两种不同方式而完成生活史：①直接感染和发育，成虫寄生在鼠类或人的小肠内，脱落的孕节或虫卵随宿主粪便排出体外，这些虫卵即具有感染性，若被另一宿主吞食，虫卵在其小肠内经消化液的作用孵出六钩蚴，并钻入肠绒毛，经4d发育为似囊尾蚴（cysticercoid），6d后似囊尾蚴破肠绒毛回到肠腔，以头节吸盘固着在肠壁上，逐渐发育为成虫，成虫寿命仅数周。完成上述生活史在人体内需2～4周，在鼠体内11～16d。②经中间宿主发育，中间宿主已证明有多种蚤类（印鼠客蚤、犬栉首蚤和致痒蚤）的幼虫、多种面粉甲虫（如Tenebrio molitor等）和赤拟谷盗（Tribolium ferrugineum）等，当虫卵被这些中间宿主吞食后，六钩蚴在其血腔内发育为似囊尾蚴，鼠和人若食入含有似囊尾蚴昆虫的面粉或谷类而感染，并发育为成虫。

人和鼠类短膜壳绦虫形态极为相似,但不易相互感染。有人认为鼠类为另一种称 Hymenolepis fraterna,也有人认为是人类寄生的一种变种,即 H. nanvar. fraterna,但二者在生理特性上不同。

【流行病学】

短膜壳绦虫病世界上各地均有分布,尤以温带与热带地区为多见。据 Crompton(1995)估计,全球感染人数约达 7 500 万。我国分布亦较广泛,全国普查结果,该虫至少分布于 17 个省、市、自治区,全国平均感染率为 0.045%,个别地区如新疆乌鲁木齐、伊宁、喀什三市,感染率分别高达 8.78%、11.38% 和 6.14%。中国台湾省东南部高山族感染率为 8%,宜兰县居民感染率为 5%。

1. 传染源 人是微小膜壳绦虫的终宿主和中间宿主,病人是主要传染源,人粪排出的虫卵已有感染性,人群之间可因共同生活而感染。因此本病可在托儿所、集体宿舍或家庭中流行。近来实验证实,人如食入鼠类微小膜壳绦虫的虫卵也能感染,因此,鼠类感染可为人体感染本虫起到一定的保虫宿主的作用。

2. 传播途径 主要通过消化道传播,虫卵从粪便排出时即具感染性,被人吞食后在胃和小肠受消化液作用,六钩蚴孵出并钻入肠绒毛内发育成似囊尾蚴,然后进入小肠腔内发育为成虫并产卵。若虫卵在肠腔内停留时间较长,其内六钩蚴又可孵出钻入肠绒毛发育为似囊尾蚴再形成成虫,造成严重的自身感染。此时,人体肠内成虫数目可达数百条甚至千条之多。

3. 易感人群 人群普遍易感,儿童患者较多,以 5~10 岁儿童发病率较高,成人较少见,可能与儿童卫生习惯较差有关。男性多于女性。近来研究发现感染后能产生一定程度的免疫力。

【发病机制和病理】

成虫与幼虫大量感染可引起小肠黏膜机械性与毒性刺激。头节吸盘、小钩、体表的微毛对人肠黏膜有明显损伤;虫体分泌物也可产生毒性作用。在成虫附着的肠黏膜发生坏死、溃疡、细胞溶解以及淋巴细胞与中性粒细胞浸润。幼虫侵入也可以破坏黏膜绒毛,引起小肠吸收与运动功能障碍。本病反复自身感染为常见现象,故可造成严重感染。国内王胜森等报告(1956)在人体感染的虫数可达 1 500 条,最多一例为 37 482 条。

微小膜壳绦虫感染,在宿主体内可产生一定的免疫反应。血中嗜酸性粒细胞增多,特异性 IgA、IgG、IgM 均有不同程度上升,肠灌洗液特异性 IgA 和 IgE 也有所增高。动物实验证明,血清特异性 IgG 和 IgE 抗体可被动转移保护性免疫力。此外,保护性免疫力与 T 细胞有关,T 细胞被动转移也能影响免疫力。

【临床表现】

潜伏期为吞食虫卵至成虫排卵,约为 1 个月。人体感染微小膜壳绦虫数量少时,一般并无明显症状。感染严重,特别是儿童病例,患者常有头晕、头痛、失眠、烦躁易激动、惊厥、腹痛、腹泻、恶心、食欲下降与消瘦乏力等神经系统和消化系统症状。有些病人还有癫痫、视力障碍、平衡失调、眼球震颤等。少数患者可发生眼、鼻、肛门和皮肤瘙痒或荨麻疹等变态反应症状。有 1/4~1/3 病人血中嗜酸性粒细胞轻度增高。

【诊断】

目前仍依靠从粪便中检查虫卵和妊娠节片确诊。如采用水洗沉淀法或漂浮浓集法反复多次检查,可提高检出率。

【治疗】

可采用以下药物。

1. 吡喹酮 儿童 15mg/kg,早餐后 1 次顿服,虫卵阴转率可达 93.8%。也可采用 5mg/kg,每日 1 次顿服,以 5~7d 为 1 个疗程。

2. 阿苯达唑 800mg/d,分 2 次口服,连服 3d。

其他药物如氯硝柳胺(灭绦录)、巴龙霉素现已少用。

【预防】

彻底治疗病人,托儿所等集体生活单位及家庭应提高个人卫生水平,饭前便后洗手,保持食物、饮水、餐具清洁。由于家鼠是微小膜壳绦虫重要的保虫宿主,故必须积极消灭家鼠。

四、长膜壳绦虫病

长膜壳绦虫病又称缩小膜壳绦虫病(hymenolepiasis deminuta),其病原体为膜壳属的缩小膜壳绦虫(Hymenolepis diminuta),该虫又称长膜壳绦虫,是鼠类常见的肠道寄生虫,偶尔寄生于人体。本虫以蚤类、米甲虫、蟑螂等多种节肢动物为中间宿主,人通过吞食上述中间宿主而感染。

【病原学】

缩小膜壳绦虫的成虫为乳白色、带状,较微小膜壳绦虫长,体长 200~600mm,体节最宽处 2.5~3.8mm,体节数为 800~1 000 个,最多达 1 362 个。

头节圆球形,前端有发育不全中央凹入的顶突,无小钩,有吸盘4个。成熟节片含睾丸3个,球形,排列无规律。妊娠节片子宫呈囊状,边缘不整齐,子宫内充满虫卵。虫卵圆形或椭圆形,黄褐色,为$(60\sim79)\mu m\times(72\sim86)\mu m$。卵壳较厚,内含六钩蚴。六钩蚴外包有一层胚膜,其两端稍增厚,但无极丝,借此可与微小膜壳绦虫卵相区别。

缩小膜壳绦虫生活史必须经过昆虫的中间宿主。成虫主要寄生在鼠类肠道内,虫卵随粪便排出鼠体,被中间宿主如米甲虫、蟑螂、蚤类等吞食后,六钩蚴通过肠壁进入血腔,经$7\sim9d$发育为似囊尾蚴。人因误吞食含似囊尾蚴的昆虫而感染。进入人肠道后似囊尾蚴经$1\sim2$周发育为成虫并排卵。

【流行病学】

国外人体感染病例散布于南美、澳大利亚、欧洲、北美、亚洲东部、南非等。国内至1995年综合文献统计达100余例,多为散发,分布在江苏、北京、台湾、福建、上海、浙江、四川、广东、广西、湖南、湖北、安徽、河南、山东、陕西、云南、贵州、江西、新疆、西藏、宁夏、辽宁、河北及海南24个省、市、自治区,其中以江苏、河南报道病例最多。据1998—1992年全国调查结果全国平均感染率为0.012%,其中西藏感染率0.116%为最高,其次海南为0.088%。估计全国感染人数为15万。

1. 传染源 家鼠为本病主要传染源。在患者家中捕获的鼠中本虫感染率有高达24.5%者。

2. 传播途径 人因食入混有中间宿主多种粮食昆虫的生米、面而感染。

3. 易感人群 人群普遍易感,大多数患者散发,儿童感染率较成人高。

【临床表现】

潜伏期$18\sim20d$。轻者多无症状或有轻微的消化、神经系统症状,如头痛、失眠、恶心、腹胀、腹痛等。重者多有腹泻、腹痛、食欲缺乏、恶心、头晕等。儿童常有夜惊与磨牙。血象常有不同程度贫血,白细胞总数和嗜酸性粒细胞计数增高。

【诊断】

依靠从粪便中查找虫卵确诊。偶尔病人可排出节片,借鉴定其妊娠节片子宫形态亦可诊断。从感染大鼠粪中可检测到粪抗原,但尚未用于临床。

【治疗】

可采用吡喹酮治疗,剂量为$10mg/kg$,一次顿服,2h后服50%硫酸镁60ml,驱虫效果良好。也可用阿苯达唑,$400mg/d$,连服3d。

【预防】

重视饮食卫生,不吃未煮熟的谷物。注意粮食保藏,防止粮食害虫孳生。消灭鼠类,杜绝传染源。

(张大志)

第六节 囊尾蚴病

学 习 要 点

1. 掌握脑囊尾蚴病的临床表现、分型、诊断、治疗方法、药物选择的原则、治疗过程中可能出现的反应及处理方法。

2. 熟悉囊尾蚴病的传染源、感染方式、人群易感性,地区分布、脑囊尾蚴病以外其他部位囊尾蚴病的临床表现、诊断及治疗原则。

3. 了解囊尾蚴病的病原学、发病机制、病理解剖、血象,脑脊液,免疫学检查,X线、CT及MRI检查方法及临床意义、囊尾蚴病的预防措施。

囊尾蚴病(cysticercosis cellulosae),又称囊虫病、猪囊尾蚴病,是由猪带绦虫的幼虫(囊尾蚴)寄生人体所致的人畜共患寄生虫病。人因吞食猪带绦虫卵而感染。囊尾蚴可侵入人体各种组织和器官,如皮下组织、肌肉以及中枢神经系统引起病变,其中以脑囊尾蚴病为最严重,甚至危及生命,危害性极大。

【流行病学】

囊尾蚴病是人与猪互相感染、互相依存的一种人兽共患寄生虫病,人是唯一的终末宿主,而猪和人都可作为其中间宿主,感染其幼虫而成为囊虫病感染者。囊虫病的流行呈世界性分布,在发展中国家广泛流行。全世界约有不少于2000万人感染猪囊尾蚴,估计每年因脑囊尾蚴病而死亡的人在5万人以上。以拉丁美洲、非洲北部、东南亚为多,东欧与西欧次之。在我国囊尾蚴病分布甚广,有 29 个省、市、自治区流行,其中东北、华北、中原及西北、西南地区是主要的流行区;华东、华南亦有病例。囊尾蚴感染率农村发病率高于城市,男性高于女性,患者以青壮年居多。我国人体囊尾蚴感染率为 1.14% ~3.2%,全国有感染者约计 300 万,以散发病例居多。发病与食肉习惯、饮食卫生与个人卫生有密切相关。本病对人与猪均有严重危害,脑囊尾蚴病危害尤甚,以癫痫发作为主,可因颅内压升高或脑部占位性压迫致失明、精神障碍、肢体瘫痪、甚至昏迷或死亡。

1. 传染源 猪带绦虫病患者是囊尾蚴病的唯一传染源。患者粪便排出的虫卵对自身与周围人群具有传染性。猪带绦虫寄生在人体小肠内的寿命很长,感染期限越长,发生囊尾蚴病的危险性也越大。

2. 传播途径 经口吞食猪带绦虫的虫卵为主要传播途径。人体感染方式有三种:①外源性异体感染,指本人无肠绦虫病,因食用污染绦虫卵的蔬菜、瓜果、水与食物或与猪带绦虫病患者密切接触而感染。②外源性自身感染,患者进食被自己排出的虫卵污染的食物、水等而引起再感染。是患者手指污染本人粪便中虫卵经口感染,与个人卫生习惯有关。③内源性自身感染,猪带绦虫病患者反胃、呕吐时,肠道的逆蠕动使绦虫妊娠节片反流至十二指肠或胃,虫卵受消化液作用,六钩蚴孵出所致。囊尾蚴可布及全身肌肉、皮下组织和脑部。肠猪带绦虫病并发囊尾蚴病占 2.3% ~25%。

3. 人群易感性 普遍易感,患者以 21 ~40 岁青壮年为主,男女比例 2:1 ~5:1。农民居多,近年来儿童和城市居民患病率也有所增加。

【病原学】

猪带绦虫的幼虫(猪囊尾蚴,俗称囊虫)在人体寄生可引起囊尾蚴病,而牛带绦虫的幼虫(牛囊尾蚴)不会引起人体囊尾蚴病。猪带绦虫卵经口感染后在胃和小肠经消化液,尤其胆汁的作用后,卵胚膜内的六钩蚴(onchosphere)脱囊孵出,经血液散布于全身。约经 3 周幼虫在组织内发育至 1 ~6mm,并出现头节;9 ~10 周时发育成为感染性幼虫,呈圆形或椭圆形乳白色透明囊泡,内含黄色清亮液体与内凹的头节,后者呈白色点状,位于一侧。囊尾蚴大小与形状视其寄生部位而异。位于皮下组织,尤其肌肉内者,生长于肌纤维之间,呈椭圆

形,状如胶囊。脑实质内囊尾蚴呈圆形,约黄豆大小。脑室内囊尾蚴亦呈圆形,直径可达 3cm 以上;位于颅底软脑膜或脑室内囊尾蚴生长不受限制,其直径达 3 ~6cm,退化后其囊被膜呈袋状扩大,内无头节。由于囊尾蚴不断随脑脊液方向流动,常带蒂与脑膜或脑室相连。

囊尾蚴按其形态与大小可分为三种:纤维素型(cysticercus celluloses)、葡萄状型(cysticercus racemosus)与中间型(intermediate form cysticercus)。纤维素型为最常见,因常位于皮下结缔组织而命名,大小为 5 ~10 mm,圆形或卵圆形,无色透明囊泡,内含清亮液体与白色点状的头节。头节上有四个吸盘与两排小钩为其特征。囊膜分为 3 层,最外层为皮层,系嗜酸性玻璃状薄膜。中间层为细胞核层。内层为实质层,较厚,由细纤维网组成。扫描电镜观察可见囊泡表面呈鹅蛋石样,上有微绒毛与一小孔,头节可从孔道伸出。葡萄状型较大,其直径可达 4 ~12cm,为圆形或分叶状囊泡,类似葡萄,肉眼看不到头节为其特征。仅见于人的脑部,未见于其他中间宿主。近年来发现在显微镜检查时常可见头节痕迹。中间型在人脑中发现,体节较大,呈分节状,长出一至数个囊泡,其特征为可见头节,位于囊内或部分从囊壁伸出,故其形态与大小介于纤维素型与葡萄状型之间。在脑囊尾蚴患者中以纤维素型最常见,但在 9% ~13% 尸检者同时有葡萄状型与中间型并存。这三种囊尾蚴的部位、病理变化与临床表现也有所不同,纤维素型常局限于脑实质或蛛网膜下腔。除可引起脑室阻塞产生颅内高压外,位于脑实质静区,囊尾蚴数不多的患者可无症状,或病情较轻。葡萄状型与中间型常位于颅底的危险部位,产生严重进行性炎症反应,引起颅底脑膜炎,因脑膜粘连产生第四脑室孔堵塞,引起颅内高压与脑积水。囊尾蚴的寿命甚长,一般为 3 ~10 年,个别可长达 20 年或以上,检验囊虫死活可采用胆汁孵育法,观察其蠕动力与头节是否伸出。

【发病机制和病理】

猪带绦虫卵经口入胃、十二指肠,在消化液和胆汁的作用下孵出六钩蚴,钻入肠壁,经血循环散布至全身各种组织和器官。幼虫寄生部位多见于皮下组织和肌肉,其次为眼、脑室、脑实质,也可寄生在心脏、肺、腹腔与脊髓。囊尾蚴除在眼、脑室和蛛网膜下腔外都由纤维素包围。

六钩蚴可分泌溶组织酶,在移行中及定植在肌

肉等组织发育为成熟囊尾蚴的整个过程中,对宿主都造成严重的组织反应。感染早期中性粒细胞是最先到达炎性部位的效应细胞,并引发了宿主组织的免疫病理反应,导致组织病变,出现水肿。中性粒细胞释放嗜酸粒细胞趋化因子,从而吸引大量的嗜酸粒细胞在囊尾蚴周围聚集。感染 19d 后,淋巴细胞大量聚集,部分淋巴细胞分化为浆细胞,出现强烈的免疫反应。在感染 30d 后,巨噬细胞及上皮样细胞开始出现,但炎性细胞仍以嗜酸粒细胞和淋巴细胞浸润为主,在炎性细胞外层开始出现结缔组织增生。随着感染时间的延长,虫体周围出现嗜酸粒细胞和淋巴细胞坏死,同时巨噬细胞和上皮样细胞在虫体周围增生形成结缔组织包裹,嗜酸粒细胞分散在炎性肉芽肿之间。在囊尾蚴定植在肌肉组织时可能向周围组织释放溶解酶,在虫体周围形成一组织溶解区,这些酶与淋巴细胞产生的酶一起加剧宿主炎性反应。

囊尾蚴在侵入宿主器官或组织后,体积逐渐增大,形成了压挤周围组织的作用,而且囊尾蚴在生活过程中不断向宿主排泄代谢产物及释放毒素类物质,使宿主产生不同程度的损害。另外,囊尾蚴在生长发育过程中需要从宿主体内获取一定量的糖、蛋白质、脂肪、维生素及其他一些物质,从而引起宿主营养缺乏,影响机体的正常生长发育。

活幼虫在局部引起典型炎症反应,有中性粒细胞、嗜酸性粒细胞、淋巴细胞、浆细胞浸润,偶可见异物巨细胞浸润;之后纤维囊肿坏死与纤维化,最后虫体死亡、钙化。病变轻重程度因囊尾蚴数量、寄生部位及局部组织反应不同而异,以脑部病变为最严重。脑部病变依病变部位分为大脑型,脑室型,脑膜型,混合型。

(1)大脑型:六钩蚴经血循环由脉络丛进入脑部,囊尾蚴可寄生在脑实质、脑室、蛛网膜下腔。半数患者仅 1～2 个囊尾蚴,部分可多个,多处寄生。寄生在脑实质称大脑型,病变多位于灰质与白质交界处,大的囊尾蚴病变呈占位性病变。

(2)脑室型:寄生在脑室内常为单个,游离或带蒂系于脑室壁,在脑室孔处可造成活瓣性阻塞,发生间歇性脑积水。

(3)脑膜型:囊尾蚴位于软脑膜下、蛛网膜下腔或颅底为脑膜型。由于周围有空隙,阻力小,虫体较大,最大者似葡萄,称葡萄状囊尾蚴,极易破裂。囊尾蚴寄生部位产生轻度炎症。在脑膜者有脑膜增厚、粘连,类似结核性脑膜炎。粘连重者脑脊液

循环吸收障碍,产生交通性脑积水。

(4)混合型:部分患者几型可同时存在,即大脑型、脑室型或脑膜型合并存在称混合型。

从光镜、电镜研究结果,证明脑囊尾蚴可分为活动期、退变死亡期、钙化期三个阶段。退变死亡期囊尾蚴纤毛、头节、虫体崩解,并释放异体蛋白。后者引起脑水肿,炎症反应,胶质纤维增生,脑组织软化,甚至形成脑内小脓肿。过去认为脑囊尾蚴的囊液内异体蛋白抗原数量微小,脑组织反应较轻,对人体毒性不大。近来国内研究表明其囊液内异体蛋白抗原可达相当高的水平。脑组织对其崩解后释放的异体蛋白可产生明显的炎症反应。石灰小体是囊尾蚴崩解后形成脓肿的重要依据。只要发现石灰小体即可做出脑囊尾蚴病的诊断。

显微镜检查在活囊尾蚴周围可见少量神经胶质细胞和成纤维细胞;死囊尾蚴周围有中性粒细胞、淋巴细胞与浆细胞,继之发生异物反应和纤维化。

囊尾蚴寄生于皮下、肌肉则产生皮下囊尾蚴结节;寄生于眼常在视网膜、玻璃体、眼前房、眼肌、眼结膜下等,引起病变及功能失常。

【临床表现】

潜伏期自吞食虫卵至囊尾蚴形成约需 3 个月。囊尾蚴病临床表现多样,其病变程度因囊尾蚴寄生的部位、寄生的数量及宿主反应的不同而有差异。囊尾蚴最常寄生于人体的肌肉、皮下组织、脑和眼,其次为心、舌、口、肝、肺、腹膜、上唇、乳房、子宫、神经鞘、骨等部位。Basu G 等报道了一例 60 岁男性罕见的播散型囊尾蚴病,病变累及了胸腹部软组织、消化系统、脑等。Sobnach S 等报道了首例 86 岁女性咽部囊尾蚴病患者,同时具有活动性的脑囊尾蚴病和皮下组织囊尾蚴病。根据囊尾蚴寄生部位的不同人体囊尾蚴病可分为脑囊尾蚴病、眼囊尾蚴病及皮肌型囊尾蚴病 3 种,尤其是脑囊尾蚴病在拉丁美洲、亚洲、非洲、大洋洲很常见,并且是世界范围内引起癫痫的重要原因。囊尾蚴病临床表现复杂多样,极易引起误诊,尤其是脑囊尾蚴病可被误诊为脑转移瘤、多发性硬化、结节性硬化、胶质细胞瘤、脑结核瘤等。

1.脑囊尾蚴病　临床症状极为复杂,可全无症状,但也有的可引起猝死。以癫痫发作最常见,占 52％～85％。囊尾蚴病是发展中国家患者中引起癫痫发作的最常见原因,脑囊尾蚴病也是有头痛或癫痫病史患者猝死或不明原因死亡的原因之一。通常囊尾蚴病病程缓慢,发病时间以感染后 1 个月

至 1 年为最多见,最长可达 30 年。脑囊尾蚴病的三大主要症状是:癫痫发作、颅内压增高和精神症状,囊尾蚴寄生于脑实质、蛛网膜下腔和脑室,均可引起颅内压增高、神经疾患和脑血流障碍,其症状有记忆力减退,视力下降,头痛、头晕,呕吐,神志不清,失语,肢体麻木,局部抽搐,听力障碍,精神障碍,痴呆,偏瘫和失明等,脑囊尾蚴病合并脑炎可使病变加重而致死亡。根据囊尾蚴在脑组织寄生部位及病理变化有如下 4 型:

(1)皮质型:占脑囊尾蚴病的 84%~100%,囊尾蚴多寄生在运动中枢的灰质与白质交界处。如果虫数少又不活动,可无症状。若寄生于运动区,则以癫痫为突出症状,可有局限性或全身性短暂抽搐或癫痫持续状态。癫痫在脑囊尾蚴病中发生率为 50%~93.5%,常为就诊时患者的主诉。严重感染者颅内压增高,可出现头痛、恶心、呕吐。长期颅内压增高,脑组织萎缩者可发生头晕、记忆力减退、视力障碍、视物变形、幻觉、精神异常、痴呆等表现。病程达数月至数年不等。

(2)脑室型:以第四脑室为多见。六钩蚴经血循环至脑室脉络丛,并随脑脊液至第四脑室。囊尾蚴阻塞脑室孔,故在早期出现颅内压增高综合征。囊尾蚴悬于室壁,呈活瓣状,患者急转头部可突发眩晕、头痛、呕吐或循环呼吸障碍而猝死,或发生小脑扁桃体疝,这种现象称 Bruns 征,或体位改变综合征。患者常有颈强直,强迫头位。

(3)蛛网膜下腔型或颅底型:主要病变为囊尾蚴性脑膜炎。常局限在颅底颅后窝。初期有低热,临床上多以亚急性或慢性脑膜炎与蛛网膜粘连所致症状为主,有头痛、呕吐、颈项强直等颅内压增高综合征,以及眩晕、听力减退、耳鸣、共济失调、面神经麻痹等。预后较差。

(4)混合型:以上各型混合存在,如皮质型和脑室型并存,症状最重。另外,偶有囊尾蚴寄生于椎管,压迫脊髓,产生截瘫者。

2. 眼囊尾蚴病　占囊尾蚴病的 1.8%~15%。囊尾蚴可寄生于眼内、外的任何部位,以玻璃体及视网膜下多见。但绝大多数在眼球深部,玻璃体及视网膜下寄生。通常累及单眼,少数双眼同时有囊尾蚴寄生。寄生于视网膜者可造成视力减退、视网膜剥离、失明;寄生于玻璃体和前房者,患者感觉眼前有黑点或黑影飘动;寄生于外眼部者可见结膜下或睑内包块结节。囊尾蚴眼内寄生常引起虹膜睫状体炎、脉络膜炎、眼压增高和继发性青光眼等。

眼底镜、裂隙灯检查可见视网膜下或玻璃体内的囊尾蚴,呈一浅灰色圆形或椭圆形的囊泡,周围有红晕光环,可见虫体蠕动。眼内囊尾蚴存活时,一般患者尚能忍受。但囊尾蚴一旦死亡,虫体的分解物可产生强烈刺激,造成眼内组织变性,导致玻璃体混浊,视网膜脱离,视神经萎缩,并发白内障,继发青光眼、细菌性眼内炎等最终导致眼球萎缩而失明。

3. 皮下组织及肌肉囊尾蚴病　囊尾蚴寄生于皮下组织和肌肉,少者一两个,多者千余,呈结节肿块,黄豆大小,圆形或卵圆形,直径 0.5~1.5cm,硬度近似软骨有弹性,以头颈部及躯干较多,四肢较少,手足罕见。囊尾蚴结节与皮肤不粘连,无压痛,无炎症反应及色素沉着。常分批出现,并可自行逐渐消失。感染轻时可无症状。寄生数量多时,肌肉内结节可引起肌肉酸痛、无力、肿胀、麻木,个别人外形肌束丰满呈假性肌肥大症等。囊尾蚴死后发生钙化,X 线检查可见钙化阴影。

此外,囊尾蚴还可寄生在舌、口腔、声带。若大量囊尾蚴感染者也可见于心、肝、肺、肾和腹腔等,但生前不易诊断,常在尸检时发现。

【辅助检查】

1. 常规检查　外周血象可见嗜酸性粒细胞增高。粪中发现节片或虫卵者有诊断意义。脑脊液检查:脑脊液压力增高常在 1.96~3.92 kPa(20~40 cm H_2O)或以上,以 1.96~1.45 kPa(20~25 cm H_2O)为多。细胞数为(10~100)×10^6/L;蛋白质轻度增高,糖、氯化物在正常范围。脑脊液有嗜酸性粒细胞与异常淋巴细胞有参考价值。Wibler(1980 年)报道 5 例脑囊尾蚴病脑脊液,一般为淋巴细胞增多,伴有异常淋巴细胞,有 2 例嗜酸性粒细胞增多,认为具有特征性。

2. 免疫学检查　免疫学检测方法的发展既弥补了病原学、流行病学、影像学诊断等方面的不足,又在囊尾蚴病流行病学调查、治疗效果的评价、诊断和鉴别诊断等方面起着明显的作用,免疫检测指标包括:

(1)抗体检测:循环抗体检测(CAb)是早期的免疫诊断指标,目前主要检测 IgG 和 IgG4。在常用的抗原检测抗体的系统中,囊尾蚴特异性诊断抗原的特性是影响检测结果的关键因素,也是免疫学诊断方法建立的基础。人体感染囊尾蚴后,其囊尾蚴抗原刺激机体 B 淋巴细胞产生抗体,这种抗体持续时间较长,甚至 10 年以上。所以,抗体检测只能证实体内曾有过囊尾蚴感染,不能作为疾病处于早期的依据,亦不能作为判断疗效的指标。

(2)循环抗原检测(CAg):CAg 是虫体分泌物或其代谢产物,其半衰期短,因此 CAg 阳性表明体内有囊尾蚴近期感染或有活虫存在。CAg 的检测具有更高的临床和流行病学价值:CAg 在机体内出现早,容易早期诊断,早诊断早治疗对于提高治愈率非常重要;同时患者经过治疗,体内的虫体逐渐死亡、分解或钙化后,CAg 逐渐降低或消失。因此检测 CAg 还可用于临床治疗效果的考核。用于检测抗原的抗体有抗囊尾蚴的多克隆抗体、单克隆抗体以及双特异功能单克隆抗体。

(3)循环免疫复合物检测:循环免疫复合物(CIC)是存在于血清中抗原抗体结合的产物。多种寄生虫感染机体后,形成的 CIC 可存于血液和组织液中,故检测 CIC 可作为诊断的参考指标。CIC 的形成有着双重作用,一是被巨噬细胞吞噬破坏而起到免疫保护作用,二是未被免疫清除的 CIC 容易沉积于小血管壁上而产生免疫损伤作用。传统的囊尾蚴抗体检测方法在敏感性和特异性方面都存在不足之处。检测囊尾蚴抗原对早期诊断较抗体意义大,但有些方法检出率不高,其主要原因是抗原抗体结合形成 CIC 后,影响抗原的直接检出。因此,增加检测 CIC 可弥补抗原抗体的不足,尤其对抗原和抗体均为阴性者更为重要。

目前囊尾蚴病免疫学诊断技术的主要方法有酶联免疫吸附试验(ELISA)、斑点酶联免疫吸附试验(Dot-ELISA)、单克隆抗体酶联免疫吸附试验(McAb-ELISA)、酶联免疫电转移印记技术(EI-TB)、金免疫层析技术(GICA)、金标抗人 IgG4 单抗浸测试验、斑点金免疫渗滤法(DIGFA)及其他一些检测方法。

酶联免疫吸附试验(ELISA)检测尿液标本中的囊尾蚴循环抗原(CAg)的敏感性可达 90.9%,特异性可达 100%。检测脑囊尾蚴病患者血清抗体敏感性为 89%,特异性为 81%,阳性预测值为 79%,阴性预测值为 90%,诊断效率为 85%。

斑点酶联免疫吸附试验(Dot-ELISA)Dot-ELISA 是在 ELISA 的基础上以硝酸纤维素膜(NC)代替聚苯乙烯反应板做载体而建立的一种免疫检测方法。据 Biswas R 报道,使用 Dot-ELISA 法检测脑囊尾蚴病人和对照组人群血清中囊尾蚴抗体的敏感性为 56.25%,特异性为 92%,阳性预测值为 87.09%,阴性预测值为 70.76%。

单克隆抗体酶联免疫吸附试验(McAb-

ELISA)检测抗原可测定囊尾蚴病患者体内囊尾蚴的活动情况,有较高的特异性和敏感性。

酶联免疫电转移印记技术(EITB)EITB 把十二烷基硫酸钠-聚丙烯酰胺凝胶电泳(SDS-PAGE)的高分辨率和固相酶反应的高效性有机结合起来,其敏感性和特异性大为提高,是目前诊断囊尾蚴病的最佳方法。其敏感性和特异性分别高达 92.5%和 100%,显著高于 ELISA 法。对检测含多发活囊病变比单一包囊或钙化病变更敏感。

胶体金免疫层析技术(GICA)GICA 是近 10年发展起来的一项特异性强、敏感性高的免疫学检测技术。敏感性和特异性与 ELISA 相近。

金标抗人 IgG4 单抗浸测试验特异性 IgG4 在机体感染后像 CAg 一样出现早,消失快,检测 IgG4也具有与检测 CAg 同样的价值。对脑囊尾蚴病的诊断和疗效考核具有较好的应用价值。

3. 超声检查 超声检查皮下囊尾蚴结节显示圆形或椭圆形液性暗区,轮廓清晰,囊壁完整光滑,最大者 2.3cm×1.2cm,最小为 0.6cm×0.3cm,平均大小为 1.18cm×0.68cm,囊内可见一强回声光团,位于中央或一侧,最大 0.4cm×0.2cm,最小为0.09cm×0.09cm,平均为 0.18cm×0.18cm。

4. 头颅 CT/MRI 影像学检查 影像学检查是脑囊尾蚴病的首选检查手段,其表现因虫体的状态而不同。

(1)活动期。①脑实质小囊型:CT 表现为脑实质内圆形低密度灶,大小为 5~10mm,病灶周边清楚,病灶内可见一点状高密度影,2~4mm,为囊尾蚴头节,可单发、多发或呈粟粒状,CT 增强扫描头节和囊壁可强化;MRI 表现为长 T_1 长 T_2 小囊状信号。头节表现为一侧囊壁上的点状结构,囊壁和头节呈等 T_1 等 T_2 信号,囊壁光滑,边缘清晰可见,囊周中无水肿,增强扫描囊壁及头节可强化。②脑室型:CT 分不清囊壁与周围脑脊液的界限,但可见囊内的头节多伴有不同程度的脑积水,囊泡可大小不等;MRI 优于 CT,可分清囊壁与周围脑脊液的分界,增强扫描后囊壁可轻度强化。

(2)退变死亡期。①小囊性灶:低密度灶中的点状高密度头节已消失,CT 示囊壁与周围组织界限不清;MRI 表现为虫体周围长 T_1 长 T_2 水肿带,囊壁不规则增厚,头节模糊不清,出现显著的占位效应,增强后可出现多发结节状或环状强化。②大囊型灶:呈圆形或类圆形的低密度灶,20~65mm囊内无头节囊周无组织水肿,可见占位效应;MRI

表现为长 T_1 T_2 信号。③葡萄状囊丛型：病灶位于基底池，为数个小圆形低密度灶堆集在一起呈葡萄状；MRI 表现为多个大小不等的长 T_1 长 T_2 信号区。④脑炎型：病灶呈形状不规则的低密度影，位于脑灰、白质交界处，沿脑回分布呈"手指状"，强化后部分病灶可出现结节状，絮状增强灶；MRI 增强扫描亦可见病灶呈结节状增强。⑤脑内小脓肿型：平扫见脑实质内近皮质区出现形态不整的低密度灶，强化后病灶出现环样增强灶，为 10～15mm，环壁较薄，一般在低密度灶中出现一个环形增强灶；MRI 扫描可见多发长 T_1 长 T_2 信号区增强扫描可见环状强化。⑥脑梗死型：多与囊性低密度灶或钙化灶同时出现，病灶位于基底节区或顶枕叶；病灶不强化。⑦脑膜-蛛网膜炎型：平扫见左侧环池模糊不清，强化后出现边缘模糊的增强影。⑧脑积水型：交通性和阻塞型的脑积水征。

(3)钙化期：标志为囊尾蚴灶内低密度转为高密度的钙化结节，MRI 呈等或长 T_1 短 T_2 信号，以多发常见。

(4)混合期型：同一患者可有活动期、退变死亡期、钙化期病灶合并存在。

5. 活组织检查　皮下结节应常规做活组织检查，病理切片中见到囊腔中含有囊尾蚴头节为特征。

【诊断和鉴别诊断】

(一)诊断

1. 流行病学资料　在流行区有食生或半生不熟的猪肉史；粪便中曾发现带状节片及猪带绦虫病者均应详细询问病史和体格检查。

2. 临床表现　凡有癫痫发作、颅内压增高及其他神经症状者，特别在流行区应疑及本病，详细查体，有无皮下结节。有皮下结节应做活检证实。流行区内囊尾蚴感染是引起各种精神神经系统症状的重要原因，通过综合全面分析才能做出诊断。

3. 实验室检查　外周血象可见嗜酸性粒细胞增高。脑脊液有嗜酸性粒细胞与异常淋巴细胞有参考价值。粪中发现节片或虫卵者有诊断意义。免疫学检查包括酶联免疫吸附试验(ELISA)、斑点酶联免疫吸附试验(Dot-ELISA)、单克隆抗体酶联免疫吸附试验(McAb-ELISA)、酶联免疫电转移印记技术(EITB)、金免疫层析技术(GICA)、金标抗人 IgG4 单抗浸测试验、斑点金免疫渗滤法(DIG-FA)及其他一些检测方法，检测特异性 IgG 抗体或循环抗原具有较高特异性与敏感性，对临床诊断及流行病学调查均有实用价值。但 ELISA 试验存在

假阳性与假阴性，并与包虫病有交叉反应。影像学检查包括 X 线、脑室造影、B 超、CT 和 MRI 检查，尤其后两种对脑囊尾蚴病的诊断有重要价值。

(二)鉴别诊断

本病临床类型多，表现复杂，脑囊尾蚴病应与原发性癫痫、结核性脑膜炎、脑血管疾病、病毒性脑炎、蛛网膜下腔出血、神经性头痛等相鉴别。皮下结节者应与皮脂囊肿、多发性神经纤维瘤、风湿结节、肺吸虫病皮下结节等鉴别。眼囊尾蚴病应与眼内肿瘤、异物、葡萄膜炎、视网膜炎等鉴别。

【预后】

预后与囊尾蚴寄生的部位、数量、大小等密切相关，一般囊尾蚴病经过治疗预后较好，仅少数颅内病灶弥漫分布，伴有痴呆、严重精神异常的患者预后差，病原治疗效果差，常发生严重不良反应。

【治疗】

(一)病原治疗

实验与临床研究结果证明吡喹酮和阿苯达唑是抗囊尾蚴的主要药物，适用于活动期与部分退化死亡期的囊尾蚴，临床治疗皮下肌肉型和脑囊尾蚴病均有较好效果；非活动期及部分退变囊尾蚴则无需抗虫治疗。吡喹酮以杀虫作用为主，药效快，疗程短，但副作用大。阿苯达唑以影响虫体的正常代谢为主，药效缓和，疗程略长，副作用较小。

1. 吡喹酮(Praziquantel)　吡喹酮为广谱抗蠕虫药，杀虫机制是通过增加细胞膜对钙离子的通透性导致细胞内钙离子减少使虫体挛缩和麻痹。本药有强烈杀囊尾蚴的作用，虫体大量死亡后释放异体蛋白，引起严重过敏反应，尤其脑囊尾蚴病患者的反应更强，甚至发生脑疝，危及生命，故必须住院治疗。其剂量与疗程应根据不同临床类型而异。皮肌型囊尾蚴病的剂量，成人为 600mg/次，3/d，10d 为 1 个疗程。治疗后半个月，皮下结节逐渐缩小，于 1～2 个月消失。病理检查可见结节内囊尾蚴死亡，囊壁变性退化。弥漫性多发性皮肤型囊尾蚴病，尤其囊尾蚴性假性肌肥大者，可重复 1～2 个疗程。

脑囊尾蚴病采用吡喹酮的剂量应根据脑内囊尾蚴的部位与数量而不同。颅脑 CT 扫描与 MRI 检查可清楚显示脑组织内囊尾蚴阴影，对指导临床治疗有重要价值。如果脑内虫数少，可采用吡喹酮 10mg/(kg·次)，3/d，4d 为 1 个疗程，总剂量为 120mg/kg体重。如果脑囊尾蚴为多发性，尤其弥漫性者伴有皮肤肌肉囊尾蚴病或精神障碍、颅内高压者，尤应特别谨慎，应进行眼底检查有无视盘水

肿,并测定颅内压,不宜过早用药。颅内高压者应先用地塞米松和甘露醇静脉滴注,降低颅内压,使其降至正常或接近正常,眼底视盘水肿明显好转时,才可用吡喹酮治疗。常采用小剂量长疗程与多个疗程为宜。剂量为 20mg/(kg·d),3 次分服,9d 为 1 个疗程,总剂量 180mg/kg 体重。间隔 3～4 个月重复 1 个疗程,一般需要 2～3 个疗程。疗效较好,治后半年随访时约 2/3 患者癫痫停止发作,神经症状大多控制或改善。与治疗前 CT 对比,脑内,囊泡绝大多数消失。对皮肤肌肉型患者的效果更好,皮下结节一般 2～3 个月消失。

副作用:常见有头痛,有时剧烈、恶心、呕吐、发热、意识障碍、癫痫发作,尤其因急性脑水肿、颅内压增高并发脑疝,可危及生命。弥漫性皮肌型囊尾蚴病治疗过程中也可产生发热与过敏反应。有时"单纯"皮肌型由于脑内的囊尾蚴死亡后也可引起脑水肿、剧烈头痛等脑部症状,应当密切观察,早期发现,及时对症治疗。

2. 阿苯达唑(albendazole) 为广谱抗蠕虫药,其作用机制可能与抑制寄生虫肠壁对糖原的吸收和抑制抗丁烯二酸盐还原酶有关,影响虫体的代谢,使虫体缓慢死亡,因此杀虫作用慢而稍缓和,虽然也有杀虫反应,但对重度感染、年老体弱及不能接受吡喹酮治疗者较宜。对皮肌型、脑与眼囊尾蚴病均有良好疗效。本药可能有致畸作用,孕妇禁用。常用的剂量与疗程为 18mg/(kg·d),分 2 次口服,10d 为 1 个疗程。脑型患者间隔 2～3 个周,重复 1 个疗程,一般需要 2～3 个疗程。治后 4～6 个月皮下结节平均减少 96.5％～99.3％。脑型患者治后随访,临床症状好转或消失者占 84.57％。

副作用:脑型患者于第 1 个疗程结束后 7～16d 发生头痛(53.7％)、癫痫(13.3％)、低热(22.7％)、视力障碍(4.8％),给予甘露醇和地塞米松治疗后可以控制,1～2d 恢复。反应较吡喹酮治疗为轻。这可能与囊尾蚴在脑组织内缓慢死亡,引起炎症反应较轻有关。

3. 甲氧哒唑 对猪囊尾蚴的实验治疗表明,其疗效明显优于吡喹酮和阿苯达唑,且未见明显的副作用。可能是治疗囊尾蚴病最有前途的药物,尚待扩大临床验证。

(二)对症治疗

对颅内压增高者,可先给予 20％甘露醇注射液 250 ml 静脉滴注,加用地塞米松 5～10mg/次,1/d,连续 3 d,再开始病原治疗。发生癫痫、过敏反应应做相应处理。

(三)手术治疗

眼内囊尾蚴病以手术摘除为宜。如用吡喹酮治疗,虫体杀死后可引起炎症反应,加重视力障碍或失明。脑内囊尾蚴病,尤其是第三与第四脑室内囊尾蚴多为单个亦可采用手术摘除。

囊尾蚴病合并猪带绦虫病患者先及早驱虫,但不宜用吡喹酮。可用槟榔与南瓜子等其他驱绦虫药治疗。

【预防】

猪带绦虫病患者是本病的唯一传染源,故患者的彻底驱虫治疗不但可预防他人感染、避免自身感染,同时也使猪的囊尾蚴病发病率下降,是预防囊尾蚴病的重要手段。

改进猪的饲养方式,提倡圈养,切断人与猪之间传播途径。

加强宣传教育,贯彻预防为主,使群众认识囊尾蚴病的严重危害性与传播途径,养成良好饮食卫生习惯,不吃"米珠肉"与生菜,不喝生水,饭前便后洗手。

(李智伟)

第七节　附红细胞体病

学 习 要 点

1. 掌握附红细胞体病的流行病学特征。
2. 掌握附红细胞体病的临床表现及诊断依据。
3. 了解附红细胞体的病原学特性。
4. 了解国内外附红体病的研究进展。
5. 熟悉附红细胞体病的发病机制。
6. 熟悉附红细胞体病的实验室检查。

【病原学】

附红细胞体（Eerythrozoon）也称血虫体，简称附红体，是寄生于人、畜红细胞表面、血浆和骨髓中的一群微生物。在一般涂片标本中观察，附红体的形态为多形性，如球形、环形、哑铃形、球拍形及逗号形等，大小波动较大，寄生在人、牛、绵羊及啮齿类动物中的附红体较小，直径为 0.3～1.5μm，最大可达 2.5μm。附红体既有原虫特点，又有立克次体的特征，长期来其分类地位不能确定，直至 1997 年 Neimark 等采用 DNA 测序、PCR 扩增和 16S rRNA 序列分析，确认属于柔膜体科的支原体属。到目前为止，已发现附红体属有 14 个种，其中主要为 5 个种：①球状附红体（E. coccoides）：寄生于鼠、兔等啮齿类动物中；②绵羊附红体（E. ovis）：寄生于绵羊、山羊及鹿类中；③猪附红体（E. suis）：寄生于猪；④温氏附红体（E. wenyoni）：寄生于牛；⑤短小附红体（E. parvum）：是家猪非致病性的寄生菌。

附红体的抵抗力不强，在 60℃ 水浴中 1min 即停止运动，100℃ 水浴中 1min 全部灭活。对常用消毒药物敏感，被迅速杀灭，但在低温冷冻条件下可存活数十年。

【流行病学】

附红体寄生于各种脊椎动物中，在一些啮齿类、鸟类、禽类、猪等血中寄生，也可在人体中寄生。这些宿主既是被感染者，又是传染源。其传播方式尚不清，可能存在接触传播、血源性传播、垂直传播及经媒介昆虫传播等。被疑为媒介昆虫有鳞虱、蚊、吸虫蝇、蠓等。人类可能对附红体普遍敏感，但常呈地区性分布，在畜牧业地区，其感染率可高达 87％。

附红体感染人畜分布很广，迄今已有美国、南非、阿尔及利亚、肯尼亚、伊朗、法国、挪威、英国、芬兰、澳大利亚、前苏联、日本、荷兰、马达加斯加、葡萄牙、尼日利亚、西班牙、奥地利、比利时、印度、以色列、朝鲜、新西兰、埃及和中国等近 30 个国家和地区报告本病。我国曾对 9 省 16 个地区的人群作附红体感染的流行病学调查，发现人群平均感染率为 53％，与性别、年龄及职业无明显关系，孕妇和患有慢性疾病者的感染率明显高于健康人群。

据调查在家畜中虽然一年四季均可被附红体感染，但也有一定的季节性，以 5～8 月份为其感染高峰。

【发病机制和病理】

附红体进入人体后，多数情况下呈潜伏性感染，只在某些情况下如机体免疫功能下降或处于应激状态，才表现出发病过程。提示附红体毒力较低，致病性不强。

电镜观察显示，附红体主要寄生在成熟红细胞表面，不进入细胞内，少量游离在血浆中，其寄生机制尚不清，但发现体积较大的附红体上有纤丝，借助此纤丝与红细胞相接触、结合，然后扒嵌在红细胞膜上，红细胞膜上可能存在与纤丝相结合的受体。电镜下可见寄生有附红体的红细胞表面出现皱褶、突起，个别可见膜表面形成洞。由于红细胞膜发生改变，出现凹陷、洞，易致血浆成分进入红细胞内，使红细胞肿胀、破裂，发生溶血。又从活体标本中观察到，寄生有附红体的红细胞，其可塑性、变形性功能消失，在通过单核吞噬细胞系统时易被破坏。说明本病溶血性贫血的发生机制既存在血管内溶血，又存在血管外溶血。还有认为溶血的发生可能与红细胞膜结构改变或隐蔽性抗原的暴露等诱导产生 IgM 自身抗体，即第Ⅱ型变态反应有关。

目前尚无人体病理资料。

【临床表现】

畜牧业地区人群中附红体感染率相当高，但均表现为亚临床感染。出现临床症状和体征可诊断为附红体病者多见于重症感染（有 60％ 以上红细胞被寄生），常发生在有慢性基础性疾病及免疫功能低下患者。主要临床表现有以下几方面。

1. 发热 体温一般在 37.5～40℃，并伴有多汗，关节酸痛等。

2. 贫血 贫血为本病最常见的表现，严重者可出现巩膜及皮肤黄染，并有全身乏力、嗜睡及精神萎靡等症状。

3. 淋巴结肿大 有些患者出现浅表淋巴结肿大，常见于颈部。

4. 其他 尚有皮肤瘙痒，肝脾大，腹泻（小儿多见），脱发等。

【实验室检查】

1. 血象 血红蛋白低，网织红细胞高于正常，红细胞脆性试验即糖水试验均阳性。白细胞一般正常，但出现异常淋巴细胞。

2. 微生物学检验 是确诊本病主要依据。

（1）鲜血压片法：取 1 滴待检新鲜血样，滴加在载玻片上，加 1 滴等量的生理盐水或抗凝液，混匀后加盖玻片，用普通显微镜下检查。在 400～600 倍镜下找到附红体后，观察其形态及大小。可见附红体呈现闪光形小体，在血浆中转动或翻滚，每当靠近红细胞时就停止运动。

(2)涂片染色检查:取 1 滴鲜血于玻片上,制成薄血片,固定后用姬姆萨染色或瑞氏染色,加盖玻片用 400～600 倍镜检。姬姆萨液将附红体染成紫褐色,瑞氏液将其染成紫红色。找到附红体后转到油镜头(约 1 600 倍)观察其形态、排列及大小,并可进行计数。一个红细胞表面可附着 1～67 个附红体。在血浆中及红细胞表面上皆可查到附红体,两者比例为 1:1～1:2。

附红体感染率:100 个红细胞中有 30 个以下红细胞被寄生者定为轻度感染;有 30～60 个红细胞被寄生者定为中度感染;有 60 个以上红细胞被寄生者定为重度感染。

3.血液生化检查 常有肝功能异常,总胆红素增高,以间接胆红素为主。血糖及血镁均较低。

【诊断和鉴别诊断】

畜牧业地区出现原发疾病不能解释的发热、黄疸、贫血、皮肤瘙痒、脱发及淋巴结肿大等,要考虑有本病可能,及时做血液涂片检查,找到附红体为确诊依据。本病应与疟疾、巴通体病等相鉴别。

通过微生物血片检查,附红体与疟原虫一般较易鉴别。而附红体与巴通体很难区分,只能凭两者在血片中的形态及在血浆与红细胞上的比例加以鉴别,前者常呈环状,在血浆及红细胞上皆有分布;后者罕见环状,寄生在血浆中,极少在红细胞上。

【治疗和预防】

1.治疗 明确诊断后,及时选用四环素类(四环素、多西环素)或氨基糖苷类(庆大霉素、阿米卡星)抗生素进行病原治疗。有报道多西环素(200mg / d,分 2 次口服)或阿米卡星(0.4g～0.8g / d)对人附红体病疗效较佳,一般可以选用其中一种药物治疗,7d 为 1 个疗程。青霉素及链霉素无效。

2.预防 向各级临床医师普及本病防治知识,提高对该病的诊疗水平。对疑似患者建议到综合医院进行检查,以明确诊断,接受合理治疗。加强环境卫生和畜舍内饲养用具的卫生管理,定期消毒,圈舍一定要按纱窗,经常喷洒杀虫药物,加强饲养员的自身防护,防止昆虫叮咬。少吃生冷食物,不吃不洁肉类,切断传播途径,避免人为感染,防疫接种器具(如注射器针头)和手术器材(断尾、剪齿、剪耳等)一定要安全卫生,要彻底消毒不可混用。做好防疫工作,防治其他传染病,提高机体抵抗力。

(阮 冰)

第八节 棘球蚴病

学 习 要 点

1.掌握棘球蚴病的诊断、防治原则;棘球蚴的生活史过程、致病过程。

2.熟悉棘球蚴病发病机制与病理解剖;流行病学史。

3.了解细粒棘球绦虫与多房棘球绦虫的异同点;及棘球蚴的形态特点。

棘球蚴病(echinococciosis)也称包虫病,是棘球绦虫的蚴虫寄生于人体组织引起的人兽共患寄生虫病。目前确认的棘球绦虫有细粒棘球绦虫、泡型棘球绦虫、伏氏棘球绦虫和少节棘球绦虫 4 种,分别引起细粒棘球蚴病、泡型棘球蚴病、伏氏棘球蚴病和少节棘球蚴病。棘球蚴病分布于全球广大牧区,在人和动物之间传播。伏氏棘球蚴病和少节棘球蚴病主要分布于中美洲和南美洲。我国主要是细粒棘球蚴病和泡型棘球蚴病。

一、细粒棘球蚴病

【病原学】

细粒棘球绦虫属于带科、棘球属,又称包生绦虫,是绦虫中最小的几种之一,虫体长 3～6mm,由头节、颈节及幼虫、成虫、孕节各 1 节组成。头节有颈突及 4 个吸盘。顶突上有两圈钩。孕节的子宫内充满虫卵。虫卵圆形,棕黄色,有两层胚膜,内有辐射纹。成熟后孕节自宿主肠道排出前或后,其子宫破裂排出虫卵。虫卵与猪、牛带绦虫基本相同,光镜下难鉴别,虫卵对外界抵御力较强,在室温水中存活 7～16d,干燥环境中存活 11～12d,在水果、蔬菜中不易被化学消毒剂杀死。幼虫即棘球蚴,圆形囊状体,直径由不足 1～10cm。棘球蚴为单房性囊,由囊壁和囊内容物组成。部分还有子囊和孙囊。

棘球蚴囊壁由外层透明的角质层和内层生发

层组成,其外层为宿主组织反应所形成的纤维包膜。囊壁的生发层为具有生殖能力的胚膜组织,生发层的内壁可芽生出许多小突起,并逐渐发育成生发囊,脱落后即为子囊;子囊内可产生几个头节,成为原头蚴;原头蚴从囊壁破入囊液中,称为囊沙;子囊内又可以产生孙囊。囊内同时存在祖孙三代棘球蚴,并充满囊液。棘球蚴的大小受寄生部位组织的影响,一般为 5cm 左右,也可达 15～20cm。在体内可存活数年至 20 年。

细粒棘球绦虫的终宿主与中间宿主广泛。在我国其终宿主主要是犬,中间宿主主要是羊、牛猪、及骆驼等偶蹄类。人摄入虫卵也可成为其中间宿主。

细粒棘球绦虫成虫寄生于终宿主犬、狼等食肉动物小肠上段,以顶突上的吸盘和小钩固定于肠绒毛基部隐窝内,虫卵或孕节随粪便排出。当中间宿主吞食了虫卵和孕节后,六钩蚴在其肠道内孵出,钻入肠壁,经血循环到达肝、肺等脏器,经过 3～5 个月发育成棘球蚴。棘球蚴被犬、狼等终宿主吞食后,囊中的头节在犬小肠内经 3～10 周发育为成虫,每个原头蚴都可发育为成虫,成虫的寿命大多为 5～6 个月。人可作为细粒棘球绦虫的中间宿主。细粒棘球绦虫卵随犬粪排出体外,污染皮毛、牧场、蔬菜、水源等,人误食虫卵后,六钩蚴经肠壁随血液循环侵入组织,引起急性炎症,若幼虫未被杀死,逐渐发育成棘球蚴,周围以纤维外囊与宿主组织分隔。

【流行病学】

1.传染源 主要是感染细粒棘球绦虫的犬,虫卵对温度耐受性好,适合于牧区传播,其次是狼、狐等。

2.传播途径 人与犬密切接触,虫卵污染手经口感染,犬粪中虫卵污染蔬菜、水源,尤其人畜共饮同一水源也可感染。牧区犬羊集居,羊皮、毛被污染,与羊接触也可致间接感染。干旱多风地区,虫卵随风飘扬吸入也有感染的可能性。

3.易感性 人群普遍易感。牧区感染率较高,多在儿童期感染,至青壮年发病。患者以牧民或农民为多为多,少数民族较汉族为多。

4.流行情况 本病呈世界性分布,尤以澳大利亚、阿根廷、法国、土耳其、意大利等畜牧业为主的国家多见。发展中国家流行强度较高,我国流行在西北、华北、东北及西南广大牧区,以新疆、青海、西藏、宁夏、内蒙古、甘肃及四川等省区多见,河北及东北各省也有散发病例报道。

【发病机制与病理解剖】

虫卵吞入后在肝脏形成棘球蚴囊,少数经肝静脉和淋巴液到达肺、心、脑、肾等器官。棘球蚴致病主要是机械性压迫,其次是棘球蚴囊破坏引起异蛋白过敏反应。棘球蚴体积逐渐增大压迫周围组织和细胞,影响其功能或压迫邻近器官产生相应症状。棘球蚴生长非常缓慢,因此从感染到出现症状常需 10 年或以上。

囊性占位压迫临近组织器官引起病变。肝棘球蚴逐渐长大时,肝内胆小管受压迫,可被包入外囊中;有时胆小管因压迫坏死破入囊腔,使子囊与囊液呈黄色,并继发细菌感染。肺棘球蚴可破入支气管,角皮层旋转收缩使内面向外翻出,偶使生发层与头节及囊液一起咳出,易并发感染;破入细支气管,因空气进入内外囊之间即可呈新月状气带。大量囊液及头节破入体腔可引起过敏性休克与继发性棘球蚴囊肿。

宿主感染棘球蚴后可以产生特异性免疫应答,并可产生一定的免疫保护力。这种免疫效应对已经寄生的包虫囊不起作用,但可控制后来的感染。其效应机制是作用于六钩蚴表面组分的抗体介导下的补体依赖性溶解作用。

【临床表现】

潜伏期为 10～20 年。大多数原发型感染的患者,是单发囊肿,但是 20%～40% 的个体是多发囊肿或者涉及多器官病变。肝脏是最常累及的器官(>65%),其次是肺(>25%),而脾、肾、心脏、骨骼和中枢神经系统较少发生。临床表现与寄生部位、囊肿大小及并发症有关。

1.肝棘球蚴病 最常见,多位于肝右叶接近肝表面。

(1)症状:包虫囊压迫邻近组织或牵拉器官引起患者肝区不适,隐痛及胀痛,饱胀或坠胀,食欲下降,肝包虫囊较大时导致膈抬高,活动受限,可出现呼吸困难。肝门附近棘球蚴可压迫胆管出现梗阻性黄疸,也可压迫门静脉引起门静脉高压症。

(2)体征:查体时可触及右上腹或者上腹部无痛性囊性肿块,表面光滑,质地坚韧,可扪及波动感,部分患者叩诊时可感到子囊互相撞击引起的囊壁震动感,即为"包虫震颤征",由于腹水的产生,移动性浊音阳性。包虫囊向腹腔延伸时,形成腹腔巨大包块。肝大,存在触痛和叩击痛。

(3)并发症:由于外伤或者穿刺造成囊肿破裂,

囊液外溢,可引起剧烈的过敏反应,如荨麻疹,血管神经性水肿,严重时可发生过敏性休克。囊肿破裂后,囊液中的原头节播散种植,附着在脏器表面、肠系膜、网膜等处继续生长,甚至还可引起粘连性肠梗阻、肠穿孔、腹内脓肿等,此外还可播散至胸腔产生多发性继发棘球蚴,引起播散性继发性包虫囊肿。

棘球蚴囊破裂后,可引起继发感染。肝脏的感染多有胆道侵入,亦可由外伤或穿刺造成,患者肝区疼痛,肝大,压痛。血白细胞升高,表现与肝脓肿和膈下脓肿相似。进入腹腔后可导致急性弥漫性腹膜炎。

囊肿压迫门静脉时可发生门脉高压症,压迫胆总管可引起胆道梗阻等。

2.肺棘球蚴病 以右下、中叶肺多见,常无自觉症状,而在查体或照胸片时发现,可有胸部隐痛及咳嗽,与支气管相通时可咳大量液体,并带粉皮样囊壁及囊砂,痰液中可找到头节。继发感染时症状类似肺脓肿,可有高热、胸痛、咳浓痰,偶因大量囊液溢出后堵塞气管而导致窒息。囊肿若穿破入胸膜腔。则形成液气胸,感染发生时形成脓胸。个别患者还可出现皮疹,发热,支气管痉挛和过敏性休克。

3.脑棘球蚴病 发病率低,多见儿童,大脑顶叶和额叶发生较多,多为单发,常伴有肝与肺棘球蚴病。表现与颅内占位性病变类似,为头痛、视盘水肿等颅内高压症状,可有癫痫发作。随着脑内囊肿增大病情逐渐加重。易被误诊为颅内肿瘤。

4.其他部位棘球蚴病 肾脏、脾、心肌心包等偶尔寄生棘球蚴,出现相应症状。骨髓腔,眼球,泌尿生殖系等部位发生包虫病较少见,发生后可出现压迫刺激症状和过敏反应等表现。

【实验室检查】

1.一般检查 白细胞计数多正常。嗜酸性粒细胞可轻度增高。继发感染时白细胞及中性粒细胞比例增高。

2.免疫学检查

(1)皮内试验:卡尼松(Casoni)皮内试验操作简便,快速,阳性率96%以上,可作为初筛试验。但应注意与猪囊尾蚴、结核病有部分交叉反应性。

(2)血清抗体检测:常用的方法有间接血凝试验(IHA)及酶联免疫吸附试验(ELISA),有较好的敏感性和特异性,但与囊尾蚴病有交叉反应。

(3)血清循环抗原(CAg)检测:在早期诊断和

疗效观察方面具有重要的价值,但是阳性率不高。

(4)其他:对流免疫电泳,琼脂扩散等方法,亦有重要参考价值。

3.影像学检查

(1)腹部超声检查已成为对包虫病最广泛使用的成像技术,可以检测到囊肿的数量,部位,直径及囊内容物的变化。检查时可见边缘明确的囊状液性暗区,其内可见散在光点或小光圈。

(2)CT:CT扫描对肝、肺、脑、肾棘球蚴病有重要意义,它可以对囊肿定位,大小测量和计数。

(3)腹部X线平片见囊壁的圆形钙化阴影及骨X线上囊性阴影有助于诊断,X线透视对肺包虫病有重要的诊断价值。

(4)磁共振:MRI和CT相比对囊肿壁的显示更加清楚,此外,还可以清楚的显示解剖学定位。

【诊断】

早期临床表现不明显,往往不易发现,在诊断时应结合以下几点综合考虑:

1.流行病学史 患者的职业,种族特点,牧区或者流行病区长期居住史及与犬类接触史具有重要的参考价值。

2.临床表现 患者具有肝脏、肺脏等脏器的占位病变的表现。

3.实验室检查 血常规中嗜酸性粒细胞增多,皮内试验,间接血凝试验及酶联免疫吸附试验阳性均支持包虫病的诊断。早期诊断可发现血清循环抗原阳性。

4.其他检查 影像学检查发现囊性病变,如肺棘球蚴病破入支气管,咳出粉皮样膜状物质,显微镜下查见头节或小钩即可确诊。

【鉴别诊断】

本病可分别与多囊肝、肝囊肿、肝脓肿、肺脓肿、肺结核病、脑囊尾蚴病、肺转移癌及脑转移癌等相鉴别。

【预后】

本病预后多较好。棘球蚴破裂发生休克者预后较差。

【治疗】

目前,包虫病的治疗仍以手术摘除为主,辅以药物化疗,今年来PAIR疗法逐渐开展,有代替手术的趋势。

1.手术治疗 目前外科手术切除棘球蚴是根治本病的主要方法,手术方法以内囊穿刺摘除术最常用。适用于部分包虫囊突出于肝表面而没有并发症的患者。术中先以 0.1% 西替溴铵杀原头蚴,手术时将内囊剥离完整取出,严禁囊液外溢。手术前后 2 周服阿苯达唑以减少术中并发症及术后复发。肺包虫病可做肺叶切除。但常要配合药物治疗。外科手术一直是包虫病的首选,但是应注意术后的复发。

2.经皮穿刺抽吸注射再抽吸疗法(PAIR) 治疗前服用阿苯达唑,在超声下定位穿刺,抽出部分囊液做检查,然后注入 95% 乙醇,再抽液检查,如有存活的原头蚴,再注射乙醇,直至连续 3 次阴性为止。该法复发率和并发症都低于外科手术。但是棘球蚴与胆管相连通时为该疗法的禁忌证。

3.药物治疗 手术禁忌证或术后复发且无法再行手术治疗者,或者患者体质过弱无法手术者,采用药物治疗。常用阿苯达唑,每次剂量 6.0~7.5mg/kg 或 0.4g,2/d,连服 4 周为 1 个疗程,必要时可延长 6~10 个疗程。对早期肝囊型包虫病的有效率超过 80%,不良反应少而轻,偶可导致可逆性白细胞减少及一过性 ALT 升高。本品有致畸作用,孕妇禁用。

阿苯达唑乳剂对肝囊型包虫病患者的临床疗效优于阿苯达唑片剂。每天口服阿苯达唑乳剂 12.5mg/kg 后可出现较高的血药浓度,达 0.62~4.71mg/L。剂量按每日 12.5mg/kg,连续服药 3 个月为 1 疗程。必要时可延长服药时间 6 个月~2 年。有效率为 86%,治愈率为 52%,复发率为 8%。

4.对症治疗 肝、肺、脑、肾棘球蚴病出现相应器官损害时,酌情治疗,维护器官功能;继发感染时抗菌治疗;过敏反应时对症处理等。

【预防】

1.控制感染源 流行区的犬进行普查普治,广泛宣传养犬的危害性。可用吡喹酮驱除犬的细粒棘球蚴绦虫。

2.加强健康知识宣传 普及包虫病知识,提高全民的防病意识,使广大群众知道避免或者减少与犬密切接触,注意饮食和个人防护。

3.加强屠宰场管理 病畜内脏要深埋,防止被犬吞食,避免犬粪中虫卵污染水源。

二、泡型棘球蚴病

泡型棘球蚴病又称多房棘球蚴病。泡型棘球蚴常寄生于肝脏产生浸润增值性病变,可经淋巴液或血循环转移至肺、脑等器官引起临床表现。

【病原学】

泡型棘球绦虫成虫形态和细粒棘球绦虫相似,但长度仅为 1.2~3.7mm,头节、顶突、小钩和吸盘都偏小,泡型棘球蚴是由许多小囊泡组成,埋在致密结缔组织内,呈蜂窝状,无纤维包膜。囊泡内含黏液性基质。囊壁分为外层的角质层和内层的生发层。角质层有裂隙,生发层主要向外芽殖,也可向内芽殖。生发层未分化细胞繁殖时向外突出、形成胚芽,呈侵袭性增生,类似恶性肿瘤。泡球蚴呈管状,光镜下可见许多微泡内含大量原头节。

泡型棘球绦虫的生活史亦和细粒棘球绦虫相似,其常见的终宿主是狐,其次是狗、狼和獾等。由于人并非是其适宜的中间宿主,人体感染时囊泡内无原头蚴。

【流行病学】

本病多为散发,主要分布于东南欧、北美、俄罗斯、日本北海道、英国和加拿大等地区。我国青海、宁夏、新疆、甘肃、西藏、内蒙古、黑龙江及四川甘孜州等地区均有病例报道。野犬、狐、狼、獾和猫等为终末宿主,被其捕食的田鼠等啮齿动物为中间宿主,传染源视各流行区的终末宿主而异。人可通过接触犬、狐等而直接感染,或因误食被虫卵污染的食物或水而间接感染,感染后也可称为中间宿主。以农牧民与野外狩猎人员居多,男性青壮年为主。在自然界存在狐或野犬与鼠间的野生生活循环,故本病也是一种自然疫源性人兽共患的疾病。

【发病机制与病理解剖】

虫卵被吞食后在小肠孵出六钩蚴,穿过肠黏膜进入门静脉,到肝脏后发育为泡球蚴。肝病变为单个或几个坚硬肿块,周围界限不清。肝脏表面可见多数散在灰白色大小不等的结节,切片可见坏死组织和空腔,光镜下可见形状不规则的串珠状小囊泡,囊泡间及周围有肉芽组织增生。严重者可破坏整个肝叶,中心区可形成假腔。病变向邻近器官、组织扩散,可侵及下腔静脉、门静脉、胆总管,肉眼下病变难以和肝癌鉴别,大块型泡球蚴压迫四周组织可引起组织萎缩坏死,泡球蚴囊泡坏死后产生的毒素又可进一步损害肝实质。受后。由于泡球蚴在肝实质内弥漫性浸润生长,并波及整个肝脏,对肝脏损害严重,可引起肝功能衰竭,或者诱发肝硬化引起门静脉高压,严重时可导致死亡。

从泡球蚴脱落入血的生发膜细胞可转移至肺、脑等远处器官。

【临床表现】

泡型棘球绦虫生长发育极其缓慢,可在感染后30年才出现症状,潜伏期长达10～20年或以上。

早期无症状,病程缓慢加重,可有右季肋部疼痛,食欲下降,腹胀,胆绞痛,消瘦,多有肝脏明显肿大,质硬,表面有结节。也可出现黄疸、腹水、脾大和门静脉高压征象。重者可导致肝衰竭或门脉高压引起的上消化道大出血。如发生脑、肺泡球蚴病,则出现相应的脑、肺症状和体征。其中肝功衰竭和脑转移是本病死亡的主要原因。

【实验室检查】

1.一般检查　血红蛋白轻至中度降低,部分患者血嗜酸性粒细胞轻度增高。血沉明显加快。约30％患者 ALT、ALP 升高,晚期可有白蛋白与球蛋白比例倒置。

2.免疫学检查　皮内试验常为阳性,IHA、ELISA 检测泡型棘球蚴抗原 Em2 具有高度敏感性和特异性,但与细粒棘球蚴、猪囊尾蚴病人血清有10％～20％的交叉反应率。

3.其他检查　肝脏 B 超与 CT 检查可见边缘不规则、结构不匀质的大块占位病变,中央性坏死时可见液性暗区。腹部 X 线片可见肝区局限或弥漫性无定形点状或多数细小环状钙化影。

【诊断】

根据流行病学史,临床表现,免疫学检查,并结合影像学资料通常可做出本病的诊断。

【鉴别诊断】

本病应与原发性肝癌、结节性肝硬化等相鉴别。

【治疗】

早期手术切除病灶及周围肝组织或肝叶切除。手术不易根除时,常需用阿苯达唑行化学药物治疗,剂量每日 10mg/kg,分 2 次服,疗程视病变大小而异,一般 2～3 年或更长。少数可有皮疹、蛋白尿、黄疸及白细胞减少等不良反应,停药后多可恢复正常。

【预防】

灭狐和消灭野鼠是根除传染源的重要措施,对野狗和家犬也应控制。

加强疫区人群的知识宣传。对流行区犬用吡喹酮进行普治。

注意个人防护,生产生活中注意防止虫卵的污染。对污染的器具热力消毒。

目前国家包虫病防止项目已经开展,项目内容包含:病人查治。对疫区群众免费检查和对部分区域病人进行免费的药物治疗。目前包虫病已纳入我国免费治疗的六种疾病之一(部分区域)。犬驱虫:在高流行区执行"犬犬投药、月月驱虫"的传染源控制策略。健康教育:改变高危的生活行为习惯。

(陈　红)

第九节　黑　热　病

学 习 要 点

1.掌握黑热病的诊断和治疗。

2.熟悉黑热病的临床表现。

3.了解黑热病的发病机制。

黑热病(kala azar)又称内脏利什曼病(visceral leishmaniasis,VL),是由利什曼原虫引起的慢性地方性寄生虫病。我国及其他亚洲、非洲地区的黑热病系由杜氏利什曼原虫(Leishmania donovani)引起,以白蛉为传播媒介;在地中海地区和南美洲则分别由婴儿利什曼原虫(Leishmania infantum)和恰氏利什曼原虫(Leishmania chagasi)引起。临床上以长期不规则发热、肝脾大、消瘦、贫血、白细胞减少及血浆球蛋白增高为特征。

【病原学】

内脏利什曼病大多由杜氏利什曼原虫(L. donovai)、婴儿利什曼原虫(L. infantum)及恰氏利什曼原虫(L. chagasi)引起的,但主要与皮肤病有关的一些利什曼原虫,如热带利什曼原虫(L. tropica)、亚马逊利什曼原虫(L. amazonensis)等,有时也能从典型内脏利什曼病分离到。杜氏利什曼原虫的生活史包括无鞭毛体(amastigote)和前鞭毛体(promastigote)两期,前者寄生于人、犬等脊椎动物宿主的单核-巨噬细胞内,后者见于传播媒介白蛉(sandfly)体内及培养基内。在人体内无鞭毛体通常称利-杜体(Leishman-Donovan body,LD体),呈卵圆或圆形,有两层包膜,大小为(2.9~5.7)$\mu m \times$(1.8~4.0)μm。用瑞氏或吉姆萨染色后,其胞质呈浅蓝色,核呈紫红色,较大,偏于周边,其对侧可见到一细小杆状体称为动基体(kinetoplast),如染色好,有时还可见一红色粒状的基体(basalbody)或生毛体(blepharoplast)及由此伸出的根丝体(rhizoplast)。利-杜体主要在宿主的单核巨噬细胞内,以二分裂法不断繁殖,虫体数目不断增多,直至巨噬细胞不能容纳而破裂,逸出的杜-利体又被其他巨噬细胞吞噬并继续繁殖,如此循环反复。皮下组织的利杜体被血中的游走的单核细胞带到肝脏、脾脏、骨髓、淋巴结等,繁殖更加旺盛,这样便引起单核巨噬细胞的大量增生和破坏,引起病变。

当白蛉叮咬患者、病犬或其他哺乳动物宿主时,利杜体随血液进入白蛉胃内,3d后转化为前鞭毛体,呈梭形,大小为(15~25)$\mu m \times$(1.5~3.5)μm,前端稍宽,有鞭毛一根,后端则较尖细,见图。染色后胞质呈浅蓝色,中间有一染成紫红色的核。前鞭毛体在白蛉胃内以二分裂进行繁殖,约7d进入白蛉的口腔及喙部。在白蛉叮咬人时,前鞭毛体即可随白蛉唾液进入人体内,被巨噬细胞吞噬,鞭毛脱落转化为利-杜体。

【流行病学】

本病全球性分布,流行于亚、非、欧及美洲,以印度、地中海地区流行最盛。新中国成立前,本病广泛流行于我国长江以北的农村,经积极有效防治,基本控制流行。目前仅新疆、甘肃、四川、内蒙古、陕西及山西有散发病例发生。但近年来西部地区疫情又有回升,主要与养犬增多有关,特别是川北和甘肃陇南地区成为我国黑热病的高发区。发病无明显季节性,10岁以内儿童多见,男性较女性多见。农村较城市多发。

1.传染源　主要为患者、带虫者及病犬,少数野生动物如狼、狐、大沙鼠也可作为传染源。利什曼病在流行病学上可分为3个类型,即:①人缘型,又称平原型,主要见于平原地区,患者及带虫者是主要的传染源。患者以青少年为主,可见皮肤利什曼病。该区是我国既往内脏利什曼病的重度流行区,现已基本绝迹。②犬源型,又称山丘型,如我国甘肃、陕西等地,受感染的犬是主要的传染源。③自然疫源型,又称荒漠型,如我国新疆、内蒙古等的荒漠地区,野生动物是主要的传染源。患者主要见于婴幼儿。

2.传播途径　中华白蛉(phlebotomus chinensis)是我国黑热病的主要传播媒介,该病主要通过白蛉叮咬传播,此外,吞食病兽尸体、破损皮肤和黏膜、胎盘或输血传播等也可感染,与利什曼病患者共用注射器也可感染,但少见。

3.人群易感性　人类对本病的易感性,随年龄增长而降低,但以10岁以下的儿童与外地新进入疫区的成年人均易受感染,故应视为易感染群,营养不良的因素有利于本病的发生。在免疫功能低下或接受免疫抑制剂治疗的人群中(如艾滋病病毒感染者、艾滋病患者、器官移植者等),利什曼原虫是一种重要的致病菌源。病后有较持久的免疫力。

【发病机制与病理变化】

被感染的白蛉叮咬后,利什曼原虫前鞭毛体侵入人体,其表面的糖蛋白Gp63可与巨噬细胞表面的C_3受体结合,而其表膜上另一大分子磷酸酯多糖(lipophosphoglycan,LPG)则可激活补体,使C_3bi沉着在虫体表面,并通过CR_3(C_3biR)受体而使虫体附着于巨噬细胞,而使之被吞噬。前鞭毛体转变为无鞭毛体,在巨噬细胞大量增生,直至将吞噬细胞胀破,无鞭毛体又为其他吞噬细胞所吞噬,并继续繁殖。4~6个月,形成肝、脾、骨髓和淋巴结的病变。其基本病变为巨噬细胞和浆细胞增生。细胞免疫应答是决定疾病进程的重要因素。Th1型细胞免疫应答有助于清除感染。IL-12可促进Th1型细胞免疫应答,IL-10则起抑制作用。

1.脾　明显肿大,其内有巨噬细胞大量浸润,几乎所有细胞内均充满利-杜体,同时浆细胞明显增多。脾内血管受压,静脉充血,小动脉血行淤阻并可有梗死。晚期可有网状纤维及结缔组织增生,脾变硬。

2.肝　常为轻度或中度肿大。Kupffer细胞和游离于肝窦内的巨噬细胞内都充满利什曼原虫,细胞肿胀,窦道阻塞。汇管区结缔组织内有含原虫的巨噬细胞和浆细胞浸润。肝细胞因受压、缺血而萎缩、脂肪变性。晚期可有纤维组织增生,发生肝硬化。

3.淋巴结　呈轻、中度肿大,其内可见含有原虫的巨噬细胞,深层皮质小淋巴细胞几乎全部消失。有时,治疗后肝、脾及骨髓内找不到原虫时,淋巴结内仍可查见原虫。

4.骨髓　常有明显增生,脂肪有明显减少,呈暗红色,可见到大量含有虫体的巨噬细胞,浆细胞明显增多。中幼粒细胞增多,晚幼与分叶核粒细胞明显减少,有核红细胞增加,巨核细胞正常或减少,但血小板形成则明显减少。各类血细胞的减少也与脾功能亢进有关,引起粒细胞减少及贫血。凝血酶原产生的减少与血小板的减少可引起出血倾向。

5.其他　小肠、睾丸、肺、肾、肾上腺、心肌及扁桃体等均有巨噬细胞增生并含有原虫。肾小球系膜内可有免疫复合物沉积。'

【临床表现】

潜伏期一般 3～6 个月,可自 10 余日至 9 年。白蛉叮咬后,被叮咬处出现淡红色的斑丘疹,内含原虫。因皮损症状不明显,多被忽视。

(一)典型临床表现

1.发热　起病缓慢,发热可见于 95％以上的患者,热型为不规则热,有 1/3～1/2 的患者可见双峰热,午后和傍晚发热,可伴有轻度寒战,体温最高可达 41℃。此时虽有高热,但全身中毒症状不明显,多可照常生活。发热常持续 3～5 周自行缓解,间隔 2～3 周体温复升,如此迁延数月。

2.脾、肝及淋巴结肿大　发热持续 2 周后即可触及肿大的脾,年龄越小脾大出现越早。早期常为光滑、质软、无触痛,4～6 个月后常平脐或达脐下,最终可进入盆腔内,晚期脾常变硬。脾一般无压痛,但如脾内有梗死、出血或脾周围炎,可有左上腹脾区痛和压痛。肝可轻或中度肿大,较脾大发生晚,肝大一般在肋缘下 1～2cm,无触痛,超过肋缘下 5cm 者罕见。个别患者以肝损伤为主要表现,并发肝硬化者可有腹水、黄疸。病程长、营养不良者约 93.2％肝脾同时肿大。全身淋巴结常轻、中度肿大。

3.贫血及营养不良　常见贫血征,严重者可有贫血性心脏病。晚期患者营养不良,头发稀少而无光泽,精神萎靡不振。在手、前额与腹中线处皮肤有色素沉着(黑热病由此而来)。患儿发育常受阻。

起病 1 个月左右可出现病情的缓解,缓解期持续数日至数周不等,此期症状好转,脾缩小,血象好转。病程愈长,缓解期愈短,终至症状持续而无缓解。

(二)特殊临床类型

1.皮肤型黑热病　多见于印度、苏丹,我国多于平原地区。多数患者有黑热病史,亦可发生在黑热病病程中,少数为无黑热病病史的原发患者。皮损主要是结节、丘疹和红斑,偶见退色斑,表面光滑,不破溃亦很少自愈,结节可连成片。可发生在身体任何部位,但面部多见。患者一般情况好,多数可坚持日常工作及劳动,病程可达数年。

2.淋巴结型黑热病　国外仅在地中海的马耳他和西西里岛上有少数病例报道。我国在北京、新疆个案报道各一例外,在内蒙古荒漠地带移民中有淋巴结型利什曼病患者。临床表现为局部淋巴结肿大,以腹股沟及股部多见,大小不一,位较表浅,无红肿,也无压痛,一般情况良好,少数低热、乏力。肺门淋巴结受损者,有咳嗽。肝、脾偶可触及。嗜酸性粒细胞增多为本型特征之一。淋巴结活检可在类上皮细胞内查见许多利杜体。多数患者无内脏利什曼病病史。

【并发症】

多发生于晚期。

1.继发细菌性感染　最常见,易并发肺部炎症、细菌性痢疾、齿龈溃烂、皮肤坏死性空腔炎(走马疳)等。

2.急性粒细胞缺乏症　表现为高热、极度衰竭、口咽部溃疡、坏死、局部淋巴结肿胀以及外周血象中粒细胞显著减少,甚至消失。

3.出血　常有鼻出血、瘀斑、视网膜出血等,故本病患者禁服抗凝药物。

【实验室检查】

(一)一般检查

1.血常规检查　全血细胞减少,其中白细胞数减少最为明显,一般为 $(1.5～3.5)\times10^9/L$,重者可少于 $<1.0\times10^9/L$,主要是中性粒细胞减少甚至可完全消失;嗜酸粒细胞数亦有减少。但淋巴结型者血象多正常,嗜酸粒细胞常增高。皮肤型者白细胞数常增高至 $10\times10^9/L$,嗜酸粒细胞数可增高达 15％左右。继之血小板可降至 $(50～100)\times10^9/L$,红细胞和血红蛋白量减少。患者出血时间延长,凝血时间正常或稍延长,血沉可明显增快。

2.其他　血浆球蛋白明显增高,最高可达 90g/L,主要是 IgG 增多。这与多克隆 B 细胞活化有关。白蛋白降低。白/球蛋白比明显倒置,可以出现黄疸,转氨酶升高。肾脏可有免疫复合物沉积。可有轻度肾小球肾炎,极少发生肾衰。类风湿因子可阳性。

(二)病原学检查

1.涂片检查 可从富有巨噬细胞的脾、肝、骨髓、淋巴结等处进行穿刺,将所得的标本做涂片,一般常用骨髓穿刺,阳性率在85%左右。肝穿阳性率与骨穿相似,脾穿刺涂片阳性率高,可90%~99%,但有一定危险性而很少采用。淋巴结穿刺的阳性率较低,但操作简单安全,且复发病例和HIV感染者的淋巴结穿刺阳性率高于骨髓。从周围血涂片中找病原体的阳性率以厚涂片为高,可达60%左右。

2.培养检查 如涂片检查阴性,可将穿刺物做利什曼原虫培养,7~10d可得阳性结果,亦可接种于动物体内,1~2个月才能确定诊断,此法在临床上很少使用。

3.分子生物学检查 近年来采用DNA探针来检测利什曼原虫核酸,特异性及敏感性均高,用此法可大大提高其检出率。

(三)免疫学检查

1.皮内利什曼素试验(leishmenin dermal test,LDT)为迟发型超敏反应。皮内注射抗原后24h观察结果。黑热病患者为阴性,治愈或自然缓解者多为阳性。LDT仅适用于流行病学调查,对诊断的帮助不大。

2.血清抗体的检测 免疫功能正常的黑热病患者体内有高滴度抗利杜体抗体,HIV(+)者体内没有或仅有低滴度抗体。以利什曼原虫前鞭毛体的可溶性抗原或全虫抗原检测患者体内抗体的方法有:间接荧光抗体试验阳性率可达100%,假阳性率仅为0.09%。患者治愈后5年仍可为阳性,故不可用于治疗评价。直接凝集试验效价1:128以上为阳性。间接血凝试验的阳性效价也为1:128以上。这些抗体检测方法可与皮肤利什曼病、疟疾、血吸虫、弓形虫病、美洲锥虫病及麻风病患者发生交叉反应。用重组抗原检测特异性抗体的方法,敏感性和特异性均高于使用全虫抗原的方法。纤维素试纸法(Dipstick)是利什曼原虫类kinesin基因中编码39个氨基酸的重组基因片段的表达产物RK39做抗原,制备成试纸条,检测抗利杜体抗体。阳性率可达100%,假阳性率低,交叉反应率低。此法操作简单,携带方便,2~5min即可获阳性结果,适宜基层和大规模现场流行病调查时应用。

3.血清抗原的检测 血清中循环抗原出现早,含量与原虫数量正相关并随原虫死亡而消失,故循环抗原的检测不但可用于早期诊断,而且可用于判断预后和疗效评价。单克隆抗体-抗原斑点试验(monoclonal antibody-antigen spot test,McAb-AST)的阳性率高达97%以上,而需血量少(1~2μl血清)。斑点酶联免疫吸附法,现症患者的阳性率为90.6%,对照血清为阴性。竞争酶联免疫吸附法可区别急性期和感染后期患者。

【诊断和鉴别诊断】

1.诊断依据 ①流行病学史:有流行区居住史,居住期间经过白蛉活动季节(5~9月份)。②临床特征:发病缓慢,长期不规则发热,中毒症状相对较轻,并伴有肝脾大、消瘦及贫血,外周血液白细胞数减少及血浆球蛋白量明显增高者。③血清免疫或分子生物学检查阳性有诊断参考价值。患者骨髓涂片中找到病原体是确诊本病的依据,在临床疑似病例而骨髓涂片阴性时,可做脾穿刺涂片检查,其阳性率较骨髓穿刺为高。

2.鉴别诊断 应与其他发热、伴脾大及白细胞减少的疾病鉴别。黑热病急性期应与伤寒、疟疾、斑疹伤寒、急性美洲锥虫病、急性血吸虫病、粟粒型结核及阿米巴肝脓肿相鉴别。亚急性或慢性黑热病应与布鲁杆菌病、组织胞质菌病、传染性单核细胞增多症、淋巴瘤、白血病、原因不明的骨髓外造血、血吸虫病、慢性疟疾、肝硬化及瘤型麻风等相鉴别。

【治疗】

(一)一般治疗

应卧床休息,高蛋白质饮食,注意口腔和皮肤卫生,防止继发性细菌感染,积极治疗并发症。补充热量和水分,维持水和电解质的平衡,贫血应给铁剂、叶酸,高热需对症处理。

(二)病原治疗

1.五价锑剂(pentavalent antimonials,pentostam) 即葡萄糖酸锑钠(stibogluconate sodium,商品名斯锑黑克),仍为国内首选药物。常规用法:总剂量成人为110mg/kg,儿童为120~180mg/kg,均分为6次,每日1次,肌内或静脉注射。1个疗程的治愈率可达80%~95%。复发时再用此药1~2个疗程,总剂量按原剂量酌加1/3,分8次注射,多数仍可治愈。累计治愈率为99%。3个疗程后仍无效者为耐药,应改用其他疗法。近年在川北、陇南及华东地区的治疗经验表明:应加大该药剂量,200-240mg/kg(平均230mg/kg)为宜,复发率可降至4%~16.5%;再加大剂量对降低复发率无其作用。凡有肺炎、肺结核及严重心、肝和肾病者应禁用该药。用药过程中,有体温突然上升或粒细胞减少,或有大出血倾向时,应减量或停药。本药副作用轻微,主要表现为消化道不适,偶有白细胞减少,停药可恢复。

2.喷他脒(pentamidine) 因其毒性较大,疗程长,复发率高,故仅用于对锑剂过敏或抗锑剂患者。4mg/(kg·d),临用前现行配置成5%～10%的溶液,肌内注射或静脉点滴,15～20d为1个疗程,一般需1个疗程,个别病例需要2个疗程。肌注局部可有硬结、血肿。本药可使肺结核病灶恶化。治疗早期可有发热增高和脾大。较大剂量可引起肾和胰腺损害。印度应用此药较多。

3.两性霉素B 脂质体两性霉素B是目前美国药品食品管理局唯一批准用于黑热病的药物。它较五价锑剂的毒性更低,但价格昂贵。免疫功能正常者,在第1～5天、第14、21日给予3.0mg/(kg·d),7次为1个疗程。可重复数疗程,以达到清除原虫的目的。免疫抑制者,在第1～5日、第10、17、24、31、38日给予4.0mg/(kg·d),10次为1个疗程。HIV(＋)者常复发,需重复给药。国内可试用两性霉素B,小剂量开始,逐日递增至1mg/(kg·d),成人总剂量可增至1.5g。

4.米尔佛森(miltefosine) 是一种新发现的可口服的治疗利什曼病有效的新药,Sundar S(1998年)在印度用mitefosine口服治疗了30例内脏利什曼病患者,发现有效剂量为100～150mg/d,疗程为28d。治愈率98%,对锑剂耐药着也有效。毒性不大,且较便宜,有好的使用前景。

5.联合治疗 联合IFN-γ和锑剂治疗对锑剂治疗失败或治疗后复发者或艾滋病患者,效果肯定。IFN-γ单独应用于难治性黑热病的疗效不肯定。

(三)脾切除

药物治疗无效而脾高度肿大、脾亢者,脾切除。

(四)治愈标准

原虫清除和临床症状逐渐消失,每3个月复查1次,1年不复发者为治愈。

(五)复发治疗

本病常在停药后6个月内复发。HIV(＋)者易复发,故应长期治疗,但最佳治疗药物和疗程未定。

【预后】

治疗不及时,常于1～2年死于并发症,多因继发感染或全身衰竭而死亡,自采用葡萄糖酸锑钠以来,病死率显著降低,低于5%。

【预防】

本病的预防应在流行区开展普查普治患者、带虫者,病犬应及时捕杀、火化或深埋,在白蛉季节,应于患者家及邻居居室内喷洒杀虫剂,如溴氰菊酯以消灭白蛉,效果好。

有效的疫苗正在研制中。巴西科学家正在研制一种用利什曼原虫的灭活前鞭毛抗原制备的疫苗。随着分子生物学技术的发展,重组抗原加以恰当佐剂和多价前鞭毛体基因工程疫苗均在研制中。

(刘 娅)

■■ 参考文献

[1] 谢元林,常伟宏,喻友军.实用人畜共患传染病学.北京:科学技术文献出版社,2007:652-653.

[2] 王坤平,顿国栋,马铁军,等.日本血吸虫病免疫诊断研究的现状和进展.寄生虫病与感染性疾病,2008,2:105-108.

[3] 李兰娟.传染病学.北京:人民卫生出版社,2008:263-270.

[4] 杨绍基.传染病学.第7版.北京:人民卫生出版社,2008:287-294.

[5] 唐红.并殖吸虫病.见:杨绍基,任红主编.传染病学.第7版.北京:人民卫生出版社,2008:294-300.

[6] 李兰娟.并殖吸虫病.见:彭文伟主编.传染病学.第6版.北京:人民卫生出版社,2004:246-251.

[7] 张大志.重视食源性寄生虫病研究.见:李兰娟主编.传染病学.北京:人民卫生出版社,2008:270-275.

[8] 雷学忠.并殖吸虫病.见:高志良主编.传染病学学习指导及习题集.北京:人民卫生出版社,2008:272-276.

[9] 李兰娟.传染病学.北京:高等教育出版社,2004:227-230.

[10] 杨绍基.2008.传染病学.第7版.北京:人民卫生出版社,300-303.

[11] CHOI D,HONG ST. Imaging diagnosis of clonorchiasis. Korean Journal of Parasitology,2007,45(2):77-85.

[12] Ho Gak Kim Jimin Han Myung-Hwan Kim. Prevalence of clonorchiasis in patients with gastrointestinal disease:A Korean nationwide multicenter survey. World Journal Of Gastroenterology,2009,15(1):86-94.

[13] CHOI BI, Han JK, Hong ST, et al. Clonorchiasis and cholangiocarcinoma:etiologic relationship and imaging diagnosis. Clin Microbiol Rev,2004,17(3):540-552.

[14] 马亦林.传染病学.第4版.上海:上海科学技术出版社,2005:1048-1067.

[15] 戴自英.实用内科学.第9版.北京:人民卫生出版社,1994:390-400.

[16] 孙德建,史宗俊,邓珊珊.丝虫病诊断标准及处理原则 GB 1985-1995.

[17] Freedman DO; FILARIASIS, in Goldman: Cecil Medicine, 23rd ed, Copyright© 2007 Saunders, An Imprint of Elsevier.

[18] 陈雅棠.肠绦虫病.传染病学(王季午主编).第 3 版.上海:上海科学技术出版社,1998:818-827.

[19] 管晓虹,古钦民.绦虫.人体寄生虫学(詹希美主编).第 5 版.北京:人民卫生出版社,2001:151-174.

[20] 张进顺.微小膜壳绦虫病、缩小膜壳绦虫病.现代寄生虫病学(陈兴保等主编).北京:人民军医出版社,2002:781-793.

[21] Nunes CM, Lima LG, Manoel CS, et al. Taenia saginata: polymerase chain reaction for taeniasis diagnosis in human fecal samples. Exp Parasitol, 2003, 104(1-2):67-69.

[22] Sarti E, Rajshekhar V. Measures for the prevention and control of Taenia solium taeniosis and cysticercosis. Acta Trop, 2003, 87:137-143.

[23] Rajshekhar V, Joshi DD, Doanh NQ, et al. Taenia solium taeniosis/cysticercosis in Asia: epidemiology, impact and issues. Acta Trop, 2003, 87:53-60.

[24] Cabaret J, Geerts S, Madeline M, et al. The use of urban sewage sludge on pastures: the cysticercosis threat. Vet Res, 2002, 33:575-597.

[25] Horton J. Albendazole: a review of anthelmintic efficacy and safety in humans. Parasitology, 2000, 121Suppl: S113-S132.

[26] Olson PD, Yoder K, Fajardo L-G LF, et al. Lethal invasive cestodiasis in immunosuppressed patients. J Infect Dis, 2003, 187:1962-1966.

[27] 薛启贞.囊虫病.见:刘约翰,赵慰先主编.寄生虫病临床免疫学.重庆:重庆出版社,1999,265.

[28] Bale Jr JF. Cysticercosis [J]. Curr Treat Options Neurol, 2000, 2(4):
355-360.

[29] Ito A, Wandra T, Subahar R, et al. Recent advances in basic and applied science for the control of taeniasis/cysticercosis in Asia [J]. Sout heast Asian J Trop Med Public Health, 2002, 33(Suppl3):79-82.

[30] Horton J. Albendazole: a broad spectrum anthelminthic for treatment of individuals and populations. Curr Opin Infect Dis, 2002, 15:599-608.

[31] García HH, Gonzalez AE, Evans CA, et al. Taenia solium cysticercosis [J]. Lancet, 2003, 362(9383):547-556.

[32] Flisser A, Sarti E, Lightowlers M, et al. Neurocysticercosis: regional status, epidemiology, impact and control measures in the Americas [J]. Acta Trop, 2003, 87(1):43-51.

[33] Eddi C, Nari A, Amanfu W. Taenia solium cysticercosis/taeniosis: potential linkage with FAO activities; FAO support possibilities [J]. Acta Tropica, 2003, 87(1):145-148.

[34] 周智,王小根.囊尾蚴病.见:马亦林主编.传染病学.上海:上海科学技术出版社,2005:1025.

[35] Prasad KN, Prasad A, Verma A, et al. Human cysticercosis and Indian scenario: a review [J] J. Biosci, 2008, 33(4):571-582.

[36] 尚德秋.附红细胞体.见:王秀茹主编.预防医学微生物学及检验技术.北京:人民卫生出版社,2002:442-445.

[37] 白建文,蔡筠.人附红体的电镜特点及附红体病的临床治疗观察.中国人畜共患病杂志,2002,18(3):104-107.

[38] Puntaric V, Borcic D, Vukelic D, et al. Eperythrozoonosis in man. Lancet(letters),1987,11:868-869.

[39] 杨绍基,任红主编.传染病学.第 7 版.北京:人民卫生出版社,2008.

[40] 周本江,郑葵阳主编.医学寄生虫学
(案例版).北京:科学出版社,2008.

[41] 罗恩杰主编.病原生物学辅导指南.北京:科学出版社,2006.

[42] 吾拉木·马木提,王昕主编.人体寄生虫学.北京:科学出版社,2006.

[43] 李梦东,王宇明主编.实用传染病学.第 3 版.北京:人民卫生出版社,2004.

[44] 中华医学会.临床诊疗指南(传染病学分册).北京:人民卫生出版社,2006.

[45] Pedro Moro, Peter M. Schantz Echinococcosis: a review [J] International Journal of Infectious Diseases, 2009, 13(2):125-133.

[46] Craig PS, McManus DP, Lightowlers MW, et al. Prevention and control of cystic echinococcosis [J] Lancet Infect Dis, 2007, 7(6):385-394.

[47] Brunetti E, Kern P, Vuitton DA; Writing Panel for the WHO-IWGE. Expert consensus for the diagnosis and treatment of cystic and alveolar echinococcosis in humans [J]. Acta Trop, 2010, 114(1):1-16.

[48] 李梦东,王宇明主编.实用传染病学.第 3 版.北京:人民卫生出版社,2005:1110-1119.

[49] 马亦林主编.传染病学.第 4 版.上海:上海科学技术出版社,2005:956-962.

[50] Goldman Bennett 主编.王贤才主译.西氏内科学·传染病学.第 21 版.世界图书出版社,2000:788-796.

[51] 杨绍基主编.传染病学.北京:人民卫生出版社,2005:269-271.

[52] 张富南,陈漪澜,肖宁.四川省 2006-2007 年黑热病疫情与防治措施分析.中国人善共患病学报,2008,24(11):1085-1086.

[53] 左新平,伊马木,开赛尔,等.rK39 免疫层析试条在新疆黑热病诊断和流行病学调查中的应用.热带病与寄生虫学,2007,5(1):19-22.

学习培训及学分申请办法

一、《国家级继续医学教育项目教材》经国家卫生和计划生育委员会（现更名为国家卫生健康委员会）科教司、全国继续医学教育委员会批准，由全国继续医学教育委员会、中华医学会联合主办，中华医学电子音像出版社编辑出版，面向全国医学领域不同学科、不同专业的临床医生，专门用于继续医学教育培训。

二、学员学习教材后，在规定时间（自出版日期起1年）内可向本教材编委会申请继续医学教育Ⅱ类学分证书，具体办法如下：

方法一：PC激活

1. 访问"中华医学教育在线"网站 cmeonline. cma-cmc. com. cn，注册、登录。

2. 点击首页右侧"图书答题"按钮，或个人中心"线下图书"按钮。

3. 刮开本书封底防伪标涂层，输入序号激活图书。

4. 在个人中心"我的课程"栏目下，找到本书，按步骤进行考核，成绩必须合格才能申请证书。

5. 在"我的课程"－"已经完成"，或"申请证书"栏目下，申请证书。

方法二：手机激活

1. 微信扫描二维码 关注"中华医学教育在线"官方微信并注册。

2. 点开个人中心"图书激活"，刮开本书封底防伪标涂层，输入序号激活图书。

3. 在个人中心"我的课程"栏目下，找到本书，按步骤进行考核，成绩必须合格才能申请证书。

4. 登录PC端网站，在"我的课程"－"已经完成"，或"申请证书"栏目下，申请证书。

三、证书查询

在PC端首页右上方帮助中心"查询证书"中输入姓名和课程名称进行查询。

《国家级继续医学教育项目教材》编委会